U0381610

日间医疗麻醉与加速术后康复

闻大翔　李天佐　郭曲练

杭燕南　于布为　俞卫锋

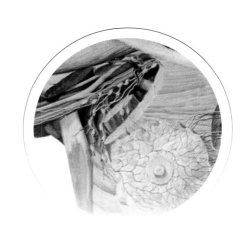

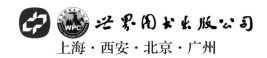

上海·西安·北京·广州

图书在版编目（CIP）数据

日间医疗麻醉与加速术后康复 / 闻大翔，李天佐，
郭曲练主编 . — 上海：上海世界图书出版公司，
2019.1
ISBN 978-7-5192-5164-2

Ⅰ . ① 日… Ⅱ . ① 闻… ② 李… ③ 郭… Ⅲ . ① 麻醉学
② 外科手术－康复 Ⅳ . ① R614 ② R609

中国版本图书馆 CIP 数据核字（2018）第 228872 号

书　　名	日间医疗麻醉与加速术后康复
	Rijian Yiliao Mazui yu Jiasu Shuhou Kangfu
主　　编	闻大翔　李天佐　郭曲练
审　　阅	杭燕南　于布为　俞卫锋
责任编辑	马　坤
装帧设计	南京展望文化发展有限公司
出版发行	上海世界图书出版公司
地　　址	上海市广中路 88 号 9-10 楼
邮　　编	200083
网　　址	http://www.wpcsh.com
经　　销	新华书店
印　　刷	杭州恒力通印务有限公司
开　　本	787 mm × 1092 mm　1/16
印　　张	37
字　　数	820 千字
版　　次	2019 年 1 月第 1 版　2019 年 1 月第 1 次印刷
书　　号	ISBN 978-7-5192-5164-2/R · 467
定　　价	260.00 元

版权所有　翻印必究
如发现印装质量问题，请与印刷厂联系
（质检科电话：0571-88914359）

主编介绍

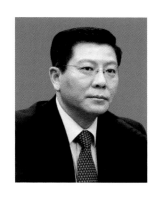

闻大翔 上海市卫生计生委副主任，上海交通大学医学院附属仁济医院麻醉科主任医师。医学博士，教授，长期从事麻醉医、教、研工作和医院管理工作。先后担任仁济医院科教处副处长，医务处处长，上海交通大学医学院院长办公室主任，仁济医院副院长。现为中国日间手术合作联盟副主席，上海市医学会副会长，上海医院协会日间手术管理专委会副主任委员，上海医院协会医疗质量管理专委会委员，中国医师协会麻醉分会全国委员，中国药理学会麻醉药理学专委会全国委员，上海医学会外科学会委员，上海医学会麻醉学分会委员，上海医师协会麻醉科医师分会委员；并担任《中华麻醉学》《临床麻醉学》《中国卫生资源》等杂志编委。

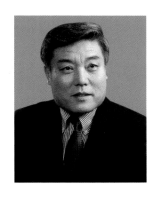

李天佐 首都医科大学附属北京世纪坛医院党委书记、副院长。主任医师，教授，博士生导师。中国医师协会麻醉学分会副会长，中华医学会麻醉学分会第十二届委员会常务委员，国家麻醉质量管理与控制中心副主任，北京医学会麻醉专业委员会主任委员，首都医科大学麻醉学系主任，中国抗癌协会肿瘤麻醉与镇痛委员会常委，中国医疗保健国际交流促进会常务理事，中华医学会麻醉学分会五官科麻醉学组（筹）组长，《中华麻醉学》杂志副总编辑。

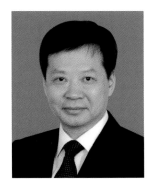

郭曲练 中南大学湘雅医学院麻醉学系主任，湘雅医院麻醉与重症医学教研室主任、麻醉科主任。医学博士，教授，一级主任医师，博士生导师，首届湘雅名医。担任中华医学会麻醉学分会顾问，中国医师协会麻醉医师分会副会长，全国高等麻醉学教育研究会副理事长，湖南省麻醉质量控制中心主任，湖南省医师协会麻醉医师分会会长。担任《国际麻醉与复苏学杂志》等多本杂志副总编、常务编委。主编全国统编教材《临床麻醉学》，承担国家863课题、国家自然科学基金等国家级和省部级课题10余项，获得省部级科技进步奖7项，发表SCI收录论文30余篇，获国家专利3项。

编者名单

（排名不分先后）

主　　编　　闻大翔　李天佐　郭曲练

副 主 编　　仓　静　欧阳文　殷文渊　朱　涛

审　　阅　　杭燕南　于布为　俞卫锋

参编人员　　复旦大学附属中山医院
　　　　　　仓　静　葛圣金　潘　艳　王之遥　凌晓敏
　　　　　　复旦大学附属五官科医院
　　　　　　李文献　夏俊明
　　　　　　上海交通大学医学院附属第九人民医院
　　　　　　徐　辉
　　　　　　上海交通大学医学院附属上海儿童医学中心
　　　　　　张马忠　孙　瑛　宋蕴安
　　　　　　上海市黄浦区中心医院
　　　　　　汪春英
　　　　　　上海市光华中西医结合医院
　　　　　　肖涟波　钟　声
　　　　　　南京军区总医院
　　　　　　江志伟
　　　　　　首都医科大学附属北京世纪坛医院
　　　　　　李天佐　王博杰　苏　跃　林　娜
　　　　　　四川大学附属华西医院
　　　　　　朱　涛　尹芹芹　郝学超
　　　　　　中南大学附属湘雅医院
　　　　　　郭曲练　程智刚　段　彬　朱茂恩　胡　江
　　　　　　中南大学附属湘雅三医院
　　　　　　欧阳文　阎雪彬
　　　　　　新加坡中央医院
　　　　　　吕安祺　林文龙
　　　　　　上海交通大学医学院附属仁济医院
　　　　　　王　坚　张继东　陈　杰　苏殿三　周仁龙　殷文渊　朱慧琛
　　　　　　樊翊凌　贾　昊　万燕萍　陆丽萍　王　伟　邵维君　朱　华
　　　　　　怀晓蓉　杨　艳　陈哲颖　徐　燕　田为天　杭燕南　周　洁

主编助理　　周仁龙

编写秘书　　怀晓蓉

内容简介

　　《日间医疗与加速术后康复》由全国著名的麻醉学、外科学、医院行政管理等多名专家教授撰写，全书共分为38章，不仅系统地介绍了关于建立、维持和保证日间手术安全的麻醉常规，日间麻醉相关用药，加速术后康复相关知识；同时也详细地介绍了日间手术的发展历史，日间医疗的实施流程、安全管理和信息管理等方面的知识。本书的编写得到全国麻醉学界20多位资深专家和前辈的大力支持，历经两年多时间的辛勤耕耘，终于和读者见面。相信本书能为广大临床医师，特别是工作在日间医疗第一线的临床医师和管理人员全面深入地了解日间医疗和加速术后康复提供有价值的参考。

序　一

日间医疗是现今国际上十分流行的一种高效医疗服务模式,有别于门诊和住院治疗的诊疗模式,根据病情不同而在相应较短时间内(24～48 h)完成在院检查和治疗。日间医疗均采用预约制,出院后有一套能确保患者安全的随访体系,可以采用分级诊疗中的家庭医师随访和患者自我管理方法,而且有紧急情况下返院的绿色通道。日间医疗可以分为日间手术、日间化疗和日间介入治疗。根据中国日间手术合作联盟的定义,日间手术是指需要住院实施手术的患者于当天入院、当天手术,术后经观察可于短时间出院的治疗模式。日间化疗是指患者白天来医院进行化疗,晚上可以回家休息的化疗方式,患者根据化疗方案,采用预约化疗床位、分时段来院完成治疗的方式。日间介入是指患者当天入院,当天完成介入,经短时间内留观后出院的一种以介入检查和治疗为主的诊疗方式,包括心脏冠脉造影、脑血管造影、肿瘤射频治疗等。

推进日间医疗和加速术后康复必须要有技术、方法和理念的改进。加速术后康复是指在择期手术的患者中,联合运用包括微创手术、优化麻醉方法和疼痛控制、积极的术后康复手段等多模式的医疗方法,控制手术应激反应,减少术后患者器官功能的障碍,采用有循证医学证据的围术期处理方式,加速患者康复。随着医疗技术的发展,微创技术和加速康复已经在许多医院实施。日间医疗以信息化为抓手,不断优化服务流程,以达到改善医疗服务质量、提高医疗效率、降低医疗成本的目标,实现患者、医院、社会的三方满意。我国医疗机构开展日间手术起始于2001年,在上海、成都、北京等地率先开展并逐渐延伸至全国。从2010年开始,全国开展日间手术的医疗机构数量直线上升,目前已有2 000多家医疗机构开展日间手术。

日间医疗在我国还处于不断发展阶段,面临医院管理、医疗技术和患者认同等多方面的挑战。借鉴国际先进经验,提高日间医疗管理和技术水平,推动我国日间医疗向前发展,对保障患者医疗质量安全和保证日间医疗在我国的顺利开展具有重要意义。日间医疗不仅对麻醉医师的技术水平提出了较高的要求,也对医院的硬件设备和配套管理制度提出了新的要求。医院管理者和医务人员应该与时俱进,转变思路、推陈出新,为开展日间手术提供必要的支持,解决多科室协同合作的问题,探索与医保支付方式的衔接,争取患者的认同。特别是广大麻醉医师要进一步加强学习,尽快掌握规范的日间手术和麻醉技术,保证患者医疗质量安全,为日间手术保驾护航。《日间医疗麻醉与加速术后康复》是一部有参考价值的学术专著,可供广大麻醉医师在临床实践中借鉴使用。希望我国开展日间医疗的相关技术人员以积极进取的精神和认真负责的态度,不断提高医疗技术水平和服务质量,逐步建立并不断完善符合我国临床工作实际的日间医疗和麻醉规范,保证日间医疗和麻醉的安全和质量,为在我国推广日间医疗和加速术后康复贡献力量!

上海市卫生健康委员会主任

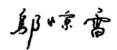

序 二

进一步改善医疗服务流程，提高人民群众看病就医体验，是深化医药卫生体制改革的必然要求，对于提高社会满意度、营造良好的医患关系等意义重大。我一直提倡敬畏细节，为细节负责。其实，改善医疗服务流程重在注意细节，尤其是围绕患者需求，从预约诊疗、日间手术、医疗质量、信息推送、结算服务、药事服务、急诊急救、优质护理、人文关怀等入手，从细节上改进医疗服务质量，提升群众就医满意度。其中，日间医疗是重点工作之一。

加速术后康复（ERAS）理念最早由亨里克·克勒特（Henrik Kehlet）教授提出，ERAS与日间手术模式需要达到同一个目的，即加速患者安全康复。国内多家医院已经开始将ERAS理念融入日间手术模式之中，优化化前评估、麻醉药物和麻醉方法的选择、围术期液体治疗、术后镇痛和预防恶心呕吐等，加速患者安全康复。

目前在欧美国家，日间手术已占到手术总量的70%左右，极大地提高了医院的工作效率，也缓解了医疗资源不足的压力。我国日间手术起步较晚，2001年武汉儿童医院开始针对儿童的4个病种实施日间手术，2005年以后一些医院也陆续开始修建独立的日间手术中心。2015年，原国家卫生计生委员会、国家中医药管理局在《关于印发进一步改善医疗服务行动计划的通知》中，提出要"推行日间手术"。同时，国务院办公厅《关于城市公立医院综合改革试点的指导意见》提出，在规范日间手术和中医非药物诊疗技术的基础上，逐步扩大纳入医保支付的日间手术。2016年，日间手术被列入医改重点工作内容之一，在全国大力推行。通过开展日间手术，医院现有医疗资源的使用效率得到大幅提高，也就意味着可以为更多的患者提供优质医疗服务。上海交通大学医学院附属仁济医院2016年平均住院天数为6.11天，病床周转次数为71.75次，均位列上海乃至全国三级综合性医院前茅。自2005年开展日间手术试点以来，仁济医院平均住院天数从2005年的12.41天降至2016年的6.11天，出院人数从3.83万人次升至12.11万人次，手术例数从1.89万例升至9.82万例，业务量飞速增长。

虽然日间医疗在我国蓬勃开展，但由于牵涉医院内部的科室间协调，对日间手术安全性的疑虑，以及患者及其家属尚未充分认识此种医疗形式的好处，真正将日间手术形成常规的医院还不是很多。在这样的背景下，我很高兴地看到由闻大翔教授联合李天佐教授和郭曲练教授共同主编的《日间医疗麻醉与加速术后康复》一书的出版，诚可谓及时雨也。该书篇幅不大，但简明扼要，对日间医疗的组织管理、工作流程、安全保障都有其独到的见解，还介绍了全国各地开展日间手术与加速术后康复的临床经验。

开展日间医疗与加速术后康复涉及医院内众多学科的协调工作，也是麻醉科的一项重要任务。我相信，更期待这部著作的问世，有助于广大临床医师对日间医疗麻醉的开展和相关麻醉问题有一个系统的了解，也有助于相关领导和科室主任更新理念，从而大力推动我国日间医疗的开展！

上海交通大学医学院院长

中国科学院院士

前　言

日间医疗（包括日间手术）作为一种新兴的医疗模式，受到众多医疗机构中越来越多临床医师的推崇和广大患者的接受。日间手术是临床手术流程的再造和优化，能充分利用医院床位资源，具有效率高、流程便捷、住院时间短和费用低等特点，符合现代医院管理的发展方向。医疗技术尤其是微创手术的迅猛发展，麻醉、镇痛及复苏技术的日臻成熟，为日间医疗的发展提供了保障。

加速术后康复（enhanced recovery after surgery，ERAS）也称加速康复外科，其理念最早由亨里克·克勒特（Henrik Kehlet）教授提出。ERAS与日间手术模式需要达到同一个目的，即加速患者安全康复，将ERAS理念融入日间手术模式之中，加强术前评估、麻醉药物和麻醉方法的选择、围术期液体治疗等麻醉管理流程，同时优化围术期镇痛，有效减轻患者的疼痛程度，加速术后康复，并提高患者满意度。

日间手术麻醉有什么特殊性吗？如何与ERAS理念有机融合，建立适合我国国情的日间手术运营模式？日间手术在我国的开展仅有10多年时间，许多医院还是刚刚开展或是处于筹建阶段，因此临床麻醉医师和参与日间医疗的内外科医师迫切需要一本全面介绍日间医疗相关知识和日间手术运转模式的专业参考书，我们撰写《日间医疗麻醉与加速术后康复》的设想和需求由此产生。

《日间医疗麻醉与加速术后康复》由全国著名的麻醉科、外科、营养科等专家教授撰写，全书共分为38章，不仅系统地介绍了关于建立、维持和保证日间手术安全的麻醉常规，日间麻醉相关用药，加速术后康复相关知识；也简单介绍了日间手术的发展历史、实施流程、安全措施和信息管理等方面的知识。本书的编写得到了全国麻醉学界20多位资深专家和前辈的大力支持，还特邀了新加坡中央医院麻醉科林文龙教授和吕安祺医师编写麻醉门诊的设置和运行，并介绍他们十多年来开展麻醉门诊和日间手术的宝贵经验，历经两年多时间的辛勤耕耘，终于和读者见面了。我们感到无比欣慰，殷切希望本书能为广大临床医师，特别是工作在第一线基层医院的临床医师全面深入地了解日间医疗和加速术后康复提供有价值的参考。由于各章节内容具有相对独立性，为了保持其完整性，可能部分内容存在一些重复,特此说明。此外,书中如有不当之处,诚请广大读者批评和指正。

最后,衷心感谢上海市卫生健康委员会邬惊雷主任及上海交通大学医学院陈国强院长为本书作序,衷心感谢杭燕南教授、于布为教授和俞卫锋教授关心和支持本书的编审工作,衷心感谢在全书的编写和审阅工作中倾注了大量心血的教授和专家以及世界图书出版上海有限公司的大力支持。

闻大翔　李天佐　郭曲练
2018年8月

目　录

第一章
加速术后康复的概念和发展历史

　　加速术后康复（enhanced recovery after surgery, ERAS）又称加速康复外科，其定义是：以循证医学证据为基础；外科、麻醉、护理、营养等多学科协作；通过优化围术期处理的临床路径；以减少手术患者的生理及心理的创伤应激，减少术后并发症，缩短住院时间，患者得以加速康复。这一优化的临床路径包含了住院前（家）、手术前、手术中、手术后、出院后（回家）这一完整的治疗过程。ERAS是现代医学一项新的理念和治疗康复模式，其核心是强调以服务患者为中心，以循证医学的证据为基础，多学科的合作与参与，以实现临床路径及流程的全面优化。ERAS实现了社会、医院、患者及医疗人员多赢的局面，产生了很大的社会效益和经济效益。

第一节　加速术后康复的发展历史

　　1997年，克勒特（Kehlet）教授首次提出快通道外科（fast track surgery, FTS）的概念。2001年，在欧洲成立了加速术后康复研究小组（ERAS study group），并且将FTS更名为ERAS，发起人主要是费伦（Fearon）教授及欧莱（Olle）教授等，欧莱教授担任主席。其中大多数专家都有临床营养的背景，费伦教授是国际著名的肿瘤营养专家，欧莱教授是欧洲肠外与肠内营养学会的前主席，这也表明ERAS与外科代谢及营养有着密切的关系，在实施与研究ERAS的过程中，需要高度关注营养及代谢的研究及临床应用。2005年，ERAS研究小组发表了第一个ERAS的临床共识，即《结肠切除手术应用加速术后康复的专家共识》。2010年，欧洲专家委员将ERAS小组更名为ERAS学会（ERAS society），目的是提升围术期处理的质量，促进患者的快速康复。2014年，欧洲ERAS学会发布了《胃切除应用加速术后康复的专家共识与指南》，ERAS的概念逐渐在国际上引起了广泛的重视与推广，在外科的诸多领域获得了成功的应用。目前，欧洲ERAS已发布了有关胃切除、结直肠切除手术、减重手术、食管切除手术、妇科肿瘤切除等15个专家共识及指南。2010年召开了欧洲第一届ERAS学术大会，2018年将召开第四届ERAS大会。英国政府发布了《促进术后康复的伙伴计划》。美国于2013年成立了加速术后康复学会,2015年召开了美国第一届ERAS学术年会。

2007年,黎介寿院士首次将加速康复外科的概念引进中国;同年,江志伟教授于《中华外科》杂志发表了国际上首次报道胃癌患者应用加速康复外科的临床研究的论文,并且开始在结直肠癌及胃癌领域进行ERAS的临床应用研究。2007年,江志伟教授发表在《中国实用外科》杂志上的论文《快速康复外科的概念及临床意义》,目前谷歌学术引用已超过800多次;2010年国家信息研究所发表的年度报告中,此文是5年间外科领域引用率最高的中文论文。2012年,江志伟教授等将加速康复外科的概念及临床意义写入了赵玉沛院士主编的《外科学》(全国研究生教材)。2015年在南京召开了中国第一届加速康复外科全国大会,成立了中国第一个加速康复外科的专家委员会,发表了第一个中国加速康复外科领域的专家共识——《结直肠切除应用加速康复外科中国专家共识》,以此为标志表明ERAS开始获得了国内外科领域的广泛关注。2015年,全国政协委员冯丹龙女士到南京总医院进行调研,向全国政协大会提交了政协提案《提升医疗服务质量,实施加速康复外科》,此提案获得了国家卫计委的重视与批复。2016年1月,国家卫计委到南京总医院调研ERAS项目,确定在全国规范化开展ERAS。2016年12月在杭州成立了国家卫计委医疗管理服务指导中心的加速康复外科专家委员会,标志着ERAS项目成为国家推动的项目;其中7位外科领域的院士担任顾问,王伟林教授担任主任委员。在全国范围内陆续成立以下一些ERAS的专业委员会:中国研究型医院学会加速康复外科专委会(梁廷波教授担任主任委员);中国医师协会加速康复外科专委会(王伟林教授担任主任委员);中国医疗促进协会加速康复外科专委会(李宁教授担任主任委员);中国医药教育协会加速康复外科专委会(江志伟教授担任主任委员)。各专业委员会及学术组织陆续发表各个外科领域的ERAS中国专家共识,进一步推动了中国ERAS事业的蓬勃发展。2017年,赵玉沛院士代表中华医学会外科学分会与欧洲加速术后康复学会签订了战略合作计划,此举表明中国ERAS项目从此走向国际舞台。2018年1月,在中华医学会外科分会主任委员赵玉沛院士、中华医学会麻醉学分会主任委员熊利泽教授的领导下,两个权威的专业学会首次合作发表了《加速康复外科中国专家共识与临床路径管理指南(2018版)》,首次提出实施ERAS的中国指南,此举标志着中国ERAS的推广到达了一个崭新的高度。

第二节　加速术后康复的主要内容

在国内外诸多加速术后康复共识及指南中,ERAS的主要内容包括十多项甚至20多项的内容,克勒特教授强调过多的条目及措施可能会影响执行的依从性,进而影响ERAS实施的临床效果,因此,我们根据克勒特教授及黎介寿院士的建议,提出了ERAS的六大核心措施。

一、多模式的止痛方案

手术后疼痛来源主要来自切口、内脏及炎性反应。其传递路径包括外周神经、脊髓神经、大脑中枢神经。围术期镇痛传统的方法是使用哌替啶、吗啡、曲马多等阿片类止痛剂，其缺点是会引起呼吸抑制、恶心呕吐、头晕、肠麻痹、尿潴留等，这些不良反应均会导致患者术后早期不能下床、不能进食，须留置导尿管及留置胃管等。因此，克勒特教授提出了多模式的镇痛方法，并于2014年获得了美国麻醉学会的杰出研究贡献奖。其重点是：切口罗哌卡因浸润控制外周神经痛；静脉或口服对乙酰氨基酚控制炎性痛；静脉使用NSAIDs控制炎性痛；静脉使用羟考酮控制内脏痛；中胸段使用硬膜外阻滞及术后24～48 h的神经阻滞止痛。通过2～3种药物及2～3个靶点的联合应用，达到尽量不用或减少使用阿片类止痛药，促进术后胃肠蠕动功能、排尿功能及下床站立功能的早期恢复。

二、术后早期下床活动

术后早期下床活动可以促进呼吸系统、肌肉骨骼系统等多系统功能恢复，可促进胃肠功能恢复，预防肺部感染、压疮和下肢深静脉血栓形成。实现术后早期下床活动应加强术前宣传教育、施行多模式镇痛以及早期拔除鼻胃管、尿管和腹腔引流管等各种导管。推荐术后清醒即可半卧位或适量在床活动，无须去枕平卧6 h；术后第1天即可开始下床活动，建立每日活动目标，逐日增加活动量。

三、术后早期进食进水

严重营养不良的患者，术前7～10天即可给予营养支持［口服和（或）肠外］，可减少感染并发症及发生吻合口痿。在一个研究中联合使用术前口服碳水化合物、硬膜外镇痛及术后肠道营养，获得了术后更好的氮平衡、更好的血糖正常水平而不需要使用外源性胰岛素。如果患者体重严重下降应口服辅助营养，并持续至患者回家。对于老年人的特殊营养素的缺乏，应根据情况给予补充维生素及微量元素。有研究显示，早期口服或肠内营养与完全禁食相比，可以促进术后肠功能的早期康复，减少术后感染并发症及缩短住院时间。然而，如果不使用多模式镇痛的方案，术后早期进食有可能增加呕吐的风险。

有研究显示择期腹部手术清醒后应尽早恢复经口进食、饮水，早期口服辅助营养可促进肠道运动功能恢复，维护肠黏膜功能，防止菌群失调和移位，还可以降低术后感染发生率及缩短术后住院时间。一旦患者恢复通气，可由流质饮食转为半流质饮食，进食量根据胃肠耐受量逐渐增加。当口服饮食能量摄入少于正常量的60%时，应鼓励添加口服肠内营养辅助，在出院回家后继续口服辅助营养物。

四、围术期液体管理

液体输注过量或不足，均可导致脏器的血流灌注不足，引起术后器官功能障碍及并发症的发生，从而延迟患者的康复出院速度。血容量是心脏输出量及组织氧输送的一个重要决定参数。正常情况下术中非显性的失水量一般不超过1 ml/(kg·h)，并没有原来想象的那么多。由于手术引起的神经内分泌反应，术中尿量也可能减少，但无须为了追求尿量的正常而过多输液；需要进行合理监测指导下的补液。在正常血容量时，由于神经阻滞引起的血管扩张产生低血压,无须输注晶体或胶体来纠正,以免导致液体过负荷,仅需使用小剂量的血管活性药物收缩血管即可。

推荐使用平衡的限氯离子的晶体液,使用生理盐水将增加发生肾功能不全及高氯代谢性酸中毒等并发症的风险。一般情况下,使用晶体维持在 1.5～2 ml/(kg·h)输液即可维护腹部大手术的液体内稳态。应尽可能地减少液体的转移,预防措施有:尽可能避免肠道准备、术前口服碳水化合物饮品,减少肠道操作、微创手术及减少血液丢失等。针对高风险手术患者推荐进行目标导向性液体治疗(goal-directed fluid therapy,GDFT)的策略,有证据显示,在 GDFT 的过程中,使用人工胶体溶液对于维持循环容量,减少总入液量,实现围术期液体零平衡,减少术后并发症有潜在优势。术后静脉液体也应尽量减少,避免液体过多;优先使用肠道途径补充液体。

五、去除鼻胃管等管道及引流管

择期腹部手术不推荐常规放置鼻胃管减压,这样可以降低术后肺不张及肺炎的发生率。如果在气管插管时有气体进入胃中,可以插入胃管排出气体,但应在患者麻醉清醒前予以拔除。

使用导尿管 24 h 后就应考虑拔除。而行经腹低位直肠前切除术时,应考虑放置导尿管 2 天左右或行耻骨上膀胱穿刺引流。

腹部择期手术患者术后使用腹腔引流并不降低吻合口瘘及其他并发症的发生率及减轻其严重程度。因此,在腹部择期手术时,不推荐常规放置腹腔引流管。可以根据情况选择性地置放腹腔引流管,尽量早期拔除引流管。

六、微创及精准手术治疗

手术相关应激因素包括外科医师的手术熟练度、手术切口大小、手术操作时间、范围、出血量、麻醉医师的技术高低、各种药物、液体等。手术创伤是外科患者主要的应激来源,因此,精准的外科操作,使用腹腔镜、内镜、支架、机器人等微创外科的器械,可以帮助实现外科的微创化,从而减少创伤应激。外科路径的优化也可以帮助实现外科的微创化,如经自然腔道标本取出术,单孔、减孔腹腔镜技术等。

第三节　加速术后康复的临床意义

影响术后患者康复的主要原因包括疼痛、应激反应、器官功能不全、腹胀、肠麻痹、低氧、睡眠不足、体弱、饥饿、不能活动及各种导管的限制等因素。为了减少术后并发症,促进手术患者的快速康复,丹麦学者克勒特教授于 1997 年首次提出了加速术后康复的概念。有研究显示,ERAS 方案优势表现在:减少了疼痛、并发症、创伤应激,减少了治疗费用,促进了器官功能的康复,至少减少了 30% 的术后住院时间,并且不增加术后并发症的发生率及再返院率。有研究显示,应用ERAS方案还提高了结直肠癌患者术后5年的生存率。

加速康复的治疗是以患者为中心、强调高质量的医疗与护理。对患者而言,整个治疗流程满意度提高,痛苦经历减少。对社会而言,ERAS减少了医疗费用,提高了床位流转,提升了社会经济效益。对医院而言,增进了多学科的互动,实现提升服务质量的同时降低医疗费用,与医疗改革政策相吻合。对医护工作者而言,增加了工作成就感。

（江志伟）

-------------------------------- 参 考 文 献 --------------------------------

［ 1 ］ Wilmore D W, Kehlet H. Management of patients in fast track surgery［J］. BMJ, 2001, 322(7284): 473-476.

［ 2 ］ Kehlet H. Multimodal approach to control postoperative pathophysiology and rehabilitation［J］. Br J Anaesth, 1997, 78(5): 606-617.

［ 3 ］ Fearon K C, Ljungqvist O, Von Meyenfeldt M, et al. Enhanced recovery after surgery: a consensus review of clinical care for patients undergoing colonic resection［J］. Clin Nutr, 2005, 24(3): 466-477.

［ 4 ］ Mortensen K, Nilsson M, Slim K, et al. Consensus guidelines for enhanced recovery after gastrectomy: Enhanced Recovery After Surgery (ERAS®) Society recommendations［J］. Br J Surg, 2014, 101(10): 1209-1229.

［ 5 ］ Liu X X, Jiang Z W, Wang Z M, et al. Multimodal optimization of surgical care shows beneficial outcome in gastrectomy surgery［J］. JPEN J Parenter Enteral Nutr, 2010, 34(3): 313-321.

［ 6 ］ Wang G, Jiang Z, Zhao K, et al. Immunologic response after laparoscopic colon cancer operation within an enhanced recovery program［J］. J Gastrointest Surg, 2012, 16(7): 1379-1388.

［ 7 ］ Cashman J N, Dolin S J. Respiratory and hemodynamic effects of acute postoperative pain management: evidence from published data［J］. Br J Anaesth, 2004, 93(2): 212-223.

［ 8 ］ Pyati S, Gan T J. Perioperative pain management［J］. CNS Drugs, 2007, 21(3): 185-211.

［ 9 ］ White P F, Kehlet H, Liu S. Perioperative analgesia: what do we still know?［J］. Anesth Analg, 2009, 108(5): 1364-1367.

［10］ American Society of Anesthesiologists Task Force on Acute Pain M. Practice guidelines for acute pain management in the perioperative setting: an updated report by the American Society of Anesthesiologists Task Force on Acute Pain Management［J］. Anesthesiology, 2012, 116(2): 248-273.

［11］ Zhong J X, Kang K, Shu X L. Effect of nutritional support on clinical outcomes in perioperative malnourished patients: a meta-analysis［J］. Asia Pac J Clin Nutr, 2015, 24(3): 367-378.

［12］ Nelson R, Edwards S, Tse B. Prophylactic nasogastric decompression after abdominal surgery［J］. Cochrane Database Syst Rev, 2007, 18(3): CD004929.

［13］ Gustafsson U O, Oppelstrup H, Thorell A, et al. Adherence to the ERAS protocol is associated with 5-year survival after colorectal cancer surgery: a retrospective cohort study［J］. World J Surg, 2016, 40(7): 1741-1747.

第二章
加速术后康复的实施流程

加速术后康复(ERAS)指为使患者快速康复,在围术期采用一系列经循证医学证据证实有效的优化处理措施,以减轻患者心理和生理的创伤应激反应,从而减少并发症、缩短住院时间、降低再入院风险及死亡风险,同时降低医疗费用。近年来,ERAS理念在全球的应用已逐步拓展至骨科、心胸外科、妇产科、泌尿外科、普通外科等领域,均取得了良好效果。目前ERAS理念在国内尚处于不断完善与发展的过程,正在逐步形成有中国特色的ERAS路径。

ERAS实施过程涵盖术前精准评估与准备、术中精细操作减少应激、术后精良管控并发症,从而促进患者康复。这需要麻醉科、ICU、外科护理等各个团队的密切协作与配合,需要医患双方相互理解与协作。整个实施过程的核心是控制和减少应激、加速康复,为达到上述目标,需要制订相应的固化流程与质量控制标准。

第一节 术 前 措 施

一、术前宣教

即对患者的心理支持。很多患者术前都会对手术存在担心,有不同程度的心理障碍,从而导致产生严重的紧张、恐惧、焦虑和抑郁等情绪反应,不能很好地配合手术,增加手术过程的危险性和术后并发症的发生率,故详细的术前宣教是ERAS中很重要的因素。宣教不仅要针对患者,还要针对其家属和陪护人员。术前应详尽告知患者其病情(在允许范围内)、可能采取的手术方式、康复注意事项等,耐心做好患者的思想工作,消除患者对医院和治疗的陌生及恐惧感。除进行口头讲解外,还可采用播放视频的形式进行辅导宣传。条件允许时可让即将接受手术的患者参观术后康复病房,使患者能更好地配合医护人员完成手术,平稳度过围术期,减少手术并发症的发生。

二、营养不良的筛查和治疗

营养不良是导致术后并发症、影响预后的独立因素,筛查与治疗营养不良是术前评估的重要内容,在促进快速康复方面具有重要意义。欧洲营养与代谢协会建议采用以下指标判断患者是否存在重度营养风险:① 6 个月内体质量下降超过 10%~15%。② 患者进食量低于推荐摄入量的 60%,持续超过 10 天。③ BMI < 18.5 kg/m²。④ 血清 Alb < 30 g/L(无肝肾功能不全)。术前营养支持的方式优先选择经口营养或肠内营养,根据患者个体情况设定每日营养目标。一项随机对照临床试验的结果显示:对严重营养不良患者(营养不良风险调查评分 ≥ 5 分)进行术前营养支持,可将术后并发症发生率降低 50%;对于此类患者推荐术前 7~10 天行肠内营养治疗;若仍无法满足基本营养需求(<推荐摄入量的 60%),推荐术前 7~10 天联合肠外营养治疗;而在评分 3~4 分的患者中,术前营养支持治疗并不降低术后并发症发生率或缩短住院时间。

三、无须常规做肠道准备

传统观念认为胃肠手术术前肠道准备是预防术后吻合口瘘必不可少且较为有效的方法。ERAS 理念不主张常规行术前肠道准备。原因如下:肠道准备中,口服大量液体或泻药引起的脱水,可引起内环境的改变,增强围术期应激反应。不做肠道准备可以防止术前脱水。一组 1 454 例患者的研究资料分析表明肠道准备在结肠手术中无益处。维尔-约根森(Wille-Jorgensen)等发现机械性的肠道准备可使结直肠手术后吻合口瘘的发生率大大增加。布赫尔(Bucher)研究发现肠道准备导致肠道细菌易位,术后腹腔感染和吻合口瘘的发生率显著增加。在择期行左半结肠切除一期吻合的患者中,与术前常规肠道准备组相比,无肠道准备组患者吻合口瘘发生率明显降低,腹腔内外并发症的发生率也显著降低,因此择期左半结肠切除不行肠道准备是安全的。沃尔特(Vlot)等对 144 例行低位切除的直肠癌患者未采取任何术前的肠道准备,术后吻合口瘘的发生率显著降低,仅为 4.9%,因此结直肠手术前可不必常规行肠道准备。

四、缩短禁食禁饮时间

传统模式是术前禁食 12 h 和禁饮 4 h,目的是确保胃排空以减少误吸风险,但效果不佳。主要原因是长时间禁食并不能减少胃液反流所造成的误吸,同时胃液 pH 的下降又可能导致误吸后更加严重的后果。长时间的禁食、禁饮会对患者产生很多不利的影响,如饥饿、烦躁、脱水、血容量减少和低血糖等。另外,手术创伤导致机体消耗进一步增加,造成热量、蛋白质、维生素等摄入不足,削弱机体的抗感染能力,并影响组织修复和伤口愈合。美国麻醉医师协会(The American Society of Anesthesiologists, ASA)于 1999 年重新修订了术前禁食指南,规定任何年龄的患者术前 2 h 可摄入不含酒精、含少许糖的透明液体。很多国家也早已依据德国和斯堪的纳维亚最新发布的禁食指南,更新了他们的禁食指征。另有研究表明,术前 2 h 禁饮与传统禁食方案相比,并不增加不良反应,相反恶心、呕吐的发生率更低。ERAS 建议无胃肠道动力障碍患者术前 6 h 禁食固体食物,术前 2 h 禁食清流质食物。若患者无糖尿病史,推荐手术前 2 h 饮用 400 ml 含 12.5% 糖类(碳水化合物)的饮料,这样可以诱发机体处于物质合成状态,减少术后胰岛素抵抗及蛋白质代谢,维持肌肉组织的正常功能和体内氮平衡。同时,可降低饥饿性酸中毒、术中乳酸性酸中毒的发生率,减轻术后肠道水肿,减少低血糖等不良反应的发生和减轻术后呕吐,加速患者康复。

五、预防性抗菌药物的使用

切口性质是预防性应用抗菌药物的重要依据。清洁手术(Ⅰ类切口)通常不需要预防性应用抗菌药物,仅在下列情况时可考虑预防用药:① 手术范围大、时间长和污染机会多等。② 手术涉及重要器官,如颅脑手术、心脏手术等。③ 异物植入如人工心脏瓣膜植入、永久性心脏起搏器留置和人工关节置换等。④ 存在感染高危因素如高龄、糖尿病、免疫功能低下(尤其是接受器官移植者)和营养不良等。清洁污染手术(Ⅱ类切口)和污染手术(Ⅲ类切口)需要预防性使用抗菌药物。如已存在感染(Ⅳ类切口),术前应治疗性应用抗菌药物,不属于预防应用范畴。结直肠手术术前预防性使用抗菌药物可明显减少术后伤口感染的风险。术前预防性使用抗菌药物亦可使接受胸心外科手术、血管外科手术、髋关节或膝关节置换手术等的患者获益。可根据国家卫生和计划生育委员会指南选择抗菌药物。总体来说,预防性使用的抗菌药物应覆盖所有可能的病原菌,并根据药物半衰期和手术时间及时追加剂量。当手术时间>3 h或超过所用药物半衰期的2倍,或成人出血量>1 500 ml时,术中应及时追加单次剂量的抗菌药物。

六、预防性抗血栓治疗

恶性肿瘤、复杂手术、化疗和长时间卧床是静脉血栓栓塞症的危险因素,存在危险因素的患者若未进行预防性抗血栓治疗,术后深静脉血栓形成发生率可达30%,致死性肺栓塞的发生率近1%。指南推荐中、高危患者(Caprini评分≥3分)手术前2～12 h开始预防性抗血栓治疗,并持续用药至出院或术后14天。静脉血栓栓塞症高危患者除药物治疗外,必要时应联合机械措施,如使用间歇性充气压缩泵或弹力袜等。

七、心肺功能的评估及改善

(一) 呼吸功能

呼吸系统管理是ERAS的重要环节并且贯穿围术期的全过程。有研究结果显示,37.8%的外科手术患者合并肺部并发症,对于高危患者积极进行干预有助于提高肺功能及对手术的耐受性,明显降低术后肺部并发症的发生率,并能缩短住院时间。术前肺功能评估方法包括患者的呼吸困难程度、气道炎症、吸烟指数和肺功能检查等。术前肺功能评估可预测手术效果及术后并发症,有助于选择手术类型和手术范围。必要时可行心肺运动试验,有助于识别高危患者,同时可作为制订患者运动负荷量的依据。术前应在指导下戒烟(至少2周),戒烟4周可降低围术期并发症发生率。制订呼吸锻炼计划,通过指导患者进行有效咳嗽、体位引流和胸背部拍击等方法,帮助患者保持呼吸道通畅,及时清除呼吸道分泌物。临床常用气道管理药物主要包括抗菌药物、糖皮质激素、支气管扩张剂和黏液溶解剂等,给药方式包括静脉、口服和雾化吸入等。雾化吸入糖皮质激素可减轻气道炎症反应,对于围术期气道应激调控具有重要作用。对于存在气道高反应和肺功能下降的高危患者，如年龄＞65岁，肥胖，有吸烟史、支气管哮喘和慢性阻塞性肺病史等，推荐术前1周至术后3个月行雾化吸入糖皮质激素治疗。雾化吸入支气管舒张剂可有效降低迷走神经张力，缓解气道高反应，预防支气管痉挛及其他围术期气道并发症。合并基础肺部疾病如哮喘、慢性阻塞性肺病的患者推荐使用β_2受体激动剂和抗胆碱能药物维持吸入至手术当日。

（二）心血管功能

目前有各种心血管危险性评估方法，公认较好的是美国心脏学院（ACC）和美国心脏协会（AHA）联合制订的非心脏手术围术期心血管评价指南。此指南的目的是发现潜在的心血管危险因素，判断手术风险，进行适当干预以减少围术期并发症。该指南将临床危险因素分为轻、中、重三度：① 轻度：高龄，心电图异常，非窦性心律，活动能力降低，卒中病史，高血压。② 中度：轻度心绞痛，心肌梗死病史，心力衰竭病史或代偿性心衰，糖尿病。③ 重度：不稳定型冠脉综合征，失代偿性心衰，有意义的心律失常，严重心瓣膜病。治疗措施包括停止高危患者已计划的手术，对有增加围术期危险的患者进行干预以降低围术期风险，如先行冠状动脉成形或搭桥术等。

八、合并疾病的管控

（一）高血压

根据血压水平、有无危险因素及器官损害，将高血压病患者分为低度、中度、高度与极高度危险四类。① 低危类指男性＞55岁，女性＞65岁，Ⅰ级高血压，无其他危险因素，对手术、麻醉具备较好的承受能力，类同于同龄ASA Ⅰ～Ⅱ级患者，心血管致危事件发生率低。② 中危类为Ⅰ级高血压合并1～2个危险因素者，Ⅱ级高血压不伴或伴有1～2个危险因素的患者，对手术、麻醉有一定的耐受能力，与ASA Ⅱ～Ⅲ级患者大致相等，但心血管致危事件发生率较高。③ 高危类包括Ⅲ级高血压不伴危险因素，Ⅰ级或Ⅱ级高血压伴有≥3个危险因素或器官损害或糖尿病，耐受手术、麻醉的能力差，相当于ASA Ⅲ～Ⅳ级患者，心血管致危事件发生率高，麻醉处理难度大。④ 极高危类为高血压病Ⅲ级伴危险因素≥1项及具有临床心血管并发症或肾脏疾病的Ⅰ、Ⅱ、Ⅲ级高血压，耐受手术、麻醉的能力相当于ASA Ⅳ级患者，围术期危及生命的可能性大。文献报道所有的高血压患者术前均需要降压治疗。术前抗高血压治疗使血压下降并保持平稳，冠状动脉供血及心脏功能处于较好状态，有利于麻醉和手术过程中循环功能稳定，减少或避免并发症的发生。术前将血压调控在什么水平范围内为佳，目前存在一定争议。《中国高血压防治指南（2010版）》认为降压目标取决于手术前患者血压情况，一般应降低原基础血压的10%，易出血或严重心力衰竭患者可以将血压降至更低。需严密监测患者对治疗的反应并及时调整降压药物剂量。如在围术期出现高血压急症，通常需要静脉给予降压药物，即刻目标是在30～60 min内使舒张压降至110 mmHg左右，或降低10%～15%，但不超过25%。如果患者可以耐受，应在随后的2～6 h将血压降低至160/100 mmHg。对于择期手术患者，采用口服降压药降压时应根据具体病情选用药物，尽量选用每天一次、作用持续24 h的长效药物，合理选择联合用药以达到最大降压效果，减少不良反应,并持续用药到手术当天。不能口服的患者可以使用静脉或舌下含服的β受体阻滞剂。术前应给予镇静剂治疗,保证患者睡眠良好,以利于稳定血压及消除患者紧张感。

(二) 冠心病

合并冠心病的患者,手术和麻醉的风险明显增加,术中或术后可能引发危及生命的心脏并发症。应进行心脏常规检查,如心肌酶谱检查、心电图或24 h Holter以及心彩超检查。除常规检查外,还应进行心脏危险性评估,必要时要进行有创检查,如冠脉造影等。其他因素如手术类型、手术创伤等对合并冠心病患者围术期并发症的发生也有很大影响。合并冠心病患者进行中、高危手术时风险增大,围术期心脏事件发生率高,术前应进行系统的内科治疗,尽量改善心功能、稳定心脏状态和增加心脏储备能力,必要时先进行搭桥或支架术,以提高手术安全性。手术时机的选择十分重要。择期手术者积极治疗心脏疾病,准备时间一般以2周为宜,可给予扩血管药物以及钙通道阻滞药物,增加心脏功能储备,缓解心肌缺氧状态,以应付手术中心肌的能量需求,减少意外情况发生。对隐匿性心绞痛患者,尤其应重视术前处理,予术前极化液等加强心肌营养。

(三) 慢性阻塞性肺病 (COPD)

研究显示,轻度COPD患者的手术较为安全,而重度COPD患者的术后肺部并发症发生率较高。肺功能测定有助于判断肺间质纤维化和COPD的严重程度,是判断手术可行性以及手术方式和范围的主要依据,对手术后呼吸系统并发症的危险估计也有一定的参考价值。除了评估患者的肺功能各项指标及血气分析外,还应衡量患者的体能状态,如采用登楼运动或通过运动前后血气分析对比等方法进行判断分析,从而决定患者是否能进行重大手术。一般而言,若静态肺功能测定有严重减退,且运动后$PaCO_2$增高者,则术后发生急性呼吸衰竭的机会极大,大型手术应列为禁忌。术前评估列为高危者,必须接受充分的术前准备,一般为1~2周。术前准备包括:① 预防和控制肺部感染,按需给予抗生素,必要时根据药敏结果选择敏感抗生素进行术前抗感染治疗,使患者的通气功能得到改善,提高患者肺组织血氧交换。② 雾化吸入治疗,协助扩张支气管、消炎和祛痰。③ 呼吸功能锻炼,包括深呼吸,胸、腹式呼吸等。协助患者进行术前呼吸功能锻炼,少数患者可使用呼吸功能锻炼指导器,或用BiPAP呼吸机连接口鼻面罩进行无创正压通气(NPPV)适应性训练。文献报道将153例上腹部手术患者随机分成手术前后呼吸功能锻炼组和对照组,锻炼组患者术后呼吸系统并发症发生率为19%,而对照组则高达60%。因此,对COPD患者术前短时间呼吸功能锻炼以及NPPV虽不能逆转肺部病理变化,但能加强患者呼吸功能,增强其信心,对其术后的快速康复有较大的帮助。

(四) 糖尿病

文献报道,糖尿病患者术前血糖如果控制在6.1 mmol/L以下,则术后发生感染、肾功能衰竭的概率和围术期死亡率明显降低。其他文献也证实实施严格的血糖控制后,围术期病死率和并发症发生率可以有效下降50%~57%。以上说明血糖控制和围术期并发症发生率有着重要关系。糖尿病患者术前血糖应控制在何种水平,目前尚有争议。2009年的一项名为NICE SUGAR的随机对照研究共纳入了6 000名患者的资料,发现如果对危重患者进行严格的血糖控制,反而导致患者围术期死亡率的升高。另一项荟萃分析则指出,如果患者执行较为宽松的血糖控制策略(空腹血糖＜8.3 mmol/L),那么患者围术期感染率及低血糖血症发生率明显降低。目前大多数学者认为较为温和的术前血糖控制方案有助于减少患者围术期的并发症,而不宜采取较为激进的严格血糖控制以避免低血糖及相关并发症。英国国家医疗体系的围术期血糖控制指南指出,糖尿病患者术前血糖应控制在6～10 mmol/L,甚至更为宽松的血糖范围4～12 mmol/L。美国国家卫生研究院指出糖尿病患者术前的血糖应维持在8.3～10 mmol/L,有利于降低围术期手术风险。国内文献也认为糖尿病患者术前空腹血糖控制在轻度升高状态(5.6～11.2 mmol/L)较为适宜,这样既不至于因胰岛素过多而发生低血糖,也不至于因胰岛素过少而发生酸中毒。

第二节　术 中 措 施

一、合理有效的麻醉与镇痛

全麻时使用起效快、作用时间短的麻醉剂如地氟烷、七氟烷,以及短效的阿片类药如瑞芬太尼等,从而保证患者在麻醉后能快速清醒,有利于术后早期活动。局麻技术如外周神经阻滞、脊神经阻滞或硬膜外镇痛不仅可以镇痛,而且还有其他优点,包括有利于保护肺功能,减少心血管负担,减少术后肠麻痹,能更有效地镇痛等。威尔莫尔(Wilmore)等认为,多数术后并发症及器官功能障碍与术中刺激所诱发的应激状态有关,其中最常见的术后功能障碍是肠麻痹。胸段硬膜外麻醉由于阻滞了交感神经对肠道血管的收缩作用,即使在灌注压降低时仍会使肠黏膜血流量增加,因而不增加吻合口愈合不良的发生率;由于消化道的血流量增加,术后肠麻痹时间缩短。神经阻滞是术后最有效的止痛方法,同时它可以减少由于手术引起的神经内分泌代谢应激反应。胸8以上胸段硬膜外阻滞及镇痛,因为阻滞平面位于肾上腺神经支配的节段水平以上,这样可以显著地减少儿茶酚胺和皮质醇的释放,有利于减少手术应激反应,改善预后,并缩短住院时间。术后持续使用24～72 h的硬膜外镇痛,可以有效地减少大手术后的应激反应。有荟萃分析研究表明,与全麻相比,使用硬膜外阻滞可以使下肢手术术后并发症的发生率下降30%。

二、控制手术应激

手术中的组织损伤被认为是术后应激反应始动因素。由于神经内分泌系统及炎性应激反应被激活,将增加对器官功能的需求,可能导致术后器官功能的障碍。手术创伤导致交感神经兴奋,使儿茶酚胺增高并刺激胰高血糖素分泌,并直接抑制胰岛素受体及胰岛素的分泌,机体将出现胰岛素抵抗,引起高血糖,而高血糖是公认的导致术后并发症的危险因素之一。手术创伤后2 h即可发生高血糖,其严重程度与手术创伤大小有关。组织创伤还可引起炎症因子的释放,进而抑制胃肠蠕动。目前,最主要的减少手术应激的技术包括局麻、微创手术及药物治疗（如糖皮质激素、β受体阻滞剂或促合成药物）。精细的手术操作是减少应激和降低并发症的关键，是ERAS成功实施的前提，因此ERAS能否成功实施的核心是高精度、高质量且无并发症的手术。手术方式选择要合理，手术路径选择要微创与安全，手术操作要轻柔与细致。微创手术的发展契合了ERAS的发展理念。微创首先是术式选择合理与安全，其次是与开放手术同质化或更优化的精细手术操作。在满足前两者的基础上，才能通过缩小切口而达到减少应激的目的。

三、维持正常体温

术中低体温是指机体的中心温度＜35℃。持续的术中低体温可抑制血小板功能，损害凝血机制，甚至引发低温、凝血障碍和代谢性酸中毒这一"致死三联征"。在复温过程中产生的应激反应将损害凝血机制以及白细胞功能，增加心血管负担。另外，在复温过程中释放的儿茶酚胺和肾上腺素会放大机体对手术的应激反应。再者，低体温还可使切口的感染发生率增加2～3倍，影响术后恢复。防止术中低体温的具体措施包括：提高手术室室温，使用可加热的手术台床垫，注意给患者保暖，输入的液体适当加温，温盐水冲洗腹腔，甚至麻醉气体都要加温。

四、合理补液

运用既能避免低血容量又能防止术后过多的血管内容量的输液策略，优化循环容量以改善组织灌注，使患者的血容量和心血管功能相匹配，对于促进术后恢复十分重要。麻醉过程中为维持血压，过量补液时有发生。有研究显示过量的输液可能加重心肺负担，增加肠麻痹的发生率，还可加重毛细血管渗漏，造成组织肿胀，加重术后脏器功能障碍。中小手术可遵循"标准方案"（生理需要量＋术前液体丧失量＋液体再分布量＋麻醉后血管扩张）补充平衡晶体液，基础量为1～2 ml/（kg·h），按需给予1～2 L的补充剂量；术中失血量可按1∶1补充晶体液、胶体液和（或）血制品；监测呼吸频率、心率和血氧饱和度，据此评估患者的容量状况及麻醉深度，评估容量和心血管功能的匹配程度。复杂手术需要精准的补液方案，采用"目标导向液体治疗"策略，完善监测，避免血管内容量过负荷及组织水肿。目标导向液体治疗：连续、动态的血流动力学监测（每搏输出量、心排血量、收缩压变异率、脉压变异率及每搏输出量变异率等），维持血压下降幅度≤正常值的20%，心率加快幅度≤正常值的20%，CVP为4～12 cmH$_2$O，维持尿量＞0.5 ml/（kg·h），血乳酸≤2 mmol/L，中心静脉血氧饱和度（ScvO$_2$）＞65%，每搏输出量变异率≤13%。以1～2 ml/（kg·h）平衡盐晶体液为基础，根据监测指标进行补液试验。以每搏输出量为例，当每搏输出量下降时，给予200～250 ml胶体液或平衡盐晶体液；若每搏输出量增加10%～15%或更高，继续补充200 ml液体；如每搏输出量增加＜10%，停止补液试验，继续给予基础补液。使用硬膜外阻滞时可引起血管扩张，导致血管内容量相对缺乏及低血压，在血容量补足的情况下，不应通过增加补液量来提升血压，合理的方法是使用血管活性药物而不是大量输液。现有证据表明术中应首选补充平衡盐晶体溶液。

第三节　术后措施

一、术后镇痛

术后疼痛可能加重机体对手术的应激反应并致脏器功能紊乱、延迟康复。有效的术后镇痛非常重要，不仅能减轻伤口疼痛，利于患者尽早恢复活动，还能抑制应激反应，减少由此引起的并发症。ERAS提倡多模式镇痛，即联合使用两种以上的不同作用机制的镇痛药或镇痛辅助药，药物之间取得相加的（甚至协同的）镇痛效果。加速术后康复的措施中强调了应用硬膜外阻滞或区域性阻滞的作用，术后提倡应用硬膜外置管止痛，主要是胸段硬膜外，其主要目的在于阻断交感神经对应激的反应。腹部手术后，硬膜外阻滞镇痛除能阻断刺激信息的传输外，还可促进肠蠕动。研究结果表明，硬膜外局部镇痛对早期活动的疼痛缓解作用尤为明显，可降低心肌梗死等心血管并发症、胃肠道和泌尿系统并发症的发生率，对降低肺部并发症效果更明显。但是要尽量减少阿片类镇痛药的使用，研究显示阿片类药物可作用于消化道的阿片受体直接抑制肠蠕动，并能放大麻醉药物抑制肠蠕动的效应。理想的镇痛方案是多种非阿片类药（如非甾体抗炎药、对乙酰氨基酚、环氧化酶-2抑制剂、小剂量氯胺酮、右美托咪定、加巴喷丁、普瑞巴林、糖皮质激素、艾司洛尔、新斯的明等）联合使用，且术后镇痛管理也十分重要，须在麻醉科、外科及病区护理团队密切协作下才能取得完美的镇痛效果并加速患者康复。

二、早活动、早进食

术后长期卧床可使肌肉萎缩、退化，影响肺功能的恢复，以及诱发静脉血流淤滞和血栓形成等。在病情允许的情况下，尽可能早下床活动，可促进肠功能恢复，预防腹胀，促进血液循环，预防精神抑郁，有利于患者早日康复。有研究结果显示，术后1～3天早期下床活动与ERAS成功与否明显相关。应积极鼓励患者从术后第1天开始下床活动并完成每日制订的活动目标，如术后第1天下床活动1～2 h，至出院时每天下床活动4～6 h。术后充分镇痛是促进患者早期下床活动的重要保障。研究发现，小肠在术后早期（12～24 h）就已恢复蠕动，胃需24～48 h，结肠需3～5天。而在胃肠功能恢复前，患者已经能耐受经口饮食。早期肠内营养不仅有助于促进能量和蛋白的吸收，有利于补充营养，而且能促进肠蠕动，减少术后肠麻痹的时间，维护肠黏膜功能。早进食还能促进门静脉循环、加速器官功能恢复，减少创伤和应激因子对生理机制的负面影响，并可降低术后严重并发症发生的风险，且不增加吻合口瘘的发生率。吻合重建的结肠手术术后6 h即可开始经口营养。有实验发现一个有趣的现象，即使予以假饲（咀嚼口香糖）也能促进术后患者胃肠功能的恢复。关于早期进食的时间，不同疾病有所差异：直肠或盆腔手术患者，术后4 h即可开始进食；结肠及胃切除术后1天开始进食、进水，并根据患者耐受情况逐步增加摄入量；胰腺手术可根据患者耐受情况在术后3～4天逐渐恢复经口进食。另外还可根据患者意愿恢复进食。一项多中心临床研究结果显示,上消化道手术后第1天起根据患者意愿进食,与常规营养支持方案比较不仅未增加术后并发症的发生率和病死率,而且能加快康复速度。尽管尚缺乏足够证据,但仍建议对于术前存在营养不良的患者在早期进食过程中给予口服营养制剂,以达到目标摄入量。对于出院时仍存在营养不良的患者,推荐在院外持续口服营养制剂数周。管饲营养及肠外营养在ERAS计划中不作为常规推荐,但在合并感染、吻合口瘘和胰瘘等情况下应予考虑实施。术后1周联合口服补充营养仍无法满足推荐摄入量的60%时,应考虑管饲肠内营养。若管饲营养仍达不到推荐摄入量的60%,应给予补充性肠外营养或全肠外营养。

三、鼻胃管、引流管和导尿管的应用

术后不推荐常规使用鼻胃管,仅在发生胃排空延迟时选择性使用。荟萃分析及系统评价结果均表明,与常规留置鼻胃管比较,不使用鼻胃管减压的患者肺部并发症明显减少,排气及饮食时间提前,住院时间缩短,而腹部并发症并未增加。应避免使用导尿管或使用后尽早拔除,因其可影响患者的术后活动、增加感染风险,是延长住院时间的独立预后因素。无特殊情况下,术后1～2天即可拔除导尿管。对于预计导尿管留置时间＞4天的结直肠及盆腔手术,可选择耻骨上膀胱穿刺引流术,有助于减轻患者的不适感,降低泌尿系统感染的发生率。传统理念中,术后应常规留置引流管以防治积液、出血、吻合口瘘及感染等并发症。近年来荟萃分析结果显示,吻合口周围引流管留置与否对患者术后并发症及结局并无明显影响,留置引流管可能影响患者术后早期下床活动,增加术后并发症并延长住院时间。因此,不推荐常规留置引流管,但在手术创面存在感染,吻合口存在血运不佳、张力过大及可能导致愈合不良等因素下,建议留置引流管。胰腺手术推荐放置腹腔引流管,但主张在无瘘和无感染的情况下早期拔除引流管。

四、切口管理

注意术后切口的清洁及监测,及时发现并处理切口并发症如血肿、血清肿、伤口裂开及伤口感染等。根据患者年龄、营养状况、切口部位和局部血供等决定缝线拆除时间。

第四节　出院标准

ERAS从卫生经济学角度能缩短住院时间,但住院时间长短也不是衡量ERAS成功与否的唯一标准。缩短住院时间必须以患者脏器功能恢复和无并发症为前提,因此制订合理的出院标准是防止患者出院后因并发症而再入院的有效质量控制措施。《中国加速康复外科围术期管理专家共识(2016版)》提出的基本标准为:无须液体治疗;恢复固体饮食;经口服镇痛药物可良好止痛;伤口愈合佳,无感染迹象;器官功能状态良好;自由活动。

总而言之,ERAS是以精准外科为基石,以减少手术应激为手段,以加速康复为目的的新

型外科治疗理念。要充分贯彻 ERAS 理念、实现 ERAS 目标，需要有一套科学规范的实施流程，需要有一套严格的质量管控体系，需要有一支由外科、麻醉科、ICU、护理、营养科等学科共同参与并密切配合的团队，更需要患者及其家属的理解与积极配合。

（王坚　王伟）

-------------------------------------- 参 考 文 献 --------------------------------------

[1] Wilmore D W, Kehlet H. Management of patients in fast track surgery[J]. BMJ, 2001, 322(7284): 473-476.

[2] Kehlet H, Wilmore D W. Multimodal strategies to improve surgical outcome[J]. American Journal of Surgery, 2002, 183(6): 630-641.

[3] 中国加速康复外科专家组. 中国加速康复外科围术期管理专家共识（2016版）[J]. 中华消化外科杂志, 2016, 15（6）: 527-533.

[4] 江志伟, 李宁, 黎介寿. 快速康复外科的概念及临床意义[J]. 中国实用外科杂志, 2007, 27（2）: 131-133.

[5] Kehlet H. Fast-track colorectal surgery[J]. Lancet, 2008, 371(9615): 791-793.

[6] Slim K, Vicaut E, Panis Y, et al. Meta-analysis of randomized clinical trials of colorectal surgery with or without mechanical bowel preparation[J]. The British Journal of Surgery, 2004, 91(9): 1125-1130.

[7] Wille-Jorgensen P, Guenaga K F, Matos D, et al. Pre-operative mechanical bowel cleansing or not? an updated meta-analysis[J]. Colorectal Disease, 2005, 7(4): 304-310.

[8] Bucher P, Gervaz P, Soravia C, et al. Randomized clinical trial of mechanical bowel preparation versus no preparation before elective left-sided colorectal surgery[J]. The British Journal of Surgery, 2005, 92(4): 409-414.

[9] Vlot E A, Zeebregts C J, Gerritsen J J, et al. Anterior resection of rectal cancer without bowel preparation and diverting stoma[J]. Surgery Today, 2005, 35(8): 629-633.

[10] Crenshaw J T, Winslow E H. Preoperative fasting: old habits die hard[J]. The American Journal of Nursing, 2002, 102(5): 36-44.

[11] Moro E T. Prevention of pulmonary gastric contents aspiration[J]. Revista Brasileira de Anestesiologia, 2004, 54(2): 261-275.

[12] Agrawal D, Manzi S F, Gupta R, et al. Preprocedural fasting state and adverse events in children undergoing procedural sedation and analgesia in a pediatric emergency department[J]. Annals of Emergency Medicine, 2003, 42(5): 636-646.

[13] Yuill K A, Richardson R A, Davidson H I, et al. The administration of an oral carbohydrate-containing fluid prior to major elective upper-gastrointestinal surgery preserves skeletal muscle mass postoperatively-a randomized clinical trial[J]. Clinical nutrition, 2005, 24(1): 32-37.

[14] Kaska M, Grosmanova T, Havel E, et al. Preparation of patients for operation with per-oral intake on the day of the planned surgery[J]. Rozhledy, 2006, 85(11): 554-559.

[15] Lee A, fleisher J A, Beckman K A, et al. ACC/AHA 2007 guidelines on perioperative cardiovascular

evaluation and care for noncardiac surgery: a report of the american College of Cardiology/American Heart Association Task Force on practice guidelines[J]. Circulation, 2007, 116: e418-499.

[16] 中国高血压防治指南修订委员会. 中国高血压防治指南（2010）[J]. 中华心血管病杂志, 2011, 39(7): 701-708.

[17] 曹金铎, 周新平. 冠心病、高血压病病人与外科手术[J]. 中国实用外科杂志, 1993, 13(10): 579-581.

[18] 任高, 陆再英. 内科学: 第6版[M]. 北京: 人民卫生出版社, 2004: 247.

[19] 喻田, 余志豪. 围手术期高血压的发生与处理[J]. 中华麻醉学杂志, 2002, 22(6): 382-384.

[20] 周荣斌. 非心脏手术围手术期心血管并发症的临床评价和危险因素干预[J]. 心血管病学进展, 2002, 23(3): 151-154.

[21] Saito S, Takagi A, Kurokawa F, et al. Usefulness of tissue Doppler echocardiography to predict perioperative cardiac events in patients undergoing noncardiac surgery[J]. Heart and vessels, 2012, 27(6): 594-602.

[22] Kertai M D, Boersma E, Bax J J, et al. A meta-analysis comparing the prognostic accuracy of six diagnostic tests for predicting perioperative cardiac risk in patients undergoing major vascular surgery[J]. Heart, 2003, 89(11): 1327-1334.

[23] Singh A, Antognini J F. Perioperative hypotension and myocardial ischemia: diagnostic and therapeutic approaches[J]. Annals of cardiac anaesthesia, 2011, 14(2): 127-132.

[24] Gal J, Bogar L, Acsady G, et al. Cardiac risk reduction in non-cardiac surgery: the role of anaesthesia and monitoring techniques[J]. European journal of anaesthesiology, 2006 Aug, 23(8): 641-648.

[25] 刘子嘉, 许力, 于春华, 等. 高龄冠心病患者行非心脏手术的围手术期心脏事件危险因素分析[J]. 中国医学科学院学报, 2015, 37(5): 541-548.

[26] 康继宏, 宁光, 吴家睿, 等. 中国糖尿病防治研究的现状和挑战[J]. 转化医学研究（电子版）, 2012, 2(3): 1-24.

[27] 王陇德. 中国居民营养与健康状况调查报告之一: 2002年综合报告[M]. 北京: 人民卫生出版社, 2005.

[28] Frisch A, Chandra P, Smiley D, et al. Prevalence and clinical outcome of hyperglycemia in the perioperative period in noncardiac surgery[J]. Diabetes Care, 2010 Aug, 33(8): 1783-1788.

[29] Van den Berghe G, Wouters P, Weekers F, et al. Intensive insulin therapy in critically ill patients[J]. N Engl J Med, 2001 Nov 8, 345(19): 1359-1367.

[30] Brunkhorst F M, Engel C, Bloos F, et al. Intensive insulin therapy and pentastarch resuscitation in severe sepsis[J]. N Engl J Med, 2008 Jan 10, 358(2): 125-139.

[31] NICE-SUGAR Study Investigators, Finfer S, Chittock D R, et al. Intensive versus conventional glucose control in critically ill patients[J]. N Engl J Med, 2009 Mar 26, 360(13): 1283-1297.

[32] Wiener R S, Wiener D C, Larson R J. Benefits and risks of tight glucose control in critically ill adults: a meta-analysis. JAMA, 2008 Aug 27, 300(8): 933-944.

[33] Standards of medical care in diabetes-2016[J]. Diabetes Care, 2016, 39(Supplement 1): S1-S112.

[34] Qaseem A, Humphrey L L, Chou R, et al. Use of intensive insulin therapy for the management of glycemic control in hospitalized patients: a clinical practice guideline from the American College of Physicians[J]. Ann Intern Med, 2011 Feb 15, 154(4): 260-267.

[35] Fleisher L A, Beckman J A, Brown K A, et al. ACC/AHA 2007 guidelines on perioperative cardiovascular evaluation and care for noncardiac surgery.[J] J Am Coll Cardiol, 2007, 50(17):

1707-1732.

[36] Dhatariya K, Levy N, Kilvert A, et al. NHS diabetes guideline for the perioperative management of the adult patient with diabetes[J]. Diabet Med, 2012, 29(4): 420-433.

[37] Duncan A E. Hyperglycemia and perioperative glucose management[J]. Curr Pharm Des, 2012, 18(38): 6195-6203.

[38] Gu W, Pagel P S, Warltier D C, et al. Modifying cardiovascular risk in diabetes mellitus[J]. Anesthesiology, 2003, 98(3): 774-779.

[39] Tanaka T, Nabatame H, Tanifuji Y. Insulin secretion and glucose utilization are impaired under general anesthesia with sevoflurane as well as isoflurane in a concentration-independent manner [J]. J Anesth, 2005, 19(4): 277-281.

[40] Mattei P, Rombeau J L. Review of the pathophysiology and management of postoperative ileus[J]. World Journal of Surgery, 2006, 30(8): 1382-1391.

[41] Pasero C, Belden J. Evidence-based perianesthesia care: accelerated postoperative recovery programs [J]. Journal of Perianesthesia Nursing, 2006, 21(3): 168-176.

[42] Sido B, Grenacher L, Friess H, et al. Abdominal trauma[J]. Der Orthopade, 2005, 34(9): 880-888.

[43] Brandstrup B. Fluid therapy for the surgical patient[J]. Best practice & research Clinical anaesthesiology, 2006, 20(2): 265-283.

[44] Nishimori M, Low J H, Zheng H, et al. Epidural pain relief versus systemic opioid-based pain relief for abdominal aortic surgery[J]. The Cochrane Database of Systematic Reviews, 2012, 11(7): CD005059.

[45] Liu S S, Wu C L. Effect of postoperative analgesia on major postoperative complications: a systematic update of the evidence[J]. Anesthesia & Analgesia, 2007, 104(3): 689-702.

[46] Mattei P, Rombeau J L. Review of the pathophysiology and management of postoperative ileus[J]. World Journal of Surgery, 2006, 30(8): 1382-1391.

[47] Tanguy M, Seguin P, Malledant Y. Bench-to-bedside review: routine postoperative use of the nasogastric tube — utility or futility?[J]. Critical Care, 2007, 11(1): 201.

[48] Chan M K, Law W L. Use of chewing gum in reducing postoperative ileus after elective colorectal resection: a systematic review[J]. Diseases of the Colon and Rectum, 2007, 50(12): 2149-2157.

[49] Lassen K, Kjaeve J, Fetveit T, et al. Allowing normal food at will after major upper gastrointestinal surgery does not increase morbidity: a randomized multicenter trial[J]. Annals of Surgery, 2008, 247(5): 721-729.

[50] 陈钶, 牟一平, 徐晓武, 等. 胃癌根治术后常规留置胃管必要性的荟萃分析[J]. 中华医学杂志, 2012, 92(26): 1841-1844.

[51] Liu H P, Zhang Y C, Zhang Y L, et al. Drain versus no-drain after gastrectomy for patients with advanced gastric cancer: systematic review and meta-analysis[J]. Digestive Surgery, 2011, 28(3): 178-189.

第三章
麻醉医师在加速术后康复中的作用

麻醉学科在ERAS中无疑发挥着重要作用，且其作用贯穿围术期的各个阶段。"加速术后康复"概念的关键是恢复时间和恢复标准。ERAS的终极目标应该是加速患者重返正常（或建立新的）生活、工作、学习和社会活动的过程。这一以患者为中心的目标指向，是以手术和麻醉为始动因素而采取的一系列复杂而又相互关联的干预措施和手段。显然，外科手术本身是患者术后恢复最重要的影响因素，更多情况下，手术后创面和机能的恢复常常是术后短期恢复离院的主要依据。麻醉是与手术相伴的过程，从某种角度讲，麻醉的作用表现为三个方面：一是消除手术引起的痛苦，主要是疼痛、紧张焦虑等；二是预防和控制麻醉药物和方法所导致的不良反应和并发症；三是调理手术所导致的局部及全身病理生理改变，特别是生命体征和重要脏器功能的维护。术毕麻醉的恢复对患者即刻及短期恢复影响很大，然而，对于麻醉学科而言，"康复或恢复"不仅意味着加速麻醉的恢复，也包含不断减少对手术恢复及全身状况恢复的不良影响，整体上促进术后康复。因此，麻醉学科在ERAS中的角色体现在围术期的所有环节，特别强调应早期介入。

第一节　术前麻醉评估及准备

一、围术期风险评估

麻醉前评估的目的是判断患者是否能够耐受手术和麻醉、身体状况是否处于自身的最佳状况，以及预判术后恢复的各种可能。麻醉学科的作用和优势就是综合患者状况、手术操作类型及麻醉方法对患者进行预期判断和管理，关注的是患者状况的评估和控制。麻醉前评估为进一步决策提供依据，目的是患者安全和加速康复。对于患者全身状况及各类并发症，专科医师的建议非常重要，但麻醉科在综合判断上起决定作用。我们总希望能够从术前的各类信息中总结出预判术中、术后各种状况的风险可能性，一些高危因素的评分和判断为临床提供了有价值的参考。然而，患者的情况千差万别，影响因素众多，更多的是不可预知性。真实世界里的大数据永远不能涵盖所有问题，但却能给我们提供越来越有价值的信息，以指导术中安全和快速康复。

二、手术/麻醉前准备

并非所有的患者均需要特殊的术前准备,实际上,术前准备已经从过去的强化镇痛和减少呼吸道分泌物转向患者安全、降低风险和促进恢复,特别是对于重要脏器功能受损及评估为各类高风险的患者。术前准备需要外科医师、麻醉科医师和护理人员的共同参与,其中麻醉医师发挥着重要作用。

实际上,麻醉医师术前与患者和家属接触的时间很有限。特别是在高强度、大流量的工作节奏下,麻醉前与患者沟通多为前一天其他手术完成后去实施,且短时间内常需要进行多个患者的访视。因此,很容易将完整的评估/准备变成麻醉前签字的简单形式。而加速术后康复很重要的一个环节就是术前干预,其中,早期宣教越来越重要。患者到医院接受手术治疗具有很大的主观意愿性,从其门诊就诊、认同手术方案到术前在院等待手术,患者很快将病房视为自己的临时居所,也很容易熟悉周围环境,并和手术科室医护人员建立信任的关系。而麻醉则是与手术相伴的过程,患者对此充满了不可预知的恐惧、焦虑和陌生。这些显然对加速术后康复不利。因此,麻醉医师术前短暂的宣教尤为重要。良好的麻醉前宣教应让患者了解麻醉相关的问题,减少紧张、焦虑情绪,并迅速建立起相互信任的关系,增加患者的依从性。在此基础上,所有的术前干预措施均可较为顺利地完成并发挥作用,包括戒烟、呼吸功能训练、睡眠调整、禁食禁饮、既往服用药物的调整等。有效的宣教(而非药物)是降低患者焦虑的重要手段,国际上多个指南指出,术前12 h内应避免使用长效镇静药物,因其可能会妨碍患者早期术后进食和活动。

麻醉学科在术前准备方面所承担的另一个角色就是着眼于降低术后一些并发症的发生,对评估为各类高危因素所影响的患者实施针对性的药物和措施干预。如对术后可能发生恶心呕吐的高风险患者,减少对术前禁食禁饮的过度限制。实际上,缩短术前禁食禁饮时间(尤其是儿童)有利于减少手术前患者口渴、饥饿、烦躁、哭闹的发生率,增加其对手术的耐受能力,降低术后胰岛素抵抗,促进快速恢复。

术前预康复(prehabilitation),即通过以运动为核心的优化方案,在术前阶段增强个体的功能储备,以优化其生理储备使其适应和承受手术应激的过程,使他们能够更好地承受随之而来的手术,从而使患者术后的功能状态更快恢复至术前水平。

第二节　术前麻醉方案的设计

麻醉学科在ERAS方面的贡献集中体现在整体麻醉方案的设计和实施上。在ERAS的理念下考虑麻醉方案的设计,其整体策略不仅仅是满足手术中患者和手术操作的需求,还需包括如何促进快速康复。当然,方案的设计是基于良好的麻醉前评估和有效的术前准备工作。大量文献证实,麻醉方法、用药及术中管理与术中安全、围术期死亡率、并发症发生率、术后康复等密切相关。指向ERAS的麻醉方案的设计应考虑如下问题。

一、满足麻醉的需求并最大可能为手术提供方便

尽管这一方面我们已经驾轻就熟，但应避免为追求快速恢复而放弃麻醉的基本核心作用。以全身麻醉为例，其主体组分是对意识、伤害性刺激，很多情况下还包括神经肌肉传导阻滞的控制，这些主要依赖镇静药、镇痛药和肌肉松弛药完成，其他麻醉相关药物均起辅助作用。一些药物对意识和疼痛确实有明显的效果，并可通过降低术中镇痛药的剂量减少相关不良反应，但不可以以辅助用药替代麻醉用药的主体地位。另外，在全身麻醉苏醒期，应避免不恰当的肌松拮抗和使用催醒剂，以防止适得其反，甚至引发并发症。

二、围术期患者安全永远是ERAS的前提

速度与质量是一对矛盾，而质量的前提是安全，没有安全就谈不上恢复。我们已经建立并逐步完善各种衡量围术期患者安全的指标，但麻醉相关死亡和严重并发症的低发生率并不一定意味着不存在安全隐患，更不代表我们为患者安全所采取的措施完全到位。实际上，就全国而言，特别是基层医院，围术期患者安全赖以支撑的很多条件均有很大欠缺，不少麻醉医师仍然在艰苦的条件下为保障患者安全努力工作着。因此，麻醉方案的设计应首先依据具体情况来确保患者安全，而不是片面追求"快速"。

三、将患者视为有机的整体考虑麻醉方案的设计

围术期患者在原有病理生理基础上将承受手术打击和麻醉的抑制，耐受手术及其术后康复受控于多个复杂因素，麻醉方案的设计应综合考虑，并充分发挥麻醉学科对重要脏器维护及全身状况管理的优势。麻醉学科应致力于不断采用多模式策略，优化围术期麻醉方案和管理。针对患者的个体情况设计合理的麻醉方案，以利于完善的麻醉，提供良好的外科操作条件，确保患者的呼吸循环稳定，减少并发症及降低麻醉操作可能带来的伤害，促进术后较快恢复、早期活动和进食，以达到总体上利于患者快速康复的目的。其中，通过减少围术期患者的生理及心理创伤应激反应，促进器官功能的早期恢复，最终达到促进术后康复并缩短住院时间的目的，这已经成为麻醉学科的共识。

近年来，短效麻醉药和镇痛药的应用、静脉靶控输注技术、意识水平的监测、神经阻滞技术、气道管理手段、可视化技术等的进步极大地提高了麻醉的安全性和可控性。循环和呼吸功能监测进展、容量管理理念的更新、降低应激反应和炎性反应药物的普及、体温保护及血液保护等不仅促进了重要脏器功能的保护和全身状况的调理，也为加速术后康复提供了保障。麻醉科医师应根据具体情况综合运用学科技术进行方案设计。

四、针对术后并发症进行早期干预方案设计

术后可能出现的相关并发症直接影响患者的快速康复，麻醉科在防止相关术后并发症方面承担重要角色。应根据术前评估的一些高风险因素，较早采取干预措施。术后镇痛是

首要考虑的方面,应在术前进行方案设计。术后恶心呕吐(PONV)是影响恢复和患者体验的常见问题,应设计考虑如何降低风险基线以及合理使用预防性抗恶心呕吐药物。术前还应针对性对高危患者进行围术期脑卒中、栓塞等防治方案的设计。

已经有很多指南或共识为降低术后并发症提供设计方案,还需要更多的来源于国人的数据,以不断提高方案的有效性和可行性。

第三节　术中麻醉实施及管理

在评估和准备基础上,麻醉的实施是影响ERAS最重要的环节。尽管为每一例患者制订了指向ERAS的麻醉方案,但实际中的影响因素复杂,许多都是不可控和不可预知的。每一例患者都是不同的,监测手段多数是对人体内部真实情况的间接反映,许多现象并不一定是因果结论,目前仍处于在理论、经验和监测推断的指导下实施麻醉管理的阶段。然而,麻醉学科不断进行理论创新、技术更新,在不断积累丰富经验的同时,也使得麻醉安全性和可控性越来越好。当聚焦在ERAS理念下,我们需要重新思考麻醉的管理。为此,麻醉学科应在如下方面发挥重要作用:① 不断改进麻醉操作,把对患者的伤害降到最低。② 不断研发新的药物和监测手段,进一步提高麻醉的安全性和可控性。③ 不断通过个体的经验积累与国人大样本数据的结合去发现和证实影响术后康复的真实因素。④ 不断进行理论探索,为推进患者术后康复提供依据。

当微创手术和可控性麻醉普遍应用时,控制不良的应激反应、保护机体的免疫功能成为ERAS的核心关注问题。手术所引发的创伤应激反应、炎性反应及神经内分泌等变化通过改变器官功能可能导致并发症,从而影响术后康复。除对手术伤害性刺激本身的控制外,麻醉科还可采取各种手段抑制应激反应,降低炎性反应,减少对免疫功能的抑制,保护重要脏器功能,促进肠功能的恢复,加速手术后康复。

就容量治疗而言,麻醉学科需要不断探索细胞水平的代谢如何能够更好地满足手术/麻醉干预以及这些干预因素终止后的需求,所有容量制剂只是追求这一目的的可及手段。传统上以体液丢失的量和成分作为术中补液的唯一依据并不能反映真实的需求,机体在不同状态下对容量的需求是不同的。在加速术后康复的理念下,容量治疗应结合术前禁食禁饮、术后胃肠功能恢复及进食等综合考虑实施,以有利于减少并发症和实现早日康复。目标导向的液体治疗已被大多数人接受,麻醉学科应不断探索和完善更客观的"目标"。

第四节　术后恢复期积极发挥麻醉学科的作用

术后短期恢复,特别是全身麻醉清醒期恢复是ERAS的关键时期,其管理关系到患者是否能够快速、高质量地整体康复,麻醉学科在这一阶段起着重要作用。尽管恢复期的管理纳入术前预设的整体方案,但仍需根据手术麻醉中的变化精细管理,不仅要控制疼痛、PONV等并发症,同时也要为进一步恢复打下良好的基础。所有可能引起清醒延迟的因素均应考虑到,并实施干预,如通过围术期体温保护措施,降低寒战发生,保护患者对伤口感染的抵抗力,促进麻醉药物的体内代谢等。术中高血糖及低血糖均会导致患者术后不良事件的发生,且与术后康复密切相关。应将术中伤害性刺激引起机体的应激反应所导致的血糖增高因素综合考虑,控制血糖的稳定,但全麻催醒剂应慎用。特别关注术后肌松残余的发生,肌松拮抗需适时适量。

术后镇痛是获得快速康复至关重要的因素,也是麻醉学科责无旁贷的职责,理应发挥主导作用。多年来,麻醉科在术后急性疼痛控制方面进行了大量的实践和研究,积累了丰富的经验,也形成了术后多模式镇痛的共识。术后镇痛贡献的价值不仅仅是减缓术后疼痛,更在于通过镇痛而降低手术创伤引起的应激反应,有利于患者早期进食和下床活动,也减少了患者的心理压力。随着术后镇痛理念的更新,以及镇痛药物和手段的进步,镇痛的安全性、有效性和可控性将会进一步提高和完善。

第五节　麻醉对患者远期预后的影响

麻醉与术后认知功能障碍和肿瘤转移复发的关联引起人们的浓厚兴趣,许多研究将其归因为炎性介质和因子的释放,以及免疫功能的抑制,特别是对于高危风险因素的患者。然而,无论是术后认知功能障碍,还是肿瘤转移复发,受控因素非常复杂,一过性的麻醉是否真正是影响因素,目前的证据仍缺乏说服力。从围术期医学的角度,麻醉学科应进一步研究探索,并采取各种措施对可能的影响因素进行干预,以促进患者的康复和有利于远期预后。

小结:ERAS是基于循证医学的证据不断对技术和方法进行优化,然而,任何单一技术或方法的改进并不能真正达到加速患者术后康复的预期效果。因此,多学科的共同参与是实现ERAS目标的基本保障,主要包括外科、麻醉科和护理团队,还需涉及心理疏导、中西医结合辅助治疗、康复理疗及营养科医师。多学科的方案应整体融合在一起才能取得最佳效果。循证医学的每一项临床实验均是在限定条件下完成的,而真实情况往往受控于诸多因素的影响。因此,循证医学证据需要结合实际参考借鉴。除了技术层面外,流程的梳理和优化对于技术的发挥至关重要。由于医学的特殊性,医疗团队的依从性远远不及其他行业,为此,真正将ERAS的理念变为行为的习惯需要长时间的努力探索。

（李天佐）

------------------------------- 参 考 文 献 -------------------------------

［ 1 ］ Gustafsson U O, Scott M J, Schwenk W, et al. Guidelines for peri-operative care in elective colonic surgery: Enhanced Recovery After Surgery(ERAS) Society recommendations［ J ］. World J Surg, 2013, 37(2): 259-284.

［ 2 ］ 王方, 曹红军, 蒋凌雁, 等. 缩短择期手术患儿术前禁食禁饮时间对术前并发症影响的meta分析［ J ］. 川北医学院报, 2015, 30（4）: 568-573.

［ 3 ］ Ditmyer M M, Topp R, Pifer M. Prehabilitation in preparation for orthopaedic surgery［ J ］. Orthopaedic Nursing, 2002, 21(21): 43-51.

［ 4 ］ Carli F, Kehlet H, Baldini G, et al. Evidence basis for regional anesthesia in multidisciplinary fast-track surgical care pathways［ J ］. Reg Anesth Pain Med, 2011, 36(1): 63-72.

［ 5 ］ Feldman L S, Lee L, Fiore J Jr. What outcomes are important in the assessment of enhanced recovery after surgery pathways［ J ］. Can J Anaesth, 2015, 62(2): 120-130.

第四章
日间医疗的发展和现状

随着我国经济水平的不断发展，人口的老龄化，疾病谱的变化，而医疗资源的紧缺导致不能满足人民群众日益增长的健康需求。供需之间日益突出的矛盾和冲突，使得政府、医院、患者三方都迫切需要多渠道解决和释放这种压力。

"看病难，住院难，手术难"，解决这个矛盾的办法，一个是不断增加医疗资源和投入，不断扩张医院规模，增加住院床位，投入更多的人力、物力和财力；另一个就是不断优化现有医疗资源，提高医院运行效率。然而从国外大型医疗机构的实践经验来看，粗放型的单纯扩张医院规模并不是解决这种矛盾的有效选择。随着日间手术在国内逐渐开展以及先行医疗机构的成功经验来看，日间手术确实是一种行之有效的改善医疗服务可及性，政府、医院、患者三方都能得益的举措。因此自2015年起，日间手术得到了国家卫生行政主管部门的大力推广。2015年5月6日，国家卫生计生委、国家中医药管理局《关于印发进一步改善医疗服务行动计划的通知》(国办发〔2015〕2号)中，特别提出要"推行日间手术"。国务院办公厅《关于城市公立医院综合改革试点的指导意见》(国办发〔2015〕38号)也提出，在规范日间手术和中医非药物诊疗技术的基础上，逐步扩大纳入医保支付的日间手术。上述政策文件的出台，为我国日间手术未来的发展指明了方向。

而日间医疗理念的产生是源于对日间手术实践的拓展和创新，是一种全新的诊疗理念，来源于临床实践，其目标仍然是优化医疗资源，提高医疗机构运营效率，有效整合和节约更多的社会资源，以服务更多的患者。而日间医疗未来只有充分地运用于临床实践才能体现其重要价值。

第一节 日间医疗的概念与范畴

日间医疗是患者在较短的时间内在诊疗场所完成各类检查、诊断、治疗，快速康复的一种新型诊疗模式，其有别于常规门诊和住院医疗模式；是根据患者病情的不同而采用相应合适的时间在诊疗场所完成医疗行为。日间医疗需要一定程度上改变医院原先医疗模式下的服务流程和管理模式,使过去需要住院几天的医疗行为缩短到拟定的固定时间内(当日或2天/48 h内)出院,它是一种有计划的择期住院模式。

所有的日间医疗一般均需要采用预约制,应当有严格的准入标准、评估制度以规范可以接受此模式的医患双方,从而最大程度的降低风险,保障医疗安全;出院后有一套能确保患者安全的随访体系,可以采用分级诊疗中的家庭医师随访或通过宣教使患者能完成出院后康复自我管理,在紧急情况下患者有重返医院接受治疗的绿色通路。就目前中国国内的日间医疗实践现状可以分为日间手术、日间化疗、日间介入等。

第二节 日间手术发展历程

日间手术(ambulatory surgery)最早起源于苏格兰小儿外科医师詹姆斯·尼科尔(James Nicoll),于1909年第一次报道在英国格拉斯哥皇家儿童医院为近9 000名患唇裂、疝、畸形足、乳突疾病的儿童开展日间手术。但是在之后的很长一段时间,医学界对这种模式未予重视和肯定,使之发展缓慢,到20世纪五六十年代尼科尔的观点才被慢慢接受。20世纪80年代开始,随着医疗技术水平和服务质量的提高,日间手术模式在欧美国家真正形成规模并迅速发展。国外的实践经验显示,日间手术具有缩短住院时间、降低医疗费用、提高床位使用率和周转率等特点,推广日间手术模式具有现实意义和社会价值。

日间手术在英国的发展较为完善,主要表现在制订了明确的日间手术纳入标准,日间手术比例上升和手术术种不断增多,并充分发挥日间手术机构的作用和实现日间手术模式的创新。英国的卫生行政部门除了配备完善的政策之外,对于日间手术的定义以及纳入标准都进行了明确的界定。日间手术开展的比例也由1983年的1.51%提高到了2003年的62.5%,为了凸显真正意义的日间手术,一些可以在医疗机构门诊部开展的手术被剔除出日间手术的范畴。另外,英国创新地推出了24 h过夜留观服务,即延长恢复期的日间手术。

在美国,日间手术也取得了较好的发展,这同样与政府的推动有关。1962年,在美国洛杉矶加州大学建立了第一家日间手术中心,在美国的外科手术中,日间手术开展的比例由1985年的35%提高到了2003年的83.5%。独立的日间手术中心从1976年的67个增加至2004年的4 000个。为降低日间手术风险,美国制订了较为严格的日间手术病种选择标准和准入制度,美国手术麻醉协会将手术划分成5个等级,明确可以开展日间手术的级别,防范医疗风险的产生。此外,美国的日间手术机构在其周边范围内拥有访视护理机构、康复旅馆等配套的院外支持系统,政府对这些院外支持机构的设置制订了明确的要求,使得这些院外支持机构可以帮助完成术后患者的康复护理。

新加坡政府也鼓励医院开展日间手术。在新加坡历史最悠久、规模最大的中央医院,日间手术中心拥有21张观察床位,6间手术间,每天可开展70~80人次的业务量,日间手术实行的病种几乎涵盖医院所有的科室,其中80%~85%的骨科患者实行了日间手术。2011年,新加坡新保集团所属医院日间手术开展的比例已达71%。

荷兰阿姆斯特丹大学附属医院日间手术中心在荷兰拥有很长的历史，也取得了很好的业绩。其管理经验强调：① 团队精神：在日间手术中心工作的手术医师、麻醉医师以及护士是一个团队，大家定期召开一些学习、讨论以及相互提建议的活动，促进团队的整体发展。② 周密的计划：计划仔细到每个月、每天、每个手术间，护士会提前一天和患者进行确认并进行相关的术前教育。③ 严格的手术时间安排：每个手术当日的安排都是根据外科医师既往的手术时间进行的手术安排，原则上不允许外科医师拖台时间超过30 min，基于安全原因最晚手术的结束时间为下午6点。④ 完善的信息系统建设：从患者入院开始，信息系统就能显示患者在医院的进程，一目了然。

从20世纪80年代开始，日间手术量在欧美国家稳步增长，在很多国家已然占其择期手术的60%以上。根据国际日间手术协会（International Association for Ambulatory Surgery，IAAS）统计，在过去25年中，许多地区日间手术使用率稳步上升。2014年，英格兰日间手术占择期手术的比例达到85%，苏格兰为72%，威尔士为50%；美国日间手术占比为80%左右；葡萄牙为70%；瑞典、西班牙为65%；荷兰为50%～55%；匈牙利为37%；法国从2007年的32%增加到2014年的47%。

随着欧美国家对日间手术的共同认可，1995年，IAAS在比利时注册成立，这是目前世界上唯一致力于日间手术管理和技术推广的全球性学术组织。IAAS每两年举办一次国际会议，在欧洲、美洲、大洋洲、亚洲和非洲的许多国家进行日间手术政策管理、技术操作以及支撑系统的研究与交流，并积极向欧盟、世界卫生组织、经合组织等宣传、推广日间手术的益处和管理。现今IAAS成员包括24个国家和地区，主要以欧美国家为主。

IAAS推荐的日间手术定义是："患者在同一个工作日完成手术或操作并出院的，不包括那些在诊所或门诊进行的手术或操作。"另外一组重要的人群是那些需要过夜观察的患者，建议称其为"日间手术—延期恢复患者"，其定义是"在日间手术中心/单元（独立或在医院内）治疗的患者，需要延期过夜恢复，次日出院"。国际上日间手术服务模式主要有五种：一是独立的日间手术中心；二是诊所内手术；三是医院内设独立的日间手术中心，属于医院的整体设置；四是医院内有独立的日间手术病房，主手术室内配置专用手术室；五是医院内有独立的日间手术病房，但与住院患者统一安排手术。医院内设独立的日间手术中心以及配置专用手术室的日间手术病房是欧洲最常见的日间手术服务模式，而在美国独立的日间手术中心所占比例最高。

我国日间手术起步较晚，与欧美国家相比尚有一定差距，但是发展较为迅速。我国香港是较早开展日间手术的地区，香港医院管理局在医院和公众中对日间手术治疗模式进行了推广教育，使医务工作者以及市民对日间手术的概念有了较充分的认识和理解，从而加速了日间手术在香港的孕育和发展，2011年香港医院管理局所属医院中日间手术的开展比例已达32%。

国内最早有文献报道日间服务病房理念的是中国医科大学附属第一医院的马晓伟于1996年在《中国医院管理》上报道该院设立43张日间服务床位，其定义的服务对象为眼科和耳鼻喉科门诊手术后需要短期住院观察的患者以及接受一定操作性检查、治疗和特殊性检查的患者,1995年9—12月共收治1 144人,平均住院天数为3.9天。而真正意义上的日间手术最早是武汉儿童医院从2001年开始针对儿科的4个病种实施的日间手术,之后上海市第一人民医院从2002年开始实施日间手术,上海交通大学医学院附属仁济医院从2005年开始开展日间手术,北京同仁医院和四川华西医院均从2009年10月开始实施日间手术。目前部分日间手术开展较成熟的医院日间手术占择期手术比例已达25%左右。日间手术在国内大部分开展医院的硬件设置,大致为前文所述的国际上日间手术服务模式的第三、四、五种模式。

2010年国家卫生计生委卫生发展研究中心在进行按病种收(付)费规范的研制期间,组织了上海申康医院发展中心、四川大学华西医院、北京同仁医院、武汉儿童医院、中南大学湘雅医院、上海市第一人民医院、上海交通大学医学院附属仁济医院等单位成立了日间手术协作组。2012年3月,在此基础上扩大成立了中国日间手术合作联盟,并于2013年3月正式向IAAS提交中国作为成员国加入的申请,于同年5月正式通过,成为第22个成员国。继而于2015年5月,中国日间手术合作联盟主席、国家卫生计生委卫生发展研究中心名誉主任张振忠教授当选为IAAS 12名新一届执委会成员之一,成为IAAS执委会中第一位来自欧洲之外的成员,标志着中国日间手术的发展正式步入国际组织。中国日间手术合作联盟自成立以来,致力于中国日间手术学术与技术交流及推广,促进国际交流,协助制订国家日间手术技术、管理及支付规范。

2015年10月15日,中国日间手术合作联盟(China Ambulatory Surgery Alliance,CASA)在北京召开的第3届全国日间手术学术年会上正式推出中国日间手术定义:"日间手术指患者在一日(24 h)内入、出院完成的手术或操作。"有两点补充说明:一是日间手术是对患者有计划进行的手术和操作,不含门诊手术;二是关于日间手术住院延期患者,指由于病情需要延期住院的特殊病例,住院最长时间不超过48 h。

2017年5月8—10日,由国际日间手术协会主办,中国日间手术合作联盟、国家卫生计生委卫生发展研究中心、中国国际科技会议中心承办的第12届国际日间手术大会在北京隆重召开,来自全球31个国家和地区的日间手术领域的政策制定者、管理人员、临床医务人员、研究学者、企事业单位等近900名专家、学者参加了本次会议。这是国际日间手术协会(IAAS)自1995年成立以来首次在亚洲举行国际日间手术大会。会议开幕式由国际日间手术协会主席贾迈勒·埃尔丁·穆罕默德(Gamal Eldin Mohamed)教授主持,候任主席贝弗利·基尼·菲利普教授(Beverly Khnie Philip)宣读《北京宣言》,期望通过北京会议使更多的国家了解中国及中国日间手术的开展情况,同时将IAAS的先进理念引入中国及周边地区的中低收入国家,改善弱势人群对医疗服务的可及性。

第三节　日间化疗和日间介入治疗的现状

日间化疗无疑与肿瘤关系密切,是一种以肿瘤患者为中心,介于门急诊和住院之间的新型医疗服务模式,国际上普遍认为可以缩短平均住院日,降低患者住院费用,提高医疗资源使用效率,已经在欧美国家广泛开展,成为最普遍的肿瘤化疗模式。全美最负盛名的MD Anderson癌症中心配备了多个设备先进的日间化疗病房,为绝大部分的癌症患者提供安全、温馨和规范的治疗。但是日间化疗的统计数据远不如日间手术,可能与肿瘤疾病化疗的复杂性有一定关联。我国日间化疗诊疗模式正式起步虽晚于欧美国家,但却早于我国日间手术的开展。例如,上海交通大学附属第一人民医院于1998年1月设立日间化疗中心,同济大学附属肺科医院于2008年10月启用日间化疗病房,四川大学华西医院于2009年6月起设立了日间化疗病房,福建医科大学附属协和医院于2010年4月在肿瘤内科病房设立了日间化疗病房,上海交通大学附属仁济医院于2014年建立日间化疗病房。

日间化疗诊疗模式是指肿瘤患者白天住院化疗,晚上回家休息的模式。日间化疗病房可根据患者化疗方案,有条件的可以采用预约化疗床位,分时段来院完成治疗。由于受经济、文化等多种因素影响,肿瘤日间化疗病房在国内尚无规范模式和统一要求。在结合医院自身硬件条件及地方政策的基础上,经历不断的模式改革、经验积累,我国肿瘤日间病房的运作也日渐成熟。随着肿瘤日间病房的不断发展,就诊模式也不断完善。日间化疗模式必须有严格的患者纳入标准,包括患者基本情况、病种、疾病状态和治疗方案等,这样一方面保证了化疗的效果,另外一方面能够发挥该模式住院时间短等优点。收治对象要求为神志清楚、活动自如、治疗方案明确、无严重并发症的进行肿瘤化疗的患者。随着医疗水平的提高,肿瘤日间病房已不单局限于肿瘤化疗,已扩大到肿瘤诊疗范畴内的一些短期项目(如胸腔药物治疗、肿瘤骨转移同位素治疗以及其他肿瘤姑息治疗)。有些肿瘤日间病房还规定化疗患者须前期已完成首次或多次化疗,无严重化疗反应。目前肿瘤日间病房就诊流程大致为看门诊、预约登记、治疗、出院和随访等五个环节。患者回家或出院后如有不适,可通过电话或到日间病房寻求帮助。通过制订应急预案,当患者发生病情变化时,可随时转到病房进行治疗,对于专业性较强的日间化疗病房,各大医院在开展初期都是摸索着前行,不断地探索更好、更适合各自医院的管理模式。

目前国内主要有两种日间病房管理模式:正规病房管理模式(即病区内日间病房模式)和分开管理模式(即独立日间病房模式)。国内部分医院采用在科室内部设立固定病房,或采用门诊化疗,即病区内日间病房模式。而以全院为单位,整合全院资源的具备专科特点的肿瘤日间病房也不在少数。也有医院两种模式兼备,例如江苏省苏北人民医院成立了独立日间病房,收治各科肿瘤放化疗患者;后因呼吸科"肺癌诊治中心"研究需要,呼吸科开展了病区内日间病房,将所有肺癌患者集中收治,两种日间病房管理模式均取得良好的运行效果。在人员配置方面,有些医院采用固定专门的全科医师及护士对患者实施治疗和护理。也有实行"医师跟着患者走"的管理模式,即全院相应科室指定几名日间病房工作负责医师负责管理本科室收治、在日间病房治疗的患者,包括对患者进行医疗文书书写、患者诊疗方案制订、实施、处置、随访等全程管理。从实践效果来看,独立日间病房的统一管理模式可减少医护人力配置,提高病房运行效率,对降低运营成本、加快床位周转、节省医疗资源更有利;而病区内日间病房形式灵活,医患沟通更方便有效,易及时发现、处理患者病情变化,对提升医疗护理安全、提高患者满意度更有利。在实际应用中，应根据医院的软、硬件设施和自身条件，因地制宜开展合适的日间病房模式，为患者带来更多的便捷和益处。

随着日间化疗和日间手术在国内的兴起，浙江大学医学院附属第二医院在2010年7月，湖北省武汉亚洲心脏病医院在2014年7月建立心血管介入中心日间病房。介入治疗（interventional treatment）是介于外科、内科治疗之间的新兴治疗方法，包括血管内介入和非血管介入治疗，经过30多年的发展，现在已与外科、内科并称为三大支柱性学科。介入治疗是不开刀暴露病灶的情况下，在血管、皮肤上做直径几毫米的微小通道，或经人体原有的管道，在影像设备（血管造影机、透视机、CT、MR、B超）的引导下对病灶局部进行治疗的创伤最小的治疗方法，理论上严格选择准入标准，其微创的特点也适合日间治疗的模式。上海交通大学附属仁济医院于2015年尝试建立日间介入病房，主要收治各类介入检查和治疗患者，包括心内外科介入、神经内外科介入、血管介入、肿瘤介入治疗等。其基本诊疗模式类似日间化疗和日间手术。目前国内尝试开展的医院并不多见，其规范及标准均在探索阶段。

第四节　日间医疗发展趋势

当前我国医疗改革的总体目标是"到2020年，基本建立覆盖城乡居民的基本医疗卫生制度，为群众提供安全、有效、方便、价廉的医疗卫生服务，实现人人享有基本医疗卫生服务"，以解决目前群众"看病难、看病贵"这一现实问题。日间医疗模式正符合"安全、有效、方便、价廉的医疗卫生服务"这一要求，但日间医疗的开展对整个医疗团队，包括手术医师、麻醉医师、药剂师、护理人员、管理人员等提出了更高的医疗要求与责任要求。

日间医疗的发展前景，贯彻了"以患者为中心"的医疗服务理念。一是在医疗建筑设计方面，如构建"跑道式"格局，考虑医疗资源配置的合理性，建设以人为本的符合日间医疗特点的医疗建筑。二是推动建立面向社会的日间医疗中心，在保证医疗安全的基础上，不仅可以向隶属医疗机构内的医师开放，更可顺应国家卫计委放开多点执业政策，向社会自由执业的医师团队开放。三是在医保政策方面，向纳入日间管理的患者推广采用按病种支付，日间医疗的门诊与住院的费用均纳入统筹支付，可以借鉴国外经验，如荷兰家庭医师作为"守门人"首先对患者进行诊治，对需转至专科医院就诊的日间手术患者提供相关证明，患者从专科医院手术出院后，家庭医师会了解其入院就诊情况并提供个性化康复方案，从而形成"家庭医师—医院—家庭医师"一体化的诊疗模式，保险公司直接与家庭医师按病种结算，有利于提高医疗服务满意度。四是在患者安全及分级诊疗方面，建议日间医疗中心机构与家庭医师、社区卫生服务中心联动，借助互联网技术，形成对患者的健康指导和术后随访的联动机制。五是目前除了日间手术、日间化疗、日间介入外，其他日间形式的医疗模式也正在出现，如日间放疗、日间血透（间连续性肾脏替代治疗）等，虽然其基本理念均为"日间"，但是相互之间仍有差异，需要进一步研究其不同的规范和流程。

总之，日间医疗模式是提升医疗服务的重要手段，医院可以在不扩张床位的条件下，实现医院供给侧结构性调整。开展日间医疗模式,必须围绕患者的需求,不断努力扩大医疗服务有效供给,从细节上改进医疗服务流程和服务质量,提升群众就医的获得感,绘就健康中国的宏伟未来。

（张继东）

-------------------------------- 参 考 文 献 --------------------------------

[1] 张继东,闻大翔,范关荣. 日间手术对缩短平均住院日的影响[J]. 中国医院管理,2009(11):27-28.

[2] 张继东,闻大翔,骆华杰,等. 日间医疗的实践探索与思考[J]. 中华医院管理杂志,2017,33(5):345-348.

[3] Santos R, Gomes A, Almeidaa M, et al. Impact of ambulatory surgery in the daily Life of patients and their care-givers[J]. Ambul Surg, 2012, 18(2): 39-41.

[4] World Health Organization(WHO). Day Surgery: Making it Happen[OL]. http://www.iaas-med.com/index.php/iaas-initiatives, 2007.

[5] 骆华杰,贾昊,陈涵,等. 绩效考核分配模式转变在三级医院日间手术结构调整中的意义及实践[J]. 中国医院,2015(4):26-28.

[6] 孟丽莉,张继东,朱华等. 运用IT设计医院日间管理新模式的难点与对策[J]. 中国数字医学,2014(6):87-89.

[7] 丁粉华,孟丽莉,耿茜,等. 日间手术中心信息系统的设计和应用[J]. 中国数字医学,2015,10(2):51-53.

[8] 张忠平,虞涛,李鹤. 日间手术模式下医疗费用及床位使用情况的研究[J]. 河北医学,2007(4):398-402.

[9] 龚兴荣,骆华杰,贾昊,等. 日间手术集中式与分散式管理模式的研究及实践[J]. 中国医院,2015,19(8):37-38.

[10] 俞卫锋. 浅谈日间手术模式[J]. 中华麻醉学杂志,2016,36(5):513-514.

附　国际日间手术《北京宣言》

公平、可及、效率——
让日间手术覆盖全球并促进健康全覆盖

1. 来自全球的日间手术医师、麻醉医师、护理人员和卫生管理者于2017年5月5—10日汇聚中国北京参加国际日间手术协会第12届国际日间手术大会。

我们感谢承办方中国国家卫生计生委（卫计委）、国家卫生计生委卫生发展研究中心、中国日间手术合作联盟和中国国际科技会议中心为此次论坛所做出的贡献与努力。同时，我们向这次盛会的发起者和领导者——国际日间手术协会及其执委会和大会致以最真挚的谢意。

此次盛会对全球贫困人口来说具有里程碑式的意义，因为我们这次大会将呼吁全世界发达国家、发展中国家的各国政府、联合国及其所属相关组织，全球所有对贫困人口关注的非政府组织和基金会乃至全球的内外科医师、麻醉医师、护士和卫生管理者积极行动起来，在全球最广泛地推行高效率、低成本的日间手术，并以此公平地提高全球贫困人口对利用手术治疗疾病的可及性，促进全球贫困人口病有所医。

2. 1909年英国内科医师詹姆斯·H.尼科尔（James H. Nicoll）首次发表论文阐述了日间手术的原则及实践，日间手术这一理念在美国和欧洲大陆得以传播并逐步被国际医学界认可。

国际日间手术协会推荐了日间手术的国际定义。国际日间手术协会出版的《日间手术发展与实践》（2006版）一书中给出了日间手术的定义："日间手术是指患者按计划以非住院的形式接受检查或手术，且需要康复设施。整个治疗过程应该不占用医院床位过夜。"目标是让患者能在同一天出院回家。需进一步明确的是，为保证日间手术的顺利实施，应从一些数量有限、简单易行的手术项目开始做起，之后再拓展到可能需住院23小时的大型日间手术。

实施过程必须由总体原则进行引导。国际日间手术协会为《欧洲卫生系统和政策观察》（2007版）编制的政策简报"日间手术：使之发生"提出了十条主要建议：

（1）将日间手术而非住院手术作为所有择期手术的规范；

（2）日间手术患者与住院患者分流；

（3）根据本地需求设计日间手术设施，尽可能在结构上与住院设施分开；

（4）为日间手术部门配备独立的管理结构和专职的护理人员；

（5）利用积极主动的外科医师和麻醉医师来引领变革；

（6）通过扩建日间手术设施、降低住院量以取得规模效益；

（7）投资推行医院和社区工作人员的教育计划；

（8）消除监管和经济障碍；

（9）理顺激励政策；

（10）监测结果并提供关于结果（包括患者意见）的反馈。

基于日间手术的原则，以往入院过夜的手术和操作可以成功地在当天出院。

3. 国际日间手术协会于1995年在欧洲成立。该组织推动了日间手术在经合组织国家的快速普及和发展。目前的会员国有澳大利亚、比利时、中国、哥伦比亚、丹麦、芬兰、法国、德国、匈牙利、印度、意大利、日本、荷兰、挪威、葡萄牙、西班牙、瑞典、英国和美国。21世纪初以来，中东欧转型国家的日间手术迅猛发展。

国际日间手术协会的宗旨是：

促进高质量日间手术在全世界的发展和增长。日间手术已被证明是一种高质量、安全和具有成本效果的手术服务模式。在这方面，国际日间手术协会成员携手合作，不受党派精神和偏见的影响，致力于实现团结，促进公平获得医疗保健。

国际日间手术协会的目标是：

（1）促进高质量日间手术的发展；

（2）推动国家日间手术学会的成立；

（3）推动日间手术中医师、麻醉医师和护士接受教育和培训；

（4）鼓励采用多学科方法开展日间手术；

（5）促进日间手术的相关研究；

（6）建立日间手术和麻醉数据库；

（7）促进日间手术相关知识和经验的国际交流；

（8）组织关于日间手术的研讨和学术会议；

（9）制订国际认可的日间手术操作指南；

（10）出版同行评审的国际杂志《日间手术》；

（11）推动与国际医疗机构的合作。

国际日间手术协会的倡议以成员国之间的合作精神以及对欠发达国家的声援为指导。因此，国际日间手术协会致力于在志愿者基础上开展各种任务。

特别值得一提的是，2013年中国日间手术合作联盟加入本协会。4年来，在国际日间手术协会支持下，在联盟推动下，日间手术在中国快速发展。特别是2014年以来中国政府制定的推行日间手术的国家政策极大地推动了日间手术在中国的迅猛发展。日间手术可提高效率、降低成本，直接改善包括贫困人口在内的普通居民群众对利用手术治疗相应疾病的可及性。

中国的成功经验，特别是在中西部欠发达地区的经验，让我们认识到，我们已经做好准备将日间手术推广到亚洲、非洲、拉美以及全球各地。

4. 推广普及、安全和充分的手术服务。在全球，需要手术治疗的患者多于可用于提供这种服务的资源（《全球手术2030》，柳叶刀委员会2015），日间手术是实现普及、安全和充分外科治疗的关键途径。在经济上，日间手术更加节约资源，这是因为日间手术时间更短，手术时长更可预测，手术周期降低，因为无须过夜护理而可以减少人员配备，能够更好地使用高成本的手术室设备和用品，将住院设施资源留给更复杂和紧急情况。日间手术释放了资源，促进健康全覆盖的更好实现，减少同一国家内和不同国家之间的卫生健康不平等。患者从日间手术中获得的益处包括：住院时间以小时而不是以天计算，这使得更多的患者能获得治疗并减少等待时间。日间手术能减少对患者日常生活的干扰，减少离岗时间或为他人提供护理的问题。对患者而言，日间手术的目标是身体能够尽快恢复到正常功能。

5. 未来将重点关注最弱势群体，尤其是贫困人口、残障人士、妇女儿童、老年人口，以确保日间手术惠及每个需要利用手术治疗疾病的人。

6. 我们认识到"病有所医"在全球倡议行动的重要性，以及联合国及其相关组织、各国政府、区域、政府间和非政府组织在推动这一承诺过程中需要发挥的作用。

7. 资源投入和监督。我们致力于日间手术的推广，这就需要加强投入。我们呼吁各国政府：

- 增加对现有医疗卫生体系内人力、物力和资金的投入，用于建立日间手术中心或日间手术病房。
- 增加对医师、麻醉医师、护士和医疗管理者的培训投入，使他们尽快掌握开展日间手术的技能。
- 编制各类技术规范、指南、规定和管理手册，确保日间手术质量与安全，以此为上述投资予以支持。
- 建立国家评价、监督和管理机制制度，确保日间手术的效果和安全。

8. 确保日间手术的服务质量。患者应获得高质量的日间手术服务。国际日间手术协会致力于通过标准书册以及过程和结果的测量来评估日间手术的质量。国际日间手术协会在收集、分析和共享日间手术质量数据方面有着长期的记录。由于日间手术的实施遍及全球，这些数据也可作为服务质量数据库。

9. 日间手术培训。信息的传播和良好做法的分享是创建协同效应和缩小差距的关键因素。国际日间手术协会愿意全力支持，为发展中国家提供师资培训。我们将通过理论、技术教学和实地观摩的方式向亚洲、非洲和拉美地区的师资提供临床技术、医疗管理和监管的系列培训。

我们还致力于加强科技创新，提供更有效的信息和通信技术服务。这些服务对于巩固日间手术培训、传播知识、获取信息以及提高学习质量和效率不可或缺。

10. 此外，需要特别引起注意的是，居住在受冲突影响地区的人们，危机、暴力、攻击，以及自然灾害、流行病都在不断加剧医疗机构提供服务的困难和挑战。日间手术要注意关注满足这些地区的贫困人口、老人、妇女、儿童和成年人的需要，包括那些流离失所者和难民。

我们希望日间手术能在安全、支持、稳定、无暴力的环境中得以实施。我们提议建立一套从应急到恢复和重建的危机应对机制，更好地协调国家、区域和全球层面的反应，减少综合风险，以确保日间手术在冲突、紧急情况、冲突发生后和早期恢复时期能够正常进行。

11. 我们重申，成功地在全球推行日间手术还有赖各国政府的齐心协力，依赖于联合国等国际组织和全球非政府组织的齐心协力，也需要发达国家伸出援助之手对发展中国家给予鼎力支持。

12. 第12届国际日间手术大会继承了詹姆斯·H.尼科尔的精神，《北京宣言》是我们所有人共同做出的一个历史性承诺和期盼，我们将通过一个新的愿景的实现去改变全球包括贫困人口在内的所有脆弱人群的医疗服务可及性，加之全球国际社会的果敢和创新的行动，通过14年的努力到2030年达成日间手术在全球推广应用，实现让全球贫困人口"病有所医"的伟大目标。

第五章
日间手术的病种和患者选择

日间手术模式与传统手术模式不同,日间手术有众多优点,但也存在着客观风险。日间手术风险主要来源于手术、麻醉、患者和医疗设施等方面。日间手术应严格执行准入制度(手术种类准入、患者准入和医师准入),以保障日间手术患者安全。手术患者术前应进行严格筛查,掌握日间手术患者的适应证和禁忌证,以确保患者能安全地进行日间手术。

疾病是最有力的预测患者围术期发病率和死亡率的因素之一。影响围术期风险的患者因素研究大多数都集中在心血管风险和呼吸风险方面。较高的ASA分级与手术后死亡率和发病率有关。日间手术风险增加的危险因素有:肥胖、睡眠呼吸暂停综合征、早产婴儿和最近的心肌梗死(1个月)。日间手术患者应实施准入制度,筛选合适的患者进行日间手术。

第一节　日间手术麻醉患者的适应证和禁忌证

一、适应证

日间手术的患者一般要求身体状况较好,没有合并症,或者有病情稳定的慢性疾病。适合日间手术及麻醉的患者一般应符合下列条件:① 患者意识清醒,无精神疾病史,围术期有成人陪伴。愿意接受日间手术,对手术方式、麻醉方式理解并认可。② 患者和家属理解围术期护理内容,愿意并有能力完成出院后照护。③ 选择美国麻醉协会(ASA)标准Ⅰ～Ⅱ级患者,无明显心肺疾病患者;ASA Ⅲ级患者如果并存疾病稳定,且经过严格的术前评估及充分的术前准备,在密切监护下可接受日间手术。目前不主张对全身状况尚不稳定的患者安排日间手术。④ 目前一般建议选择年龄为1～65岁的患者。目前研究显示,年龄的增长和术前存在的稳定的慢性基础疾病对日间手术术后并发症的发生率并无显著影响。没有证据显示年龄增加,日间手术的死亡率和发病率增加,因此年龄不应该被认为是一个独立危险因素。年龄本身不作为日间手术的独立禁忌因素,高龄患者应结合手术类型、全身情况、合并症严重程度和控制情况、可选的麻醉方式来综合判断,以决定是否适合日间手术。许多高龄患者,或者一些合并有多系统疾病的高危患者,术前经过充分的调整和治疗,稳定后也可行日间手术。⑤ 预计患者围术期生理功能变化小或者可控。预计患者术后并发症发生率低,特别是呼吸道梗阻、剧烈疼痛及严重恶心呕吐等影响患者出院的情况。

二、禁忌证

对于不适宜行日间手术的患者目前尚缺乏统一的标准,各家医院应该根据自身的条件和临床经验制订不同的标准。一般认为患者合并下列情况不建议行日间手术:① 全身情况不稳定的ASA Ⅲ级/Ⅳ级患者,术后需较长时间的监护和治疗。② 高危婴儿或早产儿,患有不稳定的呼吸系统疾病或心血管系统疾病的患儿。③ 估计术中失血多和手术创伤较大的患者。④ 因潜在或已并存的疾病可能会导致术中出现严重并发症的患者(如恶性高热家族史,过敏体质患者)。⑤ 近期出现急性上呼吸道感染未愈者、哮喘发作及持续状态。⑥ 困难气道。⑦ 估计术后呼吸功能恢复时间长的病态肥胖或阻塞性睡眠呼吸暂停综合征(obstructive sleep apnea syndrome, OSAS)患者(ASA推荐使用 STOP-BANG 筛查工具评估是否合并 OSAS)。⑧ 吸毒、滥用药物者。⑨ 有心理障碍、精神疾病及不配合的患者。⑩ 患者术后无具有民事行为能力的人负责照看。

三、延期手术

如果患者合并以下情况,日间手术应该延期进行:① 血红蛋白 ≤ 70 g/L。② 血小板 < 100×10^9/L。③ 纤维蛋白原 < 2.0 g/L。④ 血钾 < 3.0 mmol/L。⑤ 血钠 ≤ 125 mmol/L。⑥ 原因未明且未经正规治疗的严重心肌缺血或严重的心律失常。⑦ 3～6 个月内曾发生过心肌梗死者。⑧ 原因未明且未经过正规治疗的高血压患者。⑨ 急性上呼吸道感染未愈者。⑩ 预定手术区域有感染病灶。

第二节　日间手术种类的选择

总的原则:日间手术的病种应选择临床诊断明确、对机体生理功能干扰小、手术风险相对较小、本医疗机构有已开展成熟的术式、手术时间预计不超过 3 h、围术期出血风险小、气道受损风险小、术后疼痛轻、恶心呕吐发生率低,且易于控制、能快速恢复饮食、不需要特殊术后护理和术后经短暂恢复能够达到出院标准的手术。进入胸、腹、颅腔等的手术(腔镜手术除外)一般不主张按照日间手术医疗模式管理。2015 年中国日间手术合作联盟正式推出首批向全国推荐的日间手术种类,一共是 56 种,涵盖消化科、骨科、眼科等 9 个学科。随着国内日间手术管理逐步成熟,进行日间手术的种类会逐步增加。各医院应综合考虑其医疗场所、设备条件、医疗水平及患者情况等多方面因素,在确保医疗质量和医疗安全的前提下,选择可开展的日间手术。建议以下术式可以纳入日间手术服务范围,具体术式的选择由各医院根据实际情况确定(表 5-1)。

表 5-1　推荐纳入日间手术服务范围的术种

科室	推荐开展的手术
耳鼻喉外科	鼓室置管术、鼓膜成形术、耳道异物取出术、耳前瘘管切除术、外耳道良性肿物切除术、外耳附耳切除术、耳郭假性囊肿切除术、外耳道成形术、内镜鼻窦手术、鼻重建手术、上颚和扁桃体的激光手术、喉部良性病变的切除手术、颈部诊断性手术（内镜检查和活检术）
普外科	成人腹股沟疝修补术、直肠手术（括约肌切开术、瘘管切除术、两个以内的痔切除术）、乳腺手术（乳腺囊肿或纤维腺瘤的切除术、乳腺脓肿切开引流术、乳腺包块的活检术、乳管镜检、男性乳房纠正术前哨淋巴结的活检术）、腹腔镜胆囊切除术、腹腔镜腹壁疝修补术、内镜及介入治疗
妇产科	诊断性子宫镜检查、宫腔镜手术、子宫肌瘤栓塞术、女性绝育手术、诊断性腹腔镜检查、输卵管通水、腹腔镜手术（腹腔镜子宫切除术、腹腔镜子宫肌瘤切除术、腹腔镜子宫脱垂纠正术）、经阴道子宫切除术、内镜及介入治疗
神经外科	脊柱手术（腰椎间盘突出的治疗手术、滑膜囊肿切除术、治疗椎体压缩性骨折的椎体成形术）、外周神经手术（腕管减压术、经肘入路的尺神经减压术、经腓骨颈的腓总神经减压术、跗骨管减压术）、颅内手术（立体定向颅内肿瘤活检术、简单颅骨外凸的颅骨成形术、颅骨肿瘤的切除术）、内镜及介入治疗
眼　科	白内障手术、眼整形手术（上睑下垂纠正术、眉下垂纠正术、组织活检术、胬肉切除术、睑内翻纠正术、睑外翻纠正术、儿童斜视纠正手术）、青光眼的激光小梁切除术或成形术、内镜及介入治疗
骨　科	肩（关节镜检、关节镜下或小切口的肩峰成形术、锁骨侧切除术、经关节镜的关节稳定术、经关节镜微小病变治疗）、肘（关节镜检、经关节镜微小病变治疗、治疗网球肘的伸肌腱松解术、尺神经转位术、内固定取出术）、手和腕（经关节镜微小病变治疗、腕管减压术、腕关节成形术、指关节成形术）、髋膝（关节镜检查、经关节镜微小病变治疗）、内固定取出术、经关节镜韧带重建术
脊柱外科	内固定取出术、治疗椎间盘突出的微创切除术
小儿外科	小儿腹股沟疝修补术、鞘膜积液清除术、睾丸固定术、脐疝修补术、小儿包皮环切术、甲状舌管切除术、残余鳃裂切除术、尿道下裂修补术、微创手术、诊断性腹腔镜和胸腔镜检查、腹腔镜阑尾切除术、胸腔镜肺活检术、内镜及介入治疗
整形外科	掌腱膜挛缩纠正术、腕管腱鞘囊肿切除术、腕管综合征的治疗、关节镜检以及指关节固定术、腕骨切除术和腕关节固定术、创伤后的肌腱神经修补手术、美容手术、腹部减脂手术
泌尿外科	输精管切除术、阴囊积液切除术、输精管重建术、包皮环切术、经尿道的微创手术（尿道、前列腺、膀胱和输尿管的镜检、经尿道的膀胱肿瘤切除术、输尿管镜治疗输尿管结石）、内镜及介入治疗
血管外科	大隐静脉手术、静脉造瘘、动静脉造瘘、内镜及介入治疗

　　日间手术的适应证是由多种因素综合决定的，包括患者因素、手术操作、麻醉技术、设备状况以及麻醉医师的技术水平。随着麻醉医师对日间手术患者管理经验的积累，不适合日间手术麻醉的患者和手术也会逐渐减少。

（程智刚　郭曲练）

参 考 文 献

[1] 郭曲练,程智刚.研究和规范日间手术麻醉及围术期管理意义重大[J].临床麻醉学杂志,2016, 32(10): 941-944.

[2] 刘阳,冯泽国,冯龙,等.2469例日间手术的麻醉管理[J].北京医学,2012,34(8): 696-698.

[3] 中华医学会麻醉学分会.日间手术麻醉专家共识[J].临床麻醉学杂志[J],2016,(10): 1017-1022.

[4] Gupta A. Strategies for outpatient anaesthesia[J]. Best Pract Res Clin Anaesthesiol, 2004, 18(4): 675-692.

[5] 任力,郝学超,闵苏.日间手术的实施流程及标准[J].临床麻醉学杂志,2016,32(10): 1023-1026.

[6] 刘小南,俞德梁,赵青川,等.关于日间手术模式的研究及应用进展[J].医学与哲学(B),2014, 35(02): 56-59.

[7] Lee J H. Anesthesia for ambulatory surgery[J]. Korean J Anesthesiol, 2017, 70(4): 398-406.

[8] Goldfarb C A, Bansal A, Brophy R H. Ambulatory surgical centers: a review of complications and adverse events[J]. J Am Acad Orthop Surg, 2017, 25(1): 12-22.

[9] Fosnot C D, Fleisher L A, Keogh J. Providing value in ambulatory anesthesia[J]. Curr Opin Anaesthesiol, 2015, 28(6): 617-622.

[10] Theissen A, Beaussier M, Bouregba M, et al. The liability of the anaesthesiologist in ambulatory surgery[J]. Anaesth Crit Care Pain Med, 2016, 35(3): 215-221.

第六章
日间手术患者的安全管理

日间手术作为一种新型的医疗服务模式在我国医疗机构中广泛开展起来,这种模式改变了传统手术的管理模式,优化了出入院流程,提高了医疗资源利用率,降低了医疗费用;对于缓解"看病难、看病贵"的问题具有重要实践意义。在开展日间手术过程中,若缺乏完善的质量安全保障系统支撑,不仅会给患者带来伤害,而且会影响日间手术的健康发展。日间手术患者从入院、手术至出院的时长仅为24~48 h。在患者及家属缺乏专业医疗护理知识的情况下,如何保障日间手术的医疗质量及患者安全,成为影响日间手术可持续发展的首要因素。

第一节　国内外日间手术安全质量管理的研究

国外针对日间手术安全与质量管理的研究主要集中于手术流程、患者护理和疼痛管理等方面。德弗里斯(De Vries)等报道荷兰阿姆斯特丹大学附属医院推行的手术患者安全系统,类似于我国推行的手术安全核查,覆盖整个围术期。早在2007年,世界卫生组织为保障日间手术的医疗安全与质量,要求必须有监控和提供反馈意见的机制。国际日间手术协会要求医疗机构必须制订质量监测标准,通过监测可以判断日间手术机构的医疗行为是否违反标准,为评判医疗机构行为及其效果提供考量尺度。而所谓的"标准"可由日间手术机构、国家或国际性机构等不同组织机构制订。美国日间手术质量报告项目要求开展日间手术的医疗机构必须按年度提交其质量监测数据。

作为一种全新的手术管理模式,日间手术模式在我国开展的时间不长,对其质量与安全方面的理论及实践研究尚处于起步阶段。既往对于该领域的研究更多局限于借鉴国外日间手术发展的成熟经验和典型案例,或从日间手术质量与安全管理保障的某一局部入手提出相应的保障对策,研究缺乏系统性和深入性,从而只能形成局部的保障对策。税章林等通过文献回顾,提出要确保日间手术患者的医疗质量和安全,设置贯穿整个诊疗过程的规范化保障体系将必不可少。其中,临床路径是日间手术开展过程中重要的管理与支持手段。郭永瑾等提出上海市级医院日间手术发展途径及管理保障的方案主要包括：争取医院外部政策环境的支持,构建同行协作平台进行示范推广,加强医院内日间手术管理相关工作。郭晶等提出构建日间手术医院社区一体化协作网络,保障患者出院后的连续性护理,从而解除患者后顾之忧,提高患者满意度,达到保障日间手术质量与安全的目的。刘洋、林莉等分别报道了其所在医疗机构接受日间患者的术后医疗质量和安全评价等。

通过近几年开展日间手术较多医院的一些研究,我们可以发现,我国发展本土化日间手术这一新型服务模式较晚,新型的医疗模式无法套用传统择期手术构建的临床路径和诊疗流程。同时,受我国具体国情制约,无法照搬欧美等发达国家日间手术质量与安全管理的相关内容。因此,需要在日间手术推广与发展过程中,立足于日间手术临床路径,针对临床路径中的关键环节,对涵盖整个围术期的日间手术质量与安全保障体系进行研究和设立。

第二节　日间手术安全与质量管理

日间手术这一新兴模式能够有效改善医疗资源供需矛盾,大幅提高医疗资源的使用效率,因此日间手术质量与安全管理也成为国内外学者研究的重中之重。安全开展日间手术还应具备合格规范的日间手术体制,以保障医疗安全;并通过相应的规范性文件和临床路径,以明确实施日间手术的种类、术前准备、术后处理方案、离院标准等;从而避免潜在的安全隐患。另外需要专设日间手术患者接待、预约、咨询、术前指导及术后随访服务平台、患者家属等待区、专用收费结账窗口等。立足于我国日间手术发展面临的具体境况,结合国内现有实践经验和研究,为确保日间手术安全和质量,建立日间手术安全与质量体系,可以从以下四个方面下手：① 医疗设施。② 准入制度：手术准入、患者准入、医师准入。③ 评估制度：术前评估、出恢复室评估、出院后评估。④ 应急预案。

一、医疗设施

在2003年,国际日间手术协会对日间手术医疗设施和服务做了相关界定：具备一定资质和设备的日间手术中心,有专门的手术室,具备必要的麻醉监护设施,具备术后恢复病床,有经验丰富的外科医师和麻醉医师的密切协作,还有沟通能力较强的专业护士做好围术期护理和随访,保证24 h急救体制等。

日间手术设施应当精心设计,医院应根据具体情况建立日间手术室及日间手术病房;其类别为洁净手术室或普通手术室,普通手术室宜配置空气消毒设备。日间手术室数量及面积宜根据医院规模及等级、手术患者情况、预计实施手术类别等因素确定;要考虑人性化及日间手术患者特点,设计足够的手术辅助用房,并按照日间手术治疗流程合理分区与布局。日间手术患者的特点为当天入院、当天手术、24 h出院;而且需要在全身麻醉或神经阻滞麻醉或局部麻醉情况下实施手术,手术时间短,手术间患者周转快。为降低患者在麻醉与手术时感染的风险,保障患者安全,手术室、麻醉恢复室、日间手术病房宜建立在同一平面或上下楼层，以便提高手术室的周转效率。麻醉恢复室的床位数宜与手术室相同，满足周转要求并保证患者安全。

所有实施麻醉的设施内都应有推车和吸引设备，配备供氧装置、多功能监护仪（血压、心率、心电图、脉搏血氧饱和度、呼气末二氧化碳）、麻醉机、气道管理工具、简易人工呼吸器、除颤仪、应急照明设施等一系列麻醉抢救设备，常规实验室检查所需的一般支持服务、心电图仪及输血通道都应具备。

在国外，大多数日间手术开展较好的国家都把日间手术界定为患者在手术当天离院，不在医院过夜。在国内，当前受我国医保支付政策、医患关系紧张等因素的影响，医院不得不采取部分必要的风险规避措施；同时，综合考虑手术诊疗传统和患者就医心理等医疗环境因素的限制，目前普遍的理解为日间手术就是患者在24～48 h内完成入院、手术、出院的全过程，而这也是目前最适合我国现有国情的日间模式。现在开展日间手术的医院都设有专门的日间病房，同时也最大程度保障了患者术后的安全，确保能够开展一系列三级和四级手术。

二、准入制度

日间手术准入制度是日间手术安全实施的前提；严格执行日间手术准入制度，有利于加强日间手术医疗管理，提高医疗质量，保障医疗安全；其内容主要包括手术准入、患者准入和医师准入。

（一）手术准入

IAAS对日间手术准入标准为：只有术后症状可以满意控制，在手术完成后的合理时间内患者能恢复进食、进饮能力的手术才能作为日间手术；如果患者术后出现疼痛、恶心和呕吐等症状则必须控制。

日间手术类型选择的基本原则是：必须是已证明具有医疗质量和患者安全性的手术病种，常见病种有耳鼻喉科、普外科（腹股沟疝修补术、腹腔镜下胆囊切除术等）、甲状腺乳腺外科（麦默通微创旋切治疗术等）、血管外科（下肢静脉曲张等）、妇科（异位妊娠、卵巢囊肿切除、子宫肌瘤切除等）、眼科（白内障、青光眼等）、骨科（膝关节镜手术、内固定取出术等）、小儿外科（腹股沟疝、睾丸固定、精索鞘膜积液等）、整形外科（眼睑成形、隆胸等）、泌尿外科（包皮环切、经尿道膀胱肿瘤切除）等科的中小型手术。

一般而言，日间手术病种类型的准入应遵循几个原则：① 手术风险相对较小，术后并发症发生概率低。② 对机体生理功能干扰小。③ 手术时间短（一般不超过3 h）。④ 预计出血量少和术后并发症少。⑤ 术后疼痛程度轻、呕吐发生率低。

各医疗机构应综合考虑其医疗场所、设备条件、医疗水平及患者情况等多方面因素，在确保医疗质量和医疗安全的前提下，选择可以开展的日间手术。在病种选择上，国外日间手术的病种范围已经扩大到近1 000种，国内成都华西医院、北京同仁医院及上海仁济医院等医院日间手术的病种也已达300多种，说明日间手术可选择的病种范围较广；但并不是说每家医院均适宜开展如此多的病种。病种的选择与医院的特色、技术水平情况、专科发展以及群众的需求均有密切的关系(表6-1)。在开展的初期,可以适当放慢脚步,科室适宜一个发展一个,病种成熟一种纳入一种,让日间手术的开展成为科室发展、医院发展、群众受益的重要举措。

表6-1 日间手术的病种*

次序	手术类型	次序	手术类型
1	甲状腺腺瘤摘除术	26	肛裂切除术
2	甲状腺部分切除术	27	脐茸烧灼术
3	甲状腺次全切除术	28	脐茸手术切除术
4	甲状腺全切除术	29	脐窦切除术
5	翼状胬肉切除组织移植术	30	腹股沟疝修补术
6	外路经巩膜激光睫状体光凝术	31	无张力腹股沟疝修补术
7	睫状体冷凝术	32	经皮肾镜超声碎石取石术
8	白内障超声乳化吸除 + 人工晶状体植入术	33	经尿道输尿管镜激光碎石取石术
9	小瞳孔白内障超声乳化吸除 + 人工晶状体植入术	34	经尿道输尿管镜气压弹道碎石取石术
10	白内障超声乳化摘除术	35	经尿道输尿管镜超声碎石取石术
11	耳前瘘管切除术	36	经尿道膀胱肿瘤电切治疗术
12	Ⅰ型鼓室成形术	37	睾丸鞘膜翻转术
13	经耳内镜Ⅰ型鼓室成形术	38	隐睾下降固定术
14	经支撑喉镜会厌良性肿瘤切除术	39	经腹腔镜隐睾下降固定术
15	经支撑喉镜激光辅助声带肿物切除术	40	精索静脉曲张高位结扎术
16	颌面皮肤瘘管病灶切除术	41	经腹腔镜精索静脉曲张高位结扎术
17	鳃裂瘘管切除术	42	经尿道前列腺激光气化切除术
18	普通室上性心动过速射频消融术	43	经尿道膀胱经前列腺电切术
19	经皮冠状动脉支架植入术	44	经腹腔镜单侧卵巢囊肿剥除术
20	大隐静脉腔内激光闭合术	45	经椎间盘镜髓核摘除术
21	大隐静脉高危结扎+剥脱术	46	多指/趾切除矫形术
22	经腹腔镜阑尾切除术	47	肱骨干骨折切开复位钢板螺丝钉内固定术
23	经电子内镜结肠息肉微波切除术	48	尺骨鹰嘴骨折切开复位内固定术
24	经电子内镜结肠息肉激光切除术	49	尺骨干骨折闭合复位钢板螺丝钉内固定术
25	经内镜直肠良性肿物切除术	50	肌肉松解术

（续表）

次序	手 术 类 型	次序	手 术 类 型
51	腱鞘囊肿切除术	54	关节镜下膝关节清理术
52	髌骨骨折闭合复位内固定术	55	乳腺肿物切除术
53	腘窝囊肿切除术	56	高危复杂肛瘘挂线治疗术

* 本表虽与表5-1有重复,但由于地区和医院差别,纳入日间手术的病种仍有不同,供读者参考

（二）患者准入

因为日间手术的短时性,为保证患者的手术安全,日间手术必须有严格的术前评估标准。日间手术患者的收治流程一般是由外科医师对其进行手术评估,之后再由麻醉医师进行全面的术前麻醉评估,如有慢性合并症还需要内科医师协同评估,最后决定是否适合日间手术。由此可见,日间手术患者准入需要由外科医师、麻醉医师和内科医师共同完成。

现在,开展日间手术的医疗机构大多都已设立了麻醉门诊,负责日间手术患者的全方位评估,既保证了手术安全,也方便了患者就诊。术前评估标准应该包括基本评估标准、专科评估标准、麻醉评估标准和社会评估标准。基本评估标准主要是对患者基础疾病进行评估,如高血压、糖尿病、风湿病等,建立专业化的日间手术会诊团队,提高日间手术术前基本评估的效率,最大程度上方便患者的就诊过程。专科评估标准因专科不同而不同,基本原则是根据患者病情,以患者手术安全为中心。麻醉评估标准可以根据美国麻醉协会（ASA）的评估标准为Ⅰ～Ⅱ级,无明显心脑血管疾病、肺疾病、内分泌疾病等,可以耐受相应的麻醉。除上述几点以外,还应该具备一些客观指标:患者有意接受日间手术,家属能够提供必要的护理和术后随访。

1. 日间手术及麻醉适应证

（1）ASAⅠ或Ⅱ级患者;ASAⅢ级患者并存疾病稳定在3个月以上,经过严格评估及准备,亦可接受日间手术。

（2）年龄　一般建议选择1岁以上至65岁以下的患者。但是,年龄本身不单纯作为日间手术的限定因素,65岁以上的高龄患者能否进行日间手术,应结合手术大小、部位、患者自身情况、麻醉方式、并发症严重程度和控制情况综合判断。

（3）预计患者术中及麻醉状态下生理功能变化小。

（4）预计患者术后呼吸道梗阻、剧烈疼痛及严重恶心呕吐等并发症发生率低。

2. 日间手术禁忌证

（1）全身状况不稳定的ASAⅢ级或Ⅳ级患者。

（2）高危婴儿或早产儿。

（3）估计术中失血多和手术风险较大的患者。

（4）因潜在或已并存的疾病可能导致术中出现严重并发症的患者（如恶性高热家族史、过敏体质者）。

（5）近期出现急性上呼吸道感染未愈者,哮喘发作及持续状态的患者。

（6）困难气道。

（7）估计术后呼吸功能恢复时间长的病理性肥胖或阻塞性睡眠呼吸暂停综合征（OSAS）患者。

（8）吸毒、滥用药物者。

（9）有心理障碍、精神疾病及不配合的患者。

（10）患者离院后24 h无成人陪护。

（三）医师准入

外科手术是临床医学中高风险性、高技术性和由群体实施的一类医疗手段，与参加手术人员的业务技术素质、医院的综合诊疗水平和管理水平等密切相关。日间手术患者出入院一般都在24 h内完成，任何外科并发症都可能影响患者的及时出院，因此，日间手术外科医师的准入制度就显得尤为重要。拟行日间手术医师应符合工龄、职称的要求，熟练掌握该手术项目的相关知识，在带教医师指导下，担任第一助手并在上级医师指导下主刀完成一定数量该手术；已完成所申请准入手术并发症的发生率应控制在要求范围。符合上述情况，医师本人才可提出准入申请，由科主任领导科室手术准入管理小组进行考核，考核通过后方能开展相应日间手术，由医务部负责抽查准入执行。

三、评估制度

日间手术评估制度是日间手术安全实施的有力保障，是提高日间手术服务质量和安全系数的核心环节，其内容主要包括术前评估、出恢复室评估和出院后评估。

（一）术前评估

充分的术前评估是保障患者安全不可缺少的措施。由于日间手术患者手术当天来医院，麻醉医师与患者接触时间短，故应建立专门的术前麻醉评估门诊，既有利于保证患者的安全，也可避免因评估及准备不足导致手术延期或取消，同时还能减轻患者对手术麻醉的焦虑。原则上日间手术患者术前需到麻醉门诊就诊，进行评估及准备，这对于病情较复杂者尤为重要。手术当日，麻醉医师应于手术开始前与患者进行面对面直接沟通和评估。评估内容主要包括三个方面：病史、体格检查、辅助检查。具体评估内容参照住院患者的评估。对于日间手术麻醉前评估，尤其要注意辨别患者术中可能出现的特殊麻醉问题，包括困难气道、恶性高热易感者、过敏体质、肥胖症、血液系统疾病、心脏病、呼吸系统疾病以及胃肠反流性疾病。

（二）出恢复室评估

日间手术后三个恢复期为早期、中期和后期。早期恢复即从麻醉药物停止使用到保护性反射及运动功能恢复的那段时间，在这期间，患者在PACU接受治疗，需要严密监测生命体征和氧饱和度。中期恢复是指由PACU转入日间手术病房或普通病房继续恢复，直至出院。后期恢复则是患者离院后，在家中完全恢复。由此可见，在PACU内的早期恢复至关重要，因此，严格的出恢复室评估是保证患者手术安全和避免严重并发症的有力措施。改良的Aldrete评分常用以评估患者是否适合转至日间病房或普通病房继续恢复，理想状态下大多数日间手术患者在手术室内即可满足早期恢复标准（表6-2）。

表6-2　手术麻醉后转入病房修正 Aldrete 评分表

修正 Aldrete 评分		分　数
活　动	自主或遵医嘱活动四肢和抬头	2
	自主或遵医嘱活动两肢和有限制的抬头	1
	不能活动肢体或抬头	0
呼　吸	能深呼吸和有效咳嗽,呼吸频率和幅度正常	2
	呼吸困难或受限,但有浅而慢的自主呼吸,可能用口咽通气道	1
	呼吸暂停或微弱呼吸,需呼吸机治疗或辅助呼吸	0
血　压	麻醉前 ±20% 以内	2
	麻醉前 ±20%～49%	1
	麻醉前 ±50% 以外	0
意　识	完全清醒(准确回答)	2
	可唤醒,嗜睡	1
	无反应	0
SpO_2	呼吸空气 $SpO_2 \geqslant 92\%$	2
	呼吸氧气 $SpO_2 \geqslant 92\%$	1
	呼吸氧气 $SpO_2 < 92\%$	0
	总分:	

说明: 全麻后总分等于10分可转入病房

离院标准可参考PADS评分(表6-3),基于减少术后并发症,还可以依据以下标准:

(1) 生命体征稳定在 1 h 以上,$SpO_2 > 95\%$($FiO_2 = 0.21$)。

(2) 定向力恢复,经口进水无恶心呕吐,自己穿衣服,自己行走或在别人搀扶下能行走。

(3) 手术情况可以离院(无进行性出血)。

(4) 有负责的成年人陪伴照顾。

(5) 应同时考虑离院交通条件和手术当晚电话联系。

表6-3　麻醉后出院评分系统(PADS)

PADS评分		评　分
生命体征	波动在术前水平20%以内	2
	术前水平20%～40%	1
	术前水平40%	0
步　行	步态平稳,不感头晕,或达到术前水平	2
	需要搀扶才可行走	1
	完全不能行走	0

（续表）

PADS评分		评　分
恶心呕吐	极少：不需治疗	2
	中度：药物治疗有效	1
	严重：药物治疗无效	0
疼　痛	极少：VAS 0～3分	2
	中度：VAS 4～6分	1
	严重：VAS 7～10分	0
手术出血	极少：不需换药	2
	中度：最多换药2次，不再继续出血	1
	严重：需换药3次以上，持续出血	0
		总分：

说明：评分≥9分，有家属陪伴即可离院

（三）出院后评估

一般医疗机构都使用电话随访的方式来了解患者在日间手术后1～2天的情况，不仅是为了提供支持和指导，也是为了得到反馈信息。很多医师是在门诊访问患者的，然而能做到规律的随访和对投诉、并发症详细登记的人却很少。

日间手术患者的并发症发生率及死亡率很低，因而患者的生活质量（即出院后恢复正常的活动能力）的保证应该被认为是日间手术和麻醉追求的最主要目标。目前尚无评估患者对麻醉处理满意度的标准。进一步的研究目标应该朝向开发标准化的随访表格来测量评估恢复结果。近年来的研究趋势是以患者的关注点为中心，诸如生存质量的调查问卷。归根结底，麻醉和外科术后的结局有着必然的联系，但是并不完全相同。例如，虽然有数据表明加强术后镇痛能带来更好的临床效果，但是并没有充分的证据支持患者生活质量和恢复质量方面能够有进一步的提高。追踪手术及麻醉相关的并发症应该作为一个常规事项，至少应该间歇地对医疗质量进行随访，对患者的满意度进行调查。并发症增加和出现医疗质量投诉时，应该进行相应的分析并进行流程的改变。

四、应急预案

为了全面保障日间手术患者的医疗护理质量和安全，日间手术室应制订应急预案。对意外急诊或非计划再次手术，应该随时有人员和设备保证；如果患者在术中或术后出现严重并发症，将通过医院的绿色通道转入专科病房继续治疗；若出院评估不能达到出院标准，也可以进行过夜观察，有专门的医师、护士进行24 h的陪护，如果次日病情好转，可回家静养或转入社区医院观察治疗；如果病情未见好转或恶化，及时转入专科病房继续后续治疗，最大限度地保证患者安全，以提升日间手术的安全性。

（樊翊凌　殷文渊）

参 考 文 献

［ 1 ］ Toftgaard C, Parmentier G. International terminology in ambulatory surgery and its worldwide practice［M］. Day Surgery Development and Practice, London, 2006: 35-59.

［ 2 ］ Castoro C, Bertinato L, Baccaglini U, et al. Day surgery: making it happen［M］. Copenhagen: WHO Regional Office for Europe, 2007.

［ 3 ］ 于丽华. 中国日间手术发展的历程与展望［M］. 中国医院管理, 2016, 36（6）: 16-18.

［ 4 ］ Mitchell M J. Nursing research into modern day surgery: a literature review. Ambul Surg, 2007, 13(4): 1-29.

［ 5 ］ Gilmartin J, Wright K. The nurse's role in day surgery: a literature review. Int Nurs Rev, 2007, 54(2): 183-190.

［ 6 ］ Coll A M, Ameen J R, Moseley L G. Reported pain after day surgery: a critical literature review［J］. J Adv Nurs, 2004, 46(1): 53-65.

［ 7 ］ De Vries E N, Prins H A, Crolla R M, et al. Effect of a comprehensive surgical safety system on patient outcomes［J］. N Engl J Med, 2010, 363(20): 1928-1937.

［ 8 ］ Castoro C, Bertinato L, Baccaglini U, et al. Day surgery: making it happen［M］. Copenhagen: WHO in conjunction with European observatory on health systems and policies, 2007: 1-32.

［ 9 ］ Beverly K P. National USA incentives for quality in ambulatory surgery. 10th International Congress International Association For Ambulatory Surgery［M］. Budapest: Hungary, 2013.

［10］ 税章林, 石应康, 马洪升, 等. 日间手术诊疗模式的实践与本土化的思考［J］. 中国医院, 2012, 16（4）: 38-40.

［11］ 郭永瑾, 赵蓉, 杨丽, 等. 上海市级医院日间手术发展的优化策略研究［J］. 中国医院, 2015（4）: 16-19.

［12］ 刘洋, 马洪升, 李志超等. 5520 例日间手术的安全和质量评价［J］. 中国普外基础与临床杂志, 2015, 22（12）: 1477-1481.

［13］ 林莉, 莫洋, 石峰华, 等. 日间手术出院后并发症分析［J］. 中国现代医学杂志, 2016, 26（17）: 90-93.

［14］ Mitchell M. Literature review: home recovery following day surgery［J］. Ambulat Surg, 2013, 19(1): 13-27.

［15］ Marsden J, Lipp A, Kumar V. Day surgery: implications for general practice［J］. Br J Gen Pract, 2016, 66(646): 232-233.

［16］ Ahmad J, Ho O A, Carman W W, et al. Assessing patient safety in Canadian ambulatory surgery facilities: a national survey［J］. Plast Surg, 2014, 22(1): 34-38.

［17］ Makary M A, Sexton J B, Freischlag J A, et al. Patient safety in surgery［J］. Ann Surg, 2006, 243(5): 628-632.

［18］ 刘秋秋, 刘小玲. 湘雅医院日间手术室的构建与患者安全管理［J］. 中国医院建筑与装备, 2016, 17（7）: 41-42.

［19］ 马洪升, 余伟萍, 马庆鑫, 等. 日间手术医疗安全和患者感知调查与分析［J］. 中国医院管理, 2013, 33（2）: 38-39.

第七章
日间手术实施原则及流程

日间手术模式符合"方便、有效、安全、价廉"的医疗卫生服务,是我国推动医改进程、落实医改目标的重要手段和举措,全面推进日间手术势在必行。如何平稳、快速、有效地推动日间手术的全面发展,对整个医疗行业和监管部门,均提出更高的要求,其中建立合理的日间手术管理模式,制订规范统一的日间手术实施流程对日间手术的发展和推广来说至关重要。

第一节 日间手术实施原则

日间手术实施的基本原则包括以下几点。

(1)设置不隶属于各临床科室的相对独立的日间手术病房、日间手术室、日间手术管理中心,由医院管理部门负责具体的工作指导和协调。

(2)严格界定日间手术的病种范围。结合医院的实际情况决定开展日间手术科室,制订日间手术病种和术种,其他临床科室如需开展日间手术,需向医务处递交正式申请报告,经核准后方可开展。日间手术是指:① 患者入院、手术和出院在24～48 h内完成的手术。② 不包括急诊和门诊手术。③ 需要使用全套的手术室设备和施行全身麻醉的手术。

(3)建立规范的日间手术中心工作制度。严格执行医院相关管理的核心制度并高效运作。按照住院手术的要求完成术前准备、手术谈话、麻醉谈话、手术患者身份确认、手术部位确认等相关程序,保障患者的相关权利和医疗安全。医师必须在手术前书写完成患者相应的病史资料,方能进行手术。

(4)以信息化管理为支撑,建立全新的日间手术运作流程。

(5)完善日间手术的人员准入制度。参加日间手术的医师资质必须严格参照各医院手术医师准入制度执行。

第二节　日间手术机构功能定位和人员管理规定

一、机构功能定位

（一）日间手术管理中心是开展日间手术的核心协调和调度部门

日间手术管理中心设置接待窗口、出入院结账处、公共活动区域等，以承担入院评估、办理入住手续、健康宣教、术前准备、术前化验检查核对、手术申请安排、办理出院以及术后随访等职能。负责沟通协调各手术科室门诊、日间病房和日间手术室在日间手术流程管理中所出现的各类突发事件。负责传达、整合和联络患者、手术医师、麻醉医师、病房及手术室护士之间的各类信息。在处理日间手术相关事宜时可以与医院信息中心、财务、后勤保障等各职能部门进行协调。如有特殊情况不能妥善协调，可以上报主管部门处理。

（二）日间手术室为实施开展日间手术的主要场所

日间手术室为层流手术室，其洁净度级别应符合所开展手术的质控要求，且应配置各项符合开展专科手术的软硬件设备。组成包括卫生通过区（换鞋处、更衣室、淋浴间等）、手术区（无菌手术室、层流净化手术室等）、手术辅助区（洗手区、麻醉准备室、复苏室等）、消毒敷料区（消毒室、供应室、器械室、敷料室等）和办公教学区（医护办公室、手术观察室、示教室等），严格划分限制区、半限制区和非限制区，并拥有完全隔离的工作人员出入、患者出入、辅料器械循环供应三条路线。

（三）日间手术病房为患者等待手术、术后恢复、观察的区域

日间手术病房设置固定床位，需设立专门的感染切口床位，原则上不设立加床，不得收治除日间手术病种外的其他患者。日间病房管理不设立单独的医师值班，由病区护士主管负责患者的病情观察和汇报。日间手术实行主刀负责制，当班护士如发现患者病情异常，必须立即联系通知所在科室值班医师至日间病房处理，如果所在科室各线值班医师不能相应处理，必须及时联系患者主刀医师到场进一步处理，值班医师协助配合。日间手术病房的电子病历应当严格按照病历质量控制中心的各项要求执行，在患者进手术室前必须完成。

（四）临床手术科室门诊及麻醉门诊是术前评估、术后随访、病历完善的主要场所

为有效节约入院手术等待时间，降低日间手术入院后退出率，更好地进行术前评估，所有拟进入日间手术流程的患者必须在门诊完成术前检查和评估。为保障日间手术麻醉安全，设立麻醉门诊负责所有非局麻患者的术前麻醉评估和谈话，对不符合日间手术麻醉要求的患者在门诊阶段就建议入常规手术流程，减少日间手术住院后退出率。

二、人员管理规定

由于设置了不隶属于各临床科室的相对独立的日间手术中心公共平台和流程，由医务管理部门负责具体指导日间手术工作的开展，其作为职能部门具体负责制订和解释日间手术运作的各项规章制度,实时协调在流程管理中所出现的各种问题。

由护理部妥善安排配备日间手术室。日间病房和日间管理中心的护士人员和文秘或客服人员,作为日间手术流程化管理的主要执行者,护理人员相对固定,但护理部可根据实际情况,适当调节这些部门的人员设置。日间手术病房应建立以保障患者安全为核心的排班和巡视制度,并做好应急准备。原则上不安排固定值班医师,主要由护士负责日常护理工作和巡视。由于日间手术公共平台的性质决定其工作的复杂性,护理部需定期开展对相关人员的培训教育工作。

日间手术医师的资质根据医院手术分级管理制度严格执行,未取得相应日间手术病种手术资质的临床医师不得在日间手术室开展手术。实行手术主刀医师负责制。

其他日间手术相关工作保障人员如信息支撑、后勤保洁、餐饮配备等由相关职能部门负责安排。

第三节 日间手术实施流程和模式

一、日间手术工作的一般流程

(1)预约手术 外科医师在门诊选择适宜日间手术术种的患者,进行术前检查。

(2)术前评估 至麻醉门诊行术前评估,通过评估后确认手术,并签署麻醉同意书和手术同意书,同时进行相关健康教育和心理准备。

(3)手术登记 至日间手术中心登记、通知入院,手术排程。

(4)麻醉手术 手术当日直接办理入院、麻醉、手术,术后返回日间病房或直接出院。

(5)恢复出院 由麻醉医师和手术医师共同评估患者是否符合出院标准,确保患者及家属掌握术后的护理知识,并提供书面的注意事项及随访安排。

(6)术后支持 保证术后的绿色通道支持,常规电话随访(图7-1)。

二、日间手术服务模式

目前国外医疗机构大多通过日间手术中心模式组建日间手术医疗团队来开展日间手术,其服务模式主要有五种:① 独立的日间手术中心。② 诊所内手术。③ 医院内设独立的日间手术中心,属于医院的整体设置。④ 医院内有独立的日间手术病房,住院手术室内配置专用日间手术室。⑤ 医院内有独立的日间手术病房,但与住院患者统一安排手术。

医院内设独立的日间手术中心以及配置专用手术室的日间手术病房是欧美最常见的日间手术服务模式,有独立的病房、独立的手术间,以及门诊挂号、收费、出入院流程办理的一站式服务中心,在美国独立的日间手术中心所占比例最高。1962年,美国洛杉矶加州大学建立了第一家日间手术中心。独立的日间手术中心已从1976年的67个增加至2004年的4 000个。

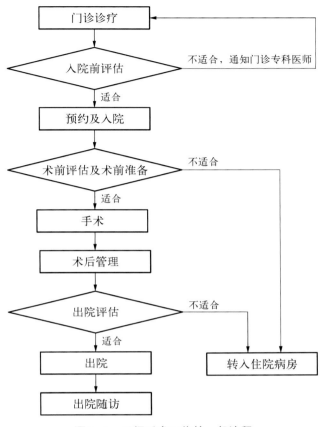

图7-1　日间手术工作的一般流程

我国目前主要采用的模式为医院内的日间手术中心。医院内的日间手术中心依据其功能需求不同，其管理模式分为集中管理的日间手术中心、分散布局的日间手术模式及集中与分散管理并行的管理模式。集中管理模式的代表有四川大学华西医院、中南大学湘雅医院等，医院设独立的日间手术中心，配独立的手术室、病房，设中心主任进行管理。分散管理模式主要是指医院不独立设日间手术中心，各科室分别收治，这在初期开始实施日间手术的医疗机构比较多见。混合管理模式的代表有上海交通大学医学院附属仁济医院、北京同仁医院，医院设独立的日间手术中心，由护士长负责日常活动；各手术科室也可分别收治日间手术患者，按日间手术流程收治患者，医务处设专人管理，结合医院整体资源在大手术间内统筹安排日间手术。

"集中管理"模式下多以建立日间手术中心作为集中管理平台，多科患者汇集到日间手术中心，以集中收入院、集中安排手术及集中随访的一体化管理模式运行。集中管理模式的日间中心流程清晰，按部就班，管理中心的专员有计划地执行术前预约、核对检查报告、通知入院、术后随访等步骤，发生遗漏偏差的概率低，所以术前准备工作更为详尽，入院后很少会增加检查、用药等；与分散管理模式相比，凡进入日间中心的患者必须术前经过麻醉门诊评估，所以在日间中心的患者麻醉前准备更加充分；日间中心设有专门的日间手术信息管理系统,所有患者出院、手术时间安排、入院都是按计划进行,如遇到发生术后并发症,则必须转入普通病区。而分散在普通病区的日间患者,流程同其他普通住院患者相比,在日间中心的随意性更强。

集中式日间管理模式需要较高的硬件配套支持,如专门的日间病房、独立日间手术室以及日间管理中心。另外还需要一个高素质的日间团队,包括日间管理中心人员、日间病房护理人员、日间手术专科护理人员以及日间手术术前评估门诊的麻醉医师。此外,必须拥有完善的日间质量管理体系和日间系统应急响应制度,以保障医疗质量安全,而且日间手术中心的床位亦不能无限增多(图7-2)。

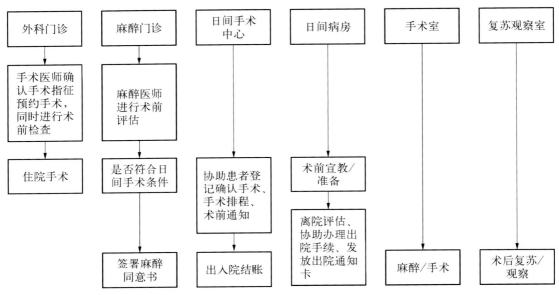

图7-2　仁济医院的集中式管理服务流程图

"分散管理"模式则是由科室自行管理日间手术,其管理流程倾向于择期手术流程,但会设立单独的科室日间预约及随访点并进行流程整合。中国部分医院在初期采用了分散式的日间手术模式,即分出现有病房的一部分床位按照日间服务流程来提供医疗服务。该种模式具有易于实施、便于专科管理、转住院便利等优势。

"集中与分散管理并行"则是介于前两者之间的一种新型模式,在前两种模式的基础上,通过服务流程再造及优化,出现的第三种日间服务模式。该模式既可以利用日间手术中心一体化服务的高效统筹,有统一的预约及随访平台,便于日间患者的统一管理、日间数据的收集,同时又可以避免日间手术中心床位数量不能无限增多的弊端,专科病房可以拿出一定床位开展日间手术,通过日间手术中心统一预约随访,前端的预约随访及后端的健康宣教由日间手术中心统一管理,患者可由日间中心及病房两个途径就诊,通过构建统一的日间手术中心社区一体化服务体系,患者术后可到社区进行观察、换药等。这既保证了医疗服务质量及患者满意度,又节约了各科室用于专科日间患者的预约及随访的护理人员,实现了对医疗服务资源的有效利用。对于大型医疗机构,集中式日间资源在不能满足日间发展的情况下,需要充分调动科室的医疗资源,形成新模式,混合模式下日间手术流程的预约及随访会由日间服务点统一管理,但患者会被分配到日间手术中心及科室的日间病房,实现医院整体床位资源的利用及日间手术流程再造,但这种模式提升了日间管理的难度,患者的分配和日间手术排程都对医院管理提出了挑战。目前在一些大型综合医院这种模式已开始实行,并取得了较好的成效。

（贾昊　殷文渊）

------------------------------------ 参 考 文 献 ------------------------------------

［ 1 ］ Nicoll J M. The surgery of unfancy［J］. BMJ, 1909: 753−756.

［ 2 ］ Jarrett P, Staniszewski A. The development of ambulatory surgery andfuture challenges［C］//Day surgery. London: IAAS, 2006: 21−34.

［ 3 ］ Toftgaard C, Parmentier G. International terminology in ambulatory surgery and its worldwide practice［C］//Day surgery. London: IAAS, 2006: 35−60.

［ 4 ］ Toftgaard C. Day Surgery activities 2009, international survey on ambulatory surgery conducted 2011［J］. Ambulat Sugr, 2012, 17(3): 53−63.

［ 5 ］ Carlo C, Luigi B, Ugo B, et al. Day surgery: making it happen［M］. Europ Observ Health System Policies, 2006: 25−27.

［ 6 ］ Philip B K. Day care surgery: the United States model of health care. Ambulatory Surgery, 2012, 17(4): 81−82.

［ 7 ］ Kjeld M P. The Nordic health care model. The Nordic Health Care Model 9th International Congress on Ambulatory Surgery, Copenhagen, 2011.

［ 8 ］ Dorairajan N, Andappan A, Arun B, et al. Day care surgery in a metropolitan government hospital setting: Indian scenario［J］. International Surgery, 2010, 95(1): 21−26.

［ 9 ］ Martinussen P E, Midttun L. Day surgery and hospital efficiency: empirical analysis of Norwegian hospitals, 1999−2001［J］. Health Policy (Amsterdam, Netherlands), 2004, 68(2) : 183−196.

［10］ Ghosh-Dastidar M B, Deshpande R P, Rajagopal K, et al. Day surgery unit thoracic surgery: the first UK experience［J］. European J Cardiothoracic Surgery, 2011, 39(6) : 1047−1050.

［11］ Lemos P, Pinto A, Morais G, et al. Patient satisfaction following day surgery［J］. Journal of Clinical Anesthesia, 2009, 21(3): 200−205.

第八章
日间手术患者院内诊疗的信息化管理

针对上海交通大学医学院附属仁济医院日间手术管理信息平台运行现状的分析和总结,现提出了日间手术患者院内诊疗全过程管理的信息化设计。这一信息化管理系统满足基于"跑道式"建筑格局的要求,通过患者院内诊疗全过程管理信息系统的建立,将日间手术患者的门诊流程和住院流程进行了无缝对接,对患者从入院登记到出院的各个环节,能进行全过程、全方位的管理,从而积极引导患者有序的治疗,提高了患者满意度,提高了日间手术工作的效率。这一系统收集和积累了大量临床诊疗数据,大力推动了日间手术疾病诊疗的研究,促进了日间手术的发展。

第一节 日间管理信息化平台概述

一、平台建设背景

日间手术作为一种新的医院业务模式,是对原有手术流程的再造和优化,具有效率高、流程便捷、住院时间短和费用低等特点。随着医改的深入和日间手术本身优点的体现,日间手术模式在国内受到了广泛的关注和积极迅速的发展。

2005年起,上海交通大学医学院附属仁济医院率先在泌尿外科开展"日间手术",成为全国最早开展"日间手术"的医院之一。通过十多年的探索,至2016年,仁济医院已经成为全国规模最大、涵盖病种与术种最多的"日间手术中心"之一。日间病房达到120张床位,有12间独立的日间手术室,手术种类涉及泌尿外科、普外科、眼科、骨科、妇产科、耳鼻喉科、血管外科、整形外科8个科室,术种达到300余种。随着日间手术量逐年上升,如何最大限度地保障患者的医疗质量安全,是日间手术最重要的基本要素。自2012年年底,仁济医院开始借鉴国内外先进经验,结合多年来对日间手术管理的不断探索和实践,依靠信息化技术手段,建立了符合医院日间手术发展的日间管理信息系统,实现对日间手术的规范化、精细化、信息化管理。

二、医院日间管理信息化运行现状

日间手术流程涵盖了患者门诊就诊、入院预约、手术申请、术前检查检验、手术预约、入院评估、入院前宣教签字、术前确认、入院、手术、手术跟踪、入院诊疗、出院评估、出院以及出院随访等方面。仁济医院在2012年打破了原有的"分散收治、分散管理"的业务流程方式，对管理模式进行了创新和完善，成立了专门的日间管理中心，以集中式管理为核心，对整体流程进行再造，实现"统一收治、统一管理"的全流程业务模式。

三、日间手术信息管理存在的不足

日间管理信息平台的建立应以患者为中心，把客观准确、更新及时、共同分享作为基本准则。经过四年多对原有日间手术信息系统的使用，我们发现信息系统对日间患者从门诊接诊、入院预约、手术申请、手术预约、入院评估等各个门诊节点信息进行详细的记录，确实优化了流程，但对日间患者入院、术前评估、术前等待、手术、复苏直至出院的住院期间各环节信息的记录，仍然采用了大量人工干预及纸质表单的方式。由于无法实时获取患者诊疗全过程的数据记录，从而无法有效有序地引导患者的整个诊疗过程，增加了患者及家属往返护士站、医师站、手术室等场所的次数及时间，也增加了护士、医师的工作量，增加了手术准备的时间，降低了手术室资源的利用率。

第二节　日间手术患者院内诊疗管理的信息化设计

一、基于"跑道式"建筑格局的业务流程再造

针对日间手术管理信息平台运行现状的分析和总结，结合业务流程重组的理论，提出了日间手术中心基于"跑道式"建筑格局的管理模式（图8-1），从而解决了对日间患者入院、术前评估、术前等待、手术、复苏直至出院的住院期间各环节诊疗行踪的连续管理。

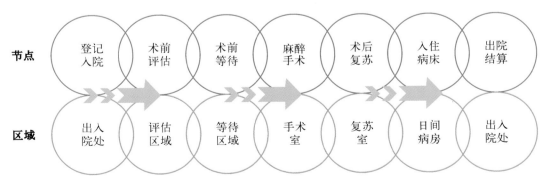

图8-1　"跑道式"建筑格局的日间管理模式

医院打破现有日间手术中心各个相关部门的分散布局,把出入院处、日间病区护士站、住院医师站、日间病房、日间手术室、复苏室等多个部门相对集中,把日间中心设计成跑道的模式,按照日间患者诊疗的各过程,把跑道分割给各个部门,增设患者入院等候区、术前等候区、术后观察区等区域,使患者整个诊疗的过程更加规范、顺畅。通过信息技术建立信息系统,收集各个功能区域的患者诊疗、行踪信息,搭建患者、医师、护士及手术室间的沟通桥梁,信息化贯穿全流程,充分发挥了"以患者为中心"的服务理念,体现了医院在日间手术管理的集中化、规范化、精细化。

二、设计关键节点,记录关键信息,实现上下贯通

选择日间出入院、术前评估、术前等待、手术室指派护工接患者、护工病区签到、患者出病区、入手术室、入手术间、手术开始、麻醉开始、手术结束、麻醉结束、出手术间、入复苏室、出手术室、送达病区、出院等节点作为日间患者诊疗过程的关键节点,对各个节点的关键信息进行全过程管理,使数据链条更清晰(图8-2),从而提高资源的合理配置,实现日间手术患者在医院内的快速流转。通过全过程、全方位、多节点的系统整体界面设计,便于将详细的节点信息及时发布给医师、护士,使其及时了解各个日间患者的诊疗进程,也便于计算每台手术的准备时间。另一方面将信息发布给患者及家属,可以有效有序地引导患者的整个诊疗过程。

日间手术患者院内诊疗全过程信息系统的主要业务流程如下所述:① 日间手术患者进入日间中心,到入院等候区刷卡取号,正式进入日间手术患者院内诊疗全过程管理系统。系统根据患者原先的入院预约、手术预约信息,自动计算和分配患者办理入院的序号,并通过入院等候区的排队显示屏向患者发布排队信息。② 患者办理完入院入区手续,发放患者腕带,根据指引标识,进入日间术前评估区域,进行患者日间手术前的宣教和评估工作,取消原有的纸质评估单,把患者的基本信息、测量的生命体征等记录到诊疗全过程系统。③ 完成患者术前评估后,患者进入日间手术等待区域。病区护士站也可以根据患者的实际准备情况通过信息平台进行干预,日间手术室根据患者的手术分类和护士站提供的信息情况分别进行术前准备工作,并将信息通过电子信息发布屏,同时发布到病区护士站、患者术前等待区、及时通知护士下台手术患者,做好手术患者的病区和手术室的交接工作。④ 日间手术室派护工到术前准备区接患者,进入手术室,进行麻醉、完成日间手术,术后进入复苏室。患者诊疗全过程管理系统利用患者腕带、PDA、触屏、显示屏等电子媒质,实现从手术室指派护工接患者、护工病房签到、患者出病区、入手术室、入手术间、麻醉开始、手术开始、手术结束、麻醉结束、出手术间、入复苏室、出手术室的各个手术节点的质量控制信息采集,并将各个节点的信息及时发布到病区护士站、患者家属等候区,便于其知晓手术进程。⑤ 患者复苏后根据患者整体的实际情况,将患者运送回日间病房或者是术后集中观察区。病区护士会定时采集患者的术后恢复信息,记录患者的生命体征情况。如发生异常情况,会通过患者诊疗全过程系统及时在住院医师站、病区护士站、患者信息发布平台等进行提醒和告知,便于患者得到及时的治疗。⑥ 医师根据系统中的术后评估信息,判断符合出院条件的患者,完成出院评估单,开具患者出院申请,并通过短信平台、病区信息发布屏通知患者办理出院手续。

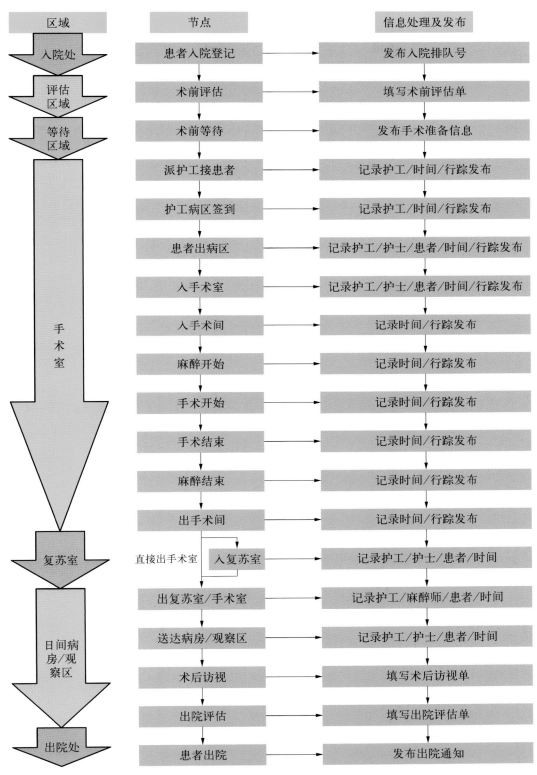

图8-2　日间手术患者院内诊疗信息化管理流程

三、管理系统部分界面展示（图8-3）

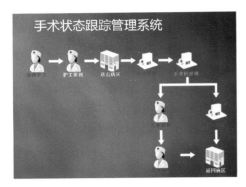
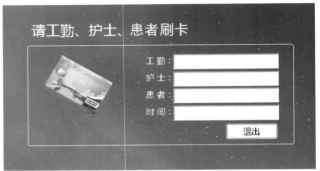

图8-3 日间手术患者院内诊疗信息化管理系统的界面展示

第三节 日间手术患者院内诊疗
管理系统的实践

一、在日间手术管理中的应用

日间手术患者诊疗全过程管理系统在日间手术管理中的应用，进一步提高了医院资源的使用效率，为更多患者提供了医疗服务，改善了医疗服务结构，在一定程度上缓解了"看病难、住院难、开刀迟"的现象。基于"跑道式"建筑格局的模式逐渐被患者认可，手术比例逐年增长。以2016年为例，仁济医院完成日间手术30 855例，占全院总手术量的40.1%，比同期上升30.51%，平均住院天数下降至6.12天，患者医疗费下降了10%～30%。

二、对患者入院后行踪进行全过程、全方位的监管

日间手术患者院内诊疗全过程管理系统的建立，将患者的门诊流程和住院流程进行了无缝对接，对患者入院后行踪进行全过程、全方位的监管，让患者及家属、医师、护士、服务人员等都能及时知晓情况，打破原有流程的局限性，加强相互的沟通和合作，实时关注日间手术患者的术前准备、术后恢复状况，给予健康指导，降低并发症发生率，提升医疗服务质量，并且综合术后出院评估以及出院后的随访计划，真正做到"以患者为中心"，提高了患者及家属的满意度。

三、运用信息手段，以"跑道式"建筑格局作为信息导向

运用日间手术患者院内诊疗全过程管理系统中的信息手段，以"跑道式"建筑格局作为信息导向，将原有大量的纸质表单文书（入院申请单、手术申请单、术前评估单、麻醉记录、术后访视、出院评估单等）进行电子化、阶段化的管理，大大降低了临床工作人员的工作强度，

也推动了多学科的联动发展。

四、大力推动了日间手术疾病诊疗的研究

日间手术患者院内诊疗全过程管理系统使所有日间手术的过程行踪数据信息得以沉淀和积累，结合日间手术临床路径，大力推动了日间手术疾病诊疗的研究，能帮助医师、护士对患者诊疗进行分疾病、分人群、分术种等不同的指导，帮助医师研究日间手术、有效调整手术结构。系统的建立也完善了原先院方无法获知的患者手术各节点状态的收集，可结合病种、术种进行单病种分析，建立完善的日间手术分类诊疗的规范，促进日间手术的发展。

五、引入节点控制理念进行全过程管理

日间手术患者院内诊疗全过程管理系统中对各个节点的关键信息进行全过程管理，使数据链条更清晰，从而提高了资源的合理配置、手术的运行效率，实现日间手术患者在医院内的快速流转。医院建立完善的节点控制管理制度和标准化流程，使得围术期安全管理效率、效能显著提高，降低了差错率及潜在的风险，保障了患者安全。

六、未来展望

目前我们处于技术快速革新的年代，医疗技术、生物技术、信息技术、人工智能等蓬勃发展，日间手术管理信息化建设为了适应日新月异的变化，也将不断地探索与前行。上海交通大学医学院附属仁济医院日间手术患者管理系统下一步的发展，将通过大量的移动、手持终端或者RFID追溯系统等，实现对患者身份智能识别、患者生命体征自动跟踪、重要设备的追踪和定位等，通过移动APP应用、网站实时交互平台等方式进行展示。医院后期会充分发挥地域辐射优势，基于大数据时代的移动医疗，建立多院区日间手术管理共享平台，来实现分时段预约、多院区共享诊疗、医院-社区康复随访。

（邵维君　朱华　张继东）

-------------------------------------- 参 考 文 献 --------------------------------------

［1］高解春，杨佳泓，刘军，等.日间手术的内涵及适应范围研究［J］.中国医院，2015，19（4）：3-6.

［2］孟丽莉，张继东，朱华，等.运用IT设计医院日间管理新模式的难点和对策［J］.中国数字医学，2014，9（6）：87-89.

［3］王丽姿，刘子先，张建宁.基于BPR理论的医院工作流程再造［J］.中国医院管理杂志，2006，22（3）：204-207.

［4］郭永瑾，赵蓉，杨丽，等.上海市级医院日间手术发展的优化策略研究［J］.中国医院，2015，19（4）：16-19.

第九章
麻醉门诊的设置和运行

传统上，择期手术患者在术前入院后才进行各项检查，术前一天由麻醉医师进行术前访视、麻醉评估，之后进行手术和康复出院。根据手术的大小和病情轻重，整个过程住院时间至少在5天。随着微创手术的发展和外科技术的提高，人们工作生活节奏的加快，越来越多的医院加入日间手术的行列。并且随着人们生活水平的提高，各种现代病、慢性病变得越来越普遍，尤其是人口众多的中国，在麻醉医师不足的情况下，在术前一天访视可能没有足够的时间完善所需的术前检查和优化手术条件，术前麻醉门诊的设置势在必行。

第一节 麻醉门诊的发展与设立的必要性

一、麻醉门诊的发展和现状

最早在1949年由阿尔弗雷德·李（Alfred Lee）医师提出麻醉门诊的概念，他指出术前门诊不是给身体完全健康的患者，也不是给那些做小手术的患者，而是给那些手术医师认为的术前需要"进一步治疗内科疾病的患者"。早在1977年就出现了在计算机辅助下，从术前的数据分析中找出预计术后可能发生呼吸道并发症的高风险患者，然后做出相关的干预治疗。20世纪80年代，麻醉门诊在美国迅速发展，占到了60%的份额，这归因于美国付费方式的改变和日间手术以及手术当天入院的兴起。1990年，现代的麻醉门诊（department of preoperative assessment or evaluation）在美国、加拿大、澳大利亚和欧洲各国展开。同年，费希尔（Fischer）在斯坦福大学最早建立完善的术前门诊服务。当时他所面临的难题有不少：门诊的设施、设备不足，患者候诊空间拥挤，候诊时间达2～3 h（预约时间规划未到位，患者数量通常在中午时间达到高峰），有些患者未能经过门诊评估，门诊住院医师不足，没有主治以上医师坐诊，在看诊时没有既往病例可以查询，没有患者的外科门诊记录和查体结果，麻醉门诊内没有血液检查和心电图检查，没有对患者和家属的宣教，过多的术前检查而没有必要的专科会诊，各种原因导致手术当天延迟和取消，以至于降低成本效果并不明显，患者和手术医师的满意度低。经过这么多年的发展，目前术前门诊在各国已经有多学科参与、以团队合作为基础,是保障围术期安全非常重要的一环。

近几年来,国内只有部分三甲医院根据医院的具体需要设有麻醉门诊,大多针对日间手术,尚未形成体系。可喜的是,2017年12月12日,国家卫健委办公厅发布《关于医疗机构麻醉科门诊和护理单元设置管理工作的通知》,提出麻醉科门诊有关要求,强调有条件的医疗机构要设置麻醉科门诊,加强门诊麻醉相关服务。开设麻醉科门诊让患者和麻醉医师有了面对面沟通的机会,将麻醉手术风险评估前移。可以预计,在未来的几年里,麻醉门诊会在国内迅速发展和壮大起来。

二、设立麻醉门诊的意义和必要性

麻醉门诊所提供的完善的术前麻醉评估是提高择期手术安全管理的关键环节之一。麻醉门诊最主要的任务是完成麻醉医师主导的全面的麻醉前评估,通过检查、咨询或者干预使麻醉手术风险最小化,减少围术期发病率和死亡率,提高患者围术期的安全性。患者通过麻醉门诊医务人员的解释,提前为麻醉和手术做好准备。而坐诊医师面对面回答患者和家属的疑问,能减少患者术前焦虑,改善患者对术前医嘱的理解和依从性,从而提高患者满意率。

麻醉门诊的设立也可以减少过度的和不必要的化验,麻醉医师把关可减少不必要的专科会诊,完善的麻醉评估和优化可以减少不必要的手术延期或取消,增加手术室的有效利用,增加病床周转率,提高手术医师满意度。麻醉门诊的设立可以完善术前各种记录(术前访视单、麻醉知情同意书),现在的电子病例可以将这些记录在案,手术医师和手术当天负责的麻醉医师都可以了解术前评估的内容和患者的风险指数,从而达到信息传达的无缝衔接。麻醉门诊在建设以患者为中心的多科室合作、提高医疗质量、最终减少围术期的医疗费用中起着举足轻重的作用。

目前世界各地的麻醉门诊还承载着其他重要的责任,其必要性已经远远超出传统意义上的门诊。

(一) 麻醉门诊为多科室合作医疗提供一个场所

麻醉医师在麻醉门诊起主导作用,在各科室协作中起到领导作用。麻醉门诊负责医院术前各项指南的制订,例如糖尿病、高血压、心血管病、慢性肾病、肥胖、睡眠呼吸暂停综合征的术前处理指南,并且作为围术期各手术科室患者处理的统一标准。麻醉门诊有责任帮助医院标准化术前化验,需要根据循证医学和当地的习惯来制订术前化验的指南,并且让手术医师和麻醉医师都了解这一点。手术医师转诊到麻醉门诊时所需的检查也应该是根据麻醉门诊制订的规范来决定的。美国麻醉医师学会建议术前检测需要根据优化术前管理的要求和患者情况来设定。患者需要的化验根据患者的病情、术前访谈、体检和手术的种类来确定并且记录。所要求的化验应该是可以发现异常、改变诊断和处理方案或者患者的最终结果的。例如,ASA Ⅰ级的年轻患者来做微创手术比如膝关节镜时,并不需要常规血化验、心电图或胸片。

(二) 麻醉门诊在中心内整合和协调各种服务

主要有门诊注册手续,保险认证和费用方面的咨询,进行各种化验包括放射影像、心电图检查。

（三）提供术后医疗计划

有些麻醉门诊提供术后医疗计划、护理合作和社工审查，以协助术后护理需求和帮助患者解决经济上的困难。

（四）住院／主治医师培训

麻醉门诊可以作为住院医师和主治医师培训中的一个重要环节，尤其在日间手术逐步增加的情况下，麻醉门诊在专科医师培训中起到了举足轻重的作用。住院医师轮转时间设在1周到1个月（通常为2周）作为轮转培训期，确保所有住院医师都要经过门诊培训。主治医师的培训中也需包括1～2周的麻醉门诊轮转，主要负责为相对复杂的ASA Ⅲ级或以上的患者提供术前会诊。

（五）科研

麻醉门诊的患者数据和统计也可以作为科研的数据依据。麻醉医师可以在门诊为科研课题招募患者及签署科研相关的同意书。

第二节　麻醉门诊的分诊制

尽管术前门诊非常重要，可以提高围术期安全性，增加患者与麻醉医师面对面的机会，但是并非所有将要进行手术的患者都需要亲自到麻醉门诊接受面对面的评估。现在的电子病历系统给患者的评估带来极大的便利。如果患者情况良好，ASA Ⅰ级的患者行简单的日间手术，并不都需要亲自来门诊，可以在手术当天来手术室后由负责的麻醉医师进行评估。麻醉分诊筛选的方法有以下几种。

（一）由护士进行电话筛选

迪格勒（Digner）等人的研究中用电话筛选的方式对患者进行术前评估，术前电话访问之后可以让相关麻醉医师了解患者的情况，然后决定是否预约患者来麻醉门诊进行评估。此方法的好处是节约患者来门诊的时间，适用于情况良好，又离医院路程比较远的患者，既给患者带来便利，也让麻醉门诊主要负责接收比较复杂的病例。有经验的受过训练的护士完全可以胜任这样的工作，但缺点是不能进行体检。目前美国的很多麻醉门诊采用这样的模式。

（二）电子问卷筛选

对患者分类的另一种方法就是用问卷调查患者的既往史，可以是在外科医师的办公室，也可以是在网上进行，甚至可以写在纸上传真到麻醉门诊。麻醉医师对此信息进行过滤，对有些病情通过电话进一步的了解，以决定术前是否需要看正式的麻醉门诊，从而减少手术当天手术被取消的情况。在目前网络非常发达的时代，这无疑是可以考虑的筛选方式之一，但这需要网络安全和患者信息安全的支持。

（三）预约后亲临麻醉门诊进行评估

有利于病情较为复杂或者将行较复杂手术的患者术前优化和术前术后的健康管理。麻醉门诊又可分由经过培训的护士主导的麻醉门诊（英国一些麻醉门诊的运行方式），和由麻醉医师主导的门诊。新加坡采用的是两者相结合的方式。国内在麻醉门诊的建立之初建议以麻醉医师主导，在积累了一定的经验之后，根据各家医院人员的情况、患者的情况和开展的手术种类考虑增加其他两种门诊患者筛选方法和麻醉护士参与麻醉门诊的运行。

第三节　麻醉门诊的核心工作及流程

一、麻醉门诊的预约

总体来说患者的麻醉门诊预约应该是在手术之前1～30天，并没有足够的研究数据显示术前门诊的最佳时间是什么时候。时间的选择需要根据患者的情况和门诊的情况、术前需要做的检查和可以调配的设施来决定。比如高危产科患者的麻醉门诊预约时间通常在妊娠前期或中期，临近择期生产前再次评估。美国麻醉医师协会建议对于高危患者或者将进行高危手术者在术前一定要经过麻醉门诊评估。

二、麻醉门诊的核心工作及流程

（一）麻醉门诊的对象

目前多数在麻醉门诊就诊的患者主要是择期手术患者，包括：日间手术，日间手术（day surgery，DS）在英国的定义是指当天回家的手术，但在美国也包括留院一晚24 h内回家的手术；短期住院手术（short stay），指术后24～72 h出院。而目前中国日间手术合作联盟关于日间手术的定义是包括手术当天或24 h内回家的手术，特殊病例由于病情需要而延期住院的，住院最长时间不超过48 h。麻醉门诊就诊患者还包括当天住院（same day admission，SDA）或手术前一天入院的患者，已经住院的患者通常在术前一天由负责的麻醉医师访视，而急诊手术患者则多数由值班麻醉团队负责。

目前日间手术在世界各地广泛开展。各个国家门诊手术的比例差别很大，美国和加拿大等发达国家日间手术的比例达到70%～80%，英国在2000年提出的日间手术目标是75%。英国的创新和改进学院在2004年发表的"改进服务的十大最有影响力的变化"中提出日间手术（而不是住院手术）会成为新常态，除非有患者、手术或麻醉相关方面因素而患者需要住院，否则默认是日间手术模式。

（二）麻醉门诊的具体流程

（1）评估前流程　患者到达麻醉门诊后先注册，然后根据病情或手术的需要进行术前化验（验血、做心电图和拍胸片），之后到护士台测身高、体重、体重指数（BMI）、血压、心率和氧饱和度。然后等待麻醉评估。

（2）进行风险评估和优化　查看患者过去史、现在史，以心肺功能和困难气道评估为重点体检查看化验结果，查看正在服用的药物，包括中成药、保健药，然后决定是给予"绿灯放行"即可以手术，还是需要进一步术前病情优化，例如其他专科会诊（心内科、呼吸科、内分泌或血液科）或者去家庭医师或普通内科进一步控制过高的血压或血糖。如果专科会诊无法在择期手术之前完成，则需与相关手术医师沟通后将择期手术延期。

（3）介绍个性化的麻醉选择　告知患者和家属针对患者个体情况可选择的不同的麻醉方法（全身麻醉、硬膜外阻滞、蛛网膜下隙麻醉、神经丛阻滞、镇静），各种方法的优点和风险，有创监测的风险（动脉穿刺和中心静脉置管）以及术后疼痛管理方法（单次神经阻滞或置管、硬膜外置管、静脉镇痛泵），但最终的麻醉方法选择是由当天的麻醉医师和患者沟通后来决定的。

（4）麻醉宣教和麻醉知情同意书签署　通过麻醉的咨询和宣教减少患者和家属的术前焦虑（例如有些患者担心全麻后再也醒不过来或在术中醒来，或担心术后恶心呕吐），并完成麻醉知情同意书的签署。在门诊应该提供所有接受择期手术的患者易于理解的信息资料包括介绍手术、麻醉和术后镇痛方法的宣传册等，以便患者带回家去慢慢研读。

（5）术前医嘱　关于在手术之前和当天相关的问题对患者和家属给予指示：禁食禁饮时间，根据科室的指南指导需要继续服用（如手术当天除了ACEI/ARB的抗高血压药继续服用）和停用的药物（手术当天的降血糖药、抗凝药，术前皮下小分子肝素的过渡等）。

（6）特殊病例的提前准备　门诊中发现有潜在误吸风险、睡眠呼吸暂停综合征（OSA）、困难气道、慢性阻塞性肺病、复杂的疼痛综合征、严重的术后恶性呕吐史或者恶性高热病史的患者，则需要在麻醉门诊之后做好麻醉计划。此类患者通常不适合当天回家，但仍旧可以手术当天入院，而手术当天负责此病例的麻醉医师需要提早被通知到此类患者的情况以便做好围术期的准备。有误吸风险的患者（严重肥胖者、怀孕者）在门诊开方，在术前一晚和手术当天早上给予减少胃酸产生和加快胃排空的药物。恶性高热病史者按指南中的规定准备特殊麻醉机和拮抗药物，并确认监护室有床位等。

（7）特殊的护理需求　估计住院天数，安排术后的事宜（当天出院或是需要进监护室）和当天出院的时间。告知患者如果是手术当天回家，必须有家人或朋友陪伴其出院回家，如果没有，就需留观一晚，第二天才可以自行回家。当天回家的患者即使有人陪伴，在国外并不建议搭乘公共交通，更不可以自行驾车。这些都可以在门诊时预先告知患者及家属，以便于他们及早做出安排。

（8）复杂病例　如果患者情况复杂，可以由麻醉医师牵头、相关科室参与在麻醉门诊进行会诊，对患者在围术期就各专科相关问题所需要的处理进行讨论和制订具体解决方案，以保证高危患者顺利度过围术期，保障手术和麻醉安全以便患者尽早康复出院。

第四节　麻醉门诊的设置和人员安排

一、麻醉门诊的位置和设计

麻醉门诊所在位置应该靠近医院的主要入口，应该与其他外科门诊在同一块区域，也可以靠近手术室,但应该跟住院患者区域分开。所处位置最好在一楼,方便患者就诊。麻醉门诊应该设有抽血化验和心电图,或者至少靠近其他辅助诊断科室(如心电图室、化验室和放射科),以减少患者术前常规化验检查时的奔波。

麻醉门诊的设计需要与所提供的医疗服务相结合,门诊内应该包括患者注册、接待处和费用咨询处(预计的手术费用和可用的医保额度),提供私人空间(单独的咨询室)给麻醉医师询问患者病史、查体、签字和宣教,设有等待区、厕所和饮用水方便等待就诊的患者和家属。就诊之后有些门诊有药剂师提供药物咨询(核对所使用的药物,建议继续服用或停用时间)。

麻醉咨询室房间的设计需要考虑到轮椅的出入。房间内需配备电脑、电子血压表和血氧饱和仪备用。麻醉咨询室内应该已经准备好患者的旧病例和记录单以供麻醉医师查阅。有些医院设有电子病例,让查阅旧病例变得非常方便。同时提供宣教的录像、手册以便患者和家属了解麻醉门诊的程序、麻醉方法及术后镇痛方法的选择。门诊内也应该配备员工休息室。

二、麻醉门诊的领导和人员

麻醉门诊的设立离不开医院领导的全力支持。根据各家医院手术量、手术种类以及患者的复杂程度,麻醉门诊的人员设定有所不同。新加坡的教学医院每天都有一位高年资专科医师(副顾问医师级别以上)坐诊,其他科室医师以住院医师为主、主治医师为辅,后两者均作为专科轮转培训的一部分,轮转周期为1～2周,人员相对固定可以增加门诊的稳定性。受过专业培训的护士也参与门诊患者的评估,缓解人员紧张的压力。对于ASA Ⅲ级和以上的患者,住院医师应该跟门诊的专科医师讨论术前优化和术后管理方案。

三、麻醉门诊人员安排

(一) 麻醉门诊主任

主要负责门诊服务的协调,协调各科医师及门诊所有工作人员的关系,维持和更新术前循证医学为基础的麻醉门诊各项指南的制订(糖尿病、高血压、心血管病、肥胖、睡眠呼吸窘迫综合征的术前处理指南),并贯彻到其他手术科室。负责门诊的长期发展规划和根据服务需求改变而进行的整合扩充。对门诊所有人员进行继续教育,负责人员的招募和门诊运行的预算;发展内部的反馈系统来检测实施的有效性,并作为门诊质量评估的参考。

(二) 门诊人员

包括:① 麻醉专科医师(国外指持有麻醉专科证书的麻醉医师)。② 麻醉住院医师和主治医师。③ 注册护士(对麻醉门诊有兴趣且经过培训的护士可以协助麻醉门诊的患者评估)。④ 护士、医师助理(负责患者注册,记录血压心率,协调其他专科门诊的预约等)。⑤ 药剂师(可以根据各家医院的情况来配备)。⑥ 理疗师(可以根据各家医院情况来配备)。

第五节　设立术前评估门诊和当日入院中心
——新加坡中央医院的10年经验

随着人口老龄化，患者的住院时间由于多种合并症而增加。因此，择期手术床位紧缺和医疗费用的上涨已成为新加坡面临的重大挑战。麻醉术前评估门诊（preoperative evacuation center, PEC）和当日入院中心（same day admission, SDA）的设立使择期手术患者当天入院的设想成为可能，减少手术前住院时间并为当天入院的术后患者腾出床位。患者在手术前一天晚上仍可以享受在自己家中休息的好处，并且减少了住院费用。

一、新加坡中央医院（SGH）术前评估门诊的发展

（一）初步设立

新加坡中央医院在2005年年初设立了一个专门的麻醉术前评估门诊（PEC），主要针对当时最早设立当日入院病房的骨科当日入院手术患者。这个初始设置并不令人满意，原因有以下几点。

（1）没有适当的预约系统，许多患者在问诊了相应的手术专科后才来PEC，导致清晨期间的平静和下午晚些时候的过度拥挤。

（2）麻醉术前评估门诊工作量少而无法预测，无法派驻麻醉顾问医师到门诊咨询有问题的术前门诊病例。

（3）大多数实验室结果在患者离开术前门诊之前尚未准备好，实验室结果不佳的患者必须在另外一天返回中央医院进行其他检查。

（4）没有专门的血化验站和心电图室，患者不得不去附近专科门诊的血化验站和心电图室。

（5）没有适当的术前门诊协商费用来收回麻醉人力和诊所费用。

（二）正式启用

2007年该院正式启用全面的专用麻醉术前评估门诊，它具有以下理想特性。

（1）在专科门诊（术前评估门诊转诊的主要来源）的主入口附近。

（2）在一楼，便于行动不便的患者。

（3）麻醉评估门诊有自己的注册柜台、血化验站和2间心电图室。

（4）在放射诊断部门对面。

（5）所有麻醉术前评估预约在预定手术前约1周进行。

（6）有2个护士站和4个咨询室，由4名麻醉专科住院医师和麻醉科轮转医师以及1名麻醉顾问医师在现场为复杂的病例提供即时咨询。

所有患者在看麻醉受训住院医师（resident）或轮转住院医师（medical officer）之前都由护士进行体重、身高和血压测量，而门诊的行政工作人员则确保患者的医疗记录已经准备就

绪，可供麻醉医师在门诊咨询时参考。随着2010年电子医疗记录在中央医院的实施，旧的医疗记录已存入电脑随时可供查阅。

（三）2017年新麻醉术前评估门诊

随着旧麻醉评估门诊的业务在10年后达到最大容量，中央医院于2017年正式开设另一个全新麻醉评估门诊，拥有9个咨询室和2个护士站，1个采血站和2个心电图室，还配有营养师和治疗师，以及强化恢复手术后咨询室。为了减少对麻醉受训医师和轮转住院医师的依赖，麻醉评估门诊已经培训了2名高级护士长（APNs）来帮助筛查患者。新的麻醉术前评估门诊提供以下功能。

（1）查阅患者病史和进行体检，优化患者术前情况，根据患者的年龄、病情和手术要求进行术前化验（常规检查指南见图9-1，其他检查见表9-1）。

（2）讨论各种麻醉技术的风险和益处。签署全身/区域麻醉的知情同意书。接受重大手术的ASA Ⅲ级患者将进行手术后进入ICU的咨询。

（3）对患者和家属进行术前禁食指示（表9-2）和手术当天继续或停用药物的宣教。

（4）必要时进行专科转诊。例如，有心脏病体征或症状的择期冠心病患者将根据修改心脏风险指数（RCRI）来决定是否转诊（图9-2、表9-3、表9-4）。必要时推迟手术。

（5）如果有必要，让ASA Ⅲ患者在手术前1～2天入院，以便手术当天负责的麻醉医师可以在手术前进一步对患者检查并优化。

（6）提前告知手术当天负责的麻醉医师有困难气道患者，以便在手术当天准备好处理困难气道的相应设备。

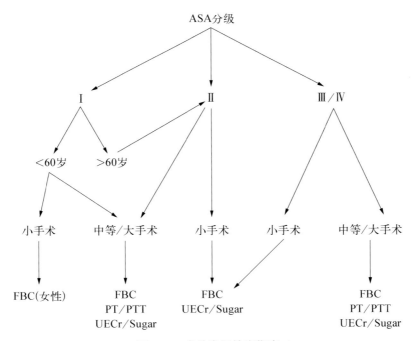

图9-1　术前常规检查指南

FBC：全血计数；PT/PTT：凝血酶原时间测定/部分凝血酶原时间测定；UECr/Sugar：肌酐/糖

表9-1 其他术前检查

检查项目	适 应 证
胸部X线	所有60岁以上患者 合并疾病：如COPD，心肺症状者 手术指征：如胸外科手术，肺部肿瘤筛查 麻醉相关症状：如甲状腺肿大/结节，气管切开手术史
心电图	所有60岁以上患者 心脏病史/活动性心脏症状 改良心脏风险指数得分超过2分
甲状腺功能检测	有甲状腺肿大、服用甲状腺素或抗甲状腺药物的患者 有头颈部放疗史的患者 有甲状腺手术史的患者
肝功能检测	有肝脏、胆囊或酗酒史的患者
动脉血气	由麻醉医师决定

表9-2 术前禁食指示

禁 食 指 示
择期全麻手术，局部麻醉或镇静/镇痛（包括麻醉监控镇静），至少禁食固体食物8 h
术前6 h，为"晚上手术名单"患者提供轻便早餐
术前2 h可摄入清液体
术前1 h可口服药物，伴随少量（最多100 ml）清液体
体重不足20 kg的幼儿，术前6 h喂牛奶，术前2 h喂清水。允许的入量为10 ml/kg
选择性手术新生儿（小于44孕周）和婴儿，至少术前4 h可进食母乳
鼓励成人和儿童在择期手术（含剖宫产手术）前2 h饮用清液体，以减轻患者不适并改善患者的健康状况
对于特殊临床阶段的患者，例如"术后加强恢复"阶段，可在手术前2 h或之前给予口服复合碳水化合物

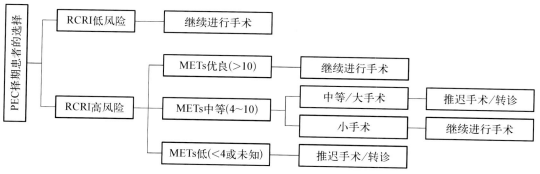

图9-2 麻醉术前评估门诊择期患者的风险评估和选择
RCRI：改良心脏风险指数；METs：代谢当量

表9-3　改良心脏风险指数（RCRI）

项　目	分　数
缺血性心脏病史	1
充血性心衰病史	1
脑血管病史	1
胰岛素治疗的糖尿病	1
慢性肾脏疾病（术前血肌酐＞2 mg/dl 或＞177 μmol/L）	1
腹股沟以上血管、腹内或胸腔手术	1

表9-4　METs量化心衰患者的心功能分级标准

心　功　能	代谢当量（METs）
Ⅰ级	≥7
Ⅱ级	≥5＜7
Ⅲ级	≥2＜5
Ⅳ级	＜2
衡量体力：	
＜5 METs	65岁以下的患者＜5 METs，则预后不良
5 METs	日常生活优先，通常是急性心肌梗死患者恢复的功能储量
10 METs	属于相当正常的健康水平，药物治疗的预后和冠脉搭桥术一样好
13 METs	虽然运动试验有异常表现，但是预后好
18 METs	有氧运动员的体力
22 METs	有充分运动的竞技运动员才能达到的运动量

二、成熟的麻醉门诊术前评估的好处

包括：① 手术室的调度变得更加高效，因为可以预测没有出现在门诊的患者当天来做手术的可能性也不大，因而可以做好取消这台手术的心理准备并为其他患者腾出手术室。② 减少不必要的术前检查。③ 减少转诊，特别是心脏病患者的转诊。④ 能够有效管理快速增长的手术量负荷（在过去10年，即2008—2017年）及术前麻醉门诊量的增加趋势（表9-5）。

2010年全新的专门设计建造的当天入院中心（SDA）正式启用，以进一步提高患者流量和运营效率。当天入院中心具有以下理想特点：① 位于住院手术室的楼下。② 为外科医师或外科住院医师提供9个咨询室，进行术前最后的核查包括有效的知情同意书，并对有需要的患者做好外科手术部位的标记。③ 显著缩短患者到达住院手术室的转送时间（与从病房到住院手术室的长转送时间相比）。④ 减少因术前禁食不当和药物使用错误而导致的手术取消。当天入院中心工作人员将利用咨询室在每天下午2时后打电话给第二天进行手术的患者,根据麻醉术前门诊记录单上的指示再次提醒患者禁食的时间和手术当天早上药物的取舍,并询问患者有否感冒症状和体征,必要时咨询负责的麻醉医师和外科医师,重新安排手术时间。⑤ 通过减少"患者没来门诊"来提高手术室的使用率:没有出现在麻醉术前门诊且手术前一天仍然无法联系到的患者可以安全地从手术单的列表中删除。

表9-5 门诊手术十年增长量(2008—2017年)

部　门	年　份										总　计
	2008	2009	2010	2011	2012	2013	2014	2015	2016	2017	
整形外科	1 582	5 707	5 369	5 004	5 484	5 261	4 704	4 771	4 912	5 566	48 360
普通外科及亚专业	1 009	3 007	2 779	2 694	3 226	3 408	3 730	4 008	4 617	5 162	33 640
泌尿科	347	1 179	1 103	1 069	1 810	2 106	1 923	2 088	2 324	2 287	16 236
妇产科	536	1 894	1 530	1 389	1 607	1 465	1 443	1 335	1 341	1 382	13 922
耳鼻咽喉科	396	1 273	953	919	1 244	998	1 088	1 023	1 073	1 299	10 266
整形烧伤科	191	635	702	703	686	587	556	473	501	605	5 639
结直肠外科	22	17	14	88	438	689	777	1 062	1 125	1 334	5 566
手外科	138	222	46	47	197	164	252	301	363	438	2 168
心胸外科	9	12	25	14	55	51	68	132	834	940	2 140
神经外科	2	186	232	206	191	183	178	200	216	243	1 837
牙　科	37	133	142	157	179	210	221	190	193	224	1 686
肾脏科	3	9	12	23	25	85	66	97	63	87	470
康复医学	3	13	30	28	27	28	34	43	49	48	303
胃肠肝脏科	1		1	2		6	13	35	47	95	200
其　他	17	57	48	27	40	43	34	39	89	107	501
总　计	4 293	14 344	12 986	12 370	15 209	15 284	15 087	15 797	17 747	19 817	142 934

三、ASA Ⅰ级患者的电话采访

随着技术的进步和患者富裕程度的提高,针对ASA Ⅰ级患者尤其是只进行日间小手术的患者是否有进行术前门诊咨询的必要提出了质疑。现已开始在日间手术中接受电话访问和筛查ASA Ⅰ级患者,以减少不必要的路上和咨询时间。麻醉术前门诊将更好地用于服务ASA Ⅱ级及以上患者。2012年的数据收集显示PEC患者仅有19%为ASA Ⅰ级,多数为ASA Ⅱ级(63%),ASA Ⅲ级(17%)和ASA Ⅳ级(1%)。

(吕安祺　林文龙)

----------------------------------- 参 考 文 献 -----------------------------------

［ 1 ］ Association of Anaesthetists of Great Britain and Ireland. Pre-operative assessment and patient preparation — The role of the anaesthetist 2［M］. London: AAGBI, 2010.

［ 2 ］ Blitz J D, Kendale S M, Jain S K. Preoperative evaluation clinic visit is associated with decreased risk of in-hospital postoperative mortality［J］. Anesthesiology, 2016, 125: 280−294.

［ 3 ］ Badner N H, Craen R A, Paul T L, et al. Anesthesia preadmission: A new approach through use of a screening questionnaire［J］. Can J Anaesth, 1998, 45: 87−92.

［ 4 ］ Chung F, Yuan H, Yin L, et al. Elimination of preoperative testing in ambulatory surgery［J］. Anesthesia Analgesia, 2009, 108: 467−475.

［ 5 ］ Lee J A. The anesthetic outpatient clinic［J］. Anaesthesia, 1949, 4: 169−174.

［ 6 ］ Chase C R, Merz B A, Mazuzan J E. Computer assisted patient evaluation (CAPE): a multi-purpose computer system for an anesthesia service［J］. Anesthesia & Analgesia, 1983, 62: 198−206.

［ 7 ］ Digner M. At your convenience: preoperative assessment by telephone［J］. J Perioper Pract, 2007, 17: 294−301.

［ 8 ］ Edwards A F, Slawski B. Preoperative Clinics［J］. Anesthesiology Clinics, 2016, 34: 1−15.

［ 9 ］ Ferschl M B, Tung A, Sweitzer B, et al. Preoperative clinic visits reduce operating room cancellations and delays［J］. Anesthesiology, 2005, 103: 855−859.

［10］ Fischer S P. Development and effectiveness of an anesthesia preoperative evaluation clinic in a teaching hospital［J］. Anesthesiology, 1996, 85: 196−206.

［11］ Lew E, Pavlin D J, Amundsen L. Outpatient preanaesthesia evaluation clinics［J］. Singapore Med J, 2004, 45: 509−516.

［12］ Gupta A, Gupta N. Setting up and functioning of a preoperative clinic［J］. Indian J Anaesth, 2010, 54: 504−507.

［13］ NHS Modernisation Agency. 10 high impact changes for service improvement and delivery, Longdon. Department of Health publications, 2004.

［14］ Aptelbaum J L, Connis R T, Nickinovich D G, et al. Practice advisory for preanesthesia evaluation: an updated report by the american society of anesthesiologists task force on preanesthesia evaluation［J］. Anesthesiology, 2012, 116: 522−538.

［15］ Quemby D J, Stocker M E. Day surgery development and practice: key factors for a successful pathway［J］. CEACCP, 2014, 14: 256−261.

［16］ Toftgaard C, Parmentier G. International terminology in ambulatory surgery and its worldwide practice. In: Lemos P, Jarrett P E M, Philip B (eds). Day surgery-development and practice［M］. London: International Association for Ambulatory Surgery, 2006: 35−60.

［17］ Vaghadia H, Fowler C. Can nurses screen all outpatients? Performance of a nurse based model. Can J Anaesth, 1999, 46: 1117−1121.

［18］ Verma R, Alladi R, Jackson I, et al. Day case and short stay surgery: 2. Anaesthesia, 2011, 66: 417−434.

［19］ Wijeysundera D N, Sweitzer B J. Chapter 38. Preoperative evaluation. In: Miller R D (eds). Miller's Anesthesia［M］. New York: Churchill-Livingstone. 2015, 1085−1155. e7.

［20］ Yen C, Tsai M, MacarioA. Preoperative evaluation clinics［J］. Current Opinion in Anesthesiology, 2010, 23: 167−172.

第十章
日间手术的设备配置和监测要求

虽然日间手术相对于综合手术室的手术而言,时间较短,难度较低,患者一般情况较好,但不管什么样的手术,麻醉都没有"简化版",需要与综合手术室一样,备齐各种麻醉设备、监测设备和抢救设备。文献报道临床上人为错误造成患者的并发症甚至死亡较麻醉设备的故障高3倍,因此,如何正确合理地使用和维护麻醉设备,是确保手术麻醉患者安全的关键,应引起麻醉医师的高度重视。本章就日间手术室的各种常用设备做一简单介绍,特别是这些设备使用的注意事项及错误的预防和处理。

为了安全合理地使用手术室设备,需要考虑以下几方面:① 仪器所涉及的电能影响,如负荷过大等。② 仪器使用寿命和老化的问题。③ 几种仪器合用时相互影响,如电刀与起搏器,有创血压计与某些仪器合用产生微电击,电刀与某些仪器合用产生灼伤。④ 仪器的重量,单位面积承重,病房为180 kg/m²,手术室为300 kg/m²。⑤ 仪器的消毒,频繁使用的仪器易产生交叉感染。⑥ 仪器与连接管道,特别是接口处发生脱落或泄漏。⑦ 人为的仪器操作错误,这是所有错误中最容易产生又最容易避免的。

第一节　麻醉设备及注意事项

日间手术和综合手术室的手术相比,种类较少、难度也较低,但随着日间手术理念的拓展,甚至ASA Ⅲ级患者或更重的患者也进入日间手术的队列,这使日间手术室的麻醉医师也有可能面对特别肥胖、婴幼儿、呼吸道疾患如老慢支等患者,所以日间手术室需要配备具有与综合手术室相当功能的现代麻醉机。整个日间手术中心若是新建,可考虑统一麻醉机,这样麻醉医师对于麻醉机的熟悉和掌握则能够尽可能降低由于仪器不熟悉所引起的意外操作。本节主要简介麻醉机使用中的注意事项。

一、回路系统的泄漏和阻塞

呼吸回路系统的完整性测试,包括共同输出口至Y接口之间的所有部件。试验分为泄漏试验和活瓣功能试验两部分,均需在麻醉前完成。泄漏试验时,关闭放气阀,堵住Y接头,快速充氧使回路内压力达30 cmH₂O左右,如有泄漏,压力将不能保持。进行活瓣功能试验时,取下Y接头,试验者分别通过吸气和呼气螺纹管进行呼吸。若活瓣功能正常,吸气螺纹管只能吸气不能呼出,而呼气管只能呼出不能吸入。最常见涉及通气回路的错误有:突发的管道脱落;传输气体压力过高;管道漏气;管道错误连接;通气活瓣失灵;机械动力失灵。麻醉期间应严密监测,及时发现并纠正可能的意外。

低压系统的泄漏可以引起患者缺氧或术中知晓。低压系统的泄漏试验主要检查流量控制阀至共同输出口之间的完整性。流量表的玻璃管和蒸发器及其衔接处是泄漏的常见部位。目前常用麻醉机的低压系统中均有止回阀,所以正压漏气试验(图10-1)有时不一定能检出泄漏,还需要做负压漏气试验(图10-2)。

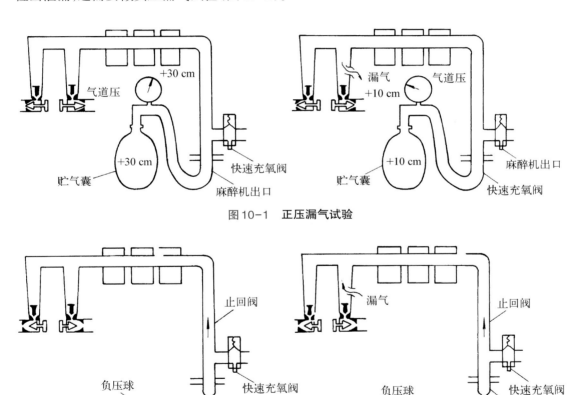

图10-1 正压漏气试验

图10-2 负压漏气试验

二、二氧化碳吸收罐

二氧化碳吸收罐中的碱石灰与常用麻醉药接触并不产生毒性物质,但碱石灰能一定程度地分解七氟烷,分解速率与温度有关,虽然无明显的毒性作用,仍应引起注意。吸入麻醉药与钠石灰作用可产生有毒的复合物A(三氟甲基乙烯醚),有肾毒作用,与碱石灰接触可产生 A～E 5 种化合物。已知化合物 A（乙烯醚 PIFE）对肾脏有毒性作用,临床情况（32 ppm, 0.003 2%）其浓度与新鲜气流速呈反比。下列情况可致化合物 A 浓度升高:新鲜气流量低（＜1 L/min）,碱石灰过于干燥或碱石灰温度升高（＞45℃）,吸入七氟烷浓度过高、麻醉时间长（＞2 MAC·h）及体温升高。

地氟烷、恩氟烷和异氟烷含二氟甲基醚基团,在 CO_2 吸收剂催化下产生 CO。同等 MAC 时,CO 产生:地氟烷＞恩氟烷＞异氟烷。地氟烷 CO 中毒发生率为 1/200～1/2 000。预防毒性物质产生应使用新鲜钠石灰,含水量 13% 时不会产生 CO,所以应防止钠石灰脱水,如用 10 L/min 供气,48 h 后钠石灰含水量下降 4%,为防止 CO_2 吸收罐温度升高应避免长时间吸入全麻药。

使用二氧化碳吸收罐的注意事项:① 必须装满碱石灰,可以提高碱石灰的使用寿命。② 二氧化碳吸收罐过热时,应及时更换并行降温处理。③ 碱石灰失效时应及时更换,以免造成二氧化碳蓄积。③ 碱石灰常以不同的指示剂来显示,但有指示剂发生颜色改变时,需要及时更换。④ 对于时间较长的手术,需要在术中予以更换,更换时可以人工气囊通气进行过渡。现代高档麻醉机有临时特殊通路通气,不需要人工呼吸过渡,但更换吸收罐后需要重新检查回路的完整性。

三、蒸发器（挥发罐）

麻醉机上可装有 2～3 种不同吸入麻醉药的蒸发器,目前常见的为异氟烷、七氟烷和地氟烷,因有互连锁定装置,可以防止同时开启 2 种蒸发器。使用蒸发器注意事项:① 专用蒸发器不可加错药液,不然其浓度不准确,且有危险。② 不可斜放,不然药液进入旁路,使蒸发浓度升高。③ 药液不能加入过多,不能超过玻璃管刻度指示。④ 气流太多或突然开启可产生湍流,药液易进入呼吸环路。⑤ 倒流:是由于气流方向接错所引起,蒸发器入口和出口有标记,不应接错。⑥ 浓度转盘错位,导致浓度不准确。⑦ 漏气,应事先加强检查。⑧ 要深刻理解吸入浓度和肺泡浓度（MAC）等概念,以便掌握麻醉深度。

地氟烷蒸发器需要电加热并保持 39℃ 恒温,使蒸发室内的地氟烷蒸气压保持 200 kPa（2 个大气压）。新鲜气流（O_2 和 N_2O）并不进入蒸发室,通过电路将地氟烷气流调节至与新鲜气流相同的压力,再经刻度转盘调节浓度后输出。新鲜气流增加,工作压力相应增加。在特定转盘刻度下,在不同新鲜气流时流入气流的比例不变,从而保证蒸发器的恒定输出。较新颖的蒸发器属于可变旁路、电子控制型蒸发器,Zeus 和 ADU 麻醉机能自动识别常用的 5 种吸入麻醉剂。流量传感器、压力传感器和温度传感器监测到的信息均汇总到中央处理器,调节蒸发室气体的流量,达到浓度控制转盘所设定的浓度。

四、麻醉呼吸机

麻醉呼吸机有气动、电动电控和气动电控三种类型。气动电控型常以氧气或压缩空气驱动。由于氧气无尘埃和水,对呼吸部件影响小,故优于压缩空气。电动电控型呼吸机无须驱动气体,可节约氧气。使用麻醉呼吸机的注意事项包括:① 使用者应熟悉所用麻醉呼吸机的结构原理，特别是手动与机械通气的转换装置。② 根据个体情况，设置合理的机械通气参数，一般成人 VT 8～10 ml/kg（小潮气量 6～8 ml/kg），VE 90～100 ml/kg，RR 12～16 次/min；小儿 VT 10～12 ml/kg；VE 100～120 ml/kg，RR 16～20 次/min；吸呼比一般设置为 1:（1.5～2）。③ 麻醉前应先开机，观察呼吸机的活动情况，并进行报警上下限的设置。④ 使用机械通气后，应监测 SpO_2 和 $P_{ET}CO_2$，并根据 $P_{ET}CO_2$ 调整通气参数，较长时间机械通气或危重老年患者，应进行血气分析以指导通气参数的精确调整。Dräger 麻醉机有新鲜气体隔离阀在吸气时阻止新鲜气体进入回路，这样患者只接受来自活塞方面的气体，设定潮气量与呼出气潮气量之间相互关系就不受影响。而 GE 麻醉呼吸机在呼吸回路吸气端和呼气端各有一个流量传感器，可随时调节并确保潮气量的正确。⑤ 及时处理报警信息，找出原因，合理解决。⑥ 麻醉机从手动通气转为机控通气时，如果对呼吸机结构及操作不熟练，错误的按压按钮等会造成人为操作错误。例如，部分机型在面板上按压机控按钮后，还需将 APL 阀转向机控方向，并应观察呼吸机工作情况，不然可能会引起患者窒息。⑦ 使用麻醉呼吸机，同时应在手边备好简易呼吸回路，以防万一断电、断气时进行人工通气。⑧ 有关气道压力，传统麻醉机在机器呼吸环路中安装有压力限制器，但有时也需要事先手动设置以维持压力低于临床极限。但有些麻醉机在气道压超出事先设定值时仅有报警而无限压装置，患者可由于吸气相使用快速充氧装置而发生危险。定容型呼吸机如果风箱未能完全复位，可能使有自主呼吸的患者发生呼吸"堆积"。各种麻醉机气道压力监测仪器的位置各不相同。压力监测设备多位于设备端与吸气阀处，也可位于 Y 形接头处。现在大多数 APL 阀都具有调节器，可提供 CPAP 通气，Dräger 机型能迅速地完全打开 APL 阀，及时释放气道压力，以免造成气压伤。PCV 通气时，通过给予减速吸气流速可以很快达到预期的气道压力。麻醉机最初应自动提供高流速气体，这样能快速达到预期压力设置；若预设的流速太低，可能达不到预期的压力水平。提供反比通气的机型，通过延长呼气相时间可增加气道平均压力。⑨ 麻醉呼吸机的通气模式为成人常用间歇正压常气（IPPV），小儿用压力控制通气（PCV）。

五、残气清除系统

残气清除系统减少了手术室内污染，但也增加了麻醉机的复杂性。可能存在的主要问题是残气清除系统的管道堵塞引起正压或负压传到患者呼吸回路。排气管道的堵塞常使呼吸回路压力过高。常见原因有：麻醉机轮子压住了排气管；管道扭曲打折；异物堵塞；管道接错等。若未及时识别处理，可造成患者肺部气压伤危险。有时也会导致负压过大，主要是负压释放阀或开口因尘埃积聚或胶布、塑料袋等异物阻塞，或者真空泵负压过大，可造成患者呼吸回路内气体被大量抽出，影响麻醉机的正常工作。为避免残气系统故障，除工程师定期检查保养外，使用时重视机器和患者参数相当关键，特别是发现无法解释的气道压力变化，需要考虑残气系统可能的故障。

六、麻醉机的安全检查

开启麻醉机后，麻醉工作站会自动校验，但麻醉医师在每天的第一例麻醉开始前，应对麻醉机进行严格的、完整的安全检查，麻醉前亦应进行必要的安全检查。表10-1列出了1993年FDA推荐的麻醉机检查提纲，虽然该指南问世很早，但基本涵盖了麻醉机检查的核心内容。对于特定的麻醉机，可能有某些特定的检查步骤，应在使用前参考麻醉机的操作手册加以补充。

虽然日间手术多数短小、周转快，但对于麻醉前麻醉机的必要检查仍不可少，这些步骤所花费的数分钟关系到患者的安全与预后。

表10-1 麻醉机的检查常规（1993年FDA推荐）

（一）紧急通气装置
　　1. 确定备有功能完好的通气装置

（二）高压系统
　　2. 检查钢瓶氧气源
　　　（1）开启钢瓶阀门，证实钢瓶内至少有半筒的氧气容量。
　　　（2）关闭阀门。
　　3. 检查中央管道供气系统
　　　正确连接，压力在4 kg/cm^{2}左右。

（三）低压系统
　　4. 检查低压系统的初始状态
　　　（1）关闭流量控制阀，关闭蒸发器。
　　　（2）蒸发器内药液在最高与最低水平线之间，旋紧加液帽。
　　5. 进行低压系统的漏气试验
　　　（1）麻醉机电源主开关和流量控制阀均处于关闭状态。
　　　（2）将专用的负压测试与共同（新鲜）气出口处相连。
　　　（3）挤压测试球，使之完全萎陷。
　　　（4）观察测试球维持萎陷状态至少10 s以上。
　　　（5）打开蒸发器浓度钮，重复（3）（4）步骤。
　　6. 打开麻醉机的主电源开关和其他电子仪器的开关
　　7. 流量表测试
　　　（1）将所有气体流量表开至满量程，观察浮标移动是否平稳，有无损坏。
　　　（2）有意调节输出缺氧性的O_2/N_2O混合气，观察流量和报警系统工作是否正常。

（四）残气清除系统
　　8. 检查残气清除系统
　　　（1）确保残气清除系统与可调压力限制阀（APL）和呼吸机的释放阀准确连接无误。
　　　（2）调整真空系统的负压（必要时）。
　　　（3）完全开大APL阀，堵住Y接头。
　　　（4）减少每分钟氧流量，残气清除系统的储气囊能完全萎缩。
　　　（5）按快速充氧钮，残气清除系统的储气囊能充分膨胀，而回路内压力 < 10 cmH$_2$O。
　　　（6）检查残气清除的排气管通畅，无扭曲堵塞现象。

（五）回路系统
　　9. 氧浓度校正
　　　（1）进行21%氧的空气校正。
　　　（2）测试低氧报警功能。

（续表）

　　（3）氧传感器插入呼吸环路,进行快速充氧充盈呼吸回路。
　　（4）氧浓度监测仪显示＞90%。
　10. 检查呼吸回路的初始状态
　　（1）设定手动呼吸模式。
　　（2）呼吸回路完整无损、无梗阻现象。
　　（3）确认二氧化碳吸收罐无误。
　　（4）必要时安装其他部件,如湿化器、PEEP阀等。
　11. 进行回路系统泄漏试验
　　（1）关闭气流到零(或最小)。
　　（2）关闭APL阀,堵住Y接头。
　　（3）快速充氧,回路内压力至30 cmH₂O左右。
　　（4）确保压力维持至少10 s。
　　（5）打开APL阀,压力随之下降。

（六）手控和自动通气系统
　12. 检查呼吸机和单向阀
　　（1）Y接头接上另一贮气囊(模拟肺)。
　　（2）设定相应的呼吸机参数。
　　（3）设定为呼吸机模式。
　　（4）开启呼吸机,快速充氧,使风箱充盈。
　　（5）降低氧流量达最小,关闭其他气流达零。
　　（6）证实风箱在吸气期能输出相应潮气量,而呼气期能自动充满。
　　（7）将新鲜气流设定为5 L/min。
　　（8）证实呼吸机能使模拟肺充盈和相应放空,呼气末无过高的压力。
　　（9）检查单向活瓣的活动正常。
　　（10）呼吸回路的其他装置功能正常。
　　（11）关闭呼吸机开关,转换为手控呼吸模型(Bag/APL)。
　　（12）手控皮囊,模拟肺不张缩正常,阻力和顺应性无异常。
　　（13）移去Y接头上的皮囊。

（七）监测
　13. 检查、标定各种监测仪,设定报警的上下限,包括:
　　（1）呼气末二氧化碳。
　　（2）脉率氧饱和度。
　　（3）氧浓度分析。
　　（4）呼吸机容量监测(潮气量表)。
　　（5）气道压力监测(上下限报警)。

（八）最后位置
　14. 检查后麻醉机的状态
　　（1）蒸发器置于关闭。
　　（2）APL活瓣开放。
　　（3）呼吸模式置于手控模式。
　　（4）所有流量表为零(或达最小)。
　　（5）患者负压吸引系统水平合适。
　　（6）患者回路系统准备妥当,待用。

在安全检查中,氧浓度监测是评估麻醉机低压系统功能是否完好的最佳手段,用于监测流量阀以后的气体浓度的变化。将氧传感器置于空气中,进行21%氧校正尤为重要。

七、麻醉机的监测设备

麻醉机呼吸回路系统监测指标应包括压力、容量、呼气末二氧化碳、呼吸气体及气体流量等,监测仪在使用前应检查和校验其功能和正确性。

(一) 压力监测

现代麻醉机都有压力传感器,并有压力波形和数字吸气峰压(PIP)显示在屏幕上。一般机械通气时,PIP在成人为20 cmH$_2$O,儿童为12～15 cmH$_2$O。设置气道压力报警范围,低压为10 cmH$_2$O,高压为40 cmH$_2$O。压力低于或超过报警范围则发出报警声。低压报警说明回路有漏气,高压报警说明有回路阻塞或气体不能排出。

(二) 容量监测

在呼吸回路吸入端和呼出端均有流量传感器,测定吸气潮气量和呼气潮气量,如有少量漏气,呼吸机可自动补偿。呼吸频率和吸呼比调节和监测,还可显示每分通气量。同时也可监测肺顺应性(压力容量环)。

(三) 吸入气体监测

(1) 氧浓度监测 氧浓度监测非常重要,并设有高氧和低氧警报。监测氧浓度传感器目前主要分为氧电池传感器和顺磁式氧传感器。氧电池传感器较常用,一般使用1年左右需更换氧电池,不使用时将传感器脱离高浓度氧可延长使用时限;顺磁式氧传感器使用时限较长。氧浓度监测的意义:① 为麻醉机和呼吸机输送合适浓度的氧提供保证,低氧时发出警报防止仪器故障和气源错误(如O$_2$与N$_2$O及CO$_2$错接),保障患者生命安全。② 输送精确浓度的氧,以适应治疗患者的需要、防止氧中毒并发症及防止激光手术用高氧引发燃烧。③ 测定吸入氧浓度(FiO$_2$),计算患者P$_A$O$_2$、呼吸指数等呼吸功能参数,为病情估计和预后提供有用指标。④ 测定吸入氧浓度和呼气末氧浓度差(F$_{I-E}$TDO$_2$),可早期发现通气不足、氧供需失衡和缺氧。

(2) 呼气末二氧化碳监测 是保障患者通气安全的不可缺少的重要设备。可及时发现呼吸意外和机械故障,如呼吸管道脱落、漏气、阻塞以及活瓣失灵时,CO$_2$波形的变化或消失(详见本章第二节)。

(四) 麻醉气体监测

监测吸入气和呼出气中麻醉药浓度,可了解患者对麻醉药的摄取和分布,正确估计患者对麻醉药的耐受量和反应,在低流量、重复吸入或无重复吸入装置中,安全地使用强效挥发性麻醉药。

最低肺泡有效浓度是反映吸入麻醉药效能的指标,指在一个大气压下50%的患者对刺激无反应的肺泡麻醉气体最低浓度。MAC值越低,相对麻醉作用越强,两种麻醉药合用时,其MAC值相加。

第二节　围术期监护仪简介和使用注意事项

临床上围术期常用的监护仪主要包括循环功能和呼吸功能的监护,也包括一些特殊体征的监测。在临床工作中需要根据患者的病情程度,预计疾病的转归与预后等情况,选择合适可靠的监测设备,从而能够及时获取患者的生命信息,指导临床合理处理和治疗。

虽然多数日间手术相对而言"短、小、快",但还有相当的"中、大、略慢"的手术,加之患者存在各种并发症的风险,每间日间手术室应按照综合手术室常规配备监护仪,日间手术中心还应准备一些有创的、复杂的、完善的监测设备,并保持这些不常用设备能随时使用。

对于一般患者,血压等指标可采用间歇性获取,但对于危重患者,宜采用连续血压监测,而且在血压、ECG、脉搏氧饱和度、呼气末二氧化碳、体温监测这五项全麻基本监测项目以外,还应增加心功能指标、呼吸力学指标的实时监测。有条件的还可监测镇静水平和肌松药作用。

其他需要配备的包括床边X线机、B超仪、彩色心脏超声仪、血气分析仪等。这些设备可以在第一时间帮助医师发现患者的问题,及时进行处理。但对于麻醉科医师而言,如何熟练操作、准确判读,需要进行相关的培训。较大的医院应该配备一定的专业人员,定时检修维护监护仪器,进行校准。以下简单介绍一些常用监测项目的特点和注意事项。

一、心电图

(一) 适应证

所有日间医疗麻醉患者均应常规心电图监测。对于以下患者有条件应同时监测2个或2个以上的导联:① 心脏病患者施行心脏或非心脏手术。② 老年和重危患者。③ 各类综合征如病窦综合征、长Q-T间期综合征等患者。④ 心律失常和传导阻滞患者。⑤ 严重电解质紊乱和COPD及呼吸衰竭患者等。

(二) 临床意义

(1) 术前心电图(ECG)检查意义　① 可诊断心律失常,如心动过速或心动过缓,室性和室上性心律等。② 对缺血性心脏病如心肌缺血或心肌梗死有重要价值。③ 可判断心脏扩大,如与高血压有关的左心室肥大,左心室扩大提示二尖瓣狭窄。④ 诊断心脏传导阻滞,窦房或房室传导阻滞,决定是否要安置起搏器。⑤ 对电解质紊乱和某些药物影响有一定意义,如低血钾和洋地黄影响。⑥ 有助于心包疾病的诊断,如心包炎和心包积液等。

(2) 围术期心电图监测意义　① 持续显示心电活动,及时发现心率变化。② 持续追踪心律,及时诊断心律失常。③ 持续观察ST段、u波等变化,及时发现心肌损害与缺血,以及电解质紊乱等变化。④ 监测药物对心脏的影响,作为用药剂量的参考和依据。⑤ 判断心脏起搏器的功能,评估其功能和药物治疗的效果等。

（三）注意事项

（1）使用ECG监测仪前应详细阅读说明书，熟悉操作方法，一般应先插上电源，开机预热，贴好电极，接上电源导线，调整图像对比及明暗，使显示和记录清晰，每次心跳有声音发出，音响可适当调节，然后设置心率警报上下限，患者在治疗前或进入重症监测治疗病房时，做一次ECG记录，供对照和保存。

（2）造成ECG伪差的原因　① 肌颤可引起细小而不规则的波动，可被误认为房颤。麻醉期间，患者发生局麻药毒性或输液反应时，也可发生肌颤，致使观察和记录困难。但较好的ECG监测仪均有防止肌颤产生杂波的功能，而能获得清晰的图像。② 呃逆或呼吸使横膈运动增加，可造成基线不稳，同时影响QRS综合波的高度，尤其是Ⅲ和aVF导联较明显。呼吸还可使纵隔移位、静脉回流减少、心室末容量增多、QRS综合波振幅高。失血可导致QRS综合波振幅减低。③ 电极与皮肤接触不好及导线连接松动或断裂，可使基线不稳，大幅度漂移或产生杂波。应将电极涂上电极膏，与皮肤必须紧密接触，接牢导线的接头，尽可能避免大幅度呼吸运动。④ 电力干扰，此种干扰是射频800～2 000 Hz、交流电频率60 Hz及低频电流0.1～10 Hz的综合影响，使ECG波形紊乱，无法辨认，心率也不能计数。其他电器设备，如电风扇、照明灯、X线机及电动手术床等，也可能干扰ECG监测。

（3）消除伪差和防止干扰，应采取以下措施：① 一次性使用电极，加用电极膏，皮肤用乙醇擦干净，减少皮肤电阻，干后电极紧贴皮肤，使用质量较好的氯化银电极。② 接紧各种接头，使电流传导良好。③ 暂时拔除其他电器插头。④ 接好ECG监测仪的地线。

二、血压

（一）适应证

（1）无创血压监测　麻醉手术围术期的常规监测项目。

（2）有创血压监测　日间手术较少使用。

（二）监测方法

（1）无创血压测量法的注意事项　① 袖套宽度要恰当，袖套过大，血压偏低，袖套较小，血压偏高。袖套松脱时血压偏高，振动时血压偏低或不准确。袖套宽应为上臂周径的1/2，小儿需覆盖上臂长度的2/3。放气速度以每秒2～3 mmHg为准。快速放气时收缩压偏低；放气太慢，柯氏音出现中断。高血压、动脉硬化性心脏病、主动脉狭窄、静脉充血、周围血管收缩、收缩压＞220 mmHg以及袖套放气过慢，易出现听诊间歇。肥胖患者即使用标准宽度的袖套，血压读数仍偏高，与部分压力作用于脂肪组织有关。测量时，血压计的零点须对准心脏水平，应定期用汞柱血压计作校正，误差不可超过±3 mmHg。② 收缩压＜60 mmHg时，振荡测压仪将失灵，即不适用于严重低血压患者。每次自动测压需时1～2 min，无法连续显示瞬间的血压变化。因此，用于血压不稳定的重危患者显然不够理想，特别是不能及时发现血压骤变。

（2）有创血压测量法　常用左腕部桡动脉，桡动脉位于桡骨下端（茎突）和桡侧屈腕肌腱之间的纵沟内。桡动脉形成掌深弓，并与尺动脉汇成掌浅弓，掌浅弓血流88%来自尺动脉，桡动脉穿刺插管前，如怀疑桡动脉血供有问题，可用超声检查证实。小儿、肥胖或穿刺困难者用超声引导。

注意事项：① 有创直接血压测压较无创测压高5～20 mmHg，股动脉压较桡动脉压高10～20 mmHg，而舒张压低15～20 mmHg。② 必须预先定标零点：将换能器接通大气，使压力基线定位于零点。③ 压力换能器应平齐于第4肋间腋中线心脏水平，低或高均可造成压力误差。④ 压力换能器和放大器的频率应为0～100 Hz，测压系统的谐频率和阻尼系数为0.5～0.7。阻尼系数过高增加收缩压读数，同时使舒张压读数降低，而平均动脉压变化较小。仪器需定时检修和校对，确保测压准确性和可靠性。⑤ 测压径路需保持通畅，不能有任何气泡或凝血块。经常用肝素盐水冲洗，冲洗时压力曲线应为垂直上下，提示径路畅通无阻。⑥ 测压装置的延长管不宜长于100 cm，直径应大于0.3 cm，质地需较硬，以防压力衰减，同时应固定好换能器和管道。⑦ 注意观察：一旦发现血栓形成和远端肢体缺血时，必须立即拔除测压导管。

（三）临床意义

动脉血压反映心脏后负荷、心肌氧耗、做功及脏器和周围组织血流灌注，是判断循环功能的重要指标。组织灌注除取决于血压外，还与周围血管阻力有关。若周围血管收缩，阻力增高，虽血压不低，但组织血流灌注仍然不足。不宜单纯追求较高血压。

（四）创伤性测压的并发症

（1）血栓形成与动脉栓塞　血栓形成率为20%～50%，手部缺血坏死率＜1%。原因：① 置管时间过长。② 导管过粗或质量差。③ 穿刺技术不熟练或血肿形成。④ 重症休克和低心输出量综合征。⑤ 动脉栓塞发生率桡动脉为17%，股动脉和足背动脉发生率较低。防治方法：① 用超声测定尺动脉血流。② 注意无菌操作。③ 减少动脉损伤。④ 经常用肝素稀释液冲洗。⑤ 发现末梢循环欠佳时，应停止测压，并拔除动脉导管，必要时可急诊手术取出血块等。现采用一次性压力换能器，带有动脉管路持续冲洗功能，安全性已大大提高。

（2）动脉空气栓塞　严防动脉空气栓塞，换能器和管道必须充满肝素盐水，排尽空气，应选用袋装盐水，外围用气袋加压冲洗装置。

（3）渗血、出血和血肿。

（4）局部或全身感染　严格无菌技术，置管时间最长1周，如需继续应更换测压部位。

三、脉氧饱和度

脉搏-血氧饱和度仪主要监测动脉内血红蛋白与氧结合的程度，并能同时显示脉率。其优点为不需定标，可以连续监测，即刻反映动脉的血红蛋白氧饱和度。

（一）影响因素

（1）氧离曲线为S形，在SpO_2处于高水平时，PaO_2可能已经开始下降，所以SpO_2不能反映PaO_2的同等变化。

（2）如果血红蛋白发生变化，如贫血等情况就可能会影响SpO_2的准确性。

（3）血流动力学变化。SpO_2的测定基于充分的皮肤动脉灌注。在重危患者，若其心排血量减少，周围血管收缩以及低温时，监测仪将难以获得正确信号。

（4）亚甲蓝等染色剂静脉注射后可影响SpO_2的测定，使SpO_2低于SaO_2。

（二）注意事项

（1）作为一项连续性的生命体征指标，围术期需要动态观测其变化。在观测SpO_2时，不应放弃对于呼吸的观察，特别是不插管或不使用通气道的患者，在SpO_2下降以前，可能就存在体内氧含量的减少。

（2）根据年龄、体重选择合适的探头，放在相应的部位。手指探头常放在示指，使射入光线从指甲透过，固定探头，以防影响结果。

（3）指容积脉搏波显示正常，SpO_2的准确性才有保证。

（4）避免外界因素干扰，红外线及亚甲蓝等染料均使SpO_2降低。

（5）如手指血管剧烈收缩，SpO_2即无法显示，用热水温暖手指，或用1%普鲁卡因2 ml封闭指根，往往能再现SpO_2。

四、中心静脉置管和测压

经颈内静脉或锁骨下静脉，将导管插至上腔静脉，也可经股静脉用较长导管插至下腔静脉，测量中心静脉压，进行肺动脉插管，抽取静脉血，并可输液或输注高渗性溶液和特殊静脉用药。日间手术患者有适应证或可能存在手术变复杂或并发疾病围术期急性加重等情况时，需要尽早积极放置中心静脉导管。

（一）适应证和禁忌证

（1）适应证　① 大中手术，尤其是心血管、颅脑和腹部大而复杂的手术。② 大量输血。③ 脱水、失血和血容量不足。④ 各类休克。⑤ 心力衰竭。⑥ 老年危重患者等。⑦ 术后需长期输液或静脉抗生素治疗，以及全胃肠外营养治疗。⑧ 建立外周静脉通路困难，或患者需要迅速补充血容量而外周不能满足补液需要。

（2）禁忌证　① 穿刺部位存在感染。② 患有上腔静脉综合征，不能行上肢静脉或颈内静脉穿刺置管。③ 近期安装过起搏器的患者慎用。④ 凝血功能障碍患者为相对禁忌证。

（二）注意事项

（1）操作前需签署知情同意书。

（2）判断导管插入上、下腔静脉或右房，决非误入动脉或软组织内。

（3）将换能器或玻璃管零点置于第4肋间腋中线水平（右心房水平）。

（4）确保静脉内导管和测压管道系统内畅通，无凝血、空气，管道无扭曲等。

（5）严格遵守无菌操作。

（6）操作完成后常规听双侧呼吸音，怀疑气胸者及ICU患者摄胸片。

（7）穿刺困难时，可能有解剖变异（图10-3），应用超声引导（图10-4），提高成功率和减少并发症。

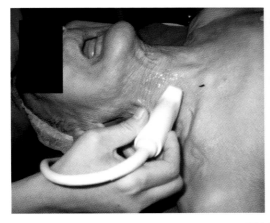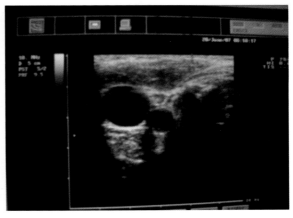

a. 颈内静脉短轴成像

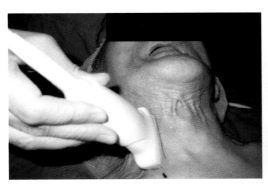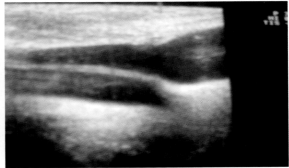

b. 颈内静脉长轴成像

图 10-4　超声引导颈内静脉穿刺

（三）临床意义

（1）临床上应动态地观察 CVP 的变化，同时结合动脉血压等综合判断。

（2）CVP 与动脉血压相关变化的意义　通过其相关变化能反映循环改变，有助于指导临床治疗（表 10-2）。

表 10-2　中心静脉压与动脉血压相关变化的意义

中心静脉压	动脉压	原　因	处　理
低	低	血容量不足	补充血容量
低	正常	心功能良好，血容量轻度不足	适当补充血容量
高	低	心功能差，心排血量减少	强心，供氧，利尿，纠正酸中毒，适当控制补液或谨慎选用血管扩张药
高	正常	容量血管过度收缩，肺循环阻力增高	控制补液，用血管扩张药扩张容量血管及肺血管
正常	低	心脏排血功能减弱，容量血管过度收缩，血容量不足或已足	强心，补液试验，血容量不足时适当补液

五、呼气末二氧化碳

呼气末二氧化碳监测不仅是手术室全麻患者的必备监测,对于带气管导管进入PACU的患者,呼气末二氧化碳的监测也很有必要,可以尽早发现患者呼吸循环方面的一些异常。临床上最常用的方法是用红外线CO_2监测仪,可以连续监测呼吸周期中CO_2的浓度,由数字和波形显示。

(一) 正常呼气末二氧化碳波形

图10-5显示一个呼吸周期中呼出气内CO_2浓度或压力波形的正常变化。

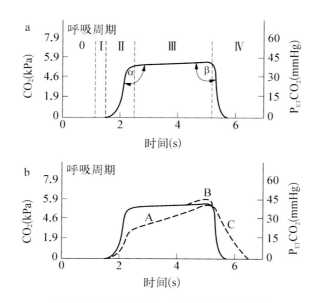

图10-5　正常呼气末二氧化碳分压波形图

监测$P_{ET}CO_2$波形时应注意观察:① 波形高度:代表肺泡CO_2浓度。② 基线代表吸入气中CO_2浓度,应等于0,否则说明吸入气中含有CO_2。③ 形态为矩形。只有当出现肺泡平台时,$P_{ET}CO_2$才能代表P_ACO_2。④ 频率为呼吸频率。⑤ 节律反映患者呼吸中枢或呼吸机的功能。

只有在呼吸和循环功能均维持正常时,才会出现正常的CO_2波形(图10-5a)。若肺内各部分的V/Q和时间常数差异不大,其肺泡内的CO_2浓度也相近,则肺泡平台就趋于平坦,否则就逐渐上升,其斜度增加,α角度增大。所以α角度的大小可以反映V/Q的变化。图10-5b内A线为肺疾患时的异常变化(多见于哮喘),B线见于妊娠和极度肥胖者,C线和β角增大说明有重复吸入。

(二) 异常呼气末二氧化碳波形

图10-6所示是临床中常见的一些呼气末二氧化碳异常波形,临床麻醉监测中发现这些波形时需要及时处理。

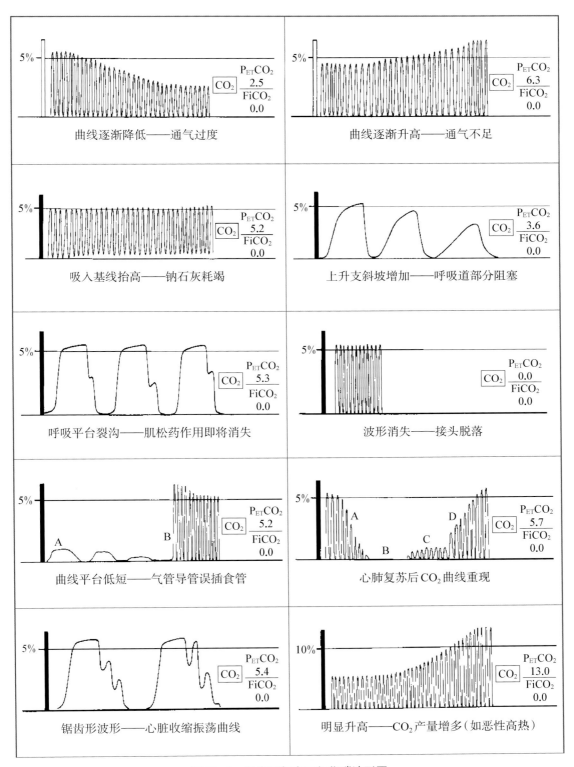

图 10-6　异常呼气末二氧化碳波形图

（三）临床意义

（1）反映 $PaCO_2$，儿童、青年、孕妇、无明显心肺疾患患者，$P_{a-ET}CO_2$ 值很小，为 $1\sim 5$ mmHg，故 $P_{ET}CO_2$ 可反映 $PaCO_2$。

（2）监测机械通气时的通气量。可根据 $P_{ET}CO_2$ 调节呼吸机和麻醉机的呼吸参数。一般维持于 35 mmHg 左右。患者自主呼吸恢复后，若能维持 $P_{ET}CO_2$ 于正常范围，即可停止辅助呼吸。用半紧闭装置时，可根据 $P_{ET}CO_2$ 调节氧流量，避免 $PaCO_2$ 升高。

（3）发现呼吸意外和机械故障。呼吸管道脱落是机械呼吸时最常见的意外。呼吸管道漏气、阻塞或脱落以及活瓣失灵时，CO_2 波形变化或消失。

（4）反映循环功能变化。如肺梗死、休克、心搏骤停时，$P_{ET}CO_2$ 立即下降，可至 0，变化早于 SaO_2 的下降。CPR 后，如 $P_{ET}CO_2$ 升高达 10 mmHg 以上，则可能心脏复跳成功。

（5）确定气管导管位置。气管导管在气管内时才会有正常的 CO_2 波形。$P_{ET}CO_2$ 波形是确定气管导管在总气管内的最可靠指标。如果导管误入食管，则没有 CO_2 正常波形或其浓度极低，此外，经鼻盲插时，$P_{ET}CO_2$ 波形可指示导管前进的方向和正确位置。

（6）体温升高和代谢增加时，$P_{ET}CO_2$ 升高是早期发现恶性高热的最敏感的监测指标。

（7）心肺复苏时，若 $P_{ET}CO_2 \geqslant 10\sim 15$ mmHg，说明已有充分的肺血流，复苏应继续进行。而 $P_{ET}CO_2 < 10$ mmHg 者复苏均未获成功。

（8）$P_{a-ET}CO_2$ 反映肺内 V/Q 关系，前者正常则 V/Q 适当。PEEP 可减少分流，改善 V/Q，使 $P_{a-ET}CO_2$ 减少，PaO_2 升高。但 PEEP 压力过大，则影响心输出量，反而使 $P_{a-ET}CO_2$ 增大。故 $P_{a-ET}CO_2$ 最小时的 PEEP 压力值即为最佳 PEEP。此种关系仅供参考。

六、体温

人体通过体温调节系统使产热和散热保持动态平衡，维持中心体温在 37℃ 左右。麻醉状态下各种因素可影响患者体温而发生体温升高或降低，引起相应的生理变化，低温对于患者预后的不良影响已有明确结论，所以体温监测在发达国家已成为麻醉中的标准监测项目之一，国内越来越多的大中手术也开始使用体温监测。

（一）体温监测方法

目前麻醉手术期间用监护仪上的电子测温计监测体温，测量精确，可直接连续读数，还可同时测量几个部位体温。玻璃管型汞温度计一般不用于麻醉手术测温。

体温可经耳鼓膜、口腔、鼻咽和深部鼻腔、皮肤、肌肉、腋窝、食管、直肠、膀胱和肺动脉等部位测量，人体各部的温度并不一致。由于测量部位不同，体温有较大的变化，而中心温度比较稳定。在长时间手术、危重及特殊患者的体温变化更大。因此，围术期根据患者需要可选择不同部位连续监测体温。

（二）围术期低温

体温低于 36℃ 称体温过低。一般原因为：① 术前体温丢失，如手术区皮肤用冷消毒液擦洗等。② 室温过低。③ 麻醉影响，各种麻醉一般均能改变体温阈值或抑制产热。④ 创伤休克等患者存在产热不足。⑤ 老年、小儿体温调节功能较差。⑥ 术中未加热输血补液。

⑦ 转运患者过程中未注意保暖。

应对可能的低温,相应的保温措施如下:

(1)术前评估和预热　根据患者的病情、年龄、手术种类、胸、腹腔内脏暴露的面积、手术时间以及皮肤的完整性(如烧伤、皮炎、皮疹、褥疮)等来评估手术期间是否有体温下降的可能以及其下降的程度,并制订保温措施,记录基础体温。

(2)使用物理办法　如红外线体表加热,使用循环水毯或空气毯保温和隔热。但保温同时也需要注意保温设备的使用要求,防止高温烫伤的发生。

(3)其他　皮肤消毒液及冲洗液应加热,手术期间应用热盐水纱布垫盖在暴露的浆膜面上。切口手术巾的血液及时吸引并用干暖纱布覆盖,切口周围保持干净。液体和库血,胸、腹腔冲洗液,老年前列腺电切术膀胱灌注液都应加温后应用。

第三节　医用气体

手术室内由于麻醉和手术的需要,往往储备或连接了各种气体,如氧气、氧化亚氮(笑气)、二氧化碳、氩气等。无论是管道接入或是钢瓶存储,都要遵循一定的规范,既要防止气源错误引起的意外,也要预防气体本身由于物理因素引起的灾难(爆炸、起火等)。日间手术室的气体安全也需要达到相应标准。

一、麻醉气源的安全使用

(一)压缩气筒

为便于识别各种气体种类,避免错用,在筒体肩部必须刻有标记,包括管理机构代号、气体化学名称符号、钢筒自重、耐受压力、出厂日期、复检日期及制造工厂等。国内氧气为浅蓝色,氧化亚氮为银灰色,二氧化碳为黑色等。筒体顶端的气筒阀门有两种类型:① 隔膜型阀:适用于高压大气筒,为全开全关阀,必须与压力调节器连接,经减压后使用。② 直接顶压型阀:适用于低压小气筒,可通过调节阀形状的大小控制输出气流,常在运送患者过程中使用。

使用时应注意:① 应有完整的标签(气体种类、级别和日期)。② 阀门、接头、压力表等高压部分严禁接触油脂类物质。③ 高压气筒必须连接压力调节器后才能使用。④ 运输、贮存和使用应防震、防高温、禁忌接近火源或有导电可能的场所。

为杜绝接错气源,一般采用口径和轴针安全装置。更换气源时,应仔细核对,不得任意修改接口的安全装置,明显漏气时亦不得使用一个以上的垫圈,以防误用。

轴针安全系统一般用于备用小气筒的接口处。其基本结构为:在气筒阀接头上增设两个大小不同"针突",只有在轴眼与针突两者完全符合时,才能相互连接,由此可保证连接绝对正确。按国际统一规定,每种麻醉气体有其各自固定的轴眼和针突,此即为"轴针指数安全系统",其划定标准为:从气筒接头出气口的中心点作一垂直纵线,再从中心点向右侧及向左侧各划一条呈30°的角线。在右侧角线上定出一个点,编号从①点开始,向左每隔12°

的角线上取一个点,这样可定出6个点,顺序编号为①②③④⑤⑥点,此即为6个轴眼的规定位置。依同样方法,在麻醉机进气口接头上定出相应的6个点,作为针突的规定位置。然后,按统一规定,每一种气体从6个点中取2个点作为其固定不变的轴眼和针突位置,这样一共可组成10种不同的组合,例如氧气规定取②⑤点,氧化亚氮规定取③⑤点。

(二) 中心供气

在中心医院或大的医疗机构,目前多采用中心供气系统,提供氧气、压缩空气、氧化亚氮。中心供气系统由气源、贮气装置、压力调节器、输送管道、墙式压力表和流量计组成。不同气源的接口应有明显的差别(口径安全系统),以防误接。

口径安全系统:为防止麻醉机的管道气源接口接错气源,一般采用不同的接口口径系统。不同气筒除了接口口径明显不同外,接头的内芯长度也应不同。目前国内外临床使用的气源,无论来自压缩气筒或中心供气系统均采用口径安全系统。

即使配备了气体比例装置,若发生下列情况,麻醉机仍将输出低氧性气体,应引起注意。① 气源错误:流量表联动装置和氧比例监控装置只能感受和调节其内的气体压力和流量,不能识别氧源的真伪。氧浓度监测是防止这种错误的最好方法。② 气体比例装置故障:联动装置和比例监控装置的各部件可能损坏,出现故障,从而输出低氧气体。③ 其他气体的加入:目前麻醉机的气体比例装置只限于控制氧化亚氮和氧的比例,并未考虑其他气体的加入。因此,若加入氦、氮或二氧化碳等气体于麻醉气体中,则有可能产生低氧性的气体输出。此时要强调进行氧浓度监测。④ 流量计泄漏:流量计相对位置的安排对于可能发生的漏气所致缺氧有重要意义。玻璃流量管出口处常因垫圈问题发生漏气。此外,玻璃流量管是麻醉机气路部件中最易破损的部件,若存在轻微裂痕不易被察觉,易致使输出气流量发生错误。若空气流量管泄漏,则部分氧气将从空气管中漏出,而N_2O流量管因处于下游位置泄漏较少,从而将导致共同输出口的N_2O浓度过高,使患者缺氧。即使氧流量计设为最下游处以保证安全,但若是氧流量计本身泄漏,缺氧的危险仍无法克服。

二、腹腔镜使用的气体

腹腔镜手术为了充分暴露手术野,有利于手术医师操作,常需应用气体行人工气腹。理想的人工气腹的气体应有以下特性:① 无色。② 无爆炸。③ 无燃烧。④ 不吸收或吸收很少。⑤ 如有吸收对生理影响小且排泄快。⑥ 无助燃作用。⑦ 误入血管内气栓的发生机会小。⑧ 在血中溶解度高。到目前还没有一种气体能完全符合要求,常用的气体有氦气、氩气、氮气、空气、氧气、二氧化碳(表10-3),尤其是二氧化碳使用比较广泛。

表10-3 腹腔镜气腹可用的气体

气体	说明
氦 气	无色无味的惰性气体,不爆炸、不燃也不助燃。气腹后对循环、呼吸功能影响小,不会发生呼吸性酸中毒,但血中溶解度比CO_2小,气栓发生的危险大。临床不常用
氩 气	惰性气体,不爆炸,无燃烧,人体应用较少,在猪实验中发现氩气气腹后,循环、呼吸功能稳定。血中溶解度比CO_2小,但价格较贵

（续表）

氮气	对循环、呼吸功能影响小，但在血中溶解度比CO_2小，气栓发生率高
氧化亚氮	氧化亚氮的弥散性强，易引起肠管扩张，影响手术操作。注入血管易发生气栓，如腹腔镜手术损伤肠腔时肠腔气体与氧化亚氮相互作用有助爆的危险，氧化亚氮还可引起弥散性缺氧。临床不常用
空气	吸收后对人体生理影响小，有助燃和发生气栓的危险
氧气	氧的弥散性较差，易保留在腹腔，因而可产生良好的腹腔扩张及术野显露，但却限制了电刀的使用
二氧化碳	CO_2是气腹首选气体，理由是在血中溶解度高，使用电器和激光等既不爆也不燃和助燃，吸收和排泄也快，很少发生气栓，且价格也低，最大的缺点是CO_2经腹膜吸收后可发生高碳酸血症

第四节　手术室用电安全

电力是现代社会的运行动力，在手术室中，更有无处不在的电线、插座、电器、照明等。带动仪器设备的"电"在造福患者的同时，其使用也存在着各式的危险，常见的有失火、电灼伤及电击（如宏电击和微电击）。

术中失火的三个主要条件是氧气、燃烧剂和火源。与手术室火灾有关的用电安全问题常涉及火源，如手术无菌单与电火花或高温接触。火源也可能很复杂，如麻醉呼吸回路呼气活瓣处发生爆炸。在手术室内，麻醉医师必须注意防火问题，尽可能使火源远离可燃物，并能确定最近的灭火器的位置。每个手术间均应配备一个灭火器！

严重烧伤的原因通常是地线不合格、设备故障以及射频场引起的电流。有文献报道，体外心脏起搏器导致烧伤，神经肌肉刺激仪产生的直流电致使患者严重灼伤。幸运的是，现在电击致死的情况已不多见，尽管这曾经是公认的容易发生的外科和手术室意外。

尽管很多现代设备看似与老设备不同，但是电流引起的损伤与过去类似或相同。手术室电气故障仍然会引起火灾和爆炸，刺激并损伤中枢和外周神经，刺激肌肉引起挛缩、组织灼伤、干扰起搏器，以及造成重要设备突然断电。医用设备的安全标准已经大大提高，通过预防性设备维护、仔细注意与患者接触的带电物品、对报警信号做出正确反应等，大多数问题都能予以避免。对于麻醉医师来说，了解用电安全是尤为重要的职责，因为围术期的用电危险通常在导致患者医疗服务中断或损伤之前即可发现。

一、电路接地

电路是否接地通常是安全用电问题讨论的核心。对临床医师来讲，电气接地就是指与插头的第三个插脚相连接的电线要插入墙壁电源插座。就一个电路来说，电气接地是指任何一个与电路相连的可以瞬间释放或接收任意量电荷的物体。

在医院,临床工作者并不需要明确了解接地的物体,但是必须清楚地知道自己、患者及有关设备是否接地。活体器官仅能耐受有限强度的电流。无意中接触地线,有时会有极微量电流作用于心脏或神经组织并造成损伤,当有较大的电流贯穿机体时往往会很危险。幸运的是,手术室和手术设备均可设计安装报警值,在形成错误电流前发出报警信号。

具有接地故障断路器的插座可允许使用者检测第三插孔是否安全接地。更有意义的是,接地故障断路器可在一根或两根电源线与大地意外相连时应急断开电路,从而提高用电的安全性。

手术室的电能来源于医院内与地方供电公司交流电站相连的初级电源(有些紧急情况下是由汽油发电机供能的初级电源)。电源接入手术室后,经过一个或多个大型隔离变压器的次级线圈调制、绝缘后分配给电源插座。因此,手术室内三相插座的连接与医院内其他地方的标准连接方法稍有不同。在手术室内,将两条火线中的一条与地线相连并不能构成完整的电路。

手术时患者可被液体打湿从而使导电性增强,在这种情况下,通过液体就可建立一个低电阻的错误电流通路,如从手术用的电气工具到心电图电极或手术台。手术室中常出现电源与地线之间的短路,通常因为生理盐水、血液或其他导电液体滴入手术台旁的接线板插座所致。所以,手术室用的接线板一般要有防水盖。如果接线板插座被打湿并导致报警,应及时更换。接入新设备时,如果突然报警,应立即断开该设备电源。

电流频率极高时所产生的对地电容耦合,其阻抗小于低频率电流时,由于房间中任意两个导电物体存在一定的距离和一定的表面积,故而形成电容。任意两个物体都具有电容耦合,尽管通常情况下这种电容耦合并无意义,但在某些情况下,当交流电频率为60转/s(Hz)时,就会产生作用了。电容耦合问题更多见于电刀,一般发生于较高频率时(通常每秒几十万到几百万赫兹)。电容耦合可使高频电流轻易通过,生产商常在以下两种连接中使用电容耦合:电刀和电刀头之间(如电切和电凝尖端);电刀和患者接触的大面积接地。同时,在低频电流时,电容耦合通过增高阻抗还可阻止电刀头和分散电极板之间形成危险的通过患者接地的低频电流。

在腹腔镜和内镜手术时,避免单极电刀工具和邻近金属导体(如套管针的金属套管)间形成不必要的电容耦合是很重要的。源于电容耦合的杂散电流可导致肠和胆管等器官损伤。麻醉医师需要注意这类潜在的手术并发症,特别是可能错误地将其归因于麻醉时。

麻醉下行磁共振成像(MRI)检查时,电容耦合是常规脉搏血氧仪探头导致患者严重灼伤的原因。然而,即使不存在电容耦合或核磁环境所致的射频电流,使用有故障的脉搏血氧仪探头也可能导致患者灼伤。在此类灼伤事件中,患者位于故障电路之外,故障电路可导致探头(包括光电二极管的元件与患者相连)过热,从而灼伤组织。如果把错误型号的探头(如其他型号的仪器探头)与血氧仪控制板相连会导致这种灾难。

二、宏电击

宏电击是指高电压或大电流作用于机体,导致神经和(或)肌肉功能障碍。当宏电击作用于心脏附近就会出现问题,曾有患者因心电监护导联与电源线意外接通而致命。但是,即使作用位置远离心脏,宏电击也可造成伤害。

如某人手臂意外接触电路终端,电流流经手臂时的反应与电流的振幅和频率有关。60 Hz电流约达300 μA时即可被察觉,达到1 mA时可感到疼痛。如电流超过一定强度,人就不能自主摆脱带电物体,称为摆脱电流。摆脱电流的强度随频率而变化,且存在个体差异。50～60 Hz的交流电达到各项指标所需的电流强度最低,说明此频率的交流电最危险。心肌对电击的反应亦取决于频率。论及安全问题,电流远较电压重要。

机体总电流持续达0.1～2.5 A(约10倍于摆脱电流)可导致室颤。植入式心脏起搏器一次脉冲发出的电流强度为0.1～10 mA。机体总电流中只有一小部分流过心脏并影响其功能。在植入式心脏起搏器导线附近使用电刀产生的电流强度很大,可导致微电击电流。除颤也常基于同样的原理,当皮肤表面有大电场时,该器官对内部小电场来讲是良好的绝缘体。胸外心肺复苏时,400瓦秒(或焦耳)的电流传递给机体的能量与大口径手枪产生的能量相当。

三、微电击

微小的电流通过机体也可造成肌肉和神经系统功能紊乱。微电击是指很低的电压或电流直接作用于心脏,这经常是体外或体内心脏起搏器电极有意制造的。无意的微电击可造成室颤,通常是很危险的。内镜和透析机短路曾引起意外微电击,可导致患者死亡。1980年以前,动脉和中心静脉压力传感器曾是微电击的潜在危险来源,因为其电极接近肝素化生理盐水,而肝素化生理盐水接触血管腔,所以电流可能经过电极接触人体。目前多采用低电压供电运行的一次性微型压力传感器。

四、电刀

在外科手术中使用不易燃材料很重要。曾有因为高度易燃的手术单过于靠近电刀而引起手术室起火。这种燃烧所产生的烟带有有毒物质。

电刀可以产生足够的电流引起大面积组织灼伤。正在进行外科手术的患者,可能通过血液、盐水、尿液或其他导电液体与手术台、地面或监护电极和外科牵开器等其他导体形成导电回路,这样就形成了具有潜在危险的电流通路。例如来自电刀的电流可以通过接地电极板进入患者体内,再通过一个或多个心电图电极回到电刀。在这种情况下,电刀产生的电流并未通过手术操作所用的电刀头,但也在患者身上产生了灼伤。

由于在潮湿环境中使用电刀存在一定的危险,尤其是在潮湿环境下可能会出现误接地,所以在现代手术室中配置了隔离变压器。

外科医师使用电刀对组织进行电切或电灼和电凝操作,其中单极电刀更常用。在使用单极电刀过程中,电流通过电刀头进入患者体内,然后通过患者身体传导至大面积的接地垫板。接地垫板涂满凝胶,贴在手术野之外。如果接地垫板过于干燥(如与患者接触的凝胶大部分脱落)或者接地垫板与患者接触不良时,患者的皮肤会出现灼伤。在这种情况下,电流在通过接地垫板时被集中在很小的表面积上,因此电阻很大。在接地垫板与皮肤接触面积很小的时候,电流会显著增高,电阻的增高就会导致皮肤的电灼伤。在接地垫板失灵时,心电监护的电极片就变成了高频电刀所产生电流的替代回路,所以在心电监护的电极片处也会产生皮肤灼伤。

某些部位的手术使用单极电刀极不安全。神经外科手术和装有植入式心脏起搏器的患者常遇到该问题,解决方法就是使用双极电刀。

与单极电刀一样,双极电刀的电流也是通过一个电极流入患者机体。但是,双极电刀的输入电流不通过机体流至远离手术室的弥散电极,而是流入距第一电极数毫米处的第二电极,两个电极外形相同。双极电刀头部呈镊状,两尖端为两个电极。电流仅通过手术部位两电极之间数毫米宽的组织。卵巢或输卵管手术常使用双极电刀。

植入式心脏起搏器患者常有需要使用电刀进行手术的情况,对于这样的患者应尽可能使用双极电刀。不过,在极偶然的情况下,起搏器也会受到干扰,这取决于患者体内起搏电极的种类(单极或双极)、起搏电路屏蔽是否完全以及电刀电流的强度和接近程度。也有安装起搏器的患者因手术需要使用单极电烧器的情况。所有安装心脏起搏器的患者使用电刀时,接地垫板均需尽可能远离起搏器及其导线,电刀头与接地垫板之间的电流不应穿过起搏器。麻醉医师应随时准备将起搏器重新设置为非同步模式(规律地、不受抑制地发出起搏信号),故术前应详细咨询心脏电生理专家。

五、激光

激光的使用也常引起烧伤等发生。如喉和气道肿瘤激光手术既要在通气道进行手术,又要应用激光。为了避免燃烧,应用空气或氮气稀释吸入氧浓度使氧浓度小于0.5。勿用 N_2O 稀释,因 N_2O 有助燃性能。由于激光直射或点着易燃物如气管导管均可造成烧伤,手术室应设置非燃烧的保护屏以降低激光的反射烧伤。红橡胶及聚氯乙烯透明气管导管均可被 CO_2、Nd-YAG 及 KTP 激光点燃,所以激光手术应用特制的包有螺旋形的不锈钢套(如Laser-FlexTM)导管或包有螺旋薄带(如 Laser Trach)导管,可防止 CO_2 或 KTP 激光燃烧穿孔。由于气管导管套囊未能包裹,所以套囊充气时应加注射用水,一旦烧着有助于灭火。

第五节　静脉靶控输注系统

间断或持续静脉注射是我国静脉麻醉常用的方法,血药浓度波动大,注药最初阶段血药浓度波动等可带来不必要的不良反应,随着新药研制和静脉给药装置的完善,尤其是微机技术、靶控输注技术越来越受到麻醉医师的青睐。

靶控输注系统（TCI）是微机控制的静脉输注系统，是利用智能化药物输注设备，快速达到医师设定的目标药物浓度（血药浓度或效应室药物浓度），并根据临床需要进行调节，其优点是能迅速达到预期的靶浓度，也能预测减少任一浓度的时间，增加静脉麻醉的可控性。TCI可使麻醉诱导平稳，血流动力学稳定，按照需要达到一定的麻醉深度，一旦停止输液，患者可迅速清醒。

欲达到并维持某一麻醉药的预期血药浓度，必须使输注速率与分布和清除过程保持平衡，这就要求不但要知道药物的药代学特性，而且要有相应的软、硬件。TCI的构成要素概括如下：① 符合药物特殊参数的药代学模型。② 控制输注速率的运算系统。③ "中央控制器"的软件和微处理器。④ 输注泵。⑤ "中央控制器"和输注泵之间的"传递"系统。⑥ 键入患者资料和靶浓度的用户接口。

微处理器的软件装入了一个药代学模型和所用药物的特殊药代学参数。微处理器不断地运算所需的预期血药浓度的不同输注速率，通过运算系统操纵输注泵，使输注速率自动改变以达到预期血药浓度。

药代学模型和输注控制运算系统是TCI系统的主要构成，即使选定的靶浓度相同，如果模型和运算系统不同，那么实测血药浓度也不相同。

1983年施维尔登（Schwilden）首次报告用计算机辅助输注依托咪酯和阿芬太尼，采用二室线性药代动力学模型。其原理主要根据Krupger-Thiemer提出的BET（bolu elimination transfer）方案，即为达到既定的目标血药浓度，首次给予负荷剂量（bolus，B），使中央室血药浓度迅速达到靶浓度，其后维持稳态血药浓度，必须补充因药物的消除（elimination，E）和药物向外固定转运（transfer，T）所引起的血药浓度下降。在输注过程中，如果需要更高的靶浓度，则追加一次新的负荷剂量，然后以合适的速率输注，如需降低原靶浓度，则停止药物输注直至衰减到所需的靶浓度，再以一定的输注速度维持其浓度。

静脉输注泵的应用为临床给药提供了极大的方便，但也存在一些不足，主要是控制性欠佳，于是人们研制了可预先设计靶浓度的微机控制输注泵。其主要原理是根据药物的药代动力学模型，由微机控制以一定速率输注药物，并以10 s或5 s间隔自动显示理论上所达到的血药浓度，临床医师根据临床药效学反应指标进行调节，使麻醉处于最佳状态，以使该系统能接近吸入麻醉的蒸发器作用。最终建立自动给药装置，即建立静脉输注反馈系统，在微机中设置药物的血药浓度指标，控制药物输注，并接受来自机体的反馈信息，对原程序信息进行调控，使其更有效地指导临床合理用药，如硝普钠控制血压装置利用血压作为反馈信号，肌松药利用肌松监测仪作为反馈信号，目前有人研究应用双频指数作为静脉全麻反馈信号，以取得平稳的麻醉状态。

随着靶控输注技术的逐步成熟，不仅在一般外科手术中可以开展，还可以应用于心胸外科手术、移植手术、神经外科手术，以及门诊手术和术后镇静与镇痛的患者。但在应用靶控输注前，需要麻醉医师深入掌握所用系统的操作和功能，了解所用药物的药代药效学特征和参数，特别需要注意的是"靶控"并不是"全自动"。即使使用闭环靶控系统进行靶控输注，仍需要麻醉医师严密观察患者生命体征和把控系统的运行情况。

目前对于阿芬太尼、芬太尼、舒芬太尼、瑞芬太尼、丙泊酚、硫喷妥钠、依托咪酯、氯胺酮、咪达唑仑的靶控参数的研究已较深入,这些药物的临床靶控使用也渐增多。但对于中国麻醉医师而言,当选择国外已有参数时,需要特别注意的是西方人的参数是否适用于国人。

第六节 可 视 技 术

随着科技的发展,越来越多的临床操作由"盲态"向"明视"转化,这些技术的开展,使临床医师可以看到既往无法触及的区域,使诊断治疗等操作的水平有了质的飞跃。本节主要介绍目前麻醉科常用的一些可视化仪器设备。

一、纤维支气管镜

(一) 结构简介

纤维支气管镜(简称纤支镜)是利用由几万根透光度很高的玻璃或丙烯树脂拉成很细的纤维所组成的导光束,来诊断支气管疾病的一种仪器。它的管腔很小,柔软可弯曲,导光能力强,亮度大,视野清晰,可以轻巧地由口腔或鼻腔进入气管直至各支气管段口,医师可在直视下观察气管、左右各叶支气管开口及黏膜情况,还可用很小的毛刷在可疑的黏膜处压刷,刷检物可以做涂片染色及培养检查;或注入少量生理盐水冲洗并抽取做涂片及培养检查。如有肉芽肿样病变需与肺癌相鉴别时可做活检病理检查。如怀疑肺癌,痰液、刷检物及灌洗液均可做脱落细胞(癌细胞)检查。

纤支镜是检查气管、支气管和肺部疾病的专用工具,是一项内镜检查技术,临床应用范围很广,虽然操作简单,却可使许多隐藏在气管、支气管及肺内深部难以发现的疾病,在没有体表创伤的情况下得到诊断及治疗,可使许多患者免除开刀手术之苦。纤支镜适用于观察肺叶、段及亚段支气管的病变,活检采样,细菌学、细胞学检查,配合TV系统可进行摄影、示教和动态记录,能发现早期病变,对于支气管、肺疾病研究是一种良好的精密仪器。对于麻醉医师而言,掌握纤支镜技术不仅意味着气道诊治时可多一种手段,在特殊条件下其也可作为困难气道处理的好帮手。

(二) 操作注意事项

首先在患者鼻腔内注入麻醉药物,打开电源,插上光缆线,将一根可弯曲的细管从鼻孔插入气管直到肺部,镜头尖端可以上下90°弯曲,镜身可以左右旋转,可以伸到肺部或气管的不同部位进行检测和治疗。如果肺部有肿瘤,可取活检做病理组织学分析检查,以明确肿瘤的性质,为下一步治疗提供准确的判断。如果呼吸道或气管有异物,用钳子将异物完整取出。该仪器尤其适应于危重患者的紧急抢救,有好多老年人由于黏稠的痰液堵住了气道导致窒息、憋喘或呼吸困难,用纤支镜旁边的吸引器可将痰液吸得干干净净,还能做细菌培养。纤支镜还能发现及治疗长期气管切开或插管的并发症,如不同程度的喉损伤、气管损伤、出血、感染等。

（三）适应证

1. 诊断

（1）分辨刺激性咳嗽性质。

（2）与X线、CT、MRI等一起以明确肺部肿块性质。

（3）围术期肺不张　如需明确原因，应进行纤支镜检查。山东省胸科医院对1 049例肺不张患者进行纤支镜检查，经活检、刷检、针吸、冲洗和培养等方法，确诊1 008例，总诊断率为96.1%。在确诊的1 008例中，病因非常复杂，病种多达22种，其中各种肿瘤（包括良、恶性肿瘤）占70.5%。对不明原因的肺不张，应首选纤支镜检查，它不但能明确诊断，而且也能起到治疗的作用。

（4）痰癌细胞或结核杆菌阳性时进一步检查。

2. 治疗和辅助手段

（1）气管、支气管内异物取出。

（2）抽吸气管、支气管内分泌物及血块，治疗肺不张、止血，冲洗，引流脓液，局部注药治疗肺脓肿等。

（3）抽吸气管、支气管内分泌物做病原微生物培养。

（4）配合激光、微波、氩气刀、高频电刀等装置切除支气管内肿瘤或肉芽组织。

（5）气管、支气管狭窄患者可施行扩张术或放置气管内支架。

（6）了解支气管、肺部病变范围，确定外科手术方式，评价治疗效果等。

（7）注射药物治疗肺部肿瘤；气管肺泡灌洗治疗弥漫性肺部疾病。

（8）替代胸腔镜对胸膜腔疾病进行诊断和治疗。

（9）引导气管插管和支气管插管定位，尤其对于有气道解剖学变异的，或其他原因引起的插管困难。采用小号纤支镜（直径＜5 mm）指引DLT插管及定位，是胸外科手术中单肺通气技术的一大进步。史密斯（Smith）报道采用一般DLT插管技术，其精确定位率仅52%。而采用纤支镜协助定位，则精确程度大大提高。具体操作方法：如使用左支型DLT，在按常规方法插入后，再将纤支镜引入气管腔，可见到隆凸部，见到蓝色的支气管气囊上缘正在隆凸之下，并未见到支气管气囊"疝"，然后纤支镜通过支气管检查，可以见到左上叶开口；当使用右支型DLT时，一定要注意右上叶开口，以保证右上叶通气。

二、电子喉镜

（一）结构简介

电子喉镜采用领先的光学数字技术提供高清晰度画质，屏幕显示更易观察，无须对焦，自动调光的反应也更快。镜体轻巧、纤细、灵便，具有灵活的追随性，更好的插入性，进入喉腔后更能接近病变部位，呼吸道微细的变化都能清晰可见，可实现更快速的诊疗。

（二）临床应用

电子喉镜检查可对早期的喉部肿物、炎症、异物、声带麻痹以及喉部发声功能障碍的患者做出明确诊断。对前来就诊的咽喉部症状，如声音嘶哑、咽部异物感、吞咽困难等患者做出声带小结、声带息肉、声带白斑、囊肿及喉部恶性肿物的早期诊断,也可对喉部发声功能障碍的患者做出明确诊断。

围术期电子喉镜的应用不仅可使麻醉医师的气管插管更为准确便捷,而且在部分困难气道的处理、气管插管的教学演示中也发挥着较好的作用。

三、超声技术

早期超声在围术期的应用,如便携式B超仪仅用于SICU床边诊断和辅助治疗(引导抽取胸腔积液或肝穿刺等),也可用于动静脉穿刺定位,尤其是用于无法摸及动脉的定位。食管超声心动图(TEE)技术是超声心动图领域中的一个重大进展,TEE不仅用于手术室,而且用于术后ICU和病房,对诊断心脏疾病、判断手术效果以及血流动力学监测具有重要意义。近年来在超声引导下进行外周神经阻滞,显示神经周围的动脉和静脉;准确定位神经,既提高神经阻滞的效果,又可减少误穿血管等并发症,并减少患者痛苦。

人耳的听觉范围有限度,只能对$20\sim20\,000\,Hz$的声音有感觉,$20\,000\,Hz$以上的声音就无法听到,而这种声音称为超声。与普通的声音一样,超声能向一定方向传播,而且可以穿透物体,如果碰到障碍就会产生回声,障碍物不同就会产生不同的回声,人们通过仪器将这种回声收集并显示在屏幕上,可以用来了解物体的内部结构。利用这种原理,可将超声波用于诊断和治疗人体疾病。在医学临床上应用的超声诊断仪有许多类型,如A型、B型、M型、扇形和多普勒超声型等。B型是其中一种,而且是临床上应用最广泛和简便的一种。通过B超可获得人体内脏各器官比较清晰的各种切面图形。B超比较适用于肝、胆、肾、膀胱、子宫、卵巢等多种脏器疾病的诊断。B超检查的价格也比较便宜,又无不良反应,可反复检查。

(一) 仪器结构

超声诊断仪有各种类型,高档的仪器结构复杂,具有高性能、多功能、高分辨率和高清晰度等特点。其基本构件包括发射、扫查、接收、信号处理和显示等五个组成部分,分为两大部件,即主机和探头。

一个主机可以有$1\sim2$个或更多的探头,而一个探头内可以安装1个压电晶片(例如A型和M型超声诊断探头),或数十个以至千个以上晶片,如实时超声诊断探头,由1至数个晶片组成一个阵元,依次轮流工作、发射和接收声能。晶片由电致伸缩材料构成,担任电、声或声、电的能量转换,故也称为换能器。按频率有单频、多频和宽频探头。实时超声探头按压电晶片的排列分线阵、环阵、凸阵等,按用途又有体表、腔内、管内各种名称,有的探头仅数毫米,可进入冠状动脉内。

超声诊断主要应用超声的良好指向性和与光相似的反射、散射、衰减及多普勒效应等物理特性,利用其不同的物理参数,使用不同类型的超声诊断仪器,采用各种扫查方法,将超声发射到人体内,并在组织中传播,当正常组织或病理组织的声阻抗有一定差异时,组成的界面就会发生反射和散射,再将此回声信号接收,加以检波等处理后,显示为波形、曲线或图像等。由于各种组织的界面形态、组织器官的运动状况和对超声的吸收程度等不同,其回声有一定的共性和某些特性,结合生理、病理解剖知识与临床医学,观察、分析、总结这些不同的规律,可对患病的部位、性质或功能障碍程度做出概括性以及肯定性的判断。

超声诊断由于仪器的不断更新换代,方法简便,报告迅速,其诊断准确率逐年提高,在临床上已取代了某些传统的诊断方法。

（二）B超类型

（1）普通B超　B超经过三个发展阶段,最早采用的是黑白超声诊断技术,也就是现在的普通B超。通过超声探头测得的图像是黑白的,只能观测到胎儿的组织结构,测量头有多大、身有多长。

（2）彩色B超　20世纪80年代在普通B超的基础上出现了彩色–多普勒超声波探测诊断技术,观测到的图像以红蓝两色为主,面向探头的呈现红色,反之为蓝色。这种技术能够观测到胎儿的血液流动情况,有利于及时发现胎儿的异常,例如胎儿颈部有血流环,则意味着发生了可导致窒息死亡的脐带绕颈。

（3）三维B超　普通B超和彩色B超都是二维平面图像,目前这两种技术仍在使用,但由于观测效果较为依赖羊水量和胎儿体位,一旦在怀孕晚期羊水减少或者胎儿面向母亲的背部时,观测效果就不太理想。而且二维图像不能满足准妈妈们"看到"宝宝模样的愿望。因此,最近几年,随着计算机技术的发展,又出现了三维B超,也就是将二维图像合成模型,透过屏幕可从各个方位观察胎宝宝。

（4）四维B超　简称4D超声,是目前世界上最先进的彩色超声设备。第四维是指时间这个矢量。对于超声学来说,4D超声技术是新近发展的技术,四维超声技术就是采用三维超声图像加上时间维度参数。该技术能够实时获取三维图像,超越了传统超声的限制。它提供了包括腹部、血管、小器官、产科、妇科、泌尿科、新生儿科和儿科等多领域的多方面的应用。

（三）优缺点

（1）优点　① 超声的扫查具有连贯、动态观察脏器运动的功能;可以追踪病变、显示立体变化,而不受其成像分层的限制。目前超声检查已被公认为胆道系统疾病首选的检查方法。② B超对实质性器官(肝、胰、脾、肾等)以外的脏器,还能结合多普勒技术监测血液流量、方向,从而辨别脏器的受损性质与程度。例如医师通过心脏彩超,可直观地看到心脏内的各种结构及是否有异常。③ 超声设备易于移动,没有创伤,对于行动不便的患者可在床边进行诊断。④ 价格低廉。B超也因此经常被用于健康查体。⑤ 超声对人体没有电磁辐射,对于特殊患者(如孕妇)可以优先采用。

（2）缺点　① B超在清晰度、分辨率等方面,明显弱于CT。② B超对肠道等空腔器官病变易漏诊。③ 气体对超声影响很大,容易受到患者肠内气体干扰等多方面因素影响。④ B超检查需要改变体位、屏气等,对于骨折和不能配合患者不适用。⑤ 检查结果易受医师临床技能水平的影响。

（四）一般临床应用

B超可以清晰地显示各脏器及周围器官的各种断面像,由于图像富于实体感,接近于解剖的真实结构,所以应用超声可以早期明确诊断。例如,眼科诊断非金属异物时,在玻璃体混浊的情况下,可显示视网膜及球后病变。对先天性心脏病、风湿性心脏病、黏液病的非浸入探测有特异性,可代替大部分心导管检查。也可用于小血管的通畅度、血流方向和速度的测定。早期发现肝占位性病变的检出已达到 1 cm 水平。还可清楚地显示胆囊胆总管、肝管、肝外胆管、胰腺、肾上腺、前列腺等。B超检查能检出有无占位性病变,尤其对积液与囊肿的物理定性和数量、体积等检查相当准确。对各种管腔内结石的检出率高出传统的检查法。对产科更解决了过去许多难以检出的疑难问题。如既能对胎盘定位、测量羊水,又能对单胎多胎、胎儿发育情况及有无畸形和葡萄胎等做出早期诊断。

(五) 围术期应用

1. 经食管超声心动图(TEE)

经食管超声心动图是对心脏大血管进行检查的技术,通过超声探头从食管内发射和接受超声波,得到高质量的图像,与传统超声比较,有以下特点:① 超声束探测途径到达心脏前,不经过脂肪、肺组织及骨性结构干扰,由于降低了声阻抗,不需要很强穿透力,可使用较高频率的探头,成像更加清晰,组织对比度更佳。② 心脏水平,食管紧邻左心房后方,对于左心房、肺静脉、主动脉等的观察更清晰。③ 对于心脏人工机械瓣的观察,在二尖瓣位置更清楚。④ 先心病如缺损＜3 mm 的房间隔缺损(ASD),卵圆孔未闭,静脉窦性 ASD,肺动脉异位等显示清晰。⑤ 在开胸手术时可持续监测而不会污染手术野。⑥ 探头位置易于保持稳定,可多次或持续进行监测。⑦ TEE 可用于围术期血流动力学监测,有助于心脏及非心脏手术危重患者的诊断和治疗。

若麻醉前开始检查,需要禁食4～6 h,可以给予静脉或肌注一定的镇静药物,选用利多卡因等做咽部喷雾麻醉。患者放置侧卧位,躯体与病床垂直,颈部于中线微弯曲,臀部和弯曲的膝盖可增加稳定程度,去掉假牙,超声前段涂抹耦合剂,探头插入需要保持咽及食管的中线位置,患者做吞咽动作配合。

虽然TEE属于侵入性检查,但目前临床应用证实相当安全。美国Mayo诊所6年中共7 134例术中应用TEE,结果并发症发生率为2.8%,主要包括一过性的高血压或低血压,一过性的心律失常如室性期前收缩、短阵室上速。但也有食管穿孔,甚至死亡的报道。故操作者一定要随时牢记可能发生的并发症,严密监测血压、心率、氧饱和度等生命体征,必要时采取抢救措施。

TEE的绝对禁忌证包括吞咽困难、食管肿瘤、食管撕裂和穿孔、食管憩室、活动性上消化道出血、食管手术后早期等。相对禁忌证包括食管静脉曲张、严重的颈椎病变等。后者在考虑术中TEE监测时一定要权衡利弊,慎重为好。对拟行术中TEE监测的患者,术前探视时一定要仔细询问上消化道病史。

2. 超声引导下的神经阻滞

临床应用的超声频率为2.5～20 MHz,频率越高空间分辨率越好,但穿透性越差;频率越低穿透性越好,而空间分辨率会下降。采用脉搏波或多普勒技术可以清楚地区分血管及血管中血流的速度。已有的研究资料显示在神经阻滞中使用超声定位,可以有效地提高操作成功率和准确性,有时可缩短药物起效时间及减少药物使用量,有研究者甚至认为神经阻滞中应常规应用超声辅助。

1978年拉格兰奇(La Grange)首次报道了超声在61例患者锁骨上臂丛阻滞中的应用,在其报道中,主要是在穿刺前以超声定位锁骨下动静脉,穿刺的成功率为98%,且无明显并发症。但随着超声设备影像水平不断提高而价格逐步下降,以及原来神经阻滞相对禁忌证(肥胖、创伤、肿瘤等引起的解剖变异,意识不清,无法合作,已经麻醉)的患者可应用超声,超声会有更广阔的临床应用前景。

对于上肢部位超声辅助定位的研究,成功率为95%左右,几无并发症的发生。对于臂丛阻滞中超声辅助定位中的探头位置所做的研究,提示在肌间沟部、锁骨上部及腋部超声均有很好的定位效果,在臂丛神经阻滞中由于在这三个部位的臂丛神经支并非完全固定,都有一定的变异性,特别是超声引导下探针与神经基本接触时,部分患者神经刺激器设定在1.5 mA电流下依然没有引出肌颤搐,这可能是神经刺激器造成神经损伤的原因。下肢三合一阻滞中,结果提示相对于神经刺激器辅助定位,作用起效时间、阻滞满意度均较高(95%∶85%)。另一组研究也支持超声辅助较神经刺激器对感觉神经阻滞效果更好(95%∶80%)。超声在小儿腰丛神经阻滞中的应用也有一定报道,提示超声在局部神经阻滞中有越来越广泛的应用。

3. 深静脉穿刺

利用超声定位,可以在"明视"下行深静脉穿刺。对于肥胖、局部术后结构改变等患者的深静脉穿刺有很大的帮助。已有研究支持在超声引导下行深静脉穿刺,可以减少并发症的发生,减少穿刺失败次数,缩短颈内静脉穿刺时间。但对于锁骨下静脉穿刺尚无证据支持,是否能减少深静脉穿刺相关的感染也没有定论。此外,也可用于引导动脉穿刺置管。尤其是有解剖学异常或特殊体位下困难的动静脉穿刺,可以考虑借助超声定位技术来完成。

4. 疼痛治疗

有采用超声疗法、超声药物透入疗法等。应用超声引导定位神经阻滞进行疼痛治疗也逐渐增多。

5. 其他应用

术前检查胃内容,有助于决定禁食时间,急症麻醉时了解是否饱胃,以便采用误吸反流的预防措施。另外,诊断膀胱充盈度可指导治疗。

第七节　激光的安全使用

很多日间手术需要使用到激光,如眼科、五官科、妇科、泌尿科等的手术中,激光可以帮助外科医师加快手术、出血更少。

手术的医用激光种类,主要有二氧化碳(CO_2)气体激光,波长10.6(红外激光)及掺钕钇铝石榴石激光(Nd∶YAG),波长1.06(红外激光),两种激光用于切割、凝固,后者可用于各种内镜下的治疗。激光在临床上的应用已越来越广,可用于多种肿瘤的切割等。由于激光的性质特殊,使用功率高,对人体有一定的危害性,因此必须强调激光手术器械使用的安全措施。

一、激光外科和安全系统

激光手术刀最常见的危害是眼和皮肤损伤,此外还有电击、有害物质产生、燃烧、爆炸、X线产生及噪声等。为了防止这些事故发生,手术时必须采用安全措施,如防护眼镜等,建立安全系统。安全系统包括事故情报收集、性质分析、体系化、措施研究、措施实施。安全系统规范可分为技术、管理和人员的因素。

二、激光设备的管理及使用的注意事项

(一) 管理方法
(1) 医疗部门保管激光手术设备,选定正、副管理人员各一人。
(2) 管理人员对激光管理区和激光保管、管理负有责任。
(3) 管理人员指定激光使用人员,并对其进行基本的和技术方面的指导。
(4) 激光刀使用者必须听从管理人员的意见。
(5) 管理人员制订使用人员名册,并妥善保存。
(6) 使用人员必须经过严格培训,并对激光全面了解、掌握激光刀的使用、安全管理法和危险防止法。

(二) 管理区
(1) 管理区由经营者选择设计,而且应标明"管理区标志"。
(2) 管理区于显眼处悬挂警告标志,说明激光名称和管理、注意事项等。
(3) 进入管理区人员须经管理者许可,并认真听取管理者讲述管理区注意事项和保护措施后方可进入。
(4) 进入管理区人员前后应该进行视力检查,视力减弱者须加注意。
(5) 其他必要的安全措施　① 对高压电应注意触电时处理(复苏法)。② 装置用前准备及使用方法。③ 装置停止步骤。④ 工作性能不良时发生故障,装置使用限度规定。⑤ 保养、检查范围规定。

(三) 激光手术时的注意事项
(1) 戴防护眼镜。
(2) 防止误伤、皮肤和气管保护。
(3) 操纵器和机头熟练操作。
(4) 不用易燃性物质(尼龙盖物、麻醉气体)。
(5) 使用防止反射的器械[黑色镀金(铬)器械]。

(四) 激光手术室
激光刀一般使用高功率激光,必须具有高压电源、电动力装置的冷却水供应设备和具

有安全设备的手术室及附属设施。激光手术室应具备各类激光设备,适合于各种手术。随着激光外科的发展,一种手术只用一种激光进行理想的激光手术是不大可能的,有时需要2～3种激光组合使用,或与传统手术相结合。

激光手术室应宽敞,与普通手术室邻接,可设立专门激光手术间,以供其他激光手术同时使用。激光手术室由器械室、器材室、各种测定仪器、激光手术器械等附属设施和激光管理区组成。激光手术装置(激光刀)必须用高压电源。一般情况下,CO_2激光手术装置(功率为60 W)用100 V,40 A,需要时用200 V,20 A。Nd∶YAG激光装置(功率为100 W)用三相电源,220 V,40 A。手术室电源应该用有双重绝缘变压器的非触地型电源,可以防止电击事故。

激光手术装置的发电管及其外周容易发热,小型CO_2激光现在可用空冷式冷却装置冷却,但Nd∶YAG或其他大功率激光需要循环水冷却装置。冷却Nd∶YAG激光装置的冷却水流量需达8 L/min,因而激光手术室必须设有冷水供给装置。有的冷却水装置比较先进,当冷却水供给装置不足时,激光装置内部温度上升至一定温度时激光动力系统自动终止。

激光作为一种医疗工具已被用于临床的许多领域。目前,已应用于眼科治疗视网膜疾病,耳鼻喉科治疗喉和气管肿瘤,皮肤科治疗皮肤病,外科用以切割止血,以及妇科治疗宫颈糜烂等。激光用于手术治疗的优点是:止血效果好;激光可以会聚成一束很细的光束,对病灶周围组织损害小;术后很少出现水肿和疼痛;愈合迅速,结疤甚少。缺点是:不能使用易燃麻醉剂;激光束可引起某些麻醉药分解,如三氯乙烯可分解为卤化物;当乳胶、橡胶、丝绸、硅或塑料导管接触激光束时,可立即起火,并可因O_2和N_2O的存在而加剧。

第八节　磁共振检查

一、MRI对环境和机体的影响

MRI对环境和机体的影响:① 强静磁场的作用:正常人体内含铁微量,仅有微量的顺磁性。在没有铁磁性外源物质情况下,MRI的静磁场对人体没有明显的损害。在有铁磁性物质存在时,无论其埋植在体内或在磁场范围内,都可能是危险因素。② 随时间变化的梯度场可诱导机体内产生电场而兴奋神经和肌肉组织,在足够强度下甚至罕见地引起心脏意外收缩。③ 射频的致热效应使组织温度升高。④ 噪声可能损伤人的听力。⑤ 当使用造影剂时,个别患者出现过敏反应。

二、MRI检查时需要注意的问题

需要注意的问题:① MRI检查室内最大危险来自MRI检查仪器产生的强大磁场,铁器件或其他磁性物品容易被MRI机器强力吸附,易引起患者和医务人员受伤害。禁忌铁器件及其他磁性物品包括带有铁磁性物质的麻醉机和监护仪以及静脉输注系统进入MRI检查室。非磁兼容的抢救车应该放在安全区内。不要使用加强气管导管。② 置入体内的含有铁磁性的生物装置或其他物品有可能发生移位和功能异常，包括弹片、植入式自动心脏除颤仪以及植入式生物泵，体内安装起搏器、动脉瘤夹闭金属夹、血管内有金属丝和宫内金属节育环的患者也是MRI的禁忌证。③ 磁兼容麻醉机，磁兼容监护仪与配备相应的无线ECG模块、换能器、脉搏氧饱和度仪、呼气末CO_2监护仪及血压计，磁兼容静脉输注系统可放置于MRI检查室。需注意监测ECG采用专用电极片，连接导线以直线放置，避免成环形且不与皮肤直接接触。④ 不合作小儿MRI检查需要麻醉监控镇静，小儿麻醉设备也应避免磁性物质。

三、MRI检查镇静患者生命监测注意事项

生命监测注意事项：① 在磁场附近大多监测仪受到干扰，信号、图像及读数可能失真，应仔细观察患者实际情况与监测是否符合。② 由于血液是电导体，在静态磁场的作用下产生一定的电势（Hall效应），添加到心电信号上使波形失真，应进行仔细甄别。可用自动血压计定时测量血压，注意管道延长可使读数低于测得值。与MRI兼容的SpO_2监护仪可用于大多数扫描仪，由氧监测仪探头和导线散射出的射频波也可影响图像的质量。$P_{ET}CO_2$监测时注意取样管过长使信号有明显的时间延迟。由于呼吸回路管道加长，必须严密观察通气过程中胸腹壁活动以防通气不足。MRI室温度较低，婴幼儿在该环境中体温容易下降，另一方面，扫描过程中产生的热量也可增加患者的体温，因此MRI的患者均应监测体温。温度探头使用射频滤波器，注意其产热有可能造成患者局部烧伤。噪声可使镇静状态的患者BIS值随噪声分贝呈正比升高。

（周仁龙　杨立群　闻大翔）

-------------------------------- 参 考 文 献 --------------------------------

[1] Cooper J B, Newbower R S, Kitz R J. An analysis of major errors and equipment failures in anesthesia management: considerations for prevention and detection[J]. Anesthesiology, 1984, 60(1): 34-42.

[2] Caplan R, Vistica M, Posner K, et al. Adverse anesthetic outcomes arising from gas delivery equipment: a closed claims analysis[J]. Anesthesiology, 1997, 87(4): 741-748.

[3] Kestembaum A D, Steuer M, Marano M. Doppler guided axillary block in a burn patient[J]. Anesthesiology, 1990, 73: 586-587.

[4] Kapral S, Krafft P, Eisenberger K, et al. Ultrasound-guided supraclavicular approach for regional anesthesia of the brachial plexus[J]. Anesth Analg, 1994, 78: 507-513.

[5] Güzeldemir M E, Ustünsöz B. Ultrasonographic guidance in placing a catheter for continuous axillary brachial plexus block[J]. Anesth Analg , 1995, 81: 882-891.

[6] Perlas A, Chan V W S, Simons M. Brachial plexus examination and localization using ultrasound and

electrical stimulation［J］. Anesthesiology, 2003, 99(2): 429−435.

［7］ Marhofer P, Schrögendorfer K, Koinig H, et al. Ultrasonographic guidance improves sensory block and onset time of three-in-one blocks［J］. Anesth Analg, 1997, 85: 854−857.

［8］ Kirchmair L, Entner T, Kapral S, et al. Ultrasound guidance for the psoas compartment block: an imaging study［J］. Anesth Analg, 2002, 94: 706−710.

［9］ Kirchmair L, Enna B, Mitterschiffthaler G, et al. Lumbar Plexus in children［J］. Anesthesiology, 2004, 101: 445−450.

［10］ Fun-Sun Yao, Fontes M L, Malhotra. Yao & Artusio's Anesthesiology. 7th ed［M］. Philadelphia: Wolters Kluwer/Lippincott Williams & Wilkins, 2012: 1270, 1326.

［11］ Sandberg W S, Urman R D, Ehrenfeld J M. The MGH textbook of anesthetic equipment［M］. Philadelphia: Elsevier Inc., 2011: 1, 10, 23, 41, 49, 127, 148, 207, 361.

［12］ Miller R D, Eriksson L I, Fleisher L A, et al. Miller's Anesthesia. 7th ed［M］. Churchill Livingstone Inc, 2009: 667, 825, 3041.

第十一章
日间手术的麻醉前评估和术前准备

目前我国开展日间手术的医院日益增多,日间手术种类也逐渐放宽。需要进行日间手术的外科患者,可能合并稳定或潜在不稳定的内科疾病或某些特殊情况,引起机体相应的病理生理改变,另外患者的精神状态如恐慌、焦虑等也会影响其内环境稳定。充分的麻醉前评估、完善的术前准备、合适的日间手术患者麻醉和围术期管理方案可降低麻醉和手术的风险,提高日间手术患者围术期安全性,优化资源利用,改善转归和提高患者满意度。

日间手术是入院、手术和出院在24 h内完成的手术(不包括急诊手术),患者住院时间短、周转快,日间手术麻醉术前访视/评估时间受限,部分地区医疗条件有限及医护人员对术前评估的重要性认识不足,日间手术患者术前评估不足或不完善是目前日间手术管理中最突出的问题之一。部分患者可能因术前评估不完善或准备不足导致当日手术取消,导致医疗资源浪费,因此充分的麻醉前评估和完善的术前准备是保障施行日间手术患者安全的重要措施。麻醉医师在日间手术前对患者履行筛查、评估以及告知的义务,在保证患者理解和依从术前指导的过程中发挥着至关重要的作用。麻醉前评估和术前准备也可在麻醉门诊完成。

第一节　日间手术患者和手术种类的选择

日间手术模式与传统手术模式不同,手术患者术前应进行严格筛查,掌握日间手术患者的适应证和禁忌证,以确保患者能安全地进行日间手术。日间手术的患者一般要求身体状况较好,没有合并症,或者有病情稳定的慢性疾病。日间手术应严格执行准入制度(手术种类、患者和医师准入),以保障日间手术患者安全。

一、手术及麻醉的患者

(一)适应证

(1)ASA Ⅰ级/Ⅱ级患者;ASA Ⅲ级患者如果并存疾病稳定,且经过严格的术前评估及充分的术前准备,亦可接受日间手术。目前不主张对全身状况尚不稳定的患者安排日间手术。

（2）年龄一般建议选择 1～65 岁的患者。但年龄本身不作为日间手术的独立禁忌因素,高龄患者应结合手术类型、全身情况、合并症严重程度和控制情况、可选的麻醉方式来综合判断,以决定是否适合日间手术。许多高龄患者,或者一些合并有多系统疾病的高危患者,术前经过充分的调整和治疗,稳定后也可行日间手术。目前研究显示,年龄的增长和术前存在的慢性稳定的基础疾病对日间手术术后并发症的发生率并无显著影响。

（3）预计患者围术期生理功能变化小或者可控。

（4）预计患者术后并发症发生率低,特别是呼吸道梗阻、剧烈疼痛及严重恶心呕吐等影响患者出院的情况。

（二）禁忌证

（1）全身情况不稳定的 ASA Ⅲ 级、Ⅳ 级患者,术后需较长时间的监护和治疗。

（2）高危婴儿或早产儿,患有不稳定的呼吸系统疾病或心血管系统疾病的患儿。

（3）估计术中失血多和手术创伤较大的患者。

（4）因潜在或已并存的疾病可能会导致术中出现严重并发症的患者（如恶性高热家族史,过敏体质者）。

（5）近期出现急性上呼吸道感染未愈者,哮喘发作及持续状态患者。

（6）困难气道。

（7）估计术后呼吸功能恢复时间长的病态肥胖或阻塞性睡眠呼吸暂停综合征（OSAS）患者（ASA 推荐使用 STOP-BANG 筛查工具评估是否合并 OSAS）。

（8）吸毒、滥用药物者。

（9）有心理障碍、精神疾病及不配合的患者。

（10）患者离院后 24 h 无成人陪护。

二、日间手术种类的选择

原则上日间手术的病种应选择对机体生理功能干扰小,手术风险相对较小,手术时间短（一般不超过 3 h）,估计出血量较少,术后疼痛轻、恶心呕吐发生率低,且易于控制的手术。2015 年中国日间手术合作联盟正式推出首批向全国推荐的日间手术种类一共是 56 个,涵盖消化、骨科、眼科等 9 个学科。随着国内日间手术管理逐步成熟,进行日间手术的种类会逐步增加。各医院应综合考虑其医疗场所、设备条件、医疗水平及患者情况等多方面因素,在确保医疗质量和医疗安全的前提下,选择可开展的日间手术。

日间手术的适应证是由多种因素综合决定的,包括患者因素、手术操作、麻醉技术、设备状况以及麻醉医师的熟识程度。随着麻醉医师对日间手术患者管理经验的日渐丰富,"不适合日间手术麻醉"的患者和手术也会逐渐减少。

第二节　日间手术麻醉前评估

一、日间手术麻醉前评估流程

麻醉前评估是麻醉医师在手术前根据患者病史、体格检查、实验室检查与特殊检查结果等对患者整体状况做出评估，制订麻醉和围术期管理方案的过程。麻醉前评估为手术风险分级、麻醉手术管理和优化风险提供了一个宝贵的时机。日间手术患者实施麻醉前两次评估制度，即手术前在麻醉科门诊进行麻醉术前评估和手术当日再次进行麻醉前评估。麻醉科应当设立麻醉科门诊，为有麻醉需求的患者提供术前准备指导、麻醉风险评估、麻醉预约、麻醉准备、实施麻醉和生命体征观察等，为实施麻醉后患者提供术后随访、恢复指导等。由于日间手术患者手术当日来医院，麻醉医师与患者接触时间短，传统的术前访视和术前评估模式已不适用。专门的术前麻醉评估门诊（anesthesia preoperative evaluation clinic，APEC），既有利于保证患者的安全，也可有效避免因评估及准备不足导致手术延期或取消，同时还能减轻患者对手术麻醉的焦虑，提高患者满意度。术前麻醉评估门诊在我国部分医院已经起步，2016年12月12日，国家卫计委发布《关于医疗机构麻醉科门诊和护理单元设置管理工作的通知》，要求医疗机构开设麻醉科门诊和护理单元。外科医师对门诊就诊的拟行日间手术的患者完成必要的常规检查和专科检查后，建议患者去麻醉科门诊进行麻醉前评估。麻醉科门诊通常由高年资主治医师以上麻醉科医师出诊。

由于麻醉医师与患者接触时间短，要对众多患者的全身情况做出正确评估比较困难，日间手术患者术前需到麻醉科门诊就诊，进行麻醉前风险评估和完善术前准备，对每一位患者进行个体化的决策，特别是术前有严重并存疾病或检查结果提示明显异常者，需进一步完善相关检查，必要时请相关科室会诊给予诊治意见或建议按常规手术流程进行。合并症控制不理想的患者，通过调整治疗方式和药物剂量，完善术前准备仍可赢得日间手术机会。麻醉科门诊进行麻醉前评估的目的是处理好患者合并的术前问题，最大限度地减少手术取消的数量和并发症的发生。

日间手术当日，麻醉医师应于麻醉开始前与患者进行面对面直接沟通，并再一次评估患者是否适合进行日间手术。除了常规询问病史及体检，特别注意有无新发的疾病或慢性疾病急性发作，如急性上呼吸道感染、不明原因的胸痛、哮喘急性发作等。

二、日间手术麻醉前评估的基本内容

麻醉前评估内容主要包括：获得有关病史、体格检查和化验结果以及特殊检查的结果，拟施行的手术情况，处方药和非处方药的使用情况。根据所获资料，分析患者病理生理情况，对其进行术前评估。根据评估结果，与患者沟通，介绍合适的麻醉方式和麻醉注意事项。具体评估内容参照传统住院手术患者的麻醉前评估方法。对于日间手术麻醉前评估，尤其要注意辨别患者术中、术后可能出现的特殊麻醉问题,包括困难气道、心脏病、呼吸系统疾病、恶性高热易感者、过敏体质、病态肥胖、血液系统疾病以及胃肠反流性疾病等。完成评估后麻醉医师向患者和患者家属交代病情、麻醉方式和麻醉风险及必要的术前准备措施,如术前禁饮禁食时间,签署麻醉同意书等。患者可以在行日间手术前对麻醉有初步了解,以减少对麻醉和手术的恐惧感和不必要的担心。

1. 获取病史

麻醉前对病情的评估首要的是获得足够的病史,包括现病史、个人史、既往史、过敏史、手术麻醉史、吸烟饮酒史以及药物应用史等,重点是外科疾病和手术情况,并存内科疾病及其治疗情况。外科情况要了解拟行外科手术的目的、部位、切口、难易程度、预计出血量和危险程度,是否适合行日间手术,有既往手术史者的手术间隔时间和有无相关后遗症,有助于判断再次手术难度。内科情况明确并存的内科疾病及严重程度,近期的检查结果,治疗情况及具体服药史,是否需要进一步做有关的实验室检查和特殊功能测定,必要时建议患者到相应专科门诊就诊,协助内科疾病的治疗和器官功能状态评估,商讨进一步手术准备措施、最佳日间手术时机或改常规住院手术。

2. 体格检查

体格检查仍不容忽视,基本的术前体格检查应包括全面的肺部和心血管系统体检,及与患者病史相关的体格检查。麻醉医师应该考虑与围术期重大风险相关的诊断,掌握可能支持这些诊断的查体结果。可以考虑为特定患者做更为全面的术前体检项目(表11-1)。值得注意的是,所有的日间手术患者都应在麻醉门诊或术前即刻进行气道评估,可疑困难气道患者提示需要更多的麻醉前准备,防止困难气道患者进入日间手术流程。警惕提示相关疾病的查体证据,如心力衰竭、显著心脏瓣膜疾病、心律失常、严重肝病、肾上腺皮质功能不全等,必要时考虑延期日间手术或改常规住院手术。

表11-1　术前体格检查

体格检查名称	具　体　内　容
生命体征	血压、心率、氧饱和度、呼吸频率等
一般情况	整体表现
皮肤	色泽,弹性,异常表现
耳/鼻/喉/眼/口	瞳孔、黄疸、结膜苍白、口咽病变、牙列等,重点进行气道检查
心血管	心脏常规视、触、听诊,特别关注心尖冲动、心音、杂音、奔马律,评估外周水肿,颈静脉充盈
呼吸	异常的呼吸动作,常规听诊(湿啰音、干啰音、喘鸣音),发绀及杵状指
胃肠	常规视、触、听诊,特别关注既往手术瘢痕等
泌尿生殖	有明确病史或手术指征时考虑
肌肉骨骼	肌肉张力,对称性,萎缩,脊柱

（续表）

体格检查名称	具　体　内　容
血液/淋巴	苍白,淤斑,淤点,特定患者检查淋巴结
神经系统	定向力,关注老年患者的记忆和认知,卒中患者或颅内其他疾病患者行相关神经功能检查
精神心理	情绪,心理变化等

3. 术前检查

目前日间手术的术前检查没有统一指南,所要求的常规检查内容沿用普通手术的基本标准,包括胸片、心电图、血常规、生化检测（血清钠、钾、氯、碳酸氢盐、葡萄糖和血尿素氮等）和凝血功能（凝血酶原时间、部分凝血活酶时间）。术前检查应该基于患者的并存病（身体状态）、手术类型（手术风险）和在病史/体格检查时所发现的变化问题进行部分有选择性的检查。适当的检查获益和医疗费用花费之间如何取得平衡也没有达成共识,但是已有很多研究表明日间手术的术前常规检查项目意义不大。研究显示近50%的患者所做的常规术前检查没有明确的适应证。在一项研究中,近20 000例择期行小手术的患者随机分为没有检查组和标准检查组,包括心电图、全血细胞检查、电解质、尿素氮、肌酐和葡萄糖,结果两组之间术中并发症无差异,不适当的术前检查可能会导致手术不必要的延误。术前检查可能会影响手术时机时,患者、外科医师、麻醉医师可能需要良好的沟通。

麻醉门诊前完成血/尿/大便三大常规化验、血生化检查（肝肾功能等）、凝血功能、心电图及感染性疾病方面的检查（病毒性肝炎、HIV等）；对合并内科疾病者,可根据病情进一步行胸部X线、肺功能测定、动脉血气分析、心脏的特殊检查等。这样有助于麻醉医师全面充分地了解患者的病情,以便做出正确的术前评估,增加手术和麻醉的安全性。若检查后患者病情发生变化,建议术前复查能反映病情变化的相关项目。对于有并存疾病的患者,在仔细评估病情的基础上安排合理的术前准备,必要时与相关学科医师共同制订术前准备方案并选择合适的手术时机,增加患者对麻醉手术的耐受性和安全性。

4. 进行麻醉和手术风险评估

根据所获的资料（病史、体格检查、化验结果、特殊检查等）,分析患者病理生理情况,对其进行麻醉前评估。美国麻醉医师协会（ASA）将患者的健康状态分为六级,ASA Ⅰ～Ⅱ级患者行日间手术一般麻醉耐受良好,麻醉经过平稳；ASA Ⅲ级患者麻醉有一定的风险,但行日间手术并不是绝对禁忌,还需考虑并存疾病的控制情况、手术大小、麻醉方式等,如果其并存疾病稳定,且经过严格的术前评估及充分的术前准备仍可接受日间手术。美国麻醉医师协会健康状态分级如下。

Ⅰ级：体格健康,发育营养良好,各器官功能正常。围术期死亡率0.06%～0.08%。

Ⅱ级：除外科疾病外,有轻度并存病,功能代偿健全。围术期死亡率0.27%～0.40%。

Ⅲ级：并存病情严重,体力活动受限,但尚能应付日常活动。围术期死亡率1.82%～4.30%。

Ⅳ级：并存病严重，丧失日常活动能力，经常面临生命威胁。围术期死亡率7.80%～23.0%。

Ⅴ级：无论手术与否，生命难以维持24 h的濒死患者。围术期死亡率9.40%～50.7%。

Ⅵ级：确诊为脑死亡，其器官拟用于器官移植手术。

5. 制订方案

根据评估结果，结合术式、患者意愿和快速康复理念，制订合适的麻醉方案。

三、麻醉前病情评估方法

经验丰富的麻醉医师能迅速抓住患者病情要点，做出基本的麻醉前评估判断，包括患者的全身情况、有无合并症及严重程度和治疗情况、重要的脏器功能状态及外科手术特点。

（一）全身情况

1. 全身状态检查

是对患者全身健康状态的概括性观察，包括性别、年龄、生命体征、发育、营养、意识、面容表情、体位、姿势、步态、精神状态和器官功能综合评估。日间手术患者多数都是能合作的健康状况良好的患者，应注意观察其发育、营养、体重等。

2. 体重

体重指数（body mas index，BMI）是世界公认的一种评定肥胖程度的分级方法，与单纯体重评估相比，BMI用于评估因超重面临高血压、心脏病的风险准确性提高，并预示气道问题可能。BMI＝体重（kg）÷身高^2（m）。中国人BMI正常值为18.5～23.9 kg/m^2，BMI＝24～27.9 kg/m^{2}为超重，BMI≥28 kg/m^{2}为肥胖。

日间手术患者如为超重、肥胖甚至病态肥胖，要特别进一步评估气道问题，是否存在紧急气道可能，同时肥胖使肺-胸顺应性降低，肺活量、深吸气量和功能余气量减少，麻醉后易并发肺部感染和肺不张等，可能增加住院时间。超重和肥胖也是脑卒中和冠心病发病的独立危险因素，应认真予以对待。肥胖也并不是日间手术的禁忌证，还需考虑所行的手术大小，必要时考虑区域麻醉技术，减少麻醉对心肺功能的影响，加速康复。

体重过轻者麻醉药剂量需适当减少。营养不良者对麻醉和手术的耐受力降低。成人血红蛋白不宜低于80 g/L，血细胞比容以保持在30%～35%将有利于氧的释放。同时，基础代谢率（basal metabolic rate，BMR）异常可明显影响患者对麻醉的耐受性。BMR可用Gale公式粗略计算，BMR（%）＝（脉率＋脉压）－111，正常值为－10%～10%。

3. 体能状态

以代谢当量（metabolic equivalent of energy，METs）评估体力活动能力。代谢当量是指运动时代谢率对安静时代谢率的倍数，1 MET是指每公斤体重，从事1 min活动消耗3.5 ml的氧，其活动强度称为1 MET，相当于健康成人坐位安静代谢的水平。代谢当量＞10 METs为优秀体能状态；7～10 METs为体能状态良好；4～7 METs为体能状态中等；＜4 METs为体能状态差。不同活动能量消耗估计列举如下。1 MET：简单的生活自理，室内行走，平地上以3.2～4.8 km/h行走一两个街区。4～10 METs：能做扫垃圾等轻度家务，能步行上一层楼或爬小山坡,平地上以4～6.4 km/h行走,跑一小段路,能做重体力活,如擦洗地板、抬挪较重家具,参加运动量适中的娱乐活动如滚木球、跳舞、双人网球、扔足球或棒球。＞10 METs:能参加游泳、网球单打、踢足球、打篮球、滑冰等大强度的运动。代谢当量的临床意义:METs＞7者体能良好,可耐受手术与麻醉;METs＜4者体能较差,手术与麻醉有一定危险性。

(二) 心血管风险的评估

心血管疾病因其高发病率、高致死率,成为世界范围内最大的疾病负担。心血管疾病患者行非心脏手术的年手术量逐年增加,随着日间手术模式日益成熟,心脏情况相对稳定的患者行日间手术的比例也会攀升。与麻醉风险相关的主要是心功能状态以及某些特别的危险因素,如不稳定性心绞痛、近期心肌梗死(6个月内)、致命性心律失常等。术前心功能好往往提示患者有较强的代偿能力和对手术麻醉的承受能力。

1. 心功能的测定

心脏功能的评定在围麻醉期具有重要的价值。测定心功能的方法很多,无创伤性检查使用较多。根据心脏对运动量的耐受程度而进行心功能分级简单实用。

纽约心脏病协会心功能分级(NYHA心功能分级)简便易行,几十年来仍为临床医师所用,但其缺点在于仅凭患者主观陈述,有时症状与客观检查存在较大差距,同时患者个体间也有一定差异。NYHA心功能分级将心功能分为四级,见表11-2。

表11-2　NYHA心功能分级与麻醉风险

级 别	功 能 状 态	客 观 评 价	麻 醉 耐 受 力
I	体力活动不受限制,一般的体力活动后无过度疲劳感,无心悸、呼吸困难或心绞痛	A级:无心血管病的客观证据	心功能正常。麻醉耐受力好
II	体力活动稍受限制,休息时觉舒适,一般的体力活动会引起疲劳、心悸、呼吸困难或心绞痛	B级:有轻度心血管病的客观证据	心功能较差。处理恰当,麻醉耐受力仍好
III	体力活动明显受限,休息时觉舒适,但轻的体力活动就引起疲劳心悸、呼吸困难或心绞痛	C级:有中度心血管病的客观证据	心功能不全。麻醉前准备充分,麻醉中避免增加任何心脏负担
IV	不能从事任何体力活动,休息时亦有充血性心力衰竭或心绞痛症状,任何体力活动后均加重	D级:有重度心血管病变的客观证据	心功能衰竭。麻醉耐受力极差,择期手术必须推迟

心功能Ⅱ级患者一般能耐受日间手术,心功能Ⅱ～Ⅲ级患者要结合其心血管病变的性质、程度、治疗情况、要做的手术类型特点及可选的麻醉方式综合评估,尽可能稳定心功能,选用对其生理影响较小的麻醉方式及围术期处理措施。

多种心脏危险指数用于评估围术期心脏风险,包括基于病史、体格检查和实验室检查的Goldman心脏危险指数、Detsky心脏指数和改良的Detsky心脏指数,对围术期心脏风险具有一定的预见价值。戈德曼(Goldman)等提出的多因素心脏危险指数表(cardiac risk index,

CRI）共计9项，累计53分，见表11-3。Goldman心脏危险指数已在临床应用40年，主要用于评估40岁以上患者围术期的危险性、心脏并发症和死亡率。

表11-3　Goldman心脏危险指数评估

评　价　项　目	分　值
病史	
年龄大于70岁	5
6个月内发生过心肌梗死	10
心电图	
室性期前收缩＞5次/min	7
非窦性心律或房性期前收缩	7
心脏检查	
术前有充血性心力衰竭体征，如奔马律、颈静脉压增高	11
主动脉瓣显著狭窄	3
实施手术	
急诊手术	4
胸腹腔或主动脉手术	3
全身情况差	3
$PaO_2 < 60$ mmHg，$PaCO_2 > 49$ mmHg	
血 $K^+ < 3$ mmol/L，$HCO_3^- < 20$ mmol/L	
尿素＞7.5 mmol/L，肌酐＞270 μmol/L	
SGOT异常，慢性肝病	

Goldman心脏危险指数评估累计53分，按积分多少分为4级，0～5分为Ⅰ级，6～12分为Ⅱ级，13～25分为Ⅲ级，≥26分为Ⅳ级，其中全身情况、心律失常、心衰等经过积极的术前准备和治疗可以得到纠正，可使麻醉和手术的风险性降低。Goldman心脏危险指数与上述心功能分级相关，见表11-4。

表11-4　Goldman心脏危险指数与心功能分级、死亡率的关系

级　别	Goldman评分	心功能分级	死亡率（%）	并发症发生率（%）
Ⅰ	0～5	Ⅰ	0.2	0.7
Ⅱ	6～12	Ⅱ	2	5.0
Ⅲ	13～25	Ⅲ	2	11.0
Ⅳ	＞26	Ⅳ	＞56	22.0

2. 高血压

2017年美国心脏病协会和美国心脏病学会发布了新版高血压防控指南,时隔14年对高血压的诊断治疗方式进行全面更新。正常血压(＜120/80 mmHg);血压升高(收缩压＝120～129 mmHg,舒张压＜80 mmHg);高血压1级(收缩压＝130～139 mmHg,舒张压＝80～89 mmHg);高血压2级(≥140/90 mmHg);高血压危象[收缩压达到180 mmHg和(或)舒张压达到120 mmHg]。既往明确高血压病史,现在规律服用抗高血压药物,虽血压正常,仍诊断为高血压。高血压的病程、严重程度和靶器官损害是评估的重点。

术前评估应明确高血压的原因、其他心血管危险因素、终末器官损害。发作性高血压和青年高血压应及时查找病因,警惕甲状腺功能亢进、嗜铬细胞瘤、血管狭窄等。根据病史和查体决定进一步需要的检查。病程长且严重或血压控制不佳者,需行心电图和肾功能检查,服用利尿剂;甲亢患者检查电解质,有显著左心室肥厚或心肌劳损常提示慢性缺血,需详细评估有无冠心病的其他危险因素。

根据高血压患者的血压分级,结合危险因素、靶器官损害和并存的临床情况等影响预后的因素确定危险分层。高血压患者心血管风险水平分层见表11-5。心血管危险因素:男性＞55岁,女性＞65岁;吸烟;血胆固醇＞5.72 μmmol/L;糖尿病;早发心血管疾病家族史;靶器官损伤:左心室肥厚;蛋白尿和(或)血肌酐轻度升高;动脉粥样斑块;视网膜病变;并发症:心脏疾病;脑血管疾病;肾脏疾病;血管疾病;重度高血压性视网膜病变。如果高血压患者其心、肝、肾等无受累表现、血压控制良好,则麻醉的风险与一般人无太大差异,重度高血压(≥180/110 mmHg)宜延迟择期日间手术,或建议专科干预控制血压。过快过低地降压会增加大脑和冠脉的缺血,应权衡利弊。

表11-5　高血压患者心血管风险水平分层

其他危险因素和病史	血压(mmHg)		
	1级高血压 SBP=140～159 或DBP=90～99	2级高血压 SBP=160～179 或DBP=100～109	3级高血压 SBP≥180 或DBP≥110
无	低　危	中　危	高　危
1～2个其他危险因素	中　危	中　危	很高危
≥3个其他危险因素,或靶器官损害	高　危	高　危	很高危
临床并发症或合并糖尿病	很高危	很高危	很高危

3. 缺血性心脏病

已知患有冠心病的患者围术期主要不良心血管事件(major adverse cardiovascular events, MACE)发生率增加(MACE包括心肌梗死、不稳定型心绞痛、充血性心力衰竭、严重心律失常及心源性死亡)。根据心血管危险性增加的临床预测因素、代谢当量(METs)和手术的危险性分级评估围术期风险。冠心病的危险因素比缺血的症状更为重要,传统的危险因素,如吸烟、高血压、年龄、男性、家族史和高胆固醇血症等对于评估胸痛、不正常的心电图有重要意义。根据患者症状、病史(表11-6)、体征和实验室检查确认心脏病的存在及其严重程度,决定是否需要术前干预治疗。冠状动脉造影是判断冠状动脉病变的金标准,欧洲2013 ESC 稳定性冠状动脉疾病管理指南将明显的左主干病变、三支病变、前降支近端病变定义为高危冠心病。判断患者有无活动性心脏病,如不稳定性心绞痛(近期有发作、心电图有明显心肌缺血表现)、心力衰竭失代偿、急性心肌梗死、严重心脏瓣膜病(特别是主动脉瓣狭窄)或显著心律失常,不适合近期行日间择期手术。无活动性心脏病的患者接受低风险的日间手术,麻醉风险一般,无症状、体能好的患者也可较安全地接受日间手术麻醉。患者有稳定型冠心病的危险因素,结合临床或外科风险估计围术期MACE的风险,可使用美国外科医师协会的NSQIP风险计算器结合RCRI估计外科风险。

表11-6　患者术前心肌缺血病史

目前症状	心绞痛、劳力性呼吸困难、心悸、水肿、晕厥,最近症状变化
相关检查	ECG、负荷试验、心脏超声、心导管的时间和结果
用药回顾	硝酸酯类、β受体阻滞剂、抗血小板类、他汀类的剂量和频次
心肌梗死病史	时间、症状
支架放置	时间、原因、位置、支架类型
CABG史	时间、病变累及血管

已服用他汀类和β受体阻滞剂的患者,围术期可不停药。阿司匹林和其他抗凝药物是否停药要权衡停药所造成的心血管风险和不停药的外科手术出血风险。

4. 心律失常

心律失常在麻醉前评估中较常遇到,风险评估主要在于引起心律失常的原因和其对血流动力学的影响。心律失常的常见原因为心肺疾病、心肌缺血、药物毒性、电解质紊乱等。若心律失常未影响患者的血流动力学,常无须特殊治疗,可进行日间常规手术,术前应积极治疗影响血流动力学稳定的心律失常。窦性心律不齐是由于自主神经对窦房结的张力强弱不均所致,常见于迷走张力较强时,当心率增快时心律多转为匀齐,但老年人的窦性心律不齐可能与冠心病有关。窦性心动过缓应查找原因,一般多见于迷走张力高,如无症状多不需处理,如为病态窦房结所致,宜做好异丙肾上腺素和心脏起搏准备。

室上性心动过速多见于无器质性心脏病患者,也可见于器质性心脏病、甲状腺功能亢进等。如症状严重或有器质性心脏病,除病因治疗外宜控制其急性发作。偶发房性或室性期前收缩不一定是病理性的,但发生于年龄较大或与体力活动有关时,患者可能有器质性心脏病。无症状的室性心律失常并不增加非心脏手术后心脏并发症。有症状的频发室性期前收缩(>5次/min)、二联律或三联律或成对出现、多源性或R on T,易演变成室性心动过速或心室颤动,需术前进行治疗后再评估,择期日间手术需推迟。

未控制的心房颤动和室性心动过速常预示麻醉高风险,择期手术应待病情控制后再评估,能不能行日间手术需综合评价。一度房室传导阻滞一般不增加麻醉手术风险,高度房室传导阻滞也应明确原因后再评估。

(三) 呼吸系统风险评估

合并呼吸道疾病的患者,围术期呼吸系统并发症的风险显著增加,可能延长PACU停留时间,增加日间手术的花费,还存在再次入院的风险。对此类患者合理的围术期管理必将成为安全实施日间手术麻醉的保障。合并呼吸道疾病的患者,术前、术中、术后均是值得重视的。

1. 术前的重点评估

内容为: ① 评估全身状态,治疗可逆转的症状和体征。在辅助检查方面,肺功能检查不是常规,但可用于指导治疗,胸部X线因指南不同术前检查未达成共识,但对有肺部疾病的患者是有益的,动脉血气分析也是在必要时用于症状的评估。② 使用支气管扩张剂、抗生素、类固醇等治疗任何可逆的肺部病变。③ 如果肺功能仍有改善空间,应考虑延期择期日间手术。④ 戒烟。任何时候开始戒烟对患者均有好处,均一定程度有助于呼吸功能的改善。⑤ 制订合理的麻醉和手术方案,尽可能选择对呼吸功能影响较小的麻醉方式;尽可能缩短手术时间。⑥ 围术期重视肺功能训练教育。

2. 气道评估

目的是判断有无困难气道,包括困难气管插管和困难面罩通气。气道评估一般包括了解相关病史,特别是有困难气道麻醉史和可能累及气道的疾病;注意提示气道困难的体征,如张口困难、颈椎活动受限、小颌畸形、舌体大、门齿突起、颈短、病态肥胖等。其中年龄大于55岁、打鼾病史、蓄络腮胡、无牙、肥胖是困难面罩通气的独立危险因素,尤其具备两项危险因素时需谨慎考虑。

3. 肺功能评估

日间手术患者可以采用简易的肺功能试验评估其肺功能。① 屏气试验:正常人可以持续屏气30 s以上,能持续屏气20～30 s者麻醉危险性较小。不足10 s者,提示患者心肺代偿功能很差,麻醉手术风险很高。② 吹火柴试验:深吸气后快速吹气,能将15 cm远的火柴吹熄者,提示肺储备功能良好。

4. 哮喘或慢性阻塞性肺疾病

此类患者术后肺部并发症的风险增加,如肺炎、肺不张等,需认真评估此类患者行日间手术的风险。40岁以上的人群中COPD有着较高的患病率,COPD是一种常见的以不完全可逆性气流阻塞为特征,气流受限进行性发展。而哮喘为一种部分或全部可逆的气道阻塞为特征的慢性气道炎症反应,包含随时间不断变化的呼吸道症状,但轻到中度的哮喘并没有显著增加术后并发症的风险,并不高于正常人。

对于已明确诊断的哮喘或COPD患者,通过详细的检查和询问病史可以评估严重程度。病史和体格检查需关注患者的基础活动量及近期有无改变,了解哮喘和COPD的诱发和加重因素,确认近期有无呼吸系统感染征象,有无激素治疗史。怀疑或未明确诊断的哮喘或COPD患者,应考虑行术前肺功能检查。对怀疑有CO_2潴留的患者加做动脉血气分析,严重

COPD患者应评估其右心功能。

哮喘患者发生术后肺部并发症（postoperative pulmonary complications，PPCs）的危险因素包括近期有哮喘症状、近期使用过抗哮喘药物或住院治疗、曾因哮喘而行气管插管等。非发作期的哮喘患者围术期发生支气管痉挛的危险较低，即使发生通常也不会导致严重后果。未控制的哮喘或哮喘急性发作期的患者不应安排择期手术。急性发作期的哮喘和COPD患者，应推迟择期日间手术，待治疗好转稳定后再次评估。有吸烟史的腹部手术患者若存在阻塞性肺疾患，则预示可能发生支气管痉挛。激素依赖者需特别注意，做好日间麻醉诊疗计划，必要时采用冲击剂量的激素治疗。雾化吸入，包括糖皮质激素可用至手术当日。

5. OSAS患者评估

OSAS患者是否适合实施日间手术应综合评估。全世界范围内肥胖的发生率日益增高，而肥胖患者最重要的并发症之一是OSAS。麻醉医师在实施日间手术时不可避免要面临已知或未预料的OSAS患者带来的严峻挑战。因可能存在困难气道、严重的心肺并发症、拔管后紧急气道、术后心肺并发症或更长的通气支持时间、再次入院等问题，在日间手术的术前、术中、术后甚至出院后，均需密切关注OSAS患者的情况。由于日间手术前，相当一部分患者可能未被诊断为OSAS，ASA推荐用STOP-BANG筛查工具进行常规筛查，该筛查对于呼吸暂停低通气指数＞15的患者预测敏感度为93%，＞30的患者预测敏感度为100%。

目前ASA-OSAS建议：并存疾病未得到适当治疗的OSAS患者不适合接受日间手术；存在OSAS可能的患者应强制进行术前评估；明确诊断的高风险OSAS患者，在并存疾病得到有效控制、术后有可供使用的通气支持设备、采用以非阿片类药物为主的术后镇痛的前提下，可以谨慎实施日间手术，局部麻醉或神经阻滞可能更合适；必须充分考虑麻醉医师是否具备管理OSAS患者的能力。

6. 急性呼吸道感染

近2周内有呼吸道感染病史者，麻醉前无任何症状和体征（即临床痊愈），患者呼吸道应激性增高，麻醉药物引起腺体分泌物增多，引发气道平滑肌收缩的自主神经的兴奋性阈值降低，气道敏感性增高且容易发生气道痉挛，围术期呼吸系统并发症显著增高。近期有呼吸道感染患者，择期的日间手术宜在临床症状痊愈2～4周后进行。特别是等待预约的日间手术期间新发的呼吸道感染，需谨慎对待，必要时延期手术。

7. 肺动脉高压

对肺动脉高压患者的评估应先明确诊断疾病的严重程度。肺动脉高压（pulmonary hypertension，PH）可以增加非心脏手术围术期患者的死亡率。PH患者围术期易出现低氧合和二氧化碳潴留，通气量改变可加重PH，造成急性右心衰。麻醉门诊时应认真询问病史、查体及回顾既往的诊疗记录，可能发现一些隐藏的肺动脉高压征象：运动耐量降低，呼吸困难，有高危合并症如COPD、肥胖、OSAS、结缔组织病、慢性血栓性疾病等，有颈静脉充盈、下肢水肿、P2亢进、无法解释的低氧血症等体征，心电图提示电轴右偏和右束支传导阻滞，进一步检查胸片提示肺动脉增宽,肺功能提示CO弥散能力降低等。如果怀疑为PH,建议加做超声心动图检查,必要时请专科医师联合诊治。

肺动脉高压患者接受麻醉和手术时,并发症的发生率和死亡率显著增高。一般不建议肺动脉高压患者选择日间手术。

(四) 其他系统功能的评估

日间手术由于其对手术种类有一定要求,多是对生理功能干扰小、手术时间短、术后并发症少的手术,手术对肝、肾功能的影响不会太大。一般情况下,肝病急性期和重度肝功能不全者(晚期肝硬化、严重营养不良、贫血、低蛋白血症、大量腹水、凝血功能障碍、肝性脑病等病征者)不宜行日间择期手术。麻醉药、镇静药、镇痛药等多数在肝中降解,肝功能异常者需要酌减药物剂量。慢性肾衰竭或急性肾病患者,如能配合行血液净化措施,慢性肾衰竭不是择期手术的禁忌,但患者对麻醉和手术的耐受能力仍较低,故还需考虑所行日间手术的种类以及患者能否快速康复。一般而言,区域阻滞较全麻对肾功能的影响小,此类患者在药物的选择和剂量上根据具体情况予以认真考虑,避免药效显著延长出现某些严重不良反应、增加住院时间和住院费用。

对甲状腺功能亢进患者,应了解其使用哪些药物控制甲亢,注意术前对甲亢的控制是否达到可以接受手术的水平。糖尿病是一种全身性疾病,其严重程度与病史的长短及血糖升高程度有关。术前应了解糖尿病的类型、病程的长短、现在血糖控制的方法及使用药物剂量,判断有无糖尿病的并发症及全身器官功能影响。血糖控制良好且有正常糖原储备的患者可行择期日间手术。

麻醉前评估还应了解患者的水、电解质和酸碱平衡状态,如有异常,需适当予以纠正,应特别注意有引起水、电解质酸碱平衡异常风险诱发因素的患者。

第三节　日间手术麻醉前准备

一、麻醉前准备的目的和任务

麻醉前准备的目的:使患者在精神和体格方面处于最佳状态,增强患者对麻醉和手术的耐受力,有效避免麻醉意外的发生。

麻醉前准备的主要任务包括:① 做好患者精神和体格方面的准备。② 酌情考虑特殊患者的麻醉前用药。③ 做好麻醉设备、用具、仪器和药品等方面的准备。患者的麻醉前准备非常重要,部分围术期不良事件的发生与麻醉前准备不足有关。

二、纠正或改善病理生理状态

麻醉前应尽量改善患者的全身状况,采取相应措施使各脏器功能处于最佳状态,如改善营养状况、纠正贫血和水电解质紊乱、戒烟、改善心肺储备功能。改善营养不良状态使血红蛋白高于80 g/L,血浆清蛋白高于30 g/L,血小板高于80×10⁹/L。麻醉科医师应充分认识并存内科疾病的病理生理改变,采取措施对并存疾病进行恰当的治疗,纠正或改善患者术前病理生理改变。合并心脏病者,应重视改善心脏功能。一般建议术前停止吸烟2周以上。有急性呼吸道感染的患者应暂缓择期手术。合并呼吸系统疾病者术前进行呼吸功能锻炼;行雾化吸入促进排痰;应用有效抗生素3～5天以控制急、慢性肺部感染。合并高血压者,应经内科系统治疗控制血压至稳定,血压显著升高[即收缩压大于180 mmHg和(或)舒张压大于110 mmHg]患者应在术前控制血压,舒张压高于110 mmHg时,日间手术应推延。糖尿病择期手术控制血糖≤9 mmol/L,尿糖(－～＋),尿酮体阴性。

三、心理方面的准备

患者的术前准备不仅包括生理指标符合标准,同时应进行适当的心理准备。手术前患者难免紧张和焦虑,甚至有恐惧感,对生理功能都有不同程度的扰乱,影响患者的恢复。麻醉前通过发放健康科普资料、日间手术宣传墙报及签署麻醉同意书等形式与患者进行沟通,应以关心和鼓励的方法做好心理疏导,消除患者思想顾虑和焦虑心情,就禁食时间、麻醉方法、手术概要和是否需要家属陪伴等相关事宜向患者作恰当的解释,耐心听取和解答患者提出的问题,消除患者对麻醉及手术的顾虑和恐惧。有心理障碍者不建议行日间手术。

四、胃肠道的准备

日间手术前应常规排空胃,以避免围术期发生胃内容的反流和误吸。胃排空时间通常为4～6 h,而在应激情况下,如焦虑、创伤、疼痛等,胃排空时间可明显延长。日间手术患者应遵循ASA术前禁食禁饮规定:成人术前8 h禁食固体食物,术前至少2 h禁饮清液体。儿童术前禁食时间的标准推荐为:术前2 h可饮清水,术前4 h可喂食母乳,非人乳和便餐禁食6 h。

五、麻醉前用药

原则上日间手术患者不需要麻醉前用药。对明显焦虑、迷走神经张力偏高等患者可酌情术前用药,麻醉前用药的主要目的是镇静,使患者情绪安定,解除焦虑,产生必要的遗忘,抑制呼吸道腺体分泌,合适的镇痛,调整自主神经功能,减弱一些不利的神经反射。可选的种类有巴比妥类药物(如苯巴比妥)、苯二氮䓬类药物(如咪达唑仑、地西泮)、抗胆碱药(如阿托品、东莨菪碱)等。

六、麻醉机、监测仪、麻醉用具及药品的准备

日间手术患者的麻醉机、监测仪、麻醉用具及药品的准备要求与住院患者要求相同。麻醉前必须准备和检查麻醉和监测相关设备、麻醉用具及药品,以保障麻醉和手术能安全顺利进行,防止任何意外事件的发生。无论实施何种麻醉,都必须准备麻醉机、监护仪、急救设备和药品。麻醉期间必须监测患者的生命体征如血压、呼吸、ECG、脉搏、脉搏氧饱和度

（SpO_2）、呼气末二氧化碳分压（$ETCO_2$），必要时监测有创动脉压、中心静脉压等。麻醉实施前对已经准备好的设备用具和药品等，应再一次检查和核对。

（段彬　程智刚　郭曲练）

--------------------------------- 参 考 文 献 ---------------------------------

[1] 郭曲练,程智刚.研究和规范日间手术麻醉及围术期管理意义重大[J].临床麻醉学杂志,2016, 32(10): 941-944.

[2] 刘阳,冯泽国,冯龙,等.2 469例日间手术的麻醉管理[J].北京医学,2012,34(8): 696-698.

[3] DeJohn P. Careful screening and scrutiny needed to select ambulatory surgery patients[J]. OR Manager, 2013, 29(9): 32-34.

[4] Ansell G L, Montgomery J E. Outcome of ASA Ⅲ patients undergoing day case surgery[J]. Br J Anaesth, 2004, 92(1): 71-74.

[5] Joshi G P, Ankichetty S P, Gan T J, et al. Society for Ambulatory Anesthesia consensus statement on preoperative selection of adult patients with obstructive sleep apnea scheduled for ambulatory surgery[J]. Anesth Analg, 2012, 115(5): 1060-1068.

[6] Chung F, Subramanyam R, Liao P, et al. High STOP-BANG score indicates a high probability of obstructive sleep apnea[J]. Br J Anaesth, 2012, 108(5): 768.

[7] 中华医学会麻醉学分会.日间手术麻醉专家共识[J].临床麻醉学杂志,2016,(10): 1017-1022.

第十二章
日间手术常用的静脉麻醉药和吸入麻醉药

日间手术患者当天入住日间手术中心，当天进行麻醉手术、经麻醉恢复观察后，次日或隔日即可回家休息。利用先进的医疗技术（尤其是微创技术）和管理理念，能减少住院时间，确保医疗效果。日间手术麻醉与门诊手术麻醉的区别在于麻醉方式的选择不再过多依赖局部麻醉，而更多采用全身麻醉的方法。本章主要讨论适用于日间手术的常用静脉麻醉药和吸入麻醉药，概述其基本药代药效学，重点讨论药物在日间手术中应用的特点。

第一节　日间手术常用静脉麻醉药

由于患者住院时间短，适合日间手术的静脉麻醉药需具备起效快、清除迅速、药效强、不良反应少等特点，以保证日间手术快速、安全并减少术后不良反应。

一、静脉麻醉药的药代药效学

（一）房室模型

大部分静脉麻醉药的分布符合多房室模型，包括假定的中央室（药物直接输入其中并从中消除）以及一个或多个外周室（药物在其中分布，但药物仍需回到中央室代谢与消除）。经典线性药动学模型中，药物从一个房室转运到另一个房室的速率与药物在第一个房室内的药量成正比，比例因子是一个恒定的常数（即系统不会饱和）。以经典三室模型为例（图12-1），由于经典房室模型中，房室1（中央室）、2和3中药物浓度与效应均不同步，因此，谢尔勒（Sheinner）等在经典房室模型中额外添加了一个房室，称为效应室（V_E）。

因为血液并非药物作用部位，临床大部分药物的峰效应明显滞后于血浆药物的峰浓度（中央室浓度），为解释峰效应滞后于血药峰浓度的现象，效应室概念应运而生，当以效应室药物浓度替代血药浓度时，效应室浓度与药物效应完全同步，滞后现象消失。

效应室有许多不同于经典房室的特点。① 效应室转运属一级动力学。中央室向效应室转运的速率常数是k1e，效应室消除速率常数是ke0。k1e = 1/10 000 ke0或者更小，因此临

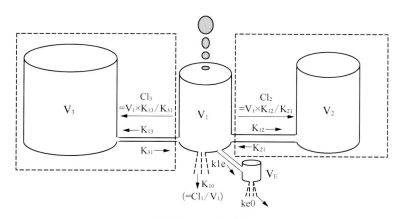

图12-1 效应室模型及药动学参数的换算

床常强调ke0的作用,很少提及k1e。② 效应室容积很小,不影响药物体内代谢过程。③ 效应室浓度不可测。效应室是指药物作用的部位,如机体细胞膜、受体或其他分子结构,以目前的技术测量效应室浓度不可能也没有意义。④ 效应室与效应和药动学模型有关。首先,效应室的作用是与相应药动学模型整合后能够很好地预测药物的临床效应。一种药物可能有多种效应,相应地有不同的ke0。而且,不加区分地将不同研究所得的药动学模型和ke0结合后计算效应室浓度是错误的。例如,商用Diprifusor丙泊酚靶控输注系统的药动学模型和ke0取自不同的研究,这是一种错误的组合。然而虽然不太合适,毕竟使得临床研究设计具有了一定的理论基础。

(二) 静脉麻醉药靶控输注

根据药代动力学参数(有些药代参数也考虑了患者年龄、体重、体表面积、肝肾功能等协变量)编程,计算对某一特定患者获得或维持某一目标浓度所需要的药物输注速度,并控制、驱动输液泵给予,以达到并维持相应麻醉药的血浆或效应器部位浓度,获得满意的临床麻醉状态,称为靶控输注。

1. 药物TCI浓度

95%的患者入睡时丙泊酚浓度为5.4 μg/ml,但不使用气管插管时,建议起始浓度为2~3 μg/ml,联合用药(阿片类药、咪达唑仑等)时,丙泊酚靶浓度显著降低。表12-1为临床常用静脉麻醉药物的靶控浓度,不用气管插管静脉麻醉时,药物靶浓度建议根据其中的小手术或自主呼吸浓度设定起始值,并依照是否有合并用药,酌情降低。

2. TCI麻醉注意事项

(1) 靶控浓度只是理论上的浓度,临床实测浓度与TCI系统预测浓度完全吻合是不可能的,可接受的实测−预测浓度误差是30%~40%。

(2) 理论上,只要药代学符合线性特点(即药物剂量加倍浓度亦加倍),均可以选择靶控输注给药,但临床应用需谨慎。根据其药代学特点,芬太尼、硫喷妥纳不适合靶控输注,恒速输注瑞芬太尼达稳态时间很短,可选择靶控输注,也可选择持续输注,后者起效及维持药效学稳定的时间稍许延长。

（3）表12-1仅是参考数据，实际应用推荐根据合并用药及麻醉医师的经验设定初始浓度。

（4）建议靶控输注开始时，采用浓度逐步递增的方法给药，减少不良反应。

表12-1 常用静脉麻醉药物的靶控浓度

药物（单位）	靶控浓度					
	切皮	大手术	小手术	自主呼吸	清醒	镇静或镇痛
阿芬太尼（ng/ml）	200～300	250～450	100～300	200～250	—	30～100
芬太尼（ng/ml）	3～6	4～8	2～5	<1～2	—	1～2
舒芬太尼（ng/ml）	1～3	2～5	1～3	<0.2	—	0.02～2
瑞芬太尼（ng/ml）	4～8	4～8	2～4	<1～3	—	1～2
丙泊酚（μg/ml）	2～6	2.5～7.5	2～6	—	0.8～1.8	1～3
依托咪酯（μg/ml）	400～600	500～1 000	300～600	—	200～350	100～300
氯胺酮（μg/ml）	—	—	1～2	—	—	0.1～1
咪达唑仑（ng/ml）	—	50～250（与阿片类合用）	50～250（与阿片类合用）	—	150～200（与阿片类合用）	40～100

二、常用静脉麻醉药在日间手术中的应用

由于日间手术和住院手术患者对医疗效果和住院费用等方面的不同考虑，对麻醉医师而言，选择临床效果和经济价值最高的麻醉方式和药物，应该是需要重点考虑的问题。日间手术患者往往健康状况良好，手术时间也相对较短，患者常常希望麻醉医师能使他们减轻术前焦虑，遗忘手术的记忆，术后迅速恢复正常状态（术后无疼痛和恶心呕吐）并且降低医疗费用。

对于需要全身麻醉的患者，联合使用多种药物通常能达到最满意的状态。药物的联合应用包括短效术前抗焦虑，术中持续输注短效、强效镇静和镇痛药或低流量吸入麻醉剂。多种药物的合理、联合应用能最大程度缩短日间手术患者的苏醒时间和留院时间，并减少术后不良反应的治疗费用。

（一）咪达唑仑

咪达唑仑是半衰期最短的苯二氮䓬类药物，具有镇静、抗焦虑、顺行性遗忘作用，可作为术前用药或麻醉中与其他镇静镇痛药联合使用。传统观念认为术前口服抗焦虑药可能延

长患者术后苏醒时间,使患者离开手术室和日间病房的时间延迟。因此一般在日间手术中不提倡使用。但是咪达唑仑口服后吸收迅速,0.5～1 h血药浓度达到峰值,且维持时间短,消除半衰期约2 h。基于这些药理学特性,咪达唑仑是适合日间手术患者使用的术前抗焦虑药。研究证实,术前60 min口服咪达唑仑7.5～15 mg能显著改善患者麻醉诱导前因焦虑而引起的自主神经功能亢进现象。患者的心率、血压下降,VAS评分显著降低。适当的抗焦虑治疗能显著减少诱导期丙泊酚的用量,并且喉罩置入所需的时间更短、操作条件更好。与未口服咪达唑仑镇静的患者相比,术后苏醒时间略有延长,但后期患者离院时间并无明显差异。

对于成人患者,咪达唑仑5～10 mg口服是术前抗焦虑的合适剂量。儿童口服剂量需要达到0.5 mg/kg,静脉注射剂量为0.1～0.4 mg/kg。咪达唑仑不良反应少且轻微。儿童如使用剂量过大可能产生烦躁甚至惊恐发作。

(二) 氯胺酮

氯胺酮是甲基天冬氨酸(NMDA)受体非竞争性阻滞剂(该受体激动与精神运动有关),还能产生抗胆碱症状,表现为麻醉后谵妄、支气管扩张和拟交感作用,且能被抗胆碱酯酶药逆转。动物实验发现氯胺酮麻醉能降低内毒素引起的肺高压并减少渗出,而减轻内毒素休克动物的肺损害。氯胺酮的解痉和抗炎作用已成功用于治疗哮喘持续状态。

氯胺酮是安全速效的麻醉镇痛药。在众多静脉麻醉药物中,是唯一同时具备镇静、遗忘、镇痛效应的静脉药物,可单独应用。它起效快,安全剂量范围内对循环和呼吸抑制轻,适合用于门诊或日间短小手术、诊断性检查的基础麻醉等,尤其在小儿日间短小手术中有较多的应用。氯胺酮苏醒较快,停药10 min初醒,30～60 min完全清醒。但大剂量药物在体内蓄积后将显著延长患者苏醒时间。此外,氯胺酮常见的术后谵妄和苏醒期精神错乱等不良反应也使患者在PACU中停留的时间延长。

氯胺酮引起心率增快、收缩压升高,对于高血压、心肌缺血、冠心病患者可能进一步增加心脏做功,增加心肌耗氧量。因此对于这类患者行日间手术不宜单纯依赖大剂量氯胺酮麻醉,应复合苯二氮䓬类、阿片类和其他镇静药物,减少氯胺酮用量,达到平衡麻醉,减少单一药物过量的不良反应。

氯胺酮除静脉使用外,近年来用于小儿术前口服的研究也日益增多。日间手术小儿(12～72月龄)研究中发现,术前口服5～10 mg/kg氯胺酮30 min后能使小儿充分镇静,缓解焦虑,顺利与父母分离。并使小儿更好地耐受面罩吸氧,而且不增加术后恶心呕吐和谵妄的发生。

术前充分的镇静能显著降低小儿术后谵妄的发生,可能与诱导时高浓度吸入麻醉药减少有关。口服氯胺酮镇静可能延长患者苏醒时间。因此在麻醉诱导和维持阶段应适当减少麻醉药物的用量。

氯胺酮使用的禁忌证包括:① 血压超过160/100 mmHg,禁用于脑血管意外、颅高压、眼压增高、开放性眼球损伤患者。② 心脏代偿功能不全。③ 甲亢、嗜铬细胞瘤。④ 咽喉、口、鼻腔手术,气管插管或支气管镜检查。⑤ 癫痫、精神分裂症。⑥ 饱胃或麻醉前未禁食者。

缓慢静注氯胺酮2 mg/kg(1～3 mg/kg)可维持麻醉效果5～15 min,追加剂量为首剂1/2

至全量,可重复2～3次,总量不超过6 mg/kg;亦可用5% GS配成0.1%溶液,静注首次剂量后静滴,根据麻醉深浅调节滴速;靶控输注时浓度从2 μg/ml开始,以0.25 μg/ml增减调节。小儿基础麻醉4～6 mg/kg臀肌内注射,1～5 min起效,持续15～30 min,追加量为首剂量的1/2左右;口服镇静5～10 mg/kg,30 min达到峰效应;小儿短小手术静注剂量为2 mg/kg,根据是否合用其他药物(例如咪达唑仑)剂量酌情增减。

注意事项及意外处理:① 呼吸抑制与注药速度过快有关,常为一过性,面罩吸氧即可恢复。② 肌肉不自主运动一般无须治疗,如有抽动,可静注咪达唑仑治疗。③ 唾液分泌物刺激咽喉部有时可引发喉痉挛,严重者面罩给氧或气管插管,术前应常规使用足量阿托品。④ 血压增高、心率加快对高血压、冠心病等患者有可能造成心脑血管意外。⑤ 苏醒期延长与用药量过大、体内蓄积有关。⑥ 精神症状多见于青少年患者,一般持续5～30 min,表现为幻觉、谵妄、兴奋、躁动或定向障碍等,静注咪达唑仑可缓解,预先使用咪达唑仑可预防不良反应发生。

(三) 依托咪酯

依托咪酯是咪唑类衍生的静脉麻醉药,有镇静作用但无镇痛作用。该药具有起效快、作用时间短、恢复迅速而平稳、心血管和呼吸抑制作用轻微、代谢率高、蓄积不显著等特点,符合日间手术对麻醉快速起效、快速恢复的要求,故在日间手术麻醉中应用的比例越来越高。

依托咪酯起效快,注射后1 min脑内浓度达到峰值,其最大效应发生在注射药物3 min时。诱导期安静、舒适、平稳、无兴奋挣扎,且有遗忘现象;应用依托咪酯在临床剂量范围内(0.1～0.4 mg/kg),7～14 min自然苏醒,麻醉维持期间血浆药物浓度为300～500 ng/ml,镇静浓度为150～300 ng/ml,清醒时为150～250 ng/ml。该药发挥麻醉作用的机制包括:① GABA$_A$受体TM$_2$和TM$_3$之间β亚基的特定天冬酰胺和丝氨酸残基。② 对神经递质多巴胺再摄取的影响。③ 对cAMP信号转导系统的影响。④ 抑制突触前钙离子通道。

保持心血管系统稳定是依托咪酯的突出优点之一。静脉注射依托咪酯0.3 mg/kg,可使动脉压轻度下降,末梢阻力稍减少,心排血量和心脏指数稍增加,心率略减慢,等容收缩期左心室内压上升的最大速率(dp/dt_{max})轻微升高。此药对心率无明显影响,对冠状血管有轻度扩张作用,使其阻力减小、血流增加、心肌耗氧量减低、心肌收缩力一般无明显改变。等效麻醉浓度的心肌抑制作用:丙泊酚＞咪达唑仑＞依托咪酯。这一突出优点对老年患者、心肌氧供或血供受损的患者尤其重要,可避免出现麻醉诱导期血压大幅降低和心肌缺血的发生。

依托咪酯广泛应用于各科的日间手术、内镜检查等。单次静注0.2～0.3 mg/kg,注射时间15～60 s,年老、体弱患者酌减。也可0.12～0.2 mg/(kg·h)持续静脉输注,仅能维持短时间麻醉。如使用靶控输注浓度宜从0.3 μg/ml开始,以0.1 μg/ml递增或递减。注射部位疼痛和局部静脉炎有关,预注芬太尼或利多卡因减少疼痛;肌震颤或肌阵挛与药物总量和速度有关。

(四) 丙泊酚

丙泊酚既可通过增强中枢抑制性神经递质传递,也可通过抑制中枢兴奋性神经传递发挥麻醉作用。丙泊酚调节的受体很多,但其主要作用位点是中枢抑制性GABA$_A$受体。丙泊酚起效快,清除迅速,不良反应少。中/长链脂肪乳注射液改善了脂肪乳的代谢,对有脂肪代谢障碍的患者尤其有利。

丙泊酚在日间手术中广泛用于麻醉诱导和维持。丙泊酚麻醉后患者苏醒达到离院标准的速度较传统的静脉麻醉药或吸入麻醉药都更加迅速而平稳。当然，新型的吸入麻醉药如地氟烷等的苏醒速度也很快，但与丙泊酚相比，患者后期恢复的质量和离院时间并无差异。长期临床使用后认为，与一些吸入麻醉药相比，丙泊酚镇静后患者的苏醒更加平稳，术后谵妄和恶心呕吐的发生率更低。但也有个别病例报道短小手术使用丙泊酚镇静后出现短暂的谵妄，表现为大哭大笑或攻击行为。与硫喷妥钠和异氟烷相比，丙泊酚镇静后发生精神运动功能障碍更少，个别病例一般多发生于苏醒后 1 h 以内。相对于其他麻醉剂，丙泊酚能使患者苏醒出院速度更快更平稳，因此，该药在日间手术中具有更大的药理学价值和经济价值。丙泊酚和瑞芬太尼持续输注或静脉靶控输注广泛应用于日间手术麻醉。丙泊酚也常用于手术室外的麻醉如 MRI、CT 检查，内镜检查等有创操作的麻醉。有研究认为丙泊酚靶控输注技术能增加患者麻醉满意度。患者麻醉中无知晓，并可能产生令人愉悦的梦境。

丙泊酚对呼吸和循环功能抑制，与剂量和注药速度有关。睡眠剂量的丙泊酚 $2.0\sim3.5$ mg/kg，对呼吸和心血管产生一定程度的抑制，可致呼吸暂停和血压轻度下降。丙泊酚抑制气道反射，有利于气管插管并在麻醉恢复期保持良好的气道状态。丙泊酚注射痛明显，在丙泊酚内加入 1% 利多卡因或大静脉注射可减轻注射部位疼痛。

短小手术麻醉先单次静注 1 mg/kg，继缓慢推注，剂量和速度根据患者反应确定，常需辅以麻醉性镇痛药。气管插管或喉罩麻醉诱导剂量为 $2\sim4$ mg/kg，高龄患者应减少剂量，缓慢推注，防止血压过低。小儿单位体重的药物剂量较大，丙泊酚维持剂量的范围较大，为 $4\sim10$ mg/（kg·h），靶控输注浓度从 $1\sim1.5$ μg/ml 开始以 0.5 μg/ml 增减调节。根据镇静深度监测（BIS、熵指数等）调节丙泊酚持续输注剂量可预防镇静不足和术中知晓。

（五）右美托咪定

右美托咪定是一种高效、高选择性 α_2 肾上腺素受体激动剂，为咪唑类衍生物。蓝斑核简称蓝斑，亦称青斑核，是位于脑干的一个神经核团，其功能与应激反应有关，参与唤醒与警戒。右美托咪定作用于蓝斑核发挥镇静催眠效应，蓝斑核是其作用的关键部位。其半衰期较一般药物（如可乐定等）要短，消除半衰期大约为 2 h，而分布半衰期大约为 6 min，其药代动力学也具有很强的可预测性。

1. 对呼吸系统的作用

右美托咪定在镇静的同时对患者呼吸系统的影响极为轻微，仅轻微增加呼气末二氧化碳以及降低静息每分通气量，轻微升高二氧化碳呼吸反应曲线的斜率。有研究发现，右美托咪定对呼吸中枢无抑制作用，它不会改变成人静息状态下的通气量，如果不慎加大剂量，即使所用剂量为推荐剂量的 $10\sim15$ 倍，其动脉血二氧化碳分压和血氧饱和度仍然能够维持在正常范围。研究者（Ryu 等）对 72 例患者行纤维支气管镜检查时应用右美托咪定联合丙泊酚镇静，对照组为瑞芬太尼联合丙泊酚，右美托咪定联合丙泊酚患者血氧饱和度下降发生率及咳嗽发生率明显较低，无发生呼吸暂停的患者，支气管镜检查满意度也明显增高。这提示右美托咪定可降低气道的反应性，当患者合并有严重呼吸系统疾病时可采用右美托咪定。

2. 对心血管系统的作用

右美托咪定可激动延髓血管的运动中枢,产生减缓心率和降低血压的作用。通过增加脑干的蓝斑核副交感神经的输出而减少交感神经输出,降低去甲肾上腺素代谢,所以静脉输注时应减慢输注速度。有研究显示,右美托咪定可通过减少冠状动脉非缺血区的血流再分配和氧的消耗,而有益于缺血性心脏病。将右美托咪定应用于冠心病患者,能改善心肌缺血症状,降低心肌的耗氧量,减少冠状动脉粥样硬化性心脏病并发症的发生。随着越来越多的高龄患者接受日间手术,右美托咪定在心血管方面的特点使其在冠心病高危人群日间手术中的优势显得尤其突出。

全身麻醉时,联合使用右美托咪定能减少抑制体动反应所需的镇痛药量。右美托咪定与瑞芬太尼复合应用于日间手术不仅可以提供良好的镇痛和镇静作用,使手术能够顺利进行,且两种药物的代谢时间较快,不会对患者产生呼吸和循环抑制作用,适合于日间手术行全凭静脉麻醉或喉罩全身麻醉的患者。

第二节　日间手术常用吸入麻醉药

吸入麻醉药理化性质稳定,易于保存,血/气分配系数小,在血和组织内溶解度低,易于调节,可控性强,使用方便;诱导及苏醒迅速,有良好的镇静、镇痛和肌松作用,能抑制异常应激反应。由于日间手术麻醉喉罩的使用率高,加之吸入麻醉药的上述优点,吸入麻醉药在日间手术中的使用日益广泛,尤其在小儿麻醉的诱导和维持中具有突出的优势。

一、吸入麻醉药的药代药效学

(一) 血/气分配系数

吸入麻醉药通过呼吸道经血液循环至中枢神经系统而产生麻醉效应,脑组织麻醉药物分压与这些药物的麻醉效应密切相关。决定脑组织麻醉药物分压的因素是:吸入麻醉药物浓度,肺通气量,心排血量,脑组织血流量。吸入麻醉药物的血/气分配系数和组织/气分配系数(表12-2)决定了药物诱导和苏醒时间长短。如吸入麻醉药具有较高的溶解度,则诱导期间停留在血液里的药物就会增加,而脑内相应减少,所以诱导需要较长时间。七氟烷和地氟烷溶解度低,血/气分配系数小,所以诱导和苏醒迅速。血/气分配系数也受外界因素影响,体温降低时数值增加,而血液稀释后溶解度降低,系数减小。吸入麻醉药物诱导时肺泡浓度与吸入浓度比值(FA/FI)随着药物溶解度降低而增加,氧化亚氮的FA/FI比值最高,其次为地氟烷,氟烷具有较高的脂溶性,因而FA/FI比值最低。吸入麻醉诱导时,快速增加吸入浓度容易产生药物的呼吸道刺激症状,如呛咳、屏气、喉痉挛和流涎等,尤其是没有使用术前药物的患者,其中又以地氟烷最为明显。儿童发生呼吸道刺激反应的概率高于成人2倍,这容易导致儿童血氧饱和度降低,发生缺氧,因此地氟烷不适合儿童麻醉诱导。如果诱导前使用阿片类镇痛药物,则能够降低地氟烷对呼吸道的刺激作用。七氟烷因为没有气道刺激反应，因而适合于儿童麻醉诱导，七氟烷的诱导快，对于循环的干扰较小，苏醒快，并且没有肝脏毒性顾虑，因此在儿童麻醉诱导时多被采用。

表 12-2　吸入麻醉药物的血/气分配系数和组织/气分配系数

组　织	氧化亚氮	地氟烷	七氟烷	异氟烷	氟　烷
血/气	0.46	0.45	0.65	1.40	2.4
脑	1.07	1.22	1.69	1.57	1.88
心	1.02	1.22	1.69	1.57	1.70
肝		1.49	2.00	1.86	2.29
肾		0.89	1.20	1.00	1.25
肌肉	1.15	1.73	2.62	2.57	2.92
脂肪	2.39	29	52	50	57

（二）吸入麻醉药的分布

吸入麻醉药物通过血流分布全身，根据血液灌注程度不同，麻醉药物分布也存在时相差异。药物与血流丰富组织（脑、心、肝、肾等）达到平衡的时间仅为 10 min，肌肉和皮肤组织需要 44 min 才能达到平衡，而脂肪组织需要 304 min 才能达到半量饱和。肥胖患者脂肪组织中血流相对高的灌注区域，如心脏周围、肾脏周围、肠系膜和大网膜等脂肪较多，它们能够储存大量高脂溶性吸入麻醉药，在麻醉苏醒期，这些部位的药物重新回到血液，从而延长苏醒时间，因此需要格外注意。对于肥胖患者使用低溶解度的吸入麻醉药物，不会影响这些患者的苏醒时间。地氟烷和七氟烷脂溶性低，并且具有较高的 MAC-Awake 值，其苏醒速度甚至快于丙泊酚麻醉。

（三）吸入麻醉药的清除

吸入麻醉药物大部分以原形通过呼吸道排出体外，少部分在体内经过代谢排泄，也有极少的一部分通过皮肤和内脏器官、手术创面排出体外。吸入麻醉药物的排出速率主要与其血液溶解度有关，低脂溶性的新型麻醉药物如七氟烷和地氟烷具有苏醒迅速的特点。

吸入麻醉药体内代谢程度不同，成人代谢顺序为甲氧氟烷（50%）＞氟烷（15%～20%）＞恩氟烷（5%）＞异氟烷（0.2%）＞地氟烷（0.02%）（表 12-3）。

表 12-3　吸入麻醉药的代谢比例

药　物	代谢率（%）
氟　烷	15～20
七氟烷	3
异氟烷	0.2
地氟烷	0.02
氧化亚氮	0.004

（四）MAC 与 MAC-Awake

衡量吸入麻醉药物的临床麻醉效能时，通常采用 MAC 和 MAC-Awake 两个指标。MAC 是指在一个大气压下，50% 的动物对于超强疼痛或伤害刺激不产生体动反应的最低肺泡吸入麻醉药物浓度，它是药理学中 ED（有效剂量）的另外一种表现形式。MAC-Awake 是指在一个大气压下，50% 的受试者不能对命令产生正确反应时的呼气末麻醉药物浓度。MAC 和 MAC-Awake 分别反映吸入麻醉药物制动和意识消除（抑制学习记忆）的效能。

MAC 是年龄为 40 岁左右人群的平均数值，多数吸入麻醉药物 MAC 数值受年龄影响，小于 1 岁时 MAC 最高，以后每增加 10 岁，MAC 降低 6.7% 左右。常用吸入麻醉药的 MAC 值（30～60 岁）见表 12-4。使用阿片类镇痛药物和（或）其他镇静类辅助药物也可以降低 MAC，3 μg/kg 芬太尼就可使地氟烷的 MAC 从 0.63 降至 0.32，这与它们均作用于脊髓背角神经细胞有关。随着体温降低，动物的 MAC 也相应减少，体温每降低 1℃，MAC 降低 4%～5%，体温低至 20℃ 时就不需要使用麻醉药物。然而体温降低对于氧化亚氮的 MAC 影响微弱。

MAC-Awake 和 MAC 的比值可用于衡量估算吸入麻醉时患者的苏醒时间。该比值随着药物种类不同而各异，常用吸入麻醉药物异氟烷、七氟烷和地氟烷的 MAC-Awake 是其 MAC 数值的 1/3。氟烷的比值超过 50%，而氧化亚氮的比值达到 60% 以上。MAC-Awake 同样随着年龄的增长而降低，它与 MAC 的比值不随年龄变化。

表 12-4　常用吸入麻醉药的 MAC 值

药　物	氧化亚氮	地氟烷	七氟烷	异氟烷	氟　烷	恩氟烷
MAC	104	6	1.85	1.15	0.77	1.68

二、吸入麻醉药的优势与争议

（一）吸入麻醉药的术后躁动

吸入麻醉药由于溶解度低，即血/气分配系数小，易于进行呼吸和循环系统间的气体交换，仅小部分被机体代谢，大部分仍以原形从肺排出，这些特点决定了吸入麻醉药起效迅速，快速排出，苏醒快。吸入麻醉通常用于全麻维持，其中七氟烷具有轻微芳香味和呼吸道无刺激而可用于全麻诱导，特别是小儿麻醉，也可作为困难插管患者的全麻诱导选择。

多数观点认为吸入麻醉药术后躁动的发生率略高于静脉麻醉；此外，可能由于躁动的量化标准、测量间隔的时间以及术前用药的种类和剂量等不同，躁动的发生率在吸入麻醉药之间也不尽相同。躁动发生的原因众多，某些预处理可有效降低全麻后躁动发生率，例如复合右美托咪定或丙泊酚等静脉药物，也可考虑在手术结束前给予长效镇痛药。

（二）吸入麻醉药具有镇静、镇痛和肌松作用

随着吸入浓度增加，吸入麻醉药分别产生镇静、镇痛和肌松作用，因此，吸入麻醉药药效较为全面，现今仍无一种静脉麻醉药物能同时具备上述所有功能。若器官功能不全，特别是肝肾功能不全时，相对于吸入麻醉药，静脉麻醉药更容易出现残留，并影响患者的麻醉恢复。

七氟烷吸入诱导麻醉是惧怕疼痛患儿的良好选择，对困难插管或困难气道患者也可在

一定程度上保障其安全。除一些短小手术的麻醉维持可完全依靠吸入麻醉来满足手术要求外，目前吸入麻醉维持一般采用与镇痛药、肌松药或镇静药复合实施；一旦实施复合麻醉，吸入麻醉药可以显著减少静脉麻醉药、肌松药和镇痛药的用量。

（三）精准浓度监测，药物效能、麻醉深度易控制

由于吸入麻醉药以原形从肺排出，现今吸入麻醉药浓度监测已成为常规监测项目，可实时显示并控制诱导快慢、麻醉深度、苏醒及恢复速度。结合麻醉深度、生命体征监测，可实现吸入麻醉的可控性、安全性及有效性。MAC的监测可以很好地反映麻醉深度。

（四）吸入麻醉药的MAC监测能有效避免术中知晓

当呼气末麻醉气体浓度（ETAC）达到0.33 MAC时，50%的患者不会对口头指令发生反应；术中维持ETAC大于0.7 MAC可降低术中知晓的发生率。2011年多中心BAG-RECALL试验证实，与MAC监测相比，BIS监测不能降低术中知晓发生率，也不能降低术中吸入麻醉用量，认为BIS监测在易发术中知晓的高危人群无明显优势，相比MAC监测术中知晓的发生率可能更高。纵观近年有关BIS监测预防术中知晓有效性的研究，不难发现，吸入全麻本身即可通过MAC监测实现麻醉深度即时监测，判断全麻深浅并快速调节，避免术中知晓的发生。MAC用于监测麻醉深度、防止术中知晓至少能达到BIS监测的同等效果。

（五）吸入麻醉药具有一定的器官保护作用

手术既能治疗疾病，同时也可能造成一定的损害；而麻醉学作为一门围术期医学，不仅要为手术提供必要条件，还要满足患者舒适与安全的要求。实验研究发现吸入麻醉药有器官保护作用，机制多与抑制氧化应激和炎症反应有关，其中，七氟烷、异氟烷和地氟烷的器官保护效果已在心脏手术临床研究中得到证实。

（1）心肌保护　2003年有学者观察了吸入麻醉药心肌保护作用，107例冠状动脉搭桥手术患者采用咪达唑仑（0.2～0.3 mg/kg）复合大剂量舒芬太尼（5～8 μg/kg），另91例患者采用相同但剂量较低的咪达唑仑、舒芬太尼麻醉同时复合使用0.5%～2%七氟烷。结果如图12-2所示，接受七氟烷麻醉的患者，在体外循环后表现出了比较好的左心室收缩力，并且肌钙蛋白T的浓度降低。

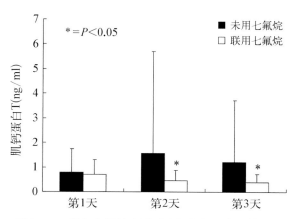

图12-2　吸入七氟烷麻醉对心肌肌钙蛋白T的影响

（2）肝脏保护 近年来逐渐发现吸入麻醉药也具有肝脏保护作用。有大样本随机对照试验在肝脏手术中比较吸入麻醉药和静脉麻醉药物预处理的作用，首次证实应用吸入麻醉药物预处理具有肝功能保护作用。但在此基础上，研究团队对227名患者进行回顾性分析，发现手术过程中持续吸入麻醉和全凭静脉麻醉相比并未显示出明显的肝脏保护作用。这提示吸入麻醉和全凭静脉麻醉对肝脏的保护仍需进一步研究。

（3）脑保护 异氟烷吸入麻醉可降低脑血流量（CBF）[20 ml/（100 g 脑组织·min）]和脑缺血的发生率，提示吸入麻醉药异氟烷具有脑保护作用。地氟烷吸入麻醉较硫喷妥钠能更好地维持脑组织氧饱和度。但是关于吸入麻醉药在脑缺血中的神经保护作用，依然缺乏前瞻性、大样本临床试验。

（六）吸入麻醉药潜在的肝、肾毒性的争议

尽管体内代谢率低，但已证明早期的吸入麻醉药存在肝肾损伤风险；早期的卤代类吸入麻醉药在肝内被氧化为三氟乙酰化物，有引起严重免疫反应致暴发型致死性肝炎的可能。氟烷最易造成此类肝炎，发生率为1/35 000～1/40 000，异氟烷导致的肝衰竭也偶见报道。但总体来讲，异氟烷比氟烷更能保证肝脏的氧供给，因为异氟烷维持了肝脏动脉灌注和肝脏静脉氧饱和度，肝脏功能基本不受影响。新型吸入麻醉药七氟烷和地氟烷不经氧化反应代谢生成酰化物，目前认为几乎不存在肝毒性。

三、常用吸入麻醉药在日间手术中的应用

较新的吸入麻醉药如七氟烷、地氟烷等血/气分配系数小，具有起效快、麻醉效应强、兼具镇静镇痛作用、消除迅速、患者苏醒快等特点，越来越多地应用于成人和小儿各科日间手术麻醉中。

（一）七氟烷

七氟烷因为诱导苏醒迅速，因而适合日间手术麻醉，与广泛采用的以丙泊酚为主的TIVA比较，吸入麻醉诱导平稳，即使高浓度七氟烷诱导，对呼吸道无刺激性，不增加呼吸道分泌物，诱导时很少引起咳嗽，也能够维持循环稳定。有研究证明吸入8%浓度七氟烷麻醉诱导速度并不亚于丙泊酚。一项研究选取了64例行支气管镜检查的儿童，随机分入七氟烷吸入麻醉组（n = 32）和丙泊酚-芬太尼静脉麻醉组（n = 32），结果显示8%七氟烷吸入麻醉诱导意识消失更快。七氟烷对循环系统有剂量依赖性的抑制作用，血压随吸入浓度的增高而降低，可能与心排量减少阻力血管扩张有关。七氟烷有一定的肌松作用，能增强并延长非去极化肌松药的作用，故可减少合用肌松药的剂量和给药次数。

七氟烷麻醉的患者术后恶心呕吐（PONV）发生率明显高于丙泊酚组，在PACU停留时间长，治疗费用也会相应增加。预防性使用止吐药物能够减少与吸入麻醉相关的PONV。七氟烷麻醉恢复期患者容易发生谵妄、激动，可能与七氟烷麻醉时出现惊厥样兴奋的脑电图波形有关，因此不适合于癫痫患者麻醉。

七氟烷适合小儿日间手术的麻醉诱导和维持，尤其适用于害怕注射或开放静脉有困难的小儿，可选用七氟烷吸入诱导，吸入浓度8%，氧气流量4 L/min。麻醉机呼吸管路充分预

充后，给予患者面罩吸入七氟烷。一般30 s左右睫毛反射消失，60 s左右疼痛反射消失。吸入七氟烷5 min左右，呼气末浓度达到6%以上，可顺利置入喉罩或行气管插管。研究显示七氟烷吸入麻醉儿童乐意接受，对循环呼吸影响小，麻醉恢复快，术后恶心呕吐、躁动、嗜睡等发生率低。

（二）地氟烷

地氟烷为异氟烷的氟代氯化合物，沸点23.5℃。血/气分配系数0.42，为现有吸入麻醉药中最低。化学性质稳定，体内代谢低于0.02%。地氟烷的MAC新生儿最低，6～12月龄达到峰值9.9%。成人单独应用地氟烷时，突然增加吸入浓度可导致较强的交感神经兴奋，儿童未见类似报道。地氟烷对呼吸道的刺激性较强，可引起咳嗽、屏气甚至发生喉痉挛，因此不适用于麻醉诱导。通常麻醉维持浓度为5%～10%。麻醉苏醒迅速，在完善术后镇痛时能减少谵妄发生。地氟烷和干燥的钠石灰或钡石灰发生反应可能产生CO，甚至达到中毒浓度，故应注意避免长时间紧闭麻醉。地氟烷的独特优点是血和组织中的溶解度低，患者能够快速从麻醉中苏醒。它能使血压快速下降，这也是其活性很强的原因之一。其独特的抗降解能力也是一个值得关注的优点。其他药理特性与别的强效吸入麻醉剂相同，特别是在低浓度和麻醉稳定阶段（如麻醉维持期）。有研究结果显示，地氟烷、七氟烷和异氟烷麻醉的患者中，地氟烷组患者术后苏醒最为迅速。

（三）异氟烷

异氟烷是安氟烷的同分异构体，血/气分配系数低，麻醉深度易于调节，可控性强，诱导和恢复迅速。由于刺激性气味可能诱发呼吸道反应，因此不适合小儿麻醉诱导。麻醉效能强，MAC为1.15%，小儿吸入麻醉维持常用浓度为1%～2.5%，能明显增强非去极化肌松药作用。异氟烷抑制循环，使每搏量减少，同时使心率加快，心输出量在1～2 MAC时可无明显减少。异氟烷扩张血管，可引起血压降低，也可抑制新生儿的压力感受器反射，从而削弱机体对血压变化的代偿能力和对低血容量的反应。异氟烷不增加心肌对儿茶酚胺或茶碱的敏感性。

异氟烷血/气分配系数较地氟烷和七氟烷略高，因此患者苏醒时间略长，相关研究系统分析了日间手术患者使用异氟烷、七氟烷和地氟烷的早期苏醒时间和服从指令所需时间，发现异氟烷组患者的苏醒时间、服从指令动作和回家后可以从事阅读活动的时间都比七氟烷组患者延长。因此，在日间手术中，异氟烷正逐渐被七氟烷和地氟烷所取代。

（宋蕴安　张马忠）

------------------------------ **参 考 文 献** ------------------------------

［ 1 ］ Smith I, Skues M, Philip B K. Ambulatory (outpatient) anesthesia //Miller R D (eds). Miller's Anesthesia. 8th ed［M］. Philadelphia: Elsevier Saunders, 2015: 2613.

［ 2 ］ Elvir O L, White P F, Tang J, et al. Propofol versus midazolam for premedication: a placebo-controlled, randomized double-blinded study［J］. Minerva Anestesiol, 2016, 82 (11): 1170－1179.

［3］Abdul-Latif M S, Putland A J, Mccluskey A, et al. Oral midazolam premedication for day case breast surgery, a randomized prospective double-blind placebo-controlled study［J］. Anesthesia, 2001, 56 (10): 990.

［4］Altiparmak B, Akça B, Yilba A A, et al. All about ketamine premedication for children undergoing ophtalmic surgery［J］. Int J Clin Exp Med, 2015, 8(11): 21525－21532.

［5］Oyedepo O O, Nasir A A, Abdurrahman L O, et al. Efficacy and safety of oral ketamine premedication in children undergoing day case surgery［J］. J West Afr Coll Surg, 2016, 6(1): 1.

［6］Kumar A, Shah Z A, Anuradha, et al. Comparative evaluation of ketamine, midazolam and combination of both as oral premedicants in children［J］. J Anaesth Clin Pharmacol, 2009, 25: 449－453.

［7］庄心良, 曾因明, 陈伯銮. 现代麻醉学: 第3版［M］. 北京: 人民卫生出版社, 2004.

［8］杨静, 王晓. 再论依托咪酯在门诊、手术室外麻醉应用的安全性［J］. 华西医学, 2006, 21(4): 863－864.

［9］Shen Y, W Ji, Cai M H, et al. Unrepaired tetralogy of fallot related pathophysiological changes reduce systemic clearance of etomidate in children［J］. Anesth Analg, 2016, 123: 722－730.

［10］Bhakta P, Mishra P, Tawfic Q A. Psycho-mimetic manifestations following propofol in day care surgery — case reports［J］. Middle East J Anaesthesiol, 2010, 20(4): 599－601.

［11］Fosnot C D, Fleisher L A, Keogh J. Providing value in ambulatory anesthesia in 2015［J］. Anesthesiol Clin, 2015, 33(4): 731－738.

［12］Cascella M, Fusco R, Caliendo D, et al. Anesthetic dreaming, anesthesia awareness and patient satisfaction after deep sedation with propofol target controlled infusion: a prospective cohort study of patients undergoing day case breast surgery［J］. Oncotarget, 2017, (45): 79248－79256.

［13］Wan Q, Xu L, Bo Y. Effects of dexmedetomidine combined with dezocine on cognition function and hippocampal microglia activation of rats［J］. Int J ClinExp Med, 2014, 7 (9): 2787－2792.

［14］Lin L, Guo X, Zhang M Z, et al. Pharmacokinetics of dexmedetomidine in Chinese post-surgical intensive care unit patients［J］. Acta Anaesthesiol Scandinarica, 2011, 55(3): 359－367.

［15］Ryu J H, Lee S W, Lee J H, et al. Randomized double-blind study of remifentanil and dexmedetomidine for flexible bronchoscopy. Br J Anaesth, 2012, 108(3): 503－511.

［16］陈正, 杭黎华, 吴进, 等. 右美托咪定对瑞芬太尼抑制切皮体动反应量效关系的影响［J］. 中国临床药理学杂志, 2013, 29(2): 121－123.

［17］于布为, 薛庆生, 罗艳. 吸入麻醉药物的研究进展［J］. 继续医学教育, 2006, 20(15): 26－36.

［18］Delgado-Herrera L, Ostroff R D, Rogers S A. Sevoflurane: approaching the ideal inhalational anesthetic. a pharmacologic, pharmacoeconomic, and clinical review［J］. CNS Drug Rev, 2001, 7(1): 48－120.

［19］Péan D, Floch H, Beliard C, et al. Propofol versus sevoflurane for fiberoptic intubation under spontaneous breathing anesthesia in patients difficult to intubate［J］. Minerva Anestesiol, 2010, 76(10): 780－786.

［20］Avidan M S, Jacobsohn E, Glick D, et al. Prevention of intraoperative awareness in a high-risk surgical population［J］. N Engl J Med, 2011, 365: 591－600.

［21］Van Der Linden P J, Daper A, Trenchant A, et al. Cardioprotective effects of volatile anesthetics in cardiac surgery［J］. Anesthesiology, 2003, 99(2): 516－517.

[22] Slankamenac K, Breitenstein S, Beck-Schimmer B, et al. Does pharmacological conditioning with the volatile anaestheticsevoflurane offer protection in liver surgery?[J]. HPB (Oxford), 2012, 14(12): 854−862.

[23] Liao R, Li J Y, Liu G Y. Comparison of sevoflurane volatile induction/maintenance anaesthesia and propofol-remifentanil total intravenous anaesthesia for rigid bronchoscopy under spontaneous breathing for tracheal/bronchial foreign body removal in children[J]. Eur J Anaesthesiol, 2010, 27(11): 930−934.

[24] Kumar G, Registrar C S S, Fellow R M, et al. A comparison of total intravenous anaesthesia using propofol with sevoflurane or desflurane in ambulatory surgery: systematic review and meta-analysis [J]. Anaesthesia, 2014, 69(10): 1138.

[25] 连庆泉,张马忠. 小儿麻醉手册: 第2版[M]. 上海: 世界图书出版公司,2017.

[26] Kurhekar P, Vinod K, Jsd K, et al. Randomized comparison of isoflurane versus sevoflurane and desflurane for maintenance of ambulatory anesthesia[J]. Anesth Essays Res, 2017, 11(4): 875.

第十三章
肌肉松弛药在日间手术中的应用

日间手术对肌肉松弛药（简称肌松药）的要求包括：① 起效快、时效短。② 非去极化肌松药，有拮抗药。③ 不良反应少。④ 代谢产物没有活性。⑤ 肌松作用消退快。⑥ 肌松药残余作用发生率低。肌松药在日间手术中的应用重点讨论以下几方面问题。

第一节　去极化肌松药与非去极化肌松药

一、去极化肌松药

去极化肌松药与乙酰胆碱受体结合后可产生乙酰胆碱样作用，接头后膜处于持续去极化状态，可见不同步的肌纤维成束收缩。由于接头后膜的持续去极化，使其对以后的神经兴奋所释放的乙酰胆碱不再发生反应而形成去极化阻滞，也称Ⅰ相去极化阻滞。临床应用的去极化肌松药为琥珀胆碱。去极化神经肌肉阻滞特征为：① 肌松前出现肌纤维成束收缩（fasciculation）。② 强直或"四个成串"刺激无衰减现象。③ 无强直后易化现象。④ 抗胆碱酯酶药可增强其阻滞程度。

大剂量或多次重复应用去极化肌松药后，接头后膜神经肌肉阻滞的性质容易发生改变，肌松时间延长，阻滞特征类似于非去极化阻滞。由Ⅰ相去极化阻滞演变为Ⅱ相阻滞，称为双相阻滞或脱敏感阻滞。临床表现为呼吸抑制延长，可有不同程度的衰减和强直后易化现象。虽然琥珀胆碱起效快和药效短，但由于其不良反应多，没有拮抗药，目前临床上已极少使用。日间麻醉仅用于电休克治疗精神分裂症，琥珀胆碱剂量为 $0.5 \sim 0.8$ mg/kg。

二、非去极化肌松药

非去极化肌松药与接头后膜的乙酰胆碱受体（N_2乙酰胆碱受体）结合，不引起膜通透性的改变，接头后膜处于极化状态而不能去极化。因与乙酰胆碱共同竞争性的与乙酰胆碱受体相结合，又称为竞争性肌松药。常用药物包括维库溴铵、罗库溴铵和顺阿曲库铵等。非去极化神经肌肉阻滞特征为：① 肌肉松弛前无肌震颤即肌纤维成束收缩现象。② 强直刺激及"四个成串"刺激时出现衰减（fade）。③ 强直刺激后继以单刺激，出现强直后易化（post-tetanicfacilitation）现象。④ 阻滞可被抗胆碱酯酶药所拮抗。

肌松监测时去极化与非去极化阻滞类型见图13-1。

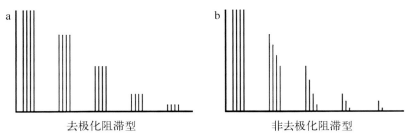

去极化阻滞型　　　　　　　　　非去极化阻滞型

图13-1　去极化与非去极化阻滞类型

去极化肌松药阻滞过程TOF可呈现两种阻滞类型。图13-1a表示单次给予去极化肌松药（琥珀胆碱）后，TOF呈现 Ⅰ 型阻滞（去极化阻滞型），4个颤搐反应同步下降，TOFr＞0.8，无强直后易化现象。图13-1b表示多次给予去极化肌松药（琥珀胆碱）或采用静脉滴注方式给药时，TOF呈现 Ⅱ 型阻滞（非去极化阻滞型，双相阻滞或脱敏感阻滞），4个颤搐反应顺序下降，TOFr＜0.5，有强直后易化现象。

第二节　肌松药的药效动力学

一、肌松药的时效

（1）显效时间（lag time）　从开始注药到T1第一次发生明显下降（降幅为5%）的时间。代表从肌松药进入体内到神经肌肉接头开始发生阻滞的时间。

（2）起效时间（onset time）　从开始注药到诱发颤搐反应消失者的T1或SS抑制95%，或诱发颤搐反应未消失者的T1或SS达到最大阻滞程度。

（3）最大阻滞程度（T max）　给予肌松药后，T1颤搐幅度受到最大抑制的程度。如果T1＞0%，T1颤搐幅度需在同一水平稳定出现3次以上才能作为最大阻滞程度。如T1＜0，则用PTC或PTBC表示最大阻滞程度。最大阻滞程度代表肌肉松弛药对终板的阻滞深度。

（4）临床作用时间（clinical duration）　从开始注药到T1恢复到基础值25%的时间。临床作用时间代表肌松药临床有效作用时间。

（5）恢复指数（recovery index，RI）　T1从基础值25%恢复到75%的时间。如恢复指数采用其他量度，RI后必须注明量程。例如，RI 5～95代表该恢复指数是T1从基础值的5%恢复到95%的时间；RI 20～80代表该恢复指数是T1从基础值的20%恢复到80%的时间。

（6）总时间（total time）　给药至肌颤搐T1恢复95%的时间。

二、肌松药的时效关系

（一）起效时间与肌松强度

非去极化肌松药的起效时间与强度有关，肌松强度弱的肌松药起效快，如罗库溴铵静注（1.5～3.0）×ED$_{95}$，其起效时间比等效量的维库溴铵约快50%，注药后60～90 s即可气管插管。与其相反肌松强度最强的长时效肌松药多库氯铵，起效最慢，静注1×ED$_{95}$起效时间为10 min，静注2×ED$_{95}$起效时间为5 min。肌松药剂量影响起效时间，至少当剂量超过产生100%阻滞所需剂量时，增加剂量能加快起效。不同部位的肌肉肌松药起效时间不同，位于中心部位的肌肉如上呼吸道和呼吸系统的肌肉，其起效远比外周的肌肉快，主要与血供丰富有关。

（二）肌松药的时效关系

非去极化肌松药反复或持续应用后的作用时效延长多数是药代动力学影响的结果。去极化肌松药琥珀胆碱持续或反复用药后可发生Ⅱ相阻滞，肌松效应明显延长。肌松药作用持续时间是从静脉注射用药直至单刺激恢复到基础值25%颤搐水平的时间，因为在恢复25%后（TOF的第四次颤搐出现）腹腔内手术时的腹肌松弛程度难以满足要求。作用持续时间随剂量增加而延长，因此肌松药之间的比较必须通过等效剂量来进行。2×ED$_{95}$常被作为标准。恢复指数（即从颤搐恢复25%至75%所需时间）较少依赖于剂量，故比较常用。

肌松药按时效可分为：① 超短时效＜8 min（琥珀胆碱）。② 短时效8～12 min（米库氯铵）。③ 中时效21～50 min（罗库溴铵、阿曲库铵、维库溴铵、顺阿曲库铵）。④ 长时效＞50 min（泮库溴铵、哌库溴铵和多库氯铵）。日间手术麻醉宜用短时效或中短时效的肌松药。

三、肌松药的量效关系

评价肌松药效的指标ED$_{95}$，即拇收肌产生95%肌颤搐抑制效应时的剂量。肌松药的药效学参数见表13-1。不同年龄常用肌松药的ED$_{95}$见表13-2。

表13-1　肌松药的药效学参数

肌松药	ED$_{95}$（mg/kg）	气管插管量（mg/kg）	起效时间（min）	T1 90%恢复时间（min）	恢复指数（min）
琥珀胆碱	0.5	1.0	1.0	6～12	
氯箭毒碱	0.3	0.6	4～5	80～100	40～60
泮库溴铵	0.05	0.07～0.1	3.5～4	120	30～40
维库溴铵	0.04	0.08～0.1	3	50～60	12
阿曲库铵	0.23	0.5	3～4	50～60	11～12
顺阿曲库铵	0.048	0.15	4～5	70～80	12～15
罗库溴铵	0.3	0.6	1.5	60～70	14
哌库溴铵	0.045	0.08	3.5～4	120	30～40

肌松药	ED$_{95}$（mg/kg）	气管插管量（mg/kg）	起效时间（min）	T1 90%恢复时间（min）	恢复指数（min）
米库氯铵	0.08	0.2	3	30	6～7
多库氯铵	0.03	0.05	6	120	40

表13-2　不同年龄常用肌松药的ED$_{95}$

肌松药	新生儿（<1个月）	婴幼儿（1个月～3岁）	儿　童（3～12岁）	成　人
琥珀胆碱	0.625	0.729	0.423	0.30
米库氯铵		0.065	0.103	0.08
阿曲库铵	0.226	0.226	0.316	0.23
顺阿曲库铵		0.043	0.047	0.05
罗库溴铵		0.225	0.402	0.30
维库溴铵	0.047	0.048	0.081	0.05
泮库溴铵	0.072	0.066	0.093	0.07

注：表内数据是 N_2O/O_2 麻醉时肌松药95%有效剂量

四、影响肌松药效应的因素

（1）吸入性麻醉药　具有肌肉松弛效能，能增强神经肌肉阻滞作用，延长肌松时效，与非去极化肌松药有协同作用，强度依次为异氟烷＞七氟烷＞恩氟烷＞氟烷＞氧化亚氮。

（2）低温　可延长非去极化肌松药的作用时间，从尿和胆汁中排泄延缓。新生儿和幼儿可能对非去极化肌松药敏感，老年人应用肾脏消除的肌松药时，其肌松作用明显延长。

（3）胆碱酯酶　琥珀胆碱和米库氯铵均被血浆胆碱酯酶所水解，胆碱酯酶量的减少和质的异常均可影响两药的代谢。血浆胆碱酯酶浓度下降可不同程度地延长琥珀胆碱的作用时间。

（4）重症肌无力患者　对非去极化肌松药异常敏感，而对去极化肌松药有轻度拮抗。术前应用抗胆碱酯酶药治疗时，则更难以预料肌松药的作用。

（5）肌肉失去神经支配　如外伤性截瘫、挤压伤和烧伤等，数周至半年之内对琥珀胆碱十分敏感，有可能引起致命性高钾血症。

（6）两类不同类型肌松药合用　可能产生拮抗作用。

（7）两种非去极化肌松药合用　由于对接头前膜和后膜的亲和力不一样，可出现协同或相加作用。阿曲库铵和维库溴铵之间有协同作用，合用时剂量应减少。

（8）局麻药能增强肌松药的作用。

（9）抗生素增强肌松药的作用　氨基苷类抗生素中以新霉素和链霉素抑制神经肌肉传递的功能最强，庆大霉素、卡那霉素等均可加强非去极化和去极化肌松药的作用。多黏菌素引起的神经肌肉传递阻滞作用可有接头前膜和接头后膜双重作用,不能用钙剂和新斯的明拮抗。林可霉素和克林霉素亦可增强非去极化肌松药的作用。

第三节 肌松药的构效关系

构效关系(structure activity relationship, SAR)指的是药物或其他生理活性物质的化学结构与其生理活性之间的关系,是药物化学的主要研究内容之一。肌松药主要分为三大类(表13-3),就构效关系而言,肌松药的结构显然与之关系更为密切。结构相似的基团,如含季铵基团的肌松药容易发生交叉过敏反应。

表13-3 肌松药的结构分类

分 类	代 表 药 物
胆碱酯类	琥珀胆碱及C10
甾体类	泮库溴铵、维库溴铵、罗库溴铵、哌库溴铵、瑞库溴铵
苄异喹啉类	阿曲库铵、顺阿曲库铵、米库氯铵、多库氯铵、筒箭毒碱、甲筒箭毒

一、胆碱酯类肌松药的构效关系

主要包括琥珀胆碱,因乙酰胆碱是该类化合物最基本也是共有的结构,故探讨该类肌松药的构效关系应首先从乙酰胆碱开始。如琥珀胆碱就是由2个分子的乙酰胆碱末端相连形成的(图13-2)。此类分子是以多个甲基(—CH_2—)呈链状连接两端的三甲季铵基形成的不同长度的多甲基链,其分子式中C原子数量各不相同,但是其共同特点是主链均含10个C原子,因此该类分子也可称为十烃季铵(C10)。琥珀胆碱是C10衍生物中最典型也是最为人熟知的一种药物,至今仍应用于临床。

琥珀胆碱及C10的作用机制类似于乙酰胆碱,以其分子链末端的季铵基与乙酰胆碱受体的α亚单位上的结合部位结合,产生乙酰胆碱样作用,使神经肌肉接头处持续处于去极化

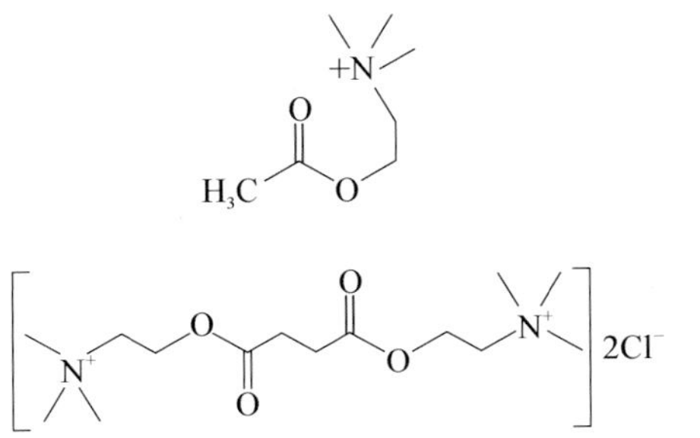

图13-2 乙酰胆碱和氯化琥珀胆碱的化学结构
(2分子乙酰胆碱的—CH_3尾部以单键形式相连,形成琥珀胆碱)

状态,使其对神经兴奋释放的乙酰胆碱不再发生反应而形成去极化阻滞。乙酰胆碱受体的纵剖面图中长方形位置是位于α亚单位上的结合部位,C10分子进入受体的中央离子通道,两端分别与结合部位结合,引起受体构象的改变,使关闭的离子通道开放。肌松作用的产生主要与乙酰胆碱受体的阴离子亚位点和药物的季铵结构有关。

二、甾体类肌松药的构效关系

泮库溴铵、维库溴铵、罗库溴铵、哌库溴铵等均属于甾体类肌松药。该类药物分子较大,与链状的胆碱酯类肌松药不同,呈刚性结构不易发生空间构象变化,药物分子主干为雄甾烷母核,但无雄激素活性,结构中有两个适当取代的氮原子,其中至少一个是季铵结构,如维库溴铵为单季铵盐,也可以是双季铵结构,如泮库溴铵为双季铵盐。甾体类肌松药分子结构变化主要集中在4个位置,分别以R_1、R_2、R_3和R_4表示,分子结构平面上方从R_1开始顺时针计数基团,分布规律依次为R_1、甲基、甲基、R_4、R_3,R_2处于分子平面下方,紧邻R_1的逆时针侧。该类药物的分子式差异在于R_1、R_2、R_3和R_4所代表的基团不同,但是无论取代的基团发生何种变化,其结构中都至少有一个季铵基团。药物分子进入乙酰胆碱受体的中央离子通道后,以季铵基与受体结合位点的阴离子亚位点结合,阻断乙酰胆碱与受体结合,使神经肌肉接头后膜不能去极化而产生肌肉松弛作用。以维库溴铵为例,维库溴铵为单季铵基结构,药物分子进入受体中央离子通道后与一侧的受体结合位点结合,虽然维库溴铵没有第二个季铵基用来与另一侧的受体结合位点结合,但是维库溴铵另有一个氢键受体可与乙酰胆碱受体的氢键供体亚位点结合。不同于双季铵基结构的肌松药,如泮库溴铵可直接以分子结构中的两个季铵基与受体双侧的阴离子亚位点相结合(图13-3),这种以药物的氢键受体与乙酰胆

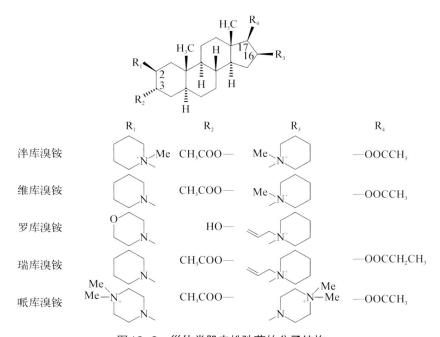

图13-3　甾体类肌肉松弛药的分子结构

碱受体的氢键供体亚单位结合的方式是分子结构中只含有单季铵基的肌松药特有的,只要是有药物活性的单季铵基肌松药都具有氢键受体结构。

三、苄异喹啉类肌松药的构效关系

目前临床常用的苄异喹啉类肌松药包括阿曲库铵、顺阿曲库铵和米库氯铵。此类肌松药是在苄异喹啉基础上发展出的一系列衍生物,其结构为双-苄异喹啉,由两个对称的苄异喹啉分子连接而成(图13-4)。苄异喹啉类肌松药分子中连接两侧阳离子端季铵基的分子链较长,除了米库氯铵之外(米库氯铵分子链为双键结构)均容易发生弯曲折叠。阿曲库铵、米库氯铵和多库氯铵的分子结构中甲氧基团数量依次增多,分别为8个、10个和12个,其肌松效能也随着甲氧基团数量的增多而增强。多库氯铵分子中连接双侧阳离子端季铵基的分子链为丁二酸,该药物不易被血浆胆碱酯酶分解,主要以原形经肾排泄,少量随胆汁排出,因此肾功能衰竭明显延长其消除半衰期和时效。阿曲库铵分子中连接双侧阳离子端季铵基的分子链中含有反位酯键,酯键中的O与羰基CO换位,形成了—CO—O—$(CH_2)_n$—O—OC—替代原—O—OC—$(CH_2)_n$—CO—O—,因此其结构似乎更接近于酸,而不是醇类或酯类。

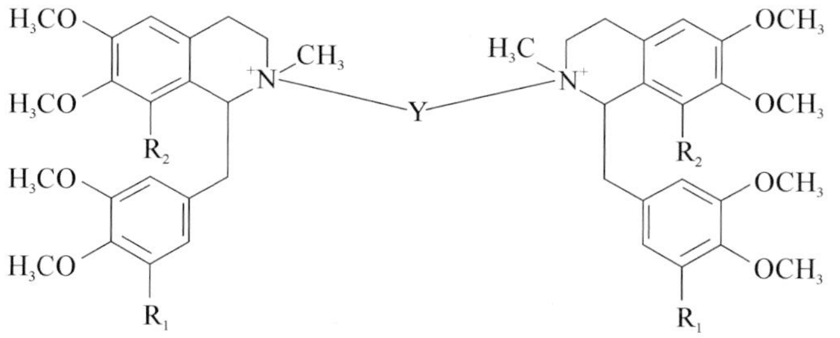

	Y	R_1	R_2
阿曲库铵	—CH₂CH₂CO—O(CH₂)₅—O—OCCH₂CH₂—	—H	—H
米库氯铵	—(CH₂)₃—O—OC(CH₂)₂CH—CH(CH₂)₂CO—O—(CH₂)₃—	—OCH₃	—H
多库氯铵	—(CH₂)₃—O—OCCH₂CH₂CO—O—(CH₂)₃—	—OCH₃	—OCH₃

图13-4　苄异喹啉类肌松药分子结构

第四节　肌松药的药代动力学

肌松药具有高度离子化的特点,不能穿过细胞的膜性结构,分布容积有限,一般为80～140 ml/kg,与血容量相差无几。非去极化肌松药的分布半衰期多为2～10 min,但消除半衰期各药差异较大。血浆白蛋白降低时,肌松药分布容积变小,作用增强。各种肌松药与白蛋白的结合率不同,如筒箭毒碱与血浆白蛋白结合率为10%,泮库溴铵的结合率为34%。结合率高者,分布容积也相应增大,神经肌肉接头的浓度降低。但已结合的药物游离后仍能与受体结合,并使肌松药的作用时间延长。疾病和病理生理变化可改变肌松药消除的速率,并改变神经肌肉接头对肌松药的敏感性。肾功能衰竭严重影响肌松药的药代动力学。加拉碘铵可全部经肾排出,二甲箭毒、筒箭毒碱、泮库溴铵、哌库溴铵也多从肾脏排出。肾功能障碍患者以选用维库溴铵和顺阿曲库铵为好。维库溴铵仅10%～20%经肾脏排出,其余则以原形和代谢产物形式经胆汁排泄。顺阿曲库铵有两种分解途径。其一是霍夫曼(Hofmann)消除,即在生理pH和常温下通过盐基催化自然分解,是单纯的化学反应。其二是经血浆中酯酶进行酶分解(表13-4)。

表13-4　肌松药的消除与排泄

药　名	消除半衰期 (min)	消　除　与　排　泄		
		经肾(%)	肝内代谢(%)	其　他
琥珀胆碱	2～8			血浆胆碱酯酶水解
筒箭毒碱	90～150	40～60	40%经胆汁	
二甲箭毒	360	80～100		
加拉碘铵	180	100		
阿曲库铵	15～20	＜5	＜40	霍夫曼消除及酯酶水解
顺阿曲库铵	24	10～15		80%为霍夫曼消除
米库氯铵	3～5	＜10	少量经胆汁	血浆胆碱酯酶水解
多库氯铵	90～120	60～90	少量经肝	
泮库溴铵	110～127	60～80	15%～20%经胆汁及肝	
维库溴铵	50～60	10～20	50%～80%经胆汁	
哌库溴铵	90～120	60～90	5%经胆汁,3%经肝	
罗库溴铵	60	10～20	50%～60%经胆汁	

第五节　肌松药在日间诊疗中的应用

一、日间手术常用肌松药及注意事项

(一) 琥珀胆碱

琥珀胆碱(suxamethonium)适用于气管插管和喉罩置管,以及短小手术的麻醉(如声带息肉摘除和电休克等),且不易通过胎盘,是产妇全麻可选的肌松药之一。剂量和用法:① 单次静注主要用于全麻诱导时气管插管,1～1.5 mg/kg 静注,儿童1.5～2 mg/kg 静注。置入喉罩剂量为$(1.5～2) \times ED_{95}(0.6～1.0 \text{ mg/kg})$,电休克剂量为$(1.5～2) \times ED_{95}(0.6～1.0 \text{ mg/kg})$。

静注20 s 内出现肌纤维成束收缩(肌震颤),持续10～20 s。注药后50 s肌肉松弛最明显,1 min左右为气管内插管的最佳时机,2 min 后作用开始减退,作用持续8～12 min。② 间断静注或肌注(紧急情况下还可以气管内或舌下给药)用于短小手术,成人首次静注量0.8～1 mg/kg,小儿也可按1.5～2 mg/kg肌注。③ 静滴用于长时间手术维持肌松,采用0.1%溶液;如与1%普鲁卡因或0.25%～0.5%利多卡因复合,采用0.02%～0.07%溶液。静滴速度50～100 ug/(kg·min),或小剂量(0.5～1 mg/kg)反复静注用于短时间手术麻醉的维持。但琥珀胆碱反复静注或静滴可发展为脱敏感阻滞。普鲁卡因和利多卡因能显著增强此药的肌松作用,其肌松作用不能被新斯的明所拮抗,反可增强肌松作用。严重肝脏疾病、营养不良、妊娠末期及产后期、慢性肾衰竭、甲状腺功能衰退等可能存在血浆胆碱酯酶浓度或活性较低。新斯的明、溴吡斯的明、普鲁卡因、氯胺酮、异丙嗪、氯丙嗪等药物,可减弱血浆胆碱酯酶的活性,无论是血浆胆碱酯酶浓度降低或活性减弱,均可延长或增强琥珀胆碱的作用。以下患者禁用:① 高钾血症或肾衰竭。② 眼内压、颅内压和腹内压增高患者,以及上消化道出血和饱食的患者。③ 严重创伤如多发性骨折、四肢躯干组织广泛挫伤、大面积烧伤、严重腹腔感染等在伤后3～8周内。④ 上、下运动神经元损伤或病变和脊髓病变如截瘫等失去神经支配的患者。

琥珀胆碱反复静注或长时间静滴以及用量过大可发生Ⅱ相阻滞(脱敏感阻滞)。电解质紊乱、血浆假性胆碱酶异常、重症肌无力患者,以及与恩氟烷等合用时也易发生脱敏感阻滞,使术后肌张力或自主呼吸恢复延迟。最可靠的处理是维持控制呼吸,保证正常呼吸交换量为首要原则,直到阻断作用自行逆转。此间可输新鲜血和冰冻干血浆,以补充血浆胆碱酯酶。不宜盲目使用新斯的明,仅在脱敏感阻滞时方可谨慎使用。

(二) 米库氯铵

米库氯铵(mivicurium)作用时间短,无蓄积作用,适用于静注或连续输注。该药对循环影响轻微,停药后肌力迅速恢复,而不需要用抗胆碱酯酶药拮抗。肝和肾功能均不良者,可影响米库氯铵分解血浆胆碱酯酶,应避免使用。血浆胆碱酯酶活性低下者时效延长,使用抗胆碱酯酶药的患者禁用。(2.5～3.0)× ED$_{95}$剂量因组胺释放可致一过性低血压及面部红斑。

米库氯铵气管插管量为0.2 mg/kg,待1.5 min后可做气管插管,临床肌松作用维持15～20 min。持续静脉输注给药速度维持在3～15 μg(kg·min)。不论输注时间多长,肌颤搐从5%恢复到95%的时间约为15 min,无蓄积趋势。小儿起效与时效较成人快,老年人起效稍慢,时效延长20%～30%。此药尤其适用于停药后需肌力迅速恢复,而又不需要用抗胆碱酯酶药拮抗的患者(图13-5),用于需气管插管的短时间手术、喉罩麻醉以及小儿手术等。

(三) 罗库溴铵

罗库溴铵(rocuronium bromide, Esmeron)起效较维库溴铵迅速,作用强度仅为维库溴铵的1/7,阿曲库铵的1/5。对心血管影响轻微,临床应用剂量血压和心率无变化,也无组胺释放。消除方式主要以原形水解或代谢产物经胆汁排出,肾脏其次,肝功能障碍时可能延长其时效,肾功能改变不影响其作用。ED$_{95}$为0.3 mg/kg,起效时间3～4 min,维持10～15 min,90%肌颤搐恢复时间为30 min。气管内插管剂量为0.6 mg/kg,注药90 s可行气管内插管。

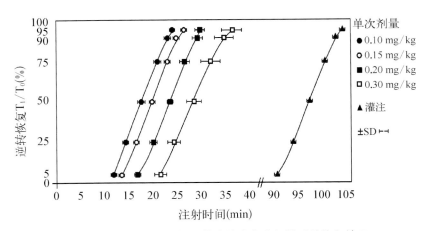

图13-5　不同剂量及持续静脉输注米库氯铵后的恢复情况

临床肌松维持时间约45 min。适用于琥珀胆碱禁用时做气管插管。不良反应和禁忌证：肝功能不全则时效延长，老人应减量，过量可致长时间呼吸停止；对该药过敏者禁用。剂量和用法：① 气管插管用量：0.6～1.0 mg/kg 静注，尤其适用于禁忌使用琥珀胆碱者，90 s可插管，临床肌松维持45 min。剂量1.0 mg/kg静注60 s即可插管，肌松维持75 min。② 维持量：0.15 mg/kg静注，维持15～20 min，或5～10 μg/(kg·min)静滴。有特效的拮抗药——舒更葡糖钠(sugammadex，商品名为布瑞亭)。

(四) 顺阿曲库铵

顺阿曲库铵(cisatracuriumdesylate，Nimbex)是阿曲库铵的同分异构体，药效是其2～3倍。在体内生理pH和体温下主要经霍夫曼消除，还可通过血浆中酯酶进行酶性分解，不易蓄积。肝肾功能不全及假性胆碱酯异常的患者亦可使用。用药后血浆组胺水平不随剂量升高而增加。临床剂量时无解迷走神经的心血管效应。该药安全范围大，以高达 $8 \times ED_{95}$ 的剂量(即0.4 mg/kg)快速注射后亦无血流动力学不良反应。该药 ED_{95} 为0.05 mg/kg。反复用药或持续静滴无蓄积作用，肌松作用易被抗胆碱酯酶药拮抗。适用于麻醉中辅助肌松，尤适用于其他肌松药有禁忌证者，如肝、肾功能不良者，重症肌无力患者，假性胆碱酯酶活性异常等患者。剂量和用法：气管内插管用量为0.15～0.2 mg/kg，1.5～3 min起效，维持40～75 min。增加剂量可缩短起效时间和延长时效。麻醉维持：神经安定镇痛麻醉时为0.05 mg/kg，吸入麻醉时一般为0.03～0.04 mg/kg，静注间隔30～45 min或1～2 μg/(kg·min)静滴。低温及酸中毒时作用增强，宜减量。该药需冷藏。因为是中时效肌松药，不适合短小手术麻醉。

二、腹腔镜手术与深度肌松

(一) 肌肉松弛深度的描述和评估

T1：TOF监测的第一个颤搐反应。T4：TOF监测的第四个颤搐反应。TOFr(TOF ratio)：TOF监测时第四个颤搐反应值与第一个颤搐反应值的比值，即T4/T1。TOF计数(TOF count)：给予一组TOF刺激获得颤搐反应的个数。

根据诱发颤搐反应评估神经肌肉传导阻滞程度：① 极深阻滞（intense block）：TOF 计数 = 0，PTC = 0。② 深度阻滞（deep block）：TOF 计数 = 0，PTC ≥ 1。③ 中度阻滞（moderate block）：TOF 计数 =1～3。④ 肌力开始恢复（recovery）：T4 再现。PTC 主要监测深度阻滞（图 13-6），TOF 和 DBS 主要监测是否存在肌松药残留阻滞作用。

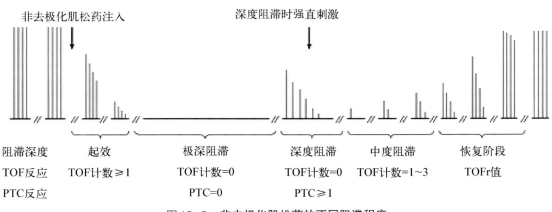

图13-6　非去极化肌松药的不同阻滞程度

（二）深度肌松的作用

（1）全身麻醉时给予肌松药，产生神经肌肉传导中度阻滞（拇内收肌 TOF 计数 =1～3），同时 CO_2 气腹压达到 12～15 mmHg 时，虽能获得满意的手术窥视和操作空间，但 7～10 mmHg 的气腹压明显高于正常肝门静脉压，影响胃、肠、肝、胰、脾等内脏静脉血回流，可引起内脏缺血再灌注损伤和全身炎性反应。

（2）全身麻醉时给予肌松药，达到腹部肌群神经肌肉传导完全阻滞（拇内收肌 PTC=1～2），同时 CO_2 气腹压维持在 8 mmHg 时，能获得更佳的手术视野和操作空间，减少和避免腹内脏器缺血再灌注损伤和全身炎性反应以及对腹壁的压力伤，明显减少术后腹壁和肩部疼痛的发生率，保持机体抗过氧化能力和腹膜组织满意的氧分压，有利于加速术后康复。

（3）建议腹腔镜手术患者术中应达到神经肌肉传导深度阻滞，减低气腹压，但需注意术后肌松药残留阻滞作用的诊治。

（三）深度肌松的实施方法

麻醉诱导时静脉注射 $2 \times ED_{95}$ 罗库溴铵或顺阿曲库铵能获得持续约 30 min 深度肌松（PTC = 1～2），$3 \times ED_{95}$ 能获得持续约 50 min 深度肌松，此后每 30 min 静脉注射罗库溴铵 0.2 mg/kg 能维持深度肌松；静脉麻醉维持深度肌松时，持续静脉输注罗库溴铵的初始速率为 3～4 mg/（kg·h），在 PTC 监测下逐步调整成维持深度肌松的适宜速率。手术结束时静脉注射舒更葡糖钠 4 mg/kg 后 3～5 min，TOFr 恢复到 0.9 以上，能快速逆转罗库溴铵深度阻滞作用，使神经肌肉传导功能恢复正常。如以 17 μg/（kg·min）的速率持续静脉输注米库氯铵亦能维持深度肌松，术毕 TOFr 自然恢复到 0.75 需 10～15 min，神经肌肉传导功能也能够较快恢复。因肌松药量效反应存在明显个体差异，因此给予肌松药要求获得深度肌松，应对肌松深度持续监测,从而能及时调整肌松药剂量或输注速率,维持稳定的深度阻滞。

三、儿科日间手术麻醉常用肌松药

儿科手术麻醉使用肌松药的主要目的:头颈部手术时大多数肌松药在小儿患者的起效和消除较成人快。同样,非去极化肌松药的拮抗也更快。因此,肌松药残余作用在儿科患者中发生率很低。然而,非去极化肌松药在1岁以下的婴儿中消除较慢,作用时间也相应延长。儿科日间手术麻醉常用肌松药的药效动力学见表13-5。

表13-5 儿科日间手术麻醉常用肌松药的药效动力学

	剂 量 (mg/kg)	起效时间 (min)	T1/Tc恢复(min)		
			5%～10%	25%	>90%
琥珀胆碱	2	<1.0	4～6	5	7～10
米库氯铵	0.2	1.5～2	6～8	8～11	14～18
阿曲库铵	0.5	1～1.5	23～29	27～36	53～58
顺阿曲库铵	0.15	2～3	29～36	36～46	55～65
维库溴铵	0.1	1～3	15～59	20～60	35～97
罗库溴铵	0.6	1～1.5	20～35	27～42	42～82

1993年以前,琥珀胆碱在儿科患者中应用十分普遍。随着琥珀胆碱不良反应报道的不断增多,特别是在事先诊断未明的Duchenne's病患儿中发生数起因高钾引起心搏骤停,美国食品药品总署(FDA)于1995年3月建议琥珀胆碱在儿科手术中的使用应仅限于急救插管。虽然很多儿科麻醉医师并不认同,但是琥珀胆碱在儿科手术中的应用还是从1996年的84%降到1999年的45%左右。琥珀胆碱2 mg/kg在儿科患者中的起效和维持时间分别是30～60 s和7～10 min。琥珀胆碱肌注也十分有效,这一点在儿童吸入麻醉中突发喉痉挛时很有用。在三角肌处注射琥珀胆碱4～5 mg/kg,可以在60 s内缓解喉痉挛,阻滞时间约为20 min。

米库氯铵0.2 mg/kg在婴儿和儿童中的起效时间不到2 min,T1恢复25%和95%时间分别为8～11 min和14～18 min。米库氯铵肌松作用在儿童中恢复相当快,麻醉结束时常不需要再用抗胆碱酯酶药物拮抗。米库氯铵在成人和儿童中持续输注不产生药物蓄积。在儿童中的维持剂量为14～16 μg/(kg·min),成人中为6 μg/(kg·min)。这反映出儿童血浆清除米库氯铵的能力约为成人的2倍。米库氯铵在儿童中引起组胺释放较少,一般血压下降不超过10%,减少药量、缓慢推药可进一步减少组胺释放。

阿曲库铵和顺阿曲库铵互为同分异构体。顺阿曲库铵的药效是阿曲库铵的6倍,引起组胺释放也远较阿曲库铵少。理论上这两个药均没有蓄积作用,但阿曲库铵的时效容易预测,而顺阿曲库铵的个体差异较大。因此,儿科门诊手术更多选择阿曲库铵,特别是小剂量阿曲库铵(如0.25 mg/kg)。

虽然维库溴铵常规插管剂量是0.1 mg/kg,但有人在2～10岁的儿童中用0.04 mg/kg维库溴铵诱导插管,T1抑制95%时间为2.6 min,此时插管条件满意的比例是96%。8 min后,T1开始恢复,如果辅以拮抗药,小剂量维库溴铵可以被用于门诊短小手术。值得注意的是,维库溴铵在1岁以下婴儿和新生儿中时效延长。维库溴铵0.1 mg/kg在1岁以上儿童中的临床作用时间是20～30 min,在新生儿和1岁以下婴儿中可达1 h以上。这可能是因为新生儿和1岁以下婴儿体内药物分布容积较大,但药物清除却与其他年龄儿童相似。因此,维库溴铵在1岁以下婴儿和新生儿中应被认为是一种长时效肌松药。

罗库溴铵是起效最快的非去极化肌松药,即使0.3 mg/kg($1 \times ED_{95}$)也能使患儿(2～7岁)在2 min达到满意的插管条件,而且在27 min内完全恢复。这种小剂量罗库溴铵很适合在儿科门诊短小手术中应用。与维库溴铵不同,在新生儿和1岁以下婴儿中,罗库溴铵仍然保持其中时效肌松药的特征。T1恢复25%时间在儿童(1岁以上)和婴儿(1岁以下)中分别是27 min和42 min。($1 \sim 2$)$\times ED_{95}$的罗库溴铵对儿科患者心血管系统没有明显影响。

四、电抽搐疗法

电抽搐疗法(electroconvulsive therapy, ECT)需用肌松药配合治疗,由于ECT作用起效迅速、作用时间短、恢复快,一次治疗时间多为十余分钟,因此ECT时选择肌松药也应具备作用起效快、维持时间短和恢复快且无蓄积作用的特性。使用肌松药前必须先静脉注射短时效的麻醉诱导药物,如丙泊酚或依托咪酯,待患者意识消失后,再给予肌松药。ECT使用肌松药选择:① 超短时效肌松药琥珀胆碱,常用剂量为0.5～1.0 mg/kg,作用起效时间30～60 s,临床有效时间5～10 min。首次ECT治疗建议使用剂量为1.0 mg/kg,以后的治疗根据首次治疗时患者肢体抽搐的数量和程度调整剂量。② 米库氯铵:米库氯铵是短时效苄异喹啉类非去极化肌松药,消除半衰期仅1.97 min,清除率达到70.4 ml/(kg·min),95%～99%被血浆丁酰胆碱酯酶水解灭活,水解速率1.76 ± 0.14 μmol/h,相当于琥珀胆碱水解速率的70%～88%。成人ED_{95}值为0.07～0.08 mg/kg。静脉诱导后给予米库氯铵0.15 mg/kg,起效时间2～3 min,临床有效时间15～20 min,可以在ECT治疗时替代琥珀胆碱。多数学者认为ECT前3 min给予米库氯铵0.2 mg/kg能产生有效肌松。③ 罗库溴铵:罗库溴铵属于中时效甾体类非去极化肌松药。ECT治疗时用罗库溴铵0.3 mg/kg,药效与琥珀胆碱相似,术毕用新斯的明拮抗肌松残余作用,恢复均良好,无不良反应,但需要在麻醉复苏时充分拮抗非去极化肌松药的残余作用。

第六节　肌松药的不良反应

一、自主神经功能的改变

主要是心率增快、血压下降和心律失常等(表13-6)。

表13-6 肌松药对自主神经的作用及组胺释放

药 名	自主神经节	心脏毒蕈碱受体	组胺释放
琥珀胆碱	+	+	+
简箭毒碱	－－	0	++
二甲箭毒	－	0	++
加拉碘铵	0	－－－	0
阿库氯铵	－	－	0
阿曲库铵	0	0	0,+
顺阿曲库铵	0	0	0
米库氯铵	0	0	0,+
多库氯铵	0	0	0
泮库溴铵	0	－－	0
维库溴铵	0	0	0
哌库溴铵	0	0	0
罗库溴铵	0	0,－	0

注：+,++：轻度,中度兴奋；－,－－,－－－：轻度,中度,重度抑制；0：无影响

二、组胺释放

肌松药引起的过敏反应可释放组胺,但过敏反应≠组胺释放。组胺血浆浓度为0.6 ng/ml,超过2 ng/ml时,表现为心率增快,血压下降,皮肤出现红斑；超过15 ng/ml时,心收缩力下降,心脏传导阻滞,发生支气管痉挛和肺血管收缩；超过50 ng/ml时,产生组胺性休克,严重者出现发绀甚至心脏停搏。

三、过敏反应

一般属于Ⅰ型(速发型)变态反应。当需要检测肌松药之间的交叉反应性时,术后4~6周进行,应选择皮内试验,见表13-7。

表13-7 皮肤试验所需肌松药最大浓度

肌松药	浓度（mg/ml）	点刺试验		皮内试验	
		稀释倍数	最大浓度（mg/ml）	稀释倍数	最大浓度（μg/ml）
顺阿曲库铵	2	未稀释	2	1/100	20
罗库溴铵	10	未稀释	10	1/100	100
维库溴铵	4	未稀释	4	1/10	400
琥珀胆碱	50	1/5	10	1/500	100

（续表）

肌松药	浓度（mg/ml）	点 刺 试 验		皮 内 试 验	
		稀释倍数	最大浓度（mg/ml）	稀释倍数	最大浓度（μg/ml）
阿曲库铵	10	1/10	1	1/1 000	10
米库氯铵	2	1/10	0.2	1/1 000	2
泮库溴铵	2	不稀释	2	1/10	200

第七节　肌松药的残余阻滞作用

有大量研究证明，在没有肌松监测的情况下，使用非去极化肌松药的术后残余作用发生率可达58%～88%，到达PACU后肌松残余作用发生率仍有8%～32%。国内于布为等报道1 571名腹部手术患者（67%为腹腔镜手术）的前瞻性多中心临床调查研究显示术后残余神经肌肉阻滞总的发生率（TOFr＜0.9）达到57.8%；吴新民等报道1 200例各种手术患者的前瞻性多中心临床调查研究显示术后残余肌松发生率（TOFr＜0.9）为38%；国外一项640例前瞻性研究发现门诊手术患者肌松残余率（38%）比住院患者残余率少（47%）（$P = 0.001$），这可能由于门诊患者米库氯铵使用率更高。门诊患者中有50%（160/320）使用米库氯铵，则住院患者使用率为15%（48/320）。国内日间短小手术后残余神经肌肉阻滞的发生率文献报道甚少，需要进行多中心临床研究。

一、肌松药残余阻滞作用的评估

（一）肌松药作用监测

（1）肌松药作用　监测仪能够及时、客观和定量地了解肌松药是否存在残余阻滞作用。早期认为TOFr＞0.7肌松药的残余作用就已经消除，但进一步研究证实呼吸肌对肌松药较不敏感，呼吸肌从肌松药作用中恢复较早。当TOFr＞0.7时，呼吸功能已经基本恢复，但咽喉部肌肉肌力恢复较晚，在TOFr＞0.9咽喉部肌肉的协调功能才能够完全恢复正常，因此TOFr＜0.9提示存在肌松药残余肌松作用。

（2）临床体征　① 清醒、呛咳和吞咽反射恢复。② 头能持续抬离枕头5 s以上（反映肌肉强直收缩力）。③ 呼吸平稳，呼吸频率10～20次/min，最大吸气压≤−50 cmH$_2$O。④ P$_{ET}$CO$_2$和PaCO$_2$≤45 mmHg。上述4项为肌松药残留阻滞作用基本消除较为可靠的临床体征。

（二）肌松药残余阻滞作用的预防

（1）根据患者情况和手术需要，选用合适的肌松药和剂量，应给予能满足手术要求的最低剂量。

（2）改善患者全身情况，维持电解质和酸碱平衡正常。

（3）术毕无明确指征显示肌松药残留阻滞作用已完全消退，应进行肌松药残余阻滞作用的拮抗。

（4）拔除气管内导管后，应在手术室或恢复室严密观测患者神志、保护性反射、呼吸道通畅度、肺泡通气量及氧合状态，至少60 min以上，确保患者安全。

（5）监测肌力恢复情况，注意肌松药药效的个体差异。

（三）肌松药残余阻滞作用的拮抗

1. 去极化肌松药残余阻滞作用的拮抗

去极化肌松药至今没有安全的拮抗药。因此对琥珀胆碱引起的迁延性呼吸抑制最好的办法是维持机械通气和循环稳定，同时应纠正电解质异常与酸碱失衡，尤其是纠正低钾血症，给予钙剂和利尿剂（琥珀胆碱近10%经尿排出）。对假性胆碱酯酶功能异常者可输全血或新鲜冰冻血浆；给予精制人血浆假性胆碱酯酶制剂能加速逆转琥珀胆碱或米库氯铵引致的肌松作用异常延长。即使琥珀胆碱导致脱敏感阻滞，也不应该给予胆碱酯酶抑制药拮抗。

2. 非去极化肌松药残余阻滞作用的拮抗

在临床实践中，为了尽早恢复自主呼吸，及时拔除气管导管，经常会使用肌肉松弛药的拮抗药。但是也有不少医师担心应用肌松拮抗药后，易发生恶心、呕吐和可能再箭毒化等，而不考虑使用肌松拮抗药。在美国使用肌松拮抗药的比例为34.25%，英国为18%。我国在一般情况下术中也不进行肌张力监测，关于是否常规使用新斯的明拮抗的情况不明。作者认为在手术结束后，如无禁忌证应常规使用肌松拮抗药。目前临床应用的肌松药的拮抗药为新斯的明（图13-7）及最近在我国上市的特异性拮抗罗库溴铵和维库溴铵的舒更葡糖钠。

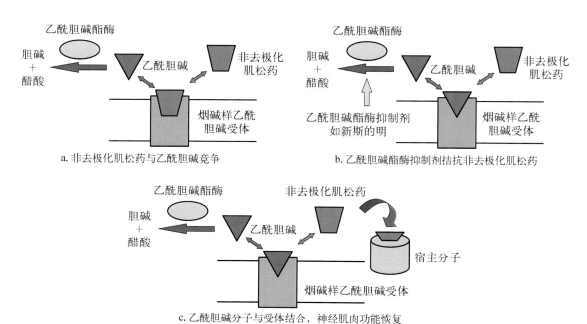

a. 非去极化肌松药与乙酰胆碱竞争

b. 乙酰胆碱酯酶抑制剂拮抗非去极化肌松药

c. 乙酰胆碱分子与受体结合，神经肌肉功能恢复

图13-7　非去极化肌松药与乙酰胆碱竞争示意图

（1）抗胆碱酯酶药　主要包括新斯的明、溴吡斯的明和依酚氯铵（表13-8）。当用抗胆碱酯酶药后，乙酰胆碱酯酶活性受抑制，乙酰胆碱存在时间延长，有足够时间可反复参与肌松药竞争受体使终板电位总量增加，超过激发肌纤维动作电位的阈值，从而逆转非去极化肌松药的阻滞作用。但肌松药仍残留在神经肌肉接头内，其最终消失作用有赖于肌松药进入循环而被清除。依酚氯铵借阳电荷氮原子与乙酰胆碱分子中阴电荷结合，从而防止乙酰胆碱酯酶与乙酰胆碱作用而起到拮抗作用。起效时间依酚氯铵最快 < 5 min，新斯的明 7～10 min，溴吡斯的明最慢 10～15 min。

表 13-8　抗胆碱酯酶药的临床药理

药　物	剂量 （mg/kg）	最强拮抗时间 （min）	拮抗持续时间 （min）	消除方式	阿托品剂量 （μg/kg）
依酚氯铵	0.5～1	1	40～65	70%经肾 30%经肝	7～10
新斯的明	0.03～0.07，最大用量为 5 mg	7	55～75	50%经肾 50%经肝	15～30
溴吡斯的明	0.25	10～13	80～130	75%经肾 25%经肝	15～20

抗胆碱酯酶药适用于拮抗非去极化肌松药。以下情况禁用或慎用抗胆碱酯酶药：① 支气管哮喘。② 心律失常、心动过缓，尤其是房室传导阻滞。③ 机械性肠梗阻、尿路感染和尿路梗阻。④ 孕妇。⑤ 心肌缺血、瓣膜狭窄患者。⑥ 溴化物敏感者。⑦ 血压过低。⑧ 胃肠吻合术患者。

（2）阿托品的药理特点　① 婴幼儿对阿托品的毒性反应敏感，特别是痉挛性麻痹与脑损伤的小儿，反应更强。环境温度较高时，因闭汗有体温急骤升高的危险，应用时要严密观察。② 老年人容易发生抗 M 乙酰胆碱样作用，如排尿困难、便秘、口干（特别是男性）。阿托品对老年人尤易致汗液分泌减少，影响散热，故夏天慎用。③ 脑损害，尤其是对儿童。④ 心脏疾病，特别是心律失常，充血性心力衰竭、冠心病、二尖瓣狭窄等。⑤ 反流性食管炎、食管与胃的运动减弱、下食管括约肌松弛，可使胃排空延迟，从而促成胃内容物潴留，并增加胃食管的反流。⑥ 青光眼患者。⑦ 溃疡性结肠炎。⑧ 前列腺肥大引起的尿路感染（膀胱张力减低）及尿路阻塞性疾病，可导致完全性尿潴留。

（3）不良反应　① 拮抗药剂量不足，仍有肌松药残余作用，可再发通气功能不全。② 心率减慢、支气管收缩和分泌物增多、胃肠蠕动增加和心律失常（心动过缓室性期前收缩、房性或结性心律、房室传导阻滞）等。③ 新斯的明逾量的症状：瞳孔缩小、唾液及支气管黏液分泌异常增多，低血压，甚至发生意识障碍、抽搐或阵挛。

（4）剂量和用法　① 新斯的明剂量 0.04～0.07 mg/kg，一次最大量不应超过 5 mg，起效时间 7 min，从起效至峰值效应时间为 7～10 min。溴吡斯的明剂量 0.15～0.25 mg/kg（总量不超过 20 mg/次），起效时间 12 min，至峰值效应时间 10～15 min。如果新斯的明、溴吡斯的明和依酚氯铵的药量分别超过了各自最大剂量,而拮抗效果仍不明显时,不宜再继续给拮抗药,应认真分析影响抗胆碱酯酶药效果的因素。② 阿托品的剂量 0.01~0.02 mg/kg,静注后 2 min 起效,至峰值效应时间不超过 5 min。等效剂量的新斯的明(0.04 mg/kg)、溴吡斯的明(0.2 mg/kg)需用相同剂量的阿托品(0.015 mg/kg),由于阿托品峰值时间在 47~65 s,而新斯的明的显效时间为 6~10 min,两药同时注射可出现心率先快后慢现象。因此,宜先与新斯的明同时静注 1/3 量的阿托品,4 min 后再追加预计值的 2/3,可有效拮抗新斯的明对窦房结的抑制作用。依酚氯铵的拮抗强度仅为新斯的明的 1/15,有直接刺激终板的作用,毒蕈碱样不良反应小,依酚氯铵最好和阿托品一起使用,两药起效的时间相对较快。可同时或先静注阿托品 0.02 mg/kg 或格隆溴铵 0.01 mg/kg。

(5)注意事项 ① 应用拮抗药前,应明确拮抗药只适用于周围性呼吸抑制而非中枢性呼吸抑制的患者。术毕肌张力恢复不够,如苏醒患者面无表情、上睑下垂、下颌松弛、不能伸舌、抬头不能持续 5 s、每分通气量不足、TOFr < 0.7 等均可应用拮抗药。② 抗胆碱酯酶药应与抗胆碱药合用,如阿托品或格隆溴铵(glycopyrroniumbramide),以消除抗胆碱酯酶药特别是新斯的明引起的毒蕈碱样(M乙酰胆碱受体)不良反应,如心动过缓、瞳孔缩小、支气管收缩和分泌增多以及胃肠蠕动增快等。使用新斯的明必须连续监测心率或脉率的变化。③ 一般用拮抗药后肌张力恢复时间直接取决于用拮抗药时的肌松程度。在非去极化阻滞恢复期,如对 TOF 或单刺激(0.1 Hz)无反应则不能用拮抗药。用拮抗药后神经肌肉阻滞的逆转率也与用拮抗药时肌颤搐的高度有关。一般于 TOF 出现 T1 反应后给药,TOFr 达到 0.7 需 10~30 min;当 TOF 出现 4 次反应时用拮抗药,用药后 10 min 内 TOFr 即可达到 0.7。因此,应恰当掌握给拮抗药的时机,不能在神经肌肉阻滞作用较强时给药,否则易导致"再箭毒化"的不良后果。④ 呼吸性酸中毒、代谢性酸中毒、低钾血症和高镁血症等酸碱和电解质失衡及低温可影响抗胆碱酯酶药的作用。⑤ 拮抗抗生素引起肌松药作用增强的机制较为复杂。新霉素、链霉素、妥布霉素、庆大霉素的作用可为钙和抗胆碱酯酶药拮抗;钙和新斯的明只能部分拮抗林可霉素和克林霉素的非去极化肌松作用。多黏菌素所致的肌松作用不能用钙和新斯的明拮抗,用 4-氨基吡啶有一定拮抗效果。考虑到抗生素有增强肌松作用的因素存在时,最好维持人工通气,使其自然恢复肌张力。

3. 新肌松药拮抗药

舒更葡糖钠(sugammadex)的商品名为布瑞亭(Bridion),是新型氨基甾体类肌松药特异性拮抗剂,为修饰后的 γ-环糊精,以合成性环糊精为基质的宿主的分子,呈水溶性,结构上属于环糊精家族(cyclodextrin, CD)。环糊精是一组寡糖,是有着亲脂核心和亲水外端的圆柱体胶囊。通过这个亲脂内心环糊精能够包裹外来分子如维库溴铵,并形成宿主-外来分子融和复合物。舒更葡糖钠分子结构的孔径深度正适合包裹罗库溴铵的四个疏水甾体环,罗库溴铵的正四价氮,舒更葡糖钠的负价羧基形成静电反应,以 1:1 形成稳定紧密复合物,阻碍甾体类肌松药神经肌接头处的功能(图 13-9)。

其以一个分子对一个分子的形式选择性、高亲和性地包裹罗库溴铵或维库溴铵后,经肾脏排出,从而血中和组织中罗库溴铵或维库溴铵的浓度急剧下降,神经肌肉接头功能恢复常态。

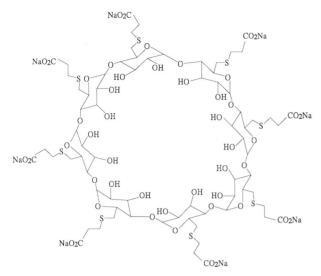

图 13-8　舒更葡糖钠分子结构图

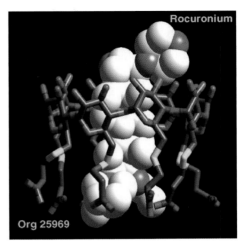

图 13-9　舒更葡糖钠分子紧密包裹罗库溴铵分子形成的复合物

麻醉诱导后立即逆转罗库溴铵极深阻滞时（PTC = 0），需静脉注射舒更葡糖钠 16 mg/kg；当罗库溴铵处于深度阻滞时（PTC = 1～2），静脉注射舒更葡糖钠 4 mg/kg 可立即终止罗库溴铵作用；当 TOF 监测 T2 再现时，静脉注射舒更葡糖钠 2 mg/kg，2 min 内 TOFr 可恢复到 0.9；当 TOFr = 0.5 时，静脉注射舒更葡糖钠 2 mg/kg，亦可在 2 min 内消除罗库溴铵残余阻滞作用。

表 13-9　舒更葡糖钠使用剂量

时　段	逆转罗库溴铵作用剂量	恢　复　时　间
极深阻滞（PTC = 0）	16 mg/kg	立即
深度阻滞（PTC = 1～2）	4 mg/kg	立即
TOF 出现 T2	2 mg/kg	2 min 内 TOFr ≥ 0.9
TOFr = 0.5	2 mg/kg	2 min

给予舒更葡糖钠不需要伍用抗胆碱药物，避免抗胆碱药物可能引起的不良反应。国外大量数据表明，在成人、儿童、老年以及肾功能衰竭患者、肺部或心脏疾病患者中，舒更葡糖钠耐受性良好。舒更葡糖钠对苄异喹啉类肌松药无拮抗作用。临床应用舒更葡糖钠能够明显降低术后肌松药残留、阻滞作用的发生率，显著提高罗库溴铵和维库溴铵临床应用的安全性。临床上如果因再次手术需再次使用肌松药时，可改用苄异喹啉类肌松药（顺阿曲库铵或米库氯铵），如仍需用罗库溴铵则应间隔 4 h 后，如罗库溴铵的剂量加倍则仅在 5 min 后即可使用。

舒更葡糖钠与新斯的明的区别：① 舒更葡糖钠为选择性拮抗：可快速拮抗罗库溴铵与维库溴铵，增大剂量可加快起效，拮抗肌松药作用迅速，不良反应较少，对苄异喹啉类肌松药无效。② 新斯的明为竞争性拮抗：对深肌松逆转作用有限，拮抗有封顶效应，增大剂量并不能加快逆转，需要提前或同时给予阿托品，不良反应较多。

第八节　日间手术麻醉使用肌松药的注意事项

（一）肌松药的选择

日间手术麻醉选择肌松药首先综合考虑两个方面的因素：① 期望达到的插管条件。② 手术时间。日间手术时间一般不超过 2 h，为 1 h 左右。根据气管插管或喉罩置管要求选择肌松药并决定剂量。剂量越大，插管条件越好，但维持时间也越长。

（二）喉罩置管应使用肌松药

在日间手术麻醉中使用喉罩通气的概率很高，置入喉罩时使用肌松药，不仅便于操作，而且喉置正确到位率高，漏气率低，术后并发喉痛较少。置入喉罩时肌松药的剂量减少为 $1 \times ED_{95}$。

（三）应格外关注术后肌松药残余作用

即使是单剂量肌松药，忽略肌松拮抗也有可能给患者带来严重并发症。因此，应常规进行肌松药拮抗，并对患者的肌力和呼吸进行仔细评估。

（四）加强麻醉恢复期监护

一般日间手术在 14 h 左右离院，在患者进入 PACU 后，应对神志、呼吸和循环进行监测和评估，确认功能正常，保障患者安全舒适。

（怀晓蓉　闻大翔　杭燕南）

------- 参 考 文 献 -------

[1] Lee C. Structure, conformation, and action of neuromuscular blocking drugs［J］. Br J Anaesth, 2001, 87(5): 755-769.

[2] Tuba Z, Maho S, Vizi E S. Synthesis and structure-activity relationships of blocking agents［J］. Curr Med Chem, 2002, 9(16): 1507-1536.

[3] McTernan C N, Rapeport D A, Ledowski T. Successful use of rocuronium and sugammadexin an anticipated difficult airway scenario［J］. Anaesth Intensive Care, 2010, 38(2): 390-392.

[4] 陈锡明, 闻大翔, 杭燕南, 等. 米库氯铵临床肌松效应和安全性的评价［J］. 麻醉与监护论坛, 2004, 11（2）: 99-101.

[5] Hemmerling T M, Le N. Brief review: neuromuscular monitoring: an update for the clinician［J］. Can J Anaesth, 2007, 54(1): 58-82.

［ 6 ］ Smith A. Monitoring of neuromuscular blockade in general anaesthesia［J］. Lancet, 2010 Jul 10, 376(9735): 77-79.

［ 7 ］ 吴新民.特殊患者肌肉松弛药物的选择［J］.中华医学杂志,2013,93（37）：2929-2930.

［ 8 ］ Boon M, Martini C H, Aarts L P, et al. Effect of variations in depth of neuromuscular blockade on rating of surgical conditions by surgeon and anesthesiologist in patients undergoing laparoscopic renal or prostatic surgery (BLISS trial): study protocol for a randomized controlled trial［J］. Trials, 2013, 14(1): 63.

［ 9 ］ White P. Ambulatory anesthesia advancements into the new millennium［J］. Anest Analg, 2000, 90: 1234-1235.

［10］ Maltby J R, Beriault M B, Watson M C, et al. The LMA-ProSeal is an effective alternative to tracheal intubation for laparoscopic colecystectomy［J］. Can J Anaesth, 2002, 49(8): 857-862.

［11］ Gaszynski T, Szewczyk T, Gaszynski W. Randomized comparison of sugammadex and neostigmine for reversal of rocuronium-induced muscle relaxation in morbidly obese undergoing general anaesthesia［J］. Br J Anaesth, 2012, 108(2): 236-239.

［12］ Della Rocca G, Di Marco P, Beretta L, et al. Do we need to use sugammadex at the end of a general anesthesia to reverse the action of neuromuscular bloking agents? Position Paper on Sugammadex use［J］. Minerva Anestesiol, 2013, 79(6): 661-666.

［13］ Butterly A, Bittner E A, George E, et al. Postoperative residual curarization from intermediate-acting neuromuscular blocking agents delays recovery room discharge［J］. Br J Anaesth, 2010, 105(3): 304-309.

［14］ Martina G S, Justin P H, Warren S S, et al. Intermediate acting non-depolarizing neuromuscular blocking agents and risk of postoperative respiratory complications: prospective propensity score matched cohort study［J］. BMJ, 2012(Oct): 345-359.

［15］ Yoshida F, Suzuki T, Kashiwai A, et al. Correlation between cardiac output and reversibility of rocuronium-induced moderate neuromuscular block with sugammadex［J］. Acta Anaesthesiol Scand, 2012, 56(1): 83-87.

［16］ Yoshioka N, Hanazaki M, Fujita Y, et al. Effect of sugammadex on bronchial smooth muscle function in rats［J］. J Smooth Muscle Res, 2012, 48(2-3): 59-64.

［17］ Zwiers A, van den Heuvel M, Smeets J, et al. Assessment of the potential for displacement interactions with sugammadex: a pharmacokinetic-pharmacodynamic modelling approach［J］. Clin Drug Investig, 2011, 31(2): 101-111.

［18］ 杭燕南.应重视肌肉松弛药临床应用的不良反应［J］.中华医学杂志,2013,93（37）：2931-2933.

［19］ Cammu G, De Witte J, De Veylder J, et al. Postoperative residual paralysis in outpatients versus inpatients［J］. Anesth Analg, 2006, 102: 426-429.

［20］ Capron F, Alla F, Hottier C, et al. Can acceleromyography detect low levels of residual paralysis? A probability approach to detect a mechanomyographic train-of-four ratio of 0.9［J］. Anesthesiology, 2004, 100: 1119-1124.

［21］ Yu B, Luo Y, Ouyang B, et al. Incidence of postoperative residual neuromuscular blockade after general anesthesia: A prospective, multicenter, anesthetist— blind, observational study［J］. Curr Med Res Opin, 2015, 32(1): 1-9.

［22］ Baldo B A, McDonnell N J, Pham N H. The cyclodextrinsugammadex and anaphylaxis to rocuronium: is rocuronium still potentially allergenic in the inclusion complex form?［J］. Mini Rev Med Chem, 2012, 12(8): 701-712.

［23］ Sadleir P H, Russell T, Clarke R C, et al. Intraoperative anaphylaxis to sugammadex and a protocol for intradermal skin testing［J］. Anaesth Intensive Care, 2014, 42(1): 93−96.

［24］ Jeyadoss J, Kuruppu P, Nanjappa N. Sugammadex hypersensitivity — a case of anaphylaxis［J］. Anaesth Intensive Care, 2014, 42(1): 89−92.

［25］ Yu B, Luo Y, Ouyang B, et al. Incidence of postoperative residual neuromuscular blockade after general anesthesia: a prospective, multicenter, anesthetist-blind, observational study［J］. Curr Med Res Opin, 2015, 32(1): 1−9.

［26］ 闻大翔,欧阳葆怡,俞卫锋. 肌肉松弛药: 第2版［M］. 上海: 世界图书出版公司,2015.

第十四章
日间手术常用的镇痛药

应用于日间手术患者理想的阿片类药物应具有以下特点：① 起效和作用消失快。② 药效强，量效关系明确。③ 药物没有蓄积作用。④ 使用方便，可多途径给药。⑤ 不依赖于肝肾功能。⑥ 代谢产物无活性。⑦ 不良反应少。⑧ 药物依赖的可能性小。⑨ 有特异性的拮抗药。目前临床尚没有完全理想的麻醉性镇痛药问世，而已有的镇痛药物中，瑞芬太尼和阿芬太尼因其药理学特点成为日间手术患者较多的选择。

对于日间手术患者，不仅需要注意术中充分的镇痛，术后镇痛也非常重要。围术期合理的镇痛可以预防循环和呼吸系统并发症的发生、改善术后转归，提高患者满意度，保证日间手术平稳进行，防止术后急性痛转化为慢性痛。

第一节　麻醉性镇痛药及阿片受体

麻醉性镇痛药是中枢性镇痛药，能解除或减轻疼痛并改变对疼痛的情绪反应。在临床麻醉、疼痛治疗中应用很广，可作为麻醉前用药、麻醉辅助用药，并可复合全麻及术后镇痛及癌痛治疗。

阿片类药物是临床使用较多的镇痛药，目前所知阿片受体有 μ、κ、δ、δ 和 ϵ 等 5 种。另外，μ、δ 和 κ 受体又分别有 μ_1，μ_2，δ_1，δ_2，κ_1，κ_2，κ_3 等亚型，激动不同的阿片受体可产生完全不同的药理作用，阿片受体分型及各种受体激动后产生的效应，以及与其相应的内源性阿片样肽和激动药的代表见表 14-1 和表 14-2。

表 14-1　阿片受体分类及选择性配体

受　体	亚　型	激　动　剂	拮　抗　药	内源性阿片样肽
μ	μ_1	大部分阿片类药	纳洛酮	β 内啡肽
	μ_2	吗啡类药物		β 内啡肽
δ	δ_1	脑啡肽	Naltrindole, ICI 174 864	亮非肽
	δ_2（δ 复合物）	deltorphin II	5' NTII	

（续表）

受　体	亚　型	激　动　剂	拮　抗　药	内源性阿片样肽
κ	κ₁	benzenacetamide		强啡肽
	κ₂	无		丙基去甲吗啡
	κ₃	纳洛酮		
δ	δ₁	喷他佐辛		SKF 10047
	δ₂	喷他佐辛		SKF 10047
ε		β内啡肽		

表14-2　阿片受体激动后作用

受　体		作　用
μ	μ₁	脊髓以上镇痛、镇静、催乳素分泌
	μ₂	呼吸抑制、心动过缓、欣快感、瘙痒、缩瞳；抑制肠蠕动、恶心、呕吐
κ		脊髓镇痛、镇静、致幻作用、利尿（抑制抗利尿激素释放）
δ		脊髓镇痛、呼吸抑制、缩瞳、调控μ受体活性
δ		呼吸增快、心血管激动（心率增快，血压升高）、致幻作用、瞳孔散大
ε		激素释放

　　临床应用的阿片类药物分成三大类：阿片受体激动剂、阿片受体激动-拮抗剂和阿片受体拮抗剂（表14-3）。

表14-3　阿片受体类药分类

分　类	药　物
阿片受体激动剂	吗啡、哌替啶、苯哌利啶、芬太尼
阿片受体激动-拮抗剂	喷他佐辛、丁丙诺啡、布托啡诺、纳布啡（以激动为主的药物） 烯丙吗啡（以拮抗为主的药物）
阿片受体拮抗药	纳洛酮、纳屈酮、纳美芬

　　阿片受体激动剂主要为激动μ受体；阿片受体激动-拮抗剂主要为激动κ和δ受体，对μ受体有不同程度的拮抗作用；阿片受体拮抗剂主要为拮抗μ受体，对κ和δ受体也有一定的拮抗作用。表14-4显示部分阿片药对器官组织的效应。

表14-4 阿片类药物对器官组织的效应

药物	心血管系统		呼吸系统		脑		
	心率	血压	通气驱动	支气管扩张	脑血流	脑氧耗	颅内压
哌替啶	↑	*	↓↓↓	*	↓	↓	↓
吗啡	↓	*	↓↓↓	*	↓	↓	↓
芬太尼	↓↓	↓	↓↓↓	0	↓	↓	↓
舒芬太尼	↓↓	↓	↓↓↓	0	↓	↓	↓
阿芬太尼	↓↓	↓↓	↓↓↓	0	↓	↓	↓
瑞芬太尼	↓↓	↓↓	↓↓↓	0	↓	↓	↓

↑ 增加；↓ 降低；0 无影响；* 取决于组胺释放程度

第二节 麻醉性镇痛药的药理

一、影响麻醉性镇痛药药效的因素

阿片类药的药代与药效学受到许多因素的影响，在日间手术中使用时需要考虑到以下这些问题。

（一）年龄

年龄对阿片类药代谢有重要影响。新生儿所有的阿片类药物清除速率较成人均减慢。同时新生儿对吗啡清除率下降主要由于肝脏葡萄糖醛化过程减慢及不成熟的肾功能限制阿片类药物的代谢清除。然而婴儿出生后不久，阿片类药物的清除率可明显上升，出生后1年内，新生儿对阿片类药物清除速率可正常化。同样，阿片类药的药代动力学在老年患者发生明显改变，肝脏清除率和分布容积均降低。血浆蛋白浓度下降、脂肪含量增加及肝血流下降均可延长其作用时间。

（二）肝脏功能

大部分阿片受体激动剂主要代谢途径在肝脏，如芬太尼和舒芬太尼，心衰或休克患者肝血流减少，芬太尼作用时间就延长。吗啡具有相当多的肝外代谢，所以肝脏衰竭相对并不改变其药代动力学，但肝血流减少可减慢血浆吗啡浓度下降的速度。阿芬太尼的肝提取仅为30%～50%，其代谢受肝血流和酶功能的双重影响。而瑞芬太尼药代动力学完全不受肝脏疾病的影响，其在肝外被非特异性血和组织酯酶水解，红细胞是瑞芬太尼主要的代谢部位，其超短效主要由于被酯酶快速分解所致而非再分布的结果。

（三）肾脏功能

肾功能不全患者，吗啡代谢产物吗啡-6-葡萄糖醛酸排出受损，该代谢产物具有药理活性，且对阿片受体有较高的亲和力，并能通过血脑屏障。在肾衰时，哌替啶临床药理学有明显改变。

（四）血液 pH 改变

可影响阿片类药物的药代动力学参数,呼吸性酸中毒和呼吸性碱中毒均可增加脑内吗啡等阿片类药物浓度,在术后可延长并加重阿片类药物所致的呼吸抑制。

（五）肥胖

肥胖尤其是病态肥胖常伴多个器官或系统功能的不正常,从而改变了机体对药物的代谢。与正常体重患者相比,肥胖患者进行颅脑手术,舒芬太尼的分布容积明显增加,清除半衰期延长,且其改变与肥胖程度成正相关。在临床应用这些药物时剂量需参考标准体重。

二、麻醉性镇痛药的耐受性和依赖性

所有的阿片受体激动药(吗啡、哌替啶等)短期内反复应用均可产生耐受性,需要逐渐增加剂量方可产生原来的效应。既往的解释是阿片受体平时处于基础水平的内源性阿片样肽作用之下,当连续给予阿片受体激动药之后,阿片受体受到"超载",通过负反馈机制使内源性阿片样肽的释放减少,甚至停止,阿片受体为了补偿内源性阿片样肽的减少,就需要更多的阿片受体激动药才能维持原来的镇痛效应,这样就产生了耐受性。同时,由于内源性阿片样肽减少,就对药物产生了依赖性。如果突然停药,内源性阿片样肽来不及释放补充,就会出现戒断综合征(withdrawal syndrome),表现为烦躁不安、失眠、肌肉震颤、呕吐、腹痛、散瞳、流涎、出汗等。阿片受体激动－拮抗药(如喷他佐辛等)很少产生耐受性和依赖性。近年来认识到所有阿片受体都是由 G 蛋白介导,通过与第二信使 cAMP 耦联而产生效应。长期接受阿片类药后,G 蛋白-cAMP 系统发生适应,逐渐上调,形成稳态。当骤然撤药时,上调的 G 蛋白-cAMP系统失去阿片类药的抑制而导致稳态失衡,G 蛋白-cAMP 系统急剧增高,引发 cAMP 依赖蛋白激酶(PKA)的活性升高;随之一些 PKA 底物蛋白(如儿茶酚胺生物合成的限速酶酪氨酸羟化酶)的磷酸化增加,从而出现一系列的戒断症状,尤以去甲肾上腺素能系统紊乱最为明显。还有人提出,长期应用吗啡后有抗阿片样物质(anti-opioids)释放到脑脊液,导致阿片受体上调,产生耐受性和依赖性。抗阿片样物质中最重要的是缩胆囊肽(cholecystokinin),它是胃肠道分泌的八肽激素,可能是通过负反馈机制产生的内源性拮抗阿片受体的物质。

近年的实验和临床研究表明,对无疼痛的个体长期给予阿片类药可产生耐受性,而对慢性疼痛患者,只要按时给药,不让疼痛反复出现,并不会产生耐受性,临床上见到的需增加剂量的现象,并不是由于产生真正的耐受性所致,而是由于伤害性增加所致。但有关耐受性问题,还存在着不同的观点,有待进一步研究。

第三节　常用阿片受体激动药

一、吗啡

（一）药理作用

（1）镇痛　吗啡对各种疼痛均有强大镇痛作用,对钝痛比锐痛、绞痛效果好,并能消除疼痛引起的焦虑、紧张等情绪反应，部分患者可产生欣快感。兼有镇静作用，环境安静时易入睡。

（2）抑制呼吸　有显著的呼吸抑制作用，表现为呼吸频率减慢，潮气量的变化则依给药途径而异，系因吗啡抑制呼吸中枢和降低外周化学感受器对缺氧的反应所致。

（3）镇咳强效　可使患者耐受清醒时气管内插管。

（4）心血管作用　对心肌无明显抑制作用，治疗量时对血容量正常者的心功能无明显影响。较大剂量时心率可减慢，可能与延脑迷走神经核被兴奋及窦房结受抑制有关。促进组胺释放和对血管平滑肌的直接松弛作用，血管扩张，血压下降。脑血流量增加，颅内压增高。

（5）兴奋平滑肌　使胃肠道、胆道、支气管、输尿管、膀胱及多种平滑肌收缩，产生止泻和致便秘、胆内压增高、支气管痉挛、尿潴留等作用。

（6）其他　抑制体温调节中枢，加上血管扩张，使体温下降；兴奋交感中枢，使血糖增高；促进抗利尿激素释放，使尿量减少；缩瞳；致吐；降低基础代谢率。静注后能透过血脑屏障，显著抑制新生儿呼吸；亦能从乳汁排出。

（二）**适应证**

吗啡用于镇痛，尤其是严重创伤、心肌梗死及手术后疼痛，也用于心源性哮喘的治疗。麻醉前给药、复合全麻的辅助用药。目前在日间患者中应用较少，主要用于术后短时间镇痛，但多为单次给药。

（三）**禁忌证**

支气管哮喘、上呼吸道梗阻、颅内高压、严重肝功能障碍患者禁用，临产妇和婴儿禁用，哺乳期妇女忌用。治疗胆绞痛、肾绞痛时，应与阿托品合用。

（四）**不良反应和注意事项**

（1）常有低血压、眩晕、呕吐、便秘和排尿困难等不良反应。过量可造成急性中毒，出现昏迷、呼吸深度抑制（包括延迟性呼吸抑制），瞳孔缩小成针尖样，血压和体温下降，甚至可因呼吸麻痹致死，可用纳洛酮解救。

（2）恶心呕吐，可用神经安定药和抗恶心呕吐药缓解。

（3）呼吸抑制，首先应进行有效的人工通气，并补充血容量，同时可用纳洛酮拮抗。

（4）反复应用吗啡可产生耐受性，且易成瘾，应严格控制使用。

（五）**剂量和用法**

（1）镇痛成人0.1 mg/kg，稀释后缓慢静注或5～10 mg肌内或皮下注射；小儿0.01～0.02 mg/kg，稀释后缓慢静注或0.1～0.2 mg/kg肌内或皮下注射；成人椎管内镇痛为每次2～4 mg。

（2）麻醉前给药多用于有急性疼痛的患者。成人术前肌内或皮下注射5～10 mg。

（3）复合全麻的辅助用药常与无镇痛作用的全麻药合用，5～10 mg静注或肌注。

（4）心源性哮喘成人5～8 mg，肌内或皮下注射，或缓慢静注。

二、哌替啶

（一）药理作用

（1）哌替啶又名杜冷丁，与吗啡相似，但作用较弱；镇痛效力为吗啡的1/10，维持时间较短，为2～4 h。无缩瞳作用。

（2）对心肌有直接抑制作用。增高胆内压的作用比吗啡弱，并能促进组胺释放，快速静注可引起明显的血管扩张、心动过速、血压下降，甚至发生虚脱。

（3）对呼吸有明显的抑制作用，由于呼吸抑制，$PaCO_2$升高，颅内压可增高。

（二）适应证

主要用于镇痛、心源性哮喘的治疗，麻醉前用药，各种麻醉的辅助用药和作为复合全麻的组成部分，术后镇痛以及与丙嗪类药组成冬眠合剂。对于日间手术患者主要用于术前给药和术后短时间内镇痛。

（三）禁忌证

与吗啡相似。

（四）不良反应和注意事项

（1）使用后可有眩晕、出汗、恶心、呕吐等不良反应。

（2）快速静注或用量过大，可引起谵妄、瞳孔扩大、抽搐、严重循环和呼吸抑制及昏迷。

（3）出现呼吸抑制时，可用纳洛酮拮抗。

（4）长期使用后，代谢产物去甲哌替啶可引起震颤、惊厥，故现已不用该药进行持续静脉输注术后镇痛或癌痛治疗。一旦发生可用地西泮或巴比妥类拮抗。

（5）接受单胺氧化酶抑制药的患者合用哌替啶，同样可发生严重的毒性反应，表现为严重高血压、抽搐、呼吸抑制、长时间昏迷甚至死亡。

（6）对心血管影响大，一般不作为复合全麻的主药，久用可致成瘾。

（五）用法和剂量

（1）镇痛　成人每次50～100 mg，小儿0.5 mg/kg，肌注。

（2）全麻辅助用药　成人每次25～50 mg，小儿每次0.1～0.2 mg/kg，稀释后缓慢静注或静滴，以增强镇痛作用，目前这种方法不太使用。

（3）麻醉前给药　1 mg/kg于麻醉前0.5～1 h肌注；或0.5～1 mg/kg于麻醉前10～15 min静注。

（4）PACU术后躁动的全麻患者　在明确没有镇痛不全、电解质紊乱、二氧化碳蓄积等情况下，可以给予25～50 mg静注或肌注。

三、芬太尼、舒芬太尼、阿芬太尼、瑞芬太尼

（一）药理作用

芬太尼类药均为苯基哌啶衍生物，芬太尼为其枸橼酸盐。芬太尼脂溶性高，反复多次注射可产生蓄积作用，与其再分布有关。消除半衰期为4 h。主要在肝内代谢，代谢产物随尿

液和胆汁排出,不到8%以原形从尿中排出。

舒芬太尼的亲脂性约为芬太尼的2倍,更易通过血脑屏障。镇痛作用较芬太尼强,持续时间也长,是由于其与阿片受体的亲和力强所致。消除半衰期为2.5 h,在肝内代谢。

阿芬太尼的脂溶性较芬太尼低,与血浆蛋白的结合率却较高。消除半衰期为1.2～1.5 h,故作用持续时间也短,阿芬太尼在肝内转化为无药理活性的代谢物。瑞芬太尼具有起效快、恢复迅速、无药物蓄积等优点。消除半衰期为10～21 min,镇痛强度与芬太尼相同。

芬太尼的镇痛效价为吗啡的100～180倍(表14-5),静脉注射后立即生效,持续时间约30 min;舒芬太尼镇痛效价为芬太尼的5～10倍,作用持续时间约为其2倍;阿芬太尼镇痛效价为芬太尼的1/4,作用持续时间约为其1/3。瑞芬太尼镇痛效价约是阿芬太尼的5倍,但恢复时间较阿芬太尼快。

四种药物对呼吸均有抑制作用,表现为呼吸频率减慢,而瑞芬太尼主要与μ_1受体结合,其镇痛、镇静作用较强,μ_2受体占据较少,呼吸抑制和恶心呕吐等不良反应较少,对心血管系统影响较轻,不抑制心肌收缩力,无组胺释放作用。既往研究发现,对于年龄、肥胖等因素的影响,瑞芬太尼的药理学参数改变较少,这就提示其在临床使用的范围很广。根据药理学特点,瑞芬太尼是目前比较理想的日间手术的阿片类药物,快速起效和消除,令麻醉医师可以更好地掌控,也使患者术后早期的复苏成为可能。图14-1显示较长时间连续输注,瑞芬太尼的持续输注半衰期仍没有很大的变化。但使用瑞芬太尼时也需要考虑患者术后镇痛,特别是术后早期镇痛,此类患者可采用术毕前单次追加小剂量阿片类或非阿片类镇痛药物,或采用术毕逐级降低瑞芬太尼浓度,并维持最低镇痛浓度至拔除气管导管,或于术毕前尽早开始使用术后镇痛泵。

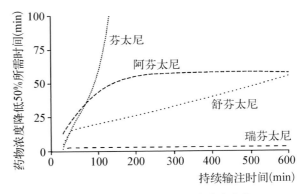

图14-1　阿片类药物持续输注半衰期

表14-5　芬太尼类药的药效和药代学参数

药　名	效　能	分布容积 (L/kg)	清除率 [ml/(kg·min)]	消除半衰期 (h)
吗啡	1	3.2～3.7	14.7～18	2～3
哌替啶	0.1	3.8	10.4～15.1	2.4～4
芬太尼	100(75～175)	4.1	11.6～13.3	4.2
舒芬太尼	500～1 000	1.7	12.7	2.5
阿芬太尼	25	0.86	6.4	1.2～1.5
瑞芬太尼	134	0.39	41.2	9.5 min

（二）适应证

芬太尼类药物是临床日间手术患者使用最多的一类麻醉性镇痛药物，一般用于麻醉诱导和麻醉维持，也用于术后疼痛治疗，特别是使用镇痛泵的配方中，多含有芬太尼类药物。

（三）禁忌证

与吗啡相似。

（四）不良反应

常见为眩晕、恶心、呕吐、出汗、嗜睡、便秘及体位性低血压，静脉注射时可引起胸壁肌肉强直，注射速度过快可出现呼吸抑制。芬太尼不宜与单胺氧化酶抑制剂合用。

（五）用法和剂量

（1）复合麻醉诱导和维持　① 芬太尼诱导剂量：小剂量 $3\sim5$ μg/kg，中剂量 $10\sim20$ μg/kg，大剂量 $20\sim50$ μg/kg（目前临床上较少使用大剂量芬太尼）。维持剂量 $1\sim2$ μg/kg，一般 $45\sim60$ min 追加 1 次。② 舒芬太尼诱导剂量 $0.8\sim1$ μg/kg，维持剂量 $0.5\sim1$ μg/kg，$1\sim1.5$ h 追加 1 次。③ 瑞芬太尼用静脉持续输注，诱导剂量单次推注 $0.5\sim1$ μg/kg，给药时间需 >60 s。持续输注 $0.5\sim1$ μg/(kg·min)，麻醉维持持续输注剂量 $0.1\sim1$ μg/(kg·min)。老年患者剂量酌减。

瑞芬太尼目前是短小手术和操作的主要镇痛药物，与起效代谢迅速的丙泊酚一起，能很好地达到快速苏醒、镇静、镇痛完善的目的。胃镜镇静中丙泊酚给药前可单次缓慢静注稀释瑞芬太尼（10 μg/ml）$10\sim20$ μg，可减少丙泊酚用量与注射痛。肠镜操作中伍用瑞芬太尼 $0.25\sim1$ μg/kg，稀释缓慢静注，可使患者术后尽早苏醒，尽快起床，有利于术后及早排气，患者满意度较高。取卵麻醉根据体重，对于 BMI 正常患者，单次瑞芬太尼 $0.25\sim1$ μg/kg 后可再按需追加 $0.25\sim1$ μg/kg，可使丙泊酚用量减少，循环稳定性高，即使临结束时患者苏醒也无不适主诉，术毕患者能够短时间内（$30\sim60$ min）达到离院标准。辅助生殖宫腔镜检查治疗中，瑞芬太尼（$0.25\sim2$ μg/kg）合用丙泊酚（$0.75\sim3$ mg/kg）分次缓慢推注，能完成 30 min 内的静脉麻醉需要，充分的镇静镇痛获得了手术医师和患者的首肯。小剂量静脉注射芬太尼 $50\sim100$ μg 和丙泊酚 $1\sim3$ mg/kg 也可用于人工流产术等短小手术与操作。

（2）术后疼痛治疗　芬太尼 $1\sim5$ μg/ml 和 $0.05\sim0.15\%$ 布比卡因或 0.2% 罗哌卡因联合硬膜外持续镇痛或患者自控硬膜外镇痛（PCEA），用于手术后镇痛和无痛分娩。

芬太尼经皮敷贴剂多瑞吉，剂量有 25 μg/h，50 μg/h，75 μg/h 和 100 μg/h 四种，按年龄、体重和全身情况不同选用，并应在给药后定期进行剂量评估。可以持续释放芬太尼进入血液循环达 72 h，适用于慢性疼痛和癌痛治疗。对于日间手术患者也是一种术后镇痛的选择，但需要告知患者与家属相关不良反应，及相关情况的处理方案。

四、曲马多

曲马多为人工合成的阿片受体激动剂，但与阿片受体亲和力较弱，镇痛效价为吗啡的1/10，口服起效快，可维持 $4\sim5$ h，不引起便秘及排尿困难。临床用于各种急慢性疼痛治疗，经肝脏代谢，较少产生耐药性。

（一）药理作用

曲马多的阿片活性取决于 μ 阿片受体对原始药物复合物的低亲和力以及对 O-脱甲基代谢产物 M1 的高亲和力。40% 作用于 μ 受体，40% 通过曲马多的代谢产物 M1 和 20% 通过抑制去甲肾上腺素和 5-羟色胺的摄取起作用。作用于人体时，曲马多和 M1 对镇痛的作用取决于它们的血浆浓度。无论是曲马多还是 M1，其活性远较吗啡为低。

（二）适应证

适用于中度到重度的疼痛治疗，包括各类型的慢性疼痛及癌性疼痛，也可用于术后镇痛。在日间手术患者中多用于术后镇痛单次给药或镇痛泵复合配方中。

（三）禁忌证

曲马多及其药物赋型剂过敏的患者；酒精、安眠药、镇痛药、阿片药或其他抗精神药物中毒的患者；以及接受单胺氧化酶抑制剂治疗或在过去 14 天内服用过上述药物的患者。

（四）不良反应

头晕和恶心呕吐。

（五）剂量和用法

（1）口服　片剂 50 mg 和 100 mg，每日 3 次；缓释片或胶囊 100 mg 和 150 mg，每日 1～2 次。

（2）静脉注射　针剂 100 mg，每次 50～100 mg。

（3）术后镇痛　负荷剂量 50 mg，持续输注 20～40 mg/h。

第四节　常用阿片受体激动-拮抗药

阿片受体激动-拮抗药与纯粹的阿片受体激动药相比有以下区别：镇痛效价一般较小；对呼吸抑制作用较轻；不产生欣快感；很少产生依赖性。

一、地佐辛

（一）药理作用

地佐辛是一种强效阿片类镇痛药。主要通过激动 κ 受体产生镇痛作用，起效快、镇痛时间久、镇痛效果强。对 μ 受体具有激动和拮抗双重作用，使呼吸抑制和成瘾的发生率降低。静注 10 mg 后肝硬化患者的全身清除率没有变化，但分布容积与半衰期比正常者增加 30%～50%。地佐辛主要是以葡萄糖苷酸的共轭物由尿排泄，肾功能不全者应减量、谨慎使用。

（二）适应证

治疗各种疼痛、麻醉镇痛和术后镇痛。

（三）剂量和用法

（1）静注初剂量为 5 mg，以后每 2～4 h 追加 2.5～10 mg。

（2）术后镇痛方案为术毕先静注地佐辛 2.5 mg，必要时可追加 2.5 mg。

（3）静脉 PCA 配方为地佐辛 50 mg/100 ml，持续输注 1 ml/h，PCA 2 ml，锁定时间 20 min，

可用48 h。如适当减少地佐辛与非甾体类止痛药合用则效果更好。

（四）不良反应

（1）恶心、呕吐、镇静、注射部位反应发生率为3%～9%。

（2）头晕发生率在1%～3%。

（3）出汗、寒战、脸红、低血压、便秘、尿潴留、瘙痒、红斑等发生率不到1%。

（4）碱性磷酸酶及血清丙氨酸氨基转移酶升高、打嗝、耳充血、耳鸣。

（五）注意事项

（1）地佐辛含有焦亚硫酸钠、硫酸盐，对于某些易感者可能引起过敏反应和严重哮喘。

（2）具有阿片拮抗剂的性质，对麻醉药有躯体依赖性的患者不推荐使用。

（3）颅内压高的患者，如可能呼吸抑制会使脑脊液压力升高。

（4）患有呼吸抑制、支气管哮喘、呼吸道梗阻的患者要减量。

（5）肝、肾功能不全者应减量。

二、喷他佐辛（镇痛新）

其镇痛效价为吗啡的1/4，口服容易吸收，肌内注射后20 min起效，无欣快感。较大剂量可产生焦虑不安、血压升高、心率增快等症状。对大剂量引起的呼吸抑制不能用烯丙吗啡拮抗，但可用纳洛酮拮抗。此药主要用于镇痛。

（一）药理作用

（1）阿片受体的部分激动剂，又有较弱的拮抗作用，而以激动为主。镇痛效价为吗啡的1/4～1/3。起效慢（20 min），作用持续约3 h。

（2）镇静作用弱，无欣快感，剂量加大反可产生焦虑、不安和幻觉。

（3）对心血管影响小，用量加大可使血中儿茶酚胺增多而使血压升高，心率增快。可增加心脏负担。

（4）等效剂量时，对呼吸的抑制作用与吗啡相似，很少引起恶心、呕吐，高胆道内压力的作用比吗啡弱，无缩瞳作用。

（5）成瘾性很小，已列为非麻醉药品，故尤适用于各种慢性疼痛。

（二）适应证

主要用于慢性剧痛和麻醉前给药。

（三）禁忌证

颅内压增高、哮喘、癫痫患者。

（四）不良反应和注意事项

（1）对呼吸的抑制作用较强，并易透过胎盘影响胎儿；孕妇和新生儿禁用。如发生呼吸抑制可用纳洛酮解救。

（2）有眩晕、恶心、呕吐、出汗等，大剂量可引起心动过速，血压升高。

（3）能减弱吗啡的镇痛作用，并使成瘾者诱发戒断症状。

（4）心肌梗死，肝、肾功能减退，脑外伤患者慎用。

（五）用法和剂量

慢性剧痛和麻醉前给药。成人每次肌注 30 mg,或每次静注 10～20 mg。

三、布托啡诺（诺扬）

（一）药理作用

（1）该药为激动-拮抗混合型阿片受体激动剂,与 μ 受体亲和力低,也能激动 κ 受体。

（2）除镇痛作用外,中枢作用还包括自发呼吸抑制、止咳、催吐、扩瞳、镇静等。

（二）适应证、用法和剂量

用于治疗各种癌性疼痛及手术后疼痛。喷剂每次 1～2 喷,每日 3～4 次,两次间隔时间宜 3～4 h 以上。术后镇痛可单次 1 mg 静注或 1～2 mg 肌注,或加入镇痛泵中使用。

（三）不良反应和注意事项

（1）对反复使用止痛药且对阿片受体耐受的患者慎用。

（2）对脑损伤及颅内压升高患者慎用。

（3）对肝肾动能异常及老年患者应调整剂量。

（4）对心肌梗死、心功能障碍、冠脉疾病患者慎用。如患者发生高血压应立即停药。

（5）对有中枢神经系统疾病或呼吸功能受限的患者慎用。

四、烯丙吗啡（丙烯吗啡）

（一）药理作用

（1）是以拮抗为主的混合型阿片受体激动-拮抗药。

（2）对未接受麻醉性镇痛药者,其镇痛、呼吸抑制、减慢心率和缩瞳、恶心呕吐作用较吗啡弱。

（3）不产生欣快感,有时引起烦躁不安。

（4）无成瘾性,反可诱发麻醉性镇痛药成瘾者的戒断症状。

（5）拮抗麻醉性镇痛药镇痛、欣快、呼吸抑制以及缩瞳作用。大约 1 mg 可拮抗吗啡 3～4 mg,起效快,作用可持续 1.4 h。

（二）适应证、用法和剂量

用于麻醉性镇痛药中毒的解救以及全麻后拮抗其残余作用,促使自主呼吸的恢复。先静注 10 mg 或 150 μg/kg,10 min 后再给半量。

（三）不良反应

因有严重的眩晕、幻觉、焦虑等不良反应,故不做镇痛药使用。对喷他佐辛和巴比妥类及全身麻醉药拮抗无效,反而可加重对呼吸的抑制。由于其对阿片受体仍有一定的激动作用,临床应用已逐渐被纳洛酮代替。

五、纳布啡（纳丁啡）

（一）药理作用

（1）纳布啡属 κ 受体激动剂,κ 受体有止痛、镇静作用,在脊髓内分布浓度较高。对 μ 受体有部分拮抗作用,无心血管不良反应,呼吸抑制亦轻微,并有封顶效应。对δ受体作用不引起烦躁和焦虑。通常2～3 min起效,30 min达峰作用,可维持3～6 h镇痛,与吗啡维持时间相当。

(2)以激动为主的激动-拮抗药。镇痛强度与吗啡相似,拮抗作用介于喷他佐辛和烯丙吗啡之间,约为后者的1/4。

(3)镇痛作用封顶效应的剂量为0.3～0.5 mg/kg。其呼吸抑制作用与吗啡相似,但有"封顶效应",即超过一定剂量,呼吸抑制作用不再加重。在封顶剂量时可出现嗜睡现象,消化系统作用也远比吗啡弱,恶心呕吐发生率为5%左右。

(4)很少产生不适感,但可产生依赖性。

(二) 剂量和用法

主要用于术后镇痛:

(1)吗啡或芬太尼麻醉后,给予纳布啡既可拮抗这些药物的呼吸抑制作用,又可利用其镇痛作用。肌注或静注10 mg/次。

(2)硬膜外自控镇痛用0.033%纳布啡;泵药盒内药物总量为100 ml。背景剂量和PCA(bolus)剂量的设置为0.05 mg/h和0.2 mg/次,锁定时间为20 min。24 h内由硬膜外腔注入纳布啡总量仅14.00±5.41(0.25 mg/kg),未超过一次性注射的封顶效应剂量,基本无不良反应。

第五节　阿片受体拮抗药

一、纳洛酮

纳洛酮(naloxone)是纯粹的阿片受体拮抗剂,对μ受体有很强的亲和力,对κ和δ受体也有一定的亲和力而产生拮抗作用。日间手术患者中不常使用,仅针对个别考虑存在阿片类药物过量风险的患者。

(一) 药理作用

纳洛酮拮抗麻醉性镇痛药的效价是烯丙吗啡的30倍,不仅可拮抗吗啡等纯粹阿片受体激动剂,拮抗喷他佐辛等阿片受体激动-拮抗剂,还可用于安定类、氯氮平等中枢抑制药物中毒,以及乙醇中毒。其亲脂性很强,约为吗啡的30倍,易透过血脑屏障,静脉注射后脑内浓度可达血浆浓度的4.6倍,而吗啡脑内浓度仅为血浆浓度的1/10。应用纳洛酮拮抗麻醉性镇痛药,由于痛觉突然恢复,可产生交感神经兴奋现象,表现为血压升高、心率增快、心律失常,甚至肺水肿和心室颤动。纳洛酮静注后立即起效,在肝内代谢,主要与葡萄糖醛酸结合。作用维持1～4 h,$t_{1/2}$为1 h。口服也能吸收,但作用只及胃肠外给药的2%。

(二) 适应证、用法和剂量

(1)用于麻醉性镇痛药中毒,成人用量,一次0.3～0.4 mg或0.01 mg/kg,必要时2～3 min

后重复使用,皮下、肌内或静脉注射。

（2）拮抗麻醉性镇痛药的残余作用,皮下、肌内或静脉注射 $1.0\sim3.0$ μg/kg。

（3）用于急性酒精中毒。轻度中毒（表现为兴奋症状）,纳洛酮 $0.4\sim0.8$ mg 加入 5% 葡萄糖 $20\sim40$ ml 静脉注射。重度中毒,纳洛酮 $0.8\sim1.2$ mg 加入 5% 葡萄糖液静脉注射,1 h 后再给 $0.4\sim0.8$ mg,直至清醒。

（4）用于脑梗死的治疗,脑梗死时可产生 P 内啡肽,纳洛酮可以拮抗。方法: $0.8\sim1.2$ mg 溶于生理盐水 250 ml 静脉注射,每日 1 次,一个疗程为 15 次。

（5）治疗因苯二氮䓬类、氯丙嗪、氯氮平、苯巴比妥药的过量所致症状,成人量 $0.4\sim0.8$ mg/h 静脉注射。

（6）抢救新生儿窒息,可用于麻醉性镇痛药引起的新生儿窒息,对非麻醉性镇痛药引起的窒息疗效也好,应早期使用。肌内或皮下注射 0.07 mg/kg,或经脐静脉给予 10 μg/kg。

（7）对麻醉性镇痛药成瘾者,此药可激发戒断症状,作为诊断标准之一。肌内注射纳洛酮 0.4 mg,$20\sim30$ min 内如无反应可再肌内注射 0.4 mg,1 h 内成瘾者可出现戒断症状。

（三）禁忌证

包括高血压患者,巨大肿瘤压迫大血管使静脉回流受阻患者和心肺实质性病变患者。

（四）不良反应及注意事项

恶心、呕吐、血压升高、心率增快、心律失常、肺水肿及心室颤动。使用时注意对有心血管疾病患者采用小剂量分次给药。

二、纳曲酮

纳曲酮（naltrexone）的化学结构与纳洛酮相似,只是 N 上烯丙基被环丙甲基取代。此药基本上是纯粹的阿片受体拮抗药,其拮抗强度在人体中约为纳洛酮的 2 倍。作用持续时间可长达 24 h。

此药主要用于阿片类药成瘾者的治疗,先停用阿片类药 $7\sim10$ 天,再试用纳洛酮证实不再激发戒断症状后,可开始用纳曲酮治疗。

三、纳美芬

纳美芬（nalmefene）是纳曲酮的衍生物,与后者的区别是 6 位的氧被亚甲基取代。纳美芬是纯粹的阿片受体拮抗药,与阿片受体激动药竞争中枢神经系统中 μ、δ、κ 受体的作用位点,本身无激动作用。其 6 位的亚甲基基团不仅增加其效价和延长其半衰期,而且增加其口服的生物利用度。临床观察表明,纳美芬 0.4 mg 拮抗吗啡的呼吸抑制效应与纳洛酮 1.6 mg 的效果相同或更佳。其作用持续时间约为纳洛酮的 $3\sim4$ 倍。作用持续时间与剂量相关: 0.5 mg 至少维持 2 h,1 mg 维持 4 h,2 mg 维持 8 h 以上。患者对纳美芬的耐受良好,即使剂量增至 $12\sim24$ mg,也只产生头沉、视力模糊、讲话费力等轻度不良反应,而临床最大剂量为 $1\sim2$ mg,表明此药的安全性很大。

静脉注射后,血浆浓度呈三相方式下降。先经数分钟的快分布相,再经慢分布相

（0.9～2.5 h），最后经终末相，其消除半衰期为8.2～8.9 h。其主要代谢途径是在肝脏与葡萄糖醛酸或硫酸结合后从尿中排出，约5%以原形由尿排出。

此药主要用于拮抗麻醉性镇痛药。临床麻醉时为拮抗麻醉性镇痛药的残余作用，可先静脉注射0.25 μg/kg（心脏病患者可从0.1 μg/kg剂量开始），每2～5 min注射一次，直到出现疗效为止，总量一般不超过1 μg/kg。用于麻醉性镇痛药急性中毒的救治，先静脉注射0.5 mg/70 kg，2～5 min后增至1 mg/70 kg，总量不超过1.5 mg/70 kg。临床上还将此药试用于酒精中毒及酒精成瘾的治疗。

（周仁龙　杭燕南）

参 考 文 献

［1］Trescot A M, Datta S, Lee M, et al. Opioid pharmacology［J］. Pain Physician, 2008, 11(2 Suppl): S133−S153.

［2］Lee M, Silverman S M, Hansen H, et al. A comprehensive review of opioid-induced hyperalgesia ［J］. Pain Physician, 2011, 14: 145−161.

［3］Wilhelm W, Kreuer S. The place for short-acting opioids: special emphasis on remifentanil［J］. Crit Care, 2008, 12 (Suppl3): S5.

［4］岳云,吴新民,罗爱伦.摩根临床麻醉学：第4版［M］.北京：人民卫生出版社,2007：154−175.

［5］邓小明,曾因明,黄宇光.米勒麻醉学：第8版［M］.北京：北京大学医学出版社,2017：779−825.

［6］杭燕南,王祥瑞,薛张纲,等.当代麻醉学：第2版［M］.上海：上海科学技术出版社,2013：118−128.

［7］中华医学会麻醉学分会.成人日间手术后镇痛专家共识（2017）［J］.临床麻醉学杂志,2017,33(8): 812−815.

［8］Fahmy N, Siah J, Umo-Etuk J. Patient compliance with postoperative analgesia after day case surgery: a multisite observational study of patients in North East London［J］. Br J Pain, 2016, 10(2): 84−89.

［9］Kamming D, Chung F, Williams D, et al. Pain management in ambulatory surgery［J］. J Perianesth Nurs, 2004, 19(3): 174−182.

［10］Prabhakar A, Cefalu J N, Rowe J S, et al. Techniques to optimize multimodal analgesia in ambulatory surgery［J］. Curr Pain Headache Rep, 2017, 21(5): 24.

［11］Warren-Stomberg M, Brattwall M, Jakobsson J G. Non-opioid analgesics for pain management following ambulatory surgery: a review［J］. Minerva Anestesiol, 2013, 79(9): 1077−1087.

［12］Elvir-Lazo O L, White P F. Postoperative pain management after ambulatory surgery: role of multimodal analgesia［J］. Anesthesiol Clin, 2010, 28(2): 217−224.

第十五章
非麻醉性镇痛药在日间手术中的应用

非麻醉性镇痛药如局麻药、非甾体抗炎药等药物,因其具有良好的镇痛效果以及减少外周和中枢性痛觉敏化,同时可明显降低阿片类药物使用剂量和不良反应,因此广泛运用于日间手术围术期的镇痛,对促进患者术后早期康复起着重要作用。

第一节　日间手术围术期镇痛的新理念

满意的围术期镇痛是加速术后康复理念的关键观点之一,同时也是日间手术成功的关键。良好的术中镇痛可以减少全身麻醉药物及肌肉松弛药物的用量、降低交感神经兴奋带来的心脑血管风险,是麻醉管理的重要组成部分。术后疼痛是导致患者延迟出院的主要因素,同时如不能有效地控制术后疼痛,会引起炎症介质长期释放,感觉神经受损、外周及中枢神经敏化,最终导致患者由急性疼痛转变为慢性疼痛,其性质可能为神经病理性或者混合性疼痛,严重影响患者术后恢复和生活质量。因此,有效的围术期疼痛管理可减少患者围术期应激,减弱术后免疫抑制,加速患者术后功能恢复,促进术后康复。围术期镇痛一般由麻醉医师、外科医师及护士团队协作共同完成。目前临床上强调预防性镇痛和多模式镇痛。预防性镇痛是指采用持续的、多模式的且能阻止疼痛敏化形成的镇痛方案,以达到完全和长时间覆盖整个围术期的有效镇痛效果,但具体镇痛方式应依据手术类型、患者情况以及各医疗单位的条件不同而采用个体化对策。多模式镇痛是指联合使用不同作用机制的镇痛药物和(或)镇痛方法,作用于疼痛病理生理机制的不同时期和不同靶位,从而达到最大的镇痛效应/不良反应比。

阿片类药物镇痛效果强大,但常伴有恶心呕吐、呼吸抑制、便秘、尿潴留、瘙痒以及过度镇静等不良反应,在日间手术主要用于术中镇痛,应尽量避免或减少其在日间手术术后镇痛中的使用。

第二节　中枢性镇痛用药

盐酸右美托咪定(hydrochloride dexmedetomidine),简称右美托咪定,为相对高选择性的α_2肾上腺素受体。临床常用剂量下,仅选择性作用于α_2受体,而大剂量(超过1 000 mg/kg)的右美托咪定可对α_1及α_2受体均产生激动作用。该药通过激动突触前膜α_2受体,抑制去甲肾上腺素的释放,终止疼痛信号的传导,产生镇痛作用,从而降低麻醉药物的用量,有助于术中血流动力学的稳定,降低心肌局部缺血的发生率。同时,通过调节蓝斑内负责产生觉醒的神经元基质的活性来产生类似生理性睡眠,同时保持有效的唤醒系统。有研究表明,接受气管插管机械通气的患者在右美托咪定的作用下仍能轻松唤醒并配合诊疗操作,无烦躁表现。这种镇静作用非常适合短小的体表手术,能够减轻患者的焦虑,减少轻到中度疼痛带来的不良情绪,与镇痛药物具有协同作用。

使用前必须用0.9%的氯化钠溶液稀释,浓度不高于4 $\mu g/ml$。首先缓慢(输注时间>10 min)输注负荷剂量(1 $\mu g/kg$),随后以0.2～1 $\mu g/(kg \cdot h)$的速度泵入。值得注意的是,右美托咪定通过激动突触后膜受体,抑制交感神经活性从而引起血压和心率的下降。临床也观察到相当数量的患者出现血压升高,心率减慢。在心律失常尤其是传导阻滞的患者,使用该药时尤需注意。心率减慢可用阿托品处理。

第三节　对乙酰氨基酚及非甾体抗炎药

阿片类药物的不良反应和药理学的缺陷,如芬太尼等代谢时间较长,瑞芬太尼等术后痛觉超敏反应等,使非麻醉性镇痛药成为日间手术患者不错的选择,可以减少术中阿片类药物用量,减少或替代术后阿片类药物使用。但在选择与应用此类药物时,需要了解药物特点及其使用适应证、禁忌证,尽可能减少不良反应。

一、对乙酰氨基酚

对乙酰氨基酚简称APAP,商品名为泰诺林。镇痛机制为抑制中枢神经系统内的环氧化酶(COX),减少前列腺素的合成、抑制下行5-羟色胺能通路以及中枢一氧化氮合成。对乙酰氨基酚具有镇痛、解热作用,无抗压、抗血小板作用。对乙酰氨基酚对COX的抑制是间接、可逆的,而且这种抑制作用在过氧化物含量较多的环境中会减弱。因此像在免疫细胞及血小板这些富含过氧化物的细胞中,对乙酰氨基酚是无效。其解热作用可能与药物对下丘脑中体温调节中枢的直接作用有关,通过外周血管舒张、出汗而产生退热效果。

对乙酰氨基酚单独应用可减轻轻到中度疼痛。与阿片类、NSAIDs药物联合应用可产生协同作用。口服剂量为6～10 mg/kg,每天4次。口服生物利用度为88%,口服后约90 min

达血药浓度高峰。注意APAP在推荐剂量下血浆半衰期为1.5～2.5 h。如用药过量,药物代谢因肝功能受损而出现延迟,半衰期可延长到4～8 h不等。

APAP的不良反应为皮疹、哮喘、肝功能损害、急性肾小管坏死等。主要代谢器官为肝脏,其次为肾脏及小肠。治疗剂量下,绝大部分APAP被转化为非活性产物,5%～10%被氧化成为活性代谢产物N-乙酰对苯醌亚氨(NAPQI),不到5%的药物以原形排除。代谢产物NAPQI具有肝肾毒性,因此单日最大剂量不超过2 000 mg,每日用量超过7 g(成人)或150 mg(儿童)即可能造成肝肾损害。多种药物可与APAP相互作用从而增加毒性。长期使用抗癫痫药物如苯妥英钠的癫痫患者若使用APAP,其肝毒性增加,并降低抗癫痫药物疗效。

二、非甾体抗炎药 (NSAIDs)

常见的非甾体抗炎药包括布洛芬、双氯芬酸、美洛昔康、塞来昔布、氯诺昔康等口服药,以及氟比洛芬酯、帕瑞昔布、酮咯酸、氟诺昔康等注射药物。

花生四烯酸经环氧合酶(COX)催化而形成前列腺素。前列腺素主要参与炎性疼痛,而术后急性疼痛以炎性疼痛为主。抑制环氧化酶进而抑制前列腺素及血栓素的合成是NSAIDs的镇痛基础,从而达到抗炎、镇痛及解热的作用。COX有COX-1和COX-2两型,COX-1是生理性酶,主要参与调节细胞内环境稳定的前列腺素的合成,具有保护胃黏膜、激活血小板、维持肾功能的作用,并参与巨噬细胞分化;而COX-2参与病理性改变如炎症、疼痛、发热的调节,损伤后的内皮细胞、巨噬细胞、纤维细胞、软骨及成骨细胞以及树状细胞中广泛表达COX-2,因此在炎症过程中起重要作用。另外,该酶对慢性炎症有抗炎作用。

(一) NSAIDs的分类

抑制COX-1,比如大剂量阿司匹林,则有引发胃肠道出血及溃疡的可能,抑制COX-2具有抗炎、镇痛和解热作用。根据对COX-1及COX-2的抑制不同,将NSAIDs药物分为以下几类。

(1) COX非特异性抑制剂是指对COX-1和COX-2的抑制无差异,吲哚美辛、布洛芬、萘普生及双氯酚酸属此类。

(2) COX-1特异性抑制剂只针对COX-1,对COX-2无作用,现公认小剂量阿司匹林属此类。

(3) COX-2倾向性抑制剂又称选择性抑制剂,系指在有效治疗剂量时,对COX-2的抑制作用明显大于COX-1。用人全血法测定这类药物对COX-2的选择性比对COX-1大20倍以内。萘丁美酮(瑞力芬)、美洛昔康和依托度酸属此类。

(4) COX-2特异性抑制剂是指即使在最大治疗剂量时也不会对COX-1抑制。体外实验显示,对COX-2的抑制作用比对COX-1大100倍以上。塞来昔布和罗非昔布属此类。

非甾体抗炎药按化学结构可分为:① 水杨酸类,如阿司匹林、水杨酸钠等。② 吡唑酮类,如氨基比林、安乃近、保泰松等。③ 苯胺类,如非那西丁、贝诺酯等。④ 吲哚类和吲唑类,如吲哚美辛、阿西美辛等。⑤ 苯乙酸类,如双氯芬酸钠、乙丁芬酸等。⑥ 邻氨基苯甲酸类,如氯芬那酸、氟芬那酸等。⑦ 异丁芬酸类,如丁苯羟酸、酮咯酸等。⑧ 芳基及杂芳基丙酸类,如布洛芬、氟比洛芬等。⑨ 苯丙噻嗪类,如吡罗昔康、伊索昔康等。⑩ 其他,如氯唑沙宗、苯丙胺酯等。

(二) NSAIDs的药理作用

(1) 消化系统胃肠道症状是非甾体抗炎药最主要的不良反应,包括腹胀、消化不良、恶心、呕吐、消化道溃疡等,严重者可致穿孔或出血甚至死亡。与药物的种类、剂量、疗程以及是否有溃疡病史、患者年龄和吸烟史等因素相关。

(2) 血液系统主要表现为血细胞减少和缺乏,如粒细胞减少和再生障碍性贫血,但发生率不高。除阿司匹林外,其他NSAIDs对血小板的影响是可逆的。这方面的作用主要在长期服用时发生,而日间手术患者短时间服用,发生率极低。

(3) 肝脏、肾脏表现为轻度的转氨酶升高或严重的肝细胞坏死。多在大剂量长期使用对乙酰氨基酚时发生严重肝损害,尤其在并存肝脏疾病的患者。

(4) 心血管系统对多数抗高血压药的药效有部分或完全的拮抗作用。长期大量使用罗非昔布将增加心血管意外的风险。塞来昔布与安慰剂和非选择性NSAIDs比较,心血管意外的发生率无显著差异。但美国FDA还是要求在塞来昔布的说明书中加入黑框警告,即该类药物存在心血管方面的风险。鉴于此,在临床实践中,对于有胃肠道疾患和心血管风险的患者需谨慎使用或采取其他治疗方式。

(5) 神经系统常见的不良反应有头痛、头晕等,还可发生视神经炎和球后神经炎等。一般发生率低小,但使用吲哚美辛可高达10%~15%。大剂量阿司匹林有可能引发水杨酸综合征,表现为眩晕、耳鸣、呕吐、精神错乱及呼吸中枢兴奋等,严重者可导致通气过度甚至呼吸性碱中毒。

(6) 过敏反应可表现为皮疹、荨麻疹、瘙痒及光敏,也有中毒性表皮坏死松解以及多形红斑。阿司匹林过敏反应常表现为哮喘急性发作。

(三) NSAIDs常用药物简介

1. 阿司匹林

阿司匹林具有解热、镇痛、抗炎、抗风湿的功能,且作用均较强。又能减少体内血栓素 A_2 的形成,从而抑制血小板的凝集,延长出血时间,对于防止血栓形成、降低血液黏稠度及改善血流状况均十分有益。

适应证:① 解热、镇痛、抗炎及抗风湿。② 抗血栓形成常用来预防和治疗冠状动脉和脑动脉栓塞性疾病。

禁忌证:严重的肝、肾功能异常、孕妇、哺乳期妇女禁用。胃溃疡慎用。

由于其不良反应,阿司匹林不作为日间手术患者镇痛的一线用药。术后预防动脉血栓形成,可每日口服 100 mg。

2. 氯诺昔康

氯诺昔康为COX-1和COX-2的平衡抑制剂,不抑制5-脂氧化酶的活性,因此不抑制白三烯的合成,也不将花生四烯酸向5-脂氧化酶途径分流。大剂量时对IL-6和诱导型一氧化氮合酶有抑制作用,能激活阿片神经肽系统,发挥中枢性镇痛作用。

氯诺昔康口服生物利用度在90%以上，口服2.5 h后达血药峰浓度，肌内注射0.4 h后达峰，血浆蛋白结合率99%，平均半衰期3～5 h，65岁以上老年人血浆清除率降低30%～40%，清除半衰期将延长。氯诺昔康1/3经肾脏、2/3经肝脏清除，主要通过肝脏细胞色素P450酶系统进行代谢。其最常见的不良反应是头晕、头痛、肠胃功能障碍；注射剂可能引起注射部位的疼痛、发热、刺痛样紧张感等。主要用于各种轻至中度的急、慢性疼痛。

肌注或静注：起始剂量为8 mg，镇痛效果不佳可追加8 mg，术后第一天总量可用至24 mg，其后剂量为8 mg，每日2次，每日总剂量不应超过16 mg。口服：急性轻度或中度疼痛，每日剂量为8～16 mg，分2～3次服用，每日最大剂量为16 mg。

3. 酮咯酸

酮咯酸适用于各种疼痛的短期治疗，包括术后疼痛和各种原因引起的急性骨骼肌疼痛，如扭伤、错位、骨折和软组织损伤，以及其他疾病引起的疼痛如产后痛、牙痛、坐骨神经痛、晚期癌痛、胆绞痛等。

酮咯酸在肝肾功能不全、凝血功能障碍者应慎用或禁用。小儿、老人和孕妇慎用。使用时需注意胃肠道反应如恶心、呕吐等，以及神经系统反应如头痛、头晕等。如用量大且用药时间长，则可能出现较严重的不良反应和并发症，可能有胃肠道出血、肝肾功能的严重损害、严重过敏反应等，需掌握好适应证和用药的剂量，尽量避免长时间用药。

酮咯酸口服后吸收快而完全，空腹服药30 min血药浓度可达高峰。其与血浆蛋白的结合率达99%，平均半衰期为4～6 h。主要在肝脏通过与葡萄糖醛酸结合而代谢，其代谢物及部分原形药物经肾排出，肝、肾功能损害者可使半衰期延长。为异丁芬酸类非甾体抗炎药。其镇痛作用远强于阿司匹林等，主要特点是有较强的全身镇痛作用。肌注30 mg相当于吗啡12 mg或哌替啶100 mg。具有抗血小板凝集作用。一般口服50～75 mg，每日3次，每日最大剂量300 mg。

4. 塞来昔布

塞来昔布为COX-2特异性抑制剂。治疗剂量的塞来昔布不干扰组织中与COX-1相关的正常生理过程，胃肠道不良反应少，安全性较好。塞来昔布口服吸收良好，2～3 h达到血浆峰浓度。胶囊口服后的生物利用度为日服混悬液生物利用度的99%。在治疗剂量范围内，塞来昔布具有线性且与剂量呈正比的药代动力学。可用于急慢性疼痛和骨关节炎及类风湿关节炎的患者。

急性疼痛：推荐剂量首剂400 mg，必要时可在用药后4～6 h追加200 mg，以后根据需要，一次200 mg，一日2次。用于骨关节炎治疗的剂量为200 mg，每日1次口服，临床最大剂量为每日400 mg。

5. 帕瑞昔布

临床商品名特耐，为选择性COX-2抑制剂伐地昔布的前体药。帕瑞昔布在体内经肝脏酶水解，迅速而完全地转化为有活性的伐地昔布和丙酸，伐地昔布血浆蛋白结合率可达98%，血浆半衰期为22 min，其在肝脏内可经多种途径消除，包括细胞色素P450（CYP＞3A4）和CYP2C9同工酶及磺胺葡萄糖醛化（约占20%）等，伐地昔布的羟化代谢产物也具有药理活性,但含量少。约70%的药物以非活性代谢物形式经尿液排泄。静注或肌注后,伐地昔布的消除半衰期约为8 h。老年患者及有轻度肝损害的患者需酌情减少剂量。

帕瑞昔布与华法林等抗凝血药物同时使用将增加此类药的出血倾向,但不影响阿司匹林抑制血小板聚集的作用;与其他NSAIDs类药同时使用将增加消化道溃疡等并发症的风险。在药物相互作用方面,肝酶抑制剂或肝酶诱导剂能影响帕瑞昔布的代谢,同时帕瑞昔布还能影响其他经肝酶代谢的药物。

该药适用于手术后疼痛的短期治疗,临床连续使用不超过3天。与阿片类药物合用时具有协同作用,能减少阿片类药物的用量。

禁忌证:活动性消化道溃疡或胃肠道出血;支气管痉挛、急性鼻炎、鼻息肉、血管神经性水肿、荨麻疹以及服用阿司匹林或非甾体抗炎药曾出现过敏反应的;严重肝功能损伤;炎症性肠病;充血性心力衰竭;冠脉搭桥术后;缺血性心脏病、外周动脉血管或脑血管疾病。

推荐剂量为40 mg静注或肌注,随后可6~12 h再给予20 mg或40 mg,每天总剂量不超过80 mg。对于老年患者(≥65岁)不必进行剂量调整,但体重低于50 kg的老年患者,应减至常规推荐剂量的一半,且每日最高剂量应减至40 mg。

NSAIDs药物均可口服,用于日间手术患者术后轻到中度疼痛。具体用法见表15-1。

表15-1　NSAIDs常用药的用法

药　　物	用　　法	剂　　量
双氯芬酸	口服	50 mg,3次/d
对乙酰氨基酚	口服	40~50 mg/(kg·d)
布洛芬	口服/静脉	0.4~0.6 mg,3~4次/d
酮咯酸	静脉	30 mg/次,2~3次/d
氟比洛芬酯	静脉	50 mg/次,4次/d
氟诺昔康	口服/静脉	8 mg,2次/d
帕瑞昔布	静脉	40 mg,2次/d
塞来昔布	口服	100~200 mg,2次/d

需注意,NSAIDs药物可引起胃肠道不良反应、凝血异常、肾功能损伤及心血管不良反应。其中,胃肠道损害是NSAIDs类药最常见的不良反应,主要表现为消化不良、黏膜糜烂、胃及十二指肠溃疡出血。阿司匹林作为代表性高选择性COX-1抑制剂,可能影响血小板功能,增加术后出血风险,而COX-2选择性抑制剂并不影响血小板功能。所有非选择性NSAIDs药物和选择性COX-2抑制剂均可影响肾功能,尤其在脱水、低血容量患者及合并肾实质性损害患者中,即使短时间用药也可增加急性肾功能衰竭风险。选择性COX-2抑制剂因其抑制前列腺素但不抑制血栓素,导致凝血机制中促血栓和抗血栓作用失衡,可能增加心血管系统中血栓事件发生,如严重的栓塞、心肌梗死、卒中等。因此NSAIDs类静脉用药一

般不超过3～5天,而对具有危险因素的患者,使用NSAIDs药物更应谨慎。此外,该类药物有"封顶"效应,不宜超量给药。

第四节　钙离子通道阻滞药

加巴喷丁与普瑞巴林均是γ-氨基丁酸(GABA)氨基酸衍生物,主要作用于突触前$α_1$-δ亚单位,这是一种广泛分布于外周和中枢神经系统的电压依赖性钙离子通道,其上调在神经超敏化进程中发挥重要作用。钙离子通道阻滞药可通过对$α_1$-δ亚单位的作用,抑制钙离子内流,抑制神经元兴奋性,在不改变正常神经元功能的同时减少异位激活,减少疼痛信号产生,同时还可减少谷氨酸、去甲肾上腺素、多巴胺、P物质等多种神经递质的释放,减少兴奋信号传入中枢,达到抑制痛觉过敏和中枢敏化目的,临床上已被证实可有效用于多种神经病理性疼痛,具有良好的安全性。多模式镇痛理念认为,手术导致的组织损伤导致外周和中枢敏化,尤其背角神经元兴奋性明显增加,而加巴喷丁与普瑞巴林可抑制背角神经元兴奋性增加,抑制中枢敏化,同时其抗焦虑作用亦对手术患者有重要作用。围术期给予钙离子通道阻滞药如加巴喷丁和普瑞巴林不仅可以减轻术后急性疼痛,减少术后阿片类药物用量,降低术后恶性呕吐发生率,且利于患者术后功能康复及减少术后神经病理性疼痛的发生。

加巴喷丁口服给药吸收缓慢,1～2 h血浆浓度达峰值。而普瑞巴林的药代动力学更具优势,口服后吸收迅速,1 h内血浆浓度达峰值,口服生物利用度＞90%,其作用强度约为加巴喷丁的2.5倍。两者均主要经肾脏排泄,当肾功能减退时应减少用量。用于临床上超前镇痛,术前口服加巴喷丁900～1 200 mg或普瑞巴林150～300 mg可防止中枢敏化,增强术后镇痛作用。

第五节　局 部 麻 醉 药

局部麻醉药在疼痛刺激到达脊髓之前给予有效阻断,因此镇痛效果完全、可靠。局部麻醉药是日间手术术后镇痛的常用药物。除常用局部麻醉药外,还可以选择新型长效局部麻醉药如布比卡因脂质体注射液Exparel。

术后镇痛的局部麻醉途径主要有椎管内麻醉、区域神经丛及外周神经干阻滞等。局部浸润简单易行,适合浅表及小切口手术的术后镇痛。切口留置长效局麻药导管或单次注射长效局麻药可用于胆囊切除等中型手术,达到局部长时间镇痛、减少全身镇痛药物用量的作用。外周神经阻滞通过将局部麻醉药物注射至支配手术区域的神经丛或神经干周围,达到镇痛目的,尤其适用于老年、心肺功能较差或合并其他严重器官功能障碍的患者。超声引导技术可降低神经阻滞操作带来的出血、局麻药误入血管、组织损伤等风险。局麻药与阿片类药物联合用于椎管内麻醉时,可以产生镇痛协同作用。临床常用局麻药及其用法用量总结如表15-2。

表15-2 临床常用局麻药及其用法用量

药　物	给药途径	常用浓度（%）	常用剂量（mg）
利多卡因	局部浸润	0.25～0.5	10～50
	表面麻醉	2～4	10～100
	神经阻滞	0.5～2	50～200
	硬膜外阻滞	1.5～2	100～200
布比卡因	局部浸润	0.25	100～150
	神经阻滞	0.25	50～75
	硬膜外阻滞	0.125～0.5	50～75
	蛛网膜下隙阻滞	0.25～0.5	10～15
罗哌卡因	局部浸润	0.25～0.75	7.5～100
	神经阻滞	0.5～0.75	7.5～200
	硬膜外阻滞	0.5～0.75	50～200

　　虽然局麻药不容易引起全身性不良反应，但是偶尔也可能在日间手术室发生，如吸脂手术时应用局麻药容量较大，接近血管或血供丰富部位行神经阻滞，局麻药吸收后进入血液循环，可能发生局麻药反应和中毒症状，在日间手术工作的麻醉医师，应熟悉治疗和急救措施。

　　局麻药的毒性反应包括：① 中枢神经系统的毒性：局麻药能通过血脑屏障，中毒剂量的局麻药引起中枢神经系统兴奋或抑制，表现为舌唇发麻、头晕、紧张不安、烦躁、耳鸣、目眩，也可能出现嗜睡、语言不清、寒战以及定向力或意识障碍，进一步发展为肌肉抽搐、意识丧失、惊厥、昏迷和呼吸抑制。治疗原则是出现早期征象应立即停药给氧。若惊厥持续时间较长，应给予咪达唑仑1～2 mg或硫喷妥钠50～200 mg或丙泊酚30～50 mg抗惊厥治疗。一旦影响通气可给予琥珀胆碱并进行气管插管。② 心血管毒性反应：表现为心肌收缩力减弱、传导减慢、外周血管阻力降低，导致循环衰竭。治疗原则是立即给氧，补充血容量，保持循环稳定，必要时给予血管收缩药或正性肌力药。治疗布比卡因引起的室性心律失常，溴苄铵的效果优于利多卡因。③ 变态反应：酯类局麻药的代谢产物对氨基苯甲酸能导致变态反应。④ 超敏反应：局部超敏反应多见，表现为局部红斑、荨麻疹、水肿；全身超敏反应罕见，表现为广泛的红斑、荨麻疹、水肿、支气管痉挛、低血压甚至循环衰竭。治疗原则是对症处理和全身支持疗法。⑤ 高铁血红蛋白血症：丙胺卡因的代谢产物甲苯胺可使血红蛋白转化为高铁血红蛋白，引起高铁血红蛋白血症，其用量应控制在600 mg以内。

　　局麻药不良反应的预防原则：① 掌握局麻药的安全剂量和最低有效浓度，控制总剂量。② 在局麻药溶液中加用血管收缩剂，如肾上腺素，以减少局麻药的吸收和延长麻醉时效。③ 防止局麻药误注入血管内，必须回抽有无血液。可在注入全剂量前先注试验剂量以观察患者反应。④ 警惕毒性反应的先驱症状，如惊恐、突然入睡、多语或肌肉抽动。⑤ 应用巴比妥类药物（1～2 mg/kg）作为麻醉前用药，达到镇静作用、提高惊厥阈。术前口服咪达唑仑5～7.5 mg对惊厥有较好的保护作用。

局麻药不良反应的治疗原则：① 立即停药，给氧，查出原因，严密观察，轻症者短时间内症状可自行消失。② 中度毒性反应可静注咪达唑仑2～3 mg。③ 重度者应立即面罩给氧，人工呼吸，静注咪达唑仑或丙泊酚，必要时可给予肌松药并行气管插管和呼吸支持。④ 当循环系统发生抑制时，首先进行支持疗法，补充体液，并适时使用血管升压药。⑤ 如发生心跳停止，应给予标准的心肺复苏措施。⑥ 在复苏困难的布比卡因和左布比卡因严重心血管中毒反应时，可经静脉使用脂肪乳剂，文献报道可用20%的脂肪乳剂1 ml/kg缓慢静注（3～5 min），也可用0.5 ml/（kg·min）持续静脉输注，心跳恢复后减量0.25 ml/（kg·min）。

日间手术的日益增加对患者围术期快速康复提出了更高的要求，其中疼痛管理是日间手术快速康复理念的核心内容。非麻醉性镇痛药的使用应贯穿围术期的全程，是对阿片类镇痛药有益和必要的补充，通过预防中枢和外周敏化，减少急性疼痛向慢性疼痛的转化，同时减少阿片类药物用量及其不良反应，对促进患者术后早期康复起着重要作用。中枢性镇痛药、对乙酰氨基酚与NSAIDs药物及局麻药在围术期的应用均应依据患者个体化原则进行选择，即取决于手术疼痛刺激严重程度与患者本身情况的评估，从而获取最大的镇痛效应并将不良反应降到最低。

（朱涛　尹芹芹　谭灵灿）

参 考 文 献

[1] Guideline on the clinical development of medicinal products intended for the treatment of pain. European Medicines Agency, Committee for Medicinal Products for Human Use, 2015.

[2] Kamibayashi T, Maze M. Clinical uses of alpha-2 adrenergic agonists[J]. Anesthesiology, 2000, 93: 1345-1349.

[3] Clinical Practice Guideline for Post-surgical Pain Management. American Pain Society, 2016.

[4] 左云霞,吴新民,连庆泉,等.小儿术后镇痛快捷指南,2012.

[5] 中华医学会麻醉分会.成人日间手术后镇痛专家共识（2017）[J].临床麻醉学杂志,2017,33（8）: 812-815.

[6] 杭燕南,俞卫锋,于布为,等.当代麻醉手册: 第3版[M].上海: 世界图书出版公司,2016.

第十六章
麻醉监控镇静技术

麻醉监控镇静技术（monitored anesthesia care，MAC）是指由麻醉医师对在局麻下接受诊断性或治疗性操作的患者提供镇静、镇痛和生命体征监测，并保留自主呼吸和气道反应的麻醉技术。它可以解除患者焦虑及恐惧情绪，减轻疼痛和其他伤害性刺激，使患者更好地耐受长时间手术，提高围术期的安全性和舒适性。手术医师也可以更好地控制手术进程，缩短手术时间，获得完善的检查。

对于一些特定的手术，MAC较全身麻醉具有更为显著的优势。它使用药物更少，对生理的干扰更低，恢复更快，术后并发症更少，同时减少了医疗费用。MAC包括重要功能的支持、可能的术中问题管理以及提供心理支持，完全不同于既往由非麻醉专业人员提供的清醒镇静服务。非麻醉专业人员仅能靠经验给药，无法完全满足患者和操作需求，且不熟悉应对患者病情突然变化的处理，一旦镇静过深，发生意外的风险较高。因此，MAC需要在麻醉专业人员的指导下完成，才能保证MAC的有效性和患者的绝对安全。麻醉医师具备专业的镇静、镇痛药物的药理知识，能够准确评估镇静和麻醉水平，提供更为良好的手术条件，针对呼吸抑制等问题能够早期发现和快速反应。如果情况需要，麻醉医师也能够熟练地抢救气道或转换为全身麻醉。此外，应用MAC的患者中老年患者比例较大，但老年患者心肺功能储备减少，对心血管意外和呼吸抑制的耐受性差，药效动力学和药代动力学又呈现出不同的特点。因此，只有专业的麻醉医师才能更好地保证患者意识水平和血流动力学状态平稳。对于一些复杂病情的患者，麻醉医师施行MAC的风险丝毫不亚于手术室内任何一个复杂的常规麻醉。诊室中MAC并发症的严重程度与全身麻醉相当。由此可见，MAC必须由专业麻醉医师进行，除了个体合理化用药外，还需有完备的术前评估、术中监测和术后恢复。

第一节　术前评估和术中监测

一、术前评估

与全麻患者相同，接受MAC的患者应进行全面的术前评估。患者的身体状况，尤其是心血管和呼吸系统情况，决定着镇静、镇痛药物的应用种类和剂量。患者既往的合并症、用药情况、过敏史等也与麻醉并发症密切相关。术前评估可以按照美国麻醉医师协会（ASA）分级标准进行。ASA Ⅰ～Ⅱ级患者可较好耐受 MAC；Ⅲ级及以上患者应引起重视，注意镇静、镇痛药物的种类、剂量和注射速度等，尽量避免意外的发生。MAC 没有特定的排除标准，即使对于老年患者或高危围术期患者，也可以施行这种麻醉技术。

此外，评估患者配合治疗的能力也是必不可少的。部分患者因为心血管和呼吸系统状态欠佳选择 MAC，但患者术中持续咳嗽或不自主运动等情况可能会限制 MAC 的使用。如果患者不能合作，全身麻醉可能是更好的选择。

术前麻醉医师与患者的有效交流可以增加医患间的信任，提高患者的依从性。术前访视过程中，麻醉医师应详细解释 MAC 的程序，使患者了解并配合 MAC 的实施，方便术中进行意识水平评估，调节镇静和镇痛药物的输注。由于日间手术数量的迅速增加，手术当天进行评估和签署知情同意书可能过于仓促，无法对患者进行充分的解释。因此，可以考虑建立专门的麻醉专科门诊，提前完成术前访视和评估工作。

二、术中监测

（一）常规监测

MAC 应具备有效、适用、无创、经济的监测。术中基本监测标准与全麻相同，至少应连续观测氧合、通气、循环、温度等参数，时刻警惕局部麻醉药物的毒性反应。

镇静、镇痛药物的应用有可能引起呼吸抑制，而大部分接受 MAC 的患者并没有建立人工气道。发生呼吸抑制的患者中有 41% 的患者可致死亡或永久性脑损伤。由于脉搏血氧饱和度监测具有延时性，使用呼气末二氧化碳监测将更及时地发现患者呼吸暂停，方便麻醉医师及时采取措施。手术和药物还可能引发低血压。除了无创血压测定外，对老年患者或已有心肺功能减退的患者应做心电图监测。麻醉医师还应时刻关注患者临床症状，通过动脉搏动和胸部运动等观察掌控患者循环和呼吸情况。

（二）意识水平监测

镇静水平监测对于接受 MAC 的患者极其重要，既保证镇静药物的疗效，又可避免麻醉过深，从而促进患者安全和早期恢复。意识水平监测通常包括临床镇静水平评分和脑电图监测。

镇静水平评分可以减少麻醉医师判断的主观性。临床上常用的评分方法有 RSS 评分（Ramsay sedation scale）和警觉/镇静评分（observer's assessment of alert/sedation，OAA/S）。

RSS 评分在 1974 年被提出，最初用以评估 ICU 患者的意识水平，便于调节镇静药物浓度。该评分根据镇静深度和对运动的反应分为六个级别，分别反映三个层次的清醒状态和三个层次的睡眠状态（表 16-1）：1 分为镇静不足，2～4 分为镇静恰当，5～6 分为镇静过度。RSS 评分被认为是可靠的镇静评分标准，但仍缺乏特征性的指标来区分不同的镇静水平。

OAA/S 评分发明于 1990 年，最初用于测量咪达唑仑镇静患者的意识水平。该评分以患者反应、说话、面部表情、眼睛症状四项客观临床表现为标准来评估镇静水平（表 16-2）。一般而言，MAC所需要的镇静深度为3～4分。特殊时可以将镇静加深到2分或1分程度，但发生呼吸系统并发症的概率将明显增加。OAA/S评分是一个行之有效的意识水平评估工具，但给予患者的操作刺激可能影响患者的镇静状态。

表16-1　RSS评分

患者状态	对指令反应	分数
清醒状态	焦虑、躁动不安	1
	清醒、安静、合作	2
	嗜睡，仅对指令有反应	3
睡眠状态	入睡，对轻叩眉间或大声听觉刺激反应敏感	4
	入睡，对轻叩眉间或大声听觉刺激反应迟钝	5
	深睡或意识消失，处于麻醉状态	6

表16-2　警觉/镇静评分（OAA/S评分）

反应水平	言语交流	面部表情	眼症状	分数
对正常呼名反应正常	正常	正常	目光有神，眼睑没有下垂	5
对正常呼名反应迟钝	语速轻度减慢或语音厚重	轻度放松	眼睑轻度下垂	4
对反复大声呼名有反应	语速显著放缓或语音含糊	显著松弛	目光呆滞，眼睑显著下垂	3
对轻拍身体刺激有反应	无法辨别语义			2
对轻拍身体刺激无反应				1

与临床镇静水平评分相比较，脑电图相关监测对意识评估可能更加准确客观。脑电双频指数（BIS）是衡量MAC意识深度的有效工具。相关研究表明，BIS能可靠地评估丙泊酚的镇静深度，且MAC期间呼吸暂停的发生率随着BIS的降低而增加。但也有研究显示，对于不同种镇静药物，BIS值与临床镇静水平评分之间没有良好的相关性，因此强调应结合BIS监测和镇静水平评分，共同对患者意识状态进行评估。

第二节　镇静镇痛药

MAC使用镇静、镇痛药物的目的是为患者提供安全的镇静和疼痛控制，提高舒适满意度。每一项诊断和治疗的过程需要不同程度的药物用量，有效性和安全性均来源于专业麻醉医师对药物的个体化应用。

镇静、镇痛药物的应用可以通过多种方式，如单次静脉注射、连续性静脉输注、靶控输注、患者自控镇静或镇痛等。在连续输注中，麻醉医师根据患者的意识水平调整药物的输注速度。在靶控输注中，靶控泵会根据患者的药物动力学参数计算输注速度，以获得和维持特定的血浆水平或效应室浓度。而患者自控方式允许患者根据自身情况静脉注射药物,但需要麻醉医师预先设定操作程序,确定药物剂量范围和锁定时间,以避免过度镇静。

应用镇静、镇痛药的常见并发症包括气道阻塞、呼吸抑制、心血管衰竭等。药物的协同效应将加大并发症的风险。完善的术中监测是防止药物导致严重并发症的基础。持续注射药物相较间断单次注射,可能更好地降低并发症的风险。应用快速消除的药物将更有利于术后恢复和维护安全。

一、镇静药

苯二氮䓬类药物具有镇静和遗忘作用,咪达唑仑是其中的代表药物。它的起始剂量为 0.03 mg/kg,持续输注剂量为 0.6～6 mg/(kg·h),通常与丙泊酚联合使用。咪达唑仑的作用特点为起效快而相对持续时间短,在较短时间内重复或连续注射可能会导致深度镇静作用,其作用可被氟马西尼所拮抗。

丙泊酚由于具有良好的药效动力学和药代动力学特性,仍然是 MAC 的主要用药。与咪达唑仑相比,应用丙泊酚镇静术后认知功能恢复更快,头晕、遗忘、恶心呕吐的发生率更低。然而,丙泊酚没有镇痛作用,手术中需要联合应用阿片类药物才能达到满意的效果。

右美托咪定是一种 α_2 肾上腺素受体激动剂,其受体亲和力比可乐定高 8 倍,具有镇静、镇痛和抗焦虑作用。右美托咪定可以提供独特的"保留意识的镇静",即患者似乎处于睡眠状态,但是容易被唤醒,能与检查者合作交流。它也具有明确的镇痛作用,能降低阿片类药物的用量。由于该药对呼吸的影响较小,即便是血浆浓度高达治疗剂量的 15 倍也不会引起显著的呼吸抑制,这使得它在 MAC 中具有明显优势。有研究显示,与传统的咪达唑仑、芬太尼合用比较,右美托咪定能获得更高的患者和手术医师满意度,没有传统药物可能导致的呼吸抑制。与丙泊酚相比,提供了更好的呼吸稳定性,降低了阿片类药物的消耗。然而,右美托咪定抑制儿茶酚胺释放会导致低血压和心动过缓,应用于老年心血管疾病患者时需考虑不良反应的影响。

二、镇痛药

镇痛药可以缓解手术引起的不适和疼痛。芬太尼是 MAC 中最常用的镇痛药物之一。通常给予芬太尼 50～100 μg 起效时间为 3～5 min,持续时间为 45～60 min。但即使少量的芬太尼(25～50 μg),如果与其他镇静药物一起使用,也可能引发呼吸抑制。阿芬太尼的镇痛强度为芬太尼的 1/4,作用持续时间为其 1/3,可以间断单次注射给药缓解疼痛。瑞芬太尼是一种起效快(1 min)、作用时间短(3～10 min)的超短效阿片类药物,适于连续输注,但其仍有引起呼吸抑制的可能,需要时刻警惕。氯胺酮具有较好的镇痛、镇静作用,并对血流动力学的稳定有积极的作用,且正常剂量一般不引起临床上明显的呼吸抑制,是 MAC 中一种有特殊价值的药物。小剂量氯胺酮(0.25～0.50 mg/kg)和丙泊酚联合应用可进行门诊整形手术。儿童在磁共振诊疗中联合应用氯胺酮和右美托咪定能够提供有效的镇静和镇痛。非甾体抗炎药(NSAIDs)有镇痛作用,且相较阿片类药物更少引起恶心呕吐等不良反应,但因为其镇痛作用比阿片类药物弱,通常被用作辅助性镇痛药。

三、药物的联合应用

理想的镇静、镇痛药物应给药方便、起效迅速、清除率高、不良反应少,且对心血管和呼吸系统影响较小,但目前还没有仅单一应用即可满足临床需求的绝对理想药物。MAC通常需要联合用药才能达到满意的镇静、镇痛效果。但药物的选择除了要考虑手术时间、临床情况、患者生理状况及转换为全身麻醉的可能性,还要充分考虑与其他药物相互作用时,有可能增加不良事件的风险。例如,氯胺酮与丙泊酚、咪达唑仑联合应用虽然能降低术后恶心呕吐的发生率,但却可能增加呼吸抑制的风险。咪达唑仑(0.05 mg/kg)和芬太尼(2 μg/kg)的联合应用也明显增加呼吸和心脏系统并发症的可能。

第三节　麻醉监控镇静技术适应证

一、内镜检查和治疗

在过去十年中,MAC在胃肠内镜检查中的应用显著增加。胃肠内镜手术的MAC应确保安全镇静、彻底检查和快速恢复。特别是内镜逆行胰胆管造影(ERCP)是一个相对痛苦而漫长的过程,需要MAC提供完善的镇静和镇痛,但也因此可能导致心血管或呼吸系统并发症风险增加,如低血压、心动过缓、高血压、心律失常、误吸等,这就要求麻醉医师给予更为密切的监护。既往咪达唑仑和哌替啶或芬太尼的联合应用已证明可以应用于ERCP手术,且呼吸抑制相对较轻,近年丙泊酚、右美托咪定的加入不但减少了镇静药物的使用量,而且增加了手术操作者的满意度。

纤维支气管软镜检查通常可以在MAC下进行。理想的MAC应该保护患者气道,保持自主呼吸,减弱支气管镜插入时的交感反应,但过度镇静导致的低氧血症仍然是最主要的安全问题。软镜在检查同时还可以进行治疗,而治疗更具侵入性和疼痛性,有时会导致呼吸道出血和气道阻塞等并发症,对麻醉医师的要求也更高。有研究指出,咪达唑仑和羟考酮的组合可以减少咳嗽,在软镜诊疗时不引起显著的不适。还有研究显示,氯胺酮比丙泊酚和芬太尼的组合带来更高的患者满意度和遗忘作用,且更容易保持呼吸道通畅和自主呼吸。应用右美托咪定有利于软镜操作时低氧血症发生率的降低,但可能导致更频繁地应用局部麻醉和操作者满意度的下降。

此外,膀胱镜、宫腔镜检查等也可以应用MAC来提高诊疗的舒适度和安全性。更多的内镜检查和治疗在MAC下进行将是未来的发展趋势。

二、普外科手术

针对门诊腹股沟疝修补术,有研究报告提出,在MAC下进行比全身麻醉更有利于术后恢复和降低医疗费用;而与椎管内麻醉比较,髂腹下神经阻滞和MAC联合应用能更有效地保持血流动力学的稳定，较少引发不良反应，获得更高的患者满意度。在脐疝修补手术中，相较全身麻醉，MAC不但可以减少术后住院时间，还使整体并发症发生率显著降低。对于微创腔镜甲状腺手术，有研究结果显示，局部麻醉联合MAC应用能使大多数患者达到理想的镇静效果。而在乳腺癌手术中，应用胸椎旁神经阻滞和局部浸润麻醉联合MAC的患者比全麻患者拥有更低的术中低血压发生率和更短的术后恢复期。

三、心胸手术

主动脉瘤腔内修复术可以在全身麻醉或区域阻滞联合MAC下进行。然而全身麻醉与MAC比较，会延长术后住院时间和增加呼吸系统并发症。在经导管主动脉瓣置换术中，MAC与全身麻醉比较，患者手术时间和住院天数都明显缩短，且不增加不良事件的风险。还有研究观察到，在MAC下进行皮下植入心脏复律除颤器是安全可行的，患者均能维持血压和心率的相对稳定，无重大不良事件发生。另有研究显示，在呼末二氧化碳监测下采用丙泊酚镇静麻醉实施胸腔镜检查是安全有效的，但如果丙泊酚合并其他镇静药物则发生低氧血症的风险增加。鉴于心胸系统手术的特殊性，MAC应该由经验丰富的麻醉医师进行，并做好立即转换为全麻和急救的准备。

四、神经外科手术

MAC可以保证清醒开颅手术的顺利进行。放置头架、切开皮肤、钻孔开颅等均需要在足够的镇痛和镇静作用下完成，且要保证呼吸和循环系统的稳定，而术中唤醒、脑功能监测又需要患者和术者的良好配合。通常应用半衰期短的药物如丙泊酚和瑞芬太尼进行麻醉，由有经验的麻醉医师根据手术步骤不断调节药物剂量。此外，MAC在椎基底动脉阻塞卒中的血管内治疗中也是安全有效的。在脑动静脉畸形栓塞手术中，右美托咪定的应用可以满足不插管患者的手术需求。

五、眼科手术

白内障手术通常在局部麻醉下进行。局部麻醉操作简单，避免了球后或球周阻滞的潜在风险。然而，表面麻醉不能提供完全的镇痛，可能引起不适和焦虑。因此，局部麻醉结合MAC可以在白内障手术中缓解患者的焦虑。但在以往的研究中，MAC下完成白内障手术的患者中21.6%存在不良事件，在年轻患者或精神疾病患者中躁动较为常见，而在ASA评分较高的老年患者中，高血压更为常见。在一项随机、双盲的白内障手术研究中，右美托咪定与传统的咪达唑仑相比，可以获得更好的患者满意度；但右美托咪定组患者表现出相对心动过缓和低血压，以及延迟恢复。由于白内障患者通常伴有复杂的内科疾病，如高血压和糖尿病，因此应警惕右美托咪定所产生的不良反应。

六、耳鼻喉科手术

部分耳鼻喉科手术已由单纯局部麻醉下进行转变为联合MAC实施，MAC在保障患者安全性和提高满意度方面具有明显优势。在经皮气管造口术中,咪达唑仑、丙泊酚和芬太尼的联合应用大大增加了患者的舒适度和满意度。有研究显示,在鼓室成形术中,右美托咪定的应用能提高外科医师的满意度。在闭合性鼻骨骨折整复术中,MAC组比全麻组手术时间和住院时间更短,在喉咙痛、术后疼痛评分和手术结果等方面无显著差异。

七、儿科检查

儿科检查中常常需要MAC的帮助。例如,儿童在磁共振诊疗中联合应用氯胺酮和右美托咪定能够提供有效的镇静和镇痛。国外已经提出了MAC下行儿科磁共振检查的相关建议,包括镇静前的评估、术中监护、紧急情况处理、镇静后恢复等多项内容,值得深入学习和探讨。

八、其他

在臂丛神经阻滞下实施手部手术时,联合应用丙泊酚和右美托咪定取得了更高的患者满意度评分。右美托咪定和丙泊酚分别联合瑞芬太尼可以用于经导管射频消融治疗肝肿瘤手术。MAC也可应用于疼痛治疗中。在经皮椎体成形术中,靶控输注丙泊酚具有较为满意的镇静效果。而对于诊断性椎间盘造影,右美托咪定可能是一个适当的镇静、镇痛药物。随着手术室内外诊断或治疗程序的增加,MAC以其成本效益和快速恢复的优势,必将拥有更为广泛的应用范围。

(李天佐　王博杰　苏跃)

-------------------------------- 参 考 文 献 --------------------------------

[1] Sohn H M, Ryu J H. Monitored anesthesia care in and outside the operating room[J]. Korean Journal of Anesthesiology, 2016, 69(4): 319-326.

[2] Ekstein M, Gavish D, Ezri T, et al. Monitored anaesthesia care in the elderly: guidelines and recommendations[J]. Drugs Aging, 2008, 25: 477-500.

[3] Das S, Ghosh S. Monitored anesthesia care: an overview[J]. J Anaesthesiol Clin Pharmacol, 2015, 31(1): 27-29.

[4] Kasuya Y, Govinda R, Rauch S, et al. The correlation between bispectral index and observational sedation scale in volunteers sedated with dexmedetomidine and propofol[J]. Anesth Analg, 2009, 109: 1811-1815.

[5] Candiotti K A, Bergese S D, Bokesch P M, et al. Monitored anesthesia care with dexmedetomidine: a prospective, randomized, double-blind, multicenter trial[J]. Anesth Analg, 2010, 110: 47-56.

[6] Basta B, Gioia L, Gemma M, et al. Systemic adverse events during 2005 phacoemulsi cations under monitored anesthesia care: a prospective evaluation[J]. Minerva Anestesiol, 2011, 77: 877-883.

[7] Parikh D A, Kolli S N, Karnik H S, et al. A prospective randomized double-blind study comparing dexmedetomidine vs. combination of midazolam-fentanyl for tympanoplasty surgery under

monitored anesthesia care [J]. J Anaesthesiol Clin Pharmacol, 2013, 29: 173-178.

[8] Kim K N, Lee H J, Kim S Y, et al. Combined use of dexmedetomidine and propofol in monitored anesthesia care: a randomized controlled study [J]. BMC Anesthesiol, 2017, 17(1): 34.

[9] Joung K W, Choi S S, Jang D M, et al. Comparative effects of dexmedetomidine and propofol on us-guided radiofrequency ablation of hepatic neoplasm under monitored anesthesia care: a randomized controlled study [J]. Medicine (Baltimore), 2015, 94(32): e1349.

[10] Lee S K. Clinical use of dexmedetomidine in monitored anesthesia care [J]. Korean J Anesthesiol, 2011, 61: 451-452.

[11] Sesay M, Tauzin-Fin P, Jeannin A, et al. Median e ective infusion dose (ED50) of alfentanil for monitored anesthesia care of percutaneous vertebroplasty of osteoporotic fractures [J]. J Neurosurg Anesthesiol, 2009, 21: 165-169.

[12] Hohener D, Blumenthal S, Borgeat A. Sedation and regional anaesthesia in the adult patient [J]. Br J Anaesth, 2008, 100: 8-16.

[13] Adams M A, Saleh A, Rubenstein J H. A systematic review of factors associated with utilization of monitored anesthesia care for gastrointestinal endoscopy [J]. Gastroenterol Hepatol, 2016, 12(6): 361-370.

[14] Adams M A, Prenovost K M, Dominitz J A. Predictors of use of monitored anesthesia care for outpatient gastrointestinal endoscopy in a capitated payment system [J]. Gastroenterology, 2017, 24.

[15] Agostoni M, Fanti L, Gemma M, et al. Adverse events during monitored anesthesia care for GI endoscopy: an 8-year experience [J]. Gastrointest Endosc, 2011, 74: 266-275.

[16] Lee B S, Ryu J, Lee S H, et al. Midazolam with meperidine and dexmedetomidine vs. midazolam with meperidine for sedation during ERCP: prospective, randomized, double-blinded trial [J]. Endoscopy, 2014, 46: 291-298.

[17] Sugawara T, Takeda T, Shirakami G. Monitored anesthesia care for respiratory endoscopy [J]. Masui, 2015, 64(3): 263-269.

[18] Ryu J H, Lee S W, Lee J H, et al. Randomized double-blind study of remifentanil and dexmedetomidine for flexible bronchoscopy [J]. Br J Anaesth, 2012, 108: 503-511.

[19] Adachi K, Kameyama E, Yamada M, et al. Eighty cases of monitored anesthesia care (MAC) for inguinal hernia repairs using tumescent local anesthesia (TLA) [J]. Masui, 2011, 60: 1159-1163.

[20] Bang Y S, Park C, Lee S Y, et al. Comparison between monitored anesthesia care with remifentanil under ilioinguinal hypogastric nerve block and spinal anesthesia for herniorrhaphy [J]. Korean J Anesthesiol, 2013, 64: 414-419.

[21] Vu M M, Galiano R D, Souza J M, et al. A multi-institutional, propensity-score-matched comparison of post-operative outcomes between general anesthesia and monitored anesthesia care with intravenous sedation in umbilical hernia repair [J]. Hernia, 2016, 20(4): 517-525.

[22] Kim S E, Kim E. Local anesthesia with monitored anesthesia care for patients undergoing thyroidectomy: a case series [J]. Korean J Anesthesiol, 2016, 69(6): 635-639.

[23] Sato M, Shirakami G, Fukuda K. Comparison of general anesthesia and monitored anesthesia care in patients undergoing breast cancer surgery using a combination of ultrasound-guided thoracic paravertebral block and local infiltration anesthesia: a retrospective study [J]. J Anesth, 2016, 30(2): 244-251.

[24] Edwards M S, Andrews J S, Edwards A F, et al. Results of endovascular aortic aneurysm repair with

general, regional, and local/monitored anesthesia care in the American College of Surgeons National Surgical Quality Improvement Program database[J]. J Vasc Surg, 2011, 54: 1273-1282.

[25] Franz R, Hartman J, Wright M. Comparison of anesthesia technique on outcomes of endovascular repair of abdominal aortic aneurysms: a five-years review of monitored anesthesia care with local anesthesia vs. general or regional anesthesia[J]. J Cardiovasc Surg (Torino), 2011, 52: 567-577.

[26] Pani S, Cagino J, Feustel P, et al. Patient selection and outcomes of transfemoral transcatheter aortic valve replacement performed with monitored anesthesia care versus general anesthesia[J]. J Cardiothorac Vasc Anesth, 2017: 5.

[27] D'Errigo P, Ranucci M, Covello R D, et al. Outcome after general anesthesia versus monitored anesthesia care in transfemoral transcatheter aortic valve replacement. J Cardiothorac Vasc Anesth, 2016, 30(5): 1238-1243.

[28] Kiramijyan S, Ben-Dor I, Koifman E, et al. Comparison of clinical outcomes with the utilization of monitored anesthesia care vs. general anesthesia in patients undergoing transcatheter aortic valve replacement[J]. Cardiovasc Revasc Med, 2016, 17(6): 384-390.

[29] Essandoh M K, Otey A J, Abdel-Rasoul M, et al. Monitored anesthesia care for subcutaneous cardioverter-defibrillator implantation: a single-center experience[J]. J Cardiothorac Vasc Anesth, 2016, 30(5): 1228-1233.

[30] Vakil E, Sarkiss M, Ost D. Safety of monitored anesthesia care using propofol-based sedation for pleuroscopy[J]. Respiration, 2017: 16.

[31] Eseonu C I, ReFaey K, Garcia O, et al. Awake craniotomy anesthesia: a comparison of the monitored anesthesia care and asleep-awake-asleep techniques[J]. World Neurosurg, 2017, 104: 679-686.

[32] Jadhav A P, Bouslama M, Aghaebrahim A, et al. Monitored anesthesia care vs intubation for vertebrobasilar stroke endovascular therapy[J]. JAMA Neurol, 2017, 74(6): 704-709.

[33] Fukuoka N, Iida H, Enomoto Y. Monitored anesthesia care for deep brain stimulation and embolization of brain arteriovenous malformation[J]. Masui, 2015, 64(3): 276-284.

[34] Bhattarai B K. Monitored anaesthesia care (MAC) and ophthalmic surgery[J]. Nepal J Ophthalmol, 2009, 1: 60-65.

[35] Basta B, Gioia L, Gemma M, et al. Systemic adverse events during 2005 phacoemulsi cations under monitored anesthesia care: a prospective evaluation[J]. Minerva Anestesiol, 2011, 77: 877-883.

[36] Dong Y C, Su R, Wu W, et al. The clinical application of monitored anesthesia care in percutaneous dilatational tracheostomy[J]. Hua Xi Kou Qiang Yi Xue Za Zhi, 2011, 29: 626-628.

[37] Parikh D A, Kolli S N, Karnik H S, et al. A prospective randomized double-blind study comparing dexmedetomidine vs. combination of midazolam-fentanyl for tympanoplasty surgery under monitored anesthesia care[J]. J Anaesthesiol Clin Pharmacol, 2013, 29: 173-178.

[38] Kyung H, Choi J I, Song S H, et al. Comparison of postoperative outcomes between monitored anesthesia care and general anesthesia in closed reduction of nasal fracture[J]. J Craniofac Surg, 2017: 27.

[39] Otake H. MAC for pediatric examinations[J]. Masui, 2015, 64(3): 260-262.

[40] Kim K N, Lee H J, Kim S Y, et al. Combined use of dexmedetomidine and propofol in monitored anesthesia care: a randomized controlled study[J]. BMC Anesthesiol, 2017, 17(1): 34.

[41] Furstein J, Patel M, Sadhasivam S, et al. Use of dexmedetomidine for monitored anesthesia care for diskography in adolescents[J]. AANA J, 2011, 79: 421-425.

第十七章
日间手术的神经阻滞

开展日间手术可促进患者术后快速康复,同时对围术期麻醉的管理提出了更高要求。日间手术后出院延迟及非计划再入院是影响日间手术质量的重要因素。调查显示,日间手术患者出院延迟的主要麻醉相关因素为疼痛、术后恶心呕吐;患者出院后非计划再返院的主要麻醉相关因素为疼痛、嗜睡等。

尽管全身麻醉在日间手术中占绝大比例,但由于神经阻滞具有诸多独特优势,因此神经阻滞、神经阻滞复合全身麻醉、术后神经阻滞镇痛是日间手术中常用的方法。神经阻滞可避免或减少术中全身麻醉药及镇痛药的使用、降低PONV、术后头昏、嗜睡等不良反应发生率,并具有良好的术后镇痛效应,促进患者术后早期活动、快速达到安全离院标准。近年来,超声等可视化技术的发展提高了神经阻滞的精准性,推动了神经阻滞在日间手术中的应用,进一步优化了日间手术麻醉及镇痛的质量和安全。

第一节 神经阻滞在日间手术中的应用

一、日间手术中神经阻滞适用性

按照目的,日间手术神经阻滞可分为神经阻滞麻醉、辅助全麻的神经阻滞及术后神经阻滞镇痛。对于肢体手术,采用单纯神经阻滞麻醉可满足基本手术需求,而对于绝大多数日间手术,采用神经阻滞麻醉辅助全身麻醉可降低全身麻醉药及阿片类药物的使用,并且应用长效局部麻醉药可提供术后早期良好的镇痛效果,改善患者早期恢复,是日间手术理想的麻醉方案之一。《成人日间手术后镇痛专家共识(2017)》推荐外周神经阻滞或伤口局麻药浸润作为日间手术的基础镇痛方法,有利于减少其他药物相关不良反应。

按照穿刺或阻滞部位,可分为外周神经阻滞和椎管内阻滞,其中外周神经阻滞可进一步分为上肢、下肢、头颈部、胸/腹躯干等部位阻滞。由于患者术后早期活动的需求以及近年来术后早期应用抗凝和抗栓治疗,椎管内阻滞在日间手术中的应用有一定限制。因此,日间手术的神经阻滞以外周神经阻滞为主。

按照操作方法,可分为单次神经阻滞和持续神经阻滞。单次神经阻滞可满足术中及术后早期的镇痛需求,作用一般持续到患者离院前。持续神经阻滞又包括术前外周神经周围穿刺置管进行持续外周神经阻滞麻醉,和术后神经周围穿刺置管行患者自控或非自控的持续神经阻滞镇痛。

近年来,多项研究探索了持续外周神经阻滞镇痛在日间手术中的应用,包括臂丛神经阻滞、股神经阻滞、坐骨神经阻滞等,显示其可提供良好的效果,利于患者术后早期恢复和及早达到出院标准,减少医疗费用,提高满意度。外周神经持续阻滞镇痛的主要顾虑包括导管打折、移位、感染等问题,但严重临床不良事件较为罕见。对于日间手术患者,一次性机械镇痛泵比电子泵更有优势,便于管理。临床实际工作中,良好的患者宣教及患者离院后康复环境及管理是保证其安全有效的重要基础。

二、神经阻滞并发症

神经阻滞的主要并发症包括药物相关并发症和穿刺相关并发症。药物相关并发症包括:局麻药过敏,如酰胺类局麻药罕见过敏反应;局部毒性反应,如短暂神经性症状(transient neurologic symptoms,TNS);全身中毒反应,多见于局麻药误注射入血管或超量使用局麻药,可静脉注射脂肪乳剂治疗。穿刺相关并发症主要为神经损伤及其毗邻结构的损伤,如血管、胸膜、腹膜等。不同部位的神经阻滞穿刺所致并发症各有特点,将在后文述及。其他并发症为同时阻滞周围非目的神经所致,如交感神经阻滞引起的低血压、霍纳综合征等。

第二节　日间手术中常用的神经阻滞方法

一、头颈部手术的神经阻滞

(一) 头、面神经阻滞

头、面部手术常用的神经阻滞包括眶上神经和滑车上神经阻滞、上颌神经阻滞、耳颞神经阻滞、枕大神经阻滞、枕小神经阻滞。神经阻滞麻醉可满足部分头面部手术的需求,或为全麻提供术后镇痛。值得注意的是,头皮皮肤厚且致密,前筋膜内纤维束丰富,并且神经分布互相交叉重叠,要获得满意的麻醉或镇痛效果,往往需要同时阻滞多支神经,扩大阻滞范围。

1. 眶上神经和滑车上神经阻滞

(1)定位　眶上切迹为定位眶上神经的骨性标志,患者平视前方,眶上切迹位于瞳孔垂线与上眼眶交点处。选用25 G穿刺针,自眶上切迹处刺入皮肤0.5 cm,向顶端进针,注射局麻药2～4 ml,可阻滞眶上神经。稍退针,自穿刺点向内侧旁1 cm追加2 ml即可阻滞滑车上神经。

(2)适应证　上睑及前额部位的浅表手术。

（3）并发症 上睑水肿,术后短期内即可消退;穿刺部位的神经损伤。

2. 耳颞神经阻滞

（1）定位 在耳屏前方可扪及颞浅动脉搏动,选用25 G或23 G穿刺针,于动脉搏动后方及颧弓下方贴近下颌骨颈部后面垂直皮肤进针,直至抵至骨表面,深度约0.5 cm,回抽无血后注射局麻药2 ml,而后稍退针转而向前上方向进针,在颞浅动脉后方注射局麻药2 ml。

（2）适应证 外耳道、外耳手术及颞部浅表手术麻醉及深部手术后镇痛。

（3）并发症 耳颞神经、颞浅动脉损伤;局麻药误注射至血管内。

3. 枕大神经和枕小神经阻滞

（1）定位 定位枕外隆凸及同侧乳突,选用25 G或23 G穿刺针,以枕外隆突和乳突连线中内1/3交点处为枕大神经阻滞穿刺进针点,中外1/3交点处为枕小神经阻滞穿刺进针点。垂直皮肤进针,进针深度约0.5 cm,当针尖靠近神经时,患者可诉有放射感,注射局麻药4～6 ml。

（2）适应证 枕区、颞区后部及耳后浅表手术的麻醉及深部手术后镇痛。

（3）并发症 神经、血管损伤;局麻药误注射至血管内。

（二）颈部神经阻滞

颈部日间手术如甲状腺切除术等可在颈部神经阻滞麻醉下完成,部分肩部及上肢手术需要辅以颈部神经阻滞。用于日间手术的颈部神经阻滞主要为颈丛阻滞、副神经阻滞。

颈丛神经阻滞颈丛由颈1～颈4脊神经前支互相交联吻合而组成,位于颈1～颈4椎横突前外侧,胸锁乳突肌深面。颈1脊神经主要为运动神经,颈2～颈4脊神经均为感觉神经。颈丛神经分支分为颈浅丛及颈深丛。

1. 颈浅丛阻滞

颈浅丛于胸锁乳突肌中点后缘浅出,进而发出分支向颈部上、横、下放射状走行分布。上行的分支包括枕小神经和耳大神经,支配枕部皮肤、耳郭和腮腺区皮肤感觉;向颈前横行的分支为颈横神经,支配颈前区皮肤感觉;下行的分支为锁骨上神经,进而分为内侧支、中间支、外侧支,支配颈前外侧部、上胸部和肩部皮肤感觉。

（1）定位 患者去枕平卧,头偏向对侧,定位乳突及胸锁乳突肌胸骨头和锁骨头,确定胸锁乳突肌后缘中点为进针穿刺点。选用22～23 G穿刺针,皮下做局麻皮丘,而后垂直皮肤进针0.5 cm,注射局麻药4～6 ml。根据手术范围,进而在胸锁乳突肌表面分别向上、横、下方向进针0.5～1 cm,做扇形注射,阻滞其分支。

（2）适应证 颈部皮肤浅表手术麻醉或深部手术的术后镇痛。

（3）并发症 可能阻滞副神经,引起患者斜方肌麻痹、肩关节运动障碍。

2. 颈深丛阻滞

颈深丛阻滞即为颈段椎旁阻滞。颈神经深丛在颈椎横突前侧方相互吻合,并在环状软骨水平颈动脉鞘前面形成颈襻,颈襻上根主要来自颈2、颈3脊神经,颈襻下根主要来自颈4脊神经,主要支配颈前和颈侧面深部肌肉,包括舌骨下肌群、肩胛提肌、膈肌。

（1）定位 颈6椎横突结节（Chassaignac结节）在环状软骨水平较浅易扪及,常作为颈深丛穿刺定位标志。在乳突与颈6椎横突结节间做第1连线,在此连线后方间距1 cm处做第2连线。第1连线上乳突下方1～2 cm处为颈2椎横突,颈3、颈4椎横突在第2连线上颈2横突下方1.5 cm和3 cm处。此外,颈4椎横突通常位于胸锁乳突肌后缘与颈外静脉交点处,亦可作为定位方法之一。

三点法阻滞:患者去枕平卧,头偏向对侧,颈略伸展。选择22 G穿刺针,分别在确定的颈2、颈3、颈4横突处,垂直皮肤进针做皮丘,略倾斜向足端进针,直达颈椎横突表面,部分患者可诉异感。穿刺颈2、颈3时,异感常出现于枕部后颈后方;穿刺颈4时,异常则往往出现于颈下方或肩部。确定穿刺到位后,每处注射局麻药2～3 ml。

一点法阻滞:在颈4椎横突处做一点穿刺,注射局麻药10～15 ml,局麻药通过椎旁间隙可扩散至颈2、颈3脊神经处,从而阻滞颈深丛。

(2)适应证　甲状腺部分切除或全切除术、颈内动脉剥脱术等颈部日间手术的麻醉或镇痛。

(3)并发症　① 膈神经阻滞,膈神经起自颈3～颈5脊神经,可能在颈深丛阻滞时被阻滞,引起患者呼吸困难,应避免行双侧颈深丛阻滞。② 喉返神经阻滞,进针过深导致迷走神经阻滞所致,引起患者声音嘶哑。③ 全脊麻,进针过深将局麻药注射入颈段蛛网膜下隙所致。④ 霍纳综合征,由颈交感神经节阻滞所致,患者表现为阻滞侧眼睑下垂、瞳孔缩小、结膜充血、面红等。⑤ 椎动脉、颈动脉损伤;局麻药误注射至血管内。

对于不需要行广泛颈部淋巴结清除的甲状腺部分切除、次全切除及全切术的患者,手术侧颈深、颈浅丛阻滞,对侧颈浅丛阻滞复合右美托咪定等镇静,可以提供良好的术中麻醉,且降低了全麻药带来的恶心、呕吐等并发症。

二、上肢手术的神经阻滞

支配上肢的神经主要来自颈椎脊神经所组成的臂丛神经,其主要分支包括正中神经、尺神经、桡神经、肌皮神经,支配上肢的运动及感觉。

1. 臂丛神经阻滞

臂丛神经由颈5～颈8脊神经前支及胸1脊神经前支组成,少数解剖变异者可包含颈4脊神经前支或胸2脊神经前支。5支脊神经根出椎间孔后共同经前、中斜角肌间隙穿出。在肌间隙中,颈5、颈6脊神经合成上干,颈7脊神经延续为中干,颈8、胸1脊神经合成下干,于第1肋骨浅面及锁骨中点深面穿入腋窝。

在腋窝中,三条神经干重新组合形成三束,即外侧束、内侧束、后侧束,与腋动脉一并包绕于腋鞘内。外侧束和内侧束组成正中神经;后侧束形成腋神经和桡神经;外侧束分支形成肌皮神经;内侧束形成尺神经、臂内侧皮神经、前臂内侧皮神经。循臂丛神经走行路径,臂丛神经阻滞定位穿刺方法主要包括肌间沟入路法、锁骨上入路法、腋路法。

(1)肌间沟入路法　定位相对简单,并发症较少,是常用的方法之一。患者去枕平卧,头偏向对侧,伸展颈部。先嘱患者略抬头,定位胸锁乳突肌锁骨头后缘,在其后方可触及前斜角肌,手指横向外侧滑动即可触及中斜角肌,两者之间即为肌间沟,呈上尖下宽的三角形。环状软骨水平线与肌间沟交点处即为穿刺进针点。选用22 G穿刺针,垂直皮肤进针,建立皮丘后与皮肤成45°角向足端进针。直至诱发异感或抵达横突表面,回抽无血和脑脊液,注射局麻药20～30 ml。

超声引导穿刺时,可先于环状软骨水平胸锁乳突肌辨识颈内动脉及静脉,而后向外侧移动探头,即可见前斜角肌及中斜角肌,两者之间结节状低回声区即为臂丛神经(图17-1)。采用平面内或平面外进针法,在超声图像引导下在神经周围注射局麻药使之包裹神经,可获得理想的效果。

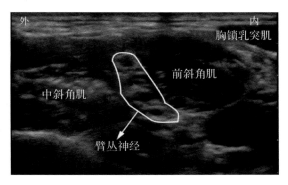

图17-1 肌间沟入路臂丛神经阻滞超声解剖图

适应证:肩部及肱骨近端手术的麻醉及术后镇痛,由于下干常常阻滞不全,不宜单独用于前臂及手部手术的麻醉或镇痛。并发症:同颈深丛阻滞。

(2)锁骨上入路法 患者去枕平卧,头偏向对侧,阻滞侧上肢紧贴身体。选择锁骨中点上方1～1.5 cm处为穿刺点,选用22 G穿刺针,垂直穿破皮肤后向内、向下、向足端进针,直至诱发异感或抵达第1肋骨表面。若到达第1肋骨表面时无异感出现,则变换进针方向缓慢进针寻找异感,或采用神经刺激器定位。确定位置后,回抽无血、无气,注射局麻药20～30 ml。

超声引导穿刺时,将线阵探头冠状位放置于锁骨上窝,辨识锁骨下动脉,锁骨下动脉下方为高回声的第1肋骨。在第1肋骨浅面、锁骨下动脉后外侧,可见"葡萄串"状低回声的臂丛神经(图17-2)。超声图像引导下,在神经周围注射局麻药,包绕神经。

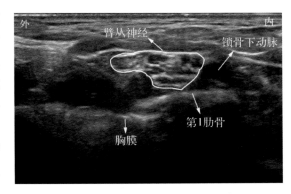

图17-2 锁骨上入路臂丛神经阻滞超声解剖图

适应证:肘部、前臂、手部的手术麻醉及术后镇痛。并发症:锁骨下动脉损伤、血肿;气胸;局麻药误注射至血管内;膈神经、喉返神经阻滞。

(3)腋路法 定位操作方法简便,无全脊麻、气胸、膈神经阻滞等风险,临床常用,但其对肩部及上臂阻滞效果较差。患者平卧,头偏向对侧,阻滞侧上肢外展90°、肘关节屈曲90°并外旋。触及腋动脉,正中神经位于腋动脉上方、尺神经位于腋动脉下方、桡动脉位于腋动脉后下方,而前臂内侧皮神经此时已离开腋鞘,走行于下方的皮下组织中。选用23 G穿刺针,在腋动脉搏动上方进针,刺入皮肤后向腋窝顶部缓慢进针。通常刺入腋鞘时会有突破感并且针体随动脉搏动,或患者诉有异感。可借助神经刺激器定位。确定穿刺到位后,或注射局麻药30～40 ml,可见局麻药呈梭形扩散。

超声引导穿刺时,将探头置于腋动脉之上,辨识腋动脉后,在其周围可见三条高回声带即为臂丛神经,在超声引导下,可将局麻药准确的注射于神经周围,环形包绕神经

（图17-3）。为使局麻药均匀包裹神经，通常需要注射部分局麻药后变换针尖位置再次注射。

适应证：肘部、前臂、手部的手术麻醉及术后镇痛；其对肩部及上臂阻滞效果较差。并发症：腋动脉损伤；局麻药误入腋动脉。

2. 正中神经阻滞

正中神经出腋窝后与肱动脉伴行，上臂上1/3段走行于肱动脉外侧，下2/3走行于肱动脉内侧。在肘部从肱骨内上髁与肱二头

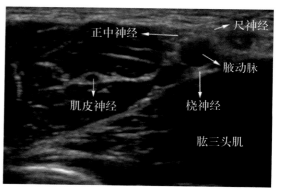

图17-3　腋路臂丛神经阻滞超声解剖图

肌肌腱之间、肱动脉内侧，穿过旋前圆肌进入前臂，于指浅、深屈肌之间垂直下降至腕部，在桡侧腕屈肌和掌长肌之间、腕横韧带深面到达手掌。支配前臂除肱桡肌、尺侧腕屈肌、指深屈肌尺侧以外的前臂肌群、大鱼际肌、第1、第2蚓状肌的运动，和手掌桡侧半及桡侧三个半手指的皮肤感觉。正中神经可在其浅表的肘部和腕部进行阻滞。

（1）肘部阻滞定位肱骨内上髁与肱二头肌肌腱内侧连线中点处，肱动脉内侧。选择22 G穿刺针，垂直刺入皮肤，寻找异感，探及异感后，注射局麻药3～5 ml。

（2）腕部阻滞在桡骨茎突水平定位桡侧腕屈肌腱和掌长肌腱，两者之间即为穿刺点。选用22 G穿刺针，垂直刺入皮肤，继续进针刺破深筋膜，可有突破感。探及异感后，注射局麻药3～5 ml。

3. 尺神经阻滞

尺神经沿肱二头肌内侧沟和肱动脉内侧下行，上臂中段穿过臂内侧肌间隔至上臂后区，沿肌间隔后方下降至肱骨内上髁与尺骨鹰嘴构成的尺神经沟内。而后在尺侧腕屈肌腱弓深面进入前臂，走行于尺侧腕屈肌与指深屈肌之间。腕部于尺侧腕屈肌与指深屈肌之间、尺动脉内侧入手掌。支配尺侧腕屈肌、指深屈肌尺侧半、除第1、第2蚓状肌之外的手肌运动，和手掌尺侧半及尺侧一个半手指掌侧面皮肤感觉。

（1）肘部阻滞　前臂屈曲90°，在肱骨内上髁与尺骨鹰嘴间扪及尺神经，按压多有异感。选择23 G穿刺针，沿尺神经走行方向平行或略斜行进针，探及异感后，注射局麻药3～5 ml。

（2）腕部阻滞　在尺骨茎突水平定位尺侧腕屈肌外侧为穿刺进针点。选取23 G穿刺针，垂直皮肤进针，探及异感后，注射局麻药3～5 ml。

4. 桡神经阻滞

桡神经沿肱骨桡神经沟向外下走行，穿臂外侧肌间隔至肱骨前方。在肘部，于肱肌和肱桡肌之间穿出，分为深、浅两支。深支为运动支，浅支为感觉支。手术前通常阻滞桡神经浅支。浅支伴桡动脉下行，在腕上3横指处离开桡动脉，行至手背，支配手背桡侧及桡侧两个半手指背侧皮肤感觉。

（1）肘部阻滞于肱骨内、外上髁连线水平定位肱二头肌腱外侧为穿刺点。选取23 G穿刺针，垂直进针，寻找异感，探及异感后，注射局麻药3～5 ml。

（2）腕部阻滞桡神经腕部分支较多，宜在桡骨茎突前做浸润阻滞，并同时向掌面和背面注药。

5. 肌皮神经阻滞

肌皮神经离开腋窝后，穿喙肱肌，经肱二头肌和肱肌之间向外下走行。其终支从肱二头肌和肱肌之间穿出，在肱二头肌外侧沟下部浅出深筋膜，称为前臂外侧皮神经，支配前臂外侧皮肤感觉。

（1）腋路阻滞定位进针点同臂丛神经腋路法，进针后在腋鞘上方刺入喙肱肌，注射局麻药 10 ml。

（2）肘部阻滞定位进针点同桡神经阻滞，刺入皮肤后向肱二头肌腱和肱桡肌之间进针，注射局麻药 5～10 ml。

适应证：正中神经、尺神经、桡神经、肌皮阻滞常常作为前臂或手部手术中臂丛神经阻滞的补充，以提供更充分的镇痛，较少单独使用。并发症：神经损伤；伴行肱动脉、尺动脉损伤或局麻药误入血管内。

对于肩部及上肢如肱骨的手术，使用肌间沟臂丛阻滞效果较好。对于手及前臂的手术例如多指切除矫形术，尺骨干骨折闭合复位钢板螺丝钉内固定术等，高位臂丛阻滞作用时间延长可能会影响上肢的运动和超出手术区域的广泛神经阻滞，不利于日间手术患者早期康复。对于该部位的日间手术患者，短效局麻药（如 1%～2% 的利多卡因）用于高位臂丛神经阻滞（其中选择腋路最佳）结合长效局麻药（如 0.5% 左布比卡因）选择性地用于远端正中神经、尺神经、桡神经或肌皮神经阻滞可获得良好镇痛且减少对肌力的影响，更适合于日间手术的要求。

对于表浅的手术，选择短效的局麻药如利多卡因可提供麻醉及镇痛，术后口服非甾体类镇痛药物等可提供有效镇痛补充。对于深部手术例如涉及骨的手术，使用长效的局麻药如左布比卡因、罗哌卡因等可提供长达 10 h 的镇痛，更为适合。

三、下肢手术的神经阻滞

下肢日间手术的神经阻滞主要是阻滞支配下肢感觉和运动的腰神经丛和骶神经丛及其分支。

腰神经丛由胸 12 脊神经前支、腰 1～腰 4 脊神经前支组成，腰丛神经离开椎间孔后走行于腰大肌后内侧的腰大肌间隙内。髂腹下神经、髂腹股沟神经、生殖股神经是其上部 3 根分支，支配下腹部、髋部和腹股沟区皮肤感觉。股外侧皮神经、股神经、闭孔神经为腰丛下部 3 根分支。其中股外侧皮神经支配大腿外侧皮肤感觉；股神经支配大腿前方（前下部 3/4）皮肤感觉和股前肌群、耻骨肌以及髋膝关节，其分支隐神经支配膝关节及以下皮肤感觉；闭孔神经支配股内上部皮肤感觉及闭孔外肌、大收肌、长收肌、短收肌等股内侧肌群的运动。

骶神经丛由部分腰 4、腰 5 脊神经前支和骶尾神经前支组成，其主要分支为坐骨神经、臀上神经、臀下神经、股后皮神经、阴部神经。其中坐骨神经为骶神经丛最大的分支，其经梨状肌下孔至臀部，沿大腿后部下降至足，支配股后部群肌运动。在腘窝上方分支为胫神经和腓总神经,支配小腿肌肉运动和除小腿前内侧隐神经支配区域外的皮肤感觉。

1. 腰大肌间隙腰丛神经阻滞

腰丛神经离开椎间孔后走行于腰大肌间隙内。因此,将局麻药注入腰大肌间隙可阻滞腰丛神经。

(1)定位　患者侧卧,阻滞侧小腿及足放于对侧下肢上。以双侧髂棘连线定位第4腰椎棘突,患侧旁开4 cm处为穿刺进针点。选用21 G、10 cm长的神经刺激穿刺针,垂直皮肤进针,抵达腰4椎横突后,倾斜针体,滑过横突上缘,继续前行1～2 cm,总进针深度一般为6～8 cm,即可进入腰大肌间隙,可有落空感。采用神经刺激器0.5～1 mA诱发股四头肌颤搐即可确认,注射局麻药25～35 ml。

超声引导穿刺时,将探头长轴垂直患侧腋中线置于髂嵴头侧并紧贴髂嵴。超声下可清晰显示腹外斜肌、腹内斜肌和腹横肌,然后超声探头向背侧移动,三层肌肉结构渐渐消失并出现腰方肌及腰方肌下方的L4横突与椎体。此时超声屏幕上显示腰大肌在横突前,竖脊肌在横突后,腰方肌在横突上方的典型的"三叶草"图像(图17-4)。在椎体上方、横突前方2 cm范围内,腰大肌之间可见高回声椭圆形的腰丛神经。

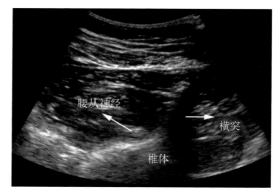

图17-4　腰大肌间隙腰丛神经阻滞超声解剖图

(2)适应证　可作为髋、膝关节手术神经阻滞麻醉的一部分;术后镇痛,可置管行连续神经阻滞镇痛,常用药物为0.2%罗哌卡因或0.125%左布比卡因,背景剂量5 ml/h,患者自控剂量5 ml/h。

(3)并发症　硬膜外麻醉、腰麻;单侧交感神经阻滞引起低血压;神经损伤。

2. 股神经、股外侧皮神经、闭孔神经阻滞

此3条神经阻滞可采用分支阻滞法或"三合一"阻滞法。

(1)股神经阻滞　股神经与股动、静脉一同包裹与股鞘内,走行于动脉外侧,由腹股沟韧带中点深部进入股部。

定位:患者仰卧位,于腹股沟韧带中点下方扪及股动脉搏动,其外侧即为穿刺进针点。选用22 G穿刺针,垂直皮肤缓慢进针,针尖刺入深筋膜时可有突破感,可探及异感或诱发股四头肌运动,回抽无血,注入局麻药20 ml。

超声引导穿刺时,线阵探头平行腹股沟韧带置于其下方,辨认股动脉后在其外侧定位股神经(图17-5)。超声引导下,将局麻药注射于神经周围,环形包绕神经。

(2)股外侧皮神经阻滞　股外侧皮神经髂

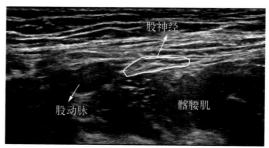

图17-5　股神经阻滞超声解剖图

前上棘下方和内侧1.5 cm处为穿刺进针点,垂直皮肤进针至皮下,注射局麻药5～10 ml。

（3）闭孔神经阻滞　闭孔神经经腰大肌后内方穿闭孔出骨盆进入大腿。

定位：定位耻骨结节下方1.5 cm和外侧1.5 cm处为穿刺点。选用22 G穿刺针,垂直皮肤进针,抵达耻骨表面后,调整进针角度向下、向外,滑过耻骨下支表面进入闭孔,继续进针2～3 cm,回抽无血、无液,注入局麻药10～15 ml。

（4）"三合一"阻滞法　通过在股鞘内注射大剂量局麻药并远端加压可促使局麻药向腰大肌间隙扩散,以阻滞腰丛,同时阻滞股外侧皮神经、股神经和闭孔神经。然而,常常无法完全阻滞闭孔神经。

定位：定位进针点同股神经阻滞。刺入皮肤后,与皮肤成45°夹角向头侧进针,探及异感或诱发股四头肌颤搐则表明穿刺针进入股鞘,回抽无血,注射局麻药30～40 ml,同时在穿刺点远端加压。

适应证：膝关节镜手术、全膝关节置换手术的辅助麻醉及术后多模式镇痛的组成部分。股神经可行神经周围置管,实施持续股神经阻滞镇痛,用于膝关节术后镇痛,可改善患者早期镇痛效果,促进患者早期功能锻炼。常用药物为0.2%罗哌卡因或0.125%左布比卡因,背景剂量5 ml/h,患者自控剂量5 ml/h。单纯股神经阻滞对腘窝后方镇痛效果不足,需合用局部浸润麻醉或全身镇痛药。

并发症：股动脉损伤、血肿；局麻药误入血管内；神经损伤少见。采用股神经阻滞实施膝关节术后镇痛应注意患者肌力减退、跌倒的发生。

3. 隐神经阻滞

隐神经为股神经分支,伴随股血管进入收肌管。收肌管（又称Hunter管）位于股前内侧区中1/3段,位于缝匠肌深面,大收肌与股内侧肌之间,其内走行股动、静脉和隐神经。隐神经在膝关节水平经缝匠肌与股薄肌之间浅出皮下,支配小腿内侧及内踝大部分皮肤。

（1）定位　患者仰卧,于胫骨内髁内侧面上缘穿刺,缓慢进针,探及异感后,回抽无血,注入局麻药5～10 ml。

超声引导穿刺时,线阵探头放置于大腿中下段内侧,辨识股动脉后,由外侧向隐神经方向穿刺（图17-6）,在超声引导下,于隐神经周围注射局麻药5～10 ml,环形包绕神经。

（2）适应证　辅助用于膝关节及小腿手术的术中麻醉及术后镇痛。

（3）并发症　股动脉损伤、血肿；局麻药误入血管内；神经损伤少见。

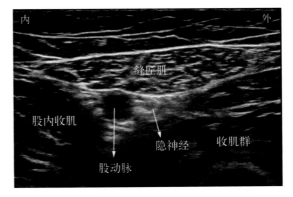

图17-6　收肌管隐神经阻滞超声解剖图

4. 坐骨神经阻滞

坐骨神经阻滞常用路径包括后入路、前入路、腘窝入路。

（1）后入路　患者侧卧,阻滞侧在上并屈髋屈膝。在股骨大转子与髂后上嵴间做一连线,经该连线中点做一垂线。垂线上尾端4~5 cm处即为穿刺点。选用22 G、10 cm穿刺针垂直刺入皮肤,缓慢进针直至探及异感。若抵至骨表面,则退针后向内侧或外侧进针探寻异感,或采用神经刺激器定位。确定位置后,注入局麻药20~30 ml。

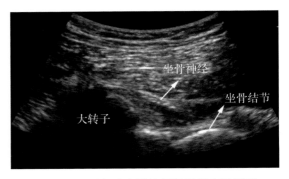

图17-7 后入路坐骨神经阻滞超声解剖图

超声引导穿刺时,凸阵探头放置于坐骨结节和大转子之间,在此二强回声骨性结构中间开始探寻,可在臀大肌筋膜下见强回声的坐骨神经(图17-7)。超声监测引导下,在神经周围注射局麻药,环形包绕神经。

(2)前入路 适用于因关节活动受限或疼痛而无法侧卧及屈髋的患者。穿刺路径长,成功率较后路低。先在同侧髂前上棘和耻骨结节间做一连线,而后经由股骨大转子做该线的平行线。经由第一连线中内1/3交点做一垂线,该垂线与平行线的交点即为穿刺点。垂直皮肤进针,抵达股骨表面后,向内侧偏移进针方向,越过股骨,继续缓慢进针2~3 cm,探及异感或神经刺激器定位后,注射局麻药20~30 ml。

(3)腘窝入路 患者俯卧,膝关节屈曲,显露腘窝。腘窝下界为腘窝褶皱、内侧界为半膜肌腱和半腱肌腱、外界股二头肌长头。在腘窝褶皱上方5 cm做一水平线连接股二头肌肌腱和半腱肌肌腱,此连线中点即为穿刺点。与皮肤成45°向头侧进针,探及异感或神经刺激器定位后,回抽无血,注射局麻药20~30 ml。

超声引导穿刺时,线阵探头横向放置于腘窝褶皱上方5 cm处,辨识腘动脉后,可在其外上方见强回声的坐骨神经,亦可见到其分支胫神经和腓总神经(图17-8)。超声引导下,在神经周围注射局麻药,环形包绕神经。

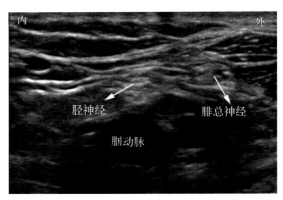

图17-8 腘窝入路坐骨神经阻滞超声解剖图

适应证:小腿外侧和足、踝部手术麻醉及膝关节手术后镇痛。并发症:后入路并发症少见,对于术前存在坐骨神经损伤的患者需慎用;前入路或腘窝入路可有血管损伤和局麻药误入血管。

5. 踝部神经阻滞

踝部共有5支神经走行,分别为腓深神经、腓浅神经、胫后神经、腓肠神经、隐神经。

(1)定位 选择23 G穿刺针,在足背胫前肌腱和趾长伸肌腱之间、胫前动脉外侧,垂直皮肤进针,抵达胫骨后,边退针边注射局麻药5 ml,阻滞腓深神经;在胫骨前内外到外踝皮下注射局麻药10 ml,阻滞腓浅神经和隐神经;从内踝后方进针,指向胫后动脉,抵达骨表面后,稍退针扇形注射局麻药5 ml,阻滞胫后神经;在外踝和跟腱之间中点进针,指向外踝后方,抵达骨表面后,稍退针注射局麻药5 ml,阻滞腓肠神经。

（2）适应证　足部手术的阻滞麻醉和镇痛。

（3）并发症　血管损伤,神经损伤罕见。

对于膝关节手术患者,股神经阻滞可提供术中平稳麻醉及术后良好的镇痛,但涉及止血带引起的疼痛及涉及腘间窝的操作时,单纯股神经阻滞维持麻醉无法避免患者躁动,但均能提供良好的术后镇痛。对于一些需要尽早功能锻炼的手术例如膝关节置换术,股神经阻滞虽然可以为该类患者提供良好的术后镇痛,但是由于其同时也减弱了股四头肌肌力,限制了术后早期关节功能锻炼、增加了跌倒风险;而隐神经作为股神经的分支,主要成分为感觉神经纤维,对运动无影响,现多采用隐神经阻滞作为膝关节置换术术后镇痛方式,既可以产生良好的镇痛效果,又几乎无运动阻滞,更利于术后运动功能恢复。

髋关节神经分布较为复杂,涉及股神经、闭孔神经、股外侧皮神经及臀上皮神经,单纯使用神经阻滞则需要联合腰丛、坐骨神经及L1、L2椎旁神经阻滞才能提供良好的麻醉效果,目前常常使用右美托咪定等静脉麻醉药复合腰丛-坐骨神经阻滞以提供舒适的麻醉体验以及术后镇痛。

腘窝部位涉及的神经也较多,闭孔神经、股神经、股外侧皮神经和坐骨神经联合阻滞才能达到腘窝部位麻醉及镇痛的要求。对于膝关节以下区域的手术例如胫腓骨骨折,采用腘窝坐骨神经阻滞联合股神经阻滞可提供良好的麻醉及术后镇痛,在此基础上再加上隐神经阻滞可以延长术后镇痛时间、缩短起效时间。

对于足踝部手术,腘窝坐骨神经阻滞联合隐神经阻滞可以提供良好的麻醉及镇痛要求。对于足部的手术例如跚囊肿切除术等,踝部神经阻滞就可满足麻醉与镇痛,若需要在小腿部应用止血带,则会限制踝部神经阻滞的应用。大隐静脉曲张好发于小腿及踝部前后,采用腰丛或股神经阻滞联合腘窝坐骨神经阻滞可满足大隐静脉手术需求及术后镇痛,但全麻复合隐神经阻滞对于该类患者术后早期肌力恢复更有利。

四、胸腹部躯干神经阻滞

胸腹部躯干神经阻滞可辅助胸腹部日间手术的全身麻醉,或用于术后镇痛。因穿刺部位通常较深,且体表解剖标志不明确,因此多在超声引导下进行。可用于日间手术的主要包括椎旁阻滞、腹横肌平面阻滞、肋间神经阻滞、前锯肌平面阻滞、竖脊肌阻滞、腰方肌阻滞等。

1. 椎旁阻滞

胸椎旁间隙是紧临椎体的楔形区域,在横断面上为三角形,其底边为椎体、椎间盘、椎间孔及关节突,其前外侧边为胸膜,其后侧边为肋横突上韧带。胸椎旁间隙通过椎间孔与硬膜外腔相同,其外侧与肋间隙相同。该间隙中包括脂肪组织、胸部的脊神经、肋间血管以及交感神经链。在此间隙内,神经根从椎间孔穿刺后分为背侧支和腹侧支,背侧支支配椎旁的皮肤和肌肉,腹侧支延伸为肋间神经,同时腹侧支发出的交通神经纤维进入交感神经链。在该间隙注入局麻药物可产生单侧运动、感觉和交感神经阻滞。

（1）定位　根据手术涉及的皮区确定需要阻滞的节段,在皮肤上标记各棘突节段。在正中线外侧2.5 cm标出进针点。消毒后先在标记点打局麻皮丘,选用22 G、10 cm穿刺针从标记好的穿刺点垂直刺入皮肤直至触及横突,一般进针2～6 cm即可触及横突,若进针较深仍未触及横突可能针尖位于两横突之间则退出针尖向头侧或尾侧调整,若进针过浅即触及骨质,可能针尖偏外位于肋骨处,应退针向内侧调整,成功触及横突后其深度可作为下一横突穿刺深度的参考,然后将针退至皮下向尾侧倾斜进针,使针尖超过横突下缘1 cm,注射局麻药2～4 ml。

超声引导穿刺时,将线阵探头平行于肋骨放置于棘突外侧,辨识横突和肋骨,然后将探头轻微向尾侧移动到相临肋间隙处,可见横突和胸膜之间的椎旁间隙(图17-9)。平面内进针,在超声图像引导下将穿刺针穿进椎旁间隙注射麻醉药,麻醉药扩散可观察到胸膜下移。

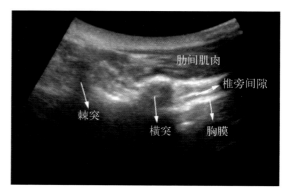

图17-9　椎旁阻滞超声解剖图

(2)适应证　胸科手术、乳腺手术、腹部手术。

(3)并发症　气胸,椎旁间隙紧临胸膜,易穿破胸膜引起气胸;全脊麻,进针方向靠内侧而误入椎管内或注射压力过高使药物向硬膜外腔扩散导致;交感阻滞,引起患者低血压。

椎旁阻滞可阻滞穿刺点上下约5个神经节感觉平面,对于乳腺良性肿物切除术,选择胸4节段进行椎旁阻滞,可以获得良好的麻醉和术后镇痛。由于仅阻滞了胸段单侧数个节段神经,对循环、呼吸及肢体活动均无明显影响,利于术后快速康复。胸部手术术后疼痛较为剧烈,而术后疼痛又造成患者有效咳嗽咳痰及呼吸功能恢复,引起许多不良后果,T4～T8椎旁阻滞可提供良好的术后镇痛,有利于患者早期康复。目前也有学者提出单点椎旁阻滞可以获得与多点椎旁阻滞同样的镇痛效果,而操作时间更短。

2. 腹横肌平面阻滞

腹横肌平面阻滞的基本原理即为将局麻药注入腹内斜肌和腹横肌之间,阻滞走行其中的神经,包括支配腹前外侧壁的第7～12肋神经及髂腹股沟神经、在腋中线附近走行于腹内斜肌与腹横肌之间的髂腹下神经。

(1)定位　超声引导穿刺时,患者平卧,高频线阵探头放置于腋中线肋缘下,由浅入深可探及腹外斜肌、腹内斜肌、腹横肌(图17-10)。选用22 G穿刺针,采用平面内进针,穿刺至腹内斜肌与腹横肌之间,注射局麻药20 ml。可置管行持续腹横肌平面阻滞术后镇痛。

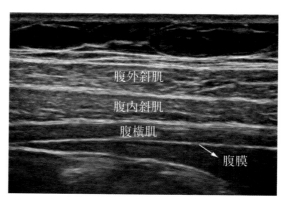

图17-10　腹横肌平面阻滞超声解剖图

（2）适应证　下腹部及腹股沟区的腔镜手术或开腹手术中复合全身麻醉及术后镇痛。腹横肌平面阻滞应用于卵巢囊肿剥除术、子宫部分切除及全切术、结直肠手术、肾输尿管切除术等，可降低围术期阿片类药物使用率，缓解术后疼痛，利于术后早期康复。对于腹股沟区的手术如腹股沟区疝修补术、鞘膜积液及隐睾下降固定术、精索静脉曲张手术等，腹横肌平面阻滞或者髂腹股沟/髂腹下神经阻滞均可产生良好镇痛效果，减少术后躁动及呕吐发生率，在临床应用中均可选择。

（3）并发症　刺破腹膜引起内脏损伤；神经损伤少见。

3. 肋间神经阻滞

支配胸壁及腹壁的肋间神经自胸段脊神经发出后，走行于相应肋间隙肋骨下缘，肋间内肌和肋间最内肌之间，与肋间动、静脉伴行。第2～第6肋间神经于肋骨角附近发出外侧皮支，行至腋中线附近穿过肋间外肌及前锯肌浅出皮下并分出前、后两支。前支分布于胸壁外侧皮肤；后支分布于肩胛下部皮肤。第7～第12肋间神经在肋间斜向前下进入腹横肌和腹内斜肌之间，至腹前壁穿腹直肌鞘至皮下。

（1）定位　穿刺患者侧卧位，阻滞侧在上，患侧上肢高举过头，肩胛骨外展，定位肋骨角和腋后线，以两者之间为穿刺点。选择23 G穿刺针，肋骨下缘向头侧倾斜进针，直至抵达肋骨表面，稍退针将针尖移至肋缘下，稍进针，刺入肋骨下沟。回抽无血、无气，注射局麻药3～5 ml。根据手术范围，可能需要做多肋间隙穿刺阻滞。

超声引导穿刺，患者体位同上，高频线阵探头放置于腋中线，垂直肋骨走行方向，扫查锁骨下动脉、胸上动脉及各肋间隙。定位肋间隙，皮下由浅入深依次探及肋间外肌、肋间内肌和肋间最内肌。选用22 G穿刺针，采用平面外或平面内进针，穿刺至肋间内肌与肋间最内肌之间，回抽无血、无气，注射局麻药3～5 ml。

（2）适应证　胸腔镜手术、乳腺手术等术后镇痛。

（3）并发症　刺破胸膜引起气胸，多肋间阻滞增加气胸发生率；血管损伤及局麻药误注入血管内。

4. 前锯肌平面阻滞

胸2～胸9脊神经来源的肋间神经外侧皮支在腋中线附近穿过前锯肌浅出，因此在前锯肌平面注射局麻药可阻滞走行其中的神经。一次穿刺注药即可阻滞多支肋间神经，安全性更高。

（1）定位　超声引导穿刺，患者平卧，高频线阵探头放置于腋中线第5肋骨处，可探及浅面的背阔肌及其深部的前锯肌（图17-11）。选用22 G穿刺针，可采用平面内进针，穿刺至针尖达到前锯肌前面，回抽无血、无气，注射局麻药20 ml。亦可同时做前锯

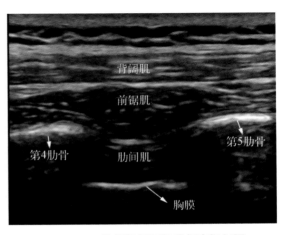

图17-11　前锯肌平面阻滞超声解剖图

肌深面注射。前锯肌平面也可置管行持续阻滞以实现术后镇痛。

（2）适应证 胸腔镜手术、乳腺手术等术后镇痛，上腹部手术后镇痛亦可考虑前锯肌平面阻滞。

（3）并发症 刺破胸膜引起气胸，发生率较肋间神经阻滞和胸椎旁神经阻滞低。

前锯肌平面阻滞、肋间神经阻滞及胸椎旁阻滞均可应用于胸腔镜手术、乳腺手术及上腹部手术。对于乳腺部位的手术，如果涉及腋窝淋巴结清扫，前锯肌平面阻滞除了阻断肋间神经外侧皮质还阻断了胸背神经，因而镇痛效果比胸椎旁阻滞及肋间神经阻滞更好，且避免了胸椎旁阻滞引起的交感阻滞等并发症。对于胸腔镜手术的患者，肋间神经阻滞和胸椎旁阻滞均能达到术后镇痛的作用，但是胸椎旁阻滞术后镇痛作用更佳，可能与其不仅阻滞了脊神经前支（肋间神经），还阻断了后支、脊膜返支、交通支和胸交感神经链有关。

5. 竖脊肌阻滞

竖脊肌阻滞的基本原理为将局麻药注射入竖脊肌深面，药物扩散阻滞走行于其深面的脊神经分支，局麻药也可能通过筋膜间隙向椎旁扩散，从而发挥神经阻滞作用。通常选择在胸5水平进行，亦可依据手术范围选择合适节段。

（1）定位 患者侧卧，通过肩胛下角定位胸7椎，以及胸5椎体。低频线阵探头垂直皮肤放置于棘突旁2～3 cm，探及胸5椎椎板，其浅面即可见竖脊肌（图17-12）。选用22 G、10 cm穿刺针，采用平面内进针，穿刺至竖脊肌深面与椎板间，注射局麻药20～30 ml，可行双侧阻滞。

（2）适应证 胸2～胸9椎节段的背部手术、腹部手术中复合全身麻醉及术后镇痛。竖脊肌阻滞是目前应用于临床的新型躯干神经阻滞。其可以浸润脊神经根的背侧支和腹侧支，因此背侧及腹侧均可提供感觉阻滞。与椎旁阻滞类似，其可应用于胸科、乳腺及腹部手术，此外还可应用于胸2～胸9椎节段的背部手术。将穿刺点向腰椎移动，还可应用于腰椎手术后镇痛。目前关于竖脊肌阻滞的研究尚处于起步阶段。

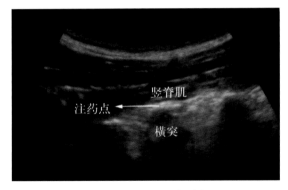

图17-12 竖脊肌阻滞超声解剖图

（3）并发症 硬膜外麻醉、腰麻；交感神经阻滞引起低血压。

6. 腰方肌阻滞

腰方肌阻滞可阻滞走行于腰方肌周围间隙中的神经，并通过局麻药的上行扩散，阻滞胸椎旁神经。穿刺阻滞入路不同，其阻滞范围有所差异。常用阻滞方法包括前路法、后路法、侧路法、经腰方肌法。

（1）前路 患者侧卧位，低频凸阵探头矢状位垂直放置于腋中线患者髂嵴上缘上方，在背侧浅面可探及腰方肌，其侧前方为腰大肌（图17-13）。选用22 G、10 cm穿刺针，采用平面内进针，超声引导下进针至腰大肌和腰方肌之间的间隙，注射局麻药20 ml。局麻药可扩散阻滞胸10至腰4脊神经支配范围。

（2）后路　患者平卧位，低频凸阵探头放置于腋中线上背阔肌、髂嵴、腹外斜肌后缘之间的侧腹壁，探及腰方肌，超声引导下平面内进针，在腰方肌后方靠近竖脊肌处注射局麻药20 ml。局麻药可扩散阻滞胸7至腰1脊神经支配范围。

（3）侧路　患者平卧位，探头放置位置同后路法，超声引导下平面内进针，在腰方肌前外侧缘与腹横筋膜交界处注射局麻药20 ml。局麻药扩散阻滞范围与后路基本相同。

（4）经腰方肌　患者平卧位，高频线性探头放于髂嵴头侧，探及腰方肌后，平面内

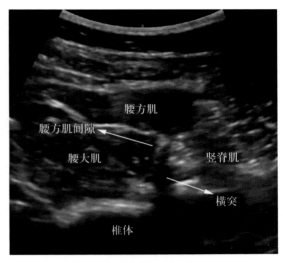

图17-13　前路腰方肌间隙阻滞超声解剖图

进针直至针尖进入腰方肌，在腰方肌筋膜内注射局麻药20 ml。局麻药可扩散至腰方肌筋膜与腰方肌之间，阻滞走行于其中的胸7～胸12脊神经分支。

适应证：腰方肌阻滞作为一种新型神经阻滞方式，可用于腹部手术、下肢手术（前路阻滞）中复合全身麻醉及术后镇痛。由于相较于其他入路，前路法阻滞更确切地扩散到神经根处，因此可应用于下肢手术，相较于腰丛阻滞其对股神经阻滞程度小，对股四头肌力影响较小，应用于全髋关节置换术较腰丛阻滞更有利于术后运动功能恢复，但目前相关研究尚缺乏。对于腹部的手术，腰方肌阻滞相较于腹横平面阻滞，镇痛效果更好，但是其可能扩散到神经根处引起不必要的股四头肌肌力下降，因此对腹部日间手术的患者应权衡利弊。

并发症：硬膜外麻醉、腰麻；交感神经阻滞引起低血压；神经损伤。

第三节　神经阻滞药物的选择

一、局麻药

常用局麻药有利多卡因、罗哌卡因、左布比卡因、甲哌卡因、依替卡因等。其中罗哌卡因作用时间较长，且感觉神经阻滞作用强于运动神经阻滞，对于下肢手术麻醉或镇痛有一定优势。

用于术中麻醉，可选择1%～2%利多卡因或0.25%～0.75%左布比卡因，或与0.33%～1%罗哌卡因混合使用。用于术后患者自控持续神经阻滞镇痛，则可使用0.2%～0.5%罗哌卡因，背景输注剂量5～10 ml/h，自控剂量5 ml，锁定时间15 min。

二、辅助用药

神经阻滞中，与局麻药液混合使用辅助用药，以增强局麻药作用强度或时间，有利于降

低局麻药使用浓度，提高安全性。常用辅助用药包括肾上腺素等血管活性药物、阿片类药物、右美托咪定、糖皮质激素等。

肾上腺素是神经阻滞麻醉中常用辅助用药，其可通过收缩神经周围血管，减慢局麻药吸收入血的速度，延长局麻药作用时间；并可激动肾上腺素能 α_2 受体，增强局麻药阻滞效应，但有致心律失常危险。去氧肾上腺素作用与肾上腺素类似。

阿片类药物可增强神经阻滞效果，延长镇痛作用时间，提供优良的术后镇痛，但其呼吸抑制、循环抑制等不良反应不容忽视。常用药物有舒芬太尼、芬太尼、地佐辛、丁丙诺啡等。

右美托咪定可通过激动 α_2 受体、收缩周围血管或阻滞周围神经离子通道等机制增强神经阻滞效果，延长镇痛作用时间。适用于椎旁阻滞、腰方肌阻滞、竖脊肌阻滞等，常用剂量为 $1\ \mu g/kg$。有研究表明，周围神经阻滞中使用右美托咪定具有类似辅助效果。常见不良反应为引起患者过度镇静。

糖皮质激素类用于辅助外周神经阻滞可选用地塞米松 $4\sim5\ mg$，可延长局麻药阻滞作用时间。

（郝学超　刘海贝　朱涛）

------------------------------------- 参 考 文 献 -------------------------------------

[1] 王小成，马洪升，李志超，等. 日间手术患者术后非计划再入院原因分析[J]. 四川医学，2016，（2）：121-123.

[2] 中华医学会麻醉学分会. 成人日间手术后镇痛专家共识（2017）[J]. 临床麻醉学杂志，2017，33（8）：812-815.

[3] 张励才. 麻醉解剖学：第3版[M]. 北京：人民卫生出版社，2015.

[4] Admir Hadzic. 外周神经阻滞与超声介入解剖：第2版[M]. 李泉，等译. 北京：北京大学医学出版社，2014.

[5] Wilton C. Levine. 麻省总医院临床麻醉手册[M]. 王俊科，等译. 北京：科学出版社，2012.

[6] Blanco R, Parras T, McDonnell J G, et al. Serratus plane block: a novel ultrasound-guided thoracic wall nerve block[J]. Anaesthesia, 2013, 68(11): 1107-1113.

[7] Cruz E H, Riazi S, Veillette C, et al. An expedited care pathway with ambulatory brachial plexus analgesia is a cost-effective alternative to standard inpatient care after complex arthroscopic elbow surgery: a randomized, single-blinded study[J]. Anesthesiology, 2015, 123(6): 1256-1266.

[8] Ilfeld B M, Meunier M J, Macario A. Ambulatory continuous peripheral nerve blocks and the perioperative surgical home[J]. Anesthesiology, 2015, 123(6): 1224-1226.

[9] Ronald D. Miller. 8th edition[M]. Philadelphia: ELSEVIER SAUNDERS. 2015.

[10] Shnaider I, Chung F. Outcomes in day surgery[J]. Curr Opin Anaesthesiol, 2006, 19(6): 622-629.

[11] Ueshima H, Otake H, Lin J A. Ultrasound-guided quadratus lumborum block: an updated review of anatomy and techniques[J]. Biomed Res Int, 2017, Article ID 2752876.

第十八章
日间手术的椎管内麻醉

　　日间手术要求麻醉起效快、恢复快和不良反应少。椎管内麻醉效果确切,但其应用于日间手术主要的问题是残余的运动、感觉和交感神经系统功能的阻滞,可能导致眩晕、行动不便、尿潴留,以及不便于观察椎管内麻醉并发症如术后血肿等。因此,从20世纪80年代至今,椎管内麻醉在日间手术中的应用存在许多争议。2016年中华医学会麻醉学分会日间手术专家共识中提出,日间手术一般不优先采用椎管内麻醉。但是这项技术在美国以及欧洲的一些日间手术中心应用还是比较广泛的,英国日间手术协会在2004年还推出了《蛛网膜下隙阻滞实施指南》以积极推进脊麻在日间手术中的应用。总体而言,椎管内麻醉具有以下优势:① 蛛网膜下隙阻滞是最简单也是最可靠的区域麻醉技术,操作时解剖标志明显,患者的不适感较少,起效比其他区域阻滞更快,效果完善。且避免了全身麻醉导致的残余镇静作用,使患者出院后能保持清醒状态。可以根据手术时间选择不同作用时效的局麻药,以满足手术需要。蛛网膜下隙阻滞使用的局麻药剂量很小,能够避免局麻药的毒性反应。② 硬膜外阻滞与蛛网膜下隙阻滞有许多共同的优势,尤其是麻醉医师对该技术比较熟悉,解剖标志比较明显;另外硬膜外置管可以随时加药,尤其适合时间稍长或时间不确定的手术。③ 腰麻-硬膜外联合阻滞同样适用于日间手术。它结合了腰麻起效快、效果确切和硬膜外置管可追加局麻药的特点。

　　当然,椎管内麻醉也有其缺点:① 蛛网膜下隙阻滞由于是单次给药,为了缩短患者的恢复时间,麻醉医师通常会尽量减少用药,然而一旦出现了未预料的手术时间延长,需要辅助全身麻醉来解决镇痛不完善等问题。有时,由于担心麻醉平面或者作用时间不够,麻醉医师会给患者增加局麻药的用量,导致患者恢复延迟,影响出院时间。② 硬脊膜穿刺后头痛(post-dural puncture headache,PDPH)是影响日间手术采用椎管内阻滞的一个争议性的并发症。尽管使用新的笔尖式细针穿刺能够显著减少这一并发症的发生,还是有不少麻醉医师因为这一并发症而拒绝为日间手术的患者行蛛网膜下隙阻滞。如果患者在术后发生头痛时没有条件返回医院进行治疗,那么选择蛛网膜下隙阻滞需要仔细斟酌。③ 蛛网膜下隙阻滞的局麻药神经毒性。理论上任何一种局麻药都具有潜在的神经毒性,但是单次、小剂量蛛网膜下隙给药并不会造成永久性的神经损伤。更多学者关注的是短暂性神经综合征(transient neurological syndrome，TNS)，主要表现为背部烧灼样疼痛，并且放射到臀部和腿部，这些症状一般在麻醉后12～24 h出现，可持续1～6天。TNS在使用利多卡因作为局麻药时发生率可达15%～30%，肥胖患者和行膝关节镜以及结石手术时发生率更高。目前许多研究者在寻找其他短效局麻药来代替利多卡因行日间手术的蛛网膜下隙阻滞。④ 硬膜外阻滞的缺点如起效慢，可能导致手术开始时间的延迟，或者需要另设麻醉预备室来提前完成操作。另外PDPH也是一个不容忽视的并发症，为了避免这一风险，需要由经验丰富的麻醉医师来进行操作。硬膜外阻滞需要使用的局麻药剂量偏大，增加了局麻药中毒的风险。⑤ 术后尿潴留是影响椎管内麻醉在日间手术中应用的另一个重要问题。使用较大剂量的长效局麻药将导致膀胱功能不能及时恢复。但短效的局麻药如普鲁卡因、氯普鲁卡因、利多卡因，甚至是小剂量的布比卡因用于椎管内麻醉，在麻醉作用消失后，患者的膀胱功能可以迅速恢复，患者能顺利出院。局麻药联合肾上腺素，可能影响膀胱功能的恢复。如果短效的局麻药或者小剂量布比卡因用于蛛网膜下隙阻滞，可以不必等到患者排泄功能恢复才出院。

更多短效局麻药的使用，穿刺针的改进、穿刺技术的改进以及超声技术的引导，使椎管内麻醉应用于日间手术的一些担忧逐渐化解，未来椎管内麻醉也将成为继局部麻醉、全身麻醉以及神经阻滞麻醉后日间手术的一项重要选择。

第一节　日间手术椎管内麻醉的管理

一、日间手术椎管内麻醉的适应证和禁忌证

(一) 适应证

选择合适的麻醉方式对日间手术患者能否在24 h内按期出院尤为关键。日间手术是否选择椎管内麻醉一般应从手术因素、患者因素和医师因素三个方面综合考虑决定。

1. 手术因素

椎管内麻醉几乎能应用于颈部以下的所有手术，但胸部、上腹部手术和腹腔镜手术明显影响患者的通气功能，建议选择全身麻醉。根据国家卫计委2016年发布的日间手术管理导则，以下列举了适合椎管内麻醉的普外科、泌尿外科、骨科、妇产科、血管外科的部分手术。实际可根据各单位的情况增减。

(1) 普外科　疝修补术中成人腹股沟疝修补术已经成为常规的日间手术，蛛网膜下隙阻滞能够为该术式提供良好的麻醉效果，但实际上，疝修补术最好的麻醉方法是区域阻滞麻醉，其排尿困难的发生率为零。肛门-直肠手术中大约90%的肛门周围手术已经日间化，包括括约肌切开术、瘘管切除术、两个以内的痔切除术、直肠息肉或肿物手术。蛛网膜下隙阻滞能充分阻滞骶神经，镇痛完善、肛门括约肌松弛良好，尤其适用于肛门会阴部手术，对于不能耐受局部浸润麻醉又不愿意接受全身麻醉的患者，选择椎管内麻醉较为适合。

(2) 泌尿外科　很多泌尿外科的日间手术都可以在椎管内麻醉下进行，包括输精管切

除术、鞘膜切除术、输精管重建术、包皮环切术等。泌尿外科的微创手术,如尿道、前列腺、膀胱和输尿管镜检术、经尿道膀胱肿瘤切除术、输尿管镜下输尿管结石取出术都可以在椎管内麻醉下完成。

（3）骨科　简单的脊柱手术及下肢的日间手术都可以采取椎管内麻醉来完成。常见的手术种类见表18-1。

表18-1　常见骨科日间手术种类

脊柱
内固定取出术
治疗椎间盘突出的微创切除术
髋
内固定取出术
膝
关节镜检查
经关节镜微小病变治疗（游离软骨清除术、关节滑膜活检等）
经关节镜韧带重建术
内固定取出术
踝
经关节镜微小病变治疗（游离软骨清除术、关节滑膜活检等）
韧带重建术
内固定取出术
足
蹈趾外翻矫治术
关节固定术

（4）妇产科　与全凭静脉麻醉相比,椎管内麻醉在宫腔镜手术、会阴部肿物切除术、输卵管通水等常见妇科日间手术中并没有明显优势。一般接受经阴道子宫切除术的患者需要住院观察2～3天,但血管结扎技术的普及大大减少了术后出血的风险,使得这项手术的日间化成为可能,而需行这项手术的患者多为高龄女性,且常合并心肺疾病,采取椎管内麻醉是一个合适的选择。

（5）血管外科　大隐静脉手术是血管外科开展相对成熟的日间手术,可以选择椎管内麻醉。

2. 患者因素

（1）年龄　日间手术老年患者的比例在迅速增长,老年患者是否选择椎管内麻醉应该不受年龄的限制,而是要综合考虑患者的生理健康状况。对于年龄较小的儿童,因为其心理恐惧,不能配合麻醉操作的实施,一般不推荐使用椎管内麻醉,全身麻醉合并局部浸润麻醉或者神经阻滞是比较适合的麻醉方式。

(2)合并症　①呼吸系统疾病:对于合并有呼吸系统疾病或者症状的患者,如吸烟而术前未戒烟,或有慢性阻塞性肺病、哮喘、急性上呼吸道感染、阻塞性睡眠呼吸暂停综合征等,如病情严重,不适合实行日间手术,建议住院进行治疗。若患者存在呼吸系统疾病但并不足以影响日间手术的实施,椎管内麻醉或者神经阻滞、局部浸润麻醉是比较理想的选择。②心血管疾病:高血压患者如术前已服用降压药物,且血压可控制,那么不影响椎管内麻醉的实施,但是如果血压控制不理想,建议先于心血管内科就诊,调整用药,待血压达到理想水平且较平稳时再实施手术。但需注意患者如果长期服用利血平类药物,应于术前1周改用其他药物替代治疗。伴有心肌缺血的患者进行日间手术的风险较高。变异型心绞痛的患者不可以实施日间手术;而病情已经控制的稳定型心绞痛患者,如果不伴有其他疾病,可以考虑行日间手术,实施椎管内麻醉前需仔细询问术前用药史,关注抗凝药物的使用,是否存在禁忌,术中需控制麻醉平面,避免平面过高对呼吸、循环产生抑制作用。伴有心律失常的患者建议住院进行手术治疗。③病态肥胖:肥胖可以用理想体重来估计,理想体重(kg)=身高(cm)−100(男性)/105(女性)。也可通过体重指数(BMI)计算,BMI = 体重(kg)/身高(m)的平方,BMI达$25 \sim 30 \, kg/m^2$为超重,大于或等于$30 \, kg/m^2$为肥胖,大于或等于$35 \, kg/m^2$为病态肥胖。病态肥胖的患者实施日间手术是一个挑战,全身麻醉时呼吸系统并发症发生率显著增加,而神经阻滞麻醉和椎管内麻醉在操作方面有一定难度,可能导致麻醉失败。因此对于病态肥胖的患者能否实施日间手术及椎管内麻醉需要认真评估,充分考虑操作的难易程度从而做出选择。④肝脏及肾脏疾病:一般的肝肾功能异常不会对椎管内麻醉造成多大的影响,严重的肝肾功能损伤不建议实施日间手术的椎管内麻醉。⑤神经系统疾病:有脑血管意外史而遗留有永久性体征的患者,椎管内麻醉后可能出现新的体征而与原有体征相混淆,甚至引起医疗纠纷;有癫痫病史的患者术中有可能出现癫痫再发作;有脊髓损伤史的患者应测定损伤平面,当损伤平面高于T1,持续刺激时可致自主神经反射亢进;有肌肉及骨骼系统改变,如脊柱强直或弯曲,可致体位摆放和穿刺困难,因此关节和脊柱严重畸形的患者以不选择椎管内麻醉为宜。⑥血液系统疾病:既往有异常出血史,术前凝血功能异常的患者为椎管内麻醉的禁忌。

3. 医师因素

日间手术的实施需要经验丰富的手术医师和麻醉医师相互配合来完成。患者是否采取椎管内麻醉还应与外科医师充分沟通。麻醉医师是否能够熟练地将椎管内麻醉运用于日间手术,减少并发症的发生,促进患者在24 h内出院是日间手术选择椎管内麻醉的关键因素。

(二)禁忌证

椎管内麻醉的主要禁忌证包括:患者拒绝、血容量不足、出血倾向、穿刺部位感染、颅内高压和严重瓣膜狭窄性心脏病或心室流出道梗阻。表18−2列出了椎管内麻醉的绝对、相对和有争议的禁忌证。

表18-2 椎管内麻醉的禁忌证

绝对禁忌证	相对禁忌证	有争议的禁忌证
患者拒绝	败血症	穿刺部位既往有手术史
穿刺部位感染	患者不配合	无法与患者交流
血容量严重不足	既往存在神经功能障碍	复杂手术
凝血功能障碍或者其他出血性疾病	脱髓鞘损伤	时间长的手术
颅内高压	瓣膜狭窄性心脏病	大量失血
严重主动脉瓣狭窄	严重脊柱畸形	损伤呼吸功能的手术
严重二尖瓣狭窄		

使用了抗凝药物的患者选择椎管内麻醉时,需要特别注意用药的时机、阻滞的部位、硬膜外导管拔除的时机和操作后神经功能的评估。虽然对这类患者需要提高警惕,但是使用抗凝药物并不是椎管内麻醉的绝对禁忌,术前对患者进行凝血功能和血小板计数的检测具有一定参考价值。

美国区域麻醉与疼痛医学协会分别于1998年、2002年及2010年发布了关于抗凝患者进行区域麻醉的循证指南。主要分为以下几类。

(1)普通肝素 对接受每日2次5 000 U普通肝素皮下注射预防血栓的患者,椎管内穿刺并非禁忌。推迟肝素的注射时间直到阻滞完成后使用,可降低椎管内出血的风险,但对于体弱且肝素治疗时间较长的患者,出血风险可能增加。对每日接受普通肝素剂量超过10 000 U或每日注射超过2次的患者,椎管内阻滞是否安全尚未确定。虽然每日使用3次普通肝素可能导致手术相关出血的风险性增加,但还不清楚是否会增加椎管内血肿发生的风险。另外,因为应用肝素可能发生肝素诱导的血小板减少症,使用肝素超过4天的患者在椎管内穿刺或导管拔除前需测定血小板计数。末次肝素给予后2~4 h后方可拔除留置导管,并应评估患者的凝血功能,导管拔除后1 h才能再次给予肝素。对于长时间需要接受肝素治疗的患者实施日间手术及椎管内麻醉需十分慎重。

(2)低分子肝素 术前应用低分子肝素预防血栓形成的患者存在凝血功能改变。对这些患者,至少在给予低分子肝素后12 h再行椎管内穿刺。对接受较大剂量低分子肝素的患者,如依诺肝素大于每日1.5 mg/kg,达肝素大于每日200 U/kg或亭扎肝素大于每日175 U/kg,建议在这些药物使用24 h后并确保凝血功能正常的情况下方可行穿刺。

(3)口服抗凝药 对于长时间口服华法林的患者,在椎管内阻滞前,停止使用4~5天并监测国际标准化比值。对应用华法林预防血栓的患者,建议椎管内导管应在国际标准化比值小于1.5时拔除。

(4)抗血小板药物 抗血小板药包括非甾体抗炎药、噻吩吡啶类(噻氯匹定及氯吡格雷)以及血小板糖蛋白Ⅱb/Ⅲa受体拮抗剂(阿昔单抗、依替巴肽、替罗非班)。非甾体抗炎药似乎不增加接受椎管内麻醉患者椎管内血肿的风险,但是如果同时使用了其他影响凝血功能的药物,如普通肝素、低分子肝素、口服抗凝药物等,将增加出血等并发症,不建议实施椎管内麻醉。建议在停止服用噻氯匹定14天、氯吡格雷7天后方可施行椎管内麻醉。

血小板糖蛋白Ⅱb/Ⅲa受体拮抗剂对血小板聚集功能影响显著。停用阿昔单抗24～48 h后血小板聚集功能才可恢复正常,而依替巴肽、替罗非班则需4～8 h。椎管内麻醉需在血小板功能恢复正常后方可施行。血小板糖蛋白Ⅱb/Ⅲa受体拮抗剂在手术后4～6周禁止使用,如需术后服用(椎管内阻滞后),建议服药同时密切监测神经系统功能。

(5)其他 中草药并不增加椎管内阻滞的风险,因此不强制服用中草药的患者停药或拒绝为其施行区域麻醉。建议应用凝血酶抑制剂(地西卢定、来匹卢定-重组水蛭素、比伐卢定及阿加曲班)的患者不要施行椎管内麻醉。

二、蛛网膜下隙阻滞

(一)麻醉前准备和麻醉前用药

1. 患者的准备

(1)心理准备 接受日间手术的患者由于对医院及医师不熟悉,与病友交流少,可能存在一定的焦虑与茫然,对麻醉和手术的恐惧可能导致中枢神经系统活动过度,使手术和麻醉的耐受度降低。椎管内麻醉的患者术中处于清醒或者轻度镇静状态,医师和护士的言语、手术室环境、麻醉和手术操作都可能对其造成不良刺激。因此,在麻醉门诊进行术前访视时,麻醉医师需要耐心地为患者详细讲解麻醉和手术的体位、具体操作、麻醉手术中可能出现的不适等,对患者提出的问题进行解释和交流,并积极鼓励患者,消除其紧张和恐惧心理,以得到充分的信任和配合。

(2)全身情况的准备 术前存在营养不良、贫血、低血容量、水电解质或酸碱失衡的患者,可能在椎管内麻醉后发生低血压,故应在术前给予补充和纠正。

(3)术前禁食 椎管内麻醉时由于迷走神经的兴奋性相对增高和内脏的牵拉反应,可引起呕吐,应用镇静药物辅助时可抑制患者的咽喉反射和咳嗽反射,减少误吸风险。另外,椎管内麻醉有失败或者因手术方式改变等原因改全身麻醉的可能,故实施椎管内麻醉应该与全身麻醉一样,常规术前禁食6～8 h,禁饮2 h。

2. 麻醉医师的准备

术前制订麻醉计划对成功实施日间手术与术后快速出院非常重要。椎管内麻醉的计划主要包括:穿刺点的选择、穿刺径路的选择、局麻药的种类、浓度剂量的选择、穿刺困难时的替代间隙和径路、椎管内麻醉失败的替代方法、循环和呼吸的维护、麻醉并发症的预防和处理及术后镇痛等。

3. 器材及药物的准备

包括蛛网膜下隙麻醉的专用器材和局麻药以及急救复苏用的器材和药物,如麻醉机、辅助通气设备、监护仪、急救复苏药物、辅助麻醉药物以及除颤仪、困难气道抢救设施等。

4. 术前用药

术前用药的目的主要是抗焦虑、镇静、镇痛、遗忘以及预防术后恶心呕吐。

（1）抗焦虑与镇静药　应用最广泛的抗焦虑与镇静药物是巴比妥类和苯二氮䓬类，但由于巴比妥类药物具有残留镇静作用，故不作为日间及门诊手术常用药物。咪达唑仑消除半衰期短，可减少麻醉用药且无明显不良反应，因此成为日间手术较好的术前用药选择。如患者焦虑，可让其在术前晚或术前1～2 h口服苯二氮䓬类药。若患者到日间手术中心后出现明显焦虑，可静脉注射咪达唑仑1～3 mg。

α_2肾上腺素受体激动剂术前使用可产生镇静、抗焦虑作用。经典α_2受体激动剂口服剂型可乐定已成功用于门诊手术。右美托咪定是选择性更高的α_2受体激动剂，作用时间比可乐定更短。尽管静脉注射右美托咪定可能引起急性血流动力学效应，使其作为术前用药受到一定限制，但是其可减少麻醉药和镇痛药用量并能减轻术后疼痛，是椎管内麻醉中有价值的辅助用药。

（2）镇痛药物超前镇痛　围术期多模式镇痛通过联合非阿片类镇痛，促进患者术后活动，优化患者的康复过程。除非患者有急性疼痛，否则不推荐阿片类药作为术前常规用药。非阿片类镇痛药物NSAIDs能减少阿片类药物应用，不影响血小板功能，是有价值的镇痛辅助药物。为将手术区出血的可能性以及胃黏膜和肾小管毒性减至最小，围术期可使用选择性更高的环氧合酶2（COX-2）抑制剂替代非选择性NSAIDs，如帕瑞昔布。COX-2加地塞米松可进一步加强术后镇痛效果。

（3）预防恶心呕吐　恶心呕吐是手术麻醉后常见的问题，可能影响呼吸功能和伤口愈合，延长患者的出院时间。椎管内麻醉术后恶心呕吐的发生率明显低于全身麻醉，对于高危患者可以术中予以药物预防，如果使用口服药物，如昂丹司琼、多拉司琼、阿瑞匹坦，可以在麻醉前1～3 h给予。

（二）局麻药的用量及用法

日间手术的患者需要快速地康复出院，因此，适合于日间手术的蛛网膜下隙阻滞的药物应该具有以下特点：① 耐受性好、效果确切、快速起效。② 运动阻滞时间短、术后无尿潴留。③ 患者恢复快，甚至可以不入PACU。④ 出院时间可以预计。⑤ 较少发生短暂性神经综合征。临床上主要的局麻药用量及用法如下。

1. 普鲁卡因

作为最古老的局部麻醉药之一，最初于20世纪早期应用于脊髓麻醉。它的作用时间短，比较适合短小手术，但目前临床应用较少，主要原因为高频率的恶心、相对高的麻醉失败率以及患者术后恢复缓慢。但其相对于利多卡因，背痛和腿痛发生率低。一般使用重比重液，一般浓度3%～5%，剂量为150～200 mg，也有报道认为剂量不应该超过150 mg，1～5 min起效，持续45～90 min。

2. 氯普鲁卡因（2-氯普鲁卡因）

1952年，盐酸氯普鲁卡因在美国上市并应用于临床，它是在普鲁卡因的对氨基苯甲酸的二位上用氯原子取代而产生的，故又称2-氯普鲁卡因。与普鲁卡因相比，它起效更快，强度为普鲁卡因的2倍，代谢速度是其5倍，它能被血浆假性胆碱酯酶迅速水解，20世纪60年代开始在西方国家广泛应用。然而，在80年代相继出现了硬膜外使用误入蛛网膜下隙引起神经毒性的报道,当时认为防腐剂亚硫酸氢钠和低pH可能是该不良反应的原因。后来去除亚硫酸盐,改用乙二胺四乙酸作为防腐剂,又出现了硬膜外大量使用引起严重的痉挛性腰背部疼痛的报道。由于其神经毒性机制至今仍不清楚,很多药典目前仍将它列为蛛网膜下隙阻滞的禁忌。然而,作为一种起效快、效果确切、无快速耐药、毒副反应小的短效局麻药,它在日间手术的麻醉中有着得天独厚的优势,故近年来,大量的研究将去除防腐剂的氯普鲁卡因与其他局麻药对比,应用于日间手术的蛛网膜下隙阻滞。在一项针对503名门诊患者的回顾性研究中,20~60 mg的等比重氯普鲁卡因应用于蛛网膜下隙阻滞,其下床活动和出院时间比利多卡因及布比卡因更短,无一例发生TNS。该作者使用氯普鲁卡因实施了4 000余例蛛网膜下隙阻滞,仅4例发生TNS,无一例发生严重的神经后遗症。有学者发现氯普鲁卡因的作用时间与剂量相关:30 mg等比重氯普鲁卡因作用时间持续40~60 min,40~45 mg持续45~70 min,60 mg持续60~90 min。另外,浓度越高,氯普鲁卡因的神经毒性越高,文献报道用于蛛网膜下隙阻滞的浓度多为1%~2%,动物实验表明3%的浓度可能造成脊髓损害。在美国,氯普鲁卡因仍未被FDA批准用于鞘内注射,但是在欧洲已经获得批准,我国目前已有少量报道将其应用于剖宫产的蛛网膜下隙阻滞,并且认为其安全有效。目前,氯普鲁卡因能否广泛用于日间手术的蛛网膜下隙阻滞,还需要对其神经毒性做更多、更透彻的研究来确保其安全性。

3. 利多卡因

1958年被合成,具有起效迅速、组织穿透力强、弥散广、麻醉效果确切、心脏毒性低、无明显血管扩张作用等优点,是目前应用最广泛的局麻药。利多卡因用于蛛网膜下隙阻滞已经有40余年历史,它也作为主要的短效局麻药被广泛应用于日间手术的腰麻中。通常用于蛛网膜下隙阻滞的利多卡因质量浓度20 mg/ml,最低质量浓度为15 mg/ml,总量50~70 mg可满足绝大多数手术要求,2~5 min起效,作用时间60~90 min。由于使用利多卡因行蛛网膜下隙阻滞时TNS发生率较高(40%),20世纪90年代以后,利多卡因的使用逐渐减少,越来越多的学者致力于寻找其他局麻药。

4. 阿替卡因

阿替卡因作为一种短效局麻药,适用于日间手术的蛛网膜下隙阻滞。其作用特点与利多卡因类似,但TNS发生率仅1.2%。一项研究表明84 mg重比重阿替卡因用于疝修补术,对比7 mg重比重布比卡因 + 10 μg芬太尼,起效更快而作用时间更短,平均运动阻滞时间为105(75~195)min,平均感觉阻滞时间为150(105~255)min。为了缩短阻滞时间,前述研究者在疝修补术蛛网膜下隙阻滞中使用了72 mg阿替卡因,发现平均运动阻滞时间为100 min,而平均感觉阻滞时间为145 min。另有研究发现,阿替卡因用于蛛网膜下隙阻滞时低血压的发生率更高,尤其是使用等比重液的时候,可能与其扩散速度过快有关,约93%的患者需采用头高位以防止平面过高。

5. 甲哌卡因

1962年开始应用于蛛网膜下隙阻滞,其作用时间稍长于利多卡因。最开始在欧洲,甲哌卡因被认为是最有希望取代利多卡因应用于蛛网膜下隙阻滞的局麻药,但是到20世纪90年代末期,由于蛛网膜下隙使用高浓度甲哌卡因而导致较高的 TNS 发生率,它逐渐被弃用。但是,目前仍有一些坚定的拥护者在使用低浓度、等比重甲哌卡因。建议甲哌卡因腰麻浓度为 2% 质量分数,用药剂量为 30～60 mg。

6. 丙胺卡因

1965 年开始应用于蛛网膜下隙阻滞,但是由于利多卡因的广泛使用,丙胺卡因并没有得到太多关注。近来,随着日间手术的开展,丙胺卡因由于 TNS 发生率较低,作用时间中等,进入研究者的视野。使用 40 mg 及 60 mg 丙胺卡因的平均运动阻滞时间分别为 92 min 及 118 min,感觉阻滞时间分别为 100 min 及 132 min。10 mg 重比重丙胺卡因即可用于肛周手术,40～80 mg 丙胺卡因可满足大部分日间手术的要求,通常浓度为 2%～5%。

7. 布比卡因

作为长效局麻药的代表,布比卡因更适用于时长超过 2 h 的日间手术。它对运动神经的阻滞与药物浓度有关,浓度在 0.05%～0.5% 时阻滞感觉神经,超过 0.5% 开始出现运动神经阻滞,浓度达到 0.75% 时,运动神经阻滞较为完全。它的作用时间长,为利多卡因的 2～3 倍,麻醉作用也比利多卡因强 3～4 倍,但相应的毒性也增强。在常用的局麻药中,布比卡因的心脏毒性最大。蛛网膜下隙阻滞中,通常使用 0.5%～0.75% 布比卡因,用量 5～15 mg,维持时间达 75～200 min。其较长时间的感觉和运动阻滞不利于日间手术患者的尽快康复,因此一些学者希望通过减少布比卡因的用量来缩短恢复时间,4～5 mg 重比重布比卡因单侧脊髓麻醉可满足短时间的膝关节镜手术。

8. 罗哌卡因

与布比卡因类似,罗哌卡因是长效局麻药,并且具有感觉与运动分离的特点。它的感觉阻滞持续时间为布比卡因的 2/3,运动阻滞持续时间为布比卡因的 1/2。与等比重罗哌卡因相比,重比重液起效更快。毒性方面,其对中枢神经和心脏的毒性都小于布比卡因。一般的蛛网膜下隙阻滞常用 0.5%～0.75% 浓度,一次用量不超过 15 mg,约 2 min 起效,维持 180～210 min。同样为了达到快速康复的目的,在满足手术要求的同时减小罗哌卡因的剂量也是学者研究的方向。使用 10 mg 罗哌卡因加 20 µg 芬太尼比 15 mg 罗哌卡因其运动阻滞恢复更快(1 h vs. 1.5 h),感觉阻滞消退更快(2.5 h vs. 3.3 h)。

表 18-3　脊麻中局麻药的选择

药　物	常用浓度 (%)	常用容积 (%)	总剂量 (mg)	比　重	葡萄糖含量 (%)	作用持续时间 (min)
普鲁卡因	10.0	1～2	100～200	重比重	5.0	30～60
丁卡因	0.25～1.0	1～4	5～20	重比重	5.0	90～200
	0.25	2～6	5～20	轻比重		90～200
	1.0	1～2	5～20	等比重		90～200
布比卡因	0.5	3～4	15～20	等比重	8.25	90～200
	0.75	2～3	15～20	重比重		90～200

（续表）

药　物	常用浓度（%）	常用容积（%）	总剂量（mg）	比　重	葡萄糖含量（%）	作用持续时间（min）
左布比卡因	0.5	3～4	15～20	等比重		90～200
	0.75	2～3	15～20	重比重		90～200
罗哌卡因	0.5	3～4	15～20	等比重		90～200
	0.75	2～3	15～20	重比重		90～200

*摘自《米勒麻醉学（第8版）》；剂量以70 kg成人为准，孕妇、高龄患者应减量

（三）蛛网膜下隙阿片类药的应用

进行蛛网膜下隙阻滞时在局麻药中添加阿片类药物能阻断疼痛传导通路，而且对运动和交感神经影响小，可以和局麻药起到协同作用。阿片类药物对内脏疼痛的阻滞较佳，能减少腹腔手术探查时及术后患者的不适。

亲水类阿片类药最常用的为吗啡，其作用时间长，可能引起呼吸抑制、皮肤瘙痒、胃肠道平滑肌张力增加、便秘及尿潴留，且其镇痛起效较慢，所以一般不用于增强术中镇痛。

亲脂类阿片类药如芬太尼，其起效快，与局麻药协同作用好，能减少局麻药用量，术中低血压出现少，术后运动功能恢复快，排尿不受影响，因此适用于日间手术蛛网膜下隙阻滞。芬太尼的用量为10～25 µg。

（四）改良的蛛网膜下隙阻滞技术

传统的蛛网膜下隙阻滞应用于日间手术的主要问题是运动神经阻滞恢复慢，使患者下地步行的时间明显延迟。最近有两种改良的蛛网膜下隙阻滞技术已经应用于日间手术患者。

1. 单侧蛛网膜下隙阻滞

单侧蛛网膜下隙阻滞顾名思义，指的是患侧阻滞而非手术侧无感觉和运动阻滞，主要适用于单侧下肢和单侧下腹部手术。因其交感阻滞范围小，麻醉后血流动力学稳定，特别适合高龄老人的下肢手术。① 重比重局麻药单侧蛛网膜下隙阻滞：使用葡萄糖溶液配置局麻药（终浓度不超过5%），取患侧在下侧卧位。小剂量、重比重长效局麻药（布比卡因5 mg，或罗哌卡因5～7.5 mg）注药速度慢（30～45 s，1～3 ml）。注药时腰穿针侧孔指向患侧，注药后患者继续侧卧15 min。② 轻比重局麻药单侧蛛网膜下隙阻滞：用灭菌注射，用水配置局麻药，取患侧在上侧卧位，低剂量、低浓度长效局麻药（0.15%～0.5%布比卡因4.5～7.5 mg，0.375%罗哌卡因或0.375%左布比卡因5～7.5 mg）。注药后保持患侧在上15～20 min。与重比重液相比，使用轻比重局麻药做单侧蛛网膜下隙阻滞有两大优势，一是麻醉和手术体位一致，麻醉后不需要改变患者体位，二是血流动力学更稳定。③ 注意事项：患者体位和局麻药比重是产生单侧蛛网膜下隙阻滞的决定性因素，小剂量、小容量及慢速注药同样关键，注药后侧卧时间超过15 min可能影响开台时间，如仅侧卧10 min，则有37%～100%的患者产生单侧阻滞的效果。

另外,脊柱的位置也影响麻醉平面。从L3～L4间隙注射4 mg重比重布比卡因,一组患者采用头低脚高倾斜位,而另一组保持水平位,倾斜位感觉平面明显高于水平位,且最低段骶神经阻滞不明显,使单侧蛛网膜下隙阻滞具有节段性。

2. 选择性蛛网膜下隙阻滞

利用患者体位(坐位、侧卧位、俯卧位)和局麻药比重对蛛网膜下隙内药物扩散的影响,鞘内注射最小剂量的局麻药,使支配手术区域的感觉神经被阻滞,而其他部位的感觉和运动神经不受影响的方法被称为选择性蛛网膜下隙阻滞。如肛门直肠手术时,患者取坐位,鞘内缓慢注射4～5 mg重比重布比卡因,注药后患者继续保持坐位10 min,即可产生选择性双侧感觉神经阻滞。

(五)围术期常见并发症

日间手术患者需做好并发症预防教育,患者需做出自我评估,在发生椎管内麻醉相关并发症时及时咨询及返回医院就诊。根据2008年我国《椎管内阻滞并发症防治专家共识》,以下列举了部分常见的蛛网膜下隙阻滞并发症。

1. 头痛

头痛是蛛网膜下隙阻滞后最常见的并发症之一,可分为低颅压性和高颅压性头痛。前者因脑脊液外漏引起,后者是化学药物刺激或者感染所致,其中较常见的是低颅压性头痛。典型的低颅压性头痛发生在穿刺后6～12 h内,一般为直立位头痛,平卧后好转,疼痛多为枕部、顶部,偶尔伴有耳鸣、畏光。

(1)发生率 性别、年龄及穿刺针的直径影响头痛的发生率。女性头痛发生率高于男性,发生率与年龄成反比,与穿刺针直径成正比。16 G穿刺针致头痛发生率为18%,而25～26 G穿刺针致头痛发生率仅1%。直入法高于旁入法。穿刺针斜面的方向与脊膜纤维走向关系也影响头痛发生率,斜面方向与脊膜纤维走向平行,对脊膜损伤最小,脑脊液漏出最少,头痛发生率也最低。另外,头痛的发生率与局麻药本身无关,但与添加剂有关,如加入葡萄糖后头痛发生率增高,而加入芬太尼后头痛发生率降低。

(2)主要预防措施 ① 局麻药采用高压蒸汽灭菌,不主张浸泡于乙醇或其他消毒液。② 穿刺部位应剃毛,皮肤消毒液干燥后用灭菌纱布擦净,严格无菌操作。③ 患者采用自然侧卧位,不过度屈背。④ 选择25～27 G笔尖式细穿刺针,如采用针尖呈斜面的腰穿针(Greene或Quinke针)则斜面与脊柱平行。⑤ 麻醉前对患者做必要的解释,切忌暗示腰麻后头痛的可能;手术日输液量不少于2 000 ml;及时纠正低血压。⑥ 麻醉后嘱患者仰卧位,以减少脑脊液外流并保证足够的睡眠。

(3)治疗 一旦发生头痛,可能影响日间手术患者出院时间,或者有再入院风险,可依头痛程度进行治疗。轻微头痛经卧床2～3天即自行消失。中度头痛患者平卧或采用头低位,每日输液2 000～2 500 ml(不用高渗液体),口服咖啡因,或应用适量镇静药及小剂量阿片类镇痛药。严重头痛除上述措施外,可行硬膜外充填疗法。患者取侧卧位,穿刺点选择在硬膜穿破的节段或下一个节段。穿刺针到达硬膜外腔后,将拟充填液体以1 ml/3 s的速度缓慢注入硬膜外腔。注入充填液体时,患者述说腰背部发胀,两耳突然听觉灵敏和突然眼前一亮,均为颅内压恢复过程的正常反应。拔针后可扶患者坐起并摇头,确认头痛症状消失,使患者建立进一步治疗的信心。充填液体的选择:① 无菌自体血 10～20 ml。能获得立即恢复颅内压和解除头痛的效果,与注入中分子量人工胶体的效果相同,但有引起注射部位硬脊膜外腔粘连之虑。自体血充填不建议预防性应用;禁用于凝血疾病和有菌血症风险的发热患者;目前尚无证据证明禁用于艾滋病患者。② 6%中分子量右旋糖酐溶液 15～20 ml。与注入无菌自体血的效果相同,人工胶体在硬膜外腔吸收缓慢,作用维持时间较长。③ 由粗针(如硬膜外腔穿刺针)引起的硬脊膜穿破后的头痛症状多较严重,持续时间长,往往需要进行多次硬膜外腔充填后症状方能逐渐缓解。

2. 尿潴留

蛛网膜下隙阻滞常引起尿潴留,需留置导尿管,延迟患者出院时间。尿潴留由位于腰骶水平支配膀胱的交感神经和副交感神经麻痹所致,也可因应用阿片类药物或患者不习惯卧位排尿所引起。如果膀胱功能失调持续存在,应除外马尾神经损伤的可能性。蛛网膜下隙阻滞采用长效局麻药(如布比卡因)、腰骶神经分布区的手术、输液过多、应用阿片类药等是尿潴留的危险因素。

防治:① 对于围术期未放置导尿管的患者,为预防尿潴留引起的膀胱扩张,尽可能使用能满足手术需要的短效局麻药,并给予最小有效剂量,同时在椎管内阻滞消退前,在可能的范围内控制静脉输液量。② 密切随访如术后6～8 h不能排尿或超声检查排尿后残余尿量大于400 ml的患者,提示有尿潴留发生,需放置导尿管直至椎管内阻滞的作用消失。

3. 背痛

(1)原因 日间手术年轻患者腰麻后背痛发生率较高,其中约有3%患者诉背痛剧烈。一般背痛由穿刺时骨膜损伤、肌肉血肿、韧带损伤及反射性肌肉痉挛导致,截石位手术因肌肉松弛可能导致腰部韧带劳损。蛛网膜下隙阻滞后发生背痛需排除神经损伤的可能。手术后背痛等不适更多见于非麻醉因素,需与以下疾病鉴别:腰椎间盘突出症、椎体小关节脱位、椎管狭窄、脊柱结核和肿瘤。

(2)预防 背痛主要与穿刺时组织损伤有关,应尽量避免反复穿刺。

(3)处理 一般不需要再入院治疗,处理方法包括休息、局部理疗及口服止痛药。如背痛由肌肉痉挛所致,可在痛点行局麻药注射治疗。通常腰麻后背痛较短暂,保守治疗48 h后可缓解。

4. 神经并发症

(1)马尾综合征 是以脊髓圆锥水平以下神经根受损为特征的临床综合征,表现为不同程度的大便失禁及尿道括约肌麻痹、会阴部感觉缺失和下肢运动功能减弱。

病因:①局麻药鞘内的直接神经毒性。②压迫性损伤,如硬膜外腔血肿或脓肿。③操作时损伤。

危险因素:影响局麻药神经毒性最重要的是蛛网膜下隙神经周围的局麻药浓度,其主要因素为:① 给药剂量,是最重要的因素。② 局麻药的浓度。③ 重比重溶液(高渗葡萄糖）、脊麻选择更接近尾端的间隙、注药速度缓慢（采用小孔导管）等，将导致局麻药的分布受限而增加其在尾端的积聚，加重对神经的毒性作用。④ 局麻药的种类，局麻药直接的神经毒性。⑤ 血管收缩剂，肾上腺素本身无脊髓损伤作用，但脊麻药中添加肾上腺素可加重鞘内应用利多卡因和氯普鲁卡因引起的神经损伤。

预防：由于局麻药的神经毒性目前尚无有效的治疗方法，预防显得尤为重要。① 连续脊麻的导管置入蛛网膜下隙的深度不宜超过 4 cm，以免置管向尾部过深。② 采用能够满足手术要求的最小局麻药剂量，严格执行脊麻局麻药最高限量的规定。③ 脊麻中应当选用最低有效局麻药浓度。④ 脊麻中局麻药液葡萄糖的终浓度（1.25%～8%）不得超过8%。

治疗：① 早期可采用大剂量激素、脱水、利尿、营养神经等药物。② 后期可采用高压氧治疗、理疗、针灸、功能锻炼等。③ 局麻药神经毒性引起马尾综合征的患者，肠道尤其是膀胱功能失常较为明显，需要支持疗法以避免继发感染等其他并发症。

（2）短暂性神经综合征（TNS）　症状常发生于脊麻作用消失后24 h内。大多数患者表现为单侧或双侧臀部疼痛，50%～100%的患者并存背痛，少部分患者表现为放射至大腿前部或后部的感觉迟钝。疼痛的性质为锐痛或刺痛、钝痛、痉挛性痛或烧灼痛。通常活动能改善，夜间疼痛加重，给予非甾体抗炎药有效。70%的患者疼痛程度为中重度，症状在术后6 h至4天消除，约90%的患者疼痛可以在1周内自行缓解，疼痛超过2周者少见。体格检查和影像学检查无神经学阳性改变。

目前病因尚不清楚，可能的病因或危险因素如下：① 局麻药的神经毒性，利多卡因脊麻发生率高。② 患者的体位影响，截石位手术发生率高于仰卧位。③ 手术种类，如膝关节镜手术等。④ 穿刺损伤、坐骨神经牵拉引起的神经缺血、小口径笔尖式腰麻针造成局麻药的浓聚等。

预防：尽可能采用最低有效浓度和最低有效剂量的局麻药液。

治疗：① 椎管内阻滞后出现背痛和腰腿痛时，应首先排除椎管内血肿或脓肿、马尾综合征等。② 最有效的治疗药物为非甾体抗炎药。③ 对症治疗，包括热敷、下肢抬高等。④ 如伴随有肌肉痉挛可使用环苯扎林。⑤ 对非甾体抗炎药治疗无效可加用阿片类药物。

5. 恶心呕吐

恶心呕吐是常见的并发症，脊麻中恶心呕吐的发生率高达13%～42%。

（1）发生诱因　① 血压骤降造成脑供血骤减，呕吐中枢兴奋。② 迷走神经功能亢进，胃肠道蠕动增强。③ 手术牵拉内脏。

（2）危险因素　阻滞平面超过T5，低血压，术前应用阿片类药物，有晕动史，年轻女性。

（3）治疗　一旦出现恶心呕吐，立即给予吸氧，嘱患者深呼吸，并将头转向一侧以防误吸，同时应检查是否有阻滞平面过高及血压下降，并采取相应措施，或暂停手术以减少迷走刺激，或施行内脏神经阻滞。若仍不能缓解呕吐，可考虑使用5-HT受体拮抗剂、氟哌利多等药物。高平面（T5以上）阻滞所致的恶心呕吐应用麻黄碱或阿托品有效。

三、硬膜外阻滞

与蛛网膜下隙阻滞相比,硬膜外阻滞镇痛起效慢,感觉阻滞不完全的概率大,因此在日间手术中的应用并不广泛。而它的优点是可以通过放置导管来延长麻醉持续时间,对于长时间或者手术时间不能确定的手术具有一定的优势。

(一) 麻醉前准备和麻醉前用药

日间手术硬膜外阻滞的麻醉前准备与蛛网膜下隙阻滞相似。值得注意的是,硬膜外阻滞局麻药用量较大,为预防局麻药中毒反应,术前1～2 h可给予巴比妥类药物或者苯二氮䓬类药物;对于阻滞平面高、范围广或者迷走神经兴奋性高的患者,应同时加用阿托品,以防心率减慢。

(二) 局麻药的用量及用法

1. 氯普鲁卡因

1996年,不含防腐剂的氯普鲁卡因开始应用于临床。作为一种短效酯类局麻药,氯普鲁卡因是日间手术硬膜外阻滞的标准用药。在日间手术量不断增长的情况下,联合应用氯普鲁卡因和硬膜外导管技术,既可满足外科操作和镇痛的需求,又可使患者迅速恢复。2%的氯普鲁卡因用于不需要肌肉松弛的手术,3%的浓度用于需要肌肉松弛的手术。氯普鲁卡因用于硬膜外阻滞最大的缺点是有引起背痛的风险,此风险与用药剂量相关,单次给药最大剂量不超过25 ml可减少这一并发症的发生。

2. 利多卡因

日间手术硬膜外麻醉常用的局麻药,它的作用时间比氯普鲁卡因长30 min左右,因此单次使用比较适合60～90 min的手术。利多卡因起效快,潜伏期短(5～12 min),穿透弥散力强,阻滞完善,常用1%～2%溶液,成人一次最大用量为400 mg。久用后易出现快速耐药。

3. 其他

日间手术要求患者术后恢复快,因此长效局麻药布比卡因、罗哌卡因及丁卡因等被认为不适合于成年人的硬膜外阻滞。但是在儿童骶管阻滞中,罗哌卡因具有一定的优势,它不会引起尿潴留并有利于术后镇痛,且术后恶心发生率低;一般用药浓度为2 mg/ml,总量0.5～1.5 ml/kg。

(三) 硬膜外阿片类药及其他药物的应用

1. 阿片类药

由于需要长时间的术后监护,一般日间手术硬膜外麻醉并不推荐在局麻药中添加阿片类药物。但是也有作者提出使用阿片类药物(阿芬太尼、芬太尼、舒芬太尼)可加快局麻药起效速度,改善术中以及术后镇痛的效果。一项研究使用0.5 μg/ml舒芬太尼与5 mg/ml利多卡因及肾上腺素混合液施行硬膜外阻滞,起效时间为6 min,且能够满足手术的需要。

2. 肾上腺素

在局麻药中加入小剂量肾上腺素(1∶500 000～1∶200 000,2～5 μg)能够加速起效时间,延长硬膜外麻醉时间,改善阻滞效果,减少局麻药吸收入血。另外,加有肾上腺素的局麻药如误入血管,患者可出现显著的心率增快,借此可帮助判断局麻药误入血管,应立刻进一步处理。

3. 碳酸氢钠

局麻药溶液碳酸化后可以增加局麻药神经内扩散速度,加快局麻药穿透神经干周围结缔组织。临床上,每10 ml 1.5%利多卡因内加入0.5~1 mg碳酸氢钠可以显著缩短麻醉起效时间和加快感觉阻滞扩散速度。

(四) 日间手术的硬膜外阻滞技术

硬膜外阻滞起效过慢限制了其在日间手术中的应用,因此,为加快手术的周转,有些医院在预麻室完成患者的硬膜外阻滞。除了上文提到的添加肾上腺素或者碳酸氢钠来加快阻滞起效时间,还可以通过给局麻药加温到体温温度达到快速起效作用。为了减少低血压及恶心呕吐的风险,预先开放静脉通路,给予适当的晶体或胶体扩容,做好监护,一旦发生低血压可以给予小剂量麻黄碱提升血压。

对于一些肥胖患者行日间手术时,由于困难气道或者鼾症,他们可能不适合全身麻醉,但是行椎管内麻醉也存在硬膜外定位、穿刺困难的问题。近年来,随着超声技术的广泛应用,超声引导下硬膜外穿刺逐渐应用于临床,通过超声可以进行椎间隙定位,测量皮肤至硬膜外腔的距离,判断硬脊膜囊的前后径及硬膜外导管的位置。下面介绍一种旁正中超声引导硬膜外穿刺技术。

(1)患者取侧卧位,双侧膝盖屈曲贴紧胸部,根据手术的需要,初步确定目标椎间隙。在目标椎间隙处扫查,可显示局部邻近的椎间隙,以硬膜外结构显示最为清楚的间隙为穿刺点,获得最佳图像,模拟进针的角度测量皮肤与硬膜外间隙的距离。并用标记笔在穿刺点画上记号,以避免重复上述的定位过程。

(2)采用椎旁正中扫查方法,将探头放置在棘突旁1~1.5 cm,稍微倾斜,让声束透过椎间隙进入椎管。

(3)常规消毒铺巾,右手持探头,探头表面涂薄层耦合剂后覆上一层无菌透明膜,并保证探头与无菌透明膜之间没有空气,以无菌消毒液代替耦合剂涂于皮肤上。

(4)待穿刺椎间隙以1%利多卡因2~3 ml局麻后,持硬膜外穿刺针紧贴超声探头长轴头端从皮肤插入硬膜外间隙,始终把穿刺的硬膜外间隙放在图像的正中,探头与针始终倾斜于同一方向,保持针始终走行于竖脊肌内,研究认为该角度为最佳角度。

(5)在声束引导下,穿刺针进入组织,直至黄韧带。当针尖抵达黄韧带,接上内装有生理盐水的玻璃注射器。

(6)继续进针,可见针影进入硬膜外腔的实时图像,同时感觉到突破感,并注入少量生理盐水。

(7)退出穿刺针芯,置入硬膜外导管。同时观察导管置入硬膜外间隙的超声实时动态图像,硬膜外置管的直接征象是可见双等号管状的强回声。

(8)通过硬膜外导管将生理盐水2~3 ml注入硬膜外间隙,回抽无血后可以注药。

现在大多数研究认为旁正中切面是脊柱介入的最佳路径。但是,有学者运用横切法采用正中入路在产妇椎管内麻醉的研究中获得成功。可见其他切面的超声引导也有一定的临床价值。

（五）骶管阻滞

骶管阻滞适用于成人肛门、直肠和会阴部位手术，婴幼儿下腹部、泌尿外科手术。它的阻滞范围较局限，对心脑血管影响较小，适合短小手术。然而，骶管阻滞在一定程度上有增加术后尿潴留的风险，尤其是应用长效局麻药的情况下，对于老年人、产妇、行肛门会阴部手术的患者，尿潴留发生率更高，限制了骶管阻滞在成年人日间手术中的应用。一项针对妇科门诊小手术的研究认为，单次给予1.5%利多卡因20 ml行骶管阻滞可以满足手术要求并不延迟出院时间，可以作为妇科短小检查和日间手术的一个麻醉方式。然而，相对于静脉全身麻醉，这一方式并没有明显的优势。骶管麻醉在日间手术中的应用更多是为小儿和婴幼儿提供术后镇痛，为了使患儿配合，通常需要复合全身麻醉或者镇静。在小儿，将局麻药0.5 ml/kg注入骶管通常即可产生满意的骶神经阻滞效果；达到低位胸段阻滞所需的局麻药用量为0.75～1 ml/kg，中胸段阻滞所需的用药量为1.25 ml/kg。

（六）围术期常见并发症

根据2008年我国《椎管内阻滞并发症防治专家共识》，以下列举了部分重要的硬膜外阻滞并发症。

1. 心血管系统并发症

最常见的心血管并发症是低血压和心动过缓。严重的低血压和心动过缓会导致心搏骤停，是椎管内阻滞的严重并发症。

（1）危险因素　①阻滞平面过广。②低血容量。③心血管代偿功能不足、心动过缓、高体重指数、老年。④术前应用抗高血压药物或丙嗪类药物。⑤突然的体位变动可发生严重低血压、心动过缓，甚至心搏骤停。⑥椎管内阻滞与全身麻醉联合应用。

（2）引起心动过缓的危险因素　①阻滞平面过广。②应用β受体阻滞剂。③原有心动过缓或传导阻滞。

（3）引起心搏骤停的危险因素　①脊麻心搏骤停发生率高于硬膜外腔阻滞。②进行性心动过缓。③老年患者。④髋关节手术。

（4）预防　①避免阻滞平面过广、纠正低血容量、抬高双下肢。②椎管内阻滞前必须建立通畅的静脉通路，输入适量液体。

（5）治疗　①一般治疗措施，包括吸氧、抬高双下肢、加快输液等。②中度到重度或迅速进展的低血压，静注麻黄碱。③严重的心动过缓，静注阿托品。④严重低血压和心动过缓，静注阿托品和麻黄碱，如无反应立即静注小剂量肾上腺素（5～10 μg）；一旦发生心搏骤停立即施行心肺复苏。

2. 局麻药的全身毒性反应

主要表现为中枢神经系统和心血管系统毒性，是由于局麻药误入血管、给药量过多导致药物的血液浓度过高及作用部位的加速吸收等因素引起。

（1）临床表现　①中枢神经系统毒性表现为初期的兴奋相和终末的抑制相，开始表现为患者不安、焦虑、感觉异常、耳鸣和口周麻木,继而出现面肌痉挛和全身抽搐,最终发展为严重的中枢神经系统抑制、昏迷和呼吸心跳停止。② 心血管系统最初表现为中枢神经系统兴奋而间接引起的心动过速和高血压,晚期则由局麻药的直接作用而引起心律失常、低血压和心肌收缩功能抑制。

（2）危险因素　小儿及老年人、心脏功能减低、肝脏疾病、妊娠、注射部位血管丰富。

（3）预防　① 为使局麻药全身毒性反应的风险降到最低,麻醉医师应严格遵守临床常规。② 麻醉前给予苯二氮䓬类或巴比妥类药物可以降低惊厥的发生率。③ 密切监护以利于早期发现局麻药中毒的症状和体征。④ 注射局麻药前回吸、小剂量分次给药、先注入试验剂量、采用局麻药的最低有效浓度及最低有效剂量。⑤ 在无禁忌证情况下,局麻药中添加肾上腺素（5 μg/ml）有助于判定是否误入血管,并减少注射部位局麻药的吸收。

（4）治疗　① 轻微的反应可自行缓解或消除。② 如出现惊厥,则重点是采用支持手段保证患者的安全,保持气道通畅和吸氧。③ 如果惊厥持续存在可静脉给予抗惊厥的药物：硫喷妥钠2 mg/kg,或咪达唑仑 0.05～0.1 mg/kg,或丙泊酚0.5～1.5 mg/kg,必要时进行气管内插管。④ 如果局麻药毒性反应引起心血管抑制,低血压的处理可采用静脉输液和血管收缩药：去氧肾上腺素0.5～5 μg/（kg·min）或去甲肾上腺素0.02～0.2 μg/（kg·min）静脉输注。⑤ 如果出现心力衰竭,需静脉单次注射肾上腺素1～15 μg/kg；如果发生心搏骤停,则立即进行心肺复苏。

3. 椎管内血肿

椎管内血肿是一种罕见但后果严重的并发症。临床表现为12 min内出现严重背痛,短时间后出现肌无力及括约肌功能障碍,最后发展到完全性截瘫。如感觉阻滞平面恢复正常后又重新出现或出现更高的感觉阻滞平面,则应警惕椎管内血肿的发生。对于日间手术的患者,应该要对其进行健康宣教并及时随访,以便及时发现严重并发症,避免不良预后。

（1）血肿的形成因素　① 椎管内阻滞穿刺针或导管对血管的损伤。② 椎管内肿瘤或血管畸形、椎管内自发性出血。大多数自发性出血发生于抗凝或溶栓治疗后,尤其后者最为危险。

（2）危险因素　① 患者因素：高龄、女性、并存有脊柱病变或出凝血功能异常。② 麻醉因素：采用较粗穿刺针或导管,穿刺或置管时损伤血管致出血,连续椎管内阻滞导管的置入及拔除。③ 治疗因素：围术期抗凝和溶栓治疗。

（3）预防　① 穿刺及置管时操作轻柔,避免反复穿刺。② 对有凝血障碍及接受抗凝治疗的患者尽量避免椎管内阻滞。

（4）诊断及治疗　① 新发生的或持续进展的背痛、感觉或运动缺失、大小便失禁。② 尽可能快速进行影像学检查,最好为磁共振成像,同时尽可能快速地请神经外科医师会诊以决定是否需要行急诊椎板切除减压术。③ 椎管内血肿治疗的关键在于及时发现和迅速果断处理,避免发生脊髓不可逆性损害,脊髓压迫超过8 h则预后不佳。

5. 感染

椎管内阻滞的感染并发症包括穿刺部位的浅表感染和深部组织的严重感染。前者表现为局部组织红肿或脓肿,常伴有全身发热。后者包括蛛网膜炎、脑膜炎和硬膜外脓肿。细菌性脑膜炎多表现为发热、脑膜刺激症状、严重的头痛和不同程度的意识障碍,潜伏期约为40 h。其确诊依靠腰穿脑脊液化验结果和影像学检查。

(1)危险因素 ① 潜在的脓毒症、菌血症、糖尿病。② 穿刺部位的局部感染和长时间导管留置。③ 激素治疗、免疫抑制状态(如艾滋病、癌症化疗、器官移植、慢性消耗状态、慢性酒精中毒、静脉药物滥用等)。

(2)预防 ① 麻醉的整个过程应严格遵循无菌操作程序,建议使用一次性椎管内阻滞材料。② 理论上任何可能发生菌血症的患者都有发生椎管内感染的风险,是否施行椎管内阻滞取决于对每个患者个体化的利弊分析。③ 除特殊情况,对未经治疗的全身性感染患者不建议采用椎管内阻滞。④ 对于有全身性感染的患者,如已经过适当的抗生素治疗,且表现出治疗效果(如发热减轻),可以施行脊麻,但对这类患者是否可以留置硬膜外腔导管或鞘内导管仍存在争议。⑤ 对在椎管穿刺后可能存在轻微短暂菌血症风险的患者(如泌尿外科手术等),可施行脊麻。⑥ 硬膜外腔注射类固醇激素以及并存潜在的可引起免疫抑制的疾病,理论上会增加感染的风险,但HIV感染并不作为椎管内阻滞的禁忌。

(3)治疗 ① 中枢神经系统感染早期诊断和治疗是至关重要的,即使是数小时的延误也将明显影响神经功能的预后。② 浅表感染经过治疗很少引起神经功能障碍,其治疗需行外科引流和静脉应用抗生素。③ 硬膜外腔脓肿伴有脊髓压迫症状,需早期外科处理以获得满意的预后。

6. 神经机械性损伤

(1)病因 ① 穿刺针或导管的直接机械损伤,包括脊髓损伤、脊髓神经损伤、脊髓血管损伤。② 间接机械损伤,包括硬膜内占位损伤和硬膜外腔占位性损伤(如硬膜外腔血肿、硬膜外腔脓肿、硬膜外腔脂肪过多症、硬膜外腔肿瘤、椎管狭窄等)。

(2)临床表现及诊断 对于椎管内阻滞后发生的神经损伤,迅速地诊断和治疗至关重要。① 穿刺时的感觉异常和注射局麻药时出现疼痛提示神经损伤的可能。② 临床上出现超出预期时间和范围的运动阻滞、运动或感觉阻滞的再现,应立即怀疑是否有神经损伤的发生。③ 进展性的神经症状,如伴有背痛或发热,则高度可疑硬膜外腔血肿或脓肿,应尽快行影像学检查以明确诊断。④ 影像学检查有利于判定神经损伤发生的位置,肌电图检查有利于神经损伤的定位。由于去神经电位出现于神经损伤后2周,如果在麻醉后不久便检出该电位则说明麻醉前就并存有神经损伤。

(3)危险因素 尽管大多数的神经机械性损伤是无法预测的,但仍有一些可以避免的危险因素:① 肥胖患者,需准确定位椎间隙。② 伴后背痛的癌症患者,90%以上有脊椎转移。③ 全身麻醉或深度镇静下穿刺。

(4)预防 神经损伤多无法预知,故不可能完全避免。以下方法可能会减少其风险:① 对凝血异常的患者避免应用椎管内阻滞。② 严格无菌操作、仔细确定椎间隙、细心实施操作。③ 实施操作时保持患者清醒或轻度镇静。④ 对已知合并有硬膜外肿瘤、椎管狭窄或下肢神经病变的患者尽可能避免应用椎管内阻滞。⑤ 穿刺或置管时如伴有明显的疼痛,应立即撤回穿刺针或拔出导管,建议放弃椎管内阻滞,改行其他麻醉方法。

（5）治疗　出现神经机械性损伤应立即静脉给予大剂量的类固醇激素(氢化可的松300 mg/d,连续3天),严重损伤者可立即静脉给予甲泼尼龙30 mg/kg,45 min后静注5.4 mg/(kg·h)至24 h,同时给予神经营养药物。有神经占位性损伤应立即请神经外科医师会诊。

四、蛛网膜下隙-硬膜外联合阻滞（简称腰-硬联合阻滞）

与单纯的蛛网膜下隙阻滞或者硬膜外阻滞相比,腰-硬联合阻滞既有腰麻起效快、效果确切的优势,又有连续硬膜外麻醉的灵活性,适用于下腹部及下肢手术。它的另外一个优点是可以在椎管内先使用小剂量麻醉药物,必要时通过硬膜外导管给药扩大阻滞范围。当手术时间不可预估,又希望能做到起效快、阻滞完全时,联合阻滞是一项不错的选择。但是,它的操作相对复杂,操作时间可能延长,并且其并发症兼有两种麻醉方式的并发症。因此,日间手术是否采取这种方式需结合手术需要和麻醉医师的熟练程度来评估。

第二节　日间手术椎管内麻醉术后康复与出院标准

一、日间手术术后康复与出院一般标准

日间中心要有明确的术后康复与出院标准,作为所有人员必须遵守的书面规章制度之一。一般认为日间手术患者需由麻醉医师和手术医师共同评估,达到下列标准方可出院。

（一）麻醉后离院评分标准

首先应按麻醉后离院评分标准(postanesthesia discharge score, PADS)判定患者能否离院,总分10分,评分≥9分方可离院(表18-4)。

表18-4　麻醉后离院评分标准(PADS)

离 院 标 准	评分（分）
生命体征	
波动在术前值的20%以内	2
波动在术前值的20%～40%	1
波动大于术前值的40%	0
活动状态	
步态平稳而不感头晕,或达术前水平	2
需要搀扶才可行走	1
完全不能行走	0

（续表）

离 院 标 准	评分（分）
恶心呕吐	
轻度：不需治疗	2
中度：药物治疗有效	1
重度：治疗无效	0
疼痛	
VAS 0～3分，离院前疼痛轻微或无疼痛	2
VAS 4～6分，中度疼痛	1
VAS 7～10分，重度疼痛	0
手术部位出血	
轻度：不需换药	2
中度：最多换2次药，无继续出血	1
重度：需换药3次以上，持续出血	0

注：总分10分，评分≥9分方可出院

（二）生命体征稳定（至少1 h以上）

（1）对时间、地点、人物具有定向、分辨能力，镇静程度以Ramsay镇静分级Ⅰ～Ⅱ级（表18-5）、镇静反应程度（levels of sedation, LOS）0级（表18-6）或警觉/镇静（OAA/S）评分5分为宜（表18-7）。

（2）出血或伤口渗出轻微。

（3）充分控制疼痛，备有口服镇痛药物；了解如何口服镇痛药物，并有相关书面宣教材料。

（4）已经能够口服流质。恶心呕吐分度见图18-1，总分10分。

（5）告知患者术后回家期间注意事项，有书面的或口头出院指导，包括在术后24 h内可能出现症状的详细情况，碰到紧急情况时该如何应对，何时随访、什么时候重返工作及拆线的时间等，建议至少术后24 h内不要自己驾车。

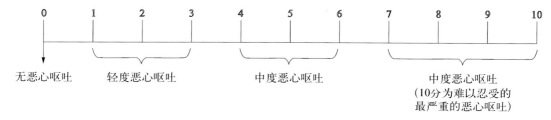

图18-1　恶心呕吐分度

（6）给患者提供日间手术中心联系电话以备急需。

（7）患者必须有能负责任的成年人护送回家，24 h内有人陪护，并有确切的联系电话。

表18-5　Ramsay镇静分级标准

分　级	评　估　依　据
Ⅰ级	患者焦虑和（或）躁动不安
Ⅱ级	患者安静合作，定向准确
Ⅲ级	患者仅对指令有反应
Ⅳ级	患者入睡，轻叩眉间或对声光刺激反应灵敏
Ⅴ级	患者入睡，轻叩眉间或对声光刺激反应迟钝
Ⅵ级	患者深睡或麻醉状态

表18-6　镇静反应程度（LOS）分级

分　级	评　估　依　据
0级	清醒
1级	轻度镇静，容易唤醒
1S级	正常入睡状态，容易唤醒
2级	中度镇静，不易唤醒，或谈话时昏昏欲睡
3级	难以唤醒

表18-7　警觉/镇静（OAA/S）评分标准

评　分	反应性	语　言	面部表情	眼　睛
5分	对正常语调呼名的应答反应正常	正常	正常	无眼睑下垂
4分	对正常语调呼名的应答反应迟钝	稍减慢或含糊	稍微放松	凝视或眼睑下垂
3分	仅对反复大声呼名有应答反应	不清或明显变慢	明显放松	凝视或眼睑明显下垂
2分	对反复大声呼名无应答反应，对轻拍身体有应答反应	吐字不清		
1分	对拍身体无应答反应，对伤害性刺激有应答反应			

二、日间手术椎管内麻醉术后康复与出院标准

对于接受椎管内麻醉的日间手术患者，离院前必须确保感觉、运动和交感神经阻滞已经完全消退，下肢的感觉、运动功能、本体觉和反射以及排便排尿功能恢复正常。判断的标准为肛周感觉、跖反射和大踇趾本体感觉均恢复，改良Bromage分级0级（表18-5），若患者达

不到离院标准,可考虑转入普通住院病房。对患者的排尿功能应给予重视,因为尿潴留是引起患者术后不适的主要原因之一,通常由于椎管内麻醉后排尿反射受抑制而发生。此外,手术切口疼痛也可引起膀胱或尿道括约肌反射性痉挛,从而引起尿潴留。在老年患者、某些特定手术或布比卡因剂量大于 7 mg 的患者中容易发生尿潴留,腹股沟疝手术后尿潴留的风险尤高。日间手术后不能排尿患者的管理流程见图18-2。

表 18-8　改良 Bromage 分级

评 估 上 肢	评 估 下 肢
0——无运动神经阻滞	0——无运动神经阻滞
1——感上肢沉重	1——不能抬腿
2——不能抬肩但能屈肘	2——不能弯曲膝部
3——不能屈肘	3——不能弯曲踝关节
4——不能屈腕	
5——不能活动手指	

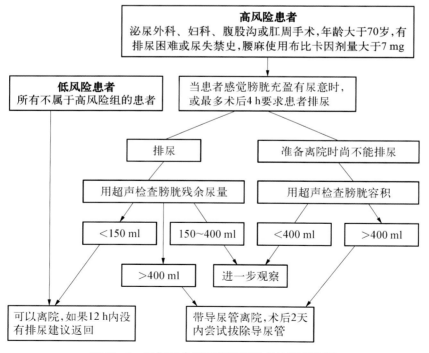

图 18-2　日间手术后不能排尿患者的管理流程

(欧阳文　阎雪彬)

---------------------------------- 参 考 文 献 ----------------------------------

[1] 米勒. 米勒麻醉学: 第8版[M]. 邓小明, 曾因明, 等译. 北京: 北京大学医学出版社, 2016.

[2] 马洪升. 日间手术[M]. 北京: 人民卫生出版社, 2016.

[3] 吴新民, 王俊科, 庄心良, 等. 椎管内阻滞并发症防治专家共识[J]. 中国继续医学教育, 2011, 10: 141-148.

[4] 谭冠先, 郭曲练, 黄文起. 椎管内麻醉学[M]. 北京: 人民卫生出版社, 2011.

[5] 喻玲, 何建华, 顾连兵, 等. 旁正中超声实时引导在腰段硬膜外穿刺中的应用[J]. 中华医学超声杂志, 2011, 8(3): 73-76.

[6] 中华医学会麻醉学分会. 日间手术麻醉专家共识[J]. 临床麻醉学杂志, 2016, 32(10): 1017-1022.

[7] Korhonen A M. Use of spinal anaesthesia in day surgery[J]. Curr Opin Anaesthesiol, 2006, 19: 612-616.

[8] Förster J G, Rosenberg P H. Revival of old local anesthetics for spinal anesthesia in ambulatory surgery[J]. Curr Opin Anaesthesiol, 2011 Dec, 24(6): 633-637.

[9] Goldblum E, Atchabahian A. The use of 2-chloroprocaine for spinal anaesthesia[J]. Acta Anaesthesiol Scand, 2013, 67: 545-552.

[10] Hejtmanek M R, Pollock J E. Chloroprocaine for spinal anesthesia: a retrospective analysis[J]. Acta Anaesthesiol Scand, 2011, 55: 267-272.

[11] Wulf H, Hampl K, Steinfeldt T. Speed spinal anesthesia revisited: new drugs and their clinical effects [J]. Curr Opin Anaesthesiol, 2013, 26(5): 613-620.

[12] Johan R. Epidural blocks for day surgery[J]. Techniques in Regional Anesthesia and Pain Management, 2000, 4(1): 10-12.

[13] Mulroy M F, Salinas F V. Neuraxial techniques for ambulatory anesthesia[J]. Int Anesthesiol Clin, 2005, 43(3): 129-141.

[14] Miller R D, et al. Miller's Anesthesia. 8th ed[M]. Saunders, 2016: 2363-2391.

[15] Wong S Y, Li J Y, Chen C, et al. Caudal epidural block for minor gynecologic procedures in outpatient surgery[J]. Chang Gung Med J, 2004, 27 (2): 116-120.

[16] Terese T, Horlocker, Denise J, et al. Regional anesthesia in the patient receiving antithrombotic or thrombolytic therapy; American Society of Regional Anesthesia and Pain Medicine Evidence-Based Guidelines (Third Edition)[J]. Regional Anesthesia and Pain Medicine, 2010, 35(1): 64-101.

第十九章
日间手术的全身麻醉和气道管理

日间手术麻醉的目标是快速安全地为实施治疗、检查、操作等创造满意的条件，确保快速和可预期的恢复，避免术后并发症，大大节约医疗成本。要达到上述要求，必须合理选用麻醉药，严密术中监测，调控麻醉深度，加强气道管理，维持呼吸和循环稳定，有利于日间手术患者术毕快速苏醒，并能在24 h内安全离院。

第一节　全　身　麻　醉

全身麻醉是目前日间手术最常用的麻醉方法之一。全身麻醉的方案取决于麻醉医师的临床经验、设备条件及患者的综合状况。日间手术麻醉管理与住院手术麻醉无明显不同。理想的日间手术麻醉亦应具备以下特点：麻醉过程平稳迅速；术后恢复快而完全，醒后无意识障碍；无麻醉后并发症，如延迟性呼吸抑制及恶心、呕吐、尿潴留等；术后镇痛良好，基本可耐受。在麻醉药物的选择上，一般遵循快速起效、快速代谢、可控性强的原则。全身麻醉包括麻醉诱导、麻醉维持和麻醉苏醒三个阶段。

一、麻醉诱导

无论是静脉麻醉或吸入麻醉，均在全麻药进入中枢并达到一定的浓度或分压发挥抑制作用时，才能进行手术操作，患者从清醒状态转为麻醉状态需有一定的时间，往往需要数分钟至十几分钟。麻醉诱导前必须充分评估患者，预防可能遇到的意外，保持气道通畅，防止反流误吸及减轻气管插管时的心血管反应等。目前临床上很少单一用药，多采用复合麻醉诱导，包括吸入诱导、静脉诱导或静吸复合诱导。

（一）**静脉诱导**

静脉诱导是全麻诱导最常用的方法之一。联合使用镇静、镇痛静脉麻醉药和（或）肌松药，达到合适的麻醉深度，静脉诱导能较快完成麻醉诱导。

（二）**吸入诱导**

通过面罩吸入挥发性麻醉药或氧化亚氮，达到意识消失，完成麻醉诱导。诱导过程可以保留自主呼吸。多用于小儿麻醉。目前临床上吸入麻醉诱导常选用麻醉效能强、血气分配系数低、无刺激性气味的七氟烷。地氟烷尽管血气分配系数低，诱导和苏醒更快，但因对气道强烈刺激性而不适用于吸入麻醉诱导。异氟烷血气分配系数相对高和对气道刺激性强不适合做吸入诱导。氧化亚氮麻醉效能低，只能作为辅助麻醉诱导。小儿吸入麻醉诱导方法主要有三种，即潮气量法、肺活量法和浓度递增诱导法。潮气量法和肺活量法为了加快诱导速度，都需要事先用高浓度七氟烷预充呼吸回路。

1. 潮气量法

适合于所有年龄的小儿，尤其适用于不合作的婴幼儿。① 七氟烷的蒸发器调至6%～8%（新生儿2%～3%），新鲜气流量3～6 L/min，预充回路后，将回路输出口连接合适的面罩（下至颏部上达鼻梁），盖于患儿口鼻处。② 患儿通过密闭面罩平静呼吸。不合作患儿注意固定头部。③ 患儿意识消失后，将七氟烷的蒸发器调至3%～4%（新生儿2%），以便维持自主呼吸，必要时辅助呼吸。适当降低新鲜气流至1～2 L/min，避免麻醉过深和减少麻醉药浪费和污染。④ 调整逸气阀，避免呼吸囊过度充盈。⑤ 建立静脉通路，辅助其他镇静镇痛药和（或）肌松药完成喉罩放置或气管插管。

2. 肺活量法

适合于合作的患儿。① 麻醉诱导前训练患儿深呼气、深吸气、屏气和呼气。② 七氟烷的蒸发器调至6%～8%（新生儿用2%～3%），新鲜气流量3～6 L/min，预充回路。③ 让患儿用力呼出肺内残余气体后，将面罩盖于患儿口鼻处并密闭之，嘱咐其用力吸气并屏气，当患儿最大程度屏气后再呼气，直至患儿意识消失。否则，令患儿再深吸气、屏气和呼气，绝大多数患儿在两次呼吸循环后意识消失。④ 患儿意识消失后，将七氟烷的蒸发器浓度调至3%～4%（新生儿调至2%），新鲜气流调整至1～2 L/min。维持自主呼吸，必要时辅助呼吸。⑤ 建立静脉通路，辅助其他镇静镇痛药和（或）肌松药完成喉罩安放或者气管插管。

3. 浓度递增诱导法

适用于合作的小儿及危重患儿。① 麻醉机手动模式，逸气阀于开放位，新鲜气流3～6 L/min。② 开启七氟烷蒸发器，起始刻度为0.5%，患儿每呼吸3次后增加吸入浓度0.5%（如希望加快速度每次可增加1%～1.5%），直至达6%。③ 如果在递增法诱导期间患儿躁动明显，可立即将吸入浓度提高到6%～8%，新鲜气流量增至5～6 L/min（改为潮气量法）。④ 患儿意识消失后，立即将七氟烷的蒸发器调至3%～4%，新鲜气流调整至1～2 L/min。维持自主呼吸，必要时辅助呼吸。⑤ 建立静脉通路，辅助其他镇静镇痛药和（或）肌松药完成喉罩安放或气管插管。

小儿吸入诱导常用辅助方法：① 对于1～3岁的幼儿，诱导期通过面罩连接的呼吸囊练习吹皮球可减少幼儿对面罩的恐惧感。使用芳香面罩或在面罩上涂上香精增加对面罩的接受度。② 如患儿不愿意躺在手术床上，麻醉医师怀抱患儿进行吸入诱导。③ 如诱导前患儿已经处于睡眠状态，一般不直接采用高浓度七氟烷吸入，将面罩接近患儿口鼻处，吸入氧化亚氮＋氧气，再轻轻地扣上面罩。吸氧化亚氮约1～2 min后开始复合吸入七氟烷。④ 静吸复合诱导：对于不合作的患者或恐惧开放静脉的患者，可先行吸入诱导，待意识消失后，再开放静脉，给予其他药物，完成麻醉诱导。

小儿吸入诱导注意事项：① 操作者扣面罩和托下颌动作要轻柔，用力托下颌会增加患儿躁动。② 诱导期间辅以50%～70%氧化亚氮，可加速麻醉诱导。预先让患儿吸入氧化亚氮与氧气混合气，待患儿安静后再慢慢加入七氟烷。③ 吸入麻醉诱导期间如出现明显三凹征，多为上呼吸道梗阻，双手托下颌，改善不明显时可置入口咽通气道；必要时减浅麻醉（关闭蒸发器，排空呼吸囊，增加新鲜气流），仔细询问病史，重新制订麻醉方案。

（三）静吸复合诱导

吸入诱导后开放静脉，追加静脉麻醉药、镇痛剂、肌松剂等达到合适的麻醉深度后完成麻醉诱导。

二、麻醉维持

麻醉诱导后，脑、血液和（或）肺泡内麻醉药多已平衡，根据患者和手术类型，采用不同的麻醉方法维持合适的麻醉深度，保证手术顺利进行。麻醉维持应与麻醉诱导密切衔接，做好呼吸管理，调整麻醉深度。

复合麻醉是几种麻醉药或麻醉方法，先后或同时并用以达到满意的手术条件，从而减少每一种麻醉药的剂量及不良反应。目前日间手术常采用单独或复合麻醉方法，归纳起来包括全凭静脉复合麻醉、吸入复合麻醉、静吸复合麻醉。

（一）全凭静脉麻醉维持

全身麻醉过程中，采用静脉麻醉药及静脉辅助用药来满足手术操作。不同静脉麻醉药合用可产生显著的协同作用。

（1）丙泊酚静脉麻醉，多用于短小的无痛人流术、内镜检查、拔牙等。

（2）氯胺酮静脉麻醉，用于小儿外科表浅部位的手术和眼科短小手术。

（3）丙泊酚＋阿片类药，静脉复合麻醉或靶控输注复合静脉麻醉。根据手术类型和手术进展，合理调整用药剂量，达到满意的麻醉深度。

（4）静脉麻醉药联合其他镇痛、镇静药、肌松药，满足手术麻醉需要。

（二）吸入复合麻醉维持

挥发性吸入麻醉药（异氟烷、七氟烷或地氟烷）单独或复合氧化亚氮吸入，可以满足各类日间手术需要。

（三）静吸复合麻醉维持

静脉麻醉与吸入麻醉先后或同时并用，能充分发挥各自优点，互补不足。复合麻醉多用几种麻醉药或辅助用药，严重影响麻醉分期的征象，既不能依赖呼吸征象，也不能依赖各种反射征象。因此，需要熟悉各种用药对全麻四要素的影响及其相互作用，又要熟悉各药单独麻醉时的典型体征，才能在复合麻醉时综合判断麻醉深浅。

三、麻醉苏醒

为保证手术顺利进行，术毕又能迅速苏醒，手术将结束时，应逐渐降低吸入药浓度或减少静脉麻醉药的输注剂量，以使患者重要器官的自主调节能力迅速恢复。对于肌松药和镇静药的残余作用,可以使用各自相对应的拮抗剂。

四、日间手术常用全身麻醉药

随着中短效静脉麻醉药、吸入麻醉药、肌松药和镇痛药的发展,日间手术越来越安全、高效。麻醉药物总的选择原则:起效迅速、消除快、作用时间短,镇痛镇静效果好,心肺功能影响轻微,无明显不良反应和不适感。如丙泊酚、依托咪酯、瑞芬太尼、七氟烷和地氟烷等。理想的日间手术全身麻醉用药应具有的特点是:① 诱导平稳、迅速且无刺激。② 麻醉深浅易控制和调节。③ 苏醒快速且完全。④ 术后无恶心呕吐等并发症。

(一) 静脉麻醉药

1. 丙泊酚

适用于短小手术与特殊检查麻醉及部位麻醉的辅助用药。

(1) 用法　① 短小手术麻醉先单次静注丙泊酚 2～4 mg/kg,随后 4～9 mg/(kg·h)静脉维持,剂量和速度根据患者反应确定,常需辅以麻醉性镇痛药。② 椎管内麻醉辅助镇静,一般用丙泊酚 0.5 mg/kg 负荷,然后以 0.5 mg/(kg·h)持续输注,当输注速度超过 2 mg/(kg·h)时,可使患者记忆消失;靶控输注浓度从 1～1.5 μg/ml 开始以 0.5 μg/ml 增减调节。

(2) 注意事项及意外处理　① 剂量依赖性呼吸和循环功能抑制,与注药速度有关,剂量超过 2 mg/kg 出现呼吸暂停高达 83%。② 注射痛发生率高,达 33%～50%。给丙泊酚前先静注利多卡因 20 mg 可基本消除。③ 偶见诱导过程中癫痫样抽动。④ 罕见小便颜色变化。⑤ 丙泊酚几乎无镇痛作用,椎管内麻醉辅助镇静时应保证镇痛效果良好,否则患者可能因镇痛不全而躁动不安。⑥ 对呼吸抑制明显。

2. 氯胺酮

适用于简短手术或诊断性检查、基础麻醉、辅助麻醉。

(1) 用法　① 缓慢静注 2 mg/kg,可维持麻醉效果 5～15 min,追加剂量为首剂 1/2 至全量,可重复 2～3 次,总量不超过 6 mg/kg。② 靶控输注时浓度从 2 μg/ml 开始,以 0.25 μg/ml 增减调节。③ 小儿基础麻醉 4～6 mg/kg 臀肌内注射,1～5 min 起效,持续 15～30 min,追加量为首剂量的 1/2 左右。④ 弥补神经阻滞和硬膜外阻滞作用不全,0.2～0.5 mg/kg 静注。

(2) 注意事项及意外处理　① 呼吸抑制与注药速度过快有关,常为一过性,托颌提颏、面罩吸氧即可恢复。② 肌肉不自主运动一般无须治疗,如有抽动,可静注咪达唑仑治疗。③ 唾液分泌物刺激咽喉部有时可引发喉痉挛,严重者面罩给氧或气管插管,术前应常规使用足量阿托品。④ 血压增高、心率加快对高血压、冠心病等患者可能造成心脑血管意外。⑤ 停药 10 min 初醒,30～60 min 完全清醒,苏醒期延长与用药量过大、体内蓄积有关。⑥ 精神症状多见于青少年患者,一般持续 5～30 min,表现为幻觉、谵妄、兴奋、躁动或定向障碍等,静注咪达唑仑可缓解,预先使用咪达唑仑可预防精神症状的发生。

3. 依托咪酯

适用于短小手术、特殊检查、内镜检查及心脏电复律等。

(1) 用法　单次静注 0.2～0.4 mg/kg,注射时间 15～60 s,年老、体弱和危重患者酌减。

（2）注意事项及意外处理　①注射痛和局部静脉炎，预注芬太尼或利多卡因可减少疼痛。②肌震颤或肌阵挛，与药物总量和速度太快有关，静注小量氟哌利多或芬太尼可减少发生率。③防治术后恶心、呕吐。

（二）吸入麻醉药

1. 七氟烷

血气分配系数0.66，具有诱导迅速、平稳、作用强、容易调节麻醉深度、苏醒快的特点，被广泛用于吸入诱导及麻醉维持。无气道刺激性，气味比异氟烷好，易为患儿接受，可以进行平稳的吸入诱导，尤其适用于小儿麻醉。吸入诱导时浓度即使达8%，发生屏气、咳嗽、喉痉挛以及氧饱和度降低的概率也比较低，目前是小儿麻醉吸入诱导的首选药。镇痛效果好，心血管抑制小，术中易于维持血流动力学稳定，在老年患者，七氟烷诱导比丙泊酚诱导血流动力学更加平稳。不良反应少，且无须提前进行静脉穿刺注射，易于为患者接受，目前是临床应用最广泛的吸入麻醉药。七氟烷的术后苏醒较丙泊酚快，接受七氟烷麻醉的患者有77%可实现"快通道苏醒"，而丙泊酚仅有44%，而定向力恢复则两者接近。但患者苏醒期疼痛评分明显升高，苏醒期躁动的发生率高，需要早期联合使用其他镇痛药。

2. 地氟烷

为短效吸入麻醉药，地氟烷血气分配系数仅0.42，诱导及苏醒迅速，也适合日间手术麻醉。但地氟烷对呼吸道有刺激性，单独诱导可发生呛咳、屏气、分泌物增加及喉痉挛。脂溶性低，麻醉效能低，最小肺泡浓度（MAC）高。苏醒期疼痛和躁动应用镇痛药预防。

3. 氧化亚氮

能够减少吸入麻醉药的用量，恢复更迅速，成本更低。但在日间手术中应用是否增加PONV的发生风险仍存在争议。

（三）阿片类药

临床常用的阿片类药包括芬太尼、舒芬太尼、瑞芬太尼等。其中瑞芬太尼是超短效的阿片类镇痛药，适用于日间手术麻醉，能更好地抑制手术刺激产生的反应，有效抑制喉镜和气管内插管所致的血流动力学反应，术毕消除迅速。缺点：呼吸抑制，肌张力增高和心动过缓。术后疼痛的发生时间也相对较早，因此应根据手术联合使用其他长效镇痛药物。常用负荷剂量0.5～1 ug/kg，维持0.2～0.5 ug/（kg·min）。

（四）肌松药及其拮抗药

详见第十三章。

（五）镇静、镇痛药拮抗剂

1. 纳洛酮

是目前用于临床麻醉的纯阿片受体拮抗剂，能竞争性的拮抗所有阿片受体。静脉注射20～40 μg（最大400 μg），连续输注0.5～1.0 μg/（kg·h），不良反应有恶心呕吐、血压升高、肺水肿甚至心律失常。仅在阿片类药过量时使用（详见第十四章）。

2. 氟马西尼

能够迅速逆转苯二氮䓬类药物的中枢作用，具有高度特异性，剂量0.1～0.2 mg，不超过

0.5 mg。不良反应为头晕（2%～13%）和恶心（2%～12%），使用后可能有再镇静现象。

第二节　气道管理

麻醉和手术过程对患者呼吸功能的影响显著，麻醉对呼吸中枢的抑制，肌松药引起不同程度的呼吸肌麻痹，气道部分或完全梗阻，都可造成严重缺氧或通气不足，如不能及时正确处理，可急剧恶化，甚至危及生命。因此，麻醉期间正确的呼吸管理具有重要的临床意义。气道管理是临床麻醉医师在实施麻醉和急救过程中的首要任务，亦是麻醉和围术期管理的基础技术。

一、气道管理工具

（一）面罩

在气道管理过程中，面罩通气是最基本也是最重要的技术。全麻插管前首先要保证患者的通气，也是插管失败时重要的急救措施。大多数表浅手术的患者可在面罩给氧条件下进行全麻手术。目前面罩的改进使得一些较长时间的气管、消化道内镜检查手术也可以在面罩全麻下进行。

（二）通气道

在麻醉诱导和苏醒期，患者极易发生舌根后坠，这是急性呼吸道阻塞最常见的原因，一般采取托下颌的方式就可以缓解。严重者则需置入口咽或鼻咽通气道，使舌根与咽后壁分隔开，保持呼吸道通畅。

（1）口咽通气道　非清醒患者舌后坠时首选，安置容易，损伤小。但耐受差，不易被清醒或不合作的患者接受，可能引起牙、舌和咽腔的损伤。应根据患者的年龄和身材选择合适的型号。

（2）鼻咽通气道　患者耐受较好，恶心呕吐、喉痉挛发生概率低，适合于紧急情况和张口困难的患者。使用时注意润滑，动作轻柔。禁用于凝血异常，颅底骨折，鼻咽腔感染或鼻中隔偏曲的患者。

（三）喉镜

（1）直接喉镜　主要用途是显露声门并进行照明。由于操作者直视声门，故称为直接喉镜。直接喉镜有多种类型，镜片有弯形和直形两种，其头端或上翘或笔直，镜片与镜柄间连接也有锐、直、钝三种不同角度。临床上最常用的喉镜为弯形Macintosh镜片，与镜柄呈90°角连接。杠杆喉镜（McCoy喉镜）特别设计了一个装铰链的头端，可由镜柄末端的控制杆操作，头端可上翘70°，通过挑起会厌改善声门显露，便于插管（图19-1）。

（2）视频喉镜（video laryngoscope）　对传统直接喉镜进行改良，并整合了视频系统。视频喉镜无须直视（non-line-of-sight）

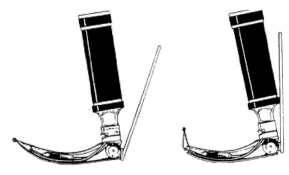

图19-1　McCoy喉镜

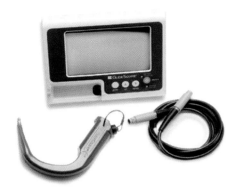

图19-2 GlideScope®喉镜

声门,能有效克服当前的困难气道问题,如张口受限、颏胸粘连、小口、强直性颈椎疾患等,是过去几十年一项重大的发明。常用的视频喉镜根据有无气管导管引导通道可分为两类:① 无气管导管引导通道,如GlideScope®。它将传统的喉镜片整合入双色光源和摄像头,整个系统分为视频喉镜和监视器两部分(图19-2)。② 有气管导管引导通道,其主要特点为弯曲镜片一侧具有气管导管引导通道。操作时,根据液晶屏显示的声门图像,将气管导管由通道内送入气管即可。由于具有气管导管引导通道,因而可单人完成操作。

（四）喉罩

1. 喉罩的类型

（1）单管型喉罩 ① 普通型(经典型 classic LMA 即 C-LMA,图19-3)。② SLIPA 喉罩(图19-4)。

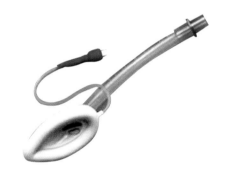

图19-3 单管普通型喉罩

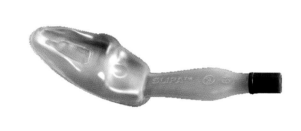

图19-4 SLIPA喉罩的结构

（2）气道食管双管型喉罩 ① ProSeal LMA(P-LMA,图19-5)。② Supreme LMA(S-LMA,图19-6)。③ i-gel 喉罩(图19-7)。④ 美迪斯喉罩(Guardian LMA,图19-8)。

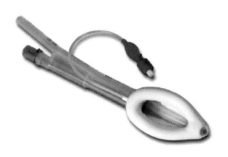

图19-5 ProSeal LMA

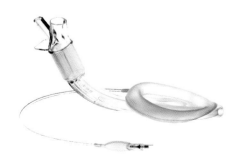

图19-6 Supreme LMA

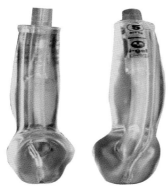

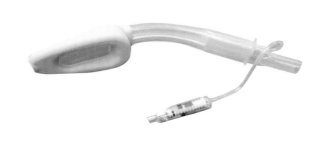

图 19-7　i-gel 喉罩

图 19-8　美迪斯喉罩（Guardian LMA）

（3）可弯曲型喉罩（flexible LMA，F-LMA，图 19-9）。

（4）插管型喉罩（intubation LMA，I-LMA，图 19-10）。

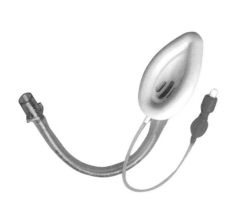

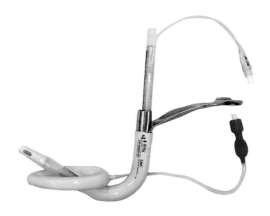

图 19-9　可弯曲型喉罩

图 19-10　插管型喉罩

（5）可视喉罩（viewer LMA，V-LMA，图 19-11）。

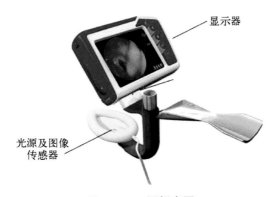

显示器

光源及图像
传感器

图 19-11　可视喉罩

（6）罩囊充气（C-LMA、F-LMA、P-LMA、S-LMA、I-LMA、Guardian LMA）与免充气喉罩（SLIPA喉罩、i-gel喉罩）。

2.喉罩的结构

普通型喉罩（classic laryngeal mask airway，CLMA）由医用硅橡胶制成，由通气管、通气罩和充气管三部分组成。通气管近端开口处有连接管，可与麻醉机或呼吸机相连接。远端开口进入通气罩，开口上方垂直方向有两条平行、有弹性的索条（栅栏），可预防会厌软骨堵塞。通气管开口与通气罩背面以30°角附着，有利于气管导管置入。通气管后部弯曲处有一纵形黑线，有助于定位和识别通气导管的扭曲。通气罩呈椭圆形，近端较宽且圆，远端则较狭窄。通气罩由充气气囊和后板两部分组成，后板较硬，凹面似盾状，气囊位于后板的边缘，通过往充气管注气使气囊膨胀。充气后，罩的前面（面向喉的一面）呈凹陷，可紧贴喉部。充气管有指示气囊，并有单向阀。普通喉罩共有1，1.5，2，2.5，3，4，5，6这8种型号，6号供100 kg以上患者使用（图19-12）。

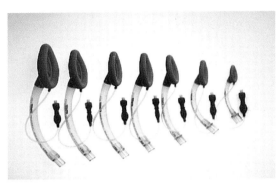

图19-12　各种规格的喉罩

（五）气管内导管

广泛用于临床麻醉和气道管理。可以建立确切的人工气道，防止血液和反流的胃内容物误吸入气管与支气管；便于实施正压通气；减少解剖无效腔；也可以作为急救的给药途径。

（1）气管导管的选择　应根据患者的年龄、插管途径、性别和身材等因素进行选择。成人：男性选择内径7.5～8.0 mm的气管导管；女性选择内径6.5～7.5 mm的气管导管。经鼻气管导管的内径则需分别减少1 mm。

（2）插管深度　成人按气管导管尖端距门齿的距离，女性插管深度为20～22 cm，男性为22～24 cm。如经鼻插管，则分别增加2～3 cm。6岁以下的儿童：导管内径（mm）= 4 +（岁/4），插管深度（cm）=12 +（岁/2）。

（3）套囊充气　为实施控制通气或辅助通气提供气道无漏气的条件；防止呕吐物或反流物沿缝隙流入下呼吸道；防止吸入麻醉药泄漏。套囊充气量应适中，术中应间断检查和监测。必要时采用测压装置监测套囊压，维持吸气时22 mmHg（< 30 cmH_2O），呼气时15 mmHg（< 20 cmH_2O）。

二、气道管理方法

（一）喉罩通气管理

1.使用喉罩前准备

了解与喉罩应用有关的病史：① 禁食时间、抑制胃动力药物的应用。② 有无疼痛及疼痛的程度。③ 手术部位、手术体位和手术时间等。④ 气道异常是否影响喉罩插入和通气。

2. 喉罩选择和准备

（1）型号选择　目前喉罩选择以体重作为参考（表19-1）。

表19-1　喉罩型号选择

型　号	适　用　对　象	标准注气量（ml）
1	＜5kg婴儿	4
1.5	5～10kg婴幼儿	7
2	10～20kg幼儿	10
2.5	20～30kg儿童	19
3	30kg体形小成人	20
4	50～70kg的成人	30
5	70kg以上的体形大成人	40
6	100kg以上成人	50

（2）使用前检测　① 检查通气管的弯曲度，将通气管弯曲到180°时不应有打折梗阻，但弯曲不应超过180°，避免对喉罩造成损伤。② 用手指轻轻地检查通气罩腹侧及栏栅，确保完好。③ 用注射器将通气罩内气体完全抽尽，使通气罩壁变扁平，相互贴紧。然后再慢慢注入气体，检查活瓣功能是否完好和充气管、充气小囊是否漏气。④ 将通气罩充气高出最大允许量的50%气体，并保持其过度充气状态，观察通气罩是否有泄漏现象，喉罩的形态是否正常和喉罩壁是否均匀。⑤ 润滑剂主要涂于通气罩的背侧。

3. 适应证

（1）困难气道　困难气道患者麻醉时发生气管插管困难占1%～3%，插管失败率占0.05%～0.2%。"无法插管、无法通气"的情况非常少（大约0.01%的患者），但一旦发生将会酿成悲剧。在处理困难气道时，喉罩起了很重要的作用。

（2）常规用于各科手术，尤其适用于体表手术（如乳房手术），最好手术时间不太长（2h以内）。也可用于内镜手术（如腹腔镜胆囊手术、宫腔镜和膀胱镜手术等）。要求：① 维持气道通畅。② 可进行正压通气。③ 不影响外科手术野。④ 防止口内物质的误吸。⑤ 防止胃内容物反流、误吸。

（3）需要气道保护而不能气管插管的患者，如颈椎不稳定的全麻患者及危重患者的影像学检查等。

（4）苏醒期和术后早期应用　① 早期拔管后辅助呼吸，使苏醒更为平稳。② 协助纤维支气管镜检查。③ 术后短期呼吸支持。④ 呼吸抑制急救。

4. 禁忌证

（1）绝对禁忌　① 未禁食及胃排空延迟患者。② 有反流和误吸危险：如食管裂孔疝、妊娠、肠梗阻、急腹症、胸腔损伤、严重外伤患者和有胃内容物反流史。③ 气管受压和气管软化患者麻醉后可能发生的呼吸道梗阻。④ 肥胖、口咽病变及COPD。⑤ 张口度小，喉罩不能通过者。

（2）相对禁忌　① 肺顺应性低或气道阻力高的患者：如急性支气管痉挛，肺水肿或肺纤维化，胸腔损伤，重度或病态肥胖；此类患者通常正压通气（22～30 cmH$_2$O），常发生通气罩和声门周围漏气和麻醉气体进入胃内。② 咽喉部病变：咽喉部脓肿、血肿、水肿、组织损伤和肿瘤的患者。喉部病变可能导致上呼吸道梗阻。③ 出血性体质的患者也是应用喉罩的禁忌证，出血对主气道造成的危害与气管插管并无很大区别，因为两者的操作过程均可能使患者引起大量出血。④ 呼吸道不易接近或某些特殊体位：如采用俯卧、侧卧和需麻醉医师远离手术台时。因LMA移位或脱出及呕吐和反流时，不能立即进行气管插管和其他处理。⑤ 喉罩放置如果影响到手术区域或者是手术可能影响喉罩功能，例如耳鼻喉科、颈部以及口腔科手术等。

5. 喉罩置入方法

（1）操作步骤（图19-13）　① 第1步：用非操作手托患者后枕部，颈部屈向胸部，伸展头部，食指向前，拇指向后，拿住通气管与罩的结合处，执笔式握住喉罩，腕关节和指关节部分屈曲，采取写字时的手势，这样能够更灵活地控制喉罩的运动。② 第2、3步：用手指将口唇分开，以免牙齿阻挡喉罩进入。将通气罩贴向硬腭，在进一步置入口咽部时，必须托住枕部伸展头部。影响置管的因素包括：患者牙齿的位置、张口度、舌的位置和大小、硬腭的形状以及喉罩气囊的大小。从口腔正中将涂了润滑剂的气囊放入口中并紧贴硬腭。通气罩的末端抵在门牙后沿着硬腭的弧度置管；或笔直将整个通气罩插入口中，再调整入位。小心防止气囊在口中发生皱褶。在进一步推送喉罩时，必须检查口唇是否卡在导管和牙齿之间。③ 第4步：当患者的头、颈和通气罩的位置正确后，把喉罩沿着硬腭和咽部的弧度向前

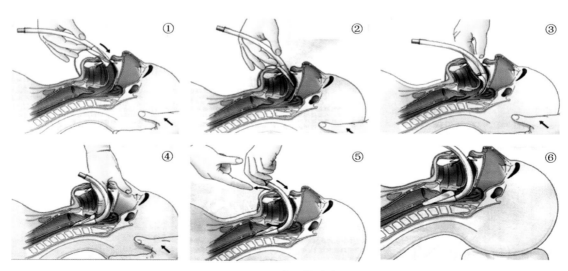

图19-13　喉罩操作步骤

推进。用中指抵住腭部,轻施压力,并轻轻转动调整位置。④ 第5、6步:当喉罩无法再向前推进时,抽出手指,并给通气罩注气,为了防止移动喉罩,应握住通气管末端,直到手指退出口腔。如果通气罩置入正确,在通气罩充气时,导管可以从口中向外伸出 1 cm。如果通气罩是部分充气或在置入前已充气,这一现象不明显。

(2)通气罩充气　① 充气恰当:是指通气罩充气后能保持呼吸道和胃肠道密闭所需要的最小气体容量。通过给通气罩充气后再放气时出现口咽部轻微漏气后再充气,至漏气正好消失得到呼吸道密闭且可进行正压通气。一般成人3号喉罩充气15～20 ml,最多35 ml,4号喉罩为22～30 ml,最多60 ml。胃肠道的适当密闭容量为最大推荐容量的22%。少充气或过度充气都会引起临床问题。② 过度充气:牵涉到对呼吸道和消化道的密闭效果(最有效的密闭容量是最大推荐容量的1/3或2/3)。当充气量超过最大推荐量时,胃胀气的风险性增高,增加颅神经损伤的发病率,干扰部分外科视野,扭曲局部解剖,降低食管括约肌张力,激活气道防御反射。如果通气罩持续充气超过最大推荐容量时,最终会从咽部溢出。③ 充气不足:通气罩充气不足可能使气道的密闭不充分;易发生胃胀气和反流误吸。当通气罩压力降到22 mmHg时,自主呼吸的潮气量没有影响,但完全放气后将会减少潮气量。当通气罩密闭压力小于10～15 cmH$_2$O时,将不能使用正压通气。小于15 cmH$_2$O时,通气罩对气道漏气的防御作用将丧失。通气罩容量小于最大推荐容量的1/4时,就不能封闭食管上括约肌。通气罩应该充气至最大推荐容量的2/3,然后调整至恰当密闭容量。通气罩充气量不应该超过最大充气容量,也不应该小于最大推荐容量的1/4。

(3)通气罩内压　N$_2$O容易扩散进入硅酮材料制成喉罩的通气罩中,引起麻醉维持期间通气罩压力逐渐升高。体外试验时发现,将通气罩暴露在含66% N$_2$O的氧中仅5 min,通气罩压上升超过220%。有研究显示,100例使用普通型喉罩的患者吸入66% N$_2$O,手术结束时,通气罩压从最初的45 mmHg上升到100.3 mmHg。因此N$_2$O麻醉期间必须间歇抽出部分通气罩内气体,避免使用N$_2$O时通气罩内压升高,也可降低术后咽痛等并发症的发生率。

(4)理想的防咬装置　① 防止导管闭合和牙齿损伤。② 便于放置和取出。③ 对患者没有刺激和损伤。④ 不影响喉罩的位置和功能。最常用的是圆柱形纱布。将其放在臼齿之间的合适位置,露出足够的长度用于带子或胶布固定。最新生产的喉罩,通气管在适当位置质硬且防咬。

(5)喉罩固定　一次性喉罩和气道食管双通型喉罩都相似。理想的固定应很好地满足患者和外科手术的要求。高强度的胶带也应用于麻醉医师不能接近头颈或是侧卧位和俯卧位的手术。胶带应该有2～3 cm宽,一端粘于上颌骨上,然后绕住导管和防咬装置的下方伸出处,在撕断前固定于另一侧的上颌骨。导管的近端应固定于离颏前下方5 cm处。再用一条胶布对称地压住喉罩通气管,并固定在两侧的下颌。重要的是不能完全包裹导管,应留出一部分导管用于观察液体反流。

6. 置管存在的问题

(1)置入失败原因　① 麻醉深度不够。② 技术操作失误。③ 解剖结构异常。充气失败原因:① 充气管被咬或在喉罩栅栏条上打折。② 充气管被牙撕裂。③ 充气管活瓣被异物堵塞。处理：加深麻醉和解除置入时的机械原因，或用其他方法置入。

（2）气道阻塞　①气道异物阻塞。②被咬闭。③通气罩疝。④咽部损伤和异常。⑤通气罩和咽喉部的位置不符。

7. 置管注意事项

（1）适当麻醉深度抑制气道保护性反应。

（2）调整通气罩容积。

（3）调整头颈部位置，置入失败和气道梗阻引起的通气失败也可采用嗅花位纠正。喉罩封闭不佳可用颏-胸位纠正。

（4）提颏或推下颌，通过提高会厌软骨以及增加咽的前后径纠正置入失败。提起和（或）减少声带的压力，纠正因气道梗阻引起的通气失败。

（5）压迫颈前部，适当压迫颈前部的方法可使通气罩紧贴舌周组织并插入咽部周围的间隙，可纠正因密闭不佳引起的通气失败。

（6）退回或推进通气罩。

（7）重置喉罩或更换不同类型的喉罩。

8. 拔除喉罩

清醒拔除喉罩时气道梗阻的发生率低，但屏气、咳嗽、喉痉挛、低氧血症和咬合的发生率较高。深麻醉下拔喉罩可以避免气道反射性活动对喉部的刺激，减少误吸。儿童在深麻醉下拔喉罩时咳嗽和低氧血症发生率较低，清醒拔喉罩引起反流的发生率较低。对于成人和＞6岁儿童，首选清醒拔喉罩，小于6岁的儿童两者兼可。如面罩通气困难、咽喉部有血污染、患者无牙，清醒拔管可能更为合适。喉罩位置不好或有上呼吸道感染适宜于深麻醉下拔喉罩。

9. 并发症

（1）反流误吸　LMA不能有效防止胃内容物误吸。应用LMA患者的胃内容物反流发生率可高达33%，但是，具有临床意义的误吸发生率仅为1/9 000～1/220 000。

（2）喉罩移位　喉部受压、拖拉喉罩导管、通气罩充气过度等原因均可能导致喉罩移位，表现为喉罩向外突出和气道不通畅。处理可将喉罩推回原位或者拔出后重新插入。如果胃管尚在位，气道食管双管喉罩很容易重新恢复到正常位置。

（3）气道梗阻　原因为LMA位置不当、通气罩折叠、会厌下垂部分遮盖、声门通气罩充气过度，也可是通气罩旋转、通气导管扭折、异物、喉痉挛和声门闭合等引起。喉罩通气导管被咬、扭曲、异物可能引起通气导管阻塞。扁桃体手术时常发生开口器压迫喉罩通气导管导致阻塞。螺纹钢丝加固的可曲型喉罩和气道-食管双管型喉罩较少发生导管阻塞。如不能解除应立即拔出喉罩后重新插入。

（4）通气罩周围漏气　发生率为8%～20%，多由通气罩型号、位置或充气量不合适所致。头颈部移动或通气罩内充气减少使通气罩密闭性下降。临床表现为无气道压升高的情况下出现明显漏气。可按原因分别处理。将头颈部恢复至原始位置，通气罩加注气体，调整喉罩位置，拔出喉罩后重新插入。

（5）胃胀气　正压通气时气道内压力超过下咽部的密闭压，气体经食管进入胃引起胃胀气。发生率在＜3%左右。反复吞咽活动也可能引起胃胀气。气道食管双管型喉罩发生气道部分阻塞时也可能引起胃胀气。处理包括调整喉罩位置，降低吸气峰压，改用自主呼吸，以防止胃胀气加剧。反复吞咽活动者可加深麻醉深度。必要时在喉罩置入后插入胃管减压，插胃管失败者应改用气道-食管双管型喉罩或气管内插管。

（6）气道损伤　咽痛、声音嘶哑和吞咽困难，由插入时损伤和黏膜肌肉的持续受压引起，与操作的熟练程度、LMA大小、通气罩注入空气的多少有关（囊内压不高于60 cmH$_2$O）。

困难气道的管理与麻醉安全和质量密切相关，30%以上的严重麻醉相关并发症（脑损伤、呼吸心搏骤停、不必要的气管切开、气道损伤）是由气道管理不当引起的。既不能气管内插管，也不能面罩通气，可能引起各种严重并发症。中华医学会麻醉学分会在参考国外困难气道管理指南的基础上，结合国情和国内的临床经验，于2009年起草和制订了困难气道管理专家共识，并于2017年更新。对于已经预测评估的严重困难气道，则不建议在日间手术中心完成手术，应选择住院手术，提高患者围术期的安全性。

（二）困难气道的评估和应急

1. 困难气道分类

据麻醉前的气道评估情况将困难气道分为已预料的困难气道和未预料的困难气道。已预料的困难气道包括明确的困难气道和可疑的困难气道，前者包括明确困难气道史、严重烧伤瘢痕、重度阻塞性睡眠呼吸暂停综合征等，后者为仅评估存在困难危险因素者。对已预料的困难气道患者，最重要的是维持患者的自主呼吸，预防发生紧急气道。未发现困难气道危险因素的患者，其中极少数于全麻诱导后有发生困难气道的可能。

可以通过术前评估发现90%以上的困难气道患者。对于已知的困难气道患者，有准备有步骤地处理可显著增加患者的安全性。因此，所有患者都必须在麻醉前对是否存在困难气道做出评估。日间手术麻醉患者应十分重视和认真做好评估。日间手术麻醉也可能发生未预料的困难气道，同时也要做好困难气道的应急处理。

2. 困难气道评估的具体方法

（1）了解病史　详细询问病史，如打鼾或睡眠呼吸暂停综合征史、气道手术史、头颈部放疗史等。必要时还应查阅相关的麻醉记录，了解困难气道处理的经历。

（2）影像学检查　有助于评估困难气道的可能性，并可明确困难气道的特征与困难程度。

（3）困难面罩通气危险因素　年龄大于55岁、打鼾病史、蓄络腮胡、无牙、肥胖（BMI＞26 kg/m^2）是困难面罩通气的五项独立危险因素。另外Mallampati分级Ⅲ或Ⅳ级、下颌前伸能力受限、甲颏距离过短（＜6 cm）等也是困难面罩通气的独立危险因素。当具备两项以上危险因素时，提示困难面罩通气的可能性较大。

（4）体检　通过多个指标综合分析评估气道。① 咽部结构分级：即改良的Mallampati分级，咽部结构分级愈高预示喉镜显露愈困难，Ⅲ～Ⅳ级提示困难气道。② 张口度：最大张口时上下门齿间距离，小于3 cm或两横指无法置入喉镜，导致困难喉镜显露。③ 甲颏距离：头在完全伸展位时甲状软骨切迹上缘至下颚尖端的距离，甲颏距离小于6 cm或小于检查者三横指的宽度,提示气管插管可能困难。④ 颞颌关节活动度:患者不能使上下门齿对齐,插管可能会困难。亦有以"咬上唇试验"作为颞颌关节移动度的改良评估方法。⑤ 头颈部活动度:下巴不能接触胸骨或不能伸颈提示气管插管困难。⑥ 喉镜显露分级:Cormack 和 Lehane 把喉镜显露声门的难易程度分为四级。该喉镜显露分级为直接喉镜显露下的声门分级,Ⅲ ~ Ⅳ级提示插管困难。⑦ 其他提示困难气道的因素:上门齿过长、上颚高度拱起变窄、下颚空间顺应性降低、小下颌或下颌巨大、颈短粗、病态肥胖、孕妇、烧伤、会厌炎、类风湿关节炎、肢端肥大症以及咽喉部肿瘤等。

临床上综合应用上述方法预测所有困难气道。对于严重困难气道的患者,则不应在日间手术室进行麻醉,术后宜在恢复室严密监护,并警惕拔管困难。

(三) 建立气道的工具和方法

用于困难气道的工具和方法很多,按照中华医学会麻醉学分会专家共识推荐分为处理非紧急气道和紧急气道。处理非紧急气道的目标是无创,而处理紧急气道的目的是挽救生命。麻醉医师应遵循先无创后有创的原则建立气道。

1. 非紧急无创方法

主要分为喉镜、经气管导管和声门上工具三类。

(1)喉镜类 包括直接喉镜和可视喉镜。

(2)经气管导管类 包括管芯类、光棒、可视管芯、纤维支气管镜四类。

(3)声门上工具 包括通气道、喉罩及其他。

(4)其他方法 经鼻盲探气管插管也是临床可行的气道处理方法。无须特殊设备,适用于张口困难或口咽腔手术需行经鼻气管插管者。

2. 非紧急有创方法

(1)逆行气管插管 适用于普通喉镜、喉罩、纤支镜等插管失败,颈椎不稳、颌面外伤或解剖异常者可根据情况选择使用。

(2)气管切开术 用于喉肿瘤、上呼吸道巨大脓肿、气管食管上段破裂或穿孔以及其他建立气道方法失败又必须手术的患者。

3. 紧急无创方法

发生紧急气道时要求迅速解决通气问题,保证患者的生命安全,为进一步建立气道和后续治疗创造条件。

(1)双人加压辅助通气 嗅物位下置入口咽和(或)鼻咽通气道,由双人四手,用力托下颌扣面罩并加压通气。

(2)再试一次气管插管 有研究报道77例无法通气的患者,58例喉镜显露分级 Ⅰ ~ Ⅱ级,采用直接喉镜3次以内完成气管插管,再试一次气管插管仍然是可以考虑的。

(3)喉罩 既可以用于非紧急气道,也可以用于紧急气道。紧急情况下,应选择操作者最容易置入的喉罩。

(4)食管-气管联合导管 联合导管是一种双套囊和双管腔的导管,无论导管插入食管还是气管均可通气。

（5）喉管　原理与方法与联合导管类似，尺码全，损伤较轻。

（6）环甲膜穿刺置管和经气管喷射通气（transtracheal jet ventilation，TTJV）　用于声门上途径无法建立气道的紧急情况，每次喷射通气后必须保证患者的上呼吸道开放以确保气体完全排出。

4. 紧急有创方法

环甲膜切开术是紧急气道处理流程中的最终解决方案。快速切开套装如Quicktrach套装，可快速完成环甲膜切开术。操作虽然简便，但必须事先在模型上接受过训练才能迅速完成。

（四）困难气道处理流程

困难气道处理是根据麻醉前气道评估的结果，再依据气道类型选择麻醉诱导方式；根据面罩通气分级和喉镜显露分级决定通气和建立气道的方法，无创方法优先；在处理过程中判断每步的效果并决定下一步方法，直到确保患者安全。按照困难气道处理流程图有目的、有准备、有步骤地预防和处理，将显著增加患者的安全性（图19-14）。气道处理包括预充氧等八个步骤。

（1）预充氧　患者在麻醉诱导前自主呼吸状态下，持续吸入纯氧几分钟可使功能残气量中氧气/氮气比例增加，显著延长呼吸暂停至出现低氧血症的时间，称之为"预充氧"（preoxygenation）或"给氧去氮"（denitrogenation）。由于通气困难、插管困难常常难以预计，所以对所有的患者都应该实施最大程度的预充氧，使呼出气体氧浓度大于等于90%。

（2）气道分类　根据气道评估情况将患者分为已预料的困难气道（包括明确的和可疑的）和"正常"气道。对于是否明确的或可疑的困难气道在判断上有一定的主观性，需要根据患者实际情况及操作者自身的技术水平而定。

（3）诱导方式　诱导方式包括清醒镇静表面麻醉、保留自主呼吸的浅全麻和全麻诱导三种，依据气道类型而定。明确的困难气道首选清醒镇静表面麻醉，可疑的困难气道则根据操作者的技术水平与条件选择清醒镇静表面麻醉或保留自主呼吸浅全麻，"正常"气道患者选择全麻诱导。

（4）面罩通气分级　根据通气的难易程度将面罩通气分为四级，1～2级可获得良好通气，3～4级为困难面罩通气（表19-2）。对于"正常"气道的患者，单手扣面罩可获得良好通气。对于单手扣面罩不能获得良好通气的患者，采用口（鼻）咽通气道配合单手扣面罩的方法，或采用双手托下颌扣面罩同时机械通气的方法。如果仍不能维持良好通气，需要立即请求帮助，双人四手托下颌扣面罩加压辅助通气。3级经双人加压辅助通气仍无法获得良好通气者以及面罩通气分级4级者按照紧急气道处理流程（图19-14）。面罩下可良好通气者继续喉镜显露步骤。

（5）喉镜显露分级　喉镜显露分级采用Cormack-Lehane声门分级，分为Ⅰ～Ⅳ级，是选择建立气道方法的依据。要做到喉镜最佳显露，包括：一位技术熟练的操作者（至少5年以上临床经验）、合适的头位（嗅物位，口、咽、喉三轴基本成一直线）、手法辅助声门显露（Ⅱ级以上者按压甲状软骨、环状软骨或舌骨改善显露）以及合适尺寸/类型的喉镜片（成人常用弯型镜片，直型镜片适用会厌下垂者及小儿）。

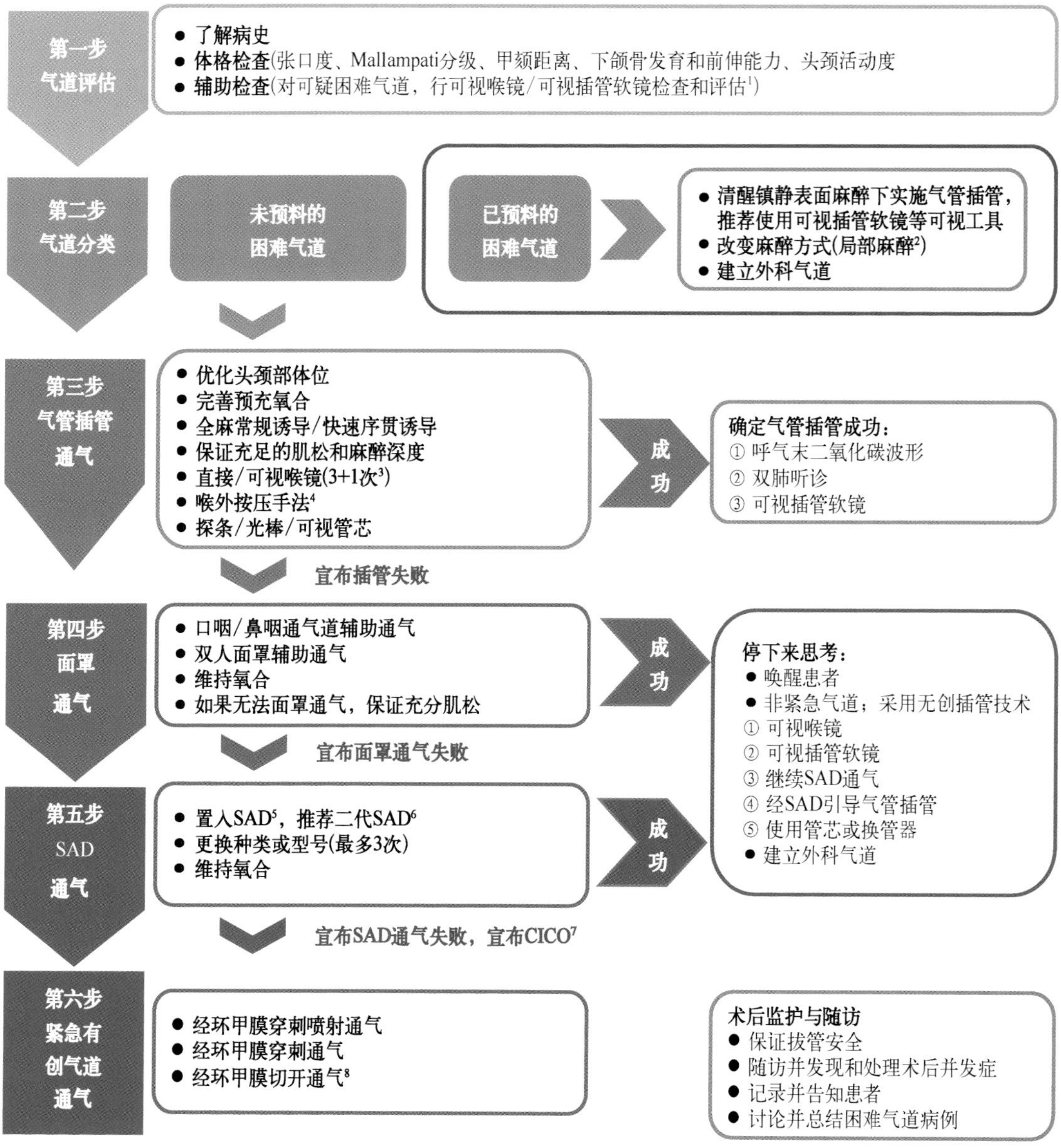

第一步
气道评估
- 了解病史
- 体格检查(张口度、Mallampati分级、甲颏距离、下颌骨发育和前伸能力、头颈活动度)
- 辅助检查(对可疑困难气道,行可视喉镜/可视插管软镜检查和评估[1])

第二步
气道分类

未预料的困难气道

已预料的困难气道
- 清醒镇静表面麻醉下实施气管插管,推荐使用可视插管软镜等可视工具
- 改变麻醉方式(局部麻醉[2])
- 建立外科气道

第三步
气管插管通气
- 优化头颈部体位
- 完善预充氧合
- 全麻常规诱导/快速序贯诱导
- 保证充足的肌松和麻醉深度
- 直接/可视喉镜(3+1次[3])
- 喉外按压手法[4]
- 探条/光棒/可视管芯

成功

确定气管插管成功:
① 呼气末二氧化碳波形
② 双肺听诊
③ 可视插管软镜

宣布插管失败

第四步
面罩通气
- 口咽/鼻咽通气道辅助通气
- 双人面罩辅助通气
- 维持氧合
- 如果无法面罩通气,保证充分肌松

成功

停下来思考:
- 唤醒患者
- 非紧急气道:采用无创插管技术
① 可视喉镜
② 可视插管软镜
③ 继续SAD通气
④ 经SAD引导气管插管
⑤ 使用管芯或换管器
- 建立外科气道

宣布面罩通气失败

第五步
SAD通气
- 置入SAD[5],推荐二代SAD[6]
- 更换种类或型号(最多3次)
- 维持氧合

成功

宣布SAD通气失败,宣布CICO[7]

第六步
紧急有创气道通气
- 经环甲膜穿刺喷射通气
- 经环甲膜穿刺通气
- 经环甲膜切开通气[8]

术后监护与随访
- 保证拔管安全
- 随访并发现和处理术后并发症
- 记录并告知患者
- 讨论并总结困难气道病例

图19-14　困难气道处理流程图(CSA 2017)

注:
1. 有条件时,可行头颈部X线、CT、MRI、超声检查
2. 局部麻醉包括椎管内麻醉、神经阻滞麻醉、局部浸润麻醉等
3. 喉镜插管尝试的次数应限定在3次以内,建议尽早使用可视喉镜,第4次尝试只在更换另一位经验丰富的高年资麻醉医师的情况下进行
4. 喉外按压手法:通过按压甲状软骨有助于暴露声门,该手法被称为BURP(向背、向上、向喉镜检查者的右侧按压)
5. SAD:声门上通气工具,包括喉罩、插管喉罩、喉管
6. 二代SAD:胃食管引流型喉罩(双管喉罩)
7. CICO:既不能通气又不能氧合
8. 经环甲膜切开通气:指刀片+探条+气管导管法环甲膜切开通气

表19-2　面罩通气分级

分 级	定 义	描 述
1	通气顺畅	仰卧嗅物位,单手扣面罩即可获得良好通气
2	轻微受阻	置入口咽和(或)鼻咽通气道单手扣面罩;或单人双手托下颌扣紧面罩同时打开麻醉机呼吸器,即可获得良好通气
3	显著受阻	以上方法无法获得良好通气时,需要双人加压辅助通气,能够维持$SpO_2 \geqslant 90\%$
4	通气失败	双人加压辅助通气下不能维持$SpO_2 \geqslant 90\%$

说明:① 该分级在Han. R与Kheterpal. S的通气分级基础上修改制订,1~2级通过三项中间指标(手握气囊的阻力、胸腹起伏和ETCO₂波形测试)确定,3~4级以SpO_2是否$\geqslant 90\%$而定。② 良好通气是指排除面罩密封不严、过度漏气等因素,三次面罩正压通气的阻力适当(气道阻力$\leqslant 20\ cmH_2O$)、胸腹起伏良好、ETCO₂波形规则。③ 双人加压辅助通气是指在嗅物位下置入口咽和(或)鼻咽通气道,由双人四手,用力托下颌扣面罩并加压通气。

(6)建立气道方法　经清醒镇静表面麻醉的明确的困难气道和可疑的困难气道患者可直接选择一种或几种熟悉的非紧急无创方法,注意动作轻柔且不可反复尝试。对于明确的困难气道患者(困难气道处理失败史、喉肿瘤、上呼吸道巨大脓肿、气管食管上段破裂或穿孔等)可直接采用非紧急有创方法建立气道。对于保留自主呼吸浅全麻的患者,喉镜显露分级Ⅰ~Ⅱ级者改行全麻诱导或直接气管插管,而Ⅲ~Ⅳ级者需待患者意识恢复后改行清醒镇静表面麻醉下气管插管。对于全麻诱导的患者,喉镜显露分级Ⅰ~Ⅱ级者可直接行气管插管,而Ⅲ~Ⅳ级者选择一种或几种熟悉的非紧急无创方法。随着喉罩等声门上工具的不断普及,越来越多的手术可直接在喉罩全麻下完成而无须气管插管。

(7)判断　气道成功建立后,可以根据肉眼、听诊、纤维喉镜以及金标准——呼气末二氧化碳($ETCO_2$)判断气管插管或喉罩通气等是否成功。

(8)最终处理　在多次尝试气管插管均告失败之后,需要结合建立气道的急迫性、手术的急迫性以及建立气道的风险等综合考虑,做出合理的最终处理。

(李天佐　林娜)

-------------------------------- 参 考 文 献 --------------------------------

[1] 中华医学会麻醉学分会. 日间手术麻醉专家共识[J]. 临床麻醉学杂志,2016,32(10):1017-1022.

[2] 中华医学会麻醉学分会. 困难气道管理专家共识[J]. 临床麻醉学杂志,2009,25(3):200-203.

[3] Apfelbaum J L, Hagberg C A, Caplan R A, et al. Practice guidelines for management of the difficult airway: an updated report by the American Society of Anesthesiologists Task Force on Management of the Difficult Airway. Anesthesiology, 2013, 118: 251-270.

[4] 杭燕南,俞卫锋,于布为,等. 当代麻醉手册:第3版[M]. 上海:世界图书出版公司,2016.

第二十章
小儿日间手术麻醉

早在19世纪中叶美国开始进行小儿日间手术(门诊拔牙手术),发展至今已有100多年的历史。在美国,大约有60%的小儿外科手术可以通过日间手术的方式完成。我国儿童日间手术的规模和发展近几年来有了较为显著的进步。不同于成人日间手术麻醉,小儿日间手术麻醉具有其自身的特色和关注点。本章主要介绍小儿日间手术麻醉相关的问题,包括手术操作类型、患儿的选择和纳入、术前评估、麻醉方法选择与麻醉实施、术后不良反应的控制以及离院指征等。

第一节　小儿日间手术的适应范围

严格意义上,手术时间的长短不是选择小儿日间手术操作种类的限制性因素,所选择的手术应该是可以安全地在小儿日间手术室这个特定环境下完成的(通常情况下日间手术室的设施装备条件有限)。小儿日间手术中心目前有两种存在方式,一种是独立存在的,另一种是作为某个专业儿童医疗中心的一部分。前一种小儿日间手术中心在手术种类的选择上更需要严格把控,同时应考虑到一旦有特殊情况发生,附近应该有可以接受转运的专业医疗中心。

一、小儿日间手术的适应范围

(一) 小儿日间手术必须考虑的因素

(1) 体格状态　日间手术所选择的通常是美国麻醉医师协会ASA Ⅰ～Ⅱ级的患儿。但近年来认为,ASA Ⅲ级的患儿只要并存疾病稳定在3个月以上,在密切监测下亦可接受日间手术。

(2) 年龄　关于年龄的限制,一些小儿日间手术中心提出,对于低于37周的早产儿,通常不建议纳入日间手术。也有一些中心认为这类患儿至少需要在出生后孕周达到50～60周,且没有其他呼吸或循环系统的问题方可接纳行日间手术。上海交通大学附属儿童医学中心日间手术纳入的需在麻醉下行手术的患儿通常年龄在6个月以上。

（3）手术种类　以上海儿童医学中心为例，常见小儿日间手术操作种类如下：① 普外科：包皮环切术、腹股沟斜疝修补术、各类体表肿块切除术和体表淋巴结活检等。② 眼科：斜视纠治术、眼睑肿物切除术、鼻泪管疏通术和倒睫纠治术等。③ 骨科：一些浅表内固定物的取出术、小儿的石膏固定术、简单的肌腱手术及简单的多指切除术等。④ 五官科：附耳切除术、鼓膜置管术以及鼻腔异物取出术等。⑤ 检查性的操作，如胃肠镜、喉镜检查等。

（二）小儿日间手术需要考虑的其他因素

（1）社会因素　① 患儿家属必须愿意施行手术。② 患儿（年龄应该大于6个月）必须随时有父母陪护，术后必须要有成年人在家监护至少24 h。③ 患儿的家庭条件应当适合于术后监护，包括温度、照明、浴室、卫生间等设备。

（2）医疗因素　患儿的选择应根据他们的生理条件而非他们的年龄。① 患儿监护人能够理解所计划的医疗程序和术后监护。② 术前应当接受完全的身体评估和必要的检查，签订同意书，并向他们解释当天可能发生的情况。

（3）设备因素　① 有专门用于日间手术的设备。② 不同医务人员之间必须有简单、快速和有效的信息交换。③ 患儿住所与外科病房间通路应方便。

（4）医务人员因素　① 医务人员必须熟悉日间手术，技术良好。② 护士和其他专业人员应当受过专业训练。

二、不适合日间手术的患儿

（一）不宜安排日间手术麻醉

以下情况不宜安排日间手术麻醉：① 伴有尚未诊断清楚的疾病。② 健康状态ASA Ⅲ级以上。③ 气道困难，不易气管内插管。④ 早产儿及伴有呼吸道疾病的儿童。⑤ 手术出血量大。⑥ 凝血功能障碍。

（二）并存症患儿日间手术的选择

（1）阻塞性睡眠呼吸暂停综合征（OSAS）　国内外目前尚无关于阻塞性睡眠呼吸暂停综合征患儿日间手术的指南。很大程度上由于此类患儿的阻塞性睡眠障碍，可能在术后因麻醉药和镇痛药的残余作用以及气道水肿、睡眠节律的紊乱而进一步加大风险。即使这类患儿做了扁桃体切除术和腺样体切除术，部分患儿在术后短时间内仍然无法改善这种呼吸暂停，尤其是肥胖患儿。有些情况下，OSAS还可能与肺动脉高压、右心室功能障碍、肺心病、肝淤血和外周水肿并存。

（2）复杂型先天性心脏病　不纳入小儿日间手术。一些合并简单病种的先心患儿，如房间隔缺损、室间隔缺损或动脉导管未闭等，还有一些缺损已经自然闭合或者经手术纠正的先心患儿，对于上述患儿如果血流动力学相对平稳仍可以行日间手术。以上海儿童医学中心为例，每年在日间手术中有相当比例的先心患儿进行非心脏手术麻醉，通过充分的术前评估，包括患儿的心功能状况，心脏彩超（是否存在分流或梗阻）、心电图和胸片，以及患儿的生长发育及一般情况等，心脏功能在Ⅱ级以下，全身情况较好的患儿可以在日间手术室进行短小的非心脏手术。

（3）哮喘　哮喘在儿童的发病率高达20%～25%，是最常见的小儿并存疾病之一。对于这类患儿能否纳入日间手术，主要是看哮喘的严重程度和控制情况，也取决于日间手术工作人员处理的能力。控制良好的轻度或中度哮喘患儿可进行日间手术。

（4）糖尿病　国内糖尿病患儿的发病率低于欧美国家。糖尿病患儿在术前检查、围术期血糖监测调控方面都有其特殊性。糖尿病患儿在国内尚未常规纳入日间手术。

（5）其他　对有癫痫病史的患儿需要详细询问其病史和药物治疗史。此外，有恶性高热危险因素、神经肌肉疾病以及困难气管插管可能的患儿都不纳入日间手术。

第二节　麻醉前评估和准备

一、麻醉前评估

为保证日间手术的安全实施，术前应对所有择期日间手术的患儿进行翔实、充分的术前评估。设有麻醉术前评估门诊的医院，日间手术患儿的术前评估可于术前1～2天在评估门诊完成。无麻醉术前评估门诊的医院，日间手术患儿的术前评估和术前检查可以由外科医师代为完成，如遇到特殊情况，也可以请麻醉科医师会诊，完成麻醉评估。评估时有可能涉及家族史和遗传倾向问题，以及患儿的日常生活状况等问题。因此，术前评估时应尽可能做到家长或共同生活的家庭成员都在场。

麻醉医师必须全面了解患儿的出生史和生长发育情况、既往史、现病史、手术麻醉史、过敏史、用药史以及是否合并各系统疾患。还需在了解患儿全身情况的基础上做与麻醉相关的体格检查，如颌面部情况，包括张口度、甲颏距离、气管位置、头部活动度等；对6～10岁的患儿还要着重关心换牙情况，口腔内有无松动的乳牙；呼吸循环系统，包括患儿的呼吸幅度和频率、测定血压和脉搏并听诊呼吸音和心音是否正常等。

日间手术患儿大多身体健康，合并其他系统性疾病较少，术前检查应根据具体身体情况选择胸部X线片、血常规和出凝血时间、肝肾功能检查等。如遇到特殊的情况，可再增加检查项目，如已经手术纠治的先天性心脏病患儿，术前检查应包括近期的心脏超声报告，是否存在残余分流或梗阻等。通常建议患儿在术前1～2 h到达日间手术等候区，以完善术前访视。

儿科麻醉医师每天都会面对即将准备手术的呼吸道感染的患儿。有时候，麻醉医师会处于进退两难的地步。下呼吸道感染是麻醉的明确禁忌证。如果在听诊时听到水泡音或哮鸣音，往往提示支气管炎或者肺炎，需要暂缓手术。发热的患儿一般不被纳入择期手术，除非发热是由于局部的脓肿所致，而这个手术本身的目的是为了脓肿引流等。因此，麻醉医师需要判断发热的原因，如果一个发热原因不明的患儿盲目进行手术，可能会导致严重的并发症。

病毒性上呼吸道感染（upper respiratory tract infection，URI）是所有小儿日间手术中暂缓手术的首要原因。6岁以下的儿童一年有6～8次病毒性上呼吸道感染。而小于2岁在托儿所入托的患儿（接触更多患儿）每年发生病毒性上呼吸道感染的次数更多。在20世纪80年代之前，对于那些处于上呼吸道感染中的，或者2周前有过上呼吸道感染的患儿，麻醉医师往往会因为这类患儿术中和术后喉痉挛（较正常小儿增加2～4倍）或支气管痉挛的发生率增高而要求这类患儿暂缓手术。但近几年来，麻醉医师的观念有所改变，应该对患儿的病情进行具体分析，事实上，这类患儿在麻醉过程中发生喉痉挛或支气管痉挛的还是少数，而咳嗽、屏气或者氧饱和度低于90%才是经常发生的。研究表明，上呼吸道感染的严重程度不同，手术类型不一，每个上呼吸道感染的患儿危险因素也不同。有活动性上呼吸道感染的儿童，发生不良呼吸事件的独立危险因素如下：① 大量分泌物（有排痰性咳嗽或大量鼻腔分泌物）。② 小于5岁的患儿需要气管插管麻醉下手术。③ 早产（出生时孕周不足37周）。④ 鼻充血。⑤ 父母抽烟。⑥ 气道反应性疾病史。⑦ 有气道手术史。

在这类患儿决定是否取消手术时，应该综合手术医师和患儿父母的意见，手术的紧急性，患儿上呼吸道感染的发生频率（对于一些患儿再等待一个2周内无上呼吸道感染的时机有时也非常困难）。另外，还要取决于麻醉医师处理这些气道并发症的能力。有研究建议这类患儿不宜行气管插管麻醉，而多运用喉罩或面罩通气。事实上，浅麻醉下的喉罩通气也是相当危险的，笔者认为还是在于麻醉医师处理这类患儿的经验和能力。

二、术前禁饮禁食

术前禁饮禁食以保证胃内的食物和液体排空，这对保证日间手术的安全十分重要。术前禁食的时间见表20-1。术前禁食中的清饮料是指清水、电解质饮料或者不含果肉的果汁，当然还包括清茶、黑咖啡和碳酸饮料。良好的术前宣教能减轻或消除家长对患儿禁饮禁食的顾虑，是保证禁饮禁食实施的关键。日间手术每天都有因不遵守禁食时间而被取消手术的患儿，因此有人建议在下表的各项禁食时间中分别增加1.5 h，比如清饮料3.5 h，以增加手术时间安排的灵活性。也有些地方建议，在全麻后36 h内不宜进行需要协调性和（或）判断力的可能危险的活动，如小儿骑自行车。

表20-1　所有年龄患儿的最少禁食时间

食 物 类 型	最少禁食时间（h）
清饮料	2
母 乳	4
配方奶	6
非人乳	6
轻 餐*	6

*轻餐指少量的米饭或面包，辅以水果、清饮料，不含油炸的或其他种类的富含脂肪的食物

三、减轻术前焦虑

小儿日间手术是否常规术前用药尚有争议。术前用药能有效减轻这类患儿的焦虑,但不当的术前用药可导致患儿苏醒延迟,延长患儿在麻醉后复苏室(postanesthesia care unit,PACU)和日间病房的滞留时间。咪达唑仑口服是最常用的,效果也最可靠。除此之外,也有文献中应用可乐定、氯胺酮和右美托咪定等。术前干预也可减轻术前焦虑,使多数患儿免用术前用药,例如有些中心允许父母陪伴,或给予一些玩具、电子产品(如iPAD等)分散患儿注意力,吸引患儿参与医院为其准备的游戏,以及在患儿首次就诊时赠予一些宣教单页和手册(类似连环画,给予孩子和家长一些关于手术室流程的直观印象)等各种手段来消除患儿的围术期紧张焦虑,且不影响恢复时间。

第三节　麻醉方法的选择与实施

日间手术麻醉管理与住院手术麻醉无明显不同。理想的日间手术麻醉亦应具备以下特点:麻醉过程平稳迅速;术后恢复快而完全,醒后无意识障碍;无麻醉后并发症,如延迟性呼吸抑制及恶心、呕吐、尿潴留等;术后镇痛良好,患儿基本可耐受。在麻醉药物的选择上,一般遵循快速起效、快速代谢、可控性强的原则。

一、局部麻醉与区域阻滞麻醉

局部麻醉与区域阻滞麻醉可使患儿术后能早期活动、进食并提供良好镇痛,但局部麻醉和区域阻滞麻醉需要患儿的配合,在学龄前儿童往往难以单独实施。常用的方法包括局部浸润麻醉、骶管阻滞、蛛网膜下隙阻滞(脊麻)。超声引导下的神经阻滞,可视下效果提高,并减小患儿痛苦,因此逐渐在日间手术中推广使用。

二、全身麻醉

由于小儿难以配合,日间手术常需使用全身麻醉。静脉麻醉、吸入麻醉和静吸复合麻醉均可用于日间手术麻醉。

(一)静脉麻醉

氯胺酮是小儿麻醉的常用药物,尤其适用于1～5岁的小儿,具有呼吸兴奋作用及良好的镇痛、镇静效果。但亦有中枢交感神经兴奋作用,导致血压升高、心率加快、口腔分泌物增加,故术前应常规应用阿托品。丙泊酚分布半衰期只有5 min左右,消除半衰期大约2 h,能快速诱导、快速苏醒。因其起效快、持续时间短及良好的恢复特征而成为目前门诊手术中应用最多的静脉麻醉药。此外,丙泊酚还能抑制术后恶心呕吐的发生,术后躁动的发生亦较少。

麻醉性镇痛药也可用于小儿日间手术麻醉。常用的阿片类镇痛药有芬太尼、舒芬太尼、阿芬太尼和瑞芬太尼。舒芬太尼镇痛效价约为芬太尼的5～10倍,作用持续时间约为其2

倍。日间手术应用舒芬太尼的最佳剂量为0.1 μg/kg。阿芬太尼镇痛效价和作用持续时间分别为芬太尼的1/4和1/3。瑞芬太尼由酯酶分解,是一种新型的超快起效的阿片类药,已应用于小儿麻醉,可迅速达到血脑平衡,又能够被血浆酯酶快速水解成无活性的代谢产物,清除半衰期仅10 min左右,且持续时间不受肝肾功能的影响。瑞芬太尼的静脉持续输注半衰期(指静脉输注一定时间,停药后血浆浓度下降到50%的时间)仅为3 min。瑞芬太尼对循环及呼吸功能影响相对较小,恶心呕吐发生率明显低于芬太尼,具有安全、高效、苏醒迅速,并能抑制手术应激反应等特点,有利于日间手术"快通道"的进行。但由于瑞芬太尼作用时效过于短暂,必须同时配合其他方式进行术后镇痛。

肌松药在日间手术中较少应用甚至不用。日间手术术后必须正确判断是否存在肌松残余作用,必要时可用新斯的明拮抗,但后两者可增加PONV的发生(详见第十三章)。

(二) 吸入麻醉

吸入麻醉药由于诱导方便,麻醉深度容易调节,可控性强,苏醒快速,被广泛应用于小儿麻醉。最低肺泡有效浓度值(MAC)在出生后1个月开始升高,至6个月达到峰值,随后在整个儿童期逐渐降低,到成人时降至正常。

氧化亚氮(N_2O,笑气)无刺激性,气味宜人,常与七氟烷、异氟烷等联合应用。血气分配系数为0.47,对循环功能影响小,但麻醉后易发生PONV。七氟烷是广泛应用于小儿吸入诱导的挥发性麻醉药,血气分配系数极低,肺泡通气量和功能残气量比值较高,因而七氟烷起效迅速;对心血管的抑制作用较小,很少发生气道激惹现象,且具有果香,使得患儿容易接受;但七氟烷麻醉易产生苏醒期躁动,单独使用时发生PONV较多。

(三) 静吸复合麻醉

麻醉药物的复合使用不仅能够减少每种药物的使用剂量,而且可以降低单一用药的不良反应。此外,丙泊酚复合七氟烷较两种药物单独应用可减少经费开支。

第四节　术后并发症的处理和麻醉后恢复离院

一、术后并发症的处理

(一) 术后恶心呕吐

术后恶心呕吐(postoperative nausea and vomiting, PONV)是最令医护人员和家长不舒服的麻醉后并发症之一,也是小儿日间手术后需要继续在医院留观的首要原因。往往需要更长的苏醒时间,更多的苏醒室护士支持,且患儿非常不舒服,更有可能导致非预期入院。在小儿,PONV的资料和数据都是非常有限的。因为低龄小儿特别是婴儿往往无法清楚表达恶心这一感觉,也难以被确认,故对小儿PONV的判定有时仅仅是根据呕吐的发生。

(1)发病率和危险因素　小儿术后呕吐(postoperative vomitting, POV)的发生率是成人的2倍。POV的危险因素包括:斜视手术、年龄在3岁或以上,既往有POV史或者父母和兄弟姐妹有POV史,手术时间超过30 min;使用氧化亚氧、吸入麻醉药相比丙泊酚POV发生率高，围术期使用麻醉性镇痛药；睾丸下降术、阴茎整形术、中耳手术或者疝修补术等都是POV高发的危险因素。小于2岁的患儿曾经被认为较少发生POV，但实际上并非如此。POV的发生率随年龄增长而增加，至青春期后下降。青春期前POV的发生无性别差异，但青春期后在女性比男性更易发生。埃维哈德（Eberhart）等使用一种简单的小儿POV风险量表来评估发生POV的风险，这种量表整合了四种与发生POV强烈相关的风险因素（表20-2）。当患儿有0、1、2、3和4种风险因素时，POV的发生率分别为9%、10%、30%、55%和70%。

表20-2　小儿POV风险因素

POV风险因素（Eberhart）
斜视手术
年龄≥3岁
手术时间＞30 min
患儿、父母或兄弟姐妹有POV史

（2）防治方法　地塞米松或5-羟色胺受体拮抗剂是预防小儿POV的有效措施，单独应用可将POV的相对风险减少50%～60%。地塞米松0.05～0.15 mg/kg（最大剂量4 mg）是预防PONV首选的有效措施。必要时可以添加昂丹司琼0.05～0.1 mg/kg（最大剂量4 mg）来治疗PONV，或作为补救措施。联合应用地塞米松和一种5-羟色胺受体拮抗剂可将POV的风险减少80%，因而不需要再使用其他药物。氟哌利多10～15 μg/kg对PONV的预防和治疗有效，但由于氟哌利多有较严重的锥体外系症状和较强的镇静作用，该药仅在其他药物治疗无效且转入住院的情况下才考虑应用于儿童。此外，增加补液量也是降低小儿和成人PONV发生率的有效措施。有研究表明，与10 ml/kg的乳酸林格氏液相比，输注30 ml/kg的乳酸林格液可以使得未接受PONV预防性用药的斜视手术患儿PONV的发生率从54%降低到22%。同时，充分的补液（30 ml/kg）可以延后这些发生持续性POV的患儿脱水的发生时间。

（二）苏醒期躁动

小儿麻醉苏醒期躁动是指患儿麻醉苏醒期出现的一种意识与行为分离的精神状态。患儿可表现为无目的抖动、无法安抚的哭闹、与周围人无目光交流以及反应性差。患儿躁动时不认识他们熟悉的人和物件。他们伤害自己，拔出自己的静脉针，损害手术部位，往往需要更多的护士看护和更长的恢复时间。那些见证患儿苏醒期躁动的家长往往认为这是麻醉处理不当所致，增加其紧张度，甚至认为可能会造成永久后遗症。

有报道小儿苏醒期躁动的发生率为10%～67%。苏醒期躁动的高危因素不像PONV这样明显。有研究认为学龄前儿童好发，男孩较女孩苏醒期躁动发生率高，有手术体验的患儿发生苏醒期躁动的情况较初次手术患儿低，接受能力差的患儿术后更容易发生躁动，患儿具有术前焦虑可能也是高危因素之一。进行五官科手术的患儿苏醒期躁动的发生率高。此外，苏醒期躁动的发生亦与麻醉药物种类有关。在日间手术中心工作的小儿麻醉医师应考虑对所有接受吸入麻醉药作为主要麻醉药的患儿预防苏醒期躁动。苏醒期躁动多发于应用吸入麻醉药后,应用丙泊酚的静脉麻醉苏醒期躁动发生率低。此外,氯胺酮属于苯环己哌啶衍生物,麻醉诱导迅速,作用时间短,被广泛应用于各类儿科短小手术麻醉。但由于氯胺酮全麻后幻觉发生率较高,在麻醉复苏期内,药物的抑制作用逐渐消退,但大脑皮层兴奋性逐渐增强,机体应激性增加,使得患儿极易出现躁动。

　　研究表明疼痛控制不全可导致麻醉后苏醒期躁动的发生。苏醒期躁动的预防应保证合适的镇痛,包括区域阻滞、酮咯酸、对乙酰氨基酚和麻醉剂。除了其镇痛作用外,麻醉药物似乎对术后躁动有一定的预防作用,因麻醉药能够减少未进行手术的患者中苏醒期躁动的发生率。常用的预防苏醒期躁动的药物包括芬太尼、丙泊酚、氯胺酮、右美托咪定、可乐定和氢吗啡酮(表20-3)。研究表明,在七氟烷麻醉后苏醒前10 min应用1 μg/kg的芬太尼可将苏醒期躁动的发生率从56%降低到12%。停用麻醉药前45 min予1 μg/kg的右美托咪定,可将七氟烷麻醉下进行MRI检查的小儿苏醒期躁动发生率从33%降低到0。研究表明,低至0.15 μg/kg剂量的右美托咪定可有效预防苏醒期躁动,且在苏醒前给药很少导致苏醒延迟。口服4 μg/kg可乐定作为术前用药比口服0.5 mg/kg咪达唑仑作为术前用药时发生的苏醒期躁动更少。手术开始前静脉注射2 μg/kg可乐定可将苏醒期躁动的基线风险从33%减小到14%,将严重苏醒期躁动的风险从10%减小到3%。丙泊酚也是有效预防苏醒期躁动的药物,在停用七氟烷时静脉注射1 mg/kg丙泊酚可将严重苏醒期躁动发生率从27%降低到5%。手术结束前10 min静脉注射0.25 mg/kg氯胺酮可将苏醒期躁动的发生率从34%降低到17%。用于治疗苏醒期躁动的药物包括芬太尼、丙泊酚、右美托咪定和咪达唑仑。

表20-3　小儿日间手术麻醉中常用于预防苏醒期谵妄的药物

药　物	给药途径	剂　量	使用时机
芬太尼	IV	1 μg/kg	苏醒前10 min
右美托咪定	IV	1 μg/kg 0.5 μg/kg	苏醒前45~60 min 苏醒前30 min
氯胺酮	IV	0.25 mg/kg	苏醒前10 min
可乐定	PO IV	4 μg/kg 2 μg/kg	诱导前30 min作为术前用药口服 诱导后
丙泊酚	IV	1 mg/kg	手术结束时
纳布啡	IV	0.1 mg/kg	手术结束时

IV: 静脉注射；PO: 口服

(三) 术后镇痛

　　有效的围术期镇痛对于日间手术的患儿是非常重要的。有研究表明,术后镇痛不充分是日间手术患儿非预期再次入院的主要原因之一,也是影响日间手术患儿家长满意度的主要原因之一。国外的一些儿童日间手术中心对这类患儿进行多模式术后镇痛,即采用两种或多种不同作用机制的镇痛药,或者联合运用局部神经阻滞。镇痛药物包括阿片类药物、非甾体类抗炎药（NSAIDs）、对乙酰氨基酚类以及局部麻醉药等。阿片类镇痛药仍然是围术期镇痛的重要组成部分，但易引起恶心、呕吐、皮肤瘙痒、尿潴留和膀胱功能损伤。非阿片类药物的使用，尤其在联合应用中，可使得阿片类药物仅仅用于补救镇痛。镇痛药物和方式的选择，与患儿的手术类型、个体情况以及给药方式的喜好都有关系，尽可能做到术后镇痛的个体化给药。常用于小儿日间手术麻醉的镇痛药和剂量见表20-4。

表20-4　常用于小儿日间手术麻醉的镇痛药和剂量

药　物	分　类	给药途径	单次剂量（最大剂量）
芬太尼	阿片类	IV	0.5～1.0 μg/kg*
吗啡	阿片类	IV	0.025～0.05 mg/kg*
氢吗啡酮	阿片类	IV	3～8 μg/kg*
曲马多§	非典型阿片类	PO PR IV	1～2 mg/kg（100 mg） 1～2 mg/kg（100 mg） 1～2 mg/kg（100 mg）
羟考酮	阿片类	PO	0.05～1.0 mg/kg（10 mg）
可待因	阿片类	PO	0.5 mg/kg（30 mg）
氢可酮	阿片类	PO	0.1～0.15 mg/kg（10 mg）
对乙酰氨基酚§	对氨基苯酚衍生物	PO PR IV	10～20 mg/kg（1 gm） 30～45 mg/kg（1.3 gm） 7.5～15 mg/kg**（1 gm）
酮咯酸	非选择性非甾体抗炎药	IV/IM	0.5～0.75 mg/kg（30 gm）

IV: 静脉注射；IM: 肌内注射；PO: 口服；PR: 经直肠给药；PRN: 按需给药

* 根据瘦体重调节效果和剂量来避免剂量过大

** 静脉注射对乙酰氨基酚在英国得到批准，对于足月新生儿至1岁婴儿剂量为7.5 mg/kg［最大剂量为30 mg/（kg·d）］，大于1岁的小儿剂量为15 mg/kg［最大剂量为60 mg/（kg·d）］

§ 可在术前口服制剂中作为多模式镇痛策略的部分药物

　　阿片类药物常用于小儿日间手术中和术后镇痛，常用于严重疼痛或者对NSAIDs有禁忌证患儿的中度疼痛。对于可能患有OSAS的患儿，术中应用阿片类药物应注意滴定，尽量使用较小剂量。阿片类药物的应用和过量往往会引起嗜睡、呼吸抑制、PONV、瘙痒及尿潴留，相比吗啡，芬太尼的PONV不良反应比较轻。目前常用的曲马多是一种中枢作用的非典型阿片类药物，镇痛作用十分明确，且其呼吸抑制作用几乎可以忽略，但它的PONV的发生率高达10%，也不为小儿日间手术所常用。NSAIDs是日间病房常用的镇痛药物，单独应用可对抗轻度或中度疼痛。儿童医学中心常用双氯酚酸钾栓剂，是异丁芬酸衍生物，分为12.5 mg和50 mg两种剂型，经直肠给药（肛塞栓剂）吸收快而完全。一般在20 min起效，每12 h用一次，在年龄大于3岁的患儿，常规术前予1 mg/kg纳肛，能有效缓解术后疼痛，常用于包茎、扁桃体切除术和腺样体切除术，对于轻度至中度的疼痛有良好的镇痛作用。对非甾体类药物过敏者禁用此药。

在小儿日间手术中,局部麻醉也是一种有效的术后镇痛方式。术前即予局部麻醉可避免阿片类药物的使用,降低术中吸入麻醉药的浓度,且允许无痛快速苏醒,减少PONV的发生。骶管阻滞可为下腹部和下肢手术提供良好镇痛。最近几年超声引导下的神经阻滞,对于四肢手术和疝气手术术后镇痛应用较多。腹横肌平面阻滞较多应用于腹部手术。阴茎根部阻滞较多用于包茎等手术。臂丛神经阻滞有助于疼痛较重的上肢或肩部手术的镇痛。对于较大患儿(通常大于7岁)或需要阻滞的时间较长达12~24 h的下肢手术,股神经阻滞和髋部阻滞常用于代替骶管阻滞(阻滞时长通常为4~6 h)。

联合镇痛方案可以减少单一镇痛药物的不良反应,减少PONV的发生,加强镇痛效应,增加患儿家长的满意度。

二、麻醉后恢复和离院

从手术即将结束停用麻醉药物开始,患儿进入苏醒期。苏醒早期指从停用麻醉药到患儿保护性反射和自主运动恢复的时期,需要在PACU中经由医护人员严密监测。

(一)离开PACU标准

改良Aldrete评分(表20-5)常被用作患儿是否可以离开PACU进入日间手术中心的评估标准。该评分系统应用数字0~2记分,当患儿的改良Aldrete评分不小于9分时,患儿进入苏醒中期,可由PACU转入日间手术中心。苏醒早期和中期必须在医院内完成。直至患儿在日间手术中心内达到离院标准后可进入苏醒后期,即患儿能进行正常的日常活动阶段。

表20-5 改良Aldrete评分(用于评估患儿离开PACU标准)

离开苏醒室标准		得 分
行动	能主动或听从指令活动四肢	2
	只有两肢活动	1
	不能活动	0
呼吸	能深呼吸和自由咳嗽	2
	呼吸困难,呼吸较浅或受限	1
	窒息	0
循环	血压在基础水平的±20 mmHg以内	2
	血压在基础水平的±20~50 mmHg以内	1
	血压在基础水平的±50 mmHg以外	0
意识	完全清醒	2
	可以被唤醒	1
	无应答	0
血氧饱和度 (SpO$_2$)	未吸氧时SpO$_2$ > 92%	2
	吸氧后SpO$_2$可 > 90%	1
	吸氧后SpO$_2$仍 < 90%	0

说明:总分≥9分才能离开PACU

(二) 离院标准

日间手术患儿离院的标准包括平稳的血流动力学和呼吸状态、良好控制的疼痛和充分处理的PONV，且患儿的意识状态恢复到或接近基础状态。早期标准中要求患儿离院前必须饮水和排泄，但研究表明强制性要求离院前饮水会使患儿在日间手术中心呕吐的发生率增加50%，延长住院时间。因而目前认为只有当患儿准备好饮水时，才需要饮水，而不是强制性要求离院前饮水。

除了一些特殊情况，患儿一旦符合离院标准就可以出院，而不一定要求在日间病房至少停留多长时间。某些操作或情况下确实需要更明确的观察时间，如有一些中心会要求扁桃体腺样体手术后的患儿至少在医院停留2~4h，以减少患儿术后早期出血的发生。此外，对于那些在PACU再插管，或者有喉痉挛或支气管痉挛发生的患儿，或者那些应用纳洛酮来拮抗阿片类药物不良反应的患儿，在最后一次用药至少1h后方能离院，且离院前还需要经麻醉医师再评估。在静脉注射其他药物后，患儿至少需停留半小时。必要时给予患儿监护人书面医嘱说明重要的注意事项，使监护人明确麻醉后的活动限制情况，了解有关手术和麻醉的不良反应、并发症和术后用药情况。此外，各个中心可以制订相应的术后须知宣教手册，以让看护人明确看护重点，以及何种情况将患儿送回医院，医院的联系电话以及送回医院的流程。

（孙瑛　许文妍）

-------------------------------- 参 考 文 献 --------------------------------

[1] Aono J, Mamiya K, Manabe M. Preoperative anxiety is associated with a high incidence of problematic behavior on emergence after halothane anesthesia in boys[J]. Acta Anaesthesiol Scand, 1999, 43: 542-544.

[2] Aono J, Ueda W, Mamiya K, et al. Greater incidence of delirium during recovery from sevoflurane anesthesia in preschool boys[J]. Anesthesiology, 1997, 87: 1298-1300.

[3] Apfelbaum J L, Connis R T, Nickinovich D G, et al. Practice advisory for preanesthesia evaluation: an updated report by the American society of anesthesiologists task force on preanesthesia evaluation [J]. Anesthesiology, 2012, 116: 522-538.

[4] Awad I T, Moore M, Rushe C, et al. Unplanned hospital admission in children undergoing day-case surgery[J]. Eur J Anaesthesiol, 2004, 21: 379-383.

[5] Coté C J, Zaslavsky A, Downes J J, et al. Postoperative apnea in former preterm infants after inguinal herniorrhaphy: a combined analysis[J]. Anesthesiology, 1995, 82: 809-822.

[6] Davis P J, Greenberg J A, Gendelman M, et al. Recovery characteristics of sevoflurane and halothane in preschool-aged children undergoing bilateral myringotomy and pressure equalization tube insertion[J]. AnesthAnalg, 1999, 88: 34-38.

[7] Eberhart L H, Geldner G, Kranke P, et al. The development and validation of a risk score to predict the probability of postoperative vomiting in pediatric patients[J]. Anesth Analg, 2004, 99:

1630－1637.

［ 8 ］ Flick R P, Wilder R T, Pieper S F, et al. Risk factors for laryngospasm in children during general anesthesia［ J ］. Paediatr Anaesth, 2008, 18: 289－296.

［ 9 ］ Fortier M A, Blount R L, Wang S M, et al. Analysing a family-centred 10 preoperative intervention programme: a dismantling approach［ J ］. Br J Anaesth, 2011, 106: 713－718.

［10］ Gan T J, Meyer T, Apfel C C, et al. Consensus guidelines for managing postoperative nausea and vomiting［ J ］. Anesth Analg, 2003, 97: 62－71.

［11］ Goodarzi M, Matar M M, Shafa M, et al. A prospective randomized blinded study of the effect of intravenous fluid therapy on postoperative nausea and vomiting in children undergoing strabismus surgery［ J ］. Paediatr Anaesth, 2006, 16: 49－53.

［12］ Khalil S N, Roth A G, Cohen I T, et al. A double-blind comparisonof intravenous ondansetron and placebo for preventing postoperative emesis in 1－ to 24－month-old pediatric patients after surgery under general anesthesia［ J ］. Anesth Analg, 2005, 101: 356－361.

［13］ Litman R S. Pediatric ambulatory anesthesia in 2006［ J ］. Seminars in Anesthesia, Perioperative Medicine and Pain, 2006, 25: 105－108.

［14］ Malarbi S, Stargatt R, Howard K, et al. Characterizing the behavior of children emerging with delirium from general anesthesia［ J ］. PaediatrAnaesth, 2011, 21: 942－950.

［15］ Rhodes E T, Ferrari L R, Wolfsdorf J I. Perioperative management of pediatric surgical patients with diabetes mellitus［ J ］. Anesthe Analg, 2005, 101: 986－999.

［16］ Schreiner M S, Nicolson S C. Pediatric ambulatory anesthesia: NPO — before or after surgery?［ J ］. J Clin Anesth, 1995, 7: 589－596.

［17］ Tait A R, Knight P R. Intraoperative respiratory complications in patients with upperrespiratory tract infections［ J ］. Can J Anaesth, 1987, 34: 300－303.

［18］ Tait A R, Malviya S. Anesthesia for the child with an upper respiratory tract infection: still a dilemma?［ J ］. Anesth Analg, 2005, 100: 59－65.

［19］ Tait A R, Pandit U A, Voepel-Lewis T, et al. Use of the laryngeal mask airway in children with upper respiratory endotracheal tract infections: a comparison with intubation［ J ］. Anesth Analg, 1998, 86: 706－711.

［20］ Urman R D, Desai S P. History of anesthesia for ambulatory surgery［ J ］. Curr Opin Anaesthesiol, 2012, 25: 641－647.

［21］ Wang Y, Lobstein T. Worldwide trends in childhood overweight and obesity［ J ］. Int J Pediatr Obes, 2006, 1: 11－25.

第二十一章
老年患者日间手术麻醉

随着社会进步和医疗水平的发展,人类的病死率和生育率不断下降,全球人口均呈现老龄化趋势,在美国,小于65岁的人口每年增加1%,65~79岁的人口每年增加2%以上,80岁以上人口每年增长3%。在过去的50年里,老年人口(>65岁)的数量增加了2倍,在下一个50年将再增长3倍以上。在全球层面上,增长最快的是80岁以上的人口。据美国人口普查局的数据,2009年老年人口有3 960万,占美国总人口的12.9%。到2030年,预计将有大约7 210万老年人口(占美国人口的19%)。欧洲也有类似的趋势,到2060年老年人口将占到总人口的30%。

截至2017年年底,我国60岁及以上老年人口有2.41亿人,占总人口的17.3%。65岁以上老年人口占比飙升至11.4%。截至2017年12月31日,上海户籍60岁及以上老年人口为483.60万人,占总人口的21.8%;70岁及以上老年人口为197.71万人,占总人口的13.6%;80岁及以上高龄老年人口为80.58万人,占60岁及以上老年人口的16.7%,占总人口的5.5%。美国国家出院调查报道,1999年占美国公民12%的65岁以上人口,住院天数占据了所有医院出院人数的40%。近年来国内老年患者手术占30%~35%。以往认为大于70岁的患者不宜进行日间手术,但目前发现年龄并不能作为日间手术选择的考虑因素。虽然老年患者围术期心血管事件的发生率较高,手术后运动功能和认知功能的恢复随着年龄的增加也减慢,但老年患者术后疼痛、眩晕和呕吐的症状要轻于年轻人。同时麻醉学相关技术、手段和药物的进步使更多的老年患者能够安全顺利完成日间手术。日间手术的发展顺应了现代医学、健康服务和经济学的需求。

第一节 老年患者日间手术的种类

可以在老年患者中开展的日间手术种类很多,不仅包括最常见的白内障和腹股沟疝修补,还包括普外、妇科、泌尿外科和骨科手术。老年患者行日间择期手术比急诊手术要更安全。虽然泌尿外科手术尤其是经尿道膀胱肿瘤电切术(TURBT)患者出院后意外再入院风险较高,但是大多数这些手术和麻醉可以在最小创伤下进行,因此行日间手术也很安全。此外,大多数的这些手术不仅有效解决了许多影响感觉和运动功能的问题(视力下降、行动困难、尿潴留等),而且也提高了患者的生活质量。换句话说,老年患者日间手术具有其社会价值,可改善运动、功能自主性和自制性,降低残疾,减少相关费用。由于缺乏相关研究,老年患者日间手术尚无循证医学支持的选择标准。此外,由于老年患者个体差异巨大,难以归为独立一组。

一、年龄和功能状态

由于统计学原因,也无充分的大样本研究,年龄难以作为一个独立的危险因素来评估。然而,人们普遍认为虽然年龄是围术期并发症和死亡的一个独立因素,但不应作为一个排除标准。在先前的门诊手术研究中,年龄超过65岁的患者没有意料之外的入院,但与不影响出院的围术期不良事件增加相关。在另一项研究中,年龄大于85岁、长时间手术、心脑血管疾病和全身麻醉已被发现是日间手术术后住院和死亡的独立预测指标。生理年龄是由病理生理老化、疾病和遗传因素所决定的,在应对健康问题时,用它来定义个人健康度和性能似乎比实际年龄更为重要。功能状态已被证明可以预测住院老年患者死亡率,它是指维持日常活动所必需的一系列行为的总和,包括社会和认知功能。老年综合评估(CGA)目前被老年科医师用来评估老年患者脆弱程度。近期有报道它被用于癌症和非癌症术前风险评估。可以预见,这种方法将广泛应用于未来老年患者术前评估中。尽管通常认为术前实验室检查意义不大,因为其异常值并不能预测预后。在白内障手术时的术前筛查,与其并没有相关性。

二、社会标准

老年人通常有亲属照顾,年龄过大或独居老人往往无人照料。不同国家的社会服务情况差别较大。患者的理解能力是日间手术的重要选择标准,其会因感官损伤(视觉、听觉)或认知障碍而改变或降低。因此,获取患者信息会更为耗时,需要特殊技巧并富有同情心。患者接受日间手术的意愿会受到心理状态的影响,会在情感和恐惧间摇摆,这在受过较高教育,有工作和可以获得家庭帮助的患者中较多见。

第二节　术前访视和评估

一、评估方法

术前评估可以在手术当日进行,也可以在术前评估门诊进行,也可以采用两者结合的方式。何种方式更佳取决于患者的特点和访视所具备的条件。手术当天进行评估的患者通常在术前几日已经由专门的术前访视护士通过电话进行问讯,此过程中如有必要可以及时地咨询麻醉医师。如果在电话问讯的时候,患者相关的记录(如病史、身体情况、实验室检查等)完备、护士训练有素并且能够联系医师进行会诊,那么此种方法是可行且高效的。术前评估的另一种形式是在手术之前由麻醉医师和(或)经过专业培训的护士在术前评估门诊进行，这种门诊常存在于三级医疗中心，患有严重合并症的患者通过预约进行面对面的访视。术前评估门诊需要所在医疗机构的支持并且能进行有效的组织管理，不管采用何种方式，术前评估的效／费比都很高，因为它可以通过将推迟、取消手术的比率和机会成本降至最低而产生实质性的利益。有关门诊手术的数据是十分有限的，在一所大型城区医疗中心发现，相似的日间手术患者，接受术前评估后取消手术的比例是 8.4%，而没有接受评估的患者取消手术的比例是 16%。取消手术对经济收入有巨大的负面影响，据估计，手术室闲置（贡献毛利）1 h 就会有 1 500 美元的经济损失。已经出现了应用术前评估预测住院费用的数据，NSQ1P 发现 51 项术前风险因素（例如 Cr ＞ 1.2 或者有心脏手术史）可以根据并发症和延长的住院时间预测出术后花费的不同。这仍需得到确定，作者推测，风险因素的术前优化将会降低术后并发症的发生率以及住院费用。

需要强调的是，对患者进行选择时无论使用电话问讯还是术前门诊访问，使用麻醉医师制订的由循证数据支持并被外科医师及相关人员广泛接受的流程图，能够有效地对患者进行分类并在术前最大限度地改善患者的医疗状况。例如，不论在何种情况下，应用药物涂层心脏支架 1 年以内、突然停用氯吡格雷的患者都不适合进行择期手术。然而，该患者 1 年之后可能完全适合在医院内进行手术，但是因为手术方式和其他并发症的问题，不适合于日间手术。

尤其是对年纪较大及易感染患者而言，一份完整的病史和全面的临床评估是必需的。超过 70 岁的患者至少患一种合并症，其中 30% 的患者甚至有两种或以上合并症，几种药物同时使用很常见，并可能增加了药物间相互作用的风险，药物依从性可能是不够的。镇痛剂和药物作用于中枢神经系统（CNS）可能会增加跌倒的风险。随着血栓栓塞合并症风险增加，应当将一种适当预防性治疗纳入规定。作为原则，失代偿、病情不稳定的患者应该被视为住院患者，因为他们存在发生围术期并发症的高风险。

许多研究表明，在原本就存在疾病尤其是心血管和呼吸系统疾病的患者中，日间手术发生围术期并发症的风险增加，但是很少有证据支持结果和合并症之间的相关性。

二、术前并发症的处理

（一）心血管疾病

心血管疾病（CVD）患病率随着年龄而增加，据估计在欧洲超过 65 岁的人群中 19% 的男性和 12% 的女性都患有一定程度的心血管疾病。术前风险评估应该集中于以下三个方面：按拟定手术方案后发生心血管事件的手术风险、患者心脏功能容量和风险指数。日间手术的手术风险估计低于 1%，但并没有支持这种说法的随机对照研究。心脏功能容量应该超过四个代谢当量（METs），相当于爬两层楼的能力。由于同时存在运动障碍，在一些老年患者中可能难以评估。据报道，心功能不全是发生围术期并发症的主要风险。轻到中度以上的心力衰竭患者不能进行日间手术。老年人心血管疾病中一些特定类型有较高发病率，心衰和相对较高频率发生主动脉瓣狭窄增加了围术期死亡率。接受过药物洗脱支架（DES）置入的患者在过去 12 个月内需要两种抗凝药物治疗（阿司匹林＋氯吡格雷），在此期间不能进行日间手术。

(二) 慢性阻塞性肺部疾病

慢性阻塞性肺部疾病(COPD)在老年人中是种非常常见的疾病,并被公认为是发生术后并发症的一个风险因素。患有COPD的老年患者往往有较长的吸烟及肥胖史,因此他们对医学指导缺乏依从性,作为门诊患者难以治疗。黏液分泌过多、呼吸道感染和心血管并发症是预后的危险因素,因此在决定把他们作为门诊患者治疗前应仔细评估。最近的研究发现强调了老年患者中COPD和心衰之间的复发联系:事实上,由于肺血管压力增加和慢性低氧血症,COPD患者患心衰风险增加。这些疾病之间的联系为诊断和治疗提出了重要挑战。

(三) 糖尿病

糖尿病占70岁以上患者的12%～15%。老年糖尿病患者可能需要进行日间手术治疗的有皮肤溃疡、截肢和脓肿。在决定把他们接收为门诊患者治疗前应评估糖尿病稳定程度和患者对于医疗指导的依从性。糖尿病神经病变伴随着吸入风险、直立性低血压和尿潴留增加,脱水也是常见的,尤其是在老年性糖尿病患者中。

第三节　麻　醉　方　法

总的来说,所有的麻醉方法,从局麻到全麻都可以应用于老年患者。随机研究表明,还未有报道哪一种麻醉方法最适合于老年门诊患者。

一、全身麻醉

由于老化引起的神经递质消耗、神经元密度减少和骨骼肌神经支配减低,可能会导致麻醉药物消耗减少。心脏指数降低(导致诱导时间增加)和压力反射反应性降低(导致代偿性心动过速减少)均能增加静脉麻醉药过量使用的风险。由于肺泡内气体交换减少会导致呼气末浓度和血浆浓度之间的差异,这可能允许过量吸入麻醉药的使用。

药物动力学改变(肝肾血流减少,身体总水量减少)和药效学改变(中枢神经系统镇静介质敏感性增加,40岁以后每十年最低肺泡浓度降低4%～5%),这是可以观察到的老年人的老化过程。这些变化显著影响了麻醉药物的最终效果并增加了其不良反应。将所有这些代谢变化、快速记录麻醉与日间手术结合到一起是很具有挑战性的,因此减少药物剂量和仔细滴定药物非常有必要。

麻醉诱导阶段常用的镇静药如丙泊酚、咪达唑仑等,在老年人中同等剂量产生的效果增强,但起效时间减慢、出现最大程度循环呼吸抑制时间延迟,故需要精确计算并使用最小所需剂量。由于依托咪酯对循环抑制较小,在老年人中更为常用。麻醉维持中常使用丙泊酚或吸入麻醉药。使用吸入麻醉药进行麻醉维持,尤其是地氟烷,其复苏时间比丙泊酚维持麻醉时间短,且对心血管有保护作用。但丙泊酚镇痛效果比吸入麻醉药更佳,也更少产生术后恶心呕吐。在插入喉罩或气管导管前,使用小剂量强效阿片类(如芬太尼0.5 μg/kg)能够最大限度减少疼痛刺激引起的急性反应,使诱导过程更为平稳。非甾体类肌松药在老年患者中清除减慢,效果延长,在使用时需要减量。苄异喹啉类肌松药如顺阿曲库铵比罗库溴铵更能预测效果持续时间。

有研究表明麻醉深度可能和死亡率有关,低BIS、低血压、低MAC会增加围术期风险。BIS装置能够帮助监测麻醉深度,便于调整丙泊酚维持剂量或吸入麻醉药的浓度,并缩短复苏时间。

二、蛛网膜下隙阻滞

年龄相关的心血管改变、交感神经系统阻滞和外周血管阻力下降可能会引起强烈的低血压和心动过缓,在心血管储备减少的病例中会伴有潜在的危险后果。老年患者存在尿潴留的风险,特别是在男性和(或)糖尿病患者中。骨骼退化可能会增加操作技术的难度。

老年人中进行蛛网膜下隙阻滞的特殊点有等待时间减少、脑脊液(CSF)体积减小和密度增加。后面这两个因素会引起局麻药更大范围扩散,神经纤维变性也会造成更广泛阻滞。因此,有建议将局麻药用量减少40%。由于脑脊液体积减少及密度增加,高比重溶液的浓度降低从而使之成为"较低的高比重"。最近有报道称,在日间手术中给予2%高比重的丙胺卡因后尿潴留和术后需要置入导尿管(超过60岁患者达40%)的风险增加。

三、麻醉监控镇静

在局部麻醉或区域麻醉过程中,镇静在增加舒适感方面起着重要作用。据统计,由于大量的老年患者需要接受白内障手术、腹股沟疝修补术和其他一些较小的手术,镇静结合局麻监护性麻醉管理(MAC)是老年日间手术中最常用的麻醉技术。在老年门诊患者中提出镇静使麻醉医师能够获得较好的患者依从性,同时可以进行微创麻醉,这些都是日间手术的重要目标。

鉴于他们有限的生理储备(低血压时反应性心动过速减少和缺氧及高碳酸血症时反应性通气减少),老年人更容易发生镇静后循环和呼吸系统并发症。老年患者镇静后发生认知功能障碍的风险增加也有报道。

第四节 术 后 管 理

一、全麻苏醒

老年患者的恢复期管理是评定麻醉科质量的重要组成部分。设备精良和管理完善的麻醉后监护治疗室(PACU),又称恢复室(recovery room,RR),在确保老年麻醉患者安全顺利恢复以及麻醉并发症的防治等方面,发挥着非常重要的作用。2014年中国老年患者围术期麻醉管理指导意见提出老年患者是否达到拔管的标准,需要考虑以下因素:① 麻醉药、镇静镇痛药和肌松药的残余效应是否完全消除?在拔管前规律的呼吸节律和接近正常的呼吸频率能够使$P_{ET}CO_2$达到正常范围(35～45 mmHg)才可以拔管。② 拔管前应该进行充分的气道吸引,并实施肺复张,即在吸气相给予不超过30 cmH$_2$O加压给氧3～5次,以使部分不张的肺泡完全开放。③ 拔管前可能出现氧合指数难于达到超过300 mmHg的状况,需要考虑的因素应包括:a. 有无通气功能异常;b. 有无麻醉以及外科相关的肺不张,气胸以及血胸,肺血流显著降低等情况;c. 心脏是否处于最佳工作状态,有无心律失常和心肌缺血存在,有无术中过度输液导致,以及严重低血容量或者低血红蛋白血症等。

拔管指征:① 患者基本清醒,血流动力学稳定,血压基本正常,如有脑电双频指数(BIS)监测,BIS指数大于80时,50%以上患者清醒,BIS指数大于90时,几乎全部患者能唤醒。② 自主呼吸恢复,咳嗽反射、吞咽反射活跃;意识恢复,能完成睁眼、抬头、握手等指令;自主呼吸频率大于12次/min,但不大于20次/min,潮气量不小于8 ml/kg,脉搏氧饱和度(SpO$_2$)不小于95%,可考虑拔管。③ 必要时拔管前后进行血气分析,指导围拔管期处理。

特殊情况的气道管理:口鼻腔以及颌面部手术后气道管理宜严格掌握拔管指征。① 完全清醒,回答切题。② 安静状态下患者的通气量应达满意程度,呼吸频率应大于12次/min。③ 喉反射及咽反射完全恢复。④ 拔管后患者清醒。⑤ 拔管时麻醉医师和外科医师在场,以便随时抢救或气管切开等。

拔管后注意事项:即使是常规拔管后,都应严密监测老年患者的生命体征,并有足够的观察时间,符合离开PACU标准才能考虑送回病房。

二、术后疼痛管理

有研究证明日间手术后的术后疼痛可能会持续3天以上,可影响超过7天的生活质量。尤其对于老年日间手术患者而言,在管理方面例如明确的出院指导、镇痛药物的有效性及随访是关键因素。

疼痛的感知不会随着年龄增加而减少。成瘾恐惧或认知障碍可能会抑制患者报告术后疼痛,痴呆和失语症也使疼痛难以评估。因此,简易疼痛量表应为首选。

多峰性不同药物结合使用的目的是为了减少剂量和减轻镇痛药的不良反应。局麻药无论在单独(区域阻滞)和(或)作为麻醉计划的一部分中都发挥了举足轻重的作用。在两种情况下都需要记住有限的时限,只有持续性导管管理能够防止再次疼痛。考虑到导管错位、对于指令的误解和敏感性降低的风险,患者的依从性和理解水平(患者对其自身的及对护理人员的)在决定使用这些技术前都应该被仔细评估。

非甾体抗炎药(NSAIDs)作为单一药物只对轻到中度疼痛有效。有报道称,与年轻患者相比,老年患者发生严重胃部并发症的风险增加。低容量血症和脱水在老年患者中较为常见,使用NSAIDs可能会增加急性肾功能衰竭的风险,尤其是在与ACEI类药物以剂量依赖性方式合用时。

对乙酰氨基酚对神经末梢几乎没有影响并且没有抗炎作用,由于其较高的安全性而被广泛地应用。推荐剂量为 4 g/d，通常患者能良好的耐受。联合使用对乙酰氨基酚和小剂量阿片类药物被证明对术后疼痛的老年患者有良好的耐受性。

阿片类药物往往是重要的日间手术中不可或缺的。曲马多有良好的耐受性及疗效，被用于中到重度疼痛手术中，缓慢滴定能够有效减少呕吐，有报道称在老年患者中使用后发生意识混乱。羟考酮、单独和联合使用对乙酰氨基酚被广泛应用于成年人。最近的一项研究证实，羟考酮的药物动力学为年龄依赖性，因此在老年患者中仔细地按照个人剂量滴定是必要的。羟吗啡酮是一种羟考酮的次要代谢物，最近被作为口服阿片类药物介绍。最近刚有报道，它使用于老年人中但是似乎没有什么特别优势，在使用时应和相似的药物一样给予同样的重视。

时效相关镇痛（context-sensitive analgesia）是一种协同的术后镇痛方法，这需要考虑到患者、手术过程和术后情况。老化过程、并发症、合并药物、预期的疼痛和患者相关的特定因素（例如存在术前疼痛、教育水平和对指令依从性、吞咽药片障碍等）都被认为是综合评估分析的一部分。

三、术后恶心呕吐

一般而言老年人 PONV 发生率不高，其出现与患者本身、麻醉、镇痛和外科因素有关。研究表明神经外科、头颈外科和腹部腹腔镜的手术往往更易发生恶心呕吐；阿片类药物、吸入麻醉药的使用及麻醉过深会增加 PONV 的发生；由于补液不足导致的体位性低血压等可能导致出院后的恶心呕吐。因此最简单的预防恶心呕吐的方法是，在围术期使用多模式镇痛的方式减少阿片类药物的使用，同时减少吸入麻醉药物的用量并做好麻醉深度监测。

对高危患者进行预防用药和及时治疗对 PONV 的控制也至关重要。研究发现，中年女性、儿童、非吸烟者、手术时间长、有 PONV 病史或晕动病、使用吸入麻醉药、大剂量新斯的明或术中术后使用阿片类药物是发生 PONV 的主要预测因素，地塞米松、氟哌利多和昂丹司琼的联合使用能使发生率降低 25%。地塞米松起效较慢，价格低廉，推荐使用至少 8～10 mg 来预防 PONV。氟哌利多在有良好心电监护情况下是一线止吐药，推荐使用剂量不超过 1 mg。昂丹司琼因为价格更贵，推荐用来治疗术后呕吐，剂量为 8 mg。

四、术后认知功能障碍

早在数十年前就有老年患者出现术后认知功能障碍的报道，而麻醉常常被认为是其病因或相关因素。虽然手术方法以及麻醉药物与技术的进步已明显改善老年患者的手术预后，但仍有相当一部分老年患者术后 3 个月内出现认知功能障碍。术后认知功能障碍可以分成两大类：术后谵妄和术后认知功能障碍（轻度认知障碍和痴呆）。术后谵妄是指在短时间内出现的急性认知功能障碍，症状常持续数天和数周，病情通常出现波动。术后谵妄的典型特征是注意力不集中，思维无绪和（或）意识水平的改变。前瞻性研究发现，谵妄的发生率为 3%～50%，主要与手术类型、患者术前生理与认知功能状态以及患者年龄有关。

最近，有报道髋骨骨折手术后谵妄发生率在 35%～60%，而白内障手术的谵妄发生率低至4%。总之，老年患者接受急诊、长时间或复杂手术后发生术后谵妄的发生率更高，这似乎对门诊手术后回到熟悉的家庭环境的患者来说不成问题。谵妄是一种非常严重的并发症，与术后发病率和死亡率增高密切相关。

虽然术后谵妄的危险因素在不同研究中有所不同，但是高龄、饮酒、合并严重疾病以及术前认知障碍患者通常被认为发生术后谵妄风险更高。最近发现手术前配合能力障碍和减退是术后谵妄的独立风险因素。术后谵妄的病因学可能多种多样，包括药物中毒、撤药反应、药物相互作用、使用抗胆碱能药物、低氧、二氧化碳水平异常、脓毒症、镇痛不全和器质性脑病等，乙酰胆碱、多巴胺、γ-氨基丁酸这些神经递质的失调与谵妄的多因子病理生理学密切相关。最近有证据表明，5-羟色氨的前体色氨酸的反常自身调节在术后谵妄的发病机制中起着极其重要的作用。因为5-羟色氨的异常调节一直与抑郁相关，这也就很好地解释了谵妄与抑郁的关联。另有研究发现隐匿的大脑前纹状体区域白质损害使得有些患者易出现谵妄。亦可能白质的轻微缺失可表现为术前配合能力受损和（或）更高水平的抑郁。有趣的是，采用褪黑素治疗术后谵妄取得了一定的效果，其可能机制是重新设定老年患者的昼夜节律。术后谵妄是老年患者较常见的并发症，通过处理流程指导的围术期治疗可降低术后谵妄的发生率。通过采用综合治疗的手段，包括禁用或尽量少用苯二氮䓬类药物、抗胆碱能药物、抗组胺药和哌替啶以及鼓励早期活动和提供适当的环境刺激，可使术后谵妄发生率下降1/3，严重谵妄发生率减少一半。

术后认知功能障碍（POCD）定义为某个或更多的神经生理区域受损出现智力功能下降，通常包括记忆力减退或注意力不易集中。其他神经心理学区域，包括配合能力、知觉度、语言、注意力、心理运动功能也可能受影响。莫勒（Moller）等评价了60岁以上老年患者腹部或矫形大手术后的认知功能。结果发现，约有25%的患者术后1周存在明显的认知障碍，10%的患者术后3个月仍存在认知功能障碍。这些数据要明显高于同年龄组未接受手术和麻醉的健康人（认知障碍发生率为3%）。采用严格的监护措施未发现长时间认知功能障碍与低氧或低血压有关。术后早期（1周）认知功能障碍的危险因素包括：高龄、麻醉时间长、患者受教育程度低、二次手术、术后感染和发生呼吸系统并发症等。术后迟发（3个月）认知功能障碍发生的主要危险因素是年龄。70岁以上的手术患者后期认知功能障碍的发生率为14%，而60～70岁患者仅为7%。

蒙克（Monk）等也进行了一项有关年龄与POCD发生率的大样本、前瞻性研究。结果表明，60岁以上非心脏大手术患者术后3个月时，认知功能障碍的发生率为16%，但是更年轻的患者该发生率仅为3%～5%。这项研究明确了70岁以上老年人较70岁以下的老年人认知功能障碍的发生率高。蒙克等研究了许多非心脏外科手术POCD的预测。术后3个月内发生POCD的独立危险因素包括年龄增加、教育水平降低、有心血管意外病史但无后遗症以及在医院期间出现POCD。在医院期间或术后3个月内出现POCD患者术后1年内死亡率可能更高，但是否存在明确的因果关系或与患者并存疾病有关尚不清楚。

目前门诊手术患者术后发生远期认知功能障碍的前瞻性研究较少，但蒙克将大手术和微创手术后认知能力恢复情况进行了比较，他们按手术种类将患者分为微创手术（腹腔镜或体表手术)、腹部大手术和矫形手术三类。腹部大手术和矫形手术患者POCD的发生率明显高于微创手术。门诊手术多是小手术,上述结果提示门诊手术患者术后认知功能的恢复情况可能要优于住院患者。国际术后认知功能障碍研究(ISPOCD)小组最近进行了一项有关60岁以上老年患者门诊手术和住院手术后POCD发生率的纵向对比研究,门诊手术患者术后7天的POCD的发生率明显低于住院患者,但是3个月后两者差别不显著。这些结果提示,离院时门诊手术患者的认知功能优于住院手术患者,但是作者无法解释这种现象。可能的解释大概是:门诊患者的健康情况较好,手术和麻醉时间较短,手术创伤较小或不需住院等。

应该清楚,即使是年轻健康的门诊手术患者,其认知能力恢复到术前手术也需要数天。即使年轻患者,静脉使用咪达唑仑或芬太尼镇静后嗜睡也长达8 h;由于存在镇静药的残余作用,有平衡功能障碍或步态改变的老年患者摔跤的风险增加。总之,究竟哪一年龄段的患者易出现严重POCD、其原因如何及如何预防等尚不清楚。尽管我们需要了解很多术后谵妄和认知功能下降的相关情况,但显然术前存在的神经功能状态亚临床改变也会在围术期表现更加明显。若患者已有认知功能障碍,则预示术后认知功能可能会进一步下降。因为术前认知状态的预测作用和正确评估能正确指导干预(对可能发生谵妄病例),所以简要的智力状态的检查应成为术前访视时的一部分。实际上,最近认定≥60岁接受全髋关节置换术的患者有20%术前就已存在认知障碍,22%存在遗忘性轻度认知障碍(mildcognitiveimpairment, MCI),7%两者都有。另外,最近证明手术前疼痛程度的严重性和手术后疼痛程度严重性,是中老年手术患者发生术后谵妄的独立预测因素。这些结果提示术前存在疼痛症状的老年患者术后应该加强疼痛控制。

根据目前对POCD的了解,我们认为其病因是多种多样的,包括患者术前状态、术中与手术相关的事件(如微栓子)以及麻醉因素。炎症反应和麻醉深度对POCD的作用尚有待进一步证明。但是,最近有联合影像学、疼痛学和功能评价的前瞻性研究已经表明当外科手术治愈慢性疼痛和炎症时,认知功能得到改善,同时前额叶背角的外侧、带状前回以及杏仁核的灰质容量增加。希望进一步研究能使我们更清楚POCD的发生率、机制及其预防。

最后,还需要提及的是,最近越来越多的研究对麻醉与这些神经变性疾病的发生和发展的潜在关系产生兴趣,比如对阿尔茨海默病。我们在这一领域的知识还有限,麻醉是否与其有关?但是,有实验室证据表明麻醉可能影响β淀粉样蛋白的进程。尽管还不确定POCD与阿尔茨海默病是否具有共同的发病机制,已有研究推测它们的危险因素可能存在重叠。现有的关于麻醉和阿尔茨海默病的人类研究没有结论。我们逐渐认识到大部分老年患者术前存在基础的MCI,这些存在基础的MCI的患者术前并未表现出来,在经历手术后其认知功能障碍才显示出来。

美国2011年4月发布了自1927年以来第一部新的阿尔茨海默病诊断指南,其中把MCI看作阿尔茨海默病的前驱症状,目前国际老年协会和阿尔茨海默病协会认为这种功能失调是一种疾病,随着年龄的增长可能出现,先表现为脑部改变,随后有轻度记忆障碍,最后逐渐发展成明显的痴呆。临床前驱期,在痴呆出现前10年左右,这是疾病干预的最佳时期,而许多研究者认为大多数治疗阿尔茨海默病的药物疗效不佳的原因是疾病治疗时已处于晚期，药物不能阻断或逆转疾病进程。尽管尚未能用于第一时间诊断该病，但用于PET扫描的新型造影剂、脑脊液检查以及其他预测或检测阿尔茨海默病极早期生物学指标的出现对于研究者、药物公司和临床医师意义重大。

　　老年患者对创伤、住院治疗和手术/麻醉等应激异常敏感，其原因尚不完全明了。非住院的医疗环境对需要择期手术的老年患者而言存在许多潜在的优势，因而，术前全面评估患者的脏器功能及储备能力，术中精心管理并处理并发症，维持患者正常体温，术后严密监护及完善镇痛治疗可能有助于降低老年患者的围术期风险。

（殷文渊　闻大翔）

----------------------------------- 参 考 文 献 -----------------------------------

[1] Naughton C, Feneck R O. The impact of age on six-month survival in patientswith cardiovascular risk factors undergoing elective noncardiac surgery[J]. Int J Clin Pract, 2007, 61: 768-776.

[2] Etzioni D A, Liu J H, Maggard M A, et al. The aging population and its impacton the surgery workforce[J]. Ann Surg, 2003, 238: 170-177.

[3] Canet J, Raeser J, Rasmussen L S, et al. Cognitive dysfunction after minorsurgery in the elderly[J]. Acta Anaesthesiol Scand, 2003, 47: 1204-1210.

[4] Benfatto G, Zanghi G, Catalano F, et al. Day surgery for breast cancer in the elderly[J]. G Chir, 2006, 27: 49-52.

[5] Marsh F A, Rogerson L J, Duffy S R G. A randomised controlled trial comparingoutpatient versus day-case endometrial polypectomy[J]. BJOG, 2006, 113: 896-901.

[6] Lee D K, Mulder G D. Foot and ankle surgery: considerations for the geriatricpatient[J]. J Am Board Fam Med, 2009, 22: 316-324.

[7] Malik A M, Khan A, Talpur K A, et al. Factors influencing morbidity andmortality in elderly population undergoing inguinal hernia repair[J]. J Pak Med Assoc, 2010, 60: 45-47.

[8] Fredman B, Sheffer O, Zohar E, et al. Fast-track eligibility of geriatric patientsundergoing urologic surgery procedures[J]. Anesth Analg, 2002, 94: 560-564.

[9] Aldwinkle R J, Montgomery J E. Unplanned admission rates and postdischargecomplication in patients over 70 years following day surgery[J]. Anaesthesia, 2004, 59: 57-59.

[10] Fleisher L A, Pasternak L R, Herbert R, et al. Inpatient hospitaladmission and death after outpatient surgery in elderly patients[J]. Arch Surg, 2004, 139: 67-72.

[11] Demongeot J. Biological boundaries and biological age[J]. Acta Biotheor, 2009, 57: 397-418.

[12] Audisio R A, Ramesh H, Longo W E, et al. Preoperative assessment of surgicalrisk in oncogeriatric patients[J]. Oncologist, 2005, 10: 262-268.

[13] Raynaud C, Le Caer H, Bourget I, et al. Comprehensive geriatric assessmentand complications after resection of lung cancer[J]. Rev Mal Respir, 2010, 27: 483-488.

[14] Kristjanson S R, Nesbakken A, Jordy M S, et al. Comprehensive geriatricassessment can predict

complications in elderly patients after elective surgeryfor colorectal cancer: a prospective observational cohort study[J]. Crit Rev Oncol Hematol, 2009. doi: 10. 1016/j. 11. 002.

[15] Robinson T N, Eiseman B, Wallace J I, et al. Redefining geriatric preoperativeassessment using frailty, disability and comorbidity[J]. Ann Surg, 2009, 250: 449−455.

[16] Nardi M, Perri S G, Pietrangeli F, et al. The surgical needs of elderly patients inday surgery[J]. Minerva Chir, 2004, 59: 61−67.

[17] Carrol K, Majeed A, Firth C, et al. Prevalence and management of coronaryheart disease in primary care: population based cross-sectional study using adisease register[J]. J Public Health Med, 2003, 25: 29−35.

[18] The Task Force for Preoperative Cardiac Risk Assessment and Perioperative Cardiac management in Noncardiac Surgery of the European Society of Cardiology (ESC) and endorsed by the European Society of Anaesthesia(ESA). Guidelines for preoperative cardiac risk assessment and perioperativecardiac management in noncardiac surgery[J]. Europ J Anaesth, 2010, 27: 92−137.

[19] Hammil B G, Curtis L H, Bennet-Guerrero E. Impact of heart failure on patientsundergoing major noncardiac surgery[J]. Anesthesiology, 2008, 108: 559−567.

[20] Mascarenhas J, Azedevo A, Bettencourt P. Coexisting chronic obstructivepulmonary disease and heart failure: implications for treatment, course andmortality[J]. Curr Opin Pulm Med, 2010, 16: 106−111.

[21] Kreutziger J, Frankenberger B, Luger T J, et al. Urinary retention after spinalanaesthesia with hyperbaric prilocaine 2% in ambulatory setting[J]. Br J Anaesth, 2010, 104: 582−586.

[22] Bhanhanker S M, Posner K L, Cheney F W. Injury and liability associated withmonitored anesthesia care[J]. Anesthesiology, 2006, 104: 228−234.

[23] Ekstein M, Gavish D, Ezri T, et al. Monitored anaesthesia care inelderly. Guidelines and recommendations[J]. Drugs Aging, 2008, 25: 477−500.

[24] Solca M, Savoia G, Mattia C, et al. Pain control in day surgery: SIAARTI Guidelines[J]. Min Anestesiol, 2004, 70: 5−24.

[25] Zullo A, Hassan C, Campo S M. Bleeding peptic ulcer in the elderly: risk factors and preventive strategies[J]. Drugs Aging, 2007, 24: 815−828.

[26] Stillman M J, Stillman M T. Choosing non selective NSAIDs and selective COX-2 inhibitors in the elderly: a clinical use pathway[J]. Geriatrics, 2007, 62: 26−34.

[27] Olkkola K T, Hagelberg N M. Oxycodone: new "old" drug[J]. Curr Opin Anesthesiol, 2009, 22: 459−462.

[28] Guay D R. Use of oral oxymorphone in the elderly[J]. Consult Pharm, 2007, 22: 417−430.

[29] Perez F, Monton E, Nodal M J, et al. Evaluation of a mobile health system forsupporting postoperative patients following day surgery[J]. J Telemed Telecare, 2006, 12 (Suppl 1): 41−43.

[30] Palombo D, Mugnai D, Mambrini S, et al. Role of interactive home telemedicinefor early and protected 1 day after carotid endarterectomy[J]. Ann Vasc Surg, 2009, 23: 76−80.

[31] Martinez-Ramos C, Cerdán M T, López R S. Mobile phone-based telemedicinesystem for the home follow-up of patients undergoing ambulatory surgery[J]. Telemed J E Health, 2009, 15: 531−537.

[32] 陈杰,缪长虹.老年麻醉与围术期处理[M].北京:人民卫生出版社,2016.

第二十二章
肥胖及特殊患者的日间手术麻醉

肥胖症是由遗传因素、环境因素等多因素相互作用的一组异质性疾病。随着社会生活水平的提高及膳食结构改变,人们体力活动明显减少,超重和肥胖在世界范围内广泛流行。根据世界卫生组织(WHO)的实况报道,1975年以来,世界肥胖人数已增长近3倍。2016年,18岁及以上的成年人中逾19亿人超重,其中超过6.5亿人肥胖,超过3.4亿名5～19岁儿童和青少年超重或肥胖。最新统计显示,我国超重人数约有2亿人,达到肥胖程度的超过9 000万人,与之密切相关的糖尿病患者人数约为1.1亿人,双双居世界首位。肥胖人群可发生多种并发症,包括冠心病、高血压、高血脂、糖尿病、阻塞性睡眠呼吸暂停综合征等疾病,且其解剖、生理状况发生改变。2017年中华医学会麻醉学分会在《日间手术麻醉专家共识》中提出"不建议估计术后呼吸功能恢复时间长的病理性肥胖或阻塞性睡眠呼吸暂停综合征(OSAS)患者施行日间手术"。但随着肥胖患者的日益增多,日间手术具有明显缩短住院时间、加快床位周转、降低院内感染、提高医疗资源使用效率的优势,已得到患者、医护人员及卫生行政部门的关注和肯定,其行日间手术的概率逐渐增长。麻醉医师必须对肥胖患者的病理生理改变、药理学特点、术中术后麻醉管理的要点深入了解,做好充分评估和准备,才能保证此类患者日间手术麻醉的安全。随着外科微创技术的广泛开展、中国日间手术麻醉管理水平的提高和日间手术室装备条件的完善,病理性肥胖或阻塞性睡眠呼吸暂停综合征的患者也应逐渐纳入日间手术实施范畴。

第一节　肥胖的定义和分类

一、肥胖的定义

肥胖是指一定程度的明显超重与脂肪层过多,是体内脂肪,尤其是三酰甘油积聚过多而导致的一种状态。肥胖症是指由于生理生化功能的改变而引起体内脂肪堆积过多和(或)分布异常,是由多种因素引起的慢性代谢性疾病,是由环境、遗传以及内分泌原因所引起的机体生理功能障碍。当患者长期摄入的食物热量超过能量消耗时,往往就会发生肥胖。影响肥胖的因素包括能量的摄入或支出（或者两者），而且受遗传、行为、文化和社会经济等因素影响。目前公认衡量肥胖的指标是体重指数（body mass index，BMI）及腰围。

（一）体重指数

19世纪中期比利时凯特勒最先提出体重指数的概念，BMI是目前国际上常用的衡量人体胖瘦程度以及是否健康的一个标准。BMI的定义是以患者的体重（以kg为单位）除以患者的身高（以m为单位）的平方，单位为 kg/m^2。亚洲成年人理想的BMI是 $18.5\sim23.9$。

$$BMI = \frac{体重（kg）}{身高（m）^2}$$

（二）腰围

肥胖患者常伴有代谢综合征，表现为腰型肥胖、高密度脂蛋白（HDL）水平下降、高胰岛素血症、糖耐量异常、高血压以及其他特点。腰围是反映脂肪总量和脂肪分布的综合指标。有研究显示BMI对于预测肥胖相关的代谢性及心血管疾病的风险相对不敏感，临床使用腰围而不是BMI来反映代谢综合征的脂肪重量成分。腰围能够反映腹部皮下脂肪组织和腰部内脏脂肪组织的聚积程度，但BMI不能，因此以腰围评估中央型或者躯干脂肪重量优于BMI。标准腰围计算公式如下（±5%为正常范围）。

标准腰围（男性）＝身高（cm）÷2－11（cm）
标准腰围（女性）＝身高（cm）÷2－14（cm）

中国18岁及以上男性腰围均值为82.8 cm，城市（84.1 cm）高于农村（81.4 cm）；女性腰围均值为78.5 cm，城市和农村分别为78.7 cm和78.4 cm。

二、肥胖程度的分类

国际生命科学学会中国办事处中国肥胖问题工作组提出中国成年人肥胖BMI诊断标准：BMI在 $24.0\sim27.9$ 为超重，BMI $\geqslant28.0$ 为肥胖；BMI在 $35.0\sim39.9$ 为重度肥胖；BMI $\geqslant40.0$ 为极重度肥胖（表22-1），目前认为该标准对于国人各项健康危险因素的敏感度和特异度均最为适宜。中国肥胖工作组提出腰围的中国肥胖标准：男性腰围 $\geqslant90$ cm为肥胖，女性腰围 $\geqslant80$ cm为肥胖。由于其未必意味着不同个体的肥胖程度相同，因而应将其视为粗略的指导。BMI作为一个理想的肥胖标准一直受到质疑，因为它忽略了身体不同部分组成成分的差异。以下情况BMI不适用：未满18岁、运动员、正在做重量训练、怀孕或哺乳期妇女、身体虚弱或久坐不动的老人。

表22-1 成人体重分类

分级	BMI（ kg/m^2 ）
体重过低	＜18.5
体重正常	$18.5\sim23.9$

（续表）

分　级	BMI（kg/m²）
超重	24.0～28.0
肥胖	≥28.0
重度肥胖	35.0～39.9
极度肥胖	≥40.0

第二节　肥胖的病理生理

肥胖症既是一种独立性疾病，又是高血压、糖尿病、冠心病、脑卒中、某些癌症和其他一些慢性疾病的重要危险因素。中国肥胖问题工作组报告结果显示，体重指数每增加2，冠心病、脑卒中、缺血性脑卒中的相对危险分别增加15.4%、6.1%和18.8%。体重指数≥24时，患高血压、糖尿病、冠心病和血脂异常等严重危害健康的疾病的概率会显著增加。同时体重过低时，亚洲人亦存在心血管疾病发病率高的危险，中国人在BMI低于25时，患高血压的危险性就开始增加。世界卫生组织将肥胖列为导致疾病负担的十大危险因素之一，与肥胖相关疾病的相对危险度见表22-2。

表22-2　肥胖者发生肥胖相关疾病或症状的相对危险度*

危险性显著增高 （相对危险度大于3）	危险性中等增高 （相对危险度2～3）	危险性稍增高 （相对危险度1～2）
2型糖尿病	冠心病	女性绝经后乳腺癌，子宫内膜癌
胆囊疾病	高血压	男性前列腺癌，结肠直肠癌
血脂异常	骨关节病	生殖激素异常
胰岛素抵抗	高尿酸血症和痛风	多囊卵巢综合征
气喘	脂肪肝	生育功能受损
阻塞性睡眠呼吸暂停		背下部疼痛
		麻醉并发症

*相对危险度是指肥胖者发生上述肥胖相关疾病的患病率是正常体重者对该病患病率的倍数

一、糖尿病

肥胖引起胰岛素抵抗及其相伴随的高胰岛素血症、胰岛细胞分泌功能受损、高瘦素血症、血清脂联素浓度降低。肥胖脂肪降解加强的结果是产生大量的游离脂肪酸（FFAs），FFAs的增加严重阻碍了肝脏摄取胰岛素，导致肝脏糖利用和糖原异生障碍。肥胖引起胰岛素抵抗可抑制合成代谢，抑制脂肪和肌肉组织葡萄糖对胰岛素的摄取。肥胖患者的糖耐度低于正常人群，肥胖是导致2型糖尿病的主要危险因素，男性肥胖者2型糖尿病更为多见。运动可增加肥胖2型糖尿病患者胰岛素敏感性，有助于控制血糖和体重。术前应常规进行空腹血糖、糖耐量及尿酮体检查。

二、肥胖对心血管系统的影响

据统计，肥胖者高血压患病率较非肥胖者增加了3.3倍。肥胖时出现肾素-血管紧张素系统功能亢进、交感神经活动增强、高胰岛素血症、前列腺素减少等，与肥胖性高血压密切相关。

肥胖者机体代谢增加的需求，耗氧量增加，心输出量代谢性增多，心率加快，心输出量增加，心室充盈量增加，心脏长期高排血量状态可导致心脏肥大和舒缩功能障碍，引起离心性肥大，心室壁增厚，最终发生心肌病变和心力衰竭。心脏的损害还可以引起猝死。腹部脂肪聚积的早期即发生了冠脉循环的结构与功能的改变，左心室的肥大可增加冠心病和心律失常等的发生概率，BMI ≥ 25 kg/m^{2}是冠心病的危险因素，腹部肥胖成为冠心病的重要危险因素。

三、肥胖对呼吸系统的影响

肥胖可导致低通气综合征和阻塞性睡眠呼吸暂停。腹型肥胖是肺功能受损最强的预测因素。肥胖造成面部、颈部、咽部、肺以及胸壁解剖和生理的变化，可影响患者呼吸系统功能。腹型肥胖还与诸多呼吸系统疾病相关，如睡眠呼吸疾病、支气管哮喘、慢性阻塞性肺疾病（COPD）、肺部感染等。肥胖还可以引起睡眠-呼吸紊乱。

肥胖患者咽旁脂肪堆积和相应的气道塌陷增加了上气道阻力。胸壁和腹部脂肪组织堆积，使胸廓和膈肌的运动受限，胸腔顺应性下降，肺部总阻力增加，损伤通气功能。第一秒用力呼气容积、用力肺活量、肺总量、功能残气量、补呼气量下降与BMI增加相关。部分肥胖者可表现为弥散功能的增加。体位变化对肥胖患者肺容量的影响更为严重，特别是在仰卧位时，肺顺应性进一步降低。肥胖限制患者的呼吸储备，给患者带来气道管理困难。部分极度肥胖者可引起通气功能的障碍，动脉氧饱和度下降和二氧化碳饱和度升高，呼吸暂停等，最终出现持续的低氧和高二氧化碳血症，即出现肥胖性换气不足（obesity hypoventilation）综合征。

四、肥胖对免疫功能的影响

肥胖会损伤免疫系统，过多的脂肪沉积在骨髓和胸腺导致白细胞分布及数量的改变，破坏胸腺结构的完整性，淋巴细胞活性下降和免疫系统防御功能下降。淋巴组织结构和功能完整性的破坏、白细胞亚型的分化障碍和表型异常，使患者罹患代谢性和感染性等疾病的风险明显增加。

五、代谢综合征

肥胖患者多合并代谢综合征（metabolic syndrome, MS）。超重和肥胖是代谢综合征的发生、发展的主要病因和关键环节。虽然代谢综合征的诊断标准不尽相同,但均包含肥胖、高血糖、血脂紊乱和高血压四个主要组成部分。增生肥大的脂肪细胞分泌的抗炎、促炎因子是肥胖慢性炎症状态发生的基础,肥胖引起的慢性炎症进一步诱发胰岛素抵抗、2型糖尿病、心血管疾病等,代谢综合征危险因素之间有着内在的联系。

第三节　肥胖患者的临床药理

肥胖患者体内药物分布和代谢均发生改变,肥胖患者应个体化给药,合理应用药物,减少不良反应的发生。

一、药代学特点

(1)药物的吸收　肥胖对药物吸收的影响尚未被阐明,目前研究显示肥胖对药物吸收过程没有明显影响。

(2)药物的分布　肥胖患者的脂肪增加,药物的理化性质对肥胖患者的分布影响最大,肥胖患者水溶性药物的分布影响不大,脂溶性高的药物在脂肪组织及其他组织有高度亲和力,药物在组织的浓度远高于血药浓度。肥胖患者脂肪和去脂体重(lean body weight,LBW)均增加,瘦体重增加量占总肥胖体重的20%~40%,显著影响麻醉药物的表观分布容积。

(3)血浆蛋白结合率　显著变化,肥胖患者血浆 α_1 酸性糖蛋白增加,药物与 α_1 酸性糖蛋白结合率增加。

(4)药物代谢　大部分或全部通过肝脏代谢的药物,肥胖会增加其清除率。中度到重度肥胖诱导的肝损伤对肝清除率的影响尚不确定。肥胖患者的肝脏、肾脏清除率增加。

病态肥胖患者需要考虑多种麻醉药物的药效与药代动力学的改变,水溶性药物在肥胖和非肥胖患者的分布容积、消除半衰期和清除时间相似。肥胖患者脂溶性麻醉药的分布容积增大,一次给药剂量的血浆浓度低于正常人,消除半衰期延长。

二、常用麻醉镇痛药

(1)丙泊酚　丙泊酚是高脂溶性药物,肥胖患者表观分布容积增加,消除半衰期延长。随着体重的增加,持续静脉输注丙泊酚的肥胖患者表观分布容积和清除率随之增加。单次静脉注射丙泊酚全麻诱导采用去脂体重计算用药剂量,而病态肥胖患者采用无脂肪体重(free fat mass,FFM)计算单次给药剂量。肥胖儿童和成人丙泊酚维持给药应按总体重(total body weight,TBW)给药。

(2)依托咪酯　病态肥胖患者的药代学与药效动力学参数尚未见报道,因依托咪酯与丙泊酚药代动力学参数相似,临床推荐按LBW给药。

(3)阿片类镇痛药　芬太尼清除率与去脂体重高度相关,在病态肥胖患者中芬太尼应以LBW给药。肥胖患者增加舒芬太尼表观分布容积,延长消除半衰期,正常体重人群的舒芬太尼药代动力学模型过高预测病态肥胖患者血浆浓度。肥胖患者按去脂体重与正常体重患者按总体重静脉输注瑞芬太尼，血药浓度大致相同。肥胖者推荐TBW给药易致药物超量，推荐按照FFM设置TCI瑞芬太尼的剂量。

（4）肌肉松弛药　维库溴铵主要依赖肝脏和胆汁消除，肥胖患者其药代动力学基本无改变。肥胖患者以TBW给药可显著延长肌松效应时间，推荐按IBW方式给药，以 $1 \times ED_{95}$ 剂量作为全麻诱导剂量。罗库溴铵是水溶性药物，肥胖患者按TBW给药，肌松作用时间显著延长，而按LBW给药则与正常体重肌松作用时间相似，推荐以LBW方式给药，以 $2 \times ED_{95}$ 剂量作为全麻诱导剂量。顺阿曲库铵和阿曲库铵依赖霍夫曼消除，肥胖患者以TBW或LBW给药均延迟肌松效应时间。为避免肌松残余作用，建议以LBW方式给药。

（5）吸入麻醉药　肥胖患者应用七氟烷和地氟烷的血中溶解度较低，加速麻醉药的摄取和分布以及在停药后更快地恢复。

第四节　肥胖患者的日间手术麻醉管理

一、肥胖患者的术前评估

日间手术虽然带来低费用、舒适、快速康复等优点，给社会、医院、患者均带来了益处，但中华医学会麻醉学分会《日间手术麻醉专家共识》提出，估计术后呼吸功能恢复时间长的病理性肥胖不建议行日间手术。病理性肥胖是以某种疾病为原发病的症状性肥胖，包括下丘脑性肥胖、垂体性肥胖、甲状腺功能低下、库欣综合征、高胰岛素性肥胖、性腺功能低下、多囊卵巢综合征、先天异常性肥胖、长期服用药物引起的药物性肥胖。病理性肥胖占肥胖的比例仅为1%。

肥胖患者最常见的合并症就是OSAS。OSAS患者围术期最大的风险来自上呼吸道梗阻和困难气道。但是肥胖合并OSAS的患者是否适于日间手术，适于哪些种类的日间手术，这些争论还没有确切的答案。通过麻醉技术的改进，如使用短效的麻醉药、复合区域阻滞技术可以提高围术期的安全性，使肥胖合并OSAS患者并不完全被排除行日间手术的可能性。

肥胖患者均应详细了解病史及体检，进行全面的术前评估（参见第五章），常规询问肥胖患者入院前6个月内及住院期间的用药史，尤其应关注是否服用减肥药物以及采用其他减肥治疗措施等，因为部分新型减肥药具有一定的拟交感作用和（或）内源性儿茶酚胺耗竭作用，需要特别引起注意。肥胖患者着重于对呼吸系统、气道及心血管系统的评估，了解呼吸和循环系统的问题。

（一）呼吸系统评估

（1）困难气道的评估　肥胖患者困难插管的发生率高达13%，术前常规进行困难气道的评估。询问与麻醉和手术有关的上呼吸道梗阻、气道暴露困难史及睡眠时有无气道阻塞的症状，观察面颊是否肥胖、颈围大小、头颈活动度、颞下颌关节活动度、舌体大小、张口度以及 Mallampati 评分等。注意肥胖患者呼吸道通畅程度。术前 OSAS、颈围 > 43 cm 和 Mallampati 分级Ⅲ、Ⅳ级是预测肥胖患者困难气道的独立敏感指标。BMI 不是预测困难气道的有效指标。Mallampati 分级、甲颏间距、颈部活动度等指标正常，即使 BMI 值很高，患者发生插管困难的风险也较低。

（2）呼吸功能的评估　肥胖患者常出现通气功能和换气功能损害，术前需进行肺功能检查。必要时术前行血气分析，了解患者呼吸功能的变化，病态肥胖患者应重点检查 $PaCO_2$ 是否增高。

（3）OSAS 筛查　所有病态肥胖患者都应进行 OSAS 筛查，了解患者有无夜间打鼾、呼吸暂停、睡眠中觉醒以及日间嗜睡等病史，以明确患者是否伴有 OSAS 及其严重程度。

（二）循环系统的评估

详细了解患者的活动能力（可用运动耐量评估）及对体位改变的适应能力，了解有无高血压、肺动脉高压、心肌缺血等病史或症状，常规进行心电图检查，必要时行动态心电图及超声心动图等检查评估心血管状况。心电图检查可提示右心室肥厚、左心室肥厚、心律失常、心肌缺血或梗死。经胸超声心动图有助于评估左、右心室的收缩和舒张功能及鉴别肺动脉高压。若血红蛋白大于 165 g/L，术前可考虑血液稀释。

（三）其他

肥胖是患者发生慢性肾功能不全（CKD）和急性肾损伤（AKI）的危险因素，判断肥胖患者是否发生 AKI 时，按照体重计算尿量的方法就会将肥胖患者误诊为 AKI，使用肌酐的标准判断 AKI 更适于肥胖患者。肥胖患者常合并糖耐量降低或 2 型糖尿病，术前必须了解空腹血糖、糖耐量；有糖尿病或酮血症时，应该在手术前给予治疗。

二、术前用药

术前可不用药（抗焦虑药、镇痛药、抗胆碱能药）。肥胖患者镇静药物的半衰期会延长，需要根据反应谨慎地控制剂量或者采取必要的措施以防止过度镇静。苯二氮䓬类药物可用于术前镇静和抗焦虑，术前用药应尽量避免麻醉性镇痛药物的使用或小剂量使用。术前可应用 H_2 受体阻滞剂预防以减轻误吸的危害。

三、肥胖患者的术中管理

肥胖患者的术中管理有其特殊性，术中管理不当可导致严重并发症。任何用于肥胖患者的术中、术后管理设备都必须适合于肥胖患者的特点。麻醉诱导前必须详细评估气管插管困难的程度及风险，常规准备气管插管困难所需的用具，呼吸机、麻醉机、监护仪、气管导管等设备的型号必须适当。

（一）麻醉方法选择

目前肥胖患者的麻醉方式可以采用全麻或区域麻醉（椎管内麻醉和神经阻滞）。从技术上讲，肥胖患者实施蛛网膜下隙阻滞、硬膜外阻滞和腰硬联合阻滞是安全可行的，但可能存在穿刺困难。椎管内麻醉可实现交感神经阻滞，这对有心血管并发症的患者有益。肥胖患者局部麻醉药比体重正常患者更易向头端扩散引起广泛交感神经阻滞，应注意局麻药剂量。肥胖患者区域阻滞有更多呼吸管理的问题。椎管内阻滞术后肺功能恢复较全麻快。肥胖患者可采用神经阻滞和 MAC 下完成日间手术。肥胖患者采用神经阻滞效果满意，但神经阻滞失败率和并发症发生率增加。采用周围神经刺激仪辅助定位和超声可视技术，可以提高周围神经阻滞的成功率和麻醉效果。

（二）患者体位

肥胖患者插管过程中更容易发生低氧血症，在仰卧位、镇静甚至是麻醉的情况下，肥胖患者的胸腔内压力增加，出现深部肺不张，以及 V/Q 比例失调。需要掌握在外科手术中如何避免患者发生低氧血症的策略。诱导前采用 30° 反 Trengelenburg 体位和 25° 头高位可以提高病态肥胖患者插管前的 PaO_2 以及增加其耐受呼吸暂停的时间。

肥胖患者的手术体位面临挑战，尤其是病态性肥胖患者。肥胖患者不能很好地耐受仰卧位，尤其是并发心功能低下者。俯卧位、侧卧位和截石位同样面临着一定的难度。

（三）加强术中管理，减少麻醉中的低氧

应慎重评估后做出选择，是清醒插管还是快诱导插管。超过理想体重 75% 的肥胖患者，张口不能看到悬雍垂的患者，经表麻后放入咽喉镜看不到会厌以及合并 OSAS 的患者，应选择清醒气管插管，也可在纤维支气管镜引导下完成插管。通常认为患者头部处于"嗅花位"时插管最有利，即在颈部前伸的同时头后仰，下颌前伸似"嗅花状"。在没有专用垫枕时，可以在肩膀和颈枕交界处垫毛巾或枕头，使患者的颈部伸展，头后仰，达到"嗅花位"。在有顾虑的情况下，可以清醒并适当镇静，口内喷利多卡因局麻进行喉镜检查以评估喉镜的暴露情况，再行决定是否能继续全麻快诱导插管，还是需要进行清醒下纤维支气管镜引导下插管。

肥胖患者 PaO_2/FiO_2 较体重正常者低，在麻醉手术中更容易发生低氧。目前缺乏依据认为肥胖是发生急性呼吸衰竭的独立危险因素，没有证据显示肥胖手术患者术后肺部并发症的发生率升高并与其他的研究联系起来，但更高的 BMI 指数发生急性呼吸窘迫综合征（ARDS）的风险升高。当患者仰卧位入睡时，医师需要特别注意患者在撤除呼吸机后可能会发生通气功能失代偿甚至呼吸衰竭。

肥胖患者进行插管通气时，机械通气参数需要特别注意。为有效地预防气压伤的出现，通气模式可选择压力控制通气。应按照患者的理想体重设定潮气量，达到使患者小潮气量通气的正常标准。肥胖患者出现肺部复张后再闭陷或由于通气功能受限而产生的内源性 PEEP（PEEPi）时，给予合适的 PEEP 是有益的。病态肥胖的外科手术患者 PEEP 可以明显提高患者肺部和胸廓的顺应性以及增加呼气末肺容量，消除患者的呼气性气流受限和可使其 PEEPi 最小化。全麻维持阶段使用中低水平的 PEEP（$5 \sim 10 \ cmH_2O$）可持久改善肥胖患者动脉的氧合状态。在拔管后预防性使用 NIV 对于高碳酸血症患者和慢性呼吸紊乱的患者是有效的。在进行氧合准备前给予无创通气可以改善患者插管前、过程中和插管后的 PaO_2，插管后使用复张手法也可以提高 PaO_2。

气管导管拔管时患者必须处于完全清醒的状态，并排除有肌松残余。肥胖患者拔管后

发生气道阻塞的危险性显著增高,气道阻塞可致患者死亡,负压性肺水肿的发生率也显著增加,拔管前需准备重新进行气道控制的工具和设备。根据插管时面罩通气和气管插管的难易程度、手术时间和创伤大小、麻醉药物的残留作用、患者的BMI、是否伴有OSAS及其严重程度等决定术后患者是否需要进行一段时间的机械通气。

(四) 麻醉中监测

麻醉中肥胖患者不需要增加额外的监测项目。心血管的监测如肺动脉置管或经食管超声心动图的使用对病理性肥胖患者是有益的。最好在超声引导下进行中心静脉穿刺操作,可行有创动脉压监测。呼吸检测包括CO_2、SpO_2及血气分析,监测呼气末CO_2分压可早期发现气管导管误入食管,围术期持续监测脉搏血氧饱和度或血气分析具有十分重要的意义。

第五节　阻塞性睡眠呼吸暂停综合征患者的麻醉管理

一、阻塞性睡眠呼吸暂停综合征概述

(一) 阻塞性睡眠呼吸暂停综合征的定义

阻塞性睡眠呼吸暂停综合征(OSAS)是最常见的成人睡眠呼吸暂停综合征,OSAS的患病率在1%~4%,65岁以上患病率高达20%~40%,男性发病率明显高于女性,约5∶1。OSAS定义:睡眠过程中口鼻呼吸气流消失或明显减弱(较基线幅度下降$t > 90\%$),持续时间$\geq 10\,s$,每小时呼吸暂停加低通气5次以上,即睡眠呼吸紊乱指数(respiratory disturbance index, RDI)> 5,或每晚$7\,h$呼吸暂停加呼吸低通气达30次以上者。OSAS患者经常没有经过确定的诊断,以夜间睡眠时呼吸暂停、打鼾、睡眠中憋醒、日间嗜睡为特征,可并发心脑肺血管并发症乃至多脏器损害,严重影响患者的生活质量和寿命。

(二) OSAS的主要危险因素

OSAS以咽部气道狭窄或梗阻为特征,可由许多危险因素所致。① 肥胖:体重指数(BMI)$\geq 28\,kg/m^2$。② 年龄:成年后随年龄增长患病率增加;女性绝经期后患病者增多,70岁以后患病率趋于稳定。③ 性别:生育期内男性患病率明显高于女性。④ 上气道解剖异常:包括鼻腔阻塞、扁桃体肥大、咽腔狭窄、咽部肿瘤、舌体肥大、舌根后坠、下颌后缩及小颌畸形等。⑤ 长期大量饮酒和(或)服用镇静、催眠或肌肉松弛类药物。⑥ 具有OSAS家族史。⑦ 长期吸烟可加重OSAS。⑧ 其他相关疾病:包括甲状腺功能低下、肢端肥大症、脑卒中、神经肌肉疾病等。

(三) OSAS的筛查和诊断

(1) OSAS的筛查　推荐使用STOP-BANG、Berlin、P-SAP 和ASA questionnaire问卷筛查OSAS高危人群。通过美国睡眠协会(American Sleep Association, ASA)的STOP-BANG问卷可以简易地筛查OSAS的高危人群,STOP-BANG问卷共有8项指标,每项指标回答

"是"计1分,回答"否"计0分,总计3～4分者OSAS风险增高,总计5～8分者OSAS风险为重度,具体评估指标见表22-3。

表22-3　美国睡眠协会STOP-BANG问卷

S	打鼾(snoring)	是否有很响的鼾声?隔壁房间也能听到吗?
T	日间嗜睡(tiredness)	容易疲劳吗?常在白天嗜睡吗?
O	呼吸暂停(observed apnea)	有人观察到您睡眠时呼吸暂停吗?
P	高血压(pressure)	是否有高血压,经过治疗吗?
B	体重指数(BMI)	$> 35 \text{ kg/m}^2$
A	年龄(age)	> 50 岁
N	颈围(neck circumference)	$> 40 \text{ cm}$
G	性别(gender)	男性

(2)OSAS的诊断　目前多以多导睡眠记录(polysomnograph,PSG)的结果作为OSAS的诊断金标准,尤其是其中的指标:呼吸暂停-低通气指数(apnea hypopnea index,AHI)。如果要确诊OSAS及进行分级,需要通过多导睡眠仪监测患者的AHI及脉氧饱和度等指标。在健康人群的流行病调查中,尚未定义AHI的正常低限值,绝大多数睡眠中心将每小时5～10次作为正常界限。

OSAS的诊断主要根据病史、体征和PSG监测结果。临床有典型的夜间睡眠打鼾伴呼吸暂停、日间嗜睡(ESS评分≥9分)等症状,查体可见上气道任何部位的狭窄及阻塞,AHI>5次/h者可诊断OSAS;对于日间嗜睡不明显(ESS评分<9分)者,AHI≥10次/h或AHI≥5/h,存在认知功能障碍、高血压、冠心病、脑血管疾病、糖尿病和失眠等一项或一项以上OSAS并发症也可确立诊断。2009年中华医学会耳鼻喉头颈外科学分会定义OSAS病情程度分级见表22-4。

表22-4　中华医学会耳鼻喉头颈外科学分会OSAS病情程度分级

OSAS严重程度	AHI(次/h)	最低动脉血氧饱和度(%)
轻度	5～15	≥85
中度	15～30	65～84
重度	>30	<65

二、阻塞性睡眠呼吸暂停综合征的病理生理

OSAS发病主要是由于上气道解剖上的狭窄和呼吸控制功能失调而造成。中国OSAS患者上气道最小截面处多处于腭咽;上气道各段截面形状都是左右径长、前后径短的"扁圆";上气道各段层"漏斗形",其中腭咽的"锥度"最大。气道阻力的增加与低氧或高碳酸

血症相关,导致频繁的睡眠觉醒,尽管其通常会终止睡眠呼吸暂停,但也会导致异常的睡眠结构,如多为轻睡眠,正常睡眠减少。

（一）OSAS对循环系统的影响

（1）肺动脉源性心脏病　OSAS患者反复发作夜间窒息引起系列生理反应,包括冠状血管及脑血管机能紊乱,迷走介导的心律过缓和异位心搏、急性肺血管与系统血管收缩,导致肺高压与系统血压升高,且可能刺激红细胞生成,长期的慢性缺氧会使人的红细胞增多。OSAS患者中80%有心动过缓,57%～74%出现室性期前收缩,10%发生二度房室传导阻滞。最值得重视和最严重的是明显心动过缓与室性心律失常。有心动过缓（＜30次/min）或有危险性室性心律失常者约占12%,这部分患者均有明显的低氧血症。35%经冠状动脉造影显示有单支或多支冠状动脉狭窄的冠心病患者合并OSAS。肺血管重建能导致肺动脉高压及右室肥大,仅少数OSAS患者发展成肺源性心脏病。

（2）高血压　OSAS与高血压密切相关,相关研究发现50%～60%的OSAS患者合并高血压,轻度的睡眠呼吸暂停也可导致血压升高。OSAS患者心率快、心率变异性迟钝、血压波动大、较高的舒张压伴脉压减小,并在OSAS早期出现舒张压升高,增加了心血管的风险性。OSAS患者在日间清醒状态和夜间均存在交感神经兴奋、化学反射异常和对肌肉交感神经活动的压力反射调节功能受损、肾素-血管紧张素-醛固酮系统激活、胰岛素和瘦素抵抗、内皮功能障碍、炎症反应等,是OSAS出现高血压的主要机制。

（二）OSAS对中枢神经系统的影响

在阻塞性呼吸暂停期间,会出现脑血流量减少和低氧血症,可能使患者处于脑缺血状态。OSAS患者脑电图会出现异常的皮质兴奋性以及与之相关的认知功能障碍。研究显示OSAS最常受累的解剖部位为小脑神经环路的调节以及丘脑（基底节）与前额叶皮质之间正常血流的形成,OSAS患者临床会出现认知功能障碍和精神障碍,表现为抑郁、注意力障碍、思维和感觉障碍、执行功能和言语记忆障碍,与丘脑皮质节律障碍和小脑认知情感综合征的症状类似。呼吸暂停发作时血流降低、高凝状态,动脉粥样硬化和高血压使OSAS的卒中发生率明显增加。

（三）OSAS对肾脏和血液系统的影响

OSAS可以合并蛋白尿或肾病综合征,出现夜尿增多和水肿,严重者可出现肾功能不全的表现。氧过低可刺激红细胞生成素分泌,引起继发性红细胞增多症,导致血黏度增加,脑血栓的机会增多。另可加速动脉粥样硬化,使血管性疾病发生率增加。

（四）高血糖

与健康人相比,OSAS患者有着更高的胰岛素抵抗和糖尿病的发生率。

三、阻塞性睡眠呼吸暂停综合征术前评估与准备

OSAS患者是否适于日间手术,适于哪些种类的日间手术还存在争议。通过麻醉技术的改进,如使用短效的麻醉药、复合区域阻滞技术可以提高围术期的安全,OSAS患者并不完全排除日间手术的可能性。参照国内外的文献,建议以下情况OSAS患者不宜进行日间

手术：① 并存严重疾病（如肺高压、心肌缺血）未得到适当治疗。② 中至重度OSAS患者。③ 不具备OSAS患者围术期管理条件和缺少相应设备。④ 医护人员不具有管理OSAS患者的能力和麻醉医师没有相关临床经验。

OSAS患者多体形肥胖，悬雍垂肥大，软腭松弛、下垂、肥厚，咽侧壁肥厚，咽腔狭小，潜在上呼吸道梗阻及通气障碍，围术期并发症发生率约13%，由于反复发作低氧和高碳酸血症，容易发生心脑血管疾病并有潜在的致死危险，国内已有围术期死亡的报道。OSAS患者需要麻醉医师和外科医师通力合作，对OSAS患者进行充分的评估，共同制订围术期治疗方案。

（一）OSAS重要脏器功能和围术期风险的评估

OSAS是围术期并发症的危险因素，OSAS患者是发生围术期并发症的高危人群，影响围术期患者的转归。麻醉前评估常规甄别OSAS高危患者，可以使大多数OSAS患者得到确认。STOP-BANG工具是筛查手术患者的最有效的工具，STOP-BANG评分≥3分的患者发生围术期并发症的风险增加。STOP-BANG评分可用于OSAS高危患者的甄别，有助于围术期管理团队制订相应的围术期防范措施，降低患者围术期并发症的发生率。

OSAS患者术前可出现呼吸功能和心血管功能紊乱，尤其是伴随肺动脉高压和心脏病的患者，术前需要对患者进行心肺功能检测。对于重度OSAS且有严重低氧血症者，术前应当考虑给予CPAP治疗，纠正低氧血症，改善重要脏器氧供，提高麻醉安全性。OSAS患者术前/术中接受CPAP治疗可降低术后并发症的发生率和严重程度，未经治疗的OSAS患者的心肺并发症发生率明显高于接受CPAP治疗的OSAS患者。对于已确诊为OSAS、不依赖于PAP治疗、伴有尚未控制的全身性疾病（低通气综合征，严重的肺高压，以及在没有其他心肺疾病情况下的低氧血症）的患者，术前应采取优化心肺功能的措施。无资料支持需要推迟未接受治疗的OSAS患者的手术，伴随明显低通气或肺动脉高压等疾病的患者更可能出现术后并发症。对于高血压、高血糖、心律失常，术前应予以控制和纠正。合并高血压的OSAS患者，不应片面追求术前血压降到正常，关键在于能否控制使血压稳定，且患者没有明显的症状。

（二）困难气道的评估

不同人种发生OSAS的主要致病因素存在差异，欧美人群中主要发病因素是肥胖，而中国人群中上气道解剖结构异常导致的气道狭窄是OSAS主要发病原因。OSAS围术期最主要的危险在于不能确保呼吸道通畅，麻醉诱导后出现气管插管困难、面罩通气困难；拔管后立即出现呼吸道部分梗阻或完全梗阻，导致缺氧、脑缺氧性损害，甚至死亡。须将全部OSAS患者均视为困难气道，按照困难气道的处理流程制订周密的气道管理办法。

国内一项OSAS患者手术麻醉中困难气道发生因素预测研究发现，结合BMI、颈围（neck circumference，NC）、Mallampati分级、Cormack-Lehane喉头分级四个指标对困难通气预测的敏感度为84.34%，特异度为86.67%，阳性预测值为92.09%，阴性预测值为75.04%，提示结合这四项指标对OSAS患者困难通气的预测有重要价值。

术后使用阿片类药物及镇静药物，容易降低口咽部组织的张力，加重上呼吸道塌陷的可能。术前必须了解OSAS病情程度和梗阻部位，根据体重指数、颈部周长、下颌骨与甲状软骨的距离、张口度、Mallampati评分等判断气管插管的难易程度。有研究者用超声扫描舌根部及喉头周围脂肪的厚度来预判OSAS的风险。

（三）术前用药

合适的术前用药：阿托品0.5 mg或东莨菪碱0.3 mg肌注。一般不用阿片类药物和镇静药。OSAS患者对镇静药和阿片类药物异常敏感，易造成气道危象和过度镇静，术前镇静药物的使用可增加呼吸道不良事件的发生。

四、OSAS患者术中管理

OSAS患者带来诸多方面的挑战，包括气道管理、体位安置、监护、麻醉技术以及麻醉药物的选择、疼痛治疗和液体管理等。这些问题在术后管理阶段同样重要。良好的术中管理涉及麻醉方法、通气模式、药物的选择和密切的监测。

OSAS患者首选区域阻滞麻醉（局部、神经阻滞和椎管内麻醉），在满足手术需要及舒适度的前提下，OSAS患者使用区域阻滞技术或者在局部浸润麻醉下完成手术，对于其生理影响最小，无须过多顾虑气道问题，安全性大大提高。选择全身麻醉时尤其需要重视呼吸道的管理，避免呼吸系统并发症。

（一）气道管理

OSAS患者面临咽喉部组织结构改变引起的气管插管困难，或是气道塌陷梗阻造成的面罩通气困难。困难气道的管理及拔管后的气道维持是麻醉过程中需重点处理的问题。OSAS患者围术期管理的关键是保持上气道的通畅，采用避免困难气道发生的策略有助于减少围术期致死性及非致死性并发症的发生。麻醉前做好困难气道管理的相关准备，包括各种器具，如口咽、鼻咽通气道、视频喉镜、视可尼等。近年来，一些新的插管用具，如视频喉镜在各医院得到了广泛应用，其使用喉镜前端摄像头代替了人眼，避免舌体遮挡视线，使插管难道大大降低，且使用方法与普通喉镜类似，不需要特别学习，适于推广。建议在此类患者施行日间手术时，应当备用困难气道工具，可适当采用咽喉部表面麻醉下清醒气管插管，或采用非气管插管全身麻醉如置入喉罩来保证患者的有效通气。鼻腔阻塞可以放置口咽通气道，重度OSAS患者则使用鼻咽通气道后面罩供氧诱导，极度肥胖者在充分供氧后用小剂量镇静剂，咽喉表面麻醉后行清醒状态下插管或在纤维支气管镜引导下行气管内插管。

在没有进行插管或者喉罩置入的情况下进行深度镇静是危险的。即使用高浓度的氧气进行通气可以保证氧合，但是呼吸道梗阻及麻醉药物抑制造成的低通气不足以排出足够的二氧化碳，患者常合并有高碳酸血症，并且容易被看起来良好的氧饱和度所欺骗而以为通气足够。在这种情况下可以考虑减浅镇静，使用口咽或者鼻咽通气道、喉罩、改用气管插管等措施以保证患者通气良好。

（二）麻醉药物与剂量

OSAS患者选择麻醉药物应考虑以下因素的影响：① 年龄。② OSAS病因。③ 上呼吸道阻塞程度和通气损害程度。④ OSAS 相关并发症。⑤ 患者的全身状况。⑥ 手术类型和时间长短。全身麻醉选用起效迅速、作用时间短的吸入麻醉药（如七氟烷、地氟烷），静脉麻醉药（丙泊酚），麻醉性镇痛药（瑞芬太尼）和非去极化肌松药维持麻醉。手术结束时，要确保患者及时清醒，各项反射恢复正常。

咪达唑仑、丙泊酚、阿片类药物在 OSAS 患者中的作用增强，它们均降低咽部肌肉张力，而这种张力正是用以维持咽腔的开放和通畅。一些儿童的研究中发现，在气管插管后保留自主呼吸的患儿中，OSAS 患儿容易出现呼吸抑制。因此，减少全麻药的用量，或使用一些短时效的药物，或采用对呼吸无抑制作用的药物如右美托咪定，则具有相当的优势。OSAS 患者采用瑞芬太尼可降低阻塞性呼吸暂停的次数，却显著增加中枢性呼吸暂停次数，OSAS 患者接受瑞芬太尼后，动脉血氧饱和度也显著降低。

减少全麻药物不良反应的方法还包括区域阻滞（包括神经阻滞、硬膜外麻醉、腰麻）以及伤口浸润麻醉。区域阻滞能阻滞术前的疼痛传导，减少全麻药的用量，同时全身的不良反应很少，对患者生命体征影响小。超声及神经刺激器的引入，使区域阻滞的适应部位已经由四肢手术扩展至全身各部位手术，如腹横肌平面阻滞能提供单侧下腹壁的镇痛，椎旁阻滞则能提供一侧胸壁或腹壁的镇痛，而传统的硬膜外麻醉阻滞范围更广，骶管阻滞则常用于成人肛门会阴部手术。使用长效局麻药如罗哌卡因或布比卡因时，阻滞的时间可达到 10 h 以上，不仅提供术中良好镇痛，还能提供术后优良的镇痛。通常患者在日间手术过程中不需要导尿或者应当短时间内拔出导尿管，这样对患者早期恢复下地活动和快速康复最为有利。过长时间的运动阻滞会对患者的活动及离院造成影响，基于此考虑，在施行四肢及骶管阻滞时，选用中时效的局麻药如利多卡因。选用合适的阻滞技术也能减少对运动的影响，如膝关节的手术，选用超声引导下收肌管内隐神经阻滞，因隐神经是股神经纯感觉分支，既能达到阻滞疼痛的效果，又不影响术后的活动，相对于传统的股神经阻滞更有优势。在全麻后使用长效局麻药进行切口皮下浸润麻醉，也能产生良好的镇痛效应，且不良反应少，不影响运动及术后恢复，值得推荐常规使用。

日间手术一般较少使用椎管内麻醉。硬膜外麻醉及腰麻应用于日间手术时应当注意对于肢体活动、排便、术后下床的影响。OSAS 合并肥胖患者的穿刺操作相对困难，可能出现针长不足的窘境。可以利用超声仪在穿刺前扫描脊柱，通过旁矢状位扫描，可以找出椎间隙的大小及深度，了解上下棘突、关节突、椎板对应体表的位置，以协助穿刺，熟练的操作者也可以在超声实时引导下行硬膜外穿刺。肥胖患者硬膜外也可出现脂肪堆积，使硬膜外的容积减小，局麻药的扩散更为广泛，表现为少量的药物即可造成广泛的阻滞。硬膜外脂肪的堆积也可能压迫硬膜囊，使蛛网膜下隙容积减少；同理，腰麻时局麻药的扩散更加广泛，较常人的用药量减少。

理论上在脂肪里分布少的麻醉气体对 OSAS 合并肥胖更有利。多项研究表明，应用地氟烷的患者苏醒最快，其次为七氟烷和异氟烷。在分别以地氟烷、异氟烷、丙泊酚作为主要麻醉维持药物的研究中发现，地氟烷麻醉患者苏醒最快，但价格昂贵，且需要特殊带加热装置的挥发罐，因而限制了其使用。

（三）麻醉中监测

心电图、无创血压、脉氧饱和度和呼气末二氧化碳监测是常规监测指标。OSAS患者常有各种合并症，对应这些合并症可能使用有创监测。如OSAS患者常合并有心血管系统疾病，故术中易出现高血压及心律失常，术中应尽力维持血流动力学的稳定。对术后返回病房的患者应常规进行24 h监测，包括心电图、SpO_2和无创血压监测等，直至呼吸空气睡眠时SpO_2持续高于90%。

五、OSAS患者术后管理

OSAS患者全身麻醉术后，麻醉药物的残留作用以及气道刺激或水肿，术后口腔分泌物较多，易导致拔管后呼吸道梗阻，考虑拔除OSAS患者气管导管前应对患者整体情况做好评估，预判拔管后可能出现的呼吸道梗阻，规划完善的应急预案。OSAS者术后气道导管的拔除应慎重，待患者完全清醒、能控制气道、残余的肌松作用被完全拮抗、呼吸功能恢复良好后方可拔管。部分OSAS患者术后可能需要保留气管导管，回重症监护室或麻醉后恢复室观察，延迟拔除气管导管。拔出气管导管前，可使用气管导管交换器，如导管拔出后气道不通畅，可在气管导管交换器引导下重新插入气管导管。国内一项OSAS患者麻醉恢复情况因素分析显示，全身麻醉OSAS患者BMI及OSAS病情程度与PACU停留时间成线性正回归关系，OSAS患者术后较为合适的PACU复苏时间至少在2 h以上。低氧血症是慢性缺氧患者正常呼吸反射的驱动力，当FiO_2过高时可造成通气量下降甚至呼吸暂停，在氧治疗中维持$FiO_2 < 40\%$较为适宜。

（朱茂恩　程智刚　郭曲练）

-------------------------------- 参 考 文 献 --------------------------------

［1］中国肥胖问题工作组数据汇总分析协作组.我国成人体重指数和腰围对相关疾病危险因素异常的预测价值：适宜体重指数和腰围切点的研究［J］.中华流行病学杂志，2002，23（1）：5-10.

［2］翟屹，房红芸，于文涛，等.2010—2012年中国成年人腰围水平与中心型肥胖流行特征［J］.中华预防医学杂志，2017，51（6）：506-512.

［3］刘晓璐，陆军，李雪娇，等.肥胖患者体内药代动力学变化及给药方案制定［J］.实用药物与临床，2015，18（12）：1508-1512.

［4］磨凯，徐世元，刘中杰，等.肥胖患者静脉麻醉药应用及剂量调整［J］.国际麻醉学与复苏杂志，2013，34（6）：537-540，547.

［5］李玲，王春玲，张丽，等.阻塞性睡眠呼吸暂停低通气综合征患者手术麻醉中困难气道发生的因素预测［J］.山东大学耳鼻喉眼学报，2017（6）：62-67.

［6］Madhusudan P, Wong J, Prasad A, et al. An update on preoperative assessment and preparation of surgical patients with obstructive sleep apnea［J］. Curr Opin Anaesthesiol, 2017, 31（1）: 89-95.

［7］Leong S M, Tiwari A, Chung F, et al. Obstructive sleep apnea as a risk factorassociated with difficult airway management: A narrative review［J］. J Clin Anesth, 2017, 45: 63−68.

［ 8 ］ Nagappa M, Patra J, Wong J, et al. Association of STOP-BANG questionnaire as a screening tool for sleep apnea and postoperative complications: a systematic review and bayesian meta-analysis of prospective and retrospective cohort studies［J］. Anesth Analg, 2017, 125(4): 1301−1308.

［ 9 ］ 郭曲练,程智刚. 研究和规范日间手术麻醉及围术期管理意义重大［J］. 临床麻醉学杂志,2016,32（10）: 941−944.

［10］ 中华医学会麻醉学分会. 日间手术麻醉专家共识［J］. 临床麻醉学杂志,2016（10）: 1017−1022.

第二十三章
口腔与整形外科常见日间手术麻醉

随着医学技术的发展，外科微创技术的成熟，麻醉方法和麻醉药理学的进展，口腔与整形外科日间手术适应证范围与手术复杂性不断扩大与提高，口腔与整形外科日间手术患者的数量也在不断增加。口腔与整形美容手术种类繁多，接受手术的部位也各不相同，在门诊手术室大多数小范围、表浅和局部的口腔与整形美容手术可以在局麻下完成，但也有部分手术范围较大、手术后需要短期观察、监护，或部分不能耐受局麻和清醒状态下手术的患者则应考虑在日间手术室选用镇静镇痛或全身麻醉进行手术。日间手术的广泛开展给患者、医院和第三方都带来了诸多益处，对于方便患者、降低医疗费用、节约医疗资源、降低医院获得性感染等都具有重要意义。与此同时，因患者年龄跨度大，气道管理复杂，也有一定风险。随着麻醉相关并发症防治措施的不断完善，口腔与整形外科日间手术患者的安全性、舒适性和满意度也在不断提升，其优越性深受医患双方认可。

第一节 口腔与整形外科日间手术的种类和患者选择

一、常见口腔与整形外科日间手术的种类

(一) 牙科手术和牙科治疗

牙科手术和牙科治疗大部分都可以在门诊局部麻醉或非麻醉状态下完成，但也有少数严重牙科恐惧症患者不能耐受口腔内手术或治疗，这些患者往往需要在镇静镇痛条件下甚至全身麻醉下进行牙科治疗。另外还有一些老年患者合并有高血压、心脏病，在门诊牙科治疗中有类似于牙科恐惧症的状况，坐上牙科治疗椅就会引起心率加快和血压大幅波动，对这些患者需谨慎处理，在日间手术室良好的镇静镇痛或全身麻醉下接受牙科手术或治疗可减少相关并发症和提高患者的舒适度。

复杂的牙科治疗术，如多颗种植牙手术、多颗埋伏阻生牙拔除等手术往往手术时间比较长，有的可能会出血较多，但又不需要常规住院，这些手术也是日间手术的适应证。

(二) 小儿牙科治疗

随着生活质量的不断提高,人们对小儿牙科疾病也越来越重视,有些医院专门开设了儿童口腔专科,以满足儿童患者的就诊需要。近几年小儿牙科日间手术治疗需求快速增加,随着二胎率的提高,这方面的需求还会不断增加。大部分小儿牙科治疗患儿能在牙科医师的指导下接受常规治疗,尽管治疗过程中部分患儿不能配合,但一般情况下通过心理行为诱导,还是能完成治疗过程。但是也有部分患儿牙科手术治疗需要在日间手术室接受镇静镇痛或在全麻插管下治疗,此外还有一些智障患儿几乎不能配合牙科治疗,这些患者一般需要在日间手术室在全麻下接受治疗。

(三) 颌骨和涎腺手术

颌骨和涎腺手术是口腔颌面外科常见手术,简单或比较表浅的颌骨囊肿和一些简单颌骨骨折复位固定手术可在日间手术室进行。如颌骨手术涉及的范围比较大、位置比较深、手术中出血比较多,术后口腔颌面部水肿可能会持续数天,这种手术术后早期出院留有安全隐患,不适合在日间手术室接受手术。

口腔颌面涎腺手术主要包括颌下腺手术和腮腺手术。单纯的颌下腺囊肿、结石或腮腺手术可在日间手术室进行。若肿瘤比较大,或腮腺手术有可能累及面神经,通常选择常规住院治疗。

(四) 颞下颌关节镜检查

颞下颌关节紊乱综合征是一种慢性退行性疾病,病程长,虽然有自限性,但是不少病程迁延反复发作。其中相当多患者为慢性疼痛综合征,症状不断加重,有的还有行为和心理改变,自觉症状复杂,涉及许多部位和器官,甚至累及整个口腔颌面系统以及其他部位,是口腔疾病中的难治疾病之一。部分颞下颌关节疾病需要手术治疗,手术可导致面部瘢痕甚至面神经损伤、面瘫等并发症。颞下颌关节镜手术是近年发展起来的新型微创技术,避免了开放手术的缺点,具有切口小、损伤小、出血少、并发症少、安全性高、瘢痕隐蔽、治疗效果确切等优势。颞下颌关节镜检查和治疗大多必须在全麻下手术,由于手术微创,开展口腔日间手术是很好的选择。

(五) 瘢痕切除和植皮术

皮肤瘢痕切除和植皮术是整形美容常见手术之一,皮肤受到外部损伤在治愈过程中产生瘢痕组织,瘢痕影响美观,严重的可影响身体或肢体活动。植皮术即是在自身健康皮肤处(供区)取下一部分皮肤,用来覆盖各种原因导致的皮肤缺损(受区),一般情况下受区多为皮肤瘢痕切除区。

目前整形外科日间手术开展的皮肤瘢痕切除和植皮术适应证越来越广泛,甚至可以进行一期放置皮肤扩张器、二期进行植皮术的序贯治疗。一般情况下,只要患者全身情况良好,小面积切瘢植皮手术均可在日间手术室进行。

(六) 乳房整形术

乳房整形手术包括乳房瘢痕切除、隆乳、巨乳缩小等,其中隆乳、巨乳缩小多需常规住院手术,但也有部分患者在日间手术室进行,麻醉多需在全麻气管插管下进行,有些美容医院也在肋间神经阻滞复合深度镇静、镇痛下进行，这种方法对麻醉医师有较高要求，若由未经严格训练的麻醉医师实施麻醉管理有较大安全隐患。

（七）多指（趾）整形术

多指（趾）整形术多见于小儿患者，有多指（趾）畸形、并指（趾）畸形等，简单的多指（趾）畸形手术范围小、创伤小，手术时间较短，一般可在日间手术室进行。若有多肢体多指（趾）需同时整形手术，手术时间长、范围广甚至要做移植修复的则不宜在日间手术室进行，小儿多指（趾）整形手术需在全麻下进行。

（八）脂肪抽吸

脂肪抽吸是整形美容常见手术之一。随着生活水平的提高，肥胖患者越来越多，因肥胖而整形的也日益增多。微整形脂肪抽吸和局部范围的脂肪抽吸均可在日间手术室完成，但全身多部位、大范围脂肪抽吸则需常规住院手术。

（九）皮肤基底细胞瘤切除术

皮肤基底细胞瘤亦称蚕食性溃疡，是皮肤癌中最多见的一种，发病率较高，老年人多见，一般仅在局部呈浸润性生长，较少发生转移。对单纯的未发现深部浸润和远处转移的基层细胞瘤患者，手术切除可在日间手术室进行。对部分高龄和全身情况较差的患者，手术应常规住院治疗。

（十）恐惧手术患者

对某些类似于牙科恐惧症，在手术台上有强烈恐惧的整形美容患者，进入日间手术室在镇静、镇痛或全身麻醉下手术是很好的选择。

二、口腔与整形外科日间手术患者的选择

基于日间手术的简单快捷性，口腔与整形外科日间手术患者通常能够并且应该做到迅速恢复和安全出院。在判断患者能否接受日间手术时，患者的ASA分级及完善的病史询问和体格检查至关重要，这一点与其他外科日间手术患者一致，通常ASA Ⅳ级患者不适合行口腔与整形外科日间手术，而ASA Ⅰ级和Ⅱ级患者是日间手术的主要来源。ASA Ⅲ级患者合并糖尿病、高血压和稳定性冠状动脉疾病时，如上述合并疾病得到很好的控制，并不会妨碍日间手术的施行。因此，选择口腔与整形外科患者进行日间手术的因素主要包括：全身疾病和疾病目前控制情况、气道管理问题、睡眠呼吸暂停、病理性肥胖、既往有严重麻醉不良后果（如恶性高热）、过敏史以及患者的社交网络（例如是否有人能24 h照顾患者）。

由于口腔外科手术部位的特殊性，有些手术部位与麻醉气道相互干扰，因此在口腔外科日间手术患者的选择方面应着重评估和考虑围术期气道的安全性问题。近年来随着肥胖患者增多，与肥胖相关的多种疾病，如高血压、糖尿病、高脂血症和阻塞性睡眠呼吸暂停（OSA）需引起关注，特别是OSA患者，口腔科日间手术尤其要注意其气道的安全性，术前气道相关方面的准确评估和充分准备是保障此类患者手术安全的重要因素。

口腔与整形外科日间手术患者选择时，各方医师还必须判断日间手术患者的益处（例如便利性、节约成本和节省费用）是否大于其风险，例如医院是否缺少紧急援救的措施，如心导

管室、急诊冠脉支架、气道救援的协助、快速的协助诊治等。在一些口腔专科医院和一些整形美容专科医院开展日间手术时一定要配备训练有素的麻醉医师,并要充分考虑围术期安全保障问题。

第二节　口腔与整形外科日间手术麻醉

一、术前评估和麻醉前准备

麻醉前评估是麻醉医师在术前根据患者病史、体格检查、精神状态、实验室检验与特殊检查,对口腔外科与整形外科患者整体状况做出评估,并制订麻醉和围术期管理方案的过程。术前访视和术前评估是围术期管理的基础,可以减少患者并发症,改善临床结局,降低医疗费用,对日间手术患者尤为重要。

口腔与整形外科日间手术患者手术前评估有其一定的特殊性,由于部分手术患者手术部位与麻醉科气道相互干扰,因此术前必须充分考虑到围术期气道的安全性。如老年合并心、脑血管疾病患者必须重点关注其手术耐受性,小儿或智障患儿要注意评估是否有其他脏器的先天性畸形。

(一) 术前评估

1. 全身情况评估

全身状态检查是对患者健康状况的概括性观察,包括性别、年龄、体温、呼吸、脉搏、血压等方面。口腔与整形外科日间手术由于手术部位与气道关系紧密,要特别注意患者的术前肥胖问题。对肥胖患者单纯依赖体重判断肥胖准确性较低,体重指数(BMI)是评定肥胖程度的分级方法,与单纯体重评估相比,BMI用于评估因超重面临心脏病、高血压等风险的准确性较高。$BMI(kg/m^2)=$体重$(kg)/$身高(m^2)。中国人BMI正常值为$18.5 \sim 23.9\ kg/m^2$,$24 \sim 27.9\ kg/m^2$为超重,$BMI \geqslant 28\ kg/m^2$为肥胖。超重和肥胖是冠心病和高血压脑卒中发病的独立危险因素。BMI增加预示可能存在困难气道问题,BMI数值每增加2,冠心病、脑卒中、缺血性脑卒中的相对危险分别增加15.4%、6.1%和18.8%。肥胖使肺-胸顺应性和肺泡通气量降低,肺活量、深吸气量和功能余气量减少,肺泡通气/血流比值失调,麻醉后易并发肺部感染和肺不张等,肥胖者血容量和心输出量均增加,左心室容量负荷增加,可伴有高血压、冠心病、糖尿病。肥胖特别是合并OSA患者,口腔科日间手术尤其要注意其气道问题的安全性评估。

2. 呼吸系统评估

近2周内有呼吸道感染病史患者,即使麻醉前无任何症状和体征,患者呼吸道黏膜的应激性也会增高,麻醉药物可引起腺体分泌物增多,引发气道平滑肌收缩的自主神经兴奋阈值降低,气道敏感性增高,容易发生气道痉挛,围术期患者呼吸道并发症发生率比无呼吸道感染病史者显著增高。部分口腔与整形外科日间手术,特别是小儿患者,对有近期呼吸道感染病史者必须充分考虑到气道敏感性增高的风险，治疗过程中要高度警惕支气管痉挛、喉痉挛的发生。呼吸道感染（包括感冒）患者，日间手术宜在呼吸道疾病痊愈后2～4周施行。慢性阻塞性肺疾病患者常有不同程度的肺动脉高压，持续肺动脉高压可使右心负荷加重，可导致肺源性心脏病，严重的慢性阻塞性肺疾病和肺动脉高压患者不适应进行日间手术。哮喘为一种异质性疾病，常以慢性气道炎症为特征，包含随时间不断变化的呼吸道症状，如喘息、气短、胸闷和咳嗽，同时具有可变性呼气气流受限，有严重哮喘病史或正在哮喘发作状态的患者均不适合口腔与整形外科日间手术。肺功能是评估患者呼吸系统状态的一项重要内容，对有呼吸系统疾病患者需要根据临床症状、肺功能异常程度和并发症情况进行综合评估。

3. 心血管系统评估

口腔科手术和治疗中有较多老年患者合并有心脑血管疾病，这些患者在口腔治疗中有的可因紧张、恐惧、焦虑导致血压剧烈波动，有的则不能耐受局麻下的口腔治疗和手术，对这些患者做出正确的心血管手术风险评估，选择合适的麻醉方法、合适的手术地点是确保手术和麻醉安全的必要前提。

根据心脏对运动量耐受程度而进行的心功能分级是临床简单实用的心功能评估方法，常用评估方法包括纽约心脏病协会心功能分级以及体能状态（运动耐量）测试等。围术期心血管风险高危因素包括：心肌梗死发生后7～30天且伴有严重或不稳定的心绞痛，充血性心力衰竭失代偿，严重心律失常如高度房室阻滞等。高危患者围术期心脏事件发生率为10%～15%，其中心源性死亡率＞5%。围术期心血管风险中危因素包括：不严重心绞痛，有心肌梗死史，心力衰竭已代偿，需治疗的糖尿病。中危患者围术期心脏事件发生率为3%～10%，其中心源性死亡率＜5%。围术期心血管风险低危因素包括：老年，左心室肥厚，束支传导阻滞，ST-T异常，非窦性节律（房颤），有脑血管意外史，尚未控制的高血压。低危患者围术期心脏事件发生率＜3%，其中心源性死亡率＜1%。口腔与整形外科日间手术应选择心血管中、低危风险患者进行，在口腔和整形美容专科医院则建议选择低风险患者手术。

心律失常在麻醉前评估中同样是较常遇到的问题，其临床意义主要在于引起心律失常的原因及其对血流动力学的影响。室上性和室性心律失常是围术期冠状动脉事件的独立危险因素，无症状的室性心律失常并不增加非心脏手术后心脏并发症。应明确心律失常的原因，如心肺疾病、心肌缺血、心肌梗死、药物毒性、电解质紊乱等。评估心律失常潜在风险，积极治疗影响血流动力学稳定的心律失常，如心律失常未影响患者的血流动力学，常无须特殊治疗。迷走神经张力较强时容易出现窦性心律不齐，窦性心律不齐多见于儿童，一般无临床意义。但如见于老年人则可能与冠心病有关，或提示患者可能有冠心病。室性期前收缩如系频发（＞5次/min），或呈二联律、三联律或成对出现，或系多源性，或室早提前出现落在前一心搏的T波上（R on T），易演变成室性心动过速和心室颤动，上述患者需对其进行治疗且不宜在日间手术室进行手术。心房颤动常见于风湿性心脏病、冠心病、高血压性心脏病和慢性肺心病等，可导致严重的血流动力学紊乱、心绞痛、昏厥、体循环栓塞和心悸不适。手术麻醉前宜将心室率控制在80次/min左右，至少不应超过100次/min。右束支传导阻滞多属良性,一般无弥漫性心肌病变,麻醉可无顾虑。左束支传导阻滞多提示有心肌损害,常见于动脉硬化高血压、冠心病患者,一般在麻醉中并不因此而产生血流动力学紊乱。左前分支较易发生阻滞,左后分支较粗,有双重血液供应,如出现阻滞多表示病变较重。双束支阻滞患者有可能出现三束支阻滞或发展成为完全性房室传导阻滞,对这类患者施行麻醉宜有心脏起搏的准备,不宜单纯依靠药物。二度Ⅱ型几乎均属于器质性病变,易引起血流动力学紊乱和阿-斯综合征,如没有安装心脏起搏器不能在日间手术室手术。所有合并有高危心律失常的口腔和整形外科手术均不宜在日间手术室进行。

对术前患有高血压的患者,应首先明确其为原发性高血压或继发性高血压,特别要警惕是否为未经诊断的嗜铬细胞瘤,以免在无准备的情况下于麻醉中出现高血压危象而导致严重后果。临床常见的高血压病,其麻醉危险性主要取决于重要器官是否受累以及其受累的严重程度。如果高血压患者其心、脑、肾等重要器官无受累表现、功能良好,则麻醉的危险性与一般人无异。如果病程长、受累器官多或程度严重,则麻醉较困难而风险也增大。日间手术的血压控制目标为:中青年患者血压<130/85 mmHg,老年患者<140/90 mmHg为宜。重度高血压(≥180/110 mmHg)不宜进行日间手术。

冠心病患者不稳定型心绞痛,近期有发作,心电图有明显心肌缺血表现,麻醉风险增大,此类患者不宜进行日间手术。心脏明显扩大或心胸比值>0.7的患者应视作高危患者,注意对其心功能的维护、支持,因为心脏扩大与死亡率升高有关,此类患者亦不宜进行日间手术。左室肥厚与术后死亡率之间无明显关系,但肥厚型心肌病的麻醉危险性较大。对近期(2个月内)有充血性心力衰竭以及正处于心力衰竭中的患者,不宜行日间手术。

4. 气道评估

是口腔外科日间手术麻醉术前评估的重要组成部分,也是整形外科日间手术中头面部瘢痕切除患者要特别注意的地方。术前要认真了解患者的张口度、头后仰、颈部活动度、鼻孔通气及鼻道情况,重点了解口腔手术的位置,综合判断是否存在气管内插管困难,是否存在面罩正压通气困难,并结合手术方法预测术后是否可能存在阻塞性通气障碍,有针对性地在术前做好气管内插管相关准备工作。

(1)提示气道处理困难的体征 张口困难、颈椎活动受限、颏退缩(小颏症)、舌体大(巨舌症)、门齿突起、颈短、肌肉颈、病态肥胖、颈椎外伤、带有颈托、牵引装置。

(2)面罩通气困难在麻醉诱导中是最危险的,年龄大于55岁、打鼾病史、蓄络腮胡、无牙、肥胖(BMI>28 kg/m^2)是困难面罩通气的五项独立危险因素。Mallampati分级Ⅲ或Ⅳ级、下颌前伸能力受限、甲颏距离过短(<6 cm)也是面罩通气困难的独立危险因素。当具备两项以上危险因素时,提示面罩通气困难的可能性较大。

(3)体检评估气道的方法 ① 张口度:最大张口时上下门齿间距离小于3 cm或两横指时无法置入喉镜,导致喉镜显露困难。② 颞下颌关节活动度:颞下颌关节紊乱综合征、颞下颌关节强直、颞下颌关节脱位等可导致颞下颌关节活动受限,可能插管困难。③ 颏甲距离:即在颈部完全伸展时从下腭尖端到甲状软骨切迹的距离。正常在6.5 cm以上,小于6 cm或小于检查者三横指的宽度,提示用喉镜窥视声门可能发生困难。④ 头颈运动幅度:正常时患者低头应能将其下颌触及自己胸部,头颈能向后伸展,向左或向右旋转颈部时不应产生疼痛或异常感觉。⑤ 咽部结构分级:即改良 Mallampati 分级,是最常用的气道评估方法。患者取端坐位,尽可能张大口并最大限度地将舌伸出进行检查。咽部结构分级越高预示喉镜显露越困难,Ⅲ~Ⅳ级提示困难气道。改良 Mallampati 分级与其他方法联合应用,如与颏甲距离合用可提高预测率:Ⅰ级可见软腭、咽腭弓和悬雍垂;Ⅱ级可见软腭、咽腭弓和部分悬雍垂;Ⅲ级仅见软腭和悬雍垂根部;Ⅳ级仅见硬腭。⑥ 喉镜显露分级:Cormack 和 Lehane 把喉镜显露声门的难易程度分为四级。该喉镜显露分级为直接喉镜显露下的声门分级,Ⅲ~Ⅳ级提示插管困难。⑦ 检查有无气管造口或已愈合的气管造口瘢痕,面、颈部的损伤,颈部有无肿块,甲状腺大小,气管位置等,评价其对气道的影响。⑧ 对某些患者可能还需做一些辅助性检查,如喉镜(间接、直接的或纤维喉镜)检查、X线检查、纤维支气管镜检查等。

(二) 麻醉前准备

1. 既往用药的准备

口腔与整形外科手术患者如并存内科疾病,术前可能会服用各类治疗用药,如抗高血压药、抗心律失常药、强心药、内分泌用药等,一般不主张术前停药。术前需要停用的治疗药物中尤应强调某些抗凝药,使用抗凝药已成为治疗心血管疾病和围术期静脉血栓的常规疗法。现在认为对于服用阿司匹林或含有阿司匹林药物的患者,每天服用 3~10 mg/kg 的剂量似乎并没有出血的危险,建议对长期大剂量服用阿司匹林(每天超过 2 g)者应做凝血功能检查,氯吡格雷、华法林术前需停药 5 天。

2. 麻醉前禁食禁饮

日间手术前常规排空胃,严格执行麻醉前禁食、禁饮的要求,以避免麻醉手术期间发生胃内容物反流、呕吐或误吸,以及由此导致的窒息和吸入性肺炎。目前推荐成人麻醉前禁食易消化固体食物及含脂肪较少的食物至少 6 h,而禁食肉类、油煎制品等含脂肪较高的食物至少 8 h。如果对以上食物摄入量过多,应适当延长禁食时间。新生儿、婴幼儿禁食母乳至少 4 h,禁食易消化固体食物、牛奶、配方奶等非人乳至少 6 h。所有年龄患者术前 2 h 可饮清亮液体,包括饮用水、糖水、果汁(无果肉)、苏打饮料、清茶等。

对于禁食禁饮的目的和要求,以及不禁食禁饮的危害,应向患者及其家属解释清楚,强调其必要性,以免产生误解而未严格实施。麻醉医师在不了解其系饱胃的情况下实施麻醉,可能出现极其严重的呕吐和反流。

3. 麻醉器械设备以及药品准备

为了使麻醉和手术能安全顺利进行,防止意外事件发生,麻醉前必须对麻醉机、监测仪、麻醉用具及药品进行准备和检查。无论实施何种麻醉,都必须准备麻醉机、急救设备和药品。麻醉期间除必须监测患者的生命体征,如血压、呼吸、ECG、脉搏和体温外,还应根据病情和条件,选择适当的监测项目,如 SpO_2、$ETCO_2$ 等。在口腔和整形外科日间手术中,有创动脉压(IBP)、中心静脉压(CVP)可作为备选项目而不作为常规选项。在麻醉实施前对已准备好的设备、用具和药品等应再一次检查和核对。主要检查麻醉机密闭程度、气源及其压力、吸引器、麻醉喉镜、气管导管及连接管等,术中所用药品必须经过核对后方可使用。口腔科日间手术麻醉尤其要做好困难气管插管准备工作,备好如可视喉镜、经鼻腔气管导管、喉罩等工具,麻醉前预测可能存在困难气管需插管者应做好气管切开应急准备,以防不测。

4. 入室后复核

患者进入手术室后复核至关重要,如有疏忽可导致极为严重的不良事件。麻醉科医师在任何地点实施任何麻醉(包括局麻镇静监测)前,都应与手术医师、手术护士共同执行手术安全核查制度。首先核对患者的基本情况,包括姓名、病室、床号、住院号、性别、年龄、拟实施手术及部位(应与病历、手术通知单上一致,确认系术前访视过的患者),确定患者及病历无误,并再次与患者核对以及有无须取消或推迟手术的特殊情况发生(如发热、来月经等)。检查并核对最后一次进食时间,胃管和导尿管是否通畅,麻醉前用药是否已执行及给药时间,了解最新的化验结果特别是访视时建议检查的化验项目、血型、血制品和血浆代用品的准备情况等,观察麻醉前用药效果。检查患者的义齿、助听器、贵重饰物、手表等物品是否均已取下,对有活动性义齿的患者应检查义齿是否已取出,并做好记录。对女性患者要注意指甲染色和唇膏是否已揩拭干净(或是否做过"文唇")。了解皮肤准备是否合乎要求。确认手术及麻醉同意书的签署意见。在复核后才可开始监测患者各项生理指标及建立静脉输液通道,再次核对麻醉器具和药品以便麻醉工作顺利进行。

二、麻醉管理

(一)常用口腔与外科日间手术麻醉方法

1. 局部麻醉

一般由手术者自行操作。局部麻醉对生理干扰小、易于管理、恢复快,多用于智齿拔除、局部瘢痕切除或短小手术,也可在全身麻醉时复合应用,以减少术中全身麻醉,患者可在局部麻醉基础上,经静脉辅助应用镇静、镇痛药物以完善麻醉效果。

2. 麻醉监控镇静管理

镇静镇痛麻醉一般由麻醉医师执行,在一些口腔专科医院或诊所浅度镇静也可由经过氧化亚氮镇静训练的口腔科医师执行,但中度以上的镇静镇痛则必须由麻醉医师执行操作,若由口腔科医师操作,一旦发生呼吸抑制可能会引起严重并发症或意外。浅、中度镇静一般可由氧化亚氮吸入或咪达唑仑静脉注射滴定复合少量麻醉镇痛剂来完成,深度镇静一般采用静脉用药,常用静脉用药有丙泊酚。

3. 全身麻醉

由于口腔颌面部手术和头面部整形手术部位特殊,手术区域毗邻呼吸道、眼眶和颈部的重要神经血管,手术区血供丰富,因此,气管内插管全身麻醉是理想的麻醉选择。由于口腔手术的特殊性,全麻插管一般选择鼻腔插管较多,鼻腔插管的优点是气管导管相对不影响手术操作,气管导管比较好固定,缺点是插管过程中鼻腔黏膜可能有一定损伤,术后一两天鼻腔分泌物中有部分血丝,一般不会有严重并发症。全身麻醉的优点在于能完全消除手术的疼痛与不适,解除患者的焦虑感,较好地控制机体反应,为外科手术提供理想的手术条件。常用的全身麻醉包括以下几种。

（1）全凭静脉麻醉　多种静脉麻醉药、麻醉性镇痛药复合非去极化肌松药是比较理想的全凭静脉麻醉药组合。全凭静脉麻醉不刺激呼吸道，无手术室污染，起效快、麻醉效果确切。气管内插管有助于维持气道通畅，避免口腔手术时血液流入气道，便于清理气道分泌物。静脉麻醉药首选丙泊酚，起效迅速，可控性好。麻醉性镇痛药常选芬太尼、舒芬太尼和瑞芬太尼。肌松药首选中、短效非去极化类，如维库溴铵、罗库溴铵和阿曲库铵等，肌松药不仅有助于呼吸管理，而且能松弛口咽部肌肉以利于手术操作。

（2）静吸复合全身麻醉　方法多样，如静脉麻醉诱导，吸入麻醉维持或吸入麻醉诱导静脉麻醉维持，抑或静吸复合麻醉诱导，静吸复合麻醉维持等。由于静脉麻醉起效快，患者易于接受，而吸入麻醉便于管理，麻醉深度易于控制，故临床普遍采用静脉麻醉诱导，吸入或静吸复合维持麻醉。

（3）氯胺酮麻醉　实施相对简单，主要针对口腔和整形外科小儿手术患者。氯胺酮麻醉对药物输注设备要求不高，对患者骨骼肌张力影响小，也可维持上呼吸道反射，术中能保持自主呼吸，不产生明显的呼吸功能抑制。给药2～3 min后可引起呼吸频率减慢，当快速大剂量给药或与阿片类合用时可产生明显的呼吸抑制。不插管的氯胺酮全身麻醉在整形外科日间手术中主要用于小儿浅表和简单的皮肤、多指（趾）整形手术，若手术时间长或小儿口腔内手术则应采用常规气管内插管全麻。

（4）全身麻醉复合外周神经阻滞　口腔颌面部外周神经阻滞可以提供超前及延迟的镇痛。一般在麻醉诱导插管后、手术开始前是实施神经阻滞的最佳时机。全身麻醉诱导后可行相应手术部位神经阻滞。一旦神经阻滞起效，可减少全身麻醉药物的用量。

（二）麻醉实施和监护

1. 麻醉前用药

麻醉前用药的主要目的包括：镇静，消除患者对手术的恐惧、紧张、焦虑情绪，使患者情绪安定、合作，产生必要的遗忘。镇痛可提高患者痛阈，增强麻醉效果，减少麻醉药用量，缓解术前和麻醉前操作引起的疼痛，预防和减少某些麻醉药的不良反应。抗胆碱药如阿托品、东莨菪碱、长托宁等可减少口腔分泌物。

2. 气管内插管的实施

一般来说，气管内插管具有操作简便、成功率高、风险性小、并发症少的优点，常被作为建立气道管理的首选方法。插管路径常根据手术需要而定，如无特殊禁忌，原则上应避免妨碍手术操作。相对而言，经鼻插管在口腔颌面外科日间手术麻醉中更为普遍。在口腔颌面外科患者中困难气道的比例高，有的困难程度比较严重，往往考虑采用清醒插管，以策安全。清醒插管具有以下优点：保留自主呼吸，维持肺部有效的气体交换，气道反射不被抑制，降低了误吸引起窒息的风险，保持肌肉的紧张性，使气道解剖结构维持在原来位置上更有利于气管插管操作。清醒插管没有绝对的禁忌证，除非患者不能合作（如儿童、精神迟缓患者等）。严重困难气道患者不是日间手术的适应证。

3. 术中监护

口腔和整形外科日间手术种类繁多，不同的手术都有其特点，麻醉医师要了解手术因素对麻醉和生命体征的影响,做好手术中生命体征监护,确保手术安全。

(1) 加强气道管理　口腔手术全麻气管插管要注意气管导管的位置,防止术中气管导管滑出气管。监测下的麻醉管理在口腔和整形外科日间手术中被广泛使用,深度镇静镇痛一定要确保呼吸道通畅和没有明显的呼吸抑制,一旦出现呼吸抑制要随时做好辅助通气和应急准备。

(2) 脂肪抽吸术的麻醉管理　脂肪抽吸术是整形外科日间手术中比较特殊的一种手术,脂肪抽吸术是应用负压吸引器原理,通过皮肤小切口吸取皮下堆积脂肪组织的一种整形美容手术,是当前国内外比较流行的一种体形雕塑术。目前临床上常用的脂肪抽吸方法有膨胀吸脂术、超声波吸脂术和电子吸脂术等。其中膨胀吸脂术较多采用,膨胀吸脂术通过局部小切口向吸脂部位注入膨胀液使脂肪细胞疏松,再通过负压吸引脂肪。主要手术步骤是在脂肪抽吸区内注入一定量含有低浓度肾上腺素和利多卡因生理盐水即肿胀液,使局部的脂肪层肿胀变厚并利用低浓度肾上腺素收缩毛细血管的作用及生理盐水的肿胀挤压作用减少出血,同时利用组织间隙的水肿减少抽吸时的阻力,轻松大量地抽吸脂肪。我国药典规定,局麻药利多卡因的一次安全使用量为 400 mg,但这是以低浓度配合使用肾上腺素为前提的。在脂肪抽吸术中注入的肿胀液有相当一部分(50%~70%)会随着抽吸而排出,而皮下脂肪层血管分布相对较少,吸收相对缓慢,超量灌注后组织间压力较大,血管受压,局部灌流减少,吸收相对减少,大量生理盐水溶液的浸润扩大了组织间隙,加上利多卡因的亲脂性和肾上腺素的血管收缩作用,使得利多卡因在血浆中不易达到中毒浓度,增加了肿胀液使用的安全性。肿胀液配方尚无统一规范,一般为生理盐水 1 000 ml,2% 利多卡因 20~50 ml,肾上腺素 0.3~1 mg,注入的肿胀液在 3 000~5 000 ml 较安全,注液量与抽吸量比例一般在(1.5~2):1。由于肿胀液和利多卡因大量注射,麻醉医师在手术过程中需密切关注局麻药的相关毒副反应发生,同样也要注意补液量和补液速度,由于大量肿胀液注入,过快和过量的液体输入有可能加重心脏负担引发急性心衰。

三、术后管理

(一) 拔管时气道处理

麻醉后拔除气管导管在大多数情况下是顺利的,但在有些特殊患者甚至比插管的挑战更大。由于术后口腔与整形外科手术后组织的水肿、颜面部结构的改变以及术后面部包扎使得面罩通气变得困难甚至无法通气。有些口腔手术由于担心会破坏修补后口咽和鼻咽的解剖,通气道或喉罩可能也无法使用。

拔管前应做好气道应急处理准备。充分供氧并吸尽患者气道分泌物和胃内容物。拔管前可静脉注射地塞米松并将患者头稍抬高,确认患者已完全清醒并且没有残留肌松作用,潮气量和每分通气量基本正常,SpO_2 维持在 95% 以上方可拔除气管导管。

如果拔管后有舌后坠阻塞气道的可能,应将缝线缝在舌上并引出口腔外,一旦舌体阻塞气道则可将舌牵出。估计拔管后可能发生气道梗阻的患者,拔管前可将气管引导管或其他类似导管如高频喷射通气管、气管交换导管或纤维支气管镜等留置于气管导管中,这样一旦发生气道梗阻,拔管后保留的气管导管还可引导再次插管。拔管动作要轻柔,先试将气管导管退至声门上,观察有无气管狭窄或塌陷,然后再将气管导管缓慢拔除。少数患者可能出现短暂的喉水肿或喉痉挛,通过加压供氧、肾上腺素雾化吸入等处理,症状一般都能缓解,如症状持续加重甚至出现呼吸困难应考虑再次插管。

拔管后注意事项:① 拔管前应准备好面罩、喉镜以及气管导管。以备拔管后出现异常需再次插管。② 拔管前应纯氧通气3～5 min,以达到足够的氧储备。③ 将气管导管套囊中气体抽出,避免带气囊对声带挤压,造成声音嘶哑、声带麻痹或杓状软骨脱位,拔管时还应以导管的弯曲度顺应性拔除,以减少对声门的刺激。④ 拔管后应继续面罩吸氧几分钟,观察患者呼吸活动度与拔管前有无异常,若存在舌后坠或口腔内分泌物,应给予及时处理,保持上呼吸道通畅。拔管即刻可能会出现呛咳和(或)喉痉挛,需加以预防,对伴有高血压、冠心病患者不宜在完全清醒情况下拔管,以免发生血压过高诱发急性心肌缺血和脑出血等严重并发症,可在拔管前1～2 min静脉注射利多卡因50～100 mg,有利于减轻呛咳和预防喉痉挛。⑤ 对于困难气管插管患者,应备好各种抢救用具,一旦需要可再次插管或进行其他相应处理。

(二) 急性喉痉挛处理

喉痉挛为拔管后严重的气道并发症,多见于小儿,处理必须争分夺秒,稍有贻误即可危及患者生命。一旦出现应立即吸除口腔内分泌物,用100%氧进行持续面罩正压通气,同时应注意将下颌托起,以解除机械性梗阻因素,直至喉痉挛消失。此外也可用小剂量丙泊酚(20～50 mg)加深麻醉并继续辅助呼吸,直至喉痉挛消失。如果上述处理无效,可应用短效肌肉松弛药来改善氧合或再次进行气管插管。

(三) 术后恶性呕吐

很多因素均会造成术后恶心呕吐(PONV),如术前过度焦虑、麻醉药物影响、缺氧、低血压以及术中大量血液、分泌物刺激咽部或吞入胃内。呕吐物可污染包扎敷料和创面从而增加感染机会。对术后吞咽功能不全的患者,也增加了误吸的机会。

对于PONV的高危患者,可采取一些预防措施,如术后及时清除咽部分泌物和血液,术后常规胃肠减压,避免术后低氧和低血压,预防和治疗可给予三联抗呕吐药,如昂丹司琼、氟哌利多和地塞米松。

(四) 术后寒战

术后的寒战能成倍增加患者的氧消耗,加重心肺负担,还可增加儿茶酚胺释放并导致外周血管收缩,不利于高龄伴有心血管疾病的患者。因此,手术后应注意患者保暖,出现寒战时静注可乐定150 μg或哌替啶12.5～25 mg有较好效果。

(五) 术后镇静和镇痛

术后良好的镇静、镇痛可减少患者的躁动,提高患者的舒适度。一般口腔与整形外科日间手术的术后疼痛多为轻、中度疼痛,由于日间手术的特殊性,通常不需要自控镇痛泵镇痛,非甾体抗炎药对口腔颌面外科患者可提供有效的镇痛,并具有抗炎作用,可经静脉或口服给药。

(六) 离院标准

口腔与整形外科日间手术离院标准通常要求患者反应灵敏,对时间和地点有定向力,生命体征平稳,疼痛已得到控制,恶心或呕吐已得到控制,能行走,不伴头晕,手术创面无渗血,可进食液体及排尿,有麻醉医师和外科医师出院指导意见和医嘱,接受并准备出院,身边有监护人陪同。

(七) 出院医嘱

当患者达到出院标准后,还应该包括下列医嘱:① 饮食:从清亮液体开始,逐步过渡到正常饮食。② 用药:包括服用止痛药。③ 留下联系电话:以便随访麻醉后情况及对并发症及早发现并处理。④ 外科医师医嘱:包括联系电话、随访时间、可能出现的并发症等。

离院后进行有计划的随访,以确保患者在院外期间严格遵循康复医嘱,且患者受到良好的康复照料,预防可能出现的并发症,并对已出现的并发症进行及时的干预、治疗,以便患者顺利地完全康复。

以往的随访方式通常为面对面随访,主要是患者回到门诊接受随访,但随着日间手术患者的日益增多,电话随访因其简便易行、成本低的优势逐渐成为日间手术患者随访的首选方式,手术医师和麻醉医师通过随访可以建立数据系统以便更好地服务于患者。

(徐辉)

------------------------------------ 参 考 文 献 ------------------------------------

[1] 鲍杨,贺广宝,张丽峰,等. 日间手术麻醉安全性探讨[J]. 医学与哲学,2014,(8):86-87.

[2] 郝学超,闵苏. 美容整形外科手术麻醉安全管理[J]. 临床麻醉学杂志,2016,32(10):1034-1037.

[3] 刘小涵,郑家伟,杨驰. 中国口腔颌面外科的建立和成长[J]. 中国口腔颌面外科杂志,2016,14(2):172-178.

[4] 许文妍,陈煜. 小儿日间手术麻醉的发展趋势与挑战[J]. 2014年全国小儿麻醉学术年会暨浙江省麻醉学学术年会,中国浙江温州,2014.

[5] 中华医学会麻醉学分会. 成人日间手术后镇痛专家共识(2017)[J]. 临床麻醉学杂志,2017,33(8):812-815.

[6] 朱也森. 唇腭裂手术麻醉[J]. 国际口腔医学杂志,2010,37(6):621-624.

[7] Apfel, C C, Laara E, Koivuranta M, et al. A simplified risk score for predicting postoperative nausea and vomiting: conclusions from cross-validations between two centers[J]. Anesthesiology, 1999, 91(3): 693-700.

[8] Apfel C C, Philip B K, Cakmakkaya O S. Who is at risk for postdischarge nausea and vomiting after ambulatory surgery?[J]. Anesthesiology, 2012, 117(3): 475-486.

[9] Chou R, Gordon D B, de Leon-Casasola O A. Management of postoperative pain: a clinical practice guideline from the American Pain Society, the American Society of Regional Anesthesia and Pain Medicine, and the American Society of Anesthesiologists' Committee on Regional Anesthesia,

Executive Committee, and Administrative Council[J]. J Pain, 2016, 17(2): 131−157.

[10] Gan T J, Diemunsch P, Habib A S, et al. Society for ambulatory, a consensus guidelines for the management of postoperative nausea and vomiting[J]. Anesth Analg, 2014, 118(1): 85−113.

[11] Gold B S, Kitz D S, Lecky J H. Unanticipated admission to the hospital following ambulatory surgery[J]. JAMA, 1989, 262(21): 3008−3010.

[12] Gupta R, Gan, T J. Peri-operative fluid management to enhance recovery[J]. Anaesthesia, 2016, 71 (Suppl 1): 40−45.

[13] Martin-Ferrero M A, Faour-Martin O, Simon-Perez C. Ambulatory surgery in orthopedics: experience of over 10, 000 patients[J]. J Orthop Sci, 2014, 19(2): 332−338.

[14] Thorell A, MacCormick A D, Awad S. Guidelines for perioperative care in bariatric surgery: Enhanced Recovery After Surgery (ERAS) society recommendations[J]. World J Surg, 2016, 40(9): 2065−2083.

第二十四章
眼耳鼻喉科常见日间手术麻醉

大多数眼耳鼻喉科手术具有手术时间短、部位表浅、失血较少以及对运动能力影响小等特点，均可以开展日间手术，尤其是在患者没有其他合并症的情况下。中国日间手术合作联盟（China Ambulatory Surgery Alliance，CASA）于2016年10月发布的56个首批推荐适宜手术中，前17种均为眼耳鼻喉和头颈外科手术（表24-1）。为了解不同国家日间手术的发展状况，国际日间手术协会（International Association for Ambulatory Surgery，IAAS）于2004年开展的最近一次国际调查中，选择了37个指标性手术，这些手术大多数经过了长期日间手术实践而成为常规日间手术的操作，其中属于眼耳鼻喉科手术的有白内障手术、斜视矫正术、鼓膜切开置管术、扁桃体切除术以及鼻成形术。英国日间手术学会（British Association of Day Surgery，BADs）制订的《BADs日间手术名录》也是一份很有用的资料，它包含了10个专科的190种手术，并提供了在理想状态下日间手术和短程住院手术所占的比例。本章将结合以上三种资料中推荐的眼耳鼻喉科手术种类，选择其中具有代表性的常见手术，重点阐述因为该项手术的特殊性而需要关注的麻醉管理要点。

表24-1 CASA首批推荐适宜日间手术的眼耳鼻喉头颈外科手术

序　号	手　术　名　称	CCHI编码
1	甲状腺腺瘤摘除术	HDC73303
2	甲状腺部分切除术	HDC73304
3	甲状腺次全切除术	HDC73306
4	甲状腺全切术	HDC75301
5	翼状胬肉切除组织移植术	HEH89309
6	外路经巩膜激光睫状体光凝术	HEM72301
7	睫状体冷凝术	HEM72302
8	白内障超声乳化吸除 + 人工晶状体植入术	HEP61302
9	小瞳孔白内障超声乳化吸除 + 人工晶状体植入术	HEP61303
10	白内障超声乳化摘除术	HEP65302

（续表）

序　号	手 术 名 称	CCHI编码
11	耳前瘘管切除术	HFA73301
12	Ⅰ型鼓室成形术	HFE83301
13	经耳内镜Ⅰ型鼓室成形术	HFE83601
14	经支撑喉镜会厌良性肿瘤切除术	HGN73401
15	经支撑喉镜激光辅助声带肿物切除术	HGP73601
16	颌面皮肤瘘管病灶切除术	HHB73304
17	鳃裂瘘管切除术	HHZ73301

第一节　白内障手术

白内障是目前全球范围内最常见的致盲和视力致残的原因。按其病因不同分为先天性、老年性（年龄相关性）、并发性、代谢性、药物及中毒性、外伤性和后发性七种类型。老年性白内障是最为常见的白内障类型，多见于50岁以上的中老年人，随年龄增加其发病率增高，80岁以上老人的患病率为100%。先天性白内障是一种较常见的儿童眼病，是造成儿童失明和弱视的重要原因，在新生儿中的发病率为0.5%左右。手术治疗是白内障的主要治疗手段。

一、麻醉前评估与准备

（一）麻醉前评估

对于有内科合并症的高龄患者需详细了解其病史、目前的治疗控制情况以及用药史，并用代谢当量来衡量体能，还应将内科疾病控制在稳定状态之后再行手术。许多老年患者在使用抗凝药物，围术期是否停药需权衡血栓形成和出血的风险。一项对超过19 000例行白内障手术的调查结果显示，出血和血栓发生的概率非常低。在眼科手术中，白内障手术属于出血可能性最低的一类，已有的共识显示，白内障手术患者持续服用华法林是安全的。

对于小儿患者，由于出生后4个月到6岁是视觉发育高峰期，先天性白内障手术原则上越早越好。婴幼儿尤其是1岁以内患儿手术的日渐增多也为麻醉管理提出了挑战。术前评估需全面了解患儿的整体情况，并需着重了解生长发育、营养状况、过敏史、最近一周内是否有上呼吸道感染等。此外，还需要特别注意一些合并有先天性疾病的白内障患儿，例如Pierre-Robin综合征和苯丙酮尿症等，马方综合征患儿常合并晶状体脱位或半脱位。

（二）术前准备

术前宣教对于眼科手术患者尤为重要。对于局部麻醉患者，需要就手术流程和术中可能发生的情况进行充分沟通，以减轻其焦虑与恐惧，提高配合度。对于婴幼儿患者，需要对家长进行宣教，保证其知晓流程以及围术期可能会发生的情况，以帮助减轻家长的顾虑，避免父母的紧张情绪传递给患儿。对于有一定认知能力的儿童,除了口头宣教外,还可以用漫画册、动画片等形式生动地讲述将要进行的手术流程,有效缓解焦虑。

(三)术前用药

对患儿进行适当的术前镇静有利于减轻母婴分离焦虑,减少心理创伤,同时避免哭吵引起的口鼻分泌物增多。目前有多种非静脉镇静用药途径,包括口服(咪达唑仑、水合氯醛、氯胺酮)、滴鼻(右美托咪定、咪达唑仑)、直肠内给药(水合氯醛)、肌内注射(氯胺酮、咪达唑仑)和经面罩吸入(吸入麻醉药、氧化亚氮)等。

二、麻醉方法

白内障手术可以在全身麻醉或局部麻醉下进行。麻醉方式的选择往往依据多种因素,包括患者的意愿、外科医师的需求、患者病情及手术方面的特点、费用及风险等。在许多国家,门诊手术常规使用局部麻醉,实际操作中不同国家和地区对麻醉方法的选择差异很大。表24-2对各种具体麻醉方式的优缺点进行了比较。

表24-2 不同麻醉方式在白内障手术应用中的优缺点

		全身麻醉	球周/球后麻醉	眼球筋膜囊下麻醉	表面麻醉	表面-前房内麻醉
麻醉作用	眼球制动	+	+ +	- / + / + +	-	-
	止痛	+ +	+ +	+ +	+ / + +	+ +
威胁视力的并发症	眼球贯穿或穿孔	-	+ +	+ / -	-	-
	视神经贯穿或穿孔	-	+ +	-	-	-
	严重的眶内出血	-	+ +	+ / -	-	-
	透明质酸酶眼眶病	-	+	+	-	-
威胁生命的并发症	脑干麻醉	-	+ +	+ / - ?	-	-
	眼心反射	+	- ?	- ?	+ ?	+ ?
	其他不良事件	+ +	-	-	-	-

注:(+ +)使用此项技术相对可能发生;(+)有一定可能性,但概率不高;(+ / -)可能性非常低或理论上的风险;(-)不可能发生;(?)可疑的

(一)局部麻醉

局部麻醉(local anesthesia, LA)有多种技术可供选择,主要包括三类:表面麻醉(或表面麻醉联合前房内麻醉),眼球筋膜囊下麻醉(sub-Tenon's anesthesia),以及球周或球后麻醉(图24-1至图24-3)。一项发表于2010年针对英国眼科医师的全国性调查显示,其国内白内障手术局部麻醉方式的比例分别为:眼球筋膜囊下麻醉占47%,表面麻醉占33%,球周麻醉占16%,球后麻醉占2%,其他占2%。一项发表于2015年的Cochrane系统综述将眼球筋膜囊下麻醉与表面麻醉进行对比研究,结论是两者都是安全有效的白内障手术麻醉方法,

患者的术中不适感都可以接受。一项比较表面麻醉、球后麻醉与眼球筋膜囊下麻醉三种麻醉方法的RCT研究结论提示，虽然球后阻滞的镇痛效果更理想，但是眼球筋膜囊下麻醉具有最高的患者麻醉满意度评分。目前，何种局部麻醉方法最为理想尚无定论。表面麻醉滴眼液主要包括利多卡因、奥布卡因和丁卡因等，药液滴入结膜囊内，相比球后麻醉操作更省时，且可以避免球后麻醉并发症（神经损伤，局麻药全身毒性反应，出血）的风险，但此项技术无法阻止眼球运动，对患者的配合和外科医师的技术要求均较高。超声技术的发展使得区域阻滞技术进入可视化时期，在操作者技术娴熟的前提下提高了神经阻滞的安全性，但是由于普通探头无法

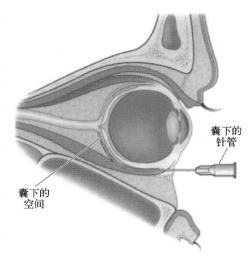

图24-1 眼球筋膜囊下麻醉解剖图

使用且操作和起效均需要时间，这项技术在眼科日间手术麻醉中的应用前景尚不清楚。

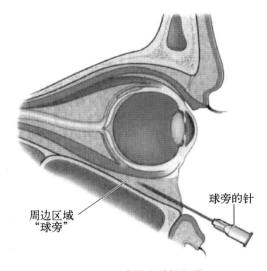

图24-2 球周麻醉解剖图

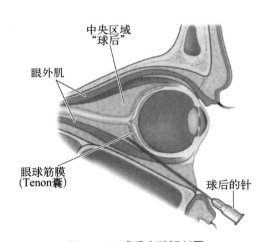

图24-3 球后麻醉解剖图

（二）麻醉监控镇静管理

白内障手术患者的平均年龄在70～75岁，合并有高血压、糖尿病等内科疾患的比例较高，并且除表面麻醉之外，其他需要注射的局部麻醉方法也给患者带来痛苦刺激，足以引起血流动力学的不良改变。因此，在麻醉医师监护下，在施予患者局部麻醉的同时，由麻醉医师给予适当的镇静和镇痛，这种被称为"麻醉监控镇静管理"（monitored anesthesia care，MAC）的方法非常适合于眼科手术。

（1）监护措施 通常连续监测患者的模拟Ⅱ导联心电图、无创血压、氧饱和度、呼吸频

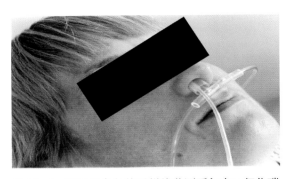

图24-4 通过经鼻气体采样线监测呼气末二氧化碳

率,并与患者进行适当的言语交流。需要使用静脉镇静剂的患者,建议通过一根经鼻的气体采样管线(图24-4)连接呼气末二氧化碳分析仪以监测通气状况,这是确保麻醉安全的重要措施。合并有冠心病的患者,建议监测 V 导联心电图。监护时需对患者的镇静深度保持高度警惕,对于白内障手术,轻度镇静(Ramsay 评分2~3分)是最适宜的镇静深度。镇静过深有可能出现气道阻塞、低氧甚至误吸,需保持警惕。

(2)给氧 建议为所有局麻联合监护麻醉下行白内障手术的患者,经鼻导管给予 2 L/min 的低流量氧气,目的在于提高功能残气量中的氧储备,能够为发生意外事件时的处理赢得时间。

(3)镇静镇痛药 通常使用的药物有短效苯二氮䓬类如咪达唑仑,选择性 α_2 受体激动剂如右美托咪定,也有使用瑞芬太尼和丙泊酚的报道。有研究比较了咪达唑仑(20 μg/kg 静脉注射,0.5 mg 按需静脉注射)与右美托咪定[负荷剂量 1 μg/kg,大于 10 min 静脉输注,维持剂量 0.1~0.7 μg/(kg·h)]两种药物的应用效果,两组均采用滴定法用药至 Ramsay 镇静评分达到 3 分;结论提示,虽然使用右美托咪定的患者满意度稍高,但是对于白内障手术而言,使用右美托咪定并没有优势,因为一方面右美托咪定有一定的心血管抑制作用,另一方面增加了苏醒室的观察时间。一项研究对比了瑞芬太尼(靶控输注,1 ng/ml)和右美托咪定[负荷剂量 0.5 μg/kg,维持剂量 0.2 μg/(kg·h)]的应用效果,结果提示,两者都能提供满意的镇静和镇痛,但是外科医师对瑞芬太尼组的满意度更高,理由是瑞芬太尼组的患者能够更好地配合手术,而右美托咪定组的镇静程度更深,难以达到理想的配合(出现不自主的眼球运动),并且右美托咪定组患者在苏醒室停留时间更久。另一项研究使用瑞芬太尼复合丙泊酚靶控输注(target controlled infusion,TCI),找到了令患者安全舒适且术者满意的理想靶浓度:瑞芬太尼 1 ng/ml,丙泊酚 1 μg/ml。无论如何用药,白内障手术 MAC 麻醉的目标是:保障患者术中安全,镇静深度维持在安静合作的轻度镇静水平,能有效抑制局部麻醉效果不足所带来的疼痛,术后能够快速恢复出院。

(三) 全身麻醉

任何类型的白内障手术均可在全身麻醉下进行。但由于全身麻醉相对耗时较长、风险较高且增加资源消耗,一般在局部麻醉不适用的情况例如小儿、有认知功能障碍、过度焦虑以及幽闭恐惧症等患者等才予使用。也有些手术者偏好全身麻醉,但其对于白内障手术而言并不是必需的。

(1)气道管理和通气策略 喉罩和气管内插管都可以用于白内障全麻手术,但与气管导管相比,喉罩麻醉可以在较少患者气管插管创伤的同时使手术周转更加高效,因此更加适合日间手术的需要。使用喉罩有如下优势:① 诱导便捷,且诱导和气道建立可以在无静脉通路下完成，这点对于婴幼儿麻醉非常重要。② 维持平稳，气道刺激轻。③ 苏醒过程更平稳安全，满足眼内手术苏醒期绝对安静的要求，苏醒室专职队伍（PACU护士）的培训也相对轻松。④ 可以减少阿片类镇痛药的需要量，降低咽喉痛发生率，患者恢复更快。可弯曲喉罩是喉罩发明人布莱恩博士（Dr. Brain）专为头面部手术设计的喉罩，其可弯曲的通气管带有加强钢丝，去除了头面部手术可能带来的通气管扭曲之虞。可弯曲喉罩的这些特性使之非常适合眼科全身麻醉。当然，麻醉医师需要在将患者头部的掌控权交给外科之前确保喉罩位置的满意度，并使用防水丝绸胶带固定牢靠（图24-5）。

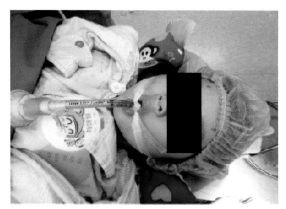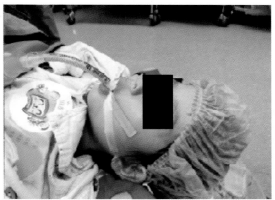

图24-5　眼科手术中可弯曲喉罩的固定与通气管放置（正/侧面观）

喉罩的通气策略既可以保留自主呼吸，也可以正压通气。但在白内障等眼科手术中，外科医师通常希望固定眼位来帮助操作，因此对于成人和1岁以上的小儿推荐给予中、短效肌松药，术中压力控制通气。对于1岁以内的婴儿，推荐以七氟烷吸入诱导为主，必要时辅以丙泊酚1 mg/kg，尽可能保留自主呼吸，尽可能少用阿片类药物。右美托咪定有助于婴幼儿保留自主呼吸下的喉罩置入和自主通气维持。

（2）麻醉诱导和维持　静脉诱导简单、安全、有效，丙泊酚是目前最常用的诱导药物，对于高龄老人或者合并有心血管疾患者，依托咪酯具有良好的血流动力学稳定性。吸入诱导主要用于需要保留自主呼吸的婴儿以及无法配合开放静脉的患儿。吸入麻醉和静脉麻醉均可用于维持白内障手术，吸入麻醉可能更有利于气道管理。七氟烷和地氟烷的血气分配系数低，麻醉起效快、苏醒快；丙泊酚静脉持续靶控输注不需要复杂的麻醉机和气体排除设备，且苏醒快，术后恶心呕吐发生率低。白内障手术疼痛刺激相对小，术中阿片类药物的需求量低，推荐联合使用表面麻醉、非甾体抗炎药、阿片类药物的多模式镇痛方法。对于1岁以内的婴儿，应尽可能保留自主呼吸，不使用肌松药；对于其他类型的患者，给予中、短效肌松药（罗库溴铵、顺阿曲库铵、米库氯铵等）有利于维持眼位固定，使通气管理更加快捷和安全。

（3）麻醉苏醒　白内障手术时间短，术毕带管（喉罩）即刻转入苏醒室是提高周转效率的好方法，实现高效率的前提是苏醒室具有足够的呼吸机配备以及训练有素的麻醉护士。未拔管的患者在转运时需要维持足够的麻醉深度，以防止浅麻醉下搬动体位引起的刺激导致屏气、喉痉挛、支气管痉挛等不良事件,移动患者前给予单次小剂量的丙泊酚是常用加深麻醉的方法。充分镇痛的成人患者对喉罩耐受良好,松开固定带,等待清醒后在患者张口配合下拔除喉罩是理想的苏醒状态,符合眼科术后苏醒期绝对安静的需求。对于小儿,建议在镇静状态下主动拔除喉罩:1岁以内的婴儿,在呼吸恢复后15 min左右,轻微触碰口唇有吸吮反射即可考虑拔除喉罩;对于幼儿,待自主呼吸恢复,有足够的通气量,建立咽喉部的保护性反射后即可以考虑拔除喉罩。

第二节　斜视矫正术

斜视是儿童最常见的眼病之一,成年人中偶见发病。成人斜视可以是由于儿童时期未经治疗,也可能是继发于其他疾病。斜视手术可以在局部麻醉或全身麻醉下进行,成人常用局部麻醉,局部麻醉多使用表面麻醉或向眼球筋膜囊下注射局部麻醉剂的方法,儿童手术通常在全麻下进行。本节主要阐述小儿斜视矫正术全身麻醉管理的特殊问题。

斜视在儿童中的发病率为2%～7%,以1～4岁为高发年龄段。斜视除导致眼位不正、无法获得双眼视觉外,儿童斜视还会影响视觉发育,引起弱视。视觉发育成熟一般在5岁左右,因此在儿童早期矫正斜视是非常重要的。

一、麻醉前评估

除进行全身状况的麻醉前评估,还需要重点关注眼部症状并存疾病和综合征。儿童斜视患者多数是健康的,大约一半有斜视家族史。当没有神经系统异常时,斜视的确切病因未知。相关的神经系统异常包括脑瘫、脊髓脊膜膨出、脑积水、颅面综合征、神经纤维瘤病、癫痫等。可能伴发斜视的非特异性危险因素包括:注意缺陷、多动障碍、母亲吸烟以及早产等。表24-3列出了与斜视相关的疾病或综合征,如先天性心脏病、心肌病等。对于有以上情况的患儿,需要慎重权衡行日间手术的风险与收益。

目前,恶性高热已经不再被视为斜视的相关问题,常规接受吸入麻醉的斜视患儿,恶性高热的发病率没有发生明显增加。询问详细的麻醉家族史是评估恶性高热风险的重要环节。

表24-3　与斜视相关的先天性综合征和染色体异常

综　合　征	麻　醉　注　意　事　项
Apert综合征	可能困难插管,可能的后鼻孔狭窄、颈椎融合,先天性心脏病(10%)
猫叫综合征	小颌畸形,可能困难插管,肌张力低下,容易发生低体温,先天性心脏病(33%)
Crouzon氏病	可能困难插管,可能颅内压增高
唐氏综合征	可能的气道阻塞,寰枢椎不稳,先天性心脏病(50%)
Goldenhar综合征	半侧颜面短小,可能颈椎异常,可能的困难面罩通气和插管,罕见有先天性心脏病,可能脑积水

（续表）

综 合 征	麻 醉 注 意 事 项
高胱氨酸尿症	马方综合征样表现,脊柱和胸骨畸形,易发生血栓栓塞并发症和低血糖
马方综合征	主动脉或肺动脉扩张,主动脉瓣和二尖瓣疾病,漏斗胸,气胸的风险
莫比乌斯序列征	可能困难插管,小颌畸形,分泌物增多,可能颈椎异常
肌强直性营养不良	容易出现肌肉强直性收缩,琥珀胆碱相关的高钾血症,常见心脏传导异常,对抑制中枢神经系统的药物敏感
Stickler综合征	可能困难插管、小颌畸形、二尖瓣脱垂,马方综合征样表现,脊柱侧凸、后凸畸形
Turner综合征	可能困难插管,可能静脉建立困难,先天性心脏病

二、眼心反射

有统计资料的斜视手术中眼心反射(oculocardiac reflex,OCR)的发生率为14%～90%,这主要取决于麻醉管理、手术操作的差异以及如何定义OCR。OCR通常定义为心率从基线下降20%,可伴有心律失常或传导阻滞,在斜视手术中多与眼肌牵拉有关。OCR是三叉神经迷走神经反射的一种类型,可引起各种心律失常,包括窦性心动过缓、交界性心律、房室传导阻滞、心房异位起搏、室性期前收缩、游走心律、多源性室性期前收缩、室性自主心律、室性心动过速,甚至可引起心脏停搏。

预防OCR的基本原则是:请外科医师在牵拉眼外肌前给予提前通知,手术操作轻柔;麻醉深度适当;避免缺氧和高碳酸血症。给予阿托品或格隆溴铵可以降低OCR的发生率,但是预防性使用抗胆碱能药物仍然存在争议,因为该类药物有引发室性心律失常的风险。小儿斜视手术中OCR的发生与多种因素有关,这其中也包括不同麻醉方法和药物的选择,表24-4列出了影响OCR发生率的麻醉相关因素。

表24-4 影响OCR发生率的相关因素

增 加	减 少	无 影 响
丙泊酚	抗胆碱能药物	七氟烷=地氟烷
浅麻醉	氯胺酮	自主呼吸
高碳酸血症	咪达唑仑	控制呼吸
低氧血症	罗库溴铵	
眼外肌牵拉		
刺激眼眶结构		
氟烷＞七氟烷		
瑞芬太尼＞七氟烷、地氟烷		

发生OCR后的对策：第一反应是嘱外科医师立即停止手术操作，当刺激停止，心率会相当迅速地恢复到基线；评估麻醉深度，将其维持在合适范围；评估患者的通气状况，纠正高碳酸血症或低氧；当血流动力学不稳定或心动过缓引发心律失常时使用阿托品。

三、术后恶心呕吐

斜视术后恶心呕吐（PONV）的发生仍然是一个重要的问题。未经预防PONV的斜视手术，其术后PONV的发生率为37%～80%。如果PONV得不到有效处理，可导致术后并发症，如脱水、电解质紊乱、结膜下出血和手术缝线松脱。此外，严重PONV还可能导致患者满意度降低，增加资源的使用。日间手术要求患者在麻醉结束数小时内就可以出院，PONV不仅是令人痛苦的症状，也是延长住院时间的一个因素。减少PONV的发生可以通过以下几项措施来实现。

（1）PONV危险程度分级　表24-5列出了儿童术后呕吐的风险评分，表中小儿POV的主要危险因素包括：手术类型（例如斜视手术、扁桃体切除术）；年龄大于3岁；手术时间大于30 min；个人或家人（仅指父母和同胞兄弟姐妹）的POV、PONV或晕动症史；术后使用阿片类药物。对于斜视手术而言，一些特殊的因素与PONV有关，包括：眼呕吐反射-中枢介导的反射，与眼部肌肉的操作有关；术后视觉感知的改变；术中活跃的OCR；手术技术；以及修正眼部肌肉的数量。

表24-5　简化的儿童POV风险评分

危险因素的数量	POV风险（%）
0	10
1	10
2	30
3	50
4	70

（2）PONV基本预防措施　主要的药物有地塞米松、小剂量氟哌利多和5-HT$_3$受体阻滞剂。多项研究表明，昂丹司琼与地塞米松联合用药比单独使用昂丹司琼或地塞米松更有效。此外，氟哌利多与昂丹司琼或格拉司琼联合用药比单独给药更有效。建议为PONV中度及以上危险（＞1个危险因素）的患儿提供联合用药方案，三联疗法适合高危患者（＞2个危险因素）。避免使用氧化亚氮维持麻醉（诱导除外）、保持空腹、防治OCR以及联合止吐用药方案可以有效降低小儿斜视手术PONV发生率。

（3）PONV补救处理方法　临床资料表明，PONV补救治疗用药应当选择与预防给药作用机制不同的药物。当患儿仍处于PONV状态时，对其家长充分告知处理方法后可以让患儿回家，因为在家休养比在日间病房感觉会更舒适。但是应告知如果PONV症状超过48 h该如何处理。

四、镇痛管理

良好的术后镇痛是必要的,处理不当则可能导致恶心呕吐和痛苦情绪。2008年,英国和爱尔兰小儿麻醉医师协会发表了关于一些特定手术的镇痛指南,其中有对于斜视手术镇痛的建议,是三个基于B级证据水平的建议:① 术中联合使用局部麻醉(眼球筋膜囊下或球周麻醉)可降低PONV的发生率,与静脉注射阿片类药物相比,更能改善围术期镇痛效果。② 眼球表面使用非甾体抗炎药(NSAIDs)与局部麻醉药或安慰剂相比,并不能改善疼痛评分或满足术后镇痛需求。③ 术中使用阿片类药物和非甾体抗炎药提供类似的术后镇痛效果,但阿片类药物的使用与PONV增加相关。

第三节　Ⅰ型鼓室成形术

关于耳外科的日间手术数据有限。经耳内镜内耳入路的手术大多可以作为日间手术进行,如鼓室成形术,然而传统手术方法仍需要住院治疗。听骨链术后制动的必要性一直存有争议,虽然支持证据不多,但大多数医院仍要求患者术后卧床24 h,因此这类手术难以日间形式实施。

鼓室成形术是基于20世纪40年代耳显微外科的创建以及耳外科医师听力重建手术技能的发展,由两位耳科医师在第五届耳鼻咽喉科医师国际会议上正式宣读的,同时对该手术进行了分类。Ⅰ型鼓室成形术即鼓膜修补术,目前被公认为适合开展日间手术,其他包含听骨链重建、乳突根治等程序的鼓室成形术是否适合开展日间手术尚存争议,本节着重阐述Ⅰ型鼓室成形术的麻醉注意事项。

(1)减少术野出血　耳内镜显微外科手术需要有清晰"无血"的视野,减少出血的方法包括:轻度头高位(15°),局部应用肾上腺素(1∶50 000～1∶200 000),以及适度的控制性降压(详见本章第四节)。

(2)平稳的苏醒　头部包扎需要维持以一定的麻醉深度,避免呛咳导致中耳压力及静脉压力增加造成出血。喉罩对气道刺激小,有利于苏醒平稳,是适合鼓室成形术的理想气道管理工具。

(3)防治PONV　耳科手术也是PONV高危手术,使用丙泊酚全凭静脉维持麻醉可减少PONV的发生;根据PONV危险度分级,给予联合用药方案,可以降低PONV发生率(详见本章第二节)。

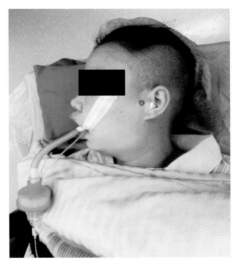

图24-6　耳科手术头位及喉罩固定与摆放

第四节　功能性鼻窦内镜手术

功能性鼻窦内镜手术（functional endoscopic sinus surgery，FESS）旨在通过尽可能小的创伤提供足够的鼻腔通气以及通畅引流。除外复杂的鼻腔鼻窦肿瘤切除术，大多数的FESS都可以作为日间手术。FESS是一个操作简短、标准化和失血量少的手术，麻醉医师一直以来努力的目标包括：解决可能并存的气道问题；尽可能减少手术视野的出血；苏醒平稳，避免呛咳、呕吐以及拔管后再次正压通气等。本节将具体阐述FESS麻醉管理需要注意的事项。

一、麻醉前评估和准备

需对行FESS的患者特别评估可能合并的呼吸系统相关疾病和症状。患者多有经常发作的鼻窦炎和上呼吸道感染。在大多数择期鼻窦手术前，应该使用合适的抗生素控制感染。目前对于上呼吸道感染的处理仍存争议，如果患者没有发热、严重的喘鸣、感染性分泌物或其他类似细菌性鼻窦炎、肺炎的症状体征，大多数临床医师仍会继续进行择期手术。

支气管哮喘和慢性鼻炎、鼻窦炎尤其是鼻息肉有着广泛的联系，在鼻息肉患者中，伴发哮喘意味着更严重的病情和较差的预后。Samter三联征是其中最典型的表现，以哮喘、鼻息肉、阿司匹林激发哮喘（aspirin induced asthma，AIA）为突出特征，该类患者使用NSAIDs药物后，可能发生危及生命的严重支气管哮喘，需特别注意。合并哮喘和慢性阻塞性肺病的患者需要在术前将病情控制在理想状态，并鼓励患者继续其常规治疗直至手术，哮鸣音、咳嗽、痰量增多、气短以及呼气峰流速日变异率增高等提示病情控制不佳。

识别伴有阻塞性睡眠呼吸暂停综合征（OSAS）的患者，进行充分的气道评估（诱导期做好困难面罩通气和插管的准备）和心血管系统评估。

要明确患者过敏史，尤其是过敏性鼻炎患者；根据ASA建议，鼓励所有患者在术前戒烟至少4周，越早戒烟越好；对患者进行宣教，告知患者术后因鼻腔填塞，需经口呼吸，并指导经口呼吸锻炼。

二、术中麻醉管理

虽然经过适当的患者选择，部分鼻内镜手术可在局部麻醉下完成，然而近来越来越多的日间手术模式选择全身麻醉，这主要归因于新型麻醉药物的出现、小儿及老年患者人数增多、快通道全麻技术的推广以及患者对舒适度的日益重视。

（一）声门上气道的使用

相较于气管内导管，在鼻内镜手术中使用声门上气道具有额外的优势：① 能在术中及苏醒期减低呛咳的发生率及严重程度。② 较大的通气管口径减少气体阻力，在维持较大潮气量的同时平均胸膜腔内压较低，减少静脉充盈。③ 气管导管的套囊位于声带以下，血液可从鼻咽流下，沿导管外表面到达声带和声门下水平，而位置正确的喉罩可以保护并覆盖于声门上的呼吸道,血液转向侧面到达梨状窝和环状软骨后区,从而避免积血误吸入气道。可弯曲喉罩的设计避免了手术区域有突起的连接管或通气管道(图24-7),方便手术操作,更受外科医师欢迎。

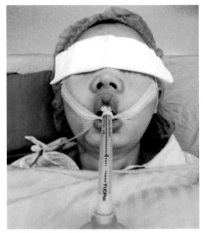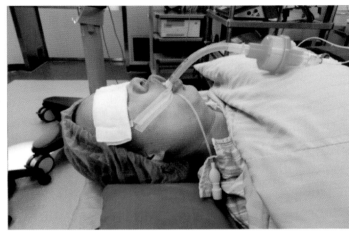

图24-7　鼻内镜手术中可弯曲喉罩的固定和摆放(正/侧面观)

(二) 保持手术视野"干燥"的措施

功能性鼻内镜手术在患者鼻道的狭小范围内进行操作,少量的术中出血就会明显影响手术视野及手术切除的精确性,甚至污染镜头,延长手术时间。减少鼻内镜术中出血的方法主要包括以下三点。

(1) 血管收缩药　局部使用血管收缩剂可使鼻黏膜和血管收缩,减少术中出血。常用药物有肾上腺素、去氧肾上腺素,由于可卡因对心脏的作用可持续至术后数小时,目前在临床上的使用已越来越少。血管收缩剂常与局部麻醉药如利多卡因联合应用(局麻药物可减轻患者苏醒期的疼痛)。需注意血管收缩剂的安全剂量和心血管不良反应,如果出现严重的高血压应立刻使用血管扩张剂。

(2) 控制性降压　定义是将收缩压降低至80～90 mmHg,或将平均动脉压(MAP)降至50～65 mmHg,也可定义为MAP减少至其基础值的70%。术后需将血压逐步回升至合理水平,过快回升血压可能导致活动性出血。吸入麻醉药、硝酸甘油、硝普钠、β受体阻滞剂、钙通道阻滞剂等药物均可用于控制性降压。最近有报道显示右美托咪定也可用于减少鼻内镜手术出血及减少芬太尼用量。

控制性降压的相对禁忌证包括:严重心脑血管疾病,周围血管疾病,肝功能或肾功能受损。实施过程中监测心电图十分重要,当出现ST段压低时表明可能发生心肌缺血。值得注意的是,未经处理或控制不佳的高血压也是一种相对禁忌证,因为脑血管自主调节的压力范围上调,导致患者即使在与正常人相比相对较高的血压水平下也可能发生脑缺血。另外,在给有肺部疾病的患者使用控制性降压时需警惕可能加重的通气血流比失调。

(3) 体位手术床头抬高　15°～30°可以减少头部静脉血回流从而降低血压,达到减少术野出血的目的,并且头高位有利于术野引流。对于血容量不足的患者,头高位可能发生低血压,术中需密切监测。

(三) 平稳的苏醒

苏醒期咳嗽、挣扎会导致术后出血、恶心呕吐,最优化苏醒目标的实现有赖于麻醉医师有计划性地精心管理。① 术前沟通:与患者沟通,告知术后需鼻腔填塞,苏醒后应经口呼吸,避免不知情的患者无法经口呼吸而导致窒息恐慌;与外科医师沟通,手术操作前鼻腔内使用局麻药物有利于减轻苏醒期疼痛,手术结束前应精心止血,清除所有积血及填塞物。② 使用喉罩:喉罩对气道刺激小,清醒拔管时可以很好地耐受,避免出现呛咳、高血压及手术部位静脉充血。③ 如果使用气管插管,给予气管内表面麻醉可有效抑制咳嗽反射。具体方法:插管前使用喉气管麻醉套件,气管内给予利多卡因,有效时间20~30 min,若手术时间长,可补充以其他方法;套囊表面涂抹含局麻药物的润滑剂;通过气管导管向气道内注入利多卡因,当然需在足够的麻醉深度下操作;特殊设计的气管导管可以实现套囊附近的局麻药灌注。④ 拔管前静脉注射利多卡因,可以减少咳嗽的发生;右美托咪定也被成功用于提高拔管质量。⑤ 床头位置保持抬高30°。⑥ 恰到好处的镇痛:在苏醒期根据自主呼吸频率静脉滴定镇痛药物,可以达到镇痛充分、减少呛咳并确保通气充分的效果。这种状态下患者可以在正常自主呼吸下醒来,听从指令,安全拔管。⑦ 合理使用止吐药不仅能减少PONV,还可以减少呕吐和干呕导致的创面出血。

三、防治术后并发症

FESS手术后需警惕一些危及生命的急性并发症,如悬雍垂水肿,血块、组织或填塞物碎片引起的气道梗阻,颈动脉、筛动脉损伤或出血,需要输血或手术干预的出血等。一旦怀疑有这些并发症,患者应留院治疗。

第五节　经支撑喉镜声带肿物切除术

喉良性病变大多也是以日间手术治疗,可能发生气道水肿或增加出血风险时,患者才常规住院治疗。日间手术涉及的声带肿物包括小的声带损害如小结节、息肉、囊肿、肉芽肿,早期的声带恶性肿瘤行活检术,喉乳头状瘤一般视喉阻塞程度而决定是否纳入日间手术。

声带手术时麻醉医师需要与外科医师共用一个解剖区域,两者的密切交流和配合是手术成功的基础。建立一个有效的气道,同时保持喉部病变可视和手术通路无阻是具有挑战的。彻底的术前气道评估、适当的麻醉选择,以及围术期的气道管理是重要环节。

一、麻醉前评估和准备

除询问病史和体格检查外,尤其应关注潜在的气道问题,虽然对于声带良性病变和早期恶性肿瘤的患者阻塞并不常见,但全面的气道评估仍然十分重要。声带病变的大小和严重性可以由门诊外科医师通过电子纤维喉镜进行评估，并应将相关检查的照片附在病历中供麻醉医师评估。声门下和气管病变的信息可以通过胸部X线片、CT、MRI提供。伴有明显喉梗阻症状的患者不适合进行日间手术。

由于悬吊式喉镜的置入需要摆放去枕、肩垫高和头过仰的特殊体位，术前还需评估患者颈椎的情况，检查牙齿（特别是门齿）是否有松动。

二、通气策略

要强调外科医师和麻醉医师共同研究并制订方案的重要性。麻醉通气策略可以分为密闭系统和开放系统两类。

（一）密闭系统

密闭系统指使用带套囊的气管导管保护下气道。对大部分的喉镜下声带手术，经口气管内插管是合适的。一篇关于喉内镜手术的综述研究了1 840例手术，其中98.5%的手术都是在这一标准流程下顺利进行的。气管导管管径的选择以能满足通气的最小管径为优。气道导管对于声带前2/3区域的暴露影响不大，但影响后1/3区域（声带突、后联合、杓状软骨）的暴露。抗激光导管对激光导致的气道燃烧起到保护作用，但其外径/内径比例较大，且可能遮盖喉部病变。

（二）开放系统

开放系统指不使用气管导管，采取喷射通气，或者保留自主呼吸，以及呼吸暂停、间歇通气。

喷射通气的使用已有超过40年的历史，因为回路开放，需要全凭静脉麻醉。使用喷射通气常常是因为麻醉设备阻碍外科手术区域。喷射通气下，声门上下结构都可以得到很好的显露，但是由于无法保护下气道，只能用于不涉及血管、感染和肿瘤的病变，并且要警惕气压伤的风险。

全程保留自主呼吸，或者呼吸暂停、间歇通气的方法，往往是用于无法进行气管插管或者插管遮挡手术野的情况，需要外科医师和麻醉医师的密切配合，以及精确的麻醉深度维持。气道表面麻醉能降低气道反应性，有利于维持稳定的通气和制动。

三、肌肉松弛药的使用

在选用气管内插管的通气策略时，应当给予足够的肌松药使咬肌松弛，从而保证悬吊式喉镜的置入并保持术野的静止。由于喉镜手术时间短，理想的肌松药物应该具有起效快、作用时间短、术后快速恢复的特性。去极化肌松药琥珀胆碱起效快，作用时间短，亦可持续输注维持，其术后肌痛的不良反应可以通过预注非去极化肌松药或者使用NSAIDs药物来减轻。非去极化肌松药中，米库氯铵作用时间短，但应注意其组胺释放作用。新型肌松药物拮抗剂舒更葡糖钠的出现，对罗库溴铵等甾类肌松药产生的神经肌肉阻滞，无论深浅，都可以提供快速、有效且持续的拮抗作用，拓宽了罗库溴铵在喉镜等短小手术中的使用前景。

四、激光手术注意事项

自1970年二氧化碳激光用于显微喉镜手术以来,激光已成为针对上呼吸道良、恶性疾病的一种常用治疗工具。由于激光本身的物理特性,它对组织的切割和凝结在同一时间进行,减少了术中出血的风险,同时提高了手术野的可视性。然而,激光手术有其潜在的危害,最严重的是气道燃烧。

对于置入气管导管的所有气道激光手术,均应密切注意以下几点:① 除非影响手术暴露,尽可能使用具有双套囊的抗激光导管。② 吸入空氧混合气体,尽可能降低吸入氧浓度,在患者可耐受的情况下,应给予低于30%的吸入氧浓度。③ 氧化亚氮(笑气)助燃,应避免使用。④ 气管导管套囊中应注入生理盐水,但注水会使得套囊放气时间延长,可在术毕深麻醉状态下将生理盐水抽出,置换为空气,便于苏醒期快速拔管。⑤ 尽可能限制激光的强度和时长。⑥ 在气道中填塞湿润的生理盐水纱条,保护邻近组织并降低导管失火风险,术毕务必如数取出。⑦ 外科医师手边须随时备有水源,例如装满生理盐水的50 ml注射器。

以上这些措施可以减少但不能完全消除失火的隐患。如果发生了气道燃烧,记住四个"E"的处理措施:① Extract(拔除),拔除所有可燃物,如气管导管、纱条、绵片等。② Eliminate(清除),清除所有助燃剂,如立即断开供氧管路、停止吸入任何麻醉剂,停止通气,断开麻醉机回路。③ Extinguish(灭火),立即在气道内注入生理盐水熄灭余火。④ Evaluate(评估),立即在直接喉镜和支气管镜下评估上、下呼吸道的损伤情况,如有明显损伤应重新插管,严重病例需要气管切开,并立即请相关专家会诊治疗,可考虑支气管肺泡灌洗、使用激素和正压机械通气。

激光手术不仅对患者有风险,而且对手术室人员也有风险。激光导致组织汽化产生的烟雾有潜在的感染风险,工作人员应佩戴可过滤细小颗粒的口罩;激光可能意外地造成手术室火情;激光可能反射到工作人员的眼睛里造成眼部损伤,建议佩戴防护眼镜,患者的眼睛也应覆盖保护;为了保护手术室以外的人,窗户应该被盖住,并悬挂警告牌提醒那些可能需要在手术过程中进入房间的人。

第六节　扁桃体切除术

扁桃体切除术(伴或不伴腺样体切除术)是最常见的儿科手术之一,以气道梗阻(导致睡眠呼吸障碍或阻塞性睡眠呼吸暂停)和复发性感染为主要的手术指征。在许多欧洲国家,大多数小儿腺样体和扁桃体手术都以日间手术的形式实施。然而在成人中则差异很大,有些国家倾向于日间手术,但有些国家要求术后延长康复。荷兰Wasowicz等报道儿童扁桃体切除中有91%是日间手术,而在成人中只有2%。要求成人住院观察时间较长是因为可能发生原发性出血。本节将主要介绍小儿扁桃体切除日间手术的麻醉管理要点。

一、麻醉前评估和准备

（一）麻醉前评估

应特别注意评估阻塞性睡眠呼吸暂停（OSA）、出血性疾病、近期呼吸道感染的可能性及严重性。

重点关注患者的气道梗阻症状，包括打鼾、喘息或睡眠惊醒、睡眠时好动、白天嗜睡以及遗尿。气道梗阻不仅可能导致慢性缺氧和高二氧化碳血症，还可能引起心血管系统的异常（如右心室肥厚、心功能不全和肺动脉高压）、发育停滞、反复发作的呼吸道感染以及神经认知缺损等问题。睡眠呼吸障碍则包括一系列不同程度的疾病，轻的仅表现为鼾症，严重的发展为OSA。如果同时合并下咽肌张力低下，则会增加麻醉诱导过程中气道梗阻的风险，可能引起面罩通气困难。美国耳鼻喉科学院建议，如果患儿具有与术后上呼吸道梗阻和（或）中枢性呼吸暂停风险增加相关的疾病，则推荐接受多导睡眠图（polysomnogram，PSG）的检查，这些疾病包括肥胖、唐氏综合征、颅面畸形、神经肌肉疾病、镰状细胞病和黏多糖病。在这些儿童中进行PSG检查的目的在于提高高危人群中的诊断准确性以及确定OSA的严重程度，以优化围术期计划，帮助确定术后护理级别，以及是否需要进行术后血氧饱和度监测。

扁桃体切除术后最令人担忧的并发症之一便是出血，不考虑采用何种术式，外科手术后的出血率为1%～5%，且最晚在术后3周时仍可发生出血。应追询患儿有无异常出血史，并检查凝血功能。

上呼吸道感染（upper respiratory infection，URI）在准备进行腺样体扁桃体切除术的儿童中较为常见，可能影响手术的时机，因为近期URI可导致围术期呼吸系统不良事件的风险增加。若急性感染伴有发热、咳痰、下呼吸道症状及其他并存疾病或年龄小于1岁，应考虑推迟手术或需送术后监护室观察，而不适合日间手术的形式。

（二）麻醉前准备

对于OSA患儿，尽可能避免在麻醉前使用抗焦虑药，而是推荐采用诱导前分散注意力技术（如视频、音乐）以及父母陪同，其目的是使患儿平静下来，同时避免抗焦虑药带来的镇静和呼吸抑制作用。必须权衡术前镇静的受益与其带来的术后过度镇静和呼吸系统并发症的风险。

清醒静脉置管前，推荐常规采用EMLA乳膏（eutectic mixture of local anesthetics，EMLA）进行皮肤表面麻醉，EMLA是利多卡因和丙胺卡因的混合乳膏剂，经多项研究证实可以减少动静脉穿刺等操作引起的疼痛。

二、麻醉管理

麻醉管理的目标包括：平稳无创的麻醉诱导，术中气道保护，有效的术后镇痛，预防术后恶心呕吐，以及平稳迅速苏醒，避免气道梗阻和呼吸抑制。

（一）诱导技术

对于不伴严重OSA的患儿，扁桃体切除术的麻醉诱导技术与其他手术类型的诱导技术类似,其选择主要取决于患儿的焦虑程度和对静脉置管的耐受能力。对于伴严重OSA的患儿,应尽量采用静脉诱导,因为吸入诱导常常会导致显著的气道梗阻。相较于吸入诱导,静脉诱导药物能更快达到足以进行气道操作的麻醉深度水平。

(二) 气道管理

麻醉诱导期的上呼吸道梗阻可通过提下颌、置入口咽或鼻咽通气道改善,对于由于咽部肌张力减弱引起的气道梗阻,可能有必要加用适度的CPAP($10\sim20$ cmH$_2$O)。咽部闭合压力随着OSA严重程度的增加而增加,所以对于重度OSA需要更高水平的CPAP才能缓解气道梗阻。

内置金属丝且带套囊的加强型气管导管或RAE导管(Ring-Adair-Elwyn,预塑形带套囊的经口异形气管导管)可降低放置开口器造成的导管弯折的风险。选择的气管导管要比根据年龄预估的尺寸小$0.5\sim1$ G,以避免气道损伤。为确保手术通路,气管导管应固定于正中线上(图24-8)。带套囊的气管导管优点在于:密封气管,避免误吸入血液和分泌物;防止高浓度氧气泄露进气道,降低气道起火的可能;防止挥发性麻醉气体污染手术室;为手术部位留下空间,从而可能完成更有效的切除。

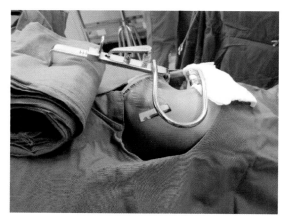

图24-8 气管导管的固定位置

自20世纪90年代初可弯曲喉罩发明以来,开始有喉罩用于该类手术的报道,不同医学中心的使用频度有所不同。对于腺样体扁桃体肥大的患儿置入喉罩可能是具有挑战性的,有多种手法可以帮助喉罩置入到位。由术中放置开口器造成的喉罩通气阻塞发生率为$2\%\sim20\%$,大多经过选用合适的张口器或重新放置位置可解决问题,通常建议选用小一号的喉罩和大一号的开口器。有12项关于可弯曲喉罩在扁桃体手术中使用情况的研究,荟萃分析了1 863例患者的资料,其结论提示:平均成功率是96.5%($89\%\sim100\%$),不可纠正的气道梗阻是其主要失败原因,血液误吸的平均发生率是0.5%($0\%\sim4\%$)。与气管插管的比较性研究显示:使用喉罩的血液误吸发生较少;使用喉罩时切除的扁桃体组织较少;在麻醉维持阶段使用喉罩的患者低氧血症的发生更多,但在苏醒阶段气管插管的患者低氧血症更多;在麻醉苏醒阶段,使用喉罩的患者并发症较少。尽管文献并未明确支持选择哪一种气道管理方式更好,但有一点看起来是明确的,即在腺样体扁桃体手术中,喉罩的安全使用需要手术医师、麻醉医师及苏醒室医护人员间的紧密配合。

(三) 维持麻醉

对大多数扁桃体切除术,建议优选吸入性麻醉药用于麻醉维持。而对明确有PONV病史或风险的少数患儿,优选以丙泊酚为基础的TIVA,丙泊酚联合瑞芬太尼输注常用于腺样体扁桃体切除术的TIVA。

无论选择何种麻醉药物来维持，在外科医师放置开口器之前，都应达到足够的麻醉深度。操作开始时通过开口器打开口腔是一种突然的伤害性刺激，经常可导致在麻醉深度不足的情况下患者体动甚至喉痉挛、屏气。

扁桃体切除术的手术时间通常只需15～45 min，且外科医师不需要患者肌肉松弛，因此，应尽量少地使用神经肌肉阻滞剂（NMBA）。有气道梗阻或者有呼吸暂停病史的患儿不推荐使用肌松药，可行吸入麻醉诱导，直到能进行正压通气为止。瑞芬太尼是一种超短效阿片类药物，可用于辅助气管插管，且无须使用NMBA。

吸入氧浓度应降低到可允许的最低水平，以减少呼吸道燃烧的风险。手术结束时，应取出咽部填塞物，彻底进行咽部吸引，必要时放置胃管吸出流入胃内的血液。

（四）镇痛

疼痛是扁桃体切除术后并发症的重要原因，可引起吞咽困难、进食减少、脱水和体重减轻。目前尚不明确外科技术是否会影响扁桃体切除术后疼痛的程度。建议在扁桃体切除术后采用多模式镇痛法进行术后疼痛管理，包括术中使用对乙酰氨基酚和地塞米松，以减少对阿片类药物的需求。这一概念对有OSA的患儿尤为重要，OSA患儿对阿片类药物的镇静和呼吸抑制作用非常敏感，其阿片类药物的剂量应减少约50%。

因扁桃体切除术后出血风险较高，不建议在术中给予NSAIDs，一般在术后至少24 h才给予口服NSAIDs。右美托咪定是一种选择性α_2肾上腺素能受体激动剂，具有镇痛和镇静特性，且无呼吸抑制作用，已被证明可减少儿童苏醒期谵妄，常作为具有阿片类药物助减剂作用的多模式麻醉的一部分被用于各种手术操作，尽管其对扁桃体切除术的获益和最佳剂量尚未明确。

外科医师可能会选择性地在扁桃体窝进行局麻药物浸润以减轻术后疼痛。尚无证据表明何种局麻药以及何种浓度的局麻药能减轻术后疼痛。

（五）麻醉苏醒

儿童扁桃体切除术后的麻醉苏醒是一项挑战，因为接受扁桃体切除术的儿童发生喉痉挛和气道反应性增加的风险较高。为了最大程度降低喉痉挛的可能，在苏醒前应轻柔检查并吸引咽腔，然后将患儿置于侧卧位，头略低，并使颈部微微伸展呈"扁桃体位"，以便引流出口咽部的分泌物（图24-9）。

低风险的患儿可以在清醒状态或者深麻醉下拔管。深麻醉下拔管是指在无喉反射时拔管，可以通过较高浓度吸入麻醉药（1.2 MAC）或局部麻醉来减弱喉反射，利多卡因可以经静脉或局部给予。深麻醉下拔管降低了拔管时呛咳和反流的发生，减少扁桃体切除术后出血的可能性，但由于气道反射缺失，口咽部存在的分泌物和血液可能会增加喉痉挛的发生。对于有严重OSA的患

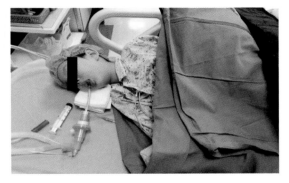

图24-9　扁桃体切除术后苏醒期体位

儿,深麻醉下拔管可能会增加呼吸道梗阻的发生率和术后呼吸系统并发症,应待其肌力完全恢复时行清醒拔管。即便在这些情况下,仍有可能发生显著的气道梗阻及呼吸系统并发症。应做好气道支持的准备,包括可能需要托下颌、放置口咽或鼻咽通气道。

对于接受扁桃体腺样体切除术的患儿,目前尚无有关拔管技术和围术期呼吸系统并发症的结论性研究。

三、术后管理

多数扁桃体切除术在日间手术室进行,患儿在术后数小时出院。然而,对于术后并发症风险较高的患儿(如小于3岁、病史复杂和/或严重OSA病史)可能需要在术后住院观察一晚。

(一) 术后恶心呕吐

术后恶心呕吐通常是由咽部黏膜刺激和吞咽血性分泌物引起的,应进行预防性治疗,如5-羟色胺受体拮抗剂或促胃动力剂如甲氧氯普胺。术中单次给予地塞米松,也可减少术后第一个24 h呕吐的发生率。

(二) 术后出血

小儿扁桃体切除术后再出血发生率约5%,多见于大于10岁的儿童,可分为原发性和继发性,原发性出血多发生在术后24 h内,继发性出血通常发生在术后24 h以后(7~10天),也就是扁桃体表面手术焦痂脱落的时候。原发性出血往往较继发性出血更严重,临床可见呕血、心动过速、频繁吞咽、皮肤黏膜苍白和气道阻塞等。由于血液痰吞咽,出血量常估计不足。

无论是原发性或继发性出血,其麻醉管理都是有挑战性的。术前应建立静脉通路以便进行容量复苏以及必要时输血。患儿在麻醉诱导前必须接受足够的容量复苏。诱导过程中外科医师应在床旁,因为出血可能会阻塞气道,需要进行紧急气管切开。清醒纤维支气管镜插管在焦虑的患儿以及血液阻塞气道的患儿可能会变得非常困难。应该按照饱胃和存在误吸风险的情况来进行麻醉诱导。根据患儿的血流动力学状态,采用丙泊酚、依托咪酯或氯胺酮以及琥珀酰胆碱或罗库溴铵进行快速序贯诱导。必须有大口径的吸引器以帮助暴露气道。为了避免误吸血液,应该选择带套囊的气管内导管。如果在喉镜下声门不能暴露,助手可在一旁按压患儿胸壁,气管导管可通过气流通过声门开口时冒出的气泡进入声门。麻醉处理、维持旨在通过容量治疗及输血维持患儿血流动力学稳定以及容量状态。由于血液进入胃部会结块不易吸引,因此在术后吸引患儿胃部通常并不能去除所有咽下的血液。在术后,患儿必须在清醒状态下拔管。

(夏俊明 李文献)

----------------------------------- 参 考 文 献 -----------------------------------

［ 1 ］ 国际日间手术协会. 日间手术发展与实践［M］. 中国日间手术合作联盟, 主译. 北京: 人民卫生出版社, 2016.

［ 2 ］ British Association of Day Surgery. BADs directory of procedures. 5th ed［M］. Published: June 2016.

［ 3 ］ Katz J, Feldman M A, Bass E B, et al. Risks and benefits of anticoagulant and antiplatelet medication use before cataract surgery［J］. Ophthalmology, 2003, 110(9): 1784-1788.

［ 4 ］ 米勒. 米勒麻醉学: 第7版［M］. 邓小明, 曾因明, 主译. 北京: 北京大学医学出版社, 2011: 2401.

［ 5 ］ Danesh-Meyer S, Kampik G. 眼科手术学原理与实践: 第4版［M］. 孙兴怀, 陈晓明, 谢琳, 主译. 北京: 人民卫生出版社, 2015.

［ 6 ］ Chandradeva K, Nangalia V, Hugkulstone C E. Role of the anaesthetist during cataract surgery under local anaesthesia in the UK: a national survey［J］. Br J Anaesth, 2010, 104(5): 577-581.

［ 7 ］ Guay J, Sales K. Sub-Tenon's anaesthesia versus topical anaesthesia for cataract surgery［J］. Cochrane Database of Systematic Reviews, 2015, Issue 8, Art, No: CD006291.

［ 8 ］ Ryu J H, Kim M, Bahk J H. A comparison of retrobulbar block, sub-Tenon block, and topical anesthesia during cataract surgery［J］. Eur J Ophthalmol, 2009, 19(2): 240-246.

［ 9 ］ Katz J, Feldman M A, Bass E B, et al. Adverse intraoperative medical events and their association with anesthesia management strategies in cataract surgery［J］. Ophthalmology, 2001, 108(10): 1721-1726.

［10］ Rosenfeld S I, Litinsky S M, Snyder D A, et al. Effectiveness of monitored anesthesia care in cataract surgery［J］. Ophthalmology, 1999, 106(7): 1256-1260.

［11］ Risdall J E, Geraghty I F. Oxygenation of patients undergoing ophthalmic surgery under local anaesthesia［J］. Anaesthesia, 1997, 52(5): 492-495.

［12］ Park J H, Kwon J Y. Remifentanil or dexmedetomidine for monitored anesthesia care during cataract surgery under topical anesthesia［J］. Korean J Anesthesiol, 2012, 63(1): 92-93.

［13］ Alhashemi J A. Dexmedetomidinevs midazolam for monitored anaesthesia care during cataract surgery［J］. Br J Anaesth, 2006, 96(6): 722-726.

［14］ Ryu J H, So Y M, Hwang J W, et al. Optimal target concentration of remifentanil during cataract surgery with monitored anesthesia care［J］. J Clin Anesth, 2010, 22(7): 533-537.

［15］ Erdoes G, Basciani R M, Eberle B. Etomidate — a review of robust evidence for its use in various clinical scenarios［J］. Acta Anaesthesiol Scand, 2014, 58(4): 380-389.

［16］ Donahue S P. Clinical practice. Pediatric strabismus［J］. N Engl J Med, 2007, 356(10): 1040-1047.

［17］ Motoyamo E K, Davis P J. Smith's anesthesia for infants and children, 7th ed.［M］2006: 774, Table 22-1.

［18］ Girard T, Litman R S. Molecular genetic testing to diagnose malignant hyperthermia susceptibility［J］. J Clin Anesth, 2008, 20(3): 161-163.

［19］ Rodgers A, Robin G. Cox, MBBS. Anesthetic management for pediatric strabismus surgery: continuing professional development［J］. J Can Anesth, 2010, 57(6): 602-617.

［20］ Kovac A L. Management of postoperative nausea and vomiting in children［J］. Paediatr Drugs,

2007, 9(1): 47-69.

［21］ Dell R, Williams B. Anesthesia for strabismus surgery: a regional review［J］. Br J Anaesth, 1999, 82(5): 761-763.

［22］ Howard R, Carter B, Curry J, et al. Association of paediatrican aesthetists of great Britain and Ireland postoperative pain［J］. Paediatr Anaesth, 2008, 18(Suppl 1): 36-63.

［23］ Ceylan E, Gencer M, San I. Nasal polyps and the severity ofasthma［J］. Respirology, 2007, 12(2): 272-276.

［24］ Abdelmalak B, Doyle D J. 耳鼻咽喉科手术麻醉［M］. 李天佐，李文献，主译. 上海：世界图书出版公司,2014：120-129, 323-328.

［25］ Cheng J, Woo P. Rescue microlaryngoscopy: a protocol for utilization of four techniques in overcoming challenging exposures in microlaryngeal surgery［J］. J Voice, 2012, 26(5): 590-595.

［26］ Woo P, Reed A P. Anesthesia and otolaryngology // Levine A I, Govindaraj S, Demaria S. Anesthesiology and otolaryngology［M］. New York: Springer, 2013: 147-172.

［27］ Hsu J, Tan M. Anesthesia considerations in laryngeal surgery［J］. Int Anesthesiol Clin, 2017, 55(1): 11-32.

［28］ Regli A, Becke K, von Ungern-Sternberg B S. An update on the perioperative management of children with upper respiratory tract infections［J］. Curr Opin Anaesthesiol, 2017, 30(3): 362-367.

［29］ Brimacombe J R. 喉罩原理与实践［M］. 岳云，田鸣，左明章，主译. 北京：人民卫生出版社，2006：433-451.

第二十五章
甲状腺与乳腺日间手术麻醉

单纯的甲状腺与乳腺手术麻醉可以在日间手术室进行,但是在日间手术室进行手术和麻醉有其特殊性,所以应制订相关规范。患者的术前准备、麻醉选择和术后恢复应严格遵循指南的要求,确保患者安全。

第一节 甲状腺手术麻醉

适应于日间手术治疗的甲状腺疾病有较小而单纯的甲状腺腺瘤或囊腺瘤等。由于甲状腺功能亢进临床上表现为心动过速、血压增高、脉压增宽、食欲亢进、消瘦、情绪激动、易出汗、手颤、眼球突出等症状,较大甲状腺肿瘤或甲状腺癌可能压迫气管导致不同程度的上呼吸道梗阻,如呼吸困难、喘鸣和发绀等,因此不宜作为日间手术。

一、甲状腺解剖及其疾病的病理生理特点

甲状腺(thyroid)位于颈前下方软组织内,大部分在喉及气管上段两侧,其峡部覆盖于第2~4气管软骨环的前面。偶有甲状腺向下深入胸腔,称为胸骨后甲状腺。甲状腺由许多球形的囊状滤泡构成。滤泡衬以单层上皮细胞,滤泡细胞分泌甲状腺素又称四碘甲状腺原氨酸(thyroxine,T_4)和三碘甲状腺原氨酸(triiodothyronine,T_3)。成人正常值(RIA法):T_4为65~156 nmol/L(5~12 ng/dl),T_3为1.8~2.9 nmol/L(115~190 ng/dl)。两者释放入血后,即组成甲状腺激素。而滤泡旁细胞则分泌降低血钙的激素,即降钙素(calcitonin)。

甲状腺激素对生长发育,性成熟,心脏和中枢神经系统,体温和新陈代谢都有重要影响。主要生理功能:① 促进细胞内氧化,提高基础代谢率,使组织产热增加。甲状腺激素能促进肝糖原酵解和组织对糖的利用;促进蛋白质的分解,如骨骼肌蛋白质分解,出现消瘦和乏力;并增加脂肪组织对儿茶酚胺和胰高血糖素的脂解作用,加快胆固醇的转化和排泄。② 维持正常生长发育,特别对脑和骨骼发育尤为重要。甲状腺功能低下的儿童,表现为智力下降和身材矮小为特征的呆小病。③ 心血管系统作用:甲状腺激素能够增强心肌对儿茶

酚胺的敏感性。④ 中枢神经系统作用：甲状腺功能亢进时可出现易激动、注意力不集中等中枢系统兴奋症状。⑤ 对消化系统的影响：甲状腺功能亢进时食欲亢进，大便次数增加，这可能与胃肠蠕动增强及胃肠排空加快有关。

许多甲状腺疾病需要手术治疗，如甲状腺肿、各种甲状腺肿瘤、甲状腺功能亢进等。这些疾病引起的病理生理变化主要表现为两个方面：① 甲状腺素分泌异常带来的变化。② 甲状腺病变对周围组织压迫，尤其是对呼吸道压迫引起的变化。

甲状腺素分泌过多引起甲状腺功能亢进症，临床上表现为心动过速、血压增高、脉压增宽、食欲亢进、消瘦、情绪激动、易出汗、手颤、眼球突出等症状。甲状腺疾病压迫气管导致不同程度的上呼吸道梗阻，引起呼吸困难、喘鸣和发绀等。压迫严重时，患者不能平卧。

二、病情评估

甲状腺肿瘤术前应详细检查，充分了解疾病的性质，有否甲亢症状，有无相邻近组织的侵害，特别是有无呼吸道的压迫与梗阻。全面了解重要脏器的功能，如心血管系统、呼吸系统、肝肾功能、水和电解质平衡等情况。甲状腺肿瘤体位表浅，一般可通过触诊明确肿瘤的大小、硬度和活动度。对较大肿瘤则需要摄颈胸X线和CT片，以确定肿瘤的大小形态、气管受压程度和方向。术前评估呼吸困难程度与气管受压程度。如果患者静卧时有喘鸣或不能平卧，提示气管受压严重，对这类患者则要做好困难气道的准备。术前是否有声音嘶哑和饮水呛咳的症状，如有可通过间接喉镜检查，以明确声带活动度和有无声带麻痹。如果颈部大静脉受压，可导致头颈静脉回流障碍，患者表现为颜面发绀、水肿，颈部、胸前浅静脉扩张，病情危重。有上述临床症状都不宜行日间手术。

三、麻醉选择

（一）颈丛神经阻滞

甲状腺良性肿瘤无气管受压症状的患者，可选用颈丛神经阻滞麻醉。患者术中保持清醒，通过医患对话可随时检查发音与声带情况，避免发生喉返神经损伤。但是颈丛神经阻滞有时镇痛不完善，有牵拉反应，加上头后仰和仰卧位不适，常需静脉辅助用药。

（1）解剖　颈丛神经位于第1～4颈椎的椎旁区域。由源于颈1～4脊神经根的前支构成，位于胸锁乳突肌的深面和中斜角肌的前面，与形成臂神经丛的神经极为邻近。颈丛神经分为浅丛和深丛。浅丛在胸锁乳突肌后面向前穿出颈筋膜，支配枕部、颈侧、肩前部和侧部的皮肤（图25-1）。深丛支配颈部肌肉和深部组织，并参与组成膈神经。

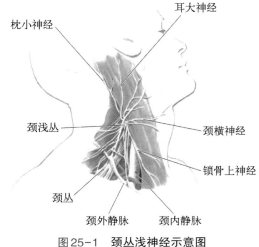

图25-1　颈丛浅神经示意图

（2）操作方法　①浅丛阻滞：沿胸锁乳突肌的后缘中点，突破皮下及浅筋膜注入局麻药10 ml。②深丛阻滞：患者仰卧，头偏向对侧。在乳突和Chassaignac's结节（第6颈椎横突，环状软骨水平）间做一连线，平行此线后1 cm处再画一条直线。在乳突下方回1～2 cm处可触摸到第2颈椎横突，第3和第4颈椎横突在第二连线上，三者分别间隔1.5 cm。在以上三点处，以22 G、5 cm针头垂直皮肤并稍向足倾斜刺入，进针1.5～3.0 cm直达横突面，仔细查看回吸无脑脊液和血液后，分别注入局麻药如0.25%罗哌卡因（10 ml）。颈浅丛神经阻滞只能麻醉皮肤，适于颈肩部浅表手术。颈深丛阻滞是在椎旁阻滞构成颈深、浅丛神经的颈1～4脊神经根，颈深丛和浅丛都被阻滞。甲状腺手术应同时阻滞颈浅丛和颈深丛神经，超声引导下颈丛神经阻滞可提高效果和减少并发症（图25-2和图25-3）。

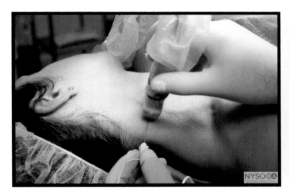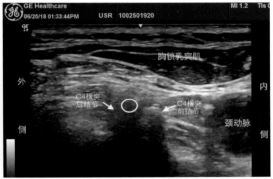

图25-2　颈浅丛神经阻滞

颈浅丛神经在胸锁乳突肌后缘中点附近呈扇形穿出，超声下定位胸锁乳突肌中点，水平放置探头，平面内技术将药液注射入胸锁乳突肌后外方、斜角肌前方的间隙内

（3）并发症　颈深丛神经阻滞时穿刺针靠近一些神经和血管，可能出现以下并发症：①膈神经麻痹是最常见的并发症。对肺储备功能下降的患者应慎用颈深丛神经阻滞。应避免双侧颈深丛神经阻滞，以防止阻滞双侧膈神经和喉返神经。②喉返神经麻痹可引起声音嘶哑和声带功能障碍。③局麻药误入硬膜外腔，可致颈部双侧硬膜外麻醉。④局麻药注入椎动脉，可导致中枢神经系统毒性反应。⑤穿刺针进入蛛网膜下隙，可造成全脊麻。⑥颈交感神经阻滞，出现霍纳综合征。

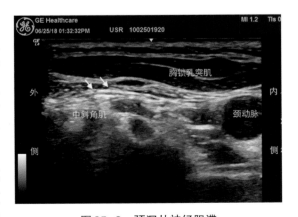

图25-3　颈深丛神经阻滞

超声下可见颈4横突前后结节及颈4神经根；平面内技术将药液注射在横突后结节附近

（二）全身麻醉

在全麻气管插管下行手术，患者舒适，尤其适用于不合作患者，但对外科手术医师的解

剖技术要求更高,手术应避免发生喉返神经损伤。近年喉罩麻醉的使用越来越多,应用喉罩通气有利于患者的呼吸道管理。

四、麻醉维持和管理

局部麻醉或颈丛神经阻滞期间,呼吸道的管理特别重要,尤其是在给辅助镇静时,必须严密监测,及时发现和处理呼吸抑制。颈丛神经阻滞时常出现明显的心动过速和血压升高。此时,如麻醉阻滞效果不全,可给予辅助镇痛药物或者改用其他麻醉方式;如麻醉效果好,则可用心血管药物控制。全身麻醉期间应保持呼吸道通畅,避免缺氧和二氧化碳蓄积,监测血流动力学变化和维持循环稳定。此外,气管插管术中还应根据手术操作步骤,适时监测与调整气管导管套囊的气压。以免手术牵拉压迫气管使气囊压力和摩擦增加,造成术毕气道与声门水肿,影响呼吸功能。有观察发现,颈部手术中气管导管套囊的压力与术后气道并发症呈正相关,主张将套囊压力维持在 $\leqslant 25\,cmH_2O$ 为宜。

五、麻醉恢复期的处理

手术结束及拔管期间可因切口渗血、敷料包扎过紧、气管软化、喉头水肿、呼吸道分泌物堵塞、喉痉挛等发生急性气道梗阻,应积极预防和处理。术毕应准确判断麻醉恢复程度,待患者完全清醒,咳嗽反射、吞咽反射和肌力恢复满意,无呼吸抑制方可拔管。拔管时,备好各种抢救药物及紧急气管插管与气管切开器械,以防不测。术中发现或疑有气管软化者,宜作气管悬吊术或延长保留气管导管时间,送至ICU观察。

等待冰冻病理切片检查结果的全身麻醉患者,仍留置喉罩或气管导管,患者不适或躁动不安,可静脉持续输注轻度镇静剂量的丙泊酚或右美托咪定,保持患者安静舒适,同时严密监测呼吸循环功能。

甲状腺次全切除术的其他并发症还包括喉返神经损伤和手术切除甲状旁腺而致甲状旁腺功能低下,在术后24～96 h就会发生低钙血症的症状。喉鸣渐进造成喉痉挛可能是低钙血症抽搐的早期表现之一。在这种情况下,可静脉推注氯化钙或葡萄糖酸钙,并监测镁离子浓度,及时进行纠正。双侧喉返神经损伤是极少见的并发症。一侧神经损伤较常见,其典型表现是声音嘶哑和声带麻痹,双侧损伤则导致失音。术中、术后喉返神经损伤或病变所致气管塌陷可能需要紧急再次气管插管。

第二节　甲状旁腺手术麻醉

一、甲状旁腺的解剖特点

一般情况下,80%的甲状旁腺(parathyroideum)位于正常的较为隐蔽的位置,上一对甲状旁腺位于甲状腺侧叶后缘中点以上至上 1/4 与下 3/4 交界处,下一对位于甲状腺侧叶的下 1/3 段,均在甲状腺固有囊与筋膜鞘之间。甲状旁腺的血液供应一般来自甲状腺下动脉。甲状旁腺分泌甲状旁腺素（parathyrin，PTH），其生理作用是调节体内钙、磷代谢，与甲状腺滤泡旁细胞分泌的降钙素共同维持体内钙磷平衡。

二、甲状旁腺疾病的病理生理特点

原发性甲状旁腺功能亢进症（hyperparathyroidism）是全身性内分泌疾病。麻醉医师应重点了解甲状旁腺亢进症是否损害重要脏器的功能和导致内环境紊乱。甲状旁腺功能亢进致甲状旁腺激素分泌过多，钙离子进入血液循环，引起血钙升高。同时，导致广泛骨质脱钙，骨基质分解，黏蛋白、羟脯氨酸等代谢产物从尿排泄增多，形成尿结石或肾钙盐沉着症，加以继发感染等因素，肾功能常严重损害。此外，肾小管对无机磷再吸收减少，尿磷排出增加，血磷降低。如果肾功能完好，尿钙排泄量随之增加而使血钙下降，但持续增多的甲状旁腺激素引起的尿路结石可导致肾功能不全，甚至肾功能衰竭。甲状旁腺功能亢进引起的消化系统疾病可导致水电解质紊乱和酸碱失衡。高血钙还可致心律失常，甚至心力衰竭等。因此，应针对具体病情做好充分的麻醉前准备，并根据手术范围的大小选择合适的麻醉方法。同时加强术中监测，防止并发症。

三、甲状旁腺手术特点

需要手术的甲状旁腺疾病主要有甲状旁腺功能亢进和肿瘤，后者也常合并有甲状旁腺功能亢进。甲状旁腺腺瘤或增生切除术要仔细探查，紧靠甲状腺固有囊清理并完整保留固有囊外侧叶上下端附近的脂肪组织和疏松结缔组织，防止损伤喉返神经。

四、甲状旁腺手术的麻醉管理

（一）术前准备

症状较轻及全身情况较好的甲状旁腺手术患者可考虑日间手术麻醉，患者心功能正常，无电解质紊乱。

（二）麻醉选择

全面了解高钙血症的临床表现对麻醉选择具有重要意义。随着钙水平的升高，引起认知功能缺陷从记忆丧失到神志不清，甚至昏迷。其他的症状和体征包括便秘、胃酸过度分泌、溃疡症状、多尿及肾结石。一般选用全身麻醉，也可根据患者全身状况进行颈丛神经阻滞麻醉。

（三）麻醉处理

麻醉和手术前应全面检查重要脏器的功能和确定肿瘤与周围组织特别是气管的关系，正确判断和处理气管梗阻。麻醉期间除常规全麻监测外，主要是维持电解质平衡，尤其是血钙的监测。术前有心、肾功能不全及神经肌肉兴奋性改变者，术中应高度重视肌松药的使用。可选择顺阿曲库铵和（或）减少用药剂量。

（四）术后处理

术后并发症包括：喉返神经损伤、出血或一过性或完全性甲状旁腺功能减退。单侧喉返神经损伤的典型表现是声音嘶哑，一般不需要治疗。双侧喉返神经损伤很少见，可能导致窒息，需要立即行气管插管。成功的甲状旁腺切除术后血钙下降。术前有明显代谢性骨骼疾病者在切除了甲状旁腺体后常会发生饥饿骨骼综合征（hungry bone syndrome），出现低钙血症，这是骨骼快速再矿物化的结果。血清钙的最低点多发生在术后3～7天，临床上可反复出现口唇麻木和手足抽搐等低血钙症状。所以，应密切监测血清钙、镁和磷的水平，直到患者恢复平稳。常规治疗是补充维生素D和钙剂，但效果有限。对于已有代谢性骨骼疾病需切除甲状旁腺的患者，近年来有学者提出术前1～2天服用帕米膦酸（pamidronic acid）治疗，可明显改善术后低血钙症状，仅少部分患者需行补钙处理。甲状腺或甲状旁腺术后镇痛可在术毕静注帕瑞昔布（特耐）或氟比洛芬酯（凯芬），或术后口服非麻醉性镇痛药。

第三节　乳腺手术麻醉

一、乳腺解剖病理生理及神经分布

（一）乳腺解剖及病理生理

成人乳腺位于胸大肌浅面层，第2～6肋骨水平，基底部黏附于胸大肌浅面，内至胸骨，外至腋中线，乳头、乳晕位于第4、5肋之间。女性青春前期乳腺生长发育过程缓慢，青春期乳腺发育明显加快，受卵巢分泌雌激素和孕激素影响，乳腺导管及间质显著增生；妊娠期乳腺结构达到完全成熟，妊娠末期乳腺组织几乎全部由腺叶单位构成，泌乳期后腺泡萎缩，导管收缩，乳腺体积明显缩小；至绝经期，腺泡进一步退化，腺内外结缔组织萎缩，绝经后期女性乳腺的腺泡结构完全消失。成人乳腺由皮肤、乳腺小叶、输乳管、纤维组织、脂肪组织等组成，乳腺腺体由15～25个腺叶组成，每个腺叶又分成多个腺小叶，每个腺小叶由10～100个腺泡组成。腺小叶汇入终末导管，再汇入段导管，最后汇集到收集管，有15～20个导管在乳晕下汇集，呈放射状排列，并在乳头表面各自有开口，分泌并排出乳汁。乳腺的血供来源于乳内动脉（胸内动脉）和胸外动脉，两支动脉均起自腋动脉。另外，乳内动脉发出形成肋间动脉，肋间动脉的分支自深面穿过到达乳腺表面。乳腺有丰富的淋巴网。女性引起乳腺肿块的三种最常见疾病是乳腺纤维瘤、单纯囊肿和乳腺癌。乳腺纤维瘤多发于青年女性，囊性增生中年女性多见，乳腺癌绝经期前后多发。

（二）乳腺的神经分布（图25-4）

（1）乳腺的交感神经　交感神经中枢位于胸2～6段脊髓的灰质侧角内。节前纤维通过脊神经根和白交通支进入相应椎旁交感干神经节，换元后通过肋间神经的皮支分布至乳房。部分沿胸外侧动脉和肋间动脉进入乳房，分布于皮肤、乳头、乳晕、乳腺组织，支配腺体分泌和平滑肌收缩。

（2）乳腺的躯体神经　是颈丛3～4支和第2～6肋间神经的皮支。颈3～4脊的前支通

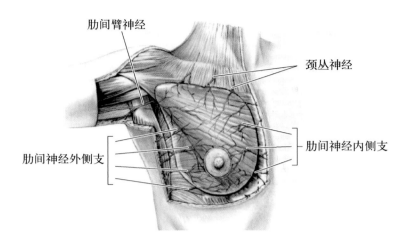

图25-4 乳腺的神经分布

过颈丛的锁骨上神经分布到胸上部,支配乳腺上部皮肤感觉。肋间神经内侧支自胸骨旁出胸大肌,支配乳腺内侧皮肤。肋间神经外侧支在腋前线前锯肌穿出,支配乳腺外侧皮肤。第4肋间神经外侧皮支是支配乳头的唯一神经,在乳腺后方距边缘1.5～2.0 cm处进入乳腺,其损伤会造成乳头和乳晕不同程度的麻痹。

(3)肋间臂神经 在腋窝,由第2肋间神经外支、臂内侧皮神经和第3肋间神经外侧支共同组成,横过腋窝,越过背阔肌白色肌腱进入上臂内侧和背侧皮肤感觉。腋窝淋巴结清扫术切断该神经感觉异常的发生率为47.5%,疼痛发生率为26.5%,部分患者的感觉障碍难以恢复。

(4)胸长神经 起自臂丛锁骨上部,颈5～7神经根,于胸廓侧方沿前锯肌表面下行,并支配此肌,损伤可致上肢不能高度上举,肩胛骨不能紧贴胸廓,呈"翼状肩"。胸长神经与胸外侧动脉伴行,前群淋巴结位于其周围。

(5)胸背神经 发自锁骨下臂丛后束,循肩胛骨腋缘腋动脉后内侧下行与肩胛下血管和胸背血管伴行至背阔肌。

(6)胸前神经 胸大、小肌的神经支配主要来自胸前神经,直径0.8～2.0 mm。由颈5～胸1神经根组成,发自臂丛内外侧束,有2～3个分支,穿过喙锁筋膜,支配胸大、小肌。

(7)胸内侧神经(下胸支) 起自臂丛内侧束,行于腋动脉和静脉之间,再穿过胸小肌,从胸小肌的中上部穿出到达胸大肌,支配胸大肌外下半部,一般分0～4支,1～2支最多(占78%)。

(8)胸外侧神经支(上胸支) 起源于臂丛外侧束,在胸小肌上缘斜过与胸肩峰血管胸肌支伴行,最少2支,最多5支,一般3～4支(占总数86%),经胸小肌内侧进入胸大肌,在胸大肌筋膜下行走约(55±7)mm。

(9)胸小肌神经支(中胸支) 从胸内侧神经发出,从胸外侧神经支外侧行走,贯穿胸小肌后进入胸大肌,主要支配胸小肌及胸大肌中1/3部。

二、乳腺疾病日间手术适应范围和术前麻醉准备

(一) 手术适应证

乳腺纤维瘤切除术,乳腺囊肿抽吸或切除术,乳腺脓肿切开引流术,乳腺导管内乳头状瘤的切除术,男性乳房发育腺体组织切除术,肿块切除(广泛切除)活检术等可在日间或门诊手术室进行。

乳腺癌改良根治术,乳腺癌单纯乳房切除术,乳腺癌保乳术,腋窝淋巴结清扫术,前哨淋巴结活检术,乳房再造术等因术中失血较多,应住院手术。

(二) 患者选择

(1) ASA Ⅰ～Ⅱ级患者,ASA Ⅲ级并存疾病稳定3个月以上患者,经过严格评估准备可行良性乳房肿块手术。

(2) 年龄小于65岁,如患者大于65岁应结合全身状况、手术大小、麻醉方式综合分析评估。

(3) 预计患者术中及麻醉状态下生理机能变化小。

(4) 预计术后恶心呕吐、呼吸道梗阻、严重疼痛发生率较低。

(5) 有下列情况不建议实施日间手术麻醉:ASA Ⅲ级以上患者,估计术中失血较多,有严重并发症风险的患者,近期因上呼吸道感染、哮喘发作的患者,困难气道患者,肥胖及OSAS患者,心理障碍患者,吸毒及滥用药物患者,离院后24 h无人陪护的患者。

(三) 麻醉前评估与准备

充分的麻醉前评估与准备是保障患者安全必不可少的措施,主要包括三个方面。

(1) 评估方法　患者术前到麻醉门诊就诊,进行评估和术前准备。

(2) 评估内容　包括了解病史,体格检查和理化检查,具体内容参照住院患者。

(3) 术前准备　在评估的基础上进行合理的术前准备,制订麻醉方案,选择合适的手术时机,提高患者对手术麻醉的耐受性。术前禁食、禁饮、戒烟。参照ASA术前禁食标准,术前8 h禁食固体食物,术前至少2 h禁饮清亮液体。做好患者的宣教工作,履行告知义务,签署麻醉知情同意书。

三、麻醉选择及术中管理

(一) 局部浸润麻醉加镇静、镇痛或静脉全麻

(1) 实施方法　① 咪达唑仑1～2 mg(0.04 mg/kg)。② 芬太尼50～100 μg/次(1～2 μg/kg)或舒芬太尼5～10 μg/次(0.1～0.2 μg/kg)。③ 丙泊酚负荷剂量25～50 mg(0.5～1 mg/kg),持续输注0.2～0.4 mg/(kg·h)。实施镇静、镇痛或静脉麻醉,待患者安静入睡、呼吸平稳、托下颌无反应时开始局麻手术,术中监测患者生命体征,如患者体动可追加丙泊酚0.5～1 mg/kg,保持患者呼吸道通畅,确保其术中安全、舒适、满意。

另外,临床剂量的氯胺酮对心血管和呼吸系统的作用较轻,同时能够提供很好的耐受性以及有效的镇静、镇痛和遗忘作用。氯胺酮可与咪达唑仑或右美托咪定联合使用,复合麻醉

引发的噩梦、幻觉、妄想和躁动相对较为少见。因具有镇痛作用，术后恢复平稳。

（2）术中监测　与住院患者基本一致，常规监测项目包括心电图、无创血压、脉搏血氧饱和度、呼吸末二氧化碳、体温，其他监测项目可根据患者术中具体情况实施。未气管插管情况下也可监测呼气末二氧化碳，提高呼吸管理的安全性。

（二）区域阻滞麻醉

采用区域阻滞麻醉除满足手术需要外，还可减少全麻术后常见的不良反应（如恶心、呕吐、晕眩、乏力等）。超声引导下神经阻滞技术的不断完善，为日间手术神经阻滞的开展提供了保障，建议尽可能采用。

1. 胸椎旁神经阻滞

椎旁神经阻滞是一种将局麻药注射在椎旁间隙的技术，此间隙在胸段脊神经穿出椎间孔的位置。该技术可根据需要实施单侧胸椎旁神经阻滞和连续胸椎旁神经阻滞。阻滞后引起同侧躯体神经和交感神经阻滞，所产生的麻醉和镇痛效果类似于单侧硬膜外阻滞，而不会引起剧烈的血流动力学改变（详见第十七章）。

2. 肋间神经阻滞

具体内容详见第十七章。

（三）全身麻醉

全身麻醉是乳腺日间手术应用最广泛的麻醉方法，可应用喉罩或气管插管。

（1）靶控输注技术与静吸复合麻醉　麻醉深度监测以及肌松监测在全身麻醉管理中的合理应用，有利于日间手术患者术毕快速苏醒。气道管理首选喉罩，喉罩对位不良可改用气管插管。喉罩作为一种声门上的通气装置，是介于气管导管和面罩之间的一种特殊的人工气道，术中可以保留自主呼吸，可行机械通气，特别适用于乳腺日间手术麻醉，与气管插管相比，应用喉罩可适当减少麻醉药用量，也可在不应用肌松药的情况下顺利置入，有利于加快术后肌松作用消退和患者苏醒，降低诱导期和苏醒期血流动力学的剧烈波动，避免了肌松药和拮抗药的过多使用，但需注意喉罩不能完全隔离气道和食管，可能发生误吸，对饱胃、呕吐、上消化道出血的患者不宜使用。

（2）麻醉药物总的选择原则　选择起效快、消除快、作用时间短、镇静镇痛效果好、心肺功能影响小、无明显不良反应和不适感的药物。临床上，丙泊酚、依托咪酯、瑞芬太尼、七氟烷和地氟烷等全麻药物，具有起效快、作用时间短、恢复迅速、无蓄积等优点，特别适用于乳腺日间手术麻醉。丙泊酚能减少术后恶心呕吐的发生，苏醒质量高，已广泛用于日间手术麻醉。靶控输注技术的发展使得静脉麻醉药使用更加精准，可控性好。依托咪酯除起效快、作用时间短和恢复迅速外，最显著的特点是对循环功能影响小，呼吸功能影响也轻微。瑞芬太尼是新型超短效阿片类镇痛药，消除迅速，但术后疼痛发生的时间也较早，故根据手术时间进程应适当联合使用其他镇痛药物。阿芬太尼较芬太尼作用时间短，也适用于短小手术麻醉，但长时间输注后苏醒时间可能延迟。吸入麻醉药七氟烷因具有迅速调节麻醉深度、术中易于维持血流动力学稳定的特点，被广泛应用于面罩吸入诱导和维持麻醉，尤其适用于小儿麻醉。地氟烷为短效吸入麻醉药，苏醒快，有利于日间手术麻醉，肌松药使用应根据情况选择,短时间的浅表手术一般不需要使用肌松药,需要完成气管插管或在手术中需要肌松时可根据情况选择中、短效肌松药。

(3)喉罩全麻复合椎旁神经阻滞(或肋间神经阻滞) 胸椎旁或肋间神经阻滞及全身麻醉方法与术中管理同前。神经阻滞成功后 10 min,行全身麻醉插入喉罩。联合麻醉的优点:① 血流动力学稳定,呼吸功能影响小,减少术中全麻药用量。② 苏醒迅速。③ 术后镇痛效果好,提高围术期舒适度。符合加速术后康复的理念。

四、麻醉恢复期管理

(一) 麻醉恢复

患者的麻醉恢复可分为三个阶段。

(1)早期恢复 即从麻醉药物停止使用到保护性反射及运动功能恢复。此阶段通常在麻醉恢复室(PACU)进行,监测患者的意识、活动、呼吸、心电图、血压、氧合状态。改良 Aldrete 评分总分为 10 分,≥9 分可离开 PACU(详见第三十四章)。

(2)中期恢复 由 PACU 转入日间病房(ambulatory surgery unit,ASU)或普通病房,直至达到离院标准,此阶段应继续观察患者生理功能的恢复和外科情况。

(3)后期恢复 患者离院后在家中完全康复。

(二) 疼痛管理(详见第三十二章)

术后疼痛是导致患者恢复延迟的主要原因,有效的疼痛管理是促进患者尽早康复的重要措施。术前评估时应告知患者术后疼痛的可能程度和持续时间。术后应及时评估疼痛,如疼痛 NRS 评分＞3 分,应及时治疗。

术后疼痛建议采用多模式镇痛治疗,原则以口服、局部镇痛为主,包括切口局部浸润和区域阻滞,并联合使用 NSAIDs 药物,必要时辅助小剂量的阿片类药物,可参照中华医学会麻醉学分会《成人术后疼痛处理专家共识(2017)》。

(三) 术后恶心呕吐防治

术后恶心呕吐(PONV)是影响日间手术恢复的第二大因素,仅次于疼痛。严重的 PONV 影响患者进食、伤口愈合,并延迟出院时间。

影响术后恶心呕吐的因素很多,目前认为与患者自身相关的因素中,女性、非吸烟者、术后使用阿片类镇痛药、有 PONV 史、晕动症、年龄(＜50 岁)是主要的危险因素。为减少 PONV 的发生,术前需重视 PONV 发生的风险评估,并积极预防。对有 PONV 中度风险的患者应采取积极有效的预防措施。包括去除基础病因,适当术前禁食,胃膨胀的患者应在麻醉后术中放置胃管持续引流等。对 PONV 高度风险的患者采用两种以上措施联合治疗,包括麻醉选用丙泊酚麻醉或区域阻滞麻醉,避免脑缺血缺氧,术后使用非甾体抗炎药,联合选用 5-HT$_3$ 受体拮抗剂、地塞米松和氟哌利多等不同作用机制的药物。

五、离院标准与术后随访

(1)离院标准(详见第三十四章) ① 根据麻醉后离院评分标准(post-anesthesia

discharge score，PADS）判断能否离院，总分10分，≥9分者方可离院。患者早期恢复采用改良Alderete评分，当满足Alderete评分后，采用改良PADS评分，评价患者是否达到出院标准。② 患者必须有能负责任的成人家属陪伴，有确切的联系电话。③ 麻醉医师和手术医师共同评估患者是否可以离院，并告知患者回家后的注意事项，提供给患者日间手术中心的联系电话。④ 神经阻滞的患者离院前必须确保运动、感觉和交感神经功能完全恢复。若患者达不到离院标准，可考虑转入普通住院病房。

（2）术后随访　患者出院后24 h内应常规进行术后随访，以电话随访为主，如患者病情需要应延迟术后随访时间，及时了解患者是否出现手术麻醉相关并发症，并提出处理意见，情况严重的患者建议尽快到医院就诊，以免耽误病情。

（汪春英　何振洲　杭燕南）

------------------------------- 参 考 文 献 -------------------------------

［ 1 ］ Samuel K S, Charles R R, Carol C C, et al. Local anesthesia with monitored anesthesia care vs general anesthesia in thyroidectomy［J］. Arch Surg, 2006, 141: 167-173.

［ 2 ］ Ming L S, Quan Y D, Chung B H, et al. Bilateral superficial cervical plexus block combined with general anesthesia administered in thyroid operations［J］. World J Surg, 2010, 34: 2338-2343.

［ 3 ］ 杭燕南, 许灿然, 孙大金. 甲状腺肿瘤压迫气管患者的麻醉处理［J］. 中华麻醉学杂志, 1981, 1 (4): 214.

［ 4 ］ 董师武. 甲状腺次全切除术的麻醉选择［J］. 临床麻醉学杂志, 2002, 18: 98-99.

［ 5 ］ 曹洪源, 吕正华. 甲状腺手术与喉返神经损伤［J］. 山东医药, 2007, 47: 75-77.

［ 6 ］ 李茂源, 徐家济, 朱海, 等. 颈腔镜下甲状腺瘤切除术的麻醉处理［J］. 临床麻醉学杂志, 2003, 19: 629-631.

［ 7 ］ Kebebew E, Duh Q Y, Clark O H. Parathyroidectomy for primary hyperparathyroidism in octogenarians and nonagenarians: a plea for early surgical referral［J］. Arch Surg, 2003, 138: 867-871.

［ 8 ］ Munir M A, Jaffar M, Arshad M, et al. Reduced duration of muscle relaxation with rocuronium in a normocalcemic hyperparathyroid patient［J］. Can J Anaesth, 2003, 50: 558-561.

［ 9 ］ Pedro A, Pablo M, Raul R, et al. Post-resection parathyroid hormone and parathyroid hormone decline accurately predict hypocalcemia after thyroidectomy［J］. Am J Clin Pathol, 2007, 127: 592-597.

［10］ Fong F C, Chiang H L, Jin B C, et al. Intraoperative parathyroid hormone measurement in patients with secondary hyperparathyroidism［J］. Arch Surg, 2002, 137: 341-344.

［11］ James W, Suliburk, Nancy D P. Primary hyperparathyroidism［J］. The Oncologist, 2007, 12: 644-653.

［12］ Emad K, Haytham H A, Anthony P T, et al. Intraoperative parathyroid hormone assay in patients with primary hyperparathyroidism and double adenoma［J］. Arch Otolaryngol Head Neck Surg, 2009, 135: 1206-1208.

［13］杭燕南,俞卫锋,于布为,等.当代麻醉手册:第3版［M］.上海:世界图书出版公司,2016.

［14］向强,李汉萍,黄军,等.超声介导双侧颈丛阻滞在甲状腺手术中的应用［J］.中国医学影像技术,2004,20（12）:1921-1923.

［15］李汉萍,向强,龚兰.B超引导下C4横突一点法双侧颈丛阻滞在甲状腺手术中的应用［J］.中国医师杂志,2005,7（12）:1714.

［16］匡全金.超声引导改良颈丛阻滞在甲状腺手术38例中的应用［J］.中国民族民间医药,2015,24（20）:89-90.

［17］中华医学会麻醉学分会.中国麻醉学指南与专家共识（2017）［M］.北京:人民卫生出版社,2017:228-240.

［18］中华医学会麻醉学分会.中国麻醉学指南与专家共识（2014）［M］.北京:人民卫生出版社,2014:89-112.

［19］李泉.外周神经阻滞与超声介入解剖:第2版［M］.北京:北京大学医学出版社.2014:214-218.

［20］邓小明,姚尚龙,于布为,等.现代麻醉学:第4版.北京:人民卫生出版社,2014:2336-2343.

［21］薛富善.临床局部麻醉技术［M］.北京:人民军医出版社,2005:369-382.

［22］赵达强,朱晓岚,赵霖霖,等.喉罩全身麻醉复合超声引导下胸椎旁神经阻滞在乳腺癌根治术的麻醉及术后镇痛中的应用［J］.上海医学,2011,36（6）:425-427.

［23］郑俊奕,王可佳.超声引导下胸椎旁神经阻滞用于日间手术［J］.新医学,2016,47（7）:468-471.

［24］杨柳,迟晓慧,廖明锋,等.胸椎旁神经阻滞在乳腺癌根治术后术后镇痛中的临床疗效评价［J］.临床外科杂志,2015,23（9）:708-710.

［25］邓笔生,徐勇民,傅艳师.超声引导下椎旁神经阻滞在乳腺癌根治术超前镇痛中的应用效果［J］.实用医学杂志,2016,11（1）:28-30.

［26］王松清,林辉,郑春晖.超声引导下椎旁神经阻滞复合喉罩在单侧乳腺切除术中的应用体会［J］.中外医疗,2016（18）:172-174.

［27］钱彬,陈婷婷,林玮,等.超声引导椎旁神经阻滞对乳腺癌患者术后早期恢复质量的影响［J］.创伤与急诊电子杂志,2016,4（3）:152-156.

［28］郑浩,施通,施克俭,等.超声引导改良颈丛阻滞的安全性和麻醉效果观察［J］.中华医学杂志,2011,91（27）:1909-1913.

［29］韩洁,汪春英.多模式镇痛在乳腺癌围术期的应用［J］.上海医学,2016,6（6）:345-349.

［30］陈轶菁,沈华,汪春英.喉罩七氟醚吸入麻醉对乳腺癌根治术患者血流动力学的影响［J］.临床麻醉学杂志,2011,27（5）:452-454.

［31］郑颖,汪春英,张爱萍,等.脑电双频指数用于七氟醚全麻喉罩自主通气实施乳癌根治的临床意义［J］.临床麻醉学杂志,2009,25（4）:321-322.

［32］郑颖,汪春英,张爱萍,等.喉罩全麻自主通气在乳癌根治术的应用［J］.上海医学,2009,32（11）:1007-1010.

［33］郑颖,连文洁,汪春英,等.喉罩与气管插管用于全麻乳腺癌根治术的比较［J］.临床麻醉学杂志,2007,23（4）:288-290.

［34］韩洁,汪春英,蒋茹.丙帕他莫超前镇痛配合舒芬太尼术后静脉镇痛对乳腺癌术后镇痛的影响［J］.检验医学与临床,2016,13（增刊）:137-140.

第二十六章
腹腔镜日间手术麻醉

近年来,随着腹腔镜手术的广泛开展,外科医师和麻醉医师已积累了丰富的经验。虽然腹腔镜手术具有创伤小和术后康复快等优点,但是气腹和腹内高压及各种特殊体位,可导致机体相应的病理生理改变以及并发症,增加麻醉处理的复杂性和风险。因此,日间腹腔镜手术应严格掌握适应证,选择相对简单和手术时间在1 h以内的病例,并在密切监护下实施麻醉和手术。

第一节　气腹对机体的影响

一、对循环功能的影响

(一) 全身循环功能的变化

人工气腹导致腹内压不同程度的增加,引起SVR、MAP、RAP相应增加。① 腹内压(intra-abdominal presure,IAP)＜20 mmHg时,腹膜呈机械性扩张,循环中的儿茶酚胺、肾素-血管紧张素系统、血管加压素和皮质醇等神经内分泌激素增加,外周血管总阻力升高,同时由于腹内脏器受压,静脉回流增加、前负荷增加使得CO增加,血压上升,CVP升高。② 腹内压＞20 mmHg时,下腔静脉受压迫,静脉血流回流减少,回心血量减少,CO下降,膈肌上移,胸膜腔内压增加,心脏充盈压(PCWP)和CVP升高。腹膜过度牵拉刺激腹膜牵张感受器,引起迷走神经兴奋,心率减慢;过高的腹内压也导致心脏舒张障碍、移位、心律失常、心肌缺血和心肌梗死等风险大为增加。

(二) 局部循环功能的变化

包括对各重要脏器循环功能的影响:

(1) 脑循环的影响　随着腹内压增高,脑血流量及流速增加,颅内压及脑脊液压力增加。

(2) 肝血流及其功能影响　气腹术后AST、ALT及胆红素常明显升高,随着腹内压升高,肠系膜及肝脏等腹内脏器血管系统收缩,肝动脉血供减少。肠系膜动脉血流量减少,门脉血供相应下降。因此,对于肝功能不全的患者,特别是在低血压或休克状态等情况下,不宜行腹腔镜手术。

（3）肾血流及其功能的影响　肾血流量、尿生成量及尿肌酐清除率下降。气腹压力小于20 mmHg对肾功能影响轻微。肾局部压力达15 mmHg,肾皮质血流灌注和尿生成量减少,压力解除后可逐渐恢复。因此,临床上腹内压宜控制在较低水平以维持手术需要和保护肾功能,长时间手术或肾功能不全患者更应重视,必要时使用利尿剂。

（4）妊娠子宫的影响　CO_2气腹可显著减少子宫血流,并可造成母体和胎儿$PaCO_2$上升及酸中毒,合并腹内压上升可加重对胎儿的影响。

（5）CO_2吸收和$PaCO_2$对循环的影响　随手术时间延长（15 min后）和气腹压力增大,CO_2吸收增加,$PaCO_2$升高,发展到中至重度高碳酸血症时,MAP、HR、CVP和SV升高,而外周血管阻力下降,可造成心肌抑制、心肌氧耗增加,心肌缺血缺氧和心律失常的风险增加。

（6）人工气腹与心律失常　腹腔镜手术中可发生心律失常,如心动过速、室性期前收缩甚至室颤,可能机制有$PaCO_2$上升、牵拉腹膜及相关操作、麻醉过浅和气栓等。

（三）气腹压力的影响

当气腹压力大于15 mmHg时,由于下腔静脉与周围侧支血管受压,静脉回流减少,心输出量下降。目前推荐使用中度至低度气腹压力（< 12 mmHg）,研究证实该水平的气腹压力对内脏灌注的影响最小,造成器官功能障碍的危险性最低。在高危患者中采用较低的气腹压力且减慢充气速度尤为重要。

二、对呼吸功能的影响

（一）通气功能的变化

腹内高压使膈肌上移,气道峰压和平台压均升高,肺顺应性和FRC可显著下降,使肺底部易发生微小的肺不张,无效腔量（V_D / V_T）增加,致通气-血流比值（$\dot{V} : \dot{Q}$）失调。头低位时,腹腔脏器头向移位,膈肌活动受限,肺容量和顺应性显著下降,肥胖、老年患者及存在肺不张倾向的患者表现更甚。头高位时,FRC可有一定程度增加。

（二）二氧化碳的吸收效应

腹腔内注入CO_2,导致IAP升高,同时因CO_2吸收入血引起高碳酸血症。高碳酸血症还可以激活交感神经系统,导致心率增快、血压升高和心肌收缩力增强,同时增加心肌对儿茶酚胺的敏感性。CO_2和$PaCO_2$升高的幅度与气腹压力有关。研究认为,腹内压小于10 mmHg,$PaCO_2$升高主要源于CO_2迅速吸收入血液;腹内压大于10 mmHg,$PaCO_2$升高则主要源于无效腔量增加,气体交换受阻所致。随着充入气量和腹腔内压力的增加,腹膜血流灌注下降,延缓CO_2的吸收。相比腹腔内注气,腹膜外注入CO_2会更多地扩散到体内,其扩散不受腹腔注气持续时间的影响。因此,腹膜外CO_2注气可导致术后更高的$PaCO_2$。

一般情况下,ASA Ⅰ～Ⅱ级心肺功能正常患者$PaCO_2$升高时,每分通气量增加

$12\% \sim 16\%$，$PaCO_2$ 即可维持在正常范围。ASA Ⅲ～Ⅳ级患者虽已增加每分通气量，但 $PaCO_2$ 仍高达 50 mmHg，$P_{ET}CO_2$ 和 $PaCO_2$ 差值明显增大，术中应进行血气分析加以明确。

三、对内分泌和免疫功能的影响

（一）对内分泌功能的影响

人工气腹时血浆儿茶酚胺、ACTH、皮质醇及血管加压素浓度上升。腹内高压和 CO_2 吸收刺激交感神经活性增强，肾髓质儿茶酚胺分泌增加，同时肾灌注下降刺激肾素释放，皮质醇、ACTH、β内啡肽、IL-6 及血糖升高，引起相应的应激反应。

（二）对免疫功能的影响

腹腔镜手术对机体创伤小，免疫抑制程度轻，持续时间短。但有报道 CO_2 有免疫下调作用，并认为与其促进肿瘤生长有关。腹腔内 CO_2 的压力达到 $12 \sim 14$ mmHg，由于 CO_2 在血浆中有较高的弥散性及溶解度，血中 PCO_2 升高，使机体的内环境处于酸性状态，从而损伤了机体免疫功能。

四、对颅内压和体温调节的影响

（一）对颅内压的影响

腹腔镜术后头痛、恶心等颅内高压症状也明显增多，颅内静脉回流以及脑脊液循环受阻。但在手术结束气腹消除后逐步恢复至正常水平。

（二）对体温调节的影响

腹腔镜微创手术没有开腹手术体温变化明显，但仍有 1/3 的患者会发生体温下降。为了防止体温下降，应加强保暖。

五、体位对腹腔镜手术患者的影响

不良的体位可能影响循环和呼吸功能，增加反流风险，并且可能造成神经损伤。老年患者、特殊体位、长时间或手术过程较复杂的腹腔镜手术时，这些并发症的发生率增加。

（一）体位对循环系统的影响

在腹腔镜手术期间，患者体位改变对循环系统的影响较为复杂。头高位使得静脉回流和心输出量减少，平均动脉压和心脏指数降低，且外周和肺血管阻力增加。这些变化可能会被误认为是麻醉药物的不良反应。此外，术中经食管超声心动图显示，头高位时患者左心室收缩末期室壁压力增加，同时左心室舒张末期面积减少，左心室射血分数不变。相反，头低位增加静脉回流并使血压趋向正常化。

（二）体位对呼吸系统的影响

当患者处于屈氏位时，对呼吸功能影响较大。相反，反屈氏位对患者呼吸功能影响较小。

第二节　腹腔镜日间手术麻醉管理

一、麻醉前准备

(一) 术前评估

主要考虑人工气腹对机体的生理影响以及患者对人工气腹的耐受性。ASA Ⅰ～Ⅱ级的患者均可耐受腹腔镜手术及麻醉。单纯腹腔镜胆囊摘除术、妇科卵巢囊肿或附件切除术以及腹腔镜输卵管结扎术等均可在日间手术室进行。下列情况为人工气腹的相对禁忌证：颅内高压、低血容量、脑室腹腔分流术后、先天性卵圆孔未闭等。先天性心脏病存在右向左分流患者禁忌行人工气腹腹腔镜手术。严重慢性阻塞性肺部疾患、肺动脉高压、过度肥胖、严重贫血及凝血功能障碍、右心或全心衰病史、动脉硬化合并高血压、糖尿病未能控制、酸碱失衡、低血容量休克等，也不宜进行腹腔镜手术。

(二) 术前准备

建立静脉通路(老年或有并存症患者可行中心静脉置管)，监测包括 NIBP、HR、SpO_2、RR、$P_{ET}CO_2$ 和麻醉深度，尤其应重视 $P_{ET}CO_2$ 监测。

二、麻醉选择和管理

(一) 全麻药联合应用

丙泊酚镇静催眠的血浆浓度是 3～5 μg/ml，小剂量的阿片类药可减少丙泊酚的 CP_{50}。目前临床上常用的阿片类镇痛药主要有瑞芬太尼和舒芬太尼，其中丙泊酚与瑞芬太尼联合使用时患者苏醒时间最短，符合腹腔镜手术麻醉早期恢复的原则。

(二) 静脉全麻药配伍方案

(1) 丙泊酚–瑞芬太尼　瑞芬太尼全麻诱导可以缓慢速度静注(1～2 min)1.0～1.5 μg/kg 或持续输注 0.5 μg/(kg·min)，继而以 0.2 μg/(kg·min)维持；丙泊酚的诱导剂量为1.5～2 mg/kg，随后泵注速率根据临床需要设置为 6～7 mg/(kg·h)，逐渐下调到理想水平。若丙泊酚通过 TCI 给药，初始靶浓度一般设置为 3～5 μg/ml，使其剂量接近 1.5～2 mg/kg，然后减少靶浓度至 2～2.5 μg/ml。手术刺激恒定不变，麻醉已稳定 20 min 左右，丙泊酚和瑞芬太尼的输注速率应下调，以避免麻醉过深。研究发现，以 0.2 μg/(kg·min)持续输注瑞芬太尼和丙泊酚 4.2 mg/(kg·h)，患者在停药 4～9 min 后苏醒。

(2) 丙泊酚–舒芬太尼　舒芬太尼全麻诱导剂量为 0.5～0.8 μg/kg，随后以 0.2 μg/(kg·h)持续静脉输注，丙泊酚诱导剂量为 1～1.5 mg/kg，随之以 5～6 mg/(kg·h)持续输注，10 min后下调至 4～5 mg/(kg·h)。

(3) 静吸复合麻醉　采用静吸麻醉的患者苏醒时间较短。理想的平衡麻醉以吸入低溶解性的吸入麻醉药(七氟烷或地氟烷)和即时半衰期较短的阿片类药物为佳，同时应用小剂量阿片类药时,肺泡气麻醉药浓度则降至0.5～0.8 MAC。瑞芬太尼为平衡麻醉的最佳选择。一项研究显示,地氟烷-瑞芬太尼和丙泊酚-阿芬太尼在腹腔镜胆囊切除术麻醉中,两组的气管导管拔除时间均为5～6 min,但前者追加的阿片类镇痛药物更多,术后恶心呕吐发生率较高。

(三) 肌松要求

上腹部手术的气腹压力常用12～15 mmHg,下腹部手术需10～12 mmHg。气腹压力的高低影响患者术中的呼吸、循环和炎性因子的释放。麻醉和肌肉松弛的程度与气腹压力及对机体的影响直接相关,较低的腹内压(＜12 mmHg)可以减轻腹内脏器缺血-再灌注损伤和全身炎症反应以及对腹壁的压力伤。研究发现,在适当的肌松程度下,于8～10 mmHg的气腹压力下也能顺利完成腹腔镜手术,其中对深度肌松组患者完成手术的比例为60%,但在中等肌松组中降至35%。

较深的肌松程度是指强直刺激后计数(post tetanic count, PTC)=1或2(TOF=0),此时可以降低气腹压力,尤其是在行后腹膜腹腔镜手术时益处更为明显。但应注意以下事项:① 在肌张力监测下维持稳定的深度肌松状态。② 优化术中肌松药的用药管理,精准评估肌松作用的消退情况,避免残余肌肉松弛作用导致并发症。③ 应选用中、短效肌松药,如罗库溴铵或米库氯铵,尽量不在手术后期追加中效非去极化肌松药。对老年患者,应特别注意防治低体温、酸血症以及水和电解质紊乱。④ 合理使用肌松药拮抗药,使用小剂量新斯的明20～30 μg/kg即能达到有效拮抗。拔管前应评估肌松作用的消退情况,保持机械通气直到肌松药的作用完全消退。当罗库溴铵处于深度阻滞时(PTC=1～2),静脉注射舒更葡糖钠4 mg/kg可迅速终止罗库溴铵的作用。

(四) 气道管理

(1)喉罩　在非肥胖患者中,ProSeal喉罩可以安全有效地用于腹腔镜手术。但是应用喉罩仍应选择低气腹压力。喉罩与气管导管相比,可以减少术后咽喉痛的发生率。如头低足高时间较长及气腹压力较高时应注意预防反流误吸。

(2)气管插管　气管内插管和控制通气的全身麻醉无疑是最安全的技术。在气腹期间,建议调整通气参数以维持$P_{ET}CO_2$在正常水平。喉罩通气期间,如需气管插管也可以在加深麻醉后进行更换,消除喉罩通气可能存在的消化道充气等潜在问题。

第三节　腹腔镜日间手术常见并发症

一、手术操作相关并发症

(1)血管损伤　腹腔镜手术中血管损伤多发生于气腹针或锥鞘穿刺腹壁和实施手术时,有时可损伤腹主动脉、髂动脉、下腔静脉等大血管,也可损伤局部重要脏器的血管,如肝动脉、门静脉和胆囊动脉及其分支等。

(2)内脏损伤　多以小肠为主,其次为结肠、十二指肠和胃,或实质性脏器。膀胱、输尿管损伤后可表现为术中尿量减少;膈肌损伤可即刻产生气胸,严重影响呼吸。

二、手术体位相关并发症

（1）循环并发症　① 低血压、心动过缓，进而可引起急性循环功能代偿不全。② 颅内压升高和眼内压增高。

（2）呼吸并发症　① 合并有过度肥胖、胸腹水、心肺功能障碍的患者及老年患者易发生通气不足或通气障碍，造成低氧血症和高碳酸血症。② 头低位伴大量输液时可使处于低位的眼睑和其他头颈部组织形成水肿，特别是声门以上组织的水肿。另外，气管导管的位置在术中可能发生改变、压迫或扭折，这些均可造成术中上呼吸道梗阻。③ 头低位特别是在人工气腹条件下，膈肌上移可使气管内插管头向移位、脱出或者滑入一侧支气管内，形成单肺通气及另侧肺不张，单侧肺通气可导致急性低氧血症。④ 吸入性肺炎：患者处于头低仰卧位时，腹腔内压力高，尚未完全清醒时突然改变体位可引起胃内容物反流误吸，引起吸入性肺炎。

（3）周围神经损伤　腹腔镜手术体位引起的神经损伤主要涉及臂丛神经、坐骨神经、桡神经和腓总神经等，应注意保护。

（4）其他　① 头低脚高时间过长引起颈部、面部充血、水肿，角膜干燥；在麻醉中双眼角膜有时暴露时间长易干燥，故应用油纱布覆盖。② 头低脚高位时手术时间过长可引起耳部出血。③ 因体位造成的静脉栓塞或肺动脉栓塞较少见，可能与手术时间的长短有关。

三、气腹有关并发症

（1）气体栓塞　由于气腹针刺入血管，充气时气体进入血管或大量弥散入腹腔脏器。气体栓塞位置不同，临床表现也各异，早期有心率增快、心律失常。心电图可表现为 V_1 导联 R 波高耸、肢导联 P 波高尖、房颤和右束支传导阻滞。SpO_2 下降，$P_{ET}CO_2$ 在气腹前升高，气腹后下降。经食管超声心动图有助于快速诊断心脏内气体。治疗具体措施包括：① 立即解除气腹，终止供气。② 吸入纯氧。③ 左侧卧位头低位。④ 通过中心静脉插管抽出中心静脉、右心房和肺动脉内气体。⑤ 高压氧治疗，促进气体吸收，缩小气泡体积，提高缺血组织的氧分压。⑥ 紧急情况下右心房穿刺，抽出气泡。⑦ 发生心跳停止，立即心肺复苏。

（2）气肿　常见气肿包括皮下气肿、纵隔气肿、腹膜前气肿和网膜气肿。① 皮下气肿：多见于年龄大、手术时间长、气腹压力高的患者，又以颈部、前胸、后背、大阴唇等部位多见。发现后立即停止手术，局部穿刺排气，适当降低腹内压至 10 mmHg 左右或能解除气腹。② 纵隔气肿：CO_2 沿胸主动脉、食管裂孔通过膈脚进入纵隔，后腹膜间隙气体压力过高也可进入纵隔，引起纵隔气肿。单纯性纵隔气肿不需治疗，可自行吸收，如纵隔气体量多，症状明显，或出现呼吸、循环障碍时，可做胸骨上穿刺或切口抽气减压，并注意预防和控制感染。

（3）气胸　以下情况应考虑气胸的发生：① 气道压增加，或肺顺应性降低，通气困难。② 无明确原因的血氧饱和度下降和 CO_2 分压上升。③ 无法解释的血流动力学改变，血压下降，CVP 升高等。气胸发生于手术开始或术中，症状、体征明显，处理时应首先解除气腹，行患侧胸腔穿刺抽气或行胸腔闭式引流，待患者生命体征恢复平稳可重建气腹，以完成手术；若在手术即将完成时发现气胸且患者生命体征平稳，应继续尽快完成手术。一旦解除气腹，胸腔内CO_2会很快被吸收。

（4）心律失常　腹腔镜手术期间心律失常发生率为5%～47%，以不同程度的心率减慢或加快较为多见，也可表现为多源性室性期前收缩，甚至室颤和心搏骤停。严重心动过缓所引发的心搏骤停是最常见的心律失常。其原因可能与充气时腹膜过度牵拉，导致迷走神经兴奋有关。心动过缓也是气体栓塞的早期表现。治疗措施包括立即停止充气、适度放气，降低腹内压，静注阿托品。心动过速和室性期前收缩则是交感神经兴奋的表现，与CO_2吸收导致高碳酸血症或缺氧致低氧血症有关。

（5）心肌缺血、心肌梗死或心力衰竭　腹腔充气时，腹主动脉受压，反射性交感神经兴奋，儿茶酚胺等激素释放和血管收缩，外周血管阻力升高。后负荷和心肌氧耗量增加，心脏指数降低，腔静脉受压使得回心血量减少，心率代偿性加快，这些都可能成为心肌缺血、心肌梗死或充血性心力衰竭的诱因。

（6）高碳酸血症　长时间的CO_2气腹可致高碳酸血症。其产生主要因素：① 气腹压力在16 mmHg以上，持续1 h后心输出量即有明显下降；腹内压在8～12 mmHg时，以上改变则不明显。② 气腹持续时间越长，腹膜吸收的CO_2也越多。③ 皮下气肿和气胸。④ 麻醉的影响。⑤ 术前心肺功能不全的患者容易出现术中难以纠正的呼吸性酸中毒。防治措施：术中严密监测脉率、血氧饱和度、肺通气量、气道压力、血气分析和$P_{ET}CO_2$，一旦发生高碳酸血症，可行过度通气排出体内蓄积的CO_2，必要时适量应用碱性药物。对无法纠正的高碳酸血症和呼吸性酸中毒，必须中转开腹。

（7）肩部酸痛　双肩酸痛发生率为35%～63%，直接影响患者术后的恢复和活动，其原因可能为CO_2气腹后，腹腔内CO_2全部吸收需3～7天，残留于腹腔内的CO_2刺激双侧膈神经反射引起酸痛。当患者体位改变，或取半卧位时肩部酸痛加重，一般在术后3～5天内症状可完全消失。术毕将患者置于平卧位，尽量排出腹腔内残存的CO_2，可减轻此并发症。若症状较重，可用镇静剂，必要时行双肩部按摩。

（8）体温下降　使用普通CO_2气瓶内CO_2充气，或腹腔内CO_2过量置换可导致患者体温下降，以婴幼儿多见。因此，小儿腹腔镜术应在术中严密观察患儿体温变化，注意保暖，手术室温度不宜过低。

（9）肾功能受损或衰竭　肾脏功能对腹内高压的增高较为敏感，尿量、肾血流量和肾小球滤过率均减少，延长腹内高压持续时间可导致肾功能进一步受损，甚至肾功能衰竭。

（10）下肢静脉淤血和血栓形成　腹内压升高和头高足低位导致下肢静脉淤血、血管扩张和由此带来的血管壁内皮细胞受损，以及由静脉淤血、酸血症带来高凝状态。腹腔镜术后患者下床活动早，有些患者当日即可下床活动，绝大多数患者次日即可到处行走，并进流质饮食，这些均有助于下肢静脉血液回流，不致形成下肢深静脉血栓。

（11）术后肺功能障碍　以腹腔镜上腹部手术后较为明显，主要表现为FVC、FEV_1和FRC下降，但程度上较传统开腹手术影响小，恢复也快。气腹可增加腹腔内压，压力为15 mmHg时膈肌上抬，肺功能减退，呼吸顺应性降低，尤其是在患者处于头低足高位时，其结果导致生理性无效腔增加和通气–灌注失调。术后发生低氧血症，程度上较开腹术轻。

第四节　麻醉苏醒期和术后处理

一、麻醉后苏醒期处理

手术将结束应及时减少或停止麻醉用药,麻醉苏醒期处理重点是:① 严密监测各项生理指标,如血压、心率及潮气量、每分通气量、呼吸频率和气道压力的改变。② 当患者自主呼吸恢复,注意观察胸廓运动的幅度、肌张力恢复的程度等。③ 患者脱离麻醉呼吸机 $10\sim15$ min 期间,同步观察 SpO_2 大于95%即认为呼吸恢复良好,供氧后 SpO_2 小于90%,应考虑麻醉药作用尚未消退,其可能原因为静脉麻醉药或阿片类药对呼吸中枢抑制,或肌松药的残余作用。④ 如果患者的痛觉、听觉均已恢复,可排除麻醉过深,应着手拮抗肌松药的残余效应,如 SpO_2 仍不能达到90%以上,则可能是阿片类药物影响呼吸所致,可静注纳洛酮拮抗。⑤ 患者呼之能有力睁眼或点头示意,清理呼吸道后可拔除气管导管。⑥ 术毕若呼吸、循环不稳定,可将患者转入恢复室继续观察,直至各项生理指标恢复接近正常水平才可以送回病房。

二、腹腔镜手术后处理

(一) 腹腔镜手术后疼痛

(1) 产生疼痛的机制　① 人工气腹引起的疼痛:膈神经牵拉,人工气腹腹腔过度膨胀牵拉膈神经,使之张力性损伤;局部酸中毒, CO_2 在膈神经周围吸收后,局部形成酸性环境损伤膈神经,或术后残余 CO_2 在腹膜内层形成局部酸中毒,继而也可能引起疼痛;充入气体的温度和湿度可能也是引起术后疼痛的原因;残余的腹腔内气体会导致腹膜张力的下降以及腹膜对腹腔内脏器支持力的下降。气腹放气后,超过90%的患者膈下气泡持续存在至少48 h。② 手术创伤引起疼痛。

(2) 腹腔镜手术后镇痛方法　目前术后镇痛已经是非常成熟的技术,可供选择的方法和模式主要有:① 静脉给药镇痛或静脉PCA。② 静注帕瑞昔布钠(特耐)或氟比洛芬酯注射液(凯纷),或口服NSAIDs给药。③ 多模式镇痛,即联合应用不同作用机制的镇痛药物和(或)多种镇痛方法的镇痛治疗,这些药物和方法作用于疼痛机制的不同时相和不同靶位,以求达到完美镇痛并尽可能减少单一药物和方法的不足及不良反应。④ 腹横平面阻滞适应于腹腔镜手术后镇痛,可减少阿片类药用量(详见第十七章)。

(二) 腹腔镜手术后恶心呕吐

有资料表明,腹腔镜手术PONV的发生率高达53%～70%,须积极治疗。

(1) 预防PONV的原则　① 应识别中到高危患者,对中危以上患者即给予有效地预防。② 尽可能降低PONV的危险因素和促发因素,如纠正脱水电解质失常、术后少量多餐进食,避免油炸食物,适当抬高头部等。③ 在高危患者避免用吸入麻醉药,采用丙泊酚全静脉麻醉,可减少PONV危险达30%。

（2）治疗　选择合适的抗呕吐药及给药时间,如麻醉诱导前1h给予地塞米松及5-HT$_3$受体拮抗药。

（王之遥　仓静）

------------------------------------ 参 考 文 献 ------------------------------------

［1］邓小明,姚尚龙,于布为,等.现代麻醉学:第4版［M］.北京:人民卫生出版社,2014.

［2］杭燕南,俞卫锋,于布为,等.当代麻醉手册:第3版［M］.上海:世界图书出版公司,2016.

［3］Staehr-Rye A K, Rasmussen L S, Rosenberg J, et al. Minimal impairment in pulmonary function following laparoscopic su. rgery［J］. Acta Anaesthesiol Scand, 2014, 58(2): 198−205.

［4］Dereli N, Tutal Z B, Babayigit M, et al. Effect of intraoperative esmolol infusion on anesthetic, analgesic requirements and postoperative nausea-vomitting in a group of laparoscopic cholecystectomy patients［J］. Rev Bras Anestesiol, 2015, 65(2): 141−146.

［5］吴新民.特殊患者肌肉松弛药物的选择［J］.中华医学杂志,2013,93（37）: 2929−2930.

［6］吴新民,杭燕南,欧阳葆怡,等.肌肉松弛药合理应用的专家共识//2017版中国麻醉学指南与专家共识［M］.北京:人民卫生出版社,2017.

第二十七章
妇科日间手术的麻醉

妇科日间手术包括大部分妇科腹腔镜手术,宫腔镜手术,外阴、阴道手术以及部分开腹手术和无痛取卵术。尤其是妇科日间腹腔镜手术,具有手术时间短、创伤小、恢复快、预后好、节省医疗费用及加快床位周转和利用率的诸多优点,在发达国家已广泛开展,我国虽然妇科日间腹腔镜手术开始较晚,但是发展迅速,目前在临床应用也日趋增多。妇科日间手术由于其周转快,腹腔镜手术气腹、特殊体位要求等原因,对麻醉管理提出了更高的要求。随着日间腹腔镜施行的手术种类和范围不断增加,手术涉及的人群也不断扩大,对麻醉的要求也在不断提高。

第一节 妇科日间手术的麻醉及围术期处理

日间手术是指患者入院、手术和出院在1个工作日(24 h)之内完成的一种手术模式。然而,在日间手术时间界定上,考虑到我国国情及不同地区医疗水平的差异,由各地区、医院制订符合自身实际情况的日间手术模式。上海交通大学医学院附属仁济医院采用的标准是患者入院、手术和出院在2个工作日(48 h)之内完成的手术模式。

一、妇科日间手术的种类

妇科日间手术宜选择对机体生理功能干扰小、手术风险相对较小、手术时间短(一般不超过3 h)、预计出血量少和术后并发症少、术后疼痛程度轻及恶心呕吐发生率低的手术,包括但不限于以下手术。

(1)各类腹腔镜手术 如卵巢囊肿、子宫肌瘤、腹腔镜探查活检、卵巢打孔术、腹腔镜检查＋输卵管造影通液、腹腔镜下盆腔粘连松解术、输卵管切除术、输卵管结扎术、输卵管整形术、单纯全子宫切除术等。

(2)宫颈手术 如宫颈锥形切除、宫颈环形切除、宫颈息肉切除、宫颈内异结节切除等。

(3)外阴手术 如外阴肿块切除、前庭大腺囊肿造口、前庭大腺脓肿切开引流、无孔处女膜切开术。

（4）宫腔镜手术　如宫腔探查术、宫腔镜下宫内占位切除术、子宫纵隔切除术、颈管内息肉摘除术、宫腔粘连分解术、宫腔镜下输卵管通液术等。

（5）其他手术　如人流术、葡萄胎清宫术、诊刮术、取环术等。

二、妇科日间手术患者的选择

妇科日间手术不同于传统手术模式，应严格筛查手术患者，以确保患者能安全进行日间手术。

（一）适应证

（1）ASA Ⅰ 或 Ⅱ 级患者；ASA Ⅲ 级患者并存疾病稳定在3个月以上，经过严格评估及准备，亦可接受日间手术。

（2）年龄一般建议限制为65岁以下的患者，65岁以上患者如手术短小，无合并慢性系统疾病，心肺功能良好亦可考虑进行日间手术。

（3）患者无特殊药物过敏或麻醉意外、恶性高热家族史，无术后呼吸道梗阻、术后严重恶心呕吐等病史。

（二）禁忌证

（1）全身状况不稳定的 ASA Ⅲ 级或Ⅳ级患者。

（2）估计术中失血多和手术较大的患者。

（3）可能因潜在或已并存的疾病导致术中出现严重并发症的患者（如恶性高热家族史、过敏体质者）。

（4）近期出现急性上呼吸道感染未愈者、哮喘发作及持续状态。

（5）困难气道。

（6）估计术后呼吸功能恢复时间长的病理性肥胖或阻塞性睡眠呼吸暂停综合征（OSAS）患者。

（7）吸毒、药物滥用者。

（8）心理障碍、精神疾病及不配合的患者。

（9）患者离院后24 h无成人陪护。

三、妇科日间手术患者麻醉前准备

由于患者自麻醉门诊评估后预约日间手术至手术当日间隔时间不一，经门诊评估后可能出现病情变化，手术当日麻醉医师应于手术开始前与患者进行面对面直接沟通和评估。再次核对病史、体格检查及辅助检查，并注意评估下述问题。

（一）麻醉有关的并存症

患者术中可能出现的特殊麻醉问题，包括困难气道、恶性高热易感者、过敏体质、肥胖症、血液系统疾病、心脏病、呼吸系统疾病以及胃肠反流性疾病等。对于有并存疾病的患者，在仔细评估病情的基础上安排合理的术前准备，必要时与相关学科医师共同制订术前准备方案并选择合适的手术时机,增加患者对麻醉手术的耐受性和安全性。

(二) 术前检查

术前检查内容应根据患者病情和手术方式、麻醉方法选择,与住院患者必需的检查项目一致。各项化验检查均应在手术前完成,若检查后患者病情发生变化,建议术前复查能反映病情变化的相关项目。育龄妇女需再次确认末次月经及是否为怀孕状态,如可能为怀孕状态需与手术医师沟通,决定是否继续进行手术并调整麻醉方案。

(三) 术前常规禁食、禁饮、戒烟

推荐参照ASA术前禁食规定:术前8 h禁食固体食物,术前至少2 h禁止摄取清亮液体。原则上不需要麻醉前用药,对明显焦虑、迷走张力偏高等患者可酌情用药。

四、妇科日间手术患者麻醉方法的选择及实施

妇科日间手术麻醉方式的选择需考虑手术和患者两方面因素,在满足手术需求的同时,保障患者术后快速恢复。

(一) 麻醉监控镇静

麻醉监控镇静(monitored anesthesia care,MAC)一般指在局麻手术中,由麻醉医师实施少量静脉镇静和(或)镇痛用药,并监测患者生命体征,诊断和处理MAC中的呼吸、循环等临床问题。其主要目的是保证患者术中的安全、舒适、满意。

(二) 局部浸润和区域阻滞

(1) 采用局部浸润除满足手术需要,还可减少全麻药物用量,减少术后常见的不良反应(如恶心、呕吐、晕眩、乏力等),多见用于部分外阴手术等。

(2) 腹横肌平面(transversusabdominis plane block,TAP)阻滞技术是将局麻药注入TAP,阻断经过此平面的感觉神经,从而达到镇痛效果。腹壁前外侧的肌肉组织主要有三层,由外及里依次为腹外斜肌、腹内斜肌、腹横肌,肌肉之间为筋膜层。腹部正前方主要由腹直肌及其腱鞘构成。腹内斜肌与腹横肌之间的平面称为TAP,也就是TAP阻滞的目标平面。TAP阻滞是在腹内斜肌与腹横肌之间的神经筋膜层注射局麻药,阻断相关神经感觉传导,从而使前腹部的皮肤、肌肉及壁腹膜的疼痛感觉减弱,达到镇痛效果。

超声引导下TAP阻滞技术的不断完善,为腹壁切口的妇科日间手术的开展提供了保障,条件许可下应尽可能采用。妇科日间手术时使用于TAP阻滞的局麻药可以选择利多卡因、罗哌卡因及布比卡因,TAP阻滞在妇科日间手术中主要用于各类腹腔镜手术时与气静全麻复合使用,并可作为复合镇痛方式之一。

TAP阻滞用于妇科日间手术主要有以下优点:① 减少阿片类药物的用量,继而减少阿片类药物相关不良反应的发生。② 减轻疼痛,降低了视觉模拟评分。③ 由于目标平面内血管分布极少,药物经血管吸收少而慢,故能维持较长的镇痛时间。④ TAP 阻滞不会出现不必要的运动阻滞。⑤ 对于有凝血功能障碍而不能行硬膜外镇痛的患者,TAP阻滞可作为一种新的选择方式。⑥ 提高了腹部手术患者对术后镇痛总的满意度。

TAP 阻滞的并发症包括感染、血肿形成、神经损伤、局麻药的毒性反应、穿入腹腔、穿伤

肠管、穿伤肝脏等，但临床上发生率极低。TAP阻滞时需注意单次注药后的镇痛效果、患者主诉及循环、呼吸情况，及时发现并处理TAP阻滞的并发症。大量文献证明，TAP阻滞可以安全、有效地作为腹部手术术后镇痛方式之一。相较于传统的镇痛方法，它的应用风险更低，镇痛效果更令人满意，可以减少传统镇痛模式阿片类药物的应用，从而减少术后镇痛的不良反应，有着广阔的应用前景。

（3）蛛网膜下隙阻滞由于起效快、麻醉效果确切，是妇科日间会阴部手术通常选用的麻醉方法，但需注意术前再次确认患者是否存在椎管内麻醉禁忌证，并在术后访视其腰麻后平面消退情况及下肢活动状况，排除椎管内麻醉后相关并发症后方可予以出院。

（4）连续硬膜外阻滞由于起效慢，可能出现阻滞不完善、术后行走受限和排尿困难等情况，较少作为妇科日间手术的首选麻醉方式，可以用于气静全麻有禁忌的妇科日间手术，但需注意掌控好用药时机和药物种类，并做好术后访视，确保出院时患者无运动阻滞。

（5）脊麻复合硬膜外阻滞由于起效快、作用确切及可以持续给药满足手术不同时程的需要，曾经广泛应用于各类妇科手术，但腰麻和硬膜外阻滞都可能引起尿潴留，患者需下肢感觉运动功能完全恢复后方能回家，椎管内感染及出血等并发症可能在术后数日内才发生，故日间手术一般不优先选用椎管内麻醉。

（三）全身麻醉

全身麻醉是妇科日间手术应用最广泛的麻醉方法。

1. 麻醉监测

全麻时常规监测项目包括ECG、BP、SpO_2及$P_{ET}CO_2$，条件允许时还可进行神经肌肉功能及麻醉深度的监测。

2. 气道管理

一般可选择气管插管、喉罩、口咽通气道维持呼吸道的通畅。喉罩作为一种声门上的通气装置，是介于气管导管和面罩之间的一种特殊人工气道，术中可保留自主呼吸，可行机械通气，特别适用于妇科日间手术麻醉。与气管插管比较，使用喉罩能适当减少麻醉药用量，可在不使用或少量使用肌松药的情况下顺利置入，有利于加快术后肌力恢复和患者苏醒，降低诱导和苏醒期血流动力学的剧烈波动，避免了肌松药和拮抗药的过多使用。但需要注意，喉罩不能完全隔离气道和食管，可能发生误吸，对于饱胃、呕吐、上消化道出血的患者不宜使用。术中体位变动时需注意喉罩位置是否有移动并及时调整。

3. 麻醉药物选择

日间手术选择的麻醉药物应当是起效迅速、消除快、作用时间短，镇痛镇静效果好，心肺功能影响轻微，无明显不良反应和不适感。临床上常用的有丙泊酚、依托咪酯、瑞芬太尼、七氟烷和地氟烷等全麻药物，具有起效快、作用时间短、恢复迅速、无蓄积等优点，特别适用于日间手术。

（1）丙泊酚能减少术后恶心呕吐的发生，苏醒质量高，目前已成为日间手术应用最广的静脉麻醉药。靶控输注技术的发展使得静脉麻醉药使用更精确，可控性好，有利于日间手术患者术毕快速苏醒。

（2）依托咪酯除起效快、作用时间短和恢复迅速外，最显著的特点是对循环功能影响小，呼吸抑制作用也较轻。

（3）瑞芬太尼是新型超短时效阿片类镇痛药，消除迅速，特别适合短小手术或老年患者妇科日间手术的麻醉维持。但术后疼痛的发生时间也相对较早，故应根据手术进程适当联合使用其他镇痛药物。

（4）吸入麻醉药如七氟烷容易调节麻醉深度、术中易于维持血流动力学稳定的特点，而被广泛应用于面罩吸入诱导以及术中麻醉维持；地氟烷作为短效吸入麻醉药，苏醒快，也广泛用于日间手术麻醉。

（5）肌松药物使用应根据手术情况选择，对于使用喉罩的短小浅表手术，一般不需要使用肌松药，使用气管内插管时可选择中、短效的肌松药，手术中追加肌松药需根据手术进程并在肌松监测下进行，注意复苏期间避免肌松残余，适度拮抗，保障术后安全。

第二节　宫腔镜检查和手术的麻醉

宫腔镜是在膨宫介质的作用下，将内镜放入宫腔内，对子宫腔内部结构和病变进行直视观察，并通过微型摄像头将宫腔图像借电视屏幕显示。宫腔镜不仅能及时、准确地诊断子宫腔内病变，同时还可以进行精准手术治疗。宫腔镜是诊疗功能性子宫出血及其他腔内良性病变的有效手段。

一、膨宫介质及其不良反应

（一）膨宫介质

宫腔镜手术的关键是宫腔的充分膨胀和视野的清澈无血，所以无论是用于诊断还是手术，都需要适宜的膨宫介质。用于膨宫的介质有3种：① 气体（CO_2）。② 电解质溶液（平衡液），非电解质溶液（5%葡萄糖、甘氨酸、生理盐水或甘露醇）。③ 右旋糖苷-70。目前临床常用生理盐水作为膨宫介质。

CO_2为无色气体，它使用简便，但需要有适当的气体膨宫机器，谨防压力过高引起的并发症。由于CO_2膨宫气体流速一般为40～60 ml/min，最大流速不得超过100 ml/min，腹腔镜气腹机提供腹腔压力的气体流速远高于宫腔镜膨宫需要的流速，因此禁用于宫腔镜。CO_2折射率较低，所以视野清晰，无须扩宫可使部分患者在局麻下完成检查。CO_2膨宫并发症主要是大量CO_2吸收引起的高碳酸血症酸中毒；如果气体膨宫机使用不当，压力过高不仅会导致气栓形成，甚至可能造成输卵管破裂、输卵管积水和膈破裂等严重并发症。

（二）膨宫介质吸收的不良反应

（1）子宫肌层有一定厚度，因此需要较高的膨宫压力扩张宫腔。使用液体膨宫介质进行宫腔镜电切手术时，需要持续灌流状态以获得良好视野。手术时间过长则可能有大量液体膨宫介质从宫腔术野开放的静脉吸收入血。

（2）子宫壁具有非常丰富的血液供给，因此持续加压下液体膨宫介质可使大量灌流液通过子宫血管床吸收入血，引起患者心动过缓、高血压，随之出现低血压、恶心、呕吐、头痛、视力障碍、兴奋、精神紊乱等类似于泌尿科"TURP"综合征的临床症状，被称为"TCRE"综合征。这些均起因于持续正压下灌流液吸收导致高血容量、稀释性低钠血症和血浆渗透压的降低。随着手术时间延长，组织切除术野开放的静脉血管范围增大，吸收越多，最终导致游离水的增加，发生急性水中毒。急性稀释性低钠血症可致中枢神经系统并发症，脑组织损害甚至呼吸暂停。低黏滞度的灌流液都可产生"TCRE"综合征，其发生率为5%～10%，如果不及时诊治，可危及生命。

（3）液体膨宫介质中，甘氨酸膨宫液可能引起氨中毒，并在尿中出现甘氨酸结晶，亦可导致视力变化；5%甘露醇膨宫液的利尿和脱水作用可引起术后低血压；5%葡萄糖作为膨宫液较为经济、安全，但术后可能出现血糖明显升高，糖尿病患者及老年患者不宜长时间大量使用。

（4）膨宫液的吸收量取决于手术进程、膨宫压力的高低、手术医师的经验和速度，缩短手术时间、及时止血可作为综合性预防措施。术中麻醉医师应密切监测患者的生命体征，预防和处理膨宫相关并发症。

二、宫腔镜手术麻醉及围术期处理

（一）麻醉方式

1. 宫腔镜检查

所需器械刺激较小，无须扩宫颈，可以不需麻醉或仅使用少量静脉镇静镇痛药物。近来有部分文献论述在宫腔镜手术中采用右美托咪定复合丙泊酚麻醉效果好，安全性高，更利于手术的顺利实施。术中体动、呼吸抑制、恶心、呕吐发生率明显降低。

2. 宫腔镜治疗

手术的麻醉选择取决于患者的合作程度、手术医师的要求、手术熟练程度以及手术时间的长短。

（1）宫腔镜手术的疼痛刺激主要在于宫颈扩张及宫内操作，其感觉神经支配前者属骶2～4，后者属胸10～腰2。

（2）麻醉选择　①局部区域阻滞麻醉（手术医师行宫颈旁阻滞）。②椎管内麻醉（包括蛛网膜下隙阻滞，连续硬膜外阻滞或腰硬联合麻醉）：一般选择L2～3或L3～4作为穿刺点，神经阻滞范围需达T10～S5，待麻醉平面基本固定后，患者截石位行手术；也有文献认为骶管阻滞麻醉具有镇痛效果确切，血流动力学影响轻微，宫颈松弛好，更加安全可靠及费用低等优点，值得在基层医院推广。③静脉麻醉：手术时间较短的宫腔镜治疗，可采用全凭静脉全身麻醉。小剂量咪达唑仑、右美托咪定、丙泊酚和舒芬太尼联合应用，也可采用靶控输注给药，不仅效果确切而且术后苏醒迅速，多数患者可在不插管的情况下完成手术，术中需要麻醉医师密切监测患者各项生命体征指标，按需置入鼻咽通气道或口咽通气道，慎防呼吸循环抑制。④气静全身麻醉：较长时间的手术、操作要求高需避免体位移动，或患者全身情况较差不能耐受短暂缺氧的患者可施行喉罩下或气管插管全身麻醉。尤其是对宫腔镜手术患者采用喉罩全麻，相比静脉麻醉，更易于维持呼吸循环稳定；置入喉罩可以比气管插管少用或不用肌松药物，更有利于术后早期复苏拔管，避免拔管后肌松残余，更值得推广。

（二）麻醉管理

宫腔镜手术除了常规监测与输液外，主要应注意膨宫介质的不良反应与手术可能发生的并发症。

1. 机械性损伤

宫颈撕裂或子宫穿孔，一旦发生损伤应立即停止操作，如出血少，可给宫缩剂、止血药、抗生素，吸收性明胶海绵塞入宫腔或重新电凝止血。

2. 气栓或水中毒

（1）应用CO_2气体作为膨宫介质时有发生气栓的危险，一旦出现气急、胸闷、呛咳等症状应立即停止操作，给予吸氧及对症处理，维持呼吸循环功能稳定。

（2）应用大量低黏滞度灌流液时，液体大量吸收入血可导致血容量过多及低钠血症，严重者表现为急性左心衰和肺水肿。术中应密切监测与评估体液平衡情况，有报道在膨宫液中加入乙醇，监测呼出气乙醇浓度可提示膨宫液吸收程度。一旦发生水中毒，应立即降低膨宫压力，停止手术，给予吸氧、利尿剂、纠正低钠等电解质失调及其他对症处理。为预防其发生，术中应采取有效的低压灌流，控制手术时间。

3. 迷走神经紧张综合征

宫腔镜检查和手术中可发生迷走神经紧张综合征。该反应源于敏感的宫颈管受到扩宫刺激传导至Franken-shauser神经节，腹下神经丛，腹腔神经丛和右侧迷走神经，而出现临床症状，表现为恶心、出汗、低血压、心动过缓，严重者可致心搏骤停。对有宫颈明显狭窄和心动过缓者尤应注意预防，一旦发生应立即暂停相应手术操作，阿托品有一定预防和治疗作用。

（三）术后镇痛

宫腔镜手术一般时间较短，但手术中需要扩张宫颈管及切割子宫内膜或宫腔肿物，可能存在不同程度的疼痛和不适感，部分患者术后存在局部酸胀不适，可选羟考酮注射或口服，一般认为口服羟考酮 2 mg 相当于注射羟考酮 1 mg。

第三节　妇科腹腔镜手术的麻醉

腹腔镜起源于20世纪初期，于70年代发展应用于多种妇产科疾病的诊断和治疗。随着对疾病病理生理的了解增加以及设备的日益精细，腹腔镜手术适应人群越来越广泛。由于腹腔镜手术创伤小、出血少、恢复快等多种优点，腹腔镜手术被越来越多的患者接受。

然而，腹腔镜手术所需的气腹和患者体位导致的病理生理改变，使这类手术麻醉管理复杂化。在一些腹腔镜手术中，难以确定的内脏损伤、较难估计的失血量及血管损伤后瞬间大量出血等，是腹腔镜麻醉中高危险因素。对于操作过程中气腹导致腹内压增高的病理生理的认识是非常重要的，必须有意识地加强相关监测，对这类改变保持足够的反应，并且在术前做足够的评估和准备。

一、人工气腹的种类

腹腔镜手术为了充分暴露手术野，有利于手术操作，需应用气体行人工气腹。理想的人工气腹的气体应有以下特性：无色、无爆炸、无燃烧、不吸收或吸收很少、如有吸收对生理影响小且排泄快、无助燃作用、误入血管内气栓的发生机会小、在血中溶解度高。到目前还没有一种气体能完全符合要求，目前首选的气体为二氧化碳（CO_2），优点如下：① 血中溶解度高。② 使用电器和激光等不爆。③ 不燃且不助燃。④ 吸收和排泄较快。⑤ 很少发生气栓。⑥ 价格相对低。最大的缺点是 CO_2 经腹膜吸收后可发生高碳酸血症，尤其在手术时间偏长或气腹压力偏大时易于发生，会造成继发的呼吸循环影响。其他气体都有缺点。

（1）氦气　一种无色、无臭及无味的惰性气体，不爆炸、不燃也不助燃。气腹后对循环、呼吸功能影响也小，也不会发生呼吸性酸中毒，但血中溶解度比 CO_2 小，气栓发生的危险大，不常用。

（2）氩气　一种惰性气体，不爆炸，无燃烧，人体应用较少，在猪实验中发现氩气气腹后循环、呼吸功能稳定，血中溶解度比 CO_2 小，价格较贵。

（3）氮气　对循环、呼吸功能影响小，但在血中溶解度比 CO_2 小，气栓发生危害大。

（4）氧化亚氮　弥散性强，易引起肠管扩张，影响手术操作。注入血管易发生气栓，如腹腔镜手术损伤肠腔时肠腔气体与氧化亚氮相互作用有助爆的危险，氧化亚氮还可引起弥散性缺氧。因此，临床上不建议使用。

（5）空气　吸收后对人体生理影响小，但有助燃和发生气栓的危险。

（6）氧气　弥散性较差，易保留在腹腔，因而可产生良好的腹腔扩张及术野显露，但由于其助燃作用限制了电灼器的使用，故不常用于临床。

二、CO_2 气腹对人体生理功能的影响

（一）呼吸功能变化

腹腔镜手术中呼吸功能变化主要有功能残气量（FRC）、胸肺顺应性（CTOT）、氧合以及 CO_2 内环境稳定的变化。

1. FRC 与 CTOT

（1）仰卧位时患者功能残气量（FRC）减少 $0.7 \sim 0.8\,L$，全麻后进一步减少 $0.4 \sim 0.5\,L$，共降低约 20%，FRC 减少到甚至低于闭合气量（CV）。FRC 降低程度与体型有关，肥胖者降低更多，可达 50%。

（2）腹腔镜手术时腹内压（IAP）增高，腹腔容量增加，横膈上移，胸膜腔内压升高，使 FRC 进一步降低，通气/血流比例（V/Q）失调，$A-aDO_2$ 增加。

（3）平卧位腹腔充气后 CTOT 可降低 30%～50%，气道峰压和平台压升高，压力容量环形状上并没有改变。

（4）一旦气腹建立并保持稳定，CTOT不随患者体位倾斜而改变。

（5）术中常为避免高碳酸血症而增大每分通气量，CTOT并不随之改变，因此监测CTOT和压力容量环有助于分析导致术中气道压力突然增高的原因，如支气管痉挛、肌肉松弛度的改变等。

（6）胸肺顺应性CTOT并不随气腹时间延长而变化，在气腹放气后，肺顺应性和气道压又回到气腹前基础水平。

（7）腹腔内充气使Paw增高，Paw增高时可以通过吸气末平台压来反映CTOT变化，气腹时平台压增加36%～69%，平台压突然急剧变化提示有其他严重情况发生，如气道痉挛等。

（8）以往的观念认为，腹腔镜手术气腹后需调节呼吸参数增加每分通气量（MV）以维持$P_{ET}CO_2$在正常范围。现在有更多的学者主张在术中尤其是腹腔镜手术中采用允许性高碳酸血症的保护性肺通气策略，可选择较小潮气量（6～8 ml/kg）。

（9）头低位可加重肺膨胀不全，导致FRC、CTOT和肺总量的下降，肥胖、年老或虚弱的患者这些改变更为显著。

2. 氧合情况

气腹过程中，多数患者的氧合作用受到影响。

（1）升高的IAP可压迫到肺的基底段引起肺不张和通气/灌注比例失调，损害气体交换。

（2）ASA Ⅰ～Ⅱ级患者气腹后有CTOT及CO的变化，但可维持PaO_2及SvO_2正常。

（3）ASA Ⅲ级以上的患者由于CO、CI降低影响氧输送，同时伴乳酸性酸中毒影响动脉氧合，导致PaO_2及SvO_2降低。

3. CO_2及内环境变化

（1）CO_2气腹后可使血中CO_2升高造成高碳酸血症。气腹初期30 min，CO_2输送到肺增加30%。此时如增加患者MV至12%～16%可使$PaCO_2$维持正常。

（2）腹腔镜手术时CO_2升高的原因有：① 从腹膜腔大量吸收。② V/Q比例失调，生理无效腔增加，可能与腹膨胀、患者体位、机械控制呼吸以及CO下降有关，在老龄、肥胖及ASA Ⅲ级以上患者更易发生。③ 代谢增加，机体产生CO_2增加。④ 术中意外事件：如CO_2气栓、气胸、CO_2皮下气肿或纵隔积气、气管导管误入支气管致单侧肺通气等。⑤ 动物试验及临床观察CO_2气腹时$PaCO_2$明显增加，而用氦气气腹时$PaCO_2$维持正常，说明CO_2气腹时引起高碳酸血症的主要机制是CO_2的吸收而不是气腹所致腹内压增高的机械反应。所以对于术前肺功能第1秒呼气量（FEV1）及肺活量（VC）降低者以及ASA Ⅲ～Ⅳ级患者应加强$P_{ET}CO_2$或$PaCO_2$的监测。

（3）气体的吸收取决于气体本身的弥散性、吸收区域和腹膜腔壁的灌注情况，CO_2的弥散性比较高，大量的CO_2吸收入血，随之带来$PaCO_2$的升高。使用代谢监测仪可直接测量CO_2清除率（VCO_2），腹腔镜操作中患者体位以及腹腔压力增高导致的气道压力增高造成通气血流失调，同样导致CO_2张力增高。

（4）目前有更多的学者主张在术中尤其是腹腔镜手术中采用允许性高碳酸血症的保护

性肺通气策略。即应用较小潮气量（6～8 ml/kg），低每分通气量，允许动脉血二氧化碳分压适度升高（$PaCO_2 < 80～100$ mmHg），同时允许一定程度的呼吸性酸中毒存在，从而避免气压-容量伤。允许性高碳酸血症的关键是应维持血pH≥7.20，多数学者认为$PaCO_2$上升速度＜10 mmHg/h、$PaCO_2$≤100 mmHg较合适，多数学者主张当血pH＜7.15时需补碱。也有文献报道右美托咪定较丙泊酚可明显降低允许性高碳酸血症患者的颅内压，且可保持脑氧供需平衡。注意当$PaCO_2$在90～110 mmHg，可引起CO_2麻醉并抽搐。

（二）对血流动力学的影响

妇科腹腔镜手术中血流动力学的变化主要与麻醉、呼吸参数设定、患者的体位（Trendenlenberg体位）、腹内压增高及体内CO_2水平、神经内分泌变化等因素有关。

1. 全麻诱导

麻醉药直接抑制心肌及降低交感神经张力使血管扩张，血容量相对不足继而MAP、SVR、SV、CI均降低，HR维持不变或轻微增加。日间手术患者经门诊及术前详细评估，均能耐受麻醉诱导引起的循环波动。需要注意的是很多日间手术中心推荐使用麻醉药物靶控输注模式给药，这一给药模式在初始给药的瞬间给药速度往往可以达到1 200 ml/h，对循环影响较大，对于老年或耐受差的患者可使用阶梯式靶控输注诱导。

2. 体位

头低体位使心脏容量增大，上腔静脉容量明显增加，这种变化对原先已有心肌病或肺淤血的患者足以诱发致命性急性心脏扩大或急性肺水肿等意外，因此这类患者应考虑慎用腹腔镜手术治疗。麻醉诱导使心脏指数（CI）减少，CO_2气腹初期CI进一步减少至患者清醒时的50%。气腹前，患者头低位或头高位对CO、SV的影响轻微，但气腹后，无论患者是头高位还是头低位，与气腹前相比，CO、CI皆明显降低。

3. 气腹

（1）气腹导致腹内压增高，初期当IAP＜10 mmHg时，使静脉回流短暂增加，CVP升高，SV和CO增加，系直接压迫腹部容量血管所致。

（2）当IAP＞10 mmHg，使膈顶向头侧移位，正压传导到心包膜，导致胸膜腔内压和右房压升高，引起心充盈压（PAWP、CVP）增高。

（3）气腹直接压迫腹腔内血管系统使血供及静脉回流减少，使得测量的中心静脉压升高而心脏的实际充盈减少，同时外周阻力增加，脉压减少，股静脉压力增高，流速减慢，下肢回流减少。

4. CO_2吸收

（1）长时间CO_2气腹后CO_2吸收蓄积可发生高碳酸血症。气腹后短期内CO_2快速排出（27～37 ml/min），随后慢慢减少，初期腹膜及肠壁快速吸收CO_2，随着时间延长，腹膜表面扩展使血管受压而渐渐吸收减少。

（2）高碳酸血症时交感神经兴奋，CO_2吸收入血，刺激颈动脉体和主动脉体化学感受器，也使儿茶酚胺的释放增加，常常表现为CO、MAP增加及血浆肾上腺素、去甲肾上腺素浓度增加。

5. 神经内分泌变化

CO_2 气腹时腹内压增加和 CO_2 吸收引起的高碳酸血症是造成患者神经内分泌变化的主要因素,主要变化有:① 抗利尿激素分泌增加。② 肾素-血管紧张素-醛固酮系统激活。③ 儿茶酚胺释放增加。气腹后短期内,血浆多巴胺、血管紧张素、肾上腺素、去甲肾上腺素、肾素、皮质醇等均可增加。血管紧张素及去甲肾上腺素血浆浓度的增加与 CI、MAP 及 SVR 的变化呈相关。24 h 尿液香草基杏仁酸(VMA)浓度比开腹术高 1.5 倍。

(三) 对脏器循环的影响

1. 肾脏

腹腔镜手术过程中患者的尿量通常减少,其原因有以下几点。

(1)增高的腹内压机械压迫肾脏实质,肾动、静脉。当 IAP 从 10 mmHg 增加到 20 mmHg 时,肾血管阻力提高 55%,肾小球滤过率减少 25%。气腹可致肾灌流量减少,功能降低;如解除气腹后尿量并不立即恢复,提示除了机械因素外尚有其他因素参与,部分患者肾血流的减少可以持续到术后 2 h。

(2)腔静脉受压。

(3)抗利尿激素水平增加。

(4)肾素-血管紧张素-醛固酮系统激活,进一步引起肾血管收缩,降低肾灌注。艾司洛尔可以抑制肾素的释放,增加患者的尿量。当用温暖的 CO_2 气体进行气腹时,可引起局部肾血管扩张,肾血流增加,患者的尿量可明显增加。

人体肾周围有丰富的脂肪组织,而且肾包膜也较坚韧,在人体气腹压力控制在 2.0 kPa(15 mmHg)或以下并不至引起不可逆肾功能损害甚至肾衰,但尽量降低气腹压力无疑更为安全,尤其是手术时间长或肾功能本已受损的患者。

2. 肝脏和肠道

(1)增高的腹内压直接压迫腹腔器官、肝脏和胃肠道。当 IAP 从 10 mmHg 增加到 15 mmHg 时,胃血流减少 54%,空肠血流减少 32%,结肠血流减少 4%,肝血流减少 39%,腹壁血流减少 60%,十二指肠血流减少 11%。

(2)门静脉流量随腹内压升高进行性降低,门脉压及门脉-肝内血流阻力进行性上升。尤其在腹内压 24 mmHg,门静脉血流量较气腹前降低 34%,门静脉压力及门脉-肝内血流阻力分别上升 2.6 倍和 5.5 倍,解除气腹后三者即刻回到基础值。

(3)腹内压增高可压迫腔静脉,影响静脉回流,进而引起毛细血管内压力升高,为防止液体外渗,启动肌源性自动调节机制,引起腹腔脏器小动脉平滑肌收缩,管腔变窄,压力上升。猪肠系膜动脉在腹内压 20 mmHg 时,流量减少 27%,门脉血相应下降 22%。

(4)腹膜伸展及下腔静脉回心血量降低均可刺激体内儿茶酚胺及血管加压素等释放,使肠系膜及肝脏等腹内脏器血管系统收缩,肝动脉血供减少。因此,低血压、休克、肝硬化或门脉高压等情况下,为避免进一步加重肝脏缺血,不主张气腹下行腹腔镜手术。

(5)在气腹过程中腹腔脏器微循环也发生相应变化。表现为胃黏膜 pH 下降,后者可能是血流动力学改变的早期指征,较 CO、SVR、乳酸等指标敏感,反映内脏缺血和低灌注。但也有文献发现IAP在13 mmHg以内,内脏及肝血流和内脏器官氧耗无变化。

3. 脑

动物试验发现使用氦、氧化亚氮、CO_2气腹后均有颅内压增加,CO_2组气腹后$PaCO_2$及$P_{ET}CO_2$明显增高及血pH降低,颅内压升高程度更显著。

CO_2气腹可引起脑血流量增加,流速增快,颅内压及脑脊液压力上升。其原因可能与气腹压力、体内CO_2水平、脑血管收缩及脑血管阻力改变等因素有关。

颅内压(ICP)在腹腔镜手术过程中可能升高。CO_2吸收可以扩张脑血管,提高脑血流,增高的ICP提高了胸膜腔内压,大脑静脉血回流障碍,患者头低位,则进一步提高脑灌注,减少脑回流。

4. 眼压

眼压是眼内物质作用于眼球壁的压力,由眼内各成分(包括房水和血液)的量所决定,CVP及$PaCO_2$为影响眼内物的重要因素,因此有青光眼、视网膜剥脱或合并眼外伤患者应慎用腹腔镜。

5. 内分泌

血糖和皮质醇的升高均与机体应激反应的程度直接相关。研究表明,妇科腹腔镜手术过程中切皮、牵拉和切除子宫附件等导致的应激反应轻于开腹手术,但气腹和体位改变等亦会使患者产生较明显的应激反应。其应激反应的大小与气腹时间的长短及$PaCO_2$的升高程度有关。气腹时间愈长,$PaCO_2$愈高,则反应愈强,血糖升高愈明显。

三、妇科腹腔镜手术的麻醉处理

(一) 术前评估及用药

1. 术前评估

尽管腹腔镜手术创伤及应激反应小于开腹手术,但是由于腹腔镜手术CO_2气腹对人体生理功能的影响及手术体位对患者生命器官功能的影响,因而麻醉前必须全面评估患者的全身情况,排除禁忌证。

(1)麻醉前应了解腹腔镜手术方案,确定是拟行诊断性手术还是治疗性手术。前者手术刺激小,时间短,后者手术刺激大,时间较长,制订麻醉计划时需考虑其长时间的屈氏(Trendenlenberg)体位及气腹腹膜刺激。

(2)ASA Ⅰ～Ⅱ级患者对体位及CO_2气腹的影响一般都能耐受。但屈氏体位及CO_2气腹可能对心、肺储备功能受损的ASA Ⅲ级以上患者导致严重并发症。术中高碳酸血症使脑血流增加,颅内压升高。凡术前有颅内高压、脑室腹腔分流及腹腔内静脉与颈静脉分流的患者禁忌CO_2气腹腹腔镜手术。

(3)CO_2气腹时CI降低,MAP、SVR增高,使心室壁张力增加,氧耗增加可加重心肌缺血。一旦由于各种原因致血压升高或心动过速时,对心肌缺血尤其是充血性心力衰竭史的患者可造成严重后果。对于这类患者应尽量应用药物治疗使心功能改善后再行腹腔镜手术。

一旦术中发现血流动力学急剧波动,可考虑使用硝酸甘油、多巴酚丁胺和尼卡地平等药物。在气腹的心脏病患者中,后负荷的增加是血流动力学改变的主要因素。尼卡地平选择性作用于动脉阻力血管,并不减少静脉血回流量,适于充血性心力衰竭的患者,可能比硝酸甘油更适合用于这类患者的治疗。

2. 术前用药

日间手术患者都为手术当日入院,大部分患者可不用术前用药,部分情绪紧张、焦虑及儿童建议使用术前用药。

(1)术前用药目的 ① 使患者情绪安定、合作,减少焦虑,产生必要的遗忘。② 减少某些麻醉药物的不良反应。③ 调整自主神经功能,消除或减弱一些不利的神经反射活动,特别是迷走神经反射。④ 缓解术前疼痛。⑤ 稳定机体的血流动力学稳定及内环境稳定。⑥ 减少腺体分泌,保持术中呼吸道通畅。

(2)术前用药原则 ① 常用咪达唑仑、哌替啶或吗啡,阿托品或东莨菪碱。② 一般情况差、衰弱、年老、休克、甲减需酌减镇静镇痛药物,1岁以下婴儿不用;年轻、体壮、情绪激动、甲亢者需要酌增。③ 多种麻醉前用药复合应用时,应根据药物的作用酌情减量。④ 呼吸功能欠佳、颅高压及产妇禁用麻醉性镇痛药,呼吸系统炎症在炎症尚未得到控制和痰液未彻底排出情况下,慎用抗胆碱药。⑤ 小儿对镇痛药耐量小,易引起呼吸抑制,其剂量应严格按体重计算。⑥ 小儿腺体分泌旺盛,抗胆碱药剂量宜大。

(二)麻醉监测

麻醉医师应对术中可能出现的严重血流动力学改变,氧合和通气功能损害及 CO_2 吸收和排出实施监测和评估。

(1)常规监测项目包括心电图、无创血压、氧饱和度、呼气末 CO_2、气道压等。全身麻醉患者需要监测通气指标(潮气量、每分通气量、呼吸频率、气道压等),观察呼气末 CO_2 连续曲线变化可判断 CO_2 蓄积情况,并有助于早期发现气栓的情况,气腹期间注意保护气道,警惕胃内容物反流误吸的可能。

(2)对于术前合并有呼吸、循环疾病的患者,需行桡动脉穿刺监测动脉血压,这类患者往往 $P_{ET}CO_2$ 和 $PaCO_2$ 差别较大,桡动脉置管可行动脉血气监测,获得准确的 $PaCO_2$ 数值。

(3)肌松监测十分重要,尤其对手术时间较长的患者,有助于及时发现肌松药物蓄积,避免术后肌松药残余,导致低氧、呼吸抑制甚至严重后果。

(4)当手术时间超过 1 h,低温就可能发生,因此需行温度监测,适当保温。

(三)麻醉选择

麻醉选择以快速、短效、能解除人工气腹不适、能避免 CO_2 气腹生理变化为原则,首选全身麻醉。麻醉深度监测、肌松监测、靶控输注技术及静吸复合麻醉在全身麻醉管理中的合理应用,有利于日间手术患者术毕快速苏醒。

1. 全身麻醉

(1)喉罩全身麻醉 喉罩作为一种声门上的通气装置,是介于气管导管和面罩之间的一种特殊人工气道,术中可保留自主呼吸,可行机械通气,特别适用于日间手术麻醉。与气管插管比较,喉罩的优点在于:① 能适当减少麻醉药用量,便于维持呼吸循环稳定,降低诱导和苏醒期血流动力学的剧烈波动。② 有利于保证适当的麻醉深度,利于手术操作。③ 在监测 $P_{ET}CO_2$ 的情况下可随时保持每分通气量在正常范围。④ 置入喉罩可以比气管插管使用更少肌松药,也同样避免了肌松拮抗药的过多使用,更有利于加快术后肌力恢复和术后早期复苏拔管,避免拔管后肌松残余作用。但需要注意的是喉罩不能完全隔离气道和食管,可能发生误吸,对于饱胃、呕吐、有上消化道出血风险的患者不宜使用。

（2）气管插管全身麻醉　采用气管插管的全身麻醉,在使用肌松药作用下对患者施行呼吸控制,既利于保证适当的麻醉深度和维持有效的通气,又可避免膈肌运动,利于手术操作,是妇科腹腔镜手术适宜的麻醉方法,尤其适合手术时间较长或术中需要频繁变动体位或角度的患者,同时也避免了喉罩移位对合不佳导致的通气受限及术中反流误吸的风险。

（3）麻醉用药总的选择原则　起效迅速、消除快、作用时间短,镇痛镇静效果好,心肺功能影响轻微,无明显不良反应和不适感。多采用速效、短效、舒适的药物。丙泊酚、依托咪酯、瑞芬太尼、七氟烷和地氟烷等全麻药物,具有起效快、作用时间短、恢复迅速、无蓄积等优点,特别适合于日间手术。

丙泊酚能减少术后恶心呕吐的发生,苏醒质量高,目前已成为日间手术应用最广的静脉麻醉药。随着靶控输注技术的发展使得静脉麻醉药使用更精确,可控性好。选择丙泊酚和短效阿片类药物行靶控输注不仅术中可以维持适当的麻醉深度,而且术后患者苏醒快速。丙泊酚全麻诱导剂量推荐 TCI 靶浓度 4～6 μg/ml；全麻维持推荐剂量 TCI 靶浓度 3 μg/ml,可根据手术刺激强度及个体差异调节靶浓度。

依托咪酯除起效快、作用时间短和恢复迅速外,最显著的特点是对循环功能影响小,呼吸抑制作用也较轻。

瑞芬太尼是新型超短时效阿片类镇痛药,消除迅速,但术后疼痛的发生时间也相对较早,故应根据手术进程适当联合使用其他镇痛药物。短效镇痛药阿芬太尼较芬太尼作用持续时间短,亦适用于短时手术的麻醉,但长时间输注后维持时间可能迅速延长。

舒芬太尼是一种强效的合成类阿片药物,脂溶性高、起效迅速、镇痛作用较强,具有对心功能影响较小、血流动力学平稳等优点,安全范围大,作用持续时间长,反复给药很少产生蓄积作用。舒芬太尼目前已广泛应用于妇科腹腔镜患者的手术麻醉,在全身麻醉的诱导与维持中,舒芬太尼能较好地抑制气管插管引起的心血管反应和应激反应,并能减少手术体位和气腹对患者生理造成的影响;在术后镇痛方面,适当剂量对呼吸、循环无明显抑制作用,镇痛效果好,不良反应较少。

右美托咪定为美托咪定的右旋异构体,是高选择性 α_2 肾上腺素能受体激动剂,具有中枢性抗交感作用,能产生近似自然睡眠的镇静作用,同时具有一定的镇痛、利尿和抗焦虑作用,呼吸抑制很轻微,具有保护心、肾和脑等器官功能的特性。右美托咪定用于妇科腹腔镜手术时血流动力学平稳,可降低其他麻醉药物剂量,拔管平稳,可降低术后烦躁和谵妄,易于唤醒,几无呼吸抑制,但需注意只可滴注,不可静推。

吸入麻醉药物可选择地氟烷、七氟烷、安氟烷、异氟烷，其中以地氟烷、七氟烷的组织血液溶解度低，血气分配系数也低，因此诱导和苏醒更迅速，利于日间手术麻醉。

肌松药使用应根据手术情况选择，对于短时间的浅表手术，一般不需要使用肌松药，需要完成气管内插管或在手术中需要肌松时可根据情况选择中、短效的肌松药。其中常用药物有顺阿曲库铵和罗库溴铵，前者为苄异喹啉类肌松药，在体内降解主要依靠在生理 pH 及体温下发生的霍夫曼消除，顺阿曲库铵的 ED_{95}（刺激尺神经引起的拇内收肌颤搐反应受到 95% 抑制所需的药量）大约为 0.05 mg/kg。罗库溴铵为甾类非去极化肌松药，是所有中时效肌松药中起效最快的药物，ED_{95} 约为 0.3 mg/kg，一般使用 2 倍 ED_{95} 诱导后大部分患者在 60～90 s 内可以获得满意的插管条件；消除主要以原形自胆道排出，患有肝胆疾病或门脉高压的患者罗库溴铵的作用时间会延长，术中追加肌松药需根据手术进程并在肌松监测下进行，注意复苏期间避免肌松残余，适度拮抗，保障术后安全。

2. 硬膜外阻滞

麻醉平面在 T6～S5 基本可以满足妇科腹腔镜手术的需要。清醒患者的每分通气量可代偿性增加，以维持正常的 PaO_2 和 $PaCO_2$。腹内压增加致静脉回流降低，通气 / 血流比增高，均可使 $P_{ET}CO_2$ 下降。清醒患者因咽喉反射未消失，尚可不致出现误吸。CO_2 对膈肌和腹膜的直接刺激，多数患者主诉肩臂放射性疼痛，加之对气腹与宫颈抬举等不适感，此时除减慢充气速度（1.5 L/min）外，常需辅助强效麻醉性镇痛药。特殊的头低体位也会给患者带来不适感。

硬膜外阻滞要求麻醉平面很宽，对循环影响大，手术刺激牵拉反射致患者不适，常需辅用强效麻醉性镇痛剂，将带来呕吐、误吸的危险，加上气腹所致的生理改变不易纠正和控制，这些均是硬膜外阻滞难以解决的问题，不宜推荐采用。

（四）并发症的防治

1. 气栓

腹腔镜手术气腹过程中，气栓虽然是一个十分少见的并发症，但却是最令人害怕和最危险的并发症。

CO_2 气体可经腹膜吸收，每分钟吸收可达 20～30 ml，CO_2 气泡从破裂的静脉进入血液循环。但也有报道无血管损伤的情况下发生气栓。气栓多数发生在气腹的初始充入阶段，针头和 trocar 直接置入血管，或气体直接充入腹腔脏器中都会导致气体直接充入血管内，因此，腹腔内开始充入 CO_2 时一定要缓慢。

多数的气栓到达右心，有的能通过动 - 静脉分流或卵圆孔到达左心。低血容量是产生气栓的一个危险因素。气腹使静脉回流受阻容易导致低血容量。多数情况下，气栓无明显症状，但亦有致命性 CO_2 气栓的报道。

尽管 CO_2 气腹致肺栓塞的发生率很低，但一旦发生后果严重，病死率极高。CO_2 气体每分钟 1.5 ml/kg 或空气每分钟 0.3 ml/kg 缓慢注入静脉时，气体可通过肺泡毛细血管膜吸收，不会引起任何临床表现。只有当大量 CO_2 气团进入右心房到右心室再到肺动脉发生严重肺栓塞时才会发生严重后果。

气栓的主要临床表现和诊断依据为突发性血压急剧下降、急性肺高压、右心衰竭致心搏骤停。用食管听诊器或胸前壁听诊闻及 "水车样" 杂音（mill-wheel murmur），$P_{ET}CO_2$ 突然下降或为零，最可靠的诊断是心前区多普勒超声监测。

CO_2 气体肺栓塞的治疗要迅速、准确、及时。一旦确诊立即停止充气，进行气腹排气，将患者置于头低左侧（Durant）斜坡卧位以阻止气体从右心室进入肺动脉，同时少量 CO_2 气体也可经肺动脉回至右心室，有条件可经中心静脉或肺动脉插管抽出气体栓子。

心搏骤停患者必须同时进行心肺复苏，心外按压可以将 CO_2 栓子粉碎成小气泡。CO_2 血中的高溶解性，导致其会被血流快速吸收，CO_2 栓塞的临床症状可迅速缓解。心肺旁路可以成功地用于大量 CO_2 气栓。复苏成功后血管内仍残留气体栓子，特别当怀疑发生脑血管栓塞时，应经高压氧治疗。

2. 皮下气肿、纵隔与心包积气、气胸

文献报道，腹腔镜皮下气肿的发生率为 2.7%，偶可合并一侧或双侧气胸，也有大面积皮下气肿且合并膈肌完好下气胸的报道。发生原因如下。

（1）气腹时气体经气腹针或术中经操作器械的管道旁组织间隙进入腹壁软组织。

（2）手术时间长，注入 CO_2 量过大，气腹压力过高，促使 CO_2 逸出至腹膜外或解剖薄弱部如食管裂孔与纵隔潜在腔隙。

（3）先天性胸膜通道或解剖薄弱如食管裂孔。

（4）由于纵隔气肿内压增高，过高的纵隔内压通过纵隔上段经胸廓上口与颈部相连处 CO_2 气体进入头、颈、胸部的皮下。

（5）纵隔压力太高可使纵隔膜破裂，气体进入胸腔，发生气胸。纵隔内 CO_2 也可弥散至心包引起心包积气。

（6）腹壁穿刺造成侧孔，CO_2 由侧孔进入皮下，形成皮下气肿，也有人认为皮下组织比腹腔更易吸收 CO_2 所致。

皮下气肿、纵隔与心包积气、气胸的诊断主要是严密观察患者和加强监测。皮下气肿一般发生在注气后 30 min 左右。当 Paw 明显升高、$P_{ET}CO_2$ 升高经过度通气不能下降以及 SpO_2 下降时，同时存在颈、面、胸有气肿，触诊明显捻发感和按压皮肤有凹陷时诊断即可成立。

一旦发现皮下气肿，首先必须要排除是否同时存在气胸及心包积气，可通过听诊和急诊床边摄片或经胸多普勒超声诊断。单纯皮下气肿可用粗针多处穿孔排气，同时可加大通气量，轻度患者可自行吸收；如有气胸立即解除气腹，并行胸腔闭合引流；心包积气可做心包穿刺抽气；严重纵隔气肿可行胸骨上凹皮肤穿刺抽气或切开纵隔膜引流，可有明显的气体溢出。

皮下气肿、纵隔与心包积气、气胸只要及时发现、及时处理，一般无不良后果。当发生皮下气肿，尤其是全身广泛皮下气肿及气胸后，高弥漫性的 CO_2 经皮下组织吸收进入血液循环，可导致严重的酸碱平衡失调。此时宜暂停气腹，调整呼吸参数，尽量排出 CO_2，并尽快结束手术或改开腹手术更为安全。

3. 神经损伤

过度头低位神经受损是潜在的并发症,须避免过度伸展上肢,小心使用肩托,以免损伤臂丛神经。腓总神经最易受损,当患者位于截石位时须注意保护,可在截石位支架内多加软垫,避免局部受压,损伤神经。

4. 胃内容物误吸

气腹使腹内压升高,也使胃内压升高,有胃内容物反流、误吸的危险,可导致吸入性肺炎。临床上必须有足够的认识。

预防方法:术前禁食 6 h 以上,禁水 2 h,术前可应用抗酸药和 H_2 受体阻滞药,提高胃液 pH 以减轻误吸的严重后果,气管插管选用带气囊导管,气腹过程中常规将气囊充足。

5. 恶心、呕吐

腹腔镜手术后恶心呕吐的发生率很高,其原因和下列因素有关:① 气腹、腹腔内手术操作刺激胃肠黏膜,机械压迫胃肠道。② 麻醉药物、术后镇痛药的应用。③ 刺激迷走神经末端。④ CO_2 扩张脑血管造成颅内压升高。

恶心呕吐不仅给患者带来痛苦,还增加误吸的可能性及由此带来的一系列并发症如肺部感染、颅内压升高等,影响到患者的康复。

预防和治疗术后恶心呕吐的药物有:地塞米松、昂丹司琼、氟哌利多、盐酸托烷司琼,由于术后恶心呕吐主要发生在术后 24 h,所以在麻醉诱导时或手术结束时给一次止吐药即可。也可将止吐药加入术后镇痛泵中持续泵入。

6. 血栓

气腹减少下肢静脉回流,如果手术时间过长有产生深静脉血栓和肺动脉栓塞的危险。对于高危人群低分子肝素和抗血栓药可作预防治疗。

7. 高碳酸血症和酸碱平衡失调

气腹过程中,CO_2 从腹腔迅速被吸收到血液循环中。在相对低 IAP 如 10 mmHg 时,吸收率就达到高峰。吸收的 CO_2 只有通过肺才能排出去。部分患者在麻醉过程中所吸收的 CO_2 未完全排除,需在恢复期逐渐排出体外。

腹腔镜手术时 CO_2 升高的原因有:从腹膜腔大量吸收;V/Q 比例失调,生理无效腔增加。可能与腹膨胀、患者体位、机械控制呼吸以及 CO 下降有关,肥胖、ASA Ⅲ 级患者、有潜在肺部疾病的患者更易于发生 CO_2 升高。CO_2 气腹后血中 CO_2 升高可造成高碳酸血症。为了使 $PaCO_2$ 维持正常,提高潮气量,保持低频率是最有效的通气方式。术前肺功能第一秒用力呼气量(FEV1)及肺活量(VC)降低者以及 ASA Ⅲ～Ⅳ级患者应强调监测 $PaCO_2$。对合并肺部疾病的患者,如果拔管过早,则有可能导致术后高碳酸血症和酸中毒,恢复期延长一定的机械通气时间有利于患者排除多余的 CO_2。

8. 疼痛

(1)腹腔镜手术创伤较开腹手术相对较小,但是疼痛强度并不明显降低,疼痛性质也与开放手术不同。开腹手术后,患者主诉体腔外壁(腹壁)疼痛;而腹腔镜术后,患者主诉内脏痛,盆腔痉挛痛,横膈刺激后的肩痛,以及特殊体位造成的颈肩痛等。

（2）腹腔镜手术后24 h约80%的患者主诉疼痛，48 h后约50%的患者仍主诉疼痛。疼痛包括三方面的内容：内脏、腹壁及反射性疼痛。术后第一天以内脏疼痛最为明显，第二天以反射性疼痛明显。影响腹腔镜术后疼痛的程度有关因素：残留气体容积；用于气腹的气体类型；腹内压大小；充入气体的温度及容积；手术时间长短等。

（3）预防措施　① 保持IAP < 12 mmHg，避免IAP明显增高和长时间充气。② 应用湿化和温暖的气体充入。③ 提高围术期镇痛药物剂量。

（4）治疗措施　① 非甾体抗炎药。② 腹腔内应用局麻药或盐水冲洗。③ 腹横肌平面阻滞或伤口处应用局麻药。④ 尽可能排尽剩余气体。⑤ 减少切口大小和数目等。⑥ 应用术后PCA镇痛可以达到良好的持续镇痛作用，是目前最有效的方法。

第四节　取卵的镇静与镇痛

目前育龄夫妇无法正常怀孕的比例高达8%～10%，此类患者往往需要借助辅助生殖技术的帮助，其中大部分需要获得女方成熟的卵子，以与精子结合。

一、手术特点

（一）人工取卵方式经阴道B超引导

将取卵针穿过阴道穹窿，直达卵巢吸取卵子，并立即在显微镜下将卵子移到含胚胎培养液的培养皿中，置37℃的培养箱中培养。取卵后4～5 h将处理后的精子与卵子放在同一个培养皿中，共同培养18 h后，可在显微镜下观察受精情况。对于常规方法失败或质量差的精子，有时也会采用卵浆内单精子注射，以提高受孕率。

（二）移植胚胎的数目

随后依据患者的年龄、曾经怀孕与否及胚胎的质量，决定移植胚胎的数目，多余的胚胎可冷冻保存。

二、麻醉方法

取卵的操作可以在局麻下或无麻醉条件下完成，但多数患者会有较强的疼痛感，特别是卵巢刺激后卵子较多的患者需要反复穿刺，卵巢位置偏高需要穿过较多组织，患者极度紧张时，往往需要麻醉的帮助。上海交通大学医学院附属仁济医院采用短效静脉麻醉药，基本可满足快起效、快清醒的要求，为患者提供舒适和安全的保障。

将患者放置截石位，消毒铺巾后，静注丙泊酚（1～2 mg/kg），随后瑞芬太尼（0.5～1 μg/kg），根据患者反应、取卵持续时间（麻醉医师可同时观察B超显示），逐次追加瑞芬太尼（10～20 μg/次）。若卵泡数量较多，在手术换另一侧时，可以追加丙泊酚10～30 mg。

一般在手术医师退出穿刺针，用消毒棉球擦拭阴道后，1～2 min即可唤醒患者，在工勤搀扶下到恢复室休息，待完全符合离院标准后准予离开手术室。

三、注意事项

（一）呼吸循环监测

虽然患者年龄较轻（24～40岁），也应有完备的呼吸循环监测，准备好气道支持与抢救设备。由于此类手术多位于生殖中心手术室，离综合手术室较远，需要配备足够的人力，以便发生情况时可以及时处理。

（二）防治呼吸抑制

据上海交通大学医学院附属仁济医院近年来完成的数万例取卵麻醉的经验，最常见的并发症是呼吸抑制，绝大多数患者可在托下颌后好转，部分需要面罩加压通气，个别需要使用喉罩等通气道辅助（<1/10 000）。所以对于有鼾症可能或BMI大于30的患者，需要减缓药物给予速度，尽早开始托下颌保持气道通畅，有必要也可提早给予面罩加压通气。

（三）防治恶心呕吐

由于术前激素的使用，阿片类药物的作用，手术操作的刺激，虽然术前严格禁食，往往也容易发生手术后的恶心呕吐。术前可常规给予5-HT阻滞剂，如托烷司琼等；术后让患者尽早起床，完全清醒后考虑尽早进食。

（四）卵巢过度刺激综合征

个别患者术后会出现腹胀、腹水（甚至胸水）、卵巢增大、胃肠道不适、少尿等症状，称为卵巢过度刺激综合征，症状会持续2个多月才逐渐消除。此类患者有较多卵泡或E2较高水平时，可以在取卵时静脉输注人工胶体，增加患者的胶体渗透压，可能会减轻相关症状。

（五）注意术后并发出血

取卵手术操作可能有并发症，如感染、血肿、腹腔出血、皮样囊肿破裂、肠道和子宫损伤等。取卵后应用B超对盆腔情况进行全面评估，如卵巢或血管有活动性出血，应用阴道探头或海绵条直接压迫止血，同时可以静脉给予止血药物。对于术后主诉有剧烈疼痛的患者要排除相关可能并发症后方可允许其离院。

（六）肥胖和年龄较大的妇女

由于二胎政策的全面放开，有部分年龄较大的妇女（>40岁）有生育二胎的需求，但因本身或配偶因素需要辅助生殖进行取卵。这些妇女往往体重指数较高，药物代谢相较于年轻女性更慢，但药物需求量却相当，所以对于此类患者需要更早开始给药，但注射速度要更慢，同时注意其呼吸抑制的情况，术后也需要严密观察，符合PACU离室标准方可让其离开。

（周洁　周仁龙）

------------------------------ 参 考 文 献 ------------------------------

［1］陈红芽，徐铭军. 腹横肌平面阻滞在腹部手术术后镇痛中的应用［J］. 国际麻醉学与复苏杂志，2014, 35：646-649.

［2］蒋元.宫腔镜术中右美托咪定复合异丙酚的麻醉效果分析［J］.当代医学,2018,1：95-97.

［3］Foul C G. Absorbtion of irrigation fluid during transcervical resection of endometrium［J］. Brit Med J, 1990, 300: 748-752.

［4］张国云.喉罩全麻与蛛网膜下腔阻滞(腰麻)在宫腔镜手术中的应用效果［J］.特别健康,2018,13：69-70.

［5］Garry R. Safety of hysteroscopic surgery［J］. Lancet, 1990, 336: 1013-1014.

［6］Istre O, Skajaa K, Schjoensby A P, et al. Changes in serum electrolytes after transcervical resection of endometrium and submucous fibroids with use of glycine 1.5% for uterine irrigation［J］. Obstet Gynecol, 1992, 80: 218-222.

［7］Joseph M, Dermot K, Sorin J B. Dilutionalhyponatremia during endoscopic curettage: the "Femal TURP Syndrome"［J］. Anesth Analg, 1994, 78: 1180-1181.

［8］McSwiney M, Hargreaves M. Transcervical endometrial resection syndrome［J］. Anaesthesia, 1995, 50: 254-258.

［9］Vulgaropoulos S P, Haley L C, Hulga J F. Intrauterine pressure and fluid absorption during continuous flow hysteroscopy［J］. Am J Obstet Gynecol, 1992, 167: 386-391.

［10］Kranke P, Diemunsch P. The 2014 consensus guidelines for the management of postoperative nausea and vomiting［J］. Eur J Anaesthesiol, 2014, 31: 651-653.

［11］Aho M, Scheinin M. Lehtinen A M, et al. Intramuscularly administered dexmedetomidine attenuates hemodynamic and stress hormone responses to gynecologic laparoscopy［J］. Anesth Analg, 1992, 75: 932-939.

［12］Kumar G, Stendall C, Mistry R, et al. A comparison of total intravenous anaesthesia using propofol with sevoflurane or desflurane in ambulatory surgery: systematic review and meta-analysis［J］. Anaesthesia, 2014, 69: 1138-1150.

［13］吕忠杰,崔宝娟,沈洪波,等.骶管阻滞与静脉麻醉用于宫腔镜检查的比较研究［J］.医学信息,2017,24：37-40.

［14］丑靖,颜萍平,杨沁婧,等.羟考酮用于宫腔镜手术镇痛的临床观察［J］.临床麻醉学杂志,2017,(8)：810-811.

［15］万茹,马正良,马虹,等.日间手术麻醉专家共识［J］.中华医学会麻醉学分会,2017.

［16］田玉科,冯艺,严敏,等.成人日间手术后镇痛专家共识［J］.中华医学会麻醉学分会,2017.

［17］王丽萍,陈国忠.右美托咪啶与异丙酚镇静下允许性高碳酸血症患者颅内压及脑氧代谢的比较［J］.中华麻醉学杂志,2011,(31)：397-400.

［18］黎海平,石少梅,李宇,等.舒芬太尼在妇科腹腔镜手术麻醉中的应用进展［J］.医学综述,2017,(7)：1388-1392.

［19］陈淑梅,宋艳华.七氟醚与瑞芬太尼静脉吸入复合麻醉在妇科腹腔镜手术麻醉中的应用探讨［J］.山西医药杂志,2017,(11)：1359-1360.

［20］赵海金.右美托咪定对妇科腹腔镜手术患者麻醉恢复的影响［J］.数理医药学杂志,2017,(9)：1341-1343.

［21］Graham A J, Jirsch D W, Barrington K J, et al. Effects of intraabdominal CO_2 insufflation in the piglet［J］. J Pediatr Surg, 1994, 29: 1276-1280.

［22］Vilos G A, Vilos A G. Safe laparoscopic entry guided by Veress needle CO_2 insufflation pressure［J］. J Am Assoc Gynecol Laparosc, 2003, 10: 415-420.

［23］冯丹丹,马正良,顾小萍,等.妇科日间腹腔镜手术麻醉管理：回顾性分析［J］.中华麻醉学杂志,2017,37：121-122.

第二十八章
泌尿外科日间手术麻醉

泌尿外科日间手术种类多,常见手术类型包括内镜泌尿手术、腹腔镜手术、前列腺冷冻术、尿道悬吊术、体外冲击波碎石术、鞘膜积液、包皮环切等。接受日间泌尿外科手术的患者年龄跨度广、病情差异大、对体位及设备有特殊要求,麻醉时宜结合日间手术特点根据患者病情、手术范围、手术特殊要求,选择既能满足手术需求,又有利于患者术后快速恢复的麻醉方式。

第一节 麻醉基本要求

一、病情特点

泌尿外科日间手术麻醉病情特点为:① 疾病种类广泛,包括肾、输尿管、膀胱、前列腺、尿道、外生殖器等肿瘤、炎症、结石、畸形等,患者年龄跨度大,各年龄组均可发病。② 老年患者多见,可能合并其他重要脏器疾患,如冠心病、高血压、糖尿病等。③ 日间手术患者住院时间短、流动性大、周转快,对麻醉及围术期管理提出了更高的要求。④ 尿路梗阻患者常并发感染,需应用抗生素治疗。⑤ 部分患者有肾功能损害,术前需要治疗,围术期应保护和改善肾脏功能。

二、麻醉要求

(一) 泌尿生殖系统的神经支配

泌尿生殖器官位于腹腔、盆腔、腹膜后和会阴部,受交感神经和副交感神经支配,而一般手术的感觉神经,则来自T6至S5脊神经(表28-1)。

表28-1 泌尿生殖系统神经支配

脏 器	交感神经	副交感神经	痛觉传导的脊髓水平
肾脏与肾上腺	T8～L1	迷走神经	T10～L1
输尿管	T10～L2	S2～S4	T10～L2
膀胱	T11～L2	S2～S4	T11～L2(膀胱体) S2～S4(膀胱颈)

（续表）

脏　器	交感神经	副交感神经	痛觉传导的脊髓水平
前列腺	T11～L2	S2～S4	T11～L2,S2～S4
阴茎	L1,L2	S2～S4	S2～S4
阴囊	无	无	S2～S4
睾丸	T10～L2	无	T10～L1

（1）肾和输尿管　肾脏的交感神经来自T8～L1脊神经,副交感神经为迷走神经分支,这些神经与输尿管和其他的内脏神经都有联系。肾区手术可引起内脏牵引痛,也能刺激膈神经使肩部酸痛不适。输尿管的交感神经纤维起源于T10～L2节段,迷走神经分布到输尿管上、中段,而下段由来自骶脊神经的副交感神经支配。来源于肾和输尿管的痛觉主要分布于T10～L2躯体节段,即下背部、腰部、髂腹股沟部和阴囊或阴唇。

（2）膀胱交感神经来自T11～L2脊神经,通过腹下神经丛至膀胱。副交感神经来自S2～S4脊神经。膀胱牵张和饱胀感的信号是副交感神经传导的,而疼痛、触觉和温度觉的信号由交感神经传入。支配膀胱底部和尿道的交感神经纤维中α-肾上腺素能神经占优势,支配膀胱顶部和侧壁的神经中β-肾上腺素能神经占优势。

（3）前列腺　前列腺接受来自前列腺丛的交感和副交感神经支配,前列腺丛由副交感神经盆丛发出,而副交感神经盆丛有下腹丛神经加入。这些神经的脊髓来源主要是腰骶段（图28-1）。

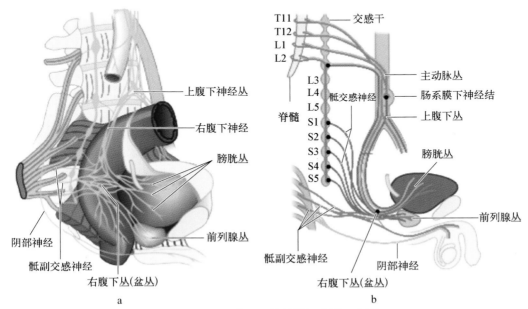

图28-1　泌尿生殖系统的神经支配示意图

a. 膀胱、前列腺的神经支配显示各种神经结构与大肠的关系和它们在膀胱和前列腺的分布；b. 示意图显示膀胱、阴茎和阴囊的节段性神经支配

（4）睾丸、附睾、精索交感神经来自T10～L2脊神经，睾丸的副交感神经来自迷走神经，而附睾的副交感神经则来自S2～S4脊神经。

（5）阴茎和阴囊感觉神经由骶脊神经支配。

（二）麻醉对肾功能的影响

1. 椎管内麻醉

椎管内麻醉阻滞平面不超过T6，一般低血压发生率较低，对肾功能无明显影响。当阻滞平面达T1～T2时，肾血流量约减少18%；若收缩压下降20%以上，尿量减少。肾耐受低血压的极限是平均动脉压60 mmHg，时限为30 min，因此，椎管内麻醉时收缩压不应低于原水平的20%。

2. 全身麻醉

（1）由于目前的静脉或吸入全麻药对肾血流和肾功能的影响较小，因此，全身麻醉可以安全地用于急性肾功能衰竭患者的麻醉。全麻要点为正确选择全麻诱导和维持药物，及主要不从肾排泄的肌松药；避免缺氧和CO_2潴留，避免高血压和低血压，维持血流动力学稳定。

（2）麻醉药选择　大多数药物在非离子状态下是弱电解质和脂溶性的，它们可以被肾小管大量再吸收，其作用的终结并不取决于肾的排泄，而是由再分配和代谢决定的。生物转化作用之后，这些药物以水溶性、母体化合物的极性形式进入尿液。它们在药效学上常常是无活性的，所以其蓄积是无害的。多数具有明显的中枢和周围神经活性的药物可归入此类，包括多数麻醉药物、巴比妥类药物、吩噻嗪类药物、苯二氮䓬类药物、氯胺酮及局部麻醉药。然而，有些药物为非脂溶性或在生理pH范围内高度离子化，以不变的形式在尿中消除，它们的作用时间在肾功能受损患者会延长，这类药物包括肌松药、胆碱酯酶抑制剂等。

麻醉用药原则：① 不宜选用全部经肾脏以原形排出的药。② 部分以原形经肾脏排泄的药物要减量。③ 药物经肝脏代谢，但其代谢产物要经过肾脏排泄，而代谢产物有严重不良反应时不宜选用，如琥珀酰胆碱。④ 禁用肾毒性药物，如氨基苷类抗生素。⑤ 注意药物间的相互作用，如长期服用巴比妥类药物的患者，由于肝药酶的诱导作用，可促进和增加安氟烷的代谢，使血中的无机氟增加。⑥ 注意低蛋白血症、体液和电解质紊乱、酸碱失衡等对药物作用强度和作用时间的影响，如低蛋白血症和代谢性酸中毒可增强非去极化肌松药的作用。

（三）麻醉选择

麻醉方式的选择需考虑手术和患者两方面因素，应选择既能满足手术需求，又有利于患者术后快速恢复的麻醉方式。

1. 局部浸润

尿道局部浸润麻醉适用于尿道扩张术或膀胱镜检查等。用2%利多卡因或0.5%～1%丁卡因4～5 ml，注入尿道内夹住尿道口，10 min后产生麻醉作用。由于尿道黏膜下的静脉极为丰富，容易被器械损伤，如局麻药吸收可致局麻药中毒，因此应注意控制局麻药剂量。

目前更多使用2%利多卡因凝胶合剂。

2. 区域阻滞

采用区域阻滞麻醉,除满足手术需要,还可减少全麻术后常见的不良反应(如恶心、呕吐、晕眩、乏力等)。蛛网膜下隙阻滞由于起效快、麻醉效果确切,经常使用于膀胱、外生殖器、前列腺电切术的手术,用中、低位蛛网膜下隙阻滞较为合适,麻醉效果满意,但需控制好麻醉平面,注意术中血压和呼吸变化以及术后头痛等并发症。硬膜外阻滞可能出现阻滞不完善、术后行走受限和排尿困难等情况,用于日间手术时需掌控好用药时机和药物种类。肾和输尿管上段手术,选T9～T10或T10～T11间隙穿刺,麻醉平面控制在T4以下。膀胱、前列腺手术,选L2～L3或L3～L4间隙穿刺,向头端置管;或用双点法,即L3～L4向骶端置管和T10～T11向头端置管,麻醉平面控制在T6～T8以下。腰麻和硬膜外麻醉都可能引起尿潴留,患者需下肢感觉运动功能完全恢复后方能回家,椎管内感染及出血等并发症可能在术后数日内才发生,故日间手术一般不优先选用这两种麻醉方式。

3. 全身麻醉

全身麻醉是泌尿外科日间手术常用的麻醉方法,广泛应用于各类手术。麻醉深度监测、肌松监测、靶控输注技术及静吸复合麻醉在全身麻醉管理中的合理应用,有利于泌尿外科日间手术患者术毕快速苏醒。麻醉药物常选用起效迅速、消除快、作用时间短、镇痛镇静效果好,心肺功能影响轻微,无明显不良反应和不适感的药物。多采用速效、短效、舒适的药物,如丙泊酚、依托咪酯、瑞芬太尼、七氟烷和地氟烷等。气道管理一般可选择气管插管、喉罩、口咽通气道维持呼吸道的通畅。喉罩作为一种声门上的通气装置,是介于气管导管和面罩之间的一种特殊人工气道,不仅提供了新型的声门上通气方式,规避了气管插管相关并发症,其最可取的优势是可以通过麻醉方式的调整更有利于泌尿外科患者日间手术的麻醉。各种设计的喉罩可较好地满足不同手术的需求。喉罩的耐受性好,术中可保留自主呼吸,可行机械通气,与气管插管比较,能适当减少麻醉药用量,可在不使用肌松药的情况下顺利置入,有利于加快术后肌力恢复和患者苏醒,降低诱导和苏醒期血流动力学的剧烈波动,避免了肌松药和拮抗药的过多使用。但需要注意,喉罩不能完全隔离气道和食管,可能发生误吸,对于饱胃、呕吐、上消化道出血的患者不宜使用。

(四) 术中注意事项

1. 防治体位并发症

(1) 神经损伤　主要见于体位不当和长时间压迫,受累神经包括:① 臂丛神经:侧卧位时,上肢向头过度伸展,或腰枕压迫神经所致。② 腓总神经:大腿支架于腓骨头处压迫腓总神经。③ 胫神经:胫骨髁处压迫引起。④ 坐骨神经:腿过度外展或髋关节过度伸展。⑤ 闭孔神经及股神经:腹股沟部过度屈曲,牵拉股神经均可导致神经损伤。故截石位患者应做好保护,采取有效预防神经损伤的措施。

(2) 血容量改变　当双下肢抬高或放低时,血管内血容量重新分布。椎管内麻醉时下肢血管扩张更易发生变化,尤其在术毕放低双下肢前,必须补充血容量,且在一侧下肢放下后,观察几分钟再放另一侧下肢。

2. 防治阴茎勃起

阴茎勃起可导致膀胱镜检查困难,手术难以继续,其发生原因可能是麻醉深度不足产生手术刺激所致,通常只能通过加深麻醉来处理。如果勃起仍然存在,那么小剂量（10 mg）的氯胺酮会非常有用。

第二节　泌尿外科日间手术的麻醉

一、内镜泌尿手术的麻醉

泌尿系统内镜手术患者种类广泛,从微创膀胱镜到经尿道切除术,以及治疗良性前列腺增生和输尿管镜的新技术。患者年龄跨度大,包括年轻体健的患者及合并多种疾病的老年患者。虽然内镜泌尿手术操作一般不需要任何特殊的麻醉技术,但根据手术过程、患者的身体状况、患者和（或）外科医师的偏好,可选择合适的麻醉方式。这些手术中有许多是膀胱镜和输尿管镜检查,患者的周转速度很快,麻醉的选择也必须考虑到这些问题。

（一）下尿路内镜手术

20世纪中期随着对丁卡因安全性的担忧,新的局麻药被引入,2%利多卡因很快成为泌尿科医师的首选麻醉药物。20世纪90年代,2%利多卡因凝胶合剂被用于各种尿道手术,包括膀胱硬镜和膀胱软镜检查,经尿道前列腺手术以及导尿术。局麻药凝胶适用于一些微小手术,但对于深部的疼痛刺激和需要进一步切除膀胱组织的手术,区域麻醉和全身麻醉更合适。

1. 膀胱硬镜和膀胱软镜检查

泌尿科医师通常使用膀胱软镜进行下尿路的诊断检查,该项操作不需要完全扩张膀胱,因此可在尿道中局部使用局麻药凝胶以达到无痛要求。对于那些不能耐受这种操作的患者,可辅以适当的镇静。

膀胱硬镜用于许多较低位置的尿路手术,包括膀胱的诊断性检查、尿道狭窄的扩张、尿道内切开、膀胱活检、经尿道膀胱肿瘤切除术（transurethral resection of bladder tumors, TURBT）和经尿道前列腺切除术（transurethral resection of the prostate, TURP）。对于短小手术,使用小剂量镇静剂足以满足手术需求,但是对于某些操作,例如TURBT和TURP,术中需要使用灌洗液充分扩张膀胱,提供一个适当的手术视野以切除组织和清除血液,通常选用全身麻醉或区域阻滞麻醉。

2. 经尿道膀胱肿瘤切除术

膀胱癌位列全球第九大最常见的癌症,也是第二大常见的泌尿系统恶性肿瘤。一般来说,经尿道膀胱肿瘤切除术（TURBT）的内镜检查过程集诊断和治疗于一体。与此手术相关的常见并发症包括术中、术后出血和膀胱穿孔,其发生率小于5%。这一操作可以根据肿瘤的大小,选择局部麻醉、区域麻醉或全身麻醉。如果选择区域麻醉,感觉阻滞平面应达到

T10水平,以阻断膀胱扩张引起的疼痛。

膀胱穿孔的发生率为0.9%～5%,表现为膀胱扩张无力,灌洗液回流量减少,腹部膨隆和心动过速。赫科默(Herkommer)等人在对12 264名患者的回顾性研究中发现,除了肿瘤特征外,女性的性别和低体重是TURBT期间发生膀胱穿孔的危险因素。膀胱穿孔除引起液体外渗入腹腔内,也可能引起罕见的"TURBT综合征",类似于TURP综合征,均与低钠血症有关,但与TURP综合征不同的是,它引起血管内容量不足,可能导致肾功能损害。该血管内低血容量的可能机制是钠倾向于与腹腔内渗出液平衡,从而导致血管内液体沿着渗透梯度发生向外的净水流。治疗包括穿刺引流腹腔内液体,维持足够的血管内容量,以及用生理盐水治疗有症状的低钠血症,或缓慢注入含利尿剂的高渗生理盐水(如下文讨论的TURP综合征的处理)。

如果膀胱肿瘤位于闭孔神经附近,也可能引发膀胱穿孔。闭孔神经穿过骨盆处位置靠近膀胱壁、膀胱颈和前列腺尿道口。电刀对闭孔神经的刺激可能导致大腿肌肉强烈收缩,影响手术操作而导致膀胱穿孔。因此,在已知肿瘤靠近膀胱壁的情况下,肌肉松弛的全身麻醉是首选的方法。

3. 经尿道前列腺切除术

前列腺由四个紧密相连的完整区域组成,即前区、外周区、中央区和前列腺前区,每一区又由腺体、平滑肌和纤维组织组成,所有四个区都被包在一个包膜里。前列腺血供丰富,动脉和静脉穿过前列腺包膜,在腺体内分支。静脉窦邻近包膜,而且非常大。从40岁开始,前列腺前区的前列腺组织即开始有结节增生,形成中叶、侧叶和后叶。中叶和后叶与尿道梗阻有密切关系。前列腺前区经尿道前列腺切除术(TURP)被认为是治疗良性前列腺增生症(benign prostatic hyperplasia,BPH)的经典手术。

经尿道前列腺切除术(TURP)是通过尿道放入切除器,用电切-电凝金属圈切除前列腺组织。行前列腺组织切除时必须小心不要侵犯前列腺包膜,如果出现包膜穿孔,大量的冲洗液可能会被吸收进入循环、前列腺周围间隙和腹膜后间隙。大约2%的患者可出现包膜穿孔,并可能导致清醒患者出现躁动、恶心、呕吐和腹痛。在怀疑有穿孔的情况下,应尽可能快地终止手术,并及时止血。

出血在TURP手术中较为常见,但通常是容易控制的。动脉出血可通过电凝止血,然而当静脉窦打开时,止血可能会变得困难。如果静脉出血是无法控制的,则应迅速终止手术,插入Foley导管,进行牵拉治疗,导管膨胀的球囊对前列腺床发挥侧向的压力,从而减少出血。TURP术中血液混合于大量的冲洗液中,因此失血的估计通常是不准确的。TURP的失血量估算为2～4 ml/min或20～50 ml/g的切除前列腺组织。约2.5%的TURP患者术中需要输血。

TURP术中理想的灌洗液应该是等张、非溶血、不导电、透明、不代谢、无毒、快速排泄、容易灭菌以及价格便宜的,这样的液体并不存在,而现有的溶液都有可能引起潜在的并发症。最初,选择的灌洗液是蒸馏水,因为它是不导电和透明的。然而,当被大量吸收入血液循环时,会引起溶血、低钠血症,罕见有肾衰竭和中枢神经系统症状。

虽然生理盐水或乳酸林格氏液是等渗的,如果被吸收进入循环机体可耐受,但它们高度电离的特性,会导致高频电流从电切环路中扩散。因此目前采用某些接近等张的灌洗液,如甘氨酸、Cytal®(2.7%山梨醇和0.54%甘露醇混合液)、山梨醇、甘露醇、葡萄糖和尿素(表28-2)。所有这些灌洗液都被特意调成适度低张液,来保持其透明性。

表28-2　常用的灌洗液

灌洗液	浓度(%)	渗透压(mOsm/kg)
甘氨酸	1.5	220
Cytal		178
甘露醇	5	275
山梨醇	3.5	165
葡萄糖	2.5	139
尿　素	1	167

虽然这些灌洗液没有明显的溶血作用,但过度的吸收可能与一些围术期并发症有关,包括容量超负荷、低钠血症和血浆低渗。溶液中的溶质也会产生不良反应。甘氨酸:影响心脏、神经和视网膜;甘露醇:快速扩张血容量,可能导致心脏病患者出现肺水肿;山梨醇:代谢为果糖和乳酸,可能导致高血糖和/或乳酸酸中毒;葡萄糖:糖尿病患者出现严重高糖血症。甘氨酸和Cytal®是目前最常用的灌洗液。

TURP麻醉注意事项

(1)良性前列腺增生是最常见的前列腺良性肿瘤,导致超过50%的老年男性人口出现进行性下尿路症状。TURP患者往往是老年人,通常有肺部(14.5%)、胃肠道(13.2%)、心肌梗死(12.5%)、节律障碍(12.4%)、肾功能不全(4.5%)等并存的医疗问题。据报道,TURP术后30天的死亡率为0.2%～0.8%,TURP术后死亡的常见原因包括肺水肿、肾衰竭和心肌梗死。术后并发症发生率的增加与前列腺大于45 g、急性尿潴留、切除时间超过90 min以及年龄大于80岁相关。因此,应进行彻底的术前评估,以评估任何并存疾病的状况。

(2)椎管内麻醉长期以来一直被认为是TURP常用的麻醉方法。椎管内麻醉给患者提供了充分的麻醉平面,为泌尿科医师提供良好的盆腔底部和会阴的肌肉松弛。虽然椎管内麻醉在TURP术后的心脏并发症的发病率和死亡率与全身麻醉相似,但椎管内麻醉可以让患者保持清醒,使麻醉医师能够早期发现并发症的症状和体征,如精神状态变化、TURP综合征或灌洗液外渗。躁动不安是低钠血症和(或)血浆低渗透压的早期征兆,也可能是麻醉不充分的迹象。出现TURP综合征时,使用镇静药或进行全身麻醉诱导会掩盖严重的并发症,甚至导致死亡。前列腺包膜或膀胱穿孔会导致灌洗液外渗,清醒患者会抱怨腹部疼痛或者有恶心和呕吐的症状。

(3)区域麻醉或全身麻醉技术对TURP术中失血量的影响尚存有争议。有几项研究报告显示区域麻醉可减少出血，而另一些研究则发现没有明显差异。在那些观察到区域麻醉减少出血的研究中，作者指出区域麻醉不仅通过阻滞交感神经引起收缩压下降从而减少失血，同时还可以降低中心和外周静脉压力减少失血量。然而，随着CVP的降低，椎管内麻醉可能会比全身麻醉吸收更多的灌洗液。

（4）在TURP麻醉选择时另一个值得考虑的问题是这些病患多数是老年人，在选择区域和全身麻醉时需考虑术后认知功能障碍的发生。一项小型前瞻性研究比较了脊髓麻醉复合静脉镇静剂与全身麻醉TURP术后认知功能障碍的发生，两组患者6 h后均观测到明显的认知功能下降，但两组患者在6 h甚至30天后的围术期精神功能测试时无明显差异。

（5）前列腺和膀胱颈的内脏疼痛感觉是通过大部分来源于S2、S3神经根的传入副交感神经纤维传导的，而S2和S3神经根是伴随盆腔内脏神经走行的。膀胱的感觉是来源于T11～L2神经根的腹下丛的交感神经支配的。所以，这类手术的区域麻醉感觉阻滞平面要求达到T10以消除膀胱扩张和手术中其他原因造成的不适。较高的感觉平面阻滞可能会掩盖患者因前列腺包膜穿孔而引起的腹部疼痛。此外，为了充分阻断骶神经，此神经为前列腺、膀胱颈和阴茎的感觉支配神经，脊髓麻醉更优于硬膜外麻醉。然而，如果区域麻醉操作困难，或硬膜外麻醉不能提供充分的骶神经阻滞，或有椎管内麻醉禁忌，存在严重的循环、呼吸功能不全，患者不愿椎管内麻醉等时，可选全身麻醉。全身麻醉时需仔细地监测血清钠水平，并严格计量灌洗液的出入量。

TURP并发症及其防治

（1）TURP综合征　虽然TURP有许多可能的并发症，如循环过负荷和低渗透压、低钠血症、甘氨酸和氨毒性、膀胱穿孔、短暂的菌血症和败血症、低体温、出凝血障碍等，但最让人关注的是TURP综合征。这种罕见且可能致命的并发症具有多种病理生理表现，它本质上是一种由于过度吸收灌洗液引发低钠血症，最终引起水中毒的医源性并发症。轻至中度TURP综合征的发病率为0.5%～8%，但近期更多的研究表明发病率下降至0.78%～1.4%。然而，重度TURP综合征（血清钠浓度低于120 mEq/L）的死亡率高达25%。

TURP的临床表现呈现多样性，主要是由于灌洗液的过度吸收而对中枢神经系统、心血管系统、呼吸系统和代谢平衡产生影响。临床表现根据严重程度的不同而不同，不仅取决于使用的灌洗液的类型，而且取决于患者和外科因素。症状和体征（表28-3）可能是不典型的、多变的和非特异性的，因此使诊断更为困难。在手术开始后的15 min至术后24 h内都可能出现TURP综合征。

TURP综合征早期症状包括面部和颈部出现短暂的刺痛和灼烧感，继而出现焦虑和嗜睡。其他早期的中枢神经系统症状包括头痛、焦躁以及全身不适感。后期的症状包括视觉障碍、混乱、癫痫和昏迷。这些中枢神经系统的症状主要与低钠血症有关，可发生于任何类型的灌洗液吸收，如果使用甘氨酸则会出现高糖血症和高氨血症。这些中枢神经系统症状不是由于水中毒引起的低钠血症本身所致，而是由于血浆渗透压的急剧降低导致了脑水肿。容量过负荷和低钠血症最终会引起心血管和呼吸系统症状。起初急性高血容量会导致高血压和心动过缓，继而有可能发展为充血性心力衰竭、肺水肿和心脏停搏。

表28-3　经尿道前列腺切除术综合征的症状和体征

心血管和呼吸系统	中枢神经系统	代　谢	其　他
高血压	躁动	低钠血症	低渗压
节律紊乱	焦虑	高血糖症	溶血症
肺水肿	混乱	高血氨症	急性肾功能衰竭
充血性心力衰竭	恶心和呕吐		
低血压	癫痫		
呼吸抑制	失明		
心脏停搏	昏迷		

预防和监测包括：① 低压持续灌洗，尽量缩短手术时间。② 术中必须加强监测，除常规监测BP、ECG、SpO$_2$、CVP外，对手术时间长的患者，定时监测电解质、血浆渗透压、血糖、血细胞比容、体温、凝血功能，CVP监测可早期发现血容量增加。③ 术中每30 min监测电解质，及时补充Na$^+$。④ 用5%葡萄糖液作为灌洗液，术中定时监测血糖，当血糖升高时提示灌洗液吸收，可早期诊断TURP综合征。⑤ 密切观察患者，注意胸闷、咳嗽、呼吸以及颈外静脉充盈等，预防性应用利尿剂。

如果术中怀疑发生TURP综合征，应首先保证氧供，并进行通气和心血管方面的支持；与此同时，需排除并纠正其他可能的并发症，如糖尿病昏迷、高碳酸血症或药物相互作用等。手术应尽快终止，血液样本可用于分析电解质、肌酐、血糖和动脉血气，同时进行12导联心电图监测。

低钠血症和容量超负荷的治疗应根据患者症状的严重程度酌情处理。如果血清钠的浓度超过120 mmol/L，症状轻微，通过限制液体量和利尿剂的使用，可将血清钠恢复到正常水平。对于严重的TURP综合征，血清钠低于120 mmol//L的推荐治疗是静脉注射高渗生理盐水。3%的氯化钠溶液应以不超过100 ml/h的速度注入，患者的低钠血症应以不大于0.5 mmol/（L·h）的速率进行纠正。使用高渗盐水快速纠正低钠血症可导致脑水肿和中脑髓鞘溶解。

（2）膀胱穿孔　TURP术中膀胱穿孔的发生率大约为1%，大多数穿孔发生在腹膜后（见TURBT）。常见的原因为外科器械损伤或膀胱过度膨胀。回流的灌洗液减少是穿孔的早期标志，但经常被忽视。随着腹部液体增加，腹部逐渐膨隆，区域麻醉患者可能会主诉腹部疼痛或者出现恶心、呕吐症状。如果穿孔发生在腹腔内，症状相似而病情发展更快，患者可能会主诉严重的肩部疼痛，继而出现膈肌刺激症状。穿孔较小且液体吸收不多时多不伴有严重出血，故不做特殊处理，但应尽快完成手术，严密止血，注意灌注压力不宜过大。大穿孔时停止手术，并严密止血，置入导尿管，用气囊牵拉、压迫止血。适当应用利尿剂预防TURP综合征。腹腔内穿孔需要开腹手术或经皮腹腔引流。

（3）短暂的菌血症和脓毒血症　前列腺内隐藏了很多细菌，可通过开放的前列腺静脉窦进入血循环引起围术期菌血症。所以对接受TURP手术的患者推荐预防性使用抗生素。常见的抗生素联合治疗很容易控制该类菌血症,然而仍有6%～7%的患者会出现败血症。

(4)低体温 如果使用室温冲洗方法,TURP患者术中可能会出现寒战和低体温。这种情况在老年患者中尤其明显,因为他们的体温调节能力下降。低温对老年患者生理影响大,应做好保温措施:① 室温保持在22～24℃。② 术中常规监测体温。③ 灌洗液加温。④ 缩短手术时间。使用加热的灌洗液可以减少热量损失和寒战,虽然担心加热灌洗液可能导致血管扩张,但这并不具有临床意义。

(5)凝血障碍 TURP术后异常出血的发生率不到1%,可能的原因包括吸收大量灌洗液使凝血因子和血小板稀释(稀释性血小板减少症)以及系统性凝血障碍。系统性凝血障碍可能是由原发性纤维蛋白溶解或弥散性血管内凝血引起,前列腺释放纤溶酶原激活物,使血纤溶酶原转变成血纤溶酶,纤维蛋白溶解导致出血增加。原发性纤维蛋白溶解可在第一小时静脉给予氨基己酸4～5 g,随后以1 g/h维持治疗。另有观点认为,纤维蛋白溶解继发于富含促凝血酶原激酶的前列腺组织切除时局部吸收后引发的弥散性血管内凝血,必要时可选用液体和血制品进行支持治疗。

4. 前列腺激光切除和等离子汽化

泌尿科医师为了减少前列腺手术围术期并发症的发生率,引入多种外科手术方式替代传统的电切术。这些最新的手术方式包括经尿道前列腺激光切除/汽化和等离子汽化术,这些新技术可减少术中和术后出血,减少灌洗液的吸收,缩短住院时间。这些新技术的一个主要优点是使用生理盐水代替甘氨酸作为灌洗液,从而消除了TURP综合征的发生。如前所述,许多接受BPH手术治疗的患者都是老年人,并且经常伴有多种合并症,导致围术期心血管或肺部并发症的风险增加。患者术前可能也会服用抗凝药物或者有凝血功能障碍,导致无法接受传统的TURP手术和椎管内麻醉。一般而言椎管内麻醉是经尿道前列腺电切术的首选麻醉方法,因为麻醉医师可很好地监控患者的精神状态,而这些新的手术技术则使麻醉医师能够根据患者的用药状况和喜好来调整麻醉方式。

钬激光(Ho：YAG)前列腺切除术首次报道于1995年,该激光是一种固态、高性能、脉冲激光,其波长为2 140 nm,具有精确切割能力。前列腺组织被加热到100℃以上,由此产生汽化和电凝作用。随着膀胱内软组织粉碎器的出现,这种技术已经发展成为前列腺钬激光剜除术(holmium laser enucleation of the prostate, HoLEP)。这种激光技术可从前列腺包膜内部切除前列腺腺体,随后在膀胱中使用粉碎器将切除的前列腺组织粉碎移出膀胱。它也可以安全地用于大于70～100 g的前列腺,与开放前列腺切除术相比,有相似的治疗效果。与传统的TURP相比,HoLEP输血率更低、导尿管放置时间更短,且缩短了住院时间。从麻醉医师的角度来看,这一手术的主要优点是减少了灌洗量,降低膀胱压力,减少灌洗液的吸收,继而促进止血。

BPH激光治疗的最新进展是使用钾-钛-磷酸激光(potassium-titanyl-phosphate, KTP)的绿激光前列腺汽化术(photoselective vaporization of prostate, PVP)。80-w KTP激光是一种固态、高性能的激光,它将波长减半到532 nm,并使频率加倍,产生明显的绿色激光(因此,商标名称为GreenLight^{TM})。目前,一种更高效能(120 w)的二极管-泵系统已经被引入,它可以使前列腺组织更快汽化。532 nm的波长更容易被氧合血红蛋白和供血丰富的组织吸收,而不易被水所吸收,汽化前列腺组织的同时对周围组织的损伤更小。这使得手术几乎不出血,并可减少瘢痕形成及术后尿道挛缩。该项手术尤其适合需要长期口服抗凝药物治疗的慢房颤、心脏机械瓣膜、冠脉支架以及复发性深静脉血栓患者,这类患者停用抗凝药物会明显增加围术期并发症风险。有几项研究评估了KTP激光的安全性,这些患者没有停止使用口服抗凝血剂(华法林、氯吡格雷和阿司匹林),围术期没有发生血栓栓塞或出血等并发症,没有一个患者需要输血。PVP的主要优点是灌洗液吸收减少,缩短住院时间,麻醉医师能够根据患者的用药状况和喜好来调整麻醉方式(包括静脉麻醉)。

目前BPH的外科治疗有一种新的非激光技术:前列腺等离子汽化术,它使用奥林巴斯USE-40SurgMaster$^{®}$发生器(奥林巴斯,德国汉堡),在汽化切除电极表面产生一层薄薄的高度离子化的粒子,电极在前列腺组织上滑过,而不会直接与组织接触,产生最小的热量。等离子在不损伤底层组织的情况下,将一层有限的前列腺细胞汽化。因为这种技术能同时汽化和凝固,所以出血明显减少。等离子汽化技术的引入可缩短前列腺手术的时间。

(二) 上尿路内镜技术

1. 输尿管镜检查

输尿管镜检查是一种用于检测上尿路和肾脏的技术,包括诊断性活检、肾和尿道结石的碎石、狭窄的治疗和上尿路移行细胞癌的检测。输尿管镜检查的患者可能伴有肾功能损害,继发性梗阻或伴有肾脏感染,因此,应检测电解质和尿素,在感染的情况下需给予适当的抗生素。

男性患者进行输尿管硬镜检查时出现的不适感与硬镜通过尿道和膀胱颈部有关,取决于阴茎悬韧带长度和膀胱颈间的转矩角度。女性在局部麻醉或静脉镇静下能更好地耐受输尿管镜检查,与性别上的解剖学差异有关。无论何种性别,都必须注意避免过度扩张输尿管而引发腰痛。

随着更细、更软的输尿管镜的出现和光学技术的改善以及许多国家对医疗财政的限制,输尿管镜检查逐渐趋向于在局部麻醉下进行。以往的输尿管镜较为粗大,术中需要扩张输尿管,通常采用全身麻醉和区域麻醉。这些麻醉方式的优势在于,可以防止患者在手术过程中体动,从而降低输尿管损伤的风险。此外,全身麻醉可以控制呼吸深度,防止患者咳嗽。然而,没有任何研究表明在采用或不采用全身麻醉的情况下,输尿管损伤的发生率有任何差异。

输尿管镜检查的区域麻醉阻滞平面必须达到T8水平以阻断肾脏区域的疼痛纤维。脊髓麻醉是妊娠患者的首选。如果患者合并心肺疾病,也可以选择区域麻醉。区域麻醉的缺点是需要一定的操作时间,术后也需观察阻滞平面的消退情况。

部分输尿管镜检查操作可在局部麻醉下进行而无须静脉镇静。早期上尿道移形细胞癌、复发性上尿路肿瘤的输尿管镜检查诊断,以及输尿管支架置入都可在局部麻醉下完成。

患者的仔细选择,手术时间以及泌尿科医师的经验是输尿管镜操作中成功使用局部麻醉和（或）静脉麻醉的关键因素。如果手术时间过长或需要大量镇痛药物可改为全身麻醉。

2. 激光碎石

激光碎石术适用于输尿管下段结石而不能使用体外震波碎石的患者。脉冲染料激光器是波长504 nm的激光束通过有机绿色染料产生的。激光束很容易被稀释吸收，脉冲能量释放引起结石碎裂。光束通过裸露的金属丝穿过硬式输尿管镜到达结石，输尿管镜比膀胱镜长且定点准确，但有发生输尿管穿孔的危险。理想情况下，应该实施全麻来保证患者不动。如果使用区域麻醉，麻醉平面要求达到T8～T10。赤裸的激光丝尖锐，容易造成输尿管黏膜损伤。然而，这些激光不被红细胞和其他组织吸收，确保不会发生组织凝固和热损伤。因为激光束可反射，所以使用者和其他工作人员以及患者都应使用保护性眼罩。由于术后经常发生血尿，所以应予以充分的静脉补液。

二、前列腺冷冻术的麻醉

前列腺冷冻手术（cryosurgery of the prostate，CSAP）治疗前列腺癌是美国近十余年来新发展的微创治疗技术，因其具有创伤小、效果佳、并发症少、康复快、便于重复治疗等特点，在美国等发达国家已经得到广泛的临床应用，现已经成为首选治疗方法之一，特别对于不适合根治手术的老年男性患者或放疗后局部复发的前列腺癌患者，鉴于其创伤小、疗效确切的特点，具有特殊的价值。

冷冻技术应用于前列腺疾病的治疗，已经有半个多世纪的历史。1964年，龚德尔（Gonder）等首先报道采用液氮冷冻治疗技术毁损动物模型的前列腺组织获得成功。医学科学与现代高科技发展进步、交叉、渗透融合，推动了该技术的高速发展。1988年Onik采用经直肠超声引导和监测，经皮穿刺冷冻前列腺癌治疗，为临床提供了更为安全、有效的方法。继而，尿道升温装置及冷冻测温探针保护技术则进一步减少了冷冻后尿道坏死组织脱落及对邻近组织的损伤发生率。1993年，美国Endocare公司开发出氩氦冷冻治疗系统，使温度的精确控制成为现实，使肿瘤微创治疗成为可能。该技术于1998年获美国FDA批准，主要用于前列腺癌治疗，由此进入了全新的发展阶段。目前，CSAP是在经直肠超声引导，将冷冻探针经皮会阴部定位穿刺至靶肿瘤区域，启动氩气，调整输出功率为10%～100%，以控制冷冻范围。12～15 min后氦气升温，完成一个治疗循环，共进行两个循环。术中，采用循环温热生理盐水方法保护尿道，全部操作均在直肠超声监测下进行，具有靶向治疗特性。

前列腺冷冻手术时间较长，手术要求充分阻断骶神经，麻醉可选择区域麻醉和全身麻醉。术中注意体位对麻醉的影响，前列腺冷冻术通常在极度头低（Trendelenburg位）截石位的条件下完成。这种体位可引起肺容量的改变、降低肺顺应性、使膈肌向头侧移位，肺容量参数如残气量、功能残气量、潮气量和肺活量下降，心脏负荷可能增加。围术期注意呼吸和循环功能的变化。

三、腹腔镜手术的麻醉

日间泌尿外科腹腔镜手术包括腹腔镜精索静脉结扎、肾囊肿去顶、肾盂或输尿管结石经皮取出等。麻醉方法宜选择全身麻醉,麻醉注意事项同第二十六章。术中应维持氧合与足够的通气量,避免$P_{ET}CO_2$升高和呼吸性酸中毒。同时应维持血流动力学稳定。必要时可暂停手术,将CO_2排出,待病情稳定后再手术。

虽然所有腹腔镜的常规并发症和相关问题都可能发生在泌尿外科腹腔镜手术,但应注意两个较特别的问题:① 因为泌尿生殖系统主要位于腹膜后,充入的CO_2面临的是巨大的腹膜后间隙和腹膜后间隙与胸腔及皮下组织的交通结构,因而患者经常发生皮下气肿,并可能一直扩散到头和颈部。大多数严重病例,黏膜下CO_2导致的膈肌肿胀可压迫上呼吸道而危及生命。这些患者在拔管前一定要注意这个并发症。② 因为充入的CO_2引起腹腔和胸腔内压明显升高,需要选择控制呼吸的全麻。腹腔内压增高使膈肌上抬,使肺的顺应性下降,潮气量和功能残气量减少,气道峰压和气道的平台压均增高,肺泡的无效腔增大,从而导致通气/血流比率失调。尽管给予适当补液,术中仍可能发生无尿,而术后即刻可发生多尿。虽然准确的机制还不清楚,相信与腹膜后间隙充入气体升高肾周压力有关。

四、尿道悬吊术的麻醉

女性压力性尿失禁最常选用的手术方式是阴道无张力尿道中段悬吊术,该技术是将生物或合成材料置于尿道中段,加强尿道的支撑结构,起到"吊床"作用,包括经耻骨后尿道无张力悬吊术(tension-free vaginal tape,TVT)、经闭孔尿道无张力悬吊术(trans-obturator vaginal tape,TOT)和经阴道无张力尿道中段悬吊术(TVT-secur,TVT-S)。TVT具有手术创伤小、时间短、出血量少,术后留置导尿管及住院时间短,术后恢复快等优点,但可引起膀胱穿孔、耻骨后血肿等并发症,术中需进行膀胱镜检查。TOT穿刺不经过耻骨后间隙,在两侧的闭孔间建立吊带支持,术中无须膀胱镜检查,有损伤闭孔神经的风险,术后疼痛发生率高。TVT-S术后排尿困难发生率增加。

尿道悬吊术可采用局部麻醉、区域麻醉或全身麻醉。局麻手术时可以通过患者的咳嗽动作调整吊带的松紧,从而能达到最佳的手术效果,而对于硬膜外麻醉的患者,咳嗽动作受限,需凭借泌尿外科医师的经验来调整吊带的松紧度,手术以及麻醉本身的原因都可引起术后尿潴留和排尿困难。全身麻醉适用于不能耐受局麻、拒绝区域麻醉或有禁忌证的患者。

五、体外冲击波碎石术的麻醉

体外冲击波碎石术(extracorporeal shock wave lithotripsy,ESWL)是利用体外冲击波与组织-结石交界面产生振动以碎石,主要用于治疗上尿道结石。

(一) 生理影响

冲击波可引起钝击痛或钝痛。冲击波对一般组织可无影响,但对充满气体的肺泡可引起损伤。患者凝血机制障碍或高血压可引起周围出血、血肿,甚至严重失血。身体部分浸浴:浸浴部分血液再分布,回胸腔内血液增加,心前负荷增加,CVP、PAP、PCWP皆上升,功能残气量及潮气量均减少,不利于心脏病患者。新型的碎石机已不用水浴,故可不受水浴的生理影响。

（二）术前准备

应做肝功能及凝血机制检查，术前10～14天停服阿司匹林等抗凝药物。术前不必停止抗高血压治疗。严重高血压、心律失常、冠心病、心力衰竭患者，应经治疗改善病情后方施行ESWL治疗。

（三）麻醉管理

碎石机品牌不同，致痛程度亦不同。新的ESWL机致痛并不显著，只需给予适量的镇痛、镇静药即可。儿童、精神极度紧张的患者可采用全麻。全麻下行高频通气可减少肺叶覆盖肾脏的程度，故可减少肺泡受损的可能。有心律失常病史或安装起搏器与心内除颤仪的患者在接受体外冲击波碎石时可能引起心律失常。冲击波与心电图R波同步时可减少冲击波碎石时心律失常的发生，可将冲击波设定在心电图R波后20 ms发生。

（朱慧琛）

-------------------------------- 参 考 文 献 --------------------------------

［1］ Anderson K J. Surgical anatomy of the retroperitoneum, kidneys, and ureters // Wein A J, Kavoussi L R, Novick A C, et al. Campbell-Walsh urology. 9th ed［M］. Philadelphia: Saunders, 2007: 3-37.

［2］ Brooks J D. Anatomy of the lower urinary tract and male genitalia // Wein A J, Kavoussi L R, Novick A C, et al. Campbell-Walsh urology. 9th ed［M］. Philadelphia: Saunders, 2007: 38-77.

［3］ Dorotta I, Basali A, Ritchey M, et al. Transurethral resection syndrome after bladder perforation［J］. Anesth Analg, 2003, 97(5): 1536-1538.

［4］ Herkommer K, Hofer C, Gschwend J E, et al. Gender and body mass index as risk factors for bladder perforation during primary transurethral resection of bladder tumors［J］. J Urol, 2012, 187: 1566-1570.

［5］ Malhotra V, Sudheendra V, Diwan S. Anesthesia and the renal and genitourinary systems // Miller R D. Miller's anesthesia. 6th ed［M］. Philadelphia: Elsevier, 2005: 2175-2207.

［6］ Chung F F, Chung A, Meier R H, et al. Comparison of perioperative mental function after general anaesthesia and spinal anaesthesia with intravenous sedation［J］. Can J Anaesth, 1989, 36: 382-387.

［7］ Monk T G, Weldon B C. The renal system and anesthesia for urologic surgery // Barash P G, Cullen B F, Stoelting R K. Clinical anesthesia. 4th ed［M］. Philadelphia: Lippincott, Williams & Wilkins, 2001: 105-1033.

［8］ Hawary A, Mukhtar K, Sinclair A, et al. Transurethral resection of the prostate syndrome: almost gone but not forgotten［J］. J Endourol, 2009, 23: 2013-2020.

［9］ Zepnick H, Steinbach F, Schuster F. Value of transurethral resection of the prostate (TURP) for treatment of symptomatic benign prostatic obstruction (BFO): an analysis of efciency and complications in 1015 cases［J］. (Ger) Akuelle Urol, 2008, 39: 369-372.

［10］ Reich O, Gratzke C, Bachmann A, et al. Morbidity, mortality and early outcome of transurethral resection of the prostate: a prospective multicenter evaluation of 10, 654 patients［J］. J Urol, 2008, 180: 246-249.

［11］ Delongchamps N B, Robert G, de la Taille A, et al. Surgical management of BPH in patients on oral anticoagulation: transurethral bipolar plasma vaporization in saline versus transurethral monopolar resection of prostate［J］. Can J Urol, 2011, 18: 6007−6012.

［12］ Kelly D C, Das A. Holmium laser enucleation of the prostate technique for benign prostatic hyperplasia［J］. Can J Urol, 2012, 19: 6131−6134.

［13］ Hanson R A, Zornow N H, Conlin M J, et al. Laser resection of the prostate: implications for anesthesia［J］. Anesth Analg, 2007, 105: 475−479.

［14］ Ruszat R, Wyler S, Forster T, et al. Safety and effectiveness of photoselective vaporization of the prostate (PVP) in patients on ongoing oral anticoagulation［J］. Eur Urol, 2007, 51: 1031−1041.

［15］ Reich O, Bachmann A, Siebels M, et al. High power (80 W) potassium-titanyl-phosphate laser vaporization of the prostate in 66 high risk patients［J］. J Urol, 2005, 173: 158−160.

［16］ Bucuras V, Barden R. Bipolar vaporization of the prostate: is it ready for the primetime?［J］. Ther Adv Urol, 2011, 3: 257−261.

［17］ Cybulski P A, Joo H, Honey R J D A. Ureteroscopy: anesthetic considerations［J］. Urol Clin North Am, 2004, 31: 43−47.

［18］ Weingram J, Sosa R E, Stein B, et al. Subcutaneous emphysema (SCE) during laparoscopic pelvic lymph node dissection (LPLND)［J］. Anesth Analg, 1993, 76: S460.

［19］ 杭燕南,俞卫锋,于布为. 当代麻醉手册: 第3版［M］. 上海: 世界图书出版公司,2016.

［20］ 俞卫锋. 肝胆麻醉和围术期处理［M］. 上海: 世界图书出版公司,2016.

［21］ Miller R D. Miller's anesthesia. 8th ed［M］. US: Saunders, 2014.

［22］ 杭燕南,王祥瑞,薛张纲. 当代麻醉学: 第2版［M］. 上海: 上海科学技术出版社,2013.

［23］ Jokobsson J. Anaesthesia for day case surgery. Revised edition［M］. OUP: Oxford, 2012.

第二十九章
骨科日间手术麻醉

日间手术纳入的基本原则是能够保障质量与患者安全的手术。根据国际日间手术协会统计，目前可开展的日间手术已超过1 000种，在美国，日间手术占所有手术的比例高达75%～80%，其中骨科日间手术占比名列前茅。在我国，日间手术起步较晚，以往虽无日间手术概念，但某些骨科小手术也常在门诊手术室实施，因此，在大力发展日间手术的进程中，骨科日间手术应占据很大比例。

第一节　骨科日间手术类型及ERAS优化流程

一、骨科日间手术国内外现状

以国际日间手术协会推荐的英国日间手术学会（British association of day surgery，BADS）为例，BADS推荐包含了10个专科的190种手术，并提供了理想状态下日间手术和短程住院手术所占的比例。BADS日间手术名录中骨科手术类型列举如下：① 膝：膝关节镜检查（诊断性）、关节镜微小病变治疗（半月板病变、游离软骨取出、软骨微小病变清除）、关节镜内固定取出、关节镜前交叉韧带重建。② 肩：全身麻醉下关节镜检查、关节镜或小切口喙突成形术、锁骨外侧切除术、关节镜关节固定术（如Bankart修复）。③ 肘：全身麻醉下关节镜检查、关节镜微小病变治疗、伸肌腱松解治疗"网球肘"、尺神经转位、钢板/螺丝钉或环扎钢丝取出术。④ 腕部/手（95%的日间手术在局部麻醉下完成）：关节镜微小病变治疗（如游离软骨、滑膜活检）、腕管松解、骨关节炎CMCI关节成形、类风湿手指关节手术、Dupuytrens挛缩手术。⑤ 踝：关节镜微小病变治疗（如游离软骨、滑膜活检）、韧带重建、内固定取出。⑥ 足：拇指外翻手术、锤状趾畸形切除关节成形或关节融合术。⑦ 脊柱：内固定取出术、椎间盘突出的微创治疗。⑧ 髋：内固定钉取出术。

上述日间骨科手术名录并不全面，但可供参考哪些骨科手术可以纳入日间手术。为了保障安全，建议医疗机构日间手术中心在开展新的骨科手术类型时必须谨慎。起初，可以先选择在60 min内能完成的短小手术。随着快通道麻醉技术的发展、新型麻醉药物的使用和围术期ERAS团队的建设,以及缩短住院日及降低医疗成本的客观需求,可以逐步开展更多类型的骨科日间手术。

比较各国开展某项手术的日间手术比率时,必须认识到日间手术的定义在全世界依然不尽相同,一些国家认为住院时间小于24 h才是日间手术。而这种差异在骨科日间手术表现得尤为突出。比如在美国,日间手术术式极为宽泛,除了上述常见的骨科日间手术外还包括:面颅骨骨折修复、尺桡骨骨折或脱位修复、股骨骨折及脱位治疗等,甚至全髋关节置换也都已开展。2012年美国28个州约1 400万手术患者中,门诊手术(在美国门诊手术与日间手术的概念相同)占比53.1%,其中骨科门诊手术与住院择期手术几乎持平。图29-1汇总了西班牙多所大型医院共计10 023例骨科日间手术患者,按图中百分比从高到低降序排列,西班牙已开展的骨科日间手术术式包括:神经减压术、关节镜下半月板切除术、手及腕部骨折修复术、指/趾外翻切除术、掌腱膜挛缩松解、四肢肿瘤活检、手外科肌腱松解、腕关节病治疗、足外科、肩关节不稳定、关节镜下肩峰成形术、脚踝手术、前交叉韧带重建,其他类型骨科日间手术共占比2.1%。

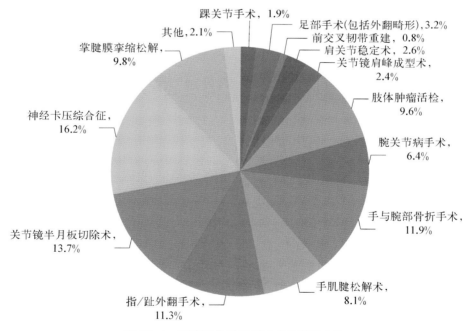

图29-1 西班牙骨科日间手术各类型占比

骨科日间手术在国外已经发展得相当成熟,国内尚处于起步阶段,两者间差距明显,主要表现在:① 骨科日间手术的模式仍需大力普及。② 大型骨科日间手术与医疗发达国家差距更加明显,亟须结合骨科微创技术、ERAS技术渐次开展。③ 大力开展骨科日间手术的同时,需进一步完善专科患者纳入标准。④ 手术相关元素的团队建设仍有待加强。为达成这些目标,一方面要宣传推广患者对骨科日间手术流程、风险和优势的认知;另一方面则需借鉴国外先进经验,并结合国内日间手术的大环境,及时出台相关政策制度和标准规范,完善骨科日间手术的患者纳入标准、实施流程和安全管理。

骨科日间手术的加速推进、日渐普及是大势所趋，并且实施大型骨科日间手术及复合其他合并症的复杂病例也日益增多；这既是对现有医疗模式的有益补充、大力完善，也是对现有医疗体制安全运行的巨大冲击。因此，只有积极结合骨科微创、ERAS等技术进行医疗创新，加快ERAS团队人才培育，才能安全高效的对接医疗新模式，才能高质量完成对广大患者医疗服务的同时助推日间手术医疗平台的大发展。

二、骨科日间手术的优势及纳入标准

（一）骨科日间手术及亚专科麻醉特点

伴随医疗科技和社会保障的进步及人口老龄化，骨科手术及亚专科麻醉获得了长足发展，并且形成全国各地踊跃开展日间手术的医疗新态势。骨科手术治疗的主要目标是：切除病变；解除病痛；恢复、重建或改善相关运动器官的功能；对先天或后天因素导致的运动器官畸形进行矫正或预防。手术范围涵盖四肢、脊柱、骨关节、外周神经和相关肌肉等。

骨科日间手术及麻醉的主要特点是：① 由于对运动器官功能研究的进展、手术操作技能和器械的升级，骨科日间手术类型范围日益扩大并涉及各年龄段，各种麻醉方法都有可能实施。② 世界范围内日间手术正在高速发展，而骨科日间手术占据了其中重要地位，各类型骨科手术在日间手术中占比不断攀升。③ 骨科日间手术包涵诸多特殊体位及特殊麻醉管理要求如俯卧位及沙滩位手术、微创手术等。④ 骨科日间手术强调早期复苏下床活动，镇痛方案与普通的术后镇痛存在差异。

（二）骨科日间手术的优势

以西班牙学者的骨科日间手术大样本研究为例，他们对所有患者的死亡率、并发症发生率、意外住院率、围术期生活质量指数及住院周期进行了研究。结果显示，死亡率为零，主要并发症降到了最低，手术周转非常迅速，问卷调查显示围术期生活质量显著改善，意外住院（过夜观察）率仅0.14%。该研究表明，提供高质量的骨科日间手术是完全可行的，且骨科日间手术的比例仍有待提高，但麻醉医师和手术医师必须严格掌握患者纳入标准，以减少围术期并发症发生概率。近年来大量临床研究也证实，骨科日间手术的并发症与传统住院手术相似，甚至更少，患者再发病率、死亡率也非常低，恢复情况更理想，可能与严格的患者选择标准、完善的日间手术流程及设施管理有关；同时骨科日间手术患者对手术效果也更加满意，综合满意度更高。需要提出的是，这些数据是基于仔细筛选的适合日间手术的患者，并且仅当他们满足特定标准以使术后并发症或不良结果的机会最小化时才被包括。另外，骨科日间手术也大大节省了医疗费用。

（三）骨科日间手术的纳入标准

骨科日间手术患者年龄跨度大、范围广，婴幼儿、中青年、老年人都可涉及，中青年相对而言全身一般状况较好，对麻醉和手术耐受力强于老年人和婴幼儿。因此，建立骨科日间手术患者的纳入标准，对患者的全身状况、麻醉及手术风险进行严格评估意义重大，可有效减少围术期并发症、促进术后早期康复。

从国外的经验来看,骨科日间手术患者的纳入标准可总结如下：① 首先需取得患者及其家属的知情同意,以配合术后康复锻炼。② 患者的社会环境：要求能取得电话联系、居住环境无建筑障碍、有负责任的陪护、居住在医院附近等。③ 患者合并症：患者没有不受控制的代谢或精神疾病、药物成瘾、凝血障碍、癫痫、严重麻醉并发症病史,手术前6个月未出现有症状的心脏疾病、体重指数未超过30等；控制稳定的高血压、慢性阻塞性肺疾病和糖尿病不是排除标准。④ 身体状况则依据ASA分级：Ⅰ～Ⅱ级的患者或合并症稳定3个月以上的Ⅲ～Ⅳ级患者方可。⑤ 手术：无复杂的术前准备,估计术中出血量少、创伤不大、术后不需要有创管理。⑥ 麻醉：允许使用快通道麻醉方式。

国内骨科日间手术尚处在快速发展阶段,各地纳入标准不尽相同。以四川大学华西医院2011年开展的数百例骨科日间手术为例,其骨科日间手术患者纳入条件是患者首先要符合日间手术的一般筛选条件,同时骨科亚专科的要求如下：年龄一般选择在18～60岁；病种包括半月板损伤、四肢浅表包块、内固定术后骨愈合、外支架固定术后等；诊断明确；麻醉适宜、易行,麻醉方式以全身麻醉、局部浸润麻醉为主,其中全身麻醉最为常用,局部浸润麻醉最为安全。

三、ERAS骨科日间手术优化流程

(一) ERAS

一般包括以下几个方面：① 术前患者教育。② 更好的麻醉、镇痛及微创外科技术,以减少手术应激反应、疼痛及不良反应。③ 强化术后康复治疗,包括早期下床活动及早期肠内营养。目前,ERAS理念在胸外科、心外科、普外科等外科领域已广泛应用,研究表明ERAS可以显著缩短住院时间,降低术后并发症发生率、死亡率和医疗费用。

(二) ERAS在骨科日间手术中的应用

1. 优化麻醉方法

全麻时使用起效快、作用时间短的麻醉剂如七氟烷,作用时间短的镇静剂丙泊酚以及阿片类药物如芬太尼等,从而保证患者能在麻醉后快速清醒。提倡使用复合麻醉,如全麻复合神经阻滞或椎管内麻醉,一方面能有效地提供术后镇痛,是术后镇痛最有效的方法；另一方面还可以减少由手术导致的应激反应及神经内分泌改变。

2. 止血带使用原则

使用止血带的指征：① 关节畸形严重,需清理大量骨骼及软组织。② 手术时间长,出血多。③ 合并凝血功能障碍。

不使用止血带的指征：① 开放性创口,污染创口,或者手术时间超过6 h。② 止血带处皮肤有损伤或水肿。③ 四肢有严重动脉粥样硬化。

3. 引流管使用原则

安置引流管指征：① 严重畸形矫正者。② 创面渗血明显。

不安置引流管指征：① 采用微创操作技术及关节囊内操作,无严重畸形矫正者。② 出血少。

4. 导尿管使用原则

优化导尿管应用：① 手术时间＞1.5 h。② 手术失血量较大，可能会有液体大进大出。③ 大型手术如全髋关节置换等。反之手术时间短、出血量少的手术原则上不予导尿。

5. 液体治疗原则

目标：保持静脉输液用到最小，尽量减少液体在组织中的积累，减少并发症，缩短住院周期。

术中液体控制：液体过剩的影响包括低蛋白血症、高氯血症、酸中毒、肠道水肿、肺间质水肿延迟恢复等，补液过少则可因低血容量导致重要脏器低灌注，可通过监测每搏变异量（SVV）、动脉脉压变异度（PPV）、超声等手段来辅助诊断。对于大部分骨科患者而言，基本能做到术后第2天停止所有静脉输液。此时，应鼓励患者经口补充足量流质饮食。

6. 营养支持

低蛋白血症可导致切口延迟愈合，增加感染风险。围术期给予高蛋白质饮食，提高白蛋白水平，可明显降低手术风险，减少并发症。纠正低蛋白血症应鼓励患者及早自行进食，优先选择高蛋白质食物（鸡蛋、肉类、鱼虾等），必要时输注白蛋白。

7. 感染控制

严格的感染控制需贯穿始终，排除患者皮肤黏膜破损及体内潜在感染灶，提高手术室级别，手术室限制参观人数、避免人员走动，严格消毒铺巾与无菌操作，预防性使用抗生素等途径可有效减少感染。

8. 开展微创手术

髋、膝关节置换微创手术具有组织损伤小、出血少、疼痛轻、术后康复快的特点，根据术者习惯和熟练程度以及患者具体情况选择适合的手术入路，坚持微创化操作理念贯穿手术全程，促进伤口愈合，加快患者的术后康复进程。

西班牙等的统计表明，髋关节置换术在1万例骨科日间手术中已经占比2.2%，反映了微创髋关节置换手术已日趋成熟，通过对手术路径的优化极大地减少了对关节所属韧带及周围软组织的损伤。

膝关节疼痛的解剖、生理学机制研究中，怀克（Wyke）等认为，关节周围的关节囊、韧带和其附着点存在丰富的神经，神经末梢可以分布到关节缘处的骨膜并进入滑膜及软骨下。这些无髓神经感受器正常时无活性，仅在关节的张力增强或暴露于化学刺激物如乳酸、组胺、神经肽、前列腺素和激肽时才被激活。膝关节软骨自身无神经支配，只有当软骨下骨、滑膜、骨膜、关节囊和韧带等这些神经支配最丰富的区域遭受损伤时，才会产生关节疼痛。可见微创手术及局麻药关节腔内注射，均可有效减轻术后疼痛。骨科手术由于自身特点，术后疼痛是导致术后延迟康复的首要因素，因此围术期合理镇痛以促成早日下床活动尤其重要。

由上可见，ERAS下团队协作及全程医疗元素优化，能减少围术期并发症等导致延迟出院因素的发生、缩减平均住院日、促进骨科日间手术患者早期快速康复。完善的实施流程、规范的围术期管理是保障骨科日间手术安全、正常运行和持续发展的必要因素。目前，国内外关于骨科日间手术实施流程的研究较少,参考同类型其他手术,骨科日间手术实施流程可总结为:① 门诊医师根据日间手术适应证选择患者。② 门诊完善术前相关检查、进行健康教育及心理干预。③ 术前评估,包括患者基础状况、麻醉评估等。④ 办理入院,行术前准备及护理。⑤ 麻醉、手术及术后护理。⑥ 出院,包括评估患者出院标准,教育患者及家属术后必要护理知识及注意事项,提供随访安排等。⑦ 出院后延伸服务,如联系社区医院观察治疗及出院后随访等。由于骨科专科的特殊性,患者纳入标准、术前管理、手术种类、麻醉与镇痛策略、护理方式等对其手术效果有重要影响;另外,患者术后并发症的预防、康复锻炼对其术后恢复也不可或缺。因此,骨科日间手术需要科学完善且具有专科特色的运作流程。

第二节　骨科日间手术及麻醉特点

一、术前评估及麻醉门诊

西班牙学者收集的 10 023 例骨科日间手术病例中,出现延迟出院或再入院的共计25人,其中只有14人需要过夜留观,平均年龄为69.5岁;计划外入院但24 h内出院的有6人(有4人是因为没有陪护人),平均年龄为35.5岁;再次入院住院1～28天的有5人,平均年龄为58.3岁。导致患者意外入院的并发症包括:糖尿病、高血压、甲状腺机能减退、血脂异常、类风湿病,也有并发了上述两种以上疾病的患者。导致延迟出院的直接原因包括:可疑气胸2例、全麻后不适3例、呕吐3例、感染4例、伤口肿胀6例、关节内血肿1例、需观察血管功能4例、缺少成年陪护人4例。

钟(Chung)等对伴有合并症的日间手术患者围术期风险进行了评估,他们对17 638例日间手术患者进行了前瞻性研究,收集了患者术前、术中和术后资料,共有18种合并症纳入统计,在校正了年龄、性别、手术时间与手术类型后发现,其中7种术前合并症与围术期并发症之间存在明显的统计学关系。高血压可以预测术中并发症和术后心血管事件发生率,肥胖能预测术中及术后呼吸系统并发症的发生,而吸烟与哮喘可预测术后呼吸系统的并发症,胃食管反流可以预测气管插管相关不良事件的发生。

由以上研究可以看出,骨科日间手术患者中出现各种并发症及计划外入院,均与高龄、术前存在的合并症、ASA 分级相对较高有关。因此,麻醉医师须参照骨科日间手术患者的纳入标准严格评估患者的全身状况、麻醉及手术风险,以减少并发症的发生、促进术后恢复、保障围术期医疗安全。

其中针对骨科日间手术患者的评估主要包括两个方面,即社会因素和医疗因素。① 社会因素:患者必须愿意接受日间手术,一般情况下需要一位有责任能力的成年人在术后至少24 h内陪护患者且陪护人员要保持电话畅通。患者家庭环境适合于开展术后护理,从手术中心到家庭的路程视手术类型要求不同,一般认为时间上不宜超过1 h。② 医疗因素:患者和陪护人员应知晓准备进行的手术及随后的术后护理,如合并慢性疾病如哮喘、糖尿病、高血压或癫痫等，合并症应得到良好控制。患者的取舍应根据评估时的健康状况，多项研究显示常规实验室检查并不能减少日间手术患者围术期并发症的发生。因此，术前检查应侧重于那些可指导改善患者围术期管理的项目，如筛查各种会影响预后的合并症。

二、ERAS背景下骨科日间手术的麻醉

日间手术的核心目标是在保证医疗安全的前提下，患者早期迅速康复，减少其在医院滞留时间，节省医疗费用，提高患者满意度。因此，麻醉医师应在围术期全程优化医疗技术和用药，不断完善日间专科麻醉医疗对快速康复任务的要求。

（一）骨科日间麻醉常用技术

（1）清醒镇静　给予镇静药物的同时给予或不给予镇痛药物，让患者在保持清醒及呼吸循环功能稳定的状态下耐受手术，称为清醒镇静。

（2）平衡麻醉　使用不同的麻醉药物和技术来实施麻醉，发挥药物间协同作用，避免对单一药物的过量使用。

（3）麻醉监控镇静技术（MAC）　指麻醉医师对在局部麻醉或神经阻滞下接受诊断或治疗手术的患者进行监护，该过程中可能使用镇痛药、镇静-抗焦虑药或其他药物。

（4）TCI　是药代动力学和药效动力学研究基础与现代计算机技术相结合的产物，它按需利用药室模型计算制订出个体给药方案，通过调节目标或靶位（血浆或效应室）的药物浓度来控制或维持适当的麻醉深度。

（5）深麻醉下拔管　临床麻醉拔管可分为清醒后拔管及深麻醉状态下拔管。深麻醉拔管指的是在术后患者自主呼吸频率及潮气量满意、肌松作用完全消除，但咳嗽反射及意识尚未完全恢复的状态下拔管，可有效减轻清醒拔管时的各种应激反应，平稳渡过拔管期。

（二）骨科日间麻醉常用药物剂量

（1）咪达唑仑　抗焦虑和轻度镇静的剂量是 $0.015\sim0.03$ mg/kg，小剂量使用只会发挥其镇静作用而不会延长苏醒时间。

（2）丙泊酚　使患者意识消失的剂量是 $1\sim2$ mg/kg，维持量是 $100\sim200$ μg/(kg·min)，清醒镇静时 $25\sim75$ μg/(kg·min)，静脉连续输注超过 3 h，则时量相关半衰期为 10 min，连续输注超过 8 h 仍低于 40 min。

（3）依托咪酯　诱导量 $0.2\sim0.3$ mg/kg，优点是对心血管系统和呼吸抑制较轻，缺点是注射痛、血栓性静脉炎及术后恶心呕吐发生率高。

（4）右美托咪定　选择性 α_2 受体激动剂，具有镇静、催眠和镇痛作用，对呼吸的影响较小，对血压的作用呈双相，血药浓度较低时血压降低，血药浓度较高时血压升高，心率和心输出量呈剂量依赖性降低。镇静时给予 $0.25\sim1.0$ μg/kg（10 min 或以上给完），维持以 $0.1\sim1.0$ μg/(kg·h)。

（5）盐酸羟考酮　是纯阿片 μ 和 κ 受体激动药，现有片剂、缓释片剂、注射剂、栓剂等多种剂型。羟考酮与阿片类药物的剂量比为曲马多：哌替啶：羟考酮：吗啡：芬太尼：舒芬太尼 $=100:100:10:10:0.1:0.01$。当下有认为 κ 受体兴奋可产生镇痛作用和减轻内脏痛作

用，但不引起精神欣快、胃肠道蠕动抑制和呼吸抑制作用，不导致成瘾性。

三、区域麻醉与骨科日间手术

（一）超声引导下神经阻滞（详见第十七章）

超声引导的外周神经阻滞成为日间手术结合 ERAS 的最重要途径之一。除了不会延迟日间手术患者出院以外，还可以避免椎管内麻醉或者全身麻醉的诸多风险和并发症。对骨科日间手术的优势如下：① 很少受制于凝血功能障碍。② 可提供良好的术后镇痛。③ 有利于骨科患者早期恢复运动功能，这是骨科日间手术的核心目标。④ 几乎无恶心呕吐的并发症。⑤ 减少术后认知功能受损的风险。⑥ 缩短滞留医院时间，能更快达到日间手术出院标准。

外周神经阻滞高度契合 ERAS 安全早期迅速恢复的理念，最常见的并发症是穿刺部位神经、血管损伤或感染。超声引导下神经损伤主要与三个因素相关：神经阻滞针的直接损伤、神经内注射、局麻药本身的化学毒性。穿刺针可分为长斜面针、短斜面针及锥面针。与长斜面针相比，短斜面针能减少神经纤维束损伤，因为神经纤维束可滑向一侧避开短斜面针；与斜面针相比，锥面针导致的轴索断裂明显少于斜面针；要引起注意的是，即便是在超声引导下，所有的穿刺针还是能导致轴索断裂，相应的神经损伤大部分能在 3 个月内缓解。超声下的神经束边界往往并不明显，因此神经内注射难以避免，Rochester 和 Pittsburgh 医学中心统计了 2 300 例超声引导下臂丛神经阻滞、坐骨神经阻滞及股神经阻滞，结果发现钝头穿刺针未引起任何运动神经损伤，感觉损伤发生率为 2.7%，且均于 3 个月内缓解。

实施区域麻醉时，掌握其运动、感觉神经分布是十分重要的：① 熟悉支配外科手术区域的感觉神经。② 出现阻滞不全、效果欠佳时，应进行增补阻滞。③ 准确评估区域阻滞效果。④ 评估术中及术后神经功能状态，警惕混淆神经阻滞和神经损伤。

所有神经阻滞实施前应准备：超声机、神经刺激器、神经阻滞针、麻醉机、监护仪、局麻药、急救药品（肾上腺素、脂肪乳剂）、气管插管套件或喉罩等。

1. 超声引导下区域麻醉基本操作步骤

（1）穿刺前准备　超声仪、无菌穿刺包、监护仪、脂肪乳剂。

（2）体位准备　摆好体位，消毒前先超声扫描目标区域。

（3）穿刺　超声引导下实时修正进针方向，选择最佳路径。

（4）给药　除非十分熟练，否则不建议神经内注射，阻滞针环绕靶神经周围给药。

（5）评估　评价靶神经运动、感觉神经阻滞程度。

关于神经阻滞所需局麻药的浓度和剂量，研究得较多的是罗哌卡因，第 2 版及之前的《现代麻醉学》推荐用于神经阻滞的浓度和剂量分别是 0.5%～1.0%、200 mg，第 3 版之后调整为 0.25%～0.5%、200 mg。较为经典的是 Taboada 等的随机对照双盲研究：研究中对比了 0.5% 罗哌卡因分别以臀肌下入路和腘窝上入路行坐骨神经阻滞的半数有效剂量，发现从解剖学上看似能减少局麻药用量的腘窝上入路其所需局麻药多于近心端的臀肌下入路。超声引导结合神经刺激器，Taboada 等的研究中臀肌下入路法的半数有效剂量为 12 ml。国内兰飞等的实验中采用了同样的研究手段，其所确定0.5%罗哌卡因臀肌下入路半数有效剂量为14.5 ml。

2. 超声引导下上肢及肩部神经阻滞

上肢手术的麻醉可通过对臂丛神经阻滞实现，可在神经干、神经束及其分支分别进行阻滞。临床常用的臂丛神经阻滞方式为肌间沟、锁骨上、锁骨下及腋路臂丛神经阻滞，这些传统方法需要反复多次穿刺，并且容易出现神经阻滞不全及其他并发症。近来超声引导下神经阻滞在临床上得到广泛应用，超声引导可实时观察局麻药和神经纤维，定位更准确。

在罗哌卡因用于臂丛神经阻滞的研究中，国内顾晨桃等报道，超声引导下罗哌卡因（30 ml）臂丛神经阻滞的半数有效浓度为0.436%，临床麻醉中亦可采用1.1～1.2倍半数有效浓度给药。另有随机对照双盲实验分别采用0.3%、0.4%、0.5%的罗哌卡因用于超声引导下肌间沟臂丛阻滞麻醉，比较麻醉起效时间、麻醉效果、麻醉维持时间等指标发现，注药后30 min各组各神经痛觉完全阻滞例数差异无统计学意义，均能为手术提供满意的感觉及运动阻滞效果。其中，0.3%、0.4%、0.5%组镇痛持续时间平均值分别为（7.2±2.0）h、（8.5±1.4）h、（8.8±1.6）h，运动阻滞恢复时间的平均值分别为（7.1±2.0）h、（8.6±1.5）h、（9.0±1.6）h。三组均未发生神经损伤、局麻药中毒及霍纳综合征等不良反应。

臂丛神经阻滞入路选择：肌间沟、锁骨上、锁骨下、腋路、上臂。臂丛神经是一组重要的外周神经丛，主要支配上肢、肩周、胸上部和外侧部的骨骼肌，并司上述区域的感觉。而臂丛神经组成和分支较复杂：起自C5～C8及T1根，合成三干，然后分成六股，后又合成三束；在其根、干、股、束均有神经发出，分布到上肢区域。解剖学变异的影响：解剖变异总体发生率相对较低（5%～10%），且其与阻滞失败发生率的关系仍未确定。一般来说静脉异常多于动脉和神经异常，而神经异常大部分表现为神经走行的异常。值得一提的是肌间沟神经阻滞，作为常用的臂丛神经麻醉方式它几乎100%会引起膈神经阻滞。膈神经的阻滞可影响患者的肺功能，减少肺储备，因此不主张两侧同时进行阻滞。

（1）肌间沟入路臂丛神经阻滞 ① 超声解剖（图29-2）：臂丛神经干为暗的（低回声）圆形结构，依次排列（串珠状）并通常与正中线成角，前、中斜角肌包围神经丛。② 操作要

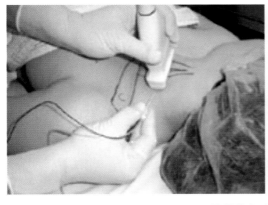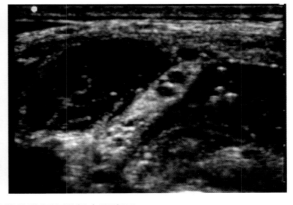

图29-2 肌间沟入路臂丛神经阻滞超声影像图

点：患者取仰卧位，头偏向对侧，选用8～13 MHz高频探头，探头位置置于甲状腺水平或环状软骨（C6）矢状斜位扫描，选用5 cm长22 G短斜面针。因此，一般情况下最低有效剂量和浓度应建立在最小的神经毒性和全身毒性风险的基础上。局麻药可使用0.5%罗哌卡因或者布比卡因10～20 ml。另由于臂丛阻滞所需局麻药量较大，药物需突破多层神经鞘膜才能起效，平均起效时间较长，约15～20 min，且仍存在阻滞不全的可能，因此也可以复合尺神经阻滞或予以喉罩快通道全身麻醉。③禁忌证：对侧膈神经或喉返神经麻痹，穿刺部位感染。

（2）锁骨上入路臂丛神经阻滞　①该入路的应用一直因较高的气胸风险而被大为限制，一直到超声引导技术的引入才大为改观。由于该入路兼备表浅、神经纤维集中、远离其他主要神经纤维的特点，近来有取代锁骨下甚至腋路臂丛神经阻滞的趋势。②操作要点：25 mm或30 mm线性探头使用高频，或11 mm曲面探头取高频，仰卧位头偏向对侧，探头置于锁骨上窝行冠状斜位切面扫描，探针使用50 mm长22 G型号，亦可用18 G针置管作持续神经阻滞。局麻药给予0.5%罗哌卡因或0.5%布比卡因15～25 ml皆可。③超声成像特点（图29-3）：在锁骨上窝，无论男女臂丛距离皮肤的距离都不超过2 cm。臂丛成像最优部位在靠近第1肋骨处，因为此处臂丛内含有更多结缔组织，使其呈现为高回声；最重要的标志物是锁骨下动脉，其上、外侧类似于葡萄串样的低回声区并以高回声环包绕者即为臂丛神经，其侧为呈高回声亮线的第1肋骨。

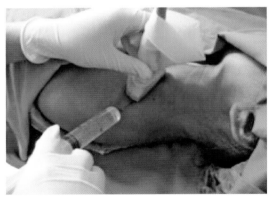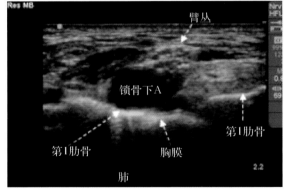

图29-3　锁骨上入路臂丛神经阻滞超声影像图

（3）腋路臂丛神经阻滞　腋入路虽定位简便，但超声技术还是给其带来了革命性的改变，腋部臂丛神经解剖结构的个体差异性越来越得到重视，识别局部解剖结构变异可以显著提高阻滞的成功率。现在有观点认为腋路的4根神经（正中神经、尺神经、桡神经和肌皮神经）单独包绕在各自的组织腔隙中，所以应该分别对每根神经进行阻滞以达到满意的麻醉效果（耐受手术和止血带刺激）。超声引导下腋路阻滞既可以使用平面内也可以使用平面外进针法，但平面内法更为安全，因其可有效避免误入血管和损伤神经。

（4）颈浅丛神经阻滞　肩部等颈、臂丛交叉部位施行手术时常用颈浅丛联合臂丛神经阻滞（详见第十七章）。

3. 超声引导下下肢及髋部手术的麻醉

与上肢相比，下肢的解剖结构相对简单，但由于包绕神经干的肌肉和脂肪组织较丰富，使得超声技术在下肢神经阻滞中的应用仍面临定位困难等诸多挑战。因此，超声引导结合神经刺激器是坐骨神经阻滞等下肢神经阻滞的重要技术方法。超声引导下肢神经阻滞技术优势有如下几个方面：① 能够直观地观察到神经、周围组织以及药物的扩散。② 发现局部解剖变异，有效避免阻滞失败。③ 减少局麻药用量，降低药物不良反应发生率。④ 改善阻滞效果，使局麻起效更快，持续时间更长。⑤ 减少操作时患者的痛苦，提高患者满意度。

支配下肢的神经为腰丛和骶丛，腰丛是由第1～4腰神经前支以及胸12、腰5神经前支的一部分组成。腰丛神经分支众多，支配下肢的三个神经分支为股外侧皮神经、股神经及闭孔神经，主要支配大腿外侧、前方和内侧的感觉。骶丛由腰骶干以及全部骶神经和尾神经的前支组成，骶丛神经的主要分支包括臀上神经、臀下神经、坐骨神经和股后皮神经，主要支配大腿后方和臀部的感觉。

（1）腰丛神经阻滞　后路单侧腰丛神经阻滞始于1974年，经多人改良后称为腰大肌间隙阻滞，该入路可以实现腰丛神经所有支配区域的阻滞，适用于全髋置换、盆腔手术、股骨颈及股骨干骨折及所有更低位下肢手术。早期超声介入的传统方法是，在腰3～5水平放置探头观察腰大肌的横切面，该部位腰丛可以显像，但大多数时候腰丛走行于腰大肌内并不能在超声下成像。因此，需凭借神经刺激器和超声联合使用以保证麻醉效果。

操作流程：① 入室：核对患者信息后建立常规监测，上氧并开放静脉通路。② 体位：侧卧位，患侧朝上，屈髋并屈膝90°。③ 镇静：适当的镇静镇痛可提高患者舒适性，可给予咪达唑仑1～2 mg，芬太尼50～100 µg。④ 消毒：穿刺点及周围皮肤常规消毒，超声探头以无菌保护套保护或贴上无菌贴膜。⑤ 超声定位：先做旁矢状位扫描，观察横突间隙和腰大肌以确定最佳进针部位，探头扫描深度以刚好能显示腰大肌前方腹膜线为宜，避免误入腹腔。超声定位腰丛神经要求常规使用神经刺激器。⑥ 穿刺：常用的进针路径有外侧平面内入路、内侧平面内入路及矢状位平面外入路。以外侧平面内入路为例，探头在腰3～4或腰4～5椎体间作轴位扫描，穿刺针经探头外侧缘朝目标区域进针。不管采用哪种进针路径，都要求常规联合使用神经刺激器来辅助定位：设定刺激器波宽0.1 ms、2 Hz、电流强度1 mA。当针尖接近神经引出股四头肌收缩后，则将电流减少到0.5 mA，要求仍能诱发股四头肌收缩，再继续将电流下调到0.3 mA，此时若无肌肉收缩则可以注药；若仍有肌肉收缩则需退针少许，再将电流回调至0.5 mA并观察到股四头肌收缩才可以注药；局麻药容量控制在20～30 ml。腰大肌间隙阻滞主要的缺点是给药量大，如吸收过快或误入椎旁血管可能导致显著的中毒反应，此外双侧阻滞也是比较值得重视的临床并发症。

（2）股神经阻滞　股神经是腰丛神经最粗大的分支，在股鞘内时位于外侧缘呈三角形蜂窝状结构。某些情况下不需施行腰丛神经阻滞，仅给予单独的股神经阻滞即可完成大腿前侧的手术。股神经阻滞中比较常用的是平面外进针法，该方法进针距离短，针体与神经平行，置管也较容易。操作要点：探头于腹股沟韧带以下沿股鞘反复作短轴切面扫描，在超声下找到股神经成像最清晰的切面，局麻药容量控制在20 ml左右。

（3）坐骨神经阻滞 坐骨神经是骶丛神经的主体延续，坐骨神经联合股神经阻滞可适用于整个下肢的手术或镇痛。坐骨神经阻滞的进针点理论上可以是神经走行的任何部位，但由于走行及其他组织的遮挡，能获得清晰超声成像的部位并不多。一般认为臀下入路时超声显像最为清晰，臀下入路起源于超声引导介入之前的仰卧屈髋阻滞法。操作要点：患侧朝上侧卧位并屈髋屈膝，在坐骨结节和股骨大转子连线中点作短轴切面扫描寻找坐骨神经，平面内或平面外法均可适用，该界面坐骨神经成像清晰可以不配备神经刺激器，当然也可以使用神经刺激器观测胫神经支配肌群，但需注意的是，此处使用神经刺激器是为确定臀下间隙是否正确而非针尖位置是否理想，因此不要求最低刺激电流强度降至 0.5 mA 以下。

（二）骨科手术神经阻滞方案

肌间沟阻滞可以阻滞除尺神经外所有上肢，但同时也有对膈神经不同程度的阻滞；锁骨上入路能完全阻滞包括皮神经在内的上肢，号称"上肢手术的脊麻"；腋路法不能阻滞皮神经；锁骨下入路主要优点同锁骨上，但由于缺少伴行血管引导定位，临床上应用较少。腰丛神经的主要分支包括股外侧皮神经、股神经、闭孔神经，主要支配大腿外侧、前方和内侧的感觉；骶丛神经的主要分支包括臀上神经、臀下神经、坐骨神经和股后皮神经，主要支配大腿后方和臀部的感觉。腰丛联合骶丛实施神经阻滞后，基本能满足髋部手术的要求，更低部位的手术可选择腰丛联合坐骨神经阻滞。

四、常见骨科日间手术的麻醉

（一）膝关节镜手术的麻醉

区分患者是急诊创伤患者还是慢性骨关节疾病，急诊患者需详细询问病史及用药史，务必查漏补缺。根据手术方式选择麻醉，可以选择的麻醉方式有区域神经阻滞、椎管内麻醉及全身麻醉。腰丛联合坐骨神经阻滞麻醉实施时很少受到患者其他器官功能不足的影响，几乎不会产生对全身任何其他器官系统的干扰，完全可以满足膝关节镜手术的需求，缺点是麻醉实施难度稍高、起效相对较慢。椎管内麻醉也可满足手术需求，若有条件选择重比重或轻比重单侧腰麻，则可以进一步减少对血流动力学的干扰，对老年人尤其合并有呼吸系统并发症时也不会产生不利影响，缺点是受限于凝血功能及抗凝药物，且需留置导尿管不利于日间手术快速康复；全身麻醉的优势在于舒适快捷，合理用药并辅以喉罩及深麻醉下拔管等技术可以极大地满足舒适化医疗的需求，但也不可避免地增加了肝肾代谢负担，并可能产生机械通气相关肺损伤。

（二）肩关节镜手术的麻醉

除了常见的膝关节镜手术，骨科日间手术还经常有特殊体位及麻醉管理要求如俯卧位、沙滩位等，而肩关节镜手术集中体现了这几个特点。

（1）关节腔冲洗 肩关节镜手术不能用止血带，为减少术野出血常使用压力泵对关节腔持续冲洗，由此可能导致冲洗液在关节外异常积聚，压迫周围组织甚至气道导致梗阻；也可能因冲洗液内肾上腺素的吸收导致室性心律失常。

（2）手术体位 肩关节镜手术体位有侧卧位和沙滩椅位，侧卧位下容易导致外周神经损伤，而沙滩椅位则可能造成脑缺血性损伤。

（3）控制性降压 为减少术中出血及提高术野清晰度，肩关节镜手术需施行控制性降压，尤其在沙滩位时脑部静水压低于心脏水平，此时脑供血不足的风险更大。

（4）麻醉方式 可选择全身麻醉或肌间沟臂丛神经阻滞，或两种方法联合应用。

（5）除常规监测外，需另行有创或无创连续动脉压测量及脑功能监测。

（6）采用任何一种麻醉方式时，麻醉医师都应高度关注气道管理和血压监控。在单纯臂丛神经阻滞时应与患者密切沟通，以便及时发现上呼吸道异常并紧急处理，全身麻醉时应选择钢丝导管行气管插管，并且手术结束后需再次评估患者上呼吸道情况后方能拔管。

（7）血压的控制 应在保证脑血供的前提下，方可行控制性降压。大脑是人体最不能耐受缺血缺氧的器官，尤其对于有高血压、脑梗死病史、脑梗死高风险及脆弱脑功能患者，此时的血压控制会产生冲突，更需要谨慎对待。

（三）不同麻醉方式的比较

早在2004年7月的美国麻醉学杂志上，哈季奇（Hadzic）等发表了他们的研究成果。他们将接受日间手外科手术的54例患者随机分成两组：锁骨下臂丛神经阻滞组和全身麻醉组。观测目标主要为术后疼痛管理、恶心呕吐、医院滞留时间及最终出院时间，结果显示神经阻滞组在上述主要指标优于全身麻醉组的患者。

目前，有不予镇静而仅在局麻或区域阻滞下施行日科手术的趋势。但是，关于局麻、局麻复合镇静药物、局麻复合全身麻醉这几种方式对患者术后并发症产生的影响，研究并不多。研究者（Hustedt等）回顾分析了美国外科医师协会认可的2005年到2013年接受手外科手术的27 041例患者，其中局麻或区域麻醉组患者为17.1%，局部麻醉复合镇静组患者为13.0%，其余69.9%患者为局部麻醉复合全身麻醉，分析比较各组术后30天内并发症发生率。结果显示，局部麻醉组和局麻复合镇静组术后并发症发生概率低于局部麻醉复合全身麻醉组，而在65岁以上的老年人，局部麻醉组患者术后并发症发生率低于局麻复合镇静组患者。

第三节 骨科日间手术的镇痛及并发症处理

一、骨科日间手术的镇痛方案

术后疼痛是致使日间手术患者术后延迟出院、非计划再入院的常见原因。调查显示，约有21%～40%的患者会在术后出现严重疼痛。在出院后由于疼痛，有13.2%的患者需要电话服务支持，导致1.4%和0.08%的患者非计划门诊就诊和非计划再入院。因此，为保障日间手术患者的顺利出院，必须建立良好的疼痛管理，需要应用新的多模式镇痛观念。

术后疼痛可分为生理性疼痛和病理性疼痛。生理性（急性、伤害性）疼痛是必不可少的早期预警信号,通常诱导逃避反射,保护机体免受进一步损伤从而提高生存率。病理性(如神经性)疼痛则是神经系统适应不良的表现。另外,疼痛会导致肌肉痉挛而进一步加重疼痛,形成恶性循环。肌肉代谢障碍、肌肉水肿和正常肌肉功能恢复延迟均与持续的术后疼痛、反射性血管收缩和运动受限相关。人体能感觉到疼痛,一是刺激伤害性受体并由神经通路传递而来(伤害性疼痛),二是神经元结构破坏直接产生(神经病理性疼痛)。阿片类镇痛药物对伤害性疼痛效果较好,但对神经病理性疼痛效果较差,常需要较大剂量。

骨科围术期疼痛通常可分为轻、中、重度三类,轻度疼痛可见于微创手术如关节清洗、关节镜手术、腰椎间盘镜手术及内固定取出等,中度疼痛可见于脊柱融合术、韧带重建术等,重度疼痛则见于骨肿瘤手术、人工关节置换术、骨折截肢等大型手术。

(一)骨科日间手术常用镇痛药物

镇痛药物干扰神经系统伤害性刺激(伤害性感受)的产生和(或)传递,这种作用可发生在外周和中枢水平的轴突。治疗目标是减轻疼痛的感觉。镇痛药用来调节有害化学物质(如前列腺素)的产生,或者调节转导或传递伤害性刺激的神经受体或离子通道的激活(如肽、激肽、单胺受体、钠离子通道)。

目前用于治疗骨科日间手术疼痛的药物包括阿片类药物、非甾体抗炎药、5-羟色胺化合物、抗癫痫药物和抗抑郁药物(表29-1)。其他在研但未常规使用的药物种类包括肾上腺素受体激动剂、兴奋性氨基酸受体(NMDA)拮抗剂、神经营养因子拮抗剂、神经肽(例如降钙素基因相关肽)受体拮抗剂、激肽受体拮抗剂、前列腺素E受体拮抗剂、大麻素类以及离子通道(如TRP、P2X)阻滞剂。局麻药用于局部和区域麻醉。混合性药物具有多种作用机制,例如曲马多具有抑制去甲肾上腺素再摄取和激活阿片类受体的作用,而氯胺酮具有阿片类受体和NMDA受体拮抗剂效应。依据病情可以采用不同的给药途径,如口服、静脉注射、皮下注射、鞘内注射、硬膜外注射、外用、关节内注射、经鼻。

表29-1 常见镇痛药物分类及作用靶点、机制和不良反应

药　物	目　标	机　制	功能后果	不良反应
阿片类药物	G蛋白偶联受体μ、δ、κ	↓CAMP ↓钙离子电流 ↑钾离子电流	↓外周神经元和中枢神经元的兴奋性 ↓兴奋性神经递质的释放	μ、δ:镇静作用,恶心,欣快感,呼吸抑制,便秘 κ:焦虑/厌恶,多尿,镇静作用
非甾体抗炎药	环氧化酶(COX-1、COX-2)	↓前列腺素 ↓促凝血素	↓感觉神经元的致敏作用 ↑脊髓神经元的抑制作用	非选择性:胃溃疡、穿孔、出血,肾损害 COX-2:血栓形成,心肌梗死,脑出血
5-羟色胺激动剂	G蛋白偶联5-HT受体	↓$5-HT_1$ ↑$5-HT_4$ ↑$5-HT_2$	↓兴奋性神经肽的释放 ↓神经性炎症 ↑血管收缩	心肌梗死,脑出血,外周血管闭塞

（续表）

药　物	目　标	机　制	功能后果	不良反应
抗癫痫药物	钠离子、钙离子通道，GABA受体	↓钠离子电流 ↓钙离子电流 ↑GABA受体活动度	↓外周神经元和中枢神经元的兴奋性 ↓兴奋性神经递质的释放	镇静作用，眩晕，认知障碍，共济失调，肝毒性，血小板减少症
抗抑郁药物	去甲肾上腺素/5-HT载体，钠离子、钾离子通道	↓去甲肾上腺素/5-HT重摄取 ↓钠离子电流 ↑钾离子电流	↓外周神经元和中枢神经元的兴奋性	心律失常，心肌梗死，镇静作用，恶心，口干，便秘，眩晕，失眠，视物模糊

1. 阿片类药物

与阿片类药物对应的三种类型的阿片类受体（μ、δ、κ）已被克隆。阿片类受体的亚型也被发现（如μ₁、μ₂、δ₁、δ₂），可能源于基因多态性、剪切变异体和选择性处理。

常用的阿片类药如吗啡、可待因、美沙酮、芬太尼及其衍生物是μ受体激动剂。纳洛酮是所有三种受体的非选择性拮抗剂。部分激动剂较完全激动剂需结合更多功能受体才能产生相同效应。混合性激动/拮抗剂（丁丙诺啡、布托啡诺、纳布啡、喷他佐辛）在低剂量时可作为激动剂，而在较高剂量时可作为拮抗剂（在相同或不同的受体类型）。这类化合物的镇痛效果一般具有典型的封顶效应，当与纯激动剂一起使用时它们可能会引起急性戒断综合征。所有这三种受体都介导镇痛作用，但有着不同的不良反应。长期给予完全激动剂可能会出现耐受性和生理依赖性，突然停药或者使用拮抗剂可导致戒断综合征。用药剂量有赖于患者的特征、疼痛类型及给药途径。

（1）术后静脉注射阿片类药　阿片类药物的总剂量包括手术前日需要剂量及由手术刺激导致的额外增加的阿片类药物剂量。如果患者不能口服用药，推荐在麻醉后监护病房给予等效于日常口服剂量的持续性静脉输注药物，额外给予的推注剂量的阿片类药物和（或）非阿片类镇痛药逐渐增加以满足患者达到充分镇痛的需要。推注剂量的大小应等于每小时的背景输注量。

（2）围术期经皮吸收的阿片类药　透皮芬太尼贴剂是相对可靠的一种长周期控制性给药方式，在骨科日间手术患者中经常可见。然而，在手术过程中患者对药物的吸收量可能发生明显改变。血容量的变化、体温的改变以及挥发性麻醉药改变皮肤的渗透性及灌注，从而对芬太尼贴剂的使用产生较大的影响。除此之外，动力空气加温毯和加热包覆盖在透皮贴剂上会造成芬太尼经皮吸收增加数倍。因此，在大的骨科日间手术中，去除透皮给药途径是明智的，这样避免了无法预料的全身阿片类药物摄取减少或增加。经皮吸收的阿片类药物剂量应转换为静脉使用吗啡剂量，并持续以背景输注方式给药。

2. 非甾体抗炎药和解热镇痛药

非甾体抗炎药和解热镇痛药可抑制环氧化酶（COX），该酶是花生四烯酸（磷脂产生的一种普遍存在的细胞成分）转变为前列腺素和血栓素的代谢途径的关键酶。COX的两种亚型COX-1、COX-2,在外周组织及中枢神经系统内表达,在损伤和炎性介质(如细胞因子、生长因子)的刺激下,这两种亚型都可以上调从而引起前列腺素释放增加。在外周,前列腺素(主要为前列腺素E_2)通过激活EP受体引起离子通道(如钠离子通道、TRVP1)磷酸化从而导致痛觉感受器敏化,结果导致伤害感受器对有害的机械刺激及化学性刺激或热刺激变得更敏感。在脊髓内,前列腺素E_2抑制甘氨酸能抑制性神经元,增强兴奋性氨基酸的释放,同时使上行神经元去极化。这些机制易化了伤害性感受器刺激的产生和传递(从脊髓到达大脑高级中枢)。通过阻断其中一种(选择性COX-2抑制剂)或两种环氧化酶(非选择性NSAIDs),可减少前列腺素合成。最终,伤害感受器对伤害刺激反应减弱,脊髓中的神经传递也相应减少。非选择性NSAIDs或解热镇痛药如对乙酰氨基酚口服用药,通常被用来治疗程度较轻的疼痛如早期关节炎。主要药物介绍如下。

(1)阿司匹林 具有较强的抗风湿、抗炎、解热、镇痛作用,治疗慢性疼痛取得了较好的效果。小剂量具有抗血小板凝聚作用。可以延长出血时间,抑制心脑血栓的形成。

(2)对乙酰氨基酚 具有较强的解热作用,主要是因为该药对中枢神经系统前列腺素合成的抑制作用较强,且与阿司匹林具有相似作用,镇痛作用相对较弱,但作用持久、缓和。几乎没有抗风湿、抗炎作用。本品对胃肠道刺激较小,不影响凝血机制,正常剂量下不影响肝脏功能,属于安全性较高且有效的解热镇痛药,不良反应发生率较低,被世界卫生组织推荐为首选的退热药。

(3)双氯芬酸 为非甾体抗炎药,口服吸收度较好,抗炎作用要高出阿司匹林26～50倍,能较好地改善肿胀、关节痛等症状,同时还具有增强活动的功能,尤其有利于治疗老年关节疾病。但服用本品可能会发生骨髓抑制等药物不良反应,故作为处方药使用时仅限外用给药。

(4)布洛芬 口服比较容易吸收,药物不良反应相对较少,具有抗炎、抗风湿、解热和镇痛作用,其镇痛作用与阿司匹林相比较强度高出20倍左右;布洛芬的抗炎作用一般,解热效果明显且持久。

(5)吲哚美辛 具有极强的镇痛作用,治疗炎症性疼痛时止痛效果特别明显,其镇痛强度相当于同剂量阿司匹林的10～12倍;效果最好。但由于其不良反应较多,故作为非处方药使用时仅限外用给药。

(6)萘普生 为非甾体抗炎药,具有解热、抗炎、镇痛作用。口服吸收度好且起效快,血浆浓度在给药2～4 h后达峰值,在血中绝大部分与血浆蛋白结合,药物半衰期为13～14 h。约95%以代谢产物或原形自尿中排出。对于骨关节炎、类风湿性关节炎、强直性脊椎炎、运动系统慢性疾病及痛风、轻中度疼痛等,均有显著的疗效。中等疼痛在服药1 h后即可得到缓解,镇痛作用可维持7 h以上。但因其具有一定程度的不良反应,所以哺乳期妇女和2岁以下儿童应禁用。

(7)5-羟色胺类药 5-羟色胺(5-HT)是发现于交感神经系统、胃肠道及血小板中的一种单胺类神经递质。5-HT受体在各级神经组织及血管中均有表达。在脊髓背角,5-HT能神经元是内源性疼痛抑制的一部分。除了$5-HT_3$以外,其他5-HT受体都是G蛋白偶联受体。

（8）外用镇痛药　通过外部途径给予各种镇痛药是重要并值得思考的问题，因为疼痛在一定程度上取决于外周初级传入神经元的活化。局部用药能使药物在疼痛产生部位达到最佳浓度，从而避免过高的血药浓度、全身性不良反应、药物相互作用以及省去药物逐步增加治疗剂量范围的过程。许多随机对照实验证实了外用NSAIDs、三环类抗抑郁药、辣椒碱、局部麻醉药及阿片类药物的有效性。术后疼痛仍然是世界范围内的一个问题，尽管在西班牙没有关于术后结果的公开数据，有人评估了西班牙医院2 922例患者的术后pain-out问卷，显示平均疼痛和严重疼痛患者比例最大为5.6（对数值0～10等级量表）和39.4%，分别略低于国外的报道（范围5.0～8.4和33%～55%）。患者疼痛评估（83.1%）和信息量高（63.3%），但平均值（4.8）低于美国和欧洲（德国、法国、挪威、丹麦；平均5.9）；平均阿片类药物消耗量（每24 h 20.2 mg，口服吗啡当量），使用局部镇痛后降低50%。术前慢性疼痛（＞7）和（或）慢性阿片类药物的用量与术后患者疼痛恶化相关（胫骨/腓骨和足部手术疼痛）。术前严格控制慢性疼痛，并结合阿片类药物与辅料及其他镇痛药可能改善围术期及术后疗效。

两项荟萃分析的结论是外用NSAIDs在短时间（2周）内治疗慢性肌肉骨骼痛是有效的，而对于骨性关节炎是无效的。局部不良反应有皮疹或瘙痒。辣椒碱是辣椒中有火星的刺激部分。局部应用时通过辣椒素受体（TRPV1）与伤害性感觉神经元相互作用而产生效果。研究表明，辣椒碱在治疗骨性关节炎及一系列神经疼痛综合征的患者中是有效的。一项系统性回顾分析表明，外用辣椒碱可取得轻度到中度的镇痛效果，一种不良反应最少而镇痛效果较强的方法是在局部麻醉作用下使用高浓度（5%～10%）的辣椒碱，但是局麻药的应用不能消除由辣椒碱引起的灼痛，在其他治疗方法无效或不能耐受的少数神经性疼痛患者中，外用辣椒碱可以作为治疗的一种补充手段。局部麻醉药的外用制剂通过阻断初级传入神经元的钠离子通道而发挥作用。钠离子通道阻断后，正常和受损的感觉神经元产生的冲动减少。这些神经元自发或异位放电可能是神经性疼痛形成的条件。在这种情况下，轴突离子通道表达、分布及功能的改变都与其对局部麻醉药的敏感性增加有关。因此，局部使用低于完全阻断神经传导的局麻药浓度就可以达到镇痛的效果。外用或局部注射阿片类药物可以激活初级传入神经元上的阿片类受体，从而产生镇痛作用。但是临床研究表明沿着未受损的神经根（如腋神经丛）局部应用阿片类药物并不会产生明显的镇痛效果。此外，在外周阿片类受体，由炎性组织的免疫细胞所产生或分泌的内源性阿片肽与外源性阿片肽类药物似乎可以产生累加或协同作用，而不产生交叉耐受。外周使用阿片类药物应遵照原则，关于围术期关节腔内注射吗啡的方法有章可循。在慢性风湿性关节炎及骨性关节炎的患者，关节内注射吗啡同样可以产生镇痛作用，效果与关节内注射甾体类药物相似并且持久存在（可达7天），这可能是吗啡的抗炎活性所致。在观察性研究中，阿片类药物局部应用治疗骨损伤所致的疼痛，至今未见明显不良反应的报道。除了避免全身麻醉和椎管内麻醉技术的不良反应，特别是与心血管和呼吸系统相关的不良反应，区域神经阻滞还被证明可以改善术后疼痛、减少住院时间和相关费用。

术前使用镇痛药主要用于预防性镇痛。目前，超前镇痛的价值受到质疑，临床麻醉实践已逐渐从超前镇痛转到预防性镇痛。预防性镇痛这一概念是建立在超前镇痛的基础上，指在超过药物作用持续的时间后，仍能观察到疼痛减轻和（或）镇痛药用量减少的现象。超前镇痛强调镇痛时机，预防性镇痛则强调镇痛的质量和持续时间。有研究证明，区域阻滞麻醉、非甾体抗炎药、抗癫痫药物加巴喷丁、钙离子通道调节剂普瑞巴林及NMDA受体阻滞剂氯胺酮等，都有预防性镇痛的作用。近年倡导的多模式镇痛方案则是通过联合应用不同作用机制的镇痛药物或不同的麻醉方法，使术后阿片类药物的用量减至最低，优化骨科日间手术后患者的康复过程，促进患者麻醉后更快的苏醒和早期出院，并使患者出院后更迅速地恢复日常活动。总之，术前预防性使用镇痛药已成为骨科日间手术多模式镇痛的重要组成部分。

（二）术后区域镇痛

目前，有不予镇静而仅在局麻或区域阻滞下施行手外科手术的趋势。在成年人，大型骨科手术后给予外周神经置管并带管回家已很常见。早在20世纪40年代即有连续臂丛神经阻滞的报道，下肢手术则可行坐骨神经阻滞与股神经阻滞或腓总神经和隐神经阻滞以提供满意的术后镇痛。但在小儿，连续神经阻滞仍未广泛使用，国外一家儿童医院回顾研究了2012年10月到2014年10月两年共118例带管回家的小儿病例。其中，年龄最小的仅3.2岁，股神经置管、肌间沟置管、坐骨神经置管、锁骨上置管占比分比为80.5%、11.9%、5.9%、1.7%。所有患儿在PACU疼痛评分平均为2.5分，50.8%的患儿需给予阿片类药物，恶心呕吐发生率为5.9%，77.1%的人当天出院。置管期间7.6%的患儿提前终止使用，5.9%的患儿出现导管泄露，未出现任何严重并发症。

除此之外，通过硬膜外或神经丛放置的导管联合使用局麻药和阿片类药物可用于术后镇痛。能减少术后阿片类药物的用量，以及与这些药物相关的不良反应。外围模块技术容易实施并且能缓解手术患者数小时的疼痛。此外，在术前使用时，可以保持较轻的麻醉深度，对阿片类药物的需求很少，因此术后恢复更快而且并发症少。经皮神经电刺激在全膝关节置换术后多模式镇痛中的应用，不仅能减轻患者术后疼痛，而且能尽可能促进膝关节功能的康复。

二、骨科日间手术常见并发症

高龄是骨科日间手术预后差的重要危险因素，实行骨科日间手术的高龄患者常合并有多种疾病，其术后并发症发生概率更大。

（一）术后疼痛

疼痛是术后最常见的并发症，也是日间手术患者延迟出院的主要原因，因此，术后多模式镇痛对于加速日间手术患者早期恢复很关键。在多模式镇痛药配方中加入小剂量氯胺酮（75～150 μg/kg）可改善骨科手术后的疼痛和预后。乙酰唑胺（5 mg/kg）可减少CO_2气腹腹腔镜手术后的牵涉痛。日间手术后患者必须在出院前达到疼痛控制良好。尽管强效速效阿片类镇痛药常用于治疗恢复早期的中、重度疼痛，但它们可增加PONV的发生率，导致日间手术后出院延迟。强效NSAIDs（如双氯芬酸）的使用可有效减少日间手术后对口服阿片类镇痛药的需求,促进患者早日出院。由于COX-2抑制剂(如塞来考昔、罗非考昔或伐地考昔)对血小板功能无潜在的负面影响,其使用也日益普遍。临床中,口服罗非昔布(50 mg)、塞来昔布(400 mg)是改善术后镇痛、缩短日间手术后住院时间简单而有效的方法。多模式镇痛方式中常规使用局部麻醉药也是加快术后恢复的关键措施。MAC技术中采用局麻药伤口周围浸润作为围术期镇痛或全身麻醉和区域阻滞的辅助,可为患者提供良好的镇痛。单纯的伤口浸润也可显著改善下腹部、肢体甚至腹腔镜操作后的术后疼痛。腹腔镜手术后肩痛发生率较高,据报道这种疼痛可通过膈下给予局麻药来减轻。关节镜下膝关节手术后,关节腔内注入30 ml 0.5%布比卡因可减少术后阿片类药物的需求,使行走和离院更早。随着未来日间手术的操作更加复杂,也要求麻醉医师必须不断提高术后镇痛技术和方法的有效性。

(二) 术后恶心呕吐

术后恶心呕吐(PONV)是骨科日间手术麻醉和术后常见并发症,术后恶心呕吐是影响日间手术患者就医体验,引起术后延迟出院、出院后非计划再就诊和非计划再入院的另一常见术后并发症。阿普费尔(Apfel)等研究显示,接受日间手术的患者PONV的发生率为20%~30%,而合并多个危险因素的高危人群高达70%~80%,出院后仍有高达37%的患者伴有出院后恶心呕吐的症状。因出院后恶心呕吐的非计划再入院率为0.1%~0.2%。新的麻醉技术及药物,例如多模式麻醉镇痛技术、非阿片类镇痛药物及长效止吐药物等临床的应用,使得日间手术的PONV得到了良好控制。引起PONV的危险因素包括:女性、眩晕症、PONV病史、非吸烟人群和术后使用阿片类止痛药物等。因此,对日间手术患者的PONV需要积极地进行预防控制,尤其对高危人群在离院前应采取预防措施,并在患者出院后加强随访。

PONV虽大多具有自限性,但给患者带来了严重不适感,也可能导致脱水、电解质紊乱、无法口服药物等,剧烈呕吐还可增加伤口裂开、血肿形成、误吸和吸入性肺炎风险,呕吐症状还会导致患者出院延迟和计划外再入院。为达到较好的PONV防治效果,可应用如下PONV风险评分(表29-2)对每一位患者进行风险评估。儿童发生PONV的简化风险评分见表29-3。

表29-2　成年患者发生PONV的简化风险评分

危 险 因 素	得 分
女性	1
非吸烟者	1
PONV史	1
术后应用阿片类药物	1
总分	0~4

注:当具有0、1、2、3、4个危险因素时,发生PONV的风险分别为10%、20%、40%、60%、80%

表29-3 儿童发生PONV的简化风险评分

危 险 因 素	得 分
手术时间 ≥ 30 min	1
年龄 ≥ 3 岁	1
斜视手术	1
亲属中有POV或PONV史	1
总分	0～4

注：当具有0、1、2、3、4个危险因素时，发生POV的风险分别为10%、20%、30%、50%、70%。

对中危以上患者应给予有效的药物预防。预防和治疗PONV的药物包括5-HT$_3$受体拮抗剂、丁酰苯类、地塞米松、神经激肽-1受体拮抗剂，并且也可以使用抗组胺药和经皮给予东莨菪碱。预防用药应考虑药物起效和持续时间。口服药物如昂丹司琼、阿瑞匹坦，应在麻醉诱导前1～3 h给予；静脉抗呕吐药物应在诱导前或手术结束前静注，但静脉制剂地塞米松应在麻醉诱导后给予。2014年美国SAMBA术后恶心呕吐管理指南新增了年龄（＜50岁）为重要的PONV预测因素。在此类患者中联合用药（如昂丹司琼、地塞米松及氟哌利多）比单药治疗（如单用昂丹司琼）更有效。同样，镇痛方案应尽量减少阿片类药物用量，以减少PONV。

（三）循环系统并发症

老年患者实行骨科日间手术后围术期心肌并发症的发病率和病死率增加，骨科日间手术后疼痛是一个主要的问题，上述因素均能触发应激反应，导致心动过速、高血压、需氧量增加和心肌缺血。存在围术期心脏并发症风险的骨科日间手术应在术后评估患者是否存在心肌缺血。

（四）呼吸系统并发症

年龄增长引起的呼吸系统改变可能使老年患者更易发生术后肺部并发症，这些患者的低氧可能是退行性变，也可能是由于骨髓碎片导致的栓塞。

（五）神经系统并发症

意识模糊或谵妄是老年患者骨科日间手术后第三大常见并发症，谵妄可导致住院时间延长、功能恢复不良，可发展成痴呆，死亡率升高。术后谵妄表现为注意力下降和意识障碍，包括突发性意识模糊、注意力下降、认知功能改变、易激惹、焦虑、偏执和幻觉。

（六）脂肪栓塞及肺栓塞

脂肪栓塞是骨骼创伤和股骨骨髓腔内器械操作后众所周知的并发症。多发生于成人，儿童发生率为成人的1%，因骨折处髓腔内血肿张力过大，骨髓被破坏，脂肪滴由破裂的静脉窦进入血液循环，阻塞小血管尤其是肺内毛细血管所致，引起肺部和脑部脂肪栓塞。脂肪被肺糖蛋白脂肪分解产生的游离脂肪酸，对肺泡Ⅱ型细胞有较强的毒性，并释放血管活性物质，引起肺组织及毛细血管内膜的损害。

所有骨盆或长骨骨折的患者都会发生不同程度的肺功能障碍，但临床上出现明显脂肪栓塞症状者仅占10%~15%，临床表现为：① 双肩前部、锁骨上部、前胸部、腹部等皮肤疏松部位及结膜、眼底出现出血点。② 低氧血症。③ 心动过速。④ 意识改变。胸片显示肺浸润者基本可诊断为脂肪栓塞。

脂肪栓子可通过未闭的卵圆孔或肺循环进入体循环，导致心脑血管栓塞，因此，适当降低肺动脉压可减少通过肺循环的栓子数量，限制肺毛细血管的液体渗血量。麻醉处理包括及早发现，充分供氧和控制输液量，避免低氧血症。到目前为止，尚无能溶解脂肪栓子、解除脂栓的药物。对有脂栓症患者所采取的种种措施，均为对症处理和支持疗法，旨在防止脂栓的进一步加重，纠正脂栓症的缺氧和酸中毒，防止和减轻重要器官的功能损害，促进受累器官的功能恢复。

（七）骨黏合剂综合征

骨假体能通过骨黏合剂或骨质嵌生固定于骨髓腔内，骨黏合剂固定骨假体可并发骨黏合剂植入综合征，后者可导致术中出血低血压、低氧血症、心搏骤停以及术后脂肪栓塞综合征（FES）。其机制可能是：骨髓腔内加压时骨髓碎片进入循环造成栓塞；循环中骨黏合剂成分甲基丙烯酸甲酯单体的毒性作用，骨髓腔钻孔扩大时细胞因子释放促使微栓子形成及肺血管收缩。大静脉注射骨水泥单体可引起体循环低血压，但是无心肌抑制作用。最可能的解释是骨髓内碎片栓塞作用，因为应用经食管超声在右心能发现这种碎片。因此，应用骨水泥前应该维持合适的有效循环血容量，可用多巴胺预防血压降低。一般低血压容易恢复，在插入水泥骨假体之后立即可见低氧血症，可持续至术后4~5天，诊断前需排除特殊原因如下侧肺不张、换气不足或液体过量。

（八）止血带综合征

止血带用于上下肢手术能减少出血，保持术野清晰，但止血带可带来一系列问题。首先，止血带会引起生理功能改变，如对神经系统的影响，使用30 min躯体感觉诱发电位消失和神经传导中断，使用超过60 min引起止血带疼痛和高血压，使用超过2 h可引起术后神经麻痹，在止血带下方可能发生皮肤末梢神经损伤。对肌肉的影响表现为，使用8 min内逐渐出现细胞内低氧，细胞内肌酸水平降低和进行性细胞内酸中毒，使用2 h后毛细血管壁通透性增加和肢体温度进行性降低，除此以外，还会出现全身效应，体循环和肺循环动脉压升高，但如仅单侧肢体使用止血带，则两者改变不明显。

止血带麻痹发生原因与止血带压力过大或充气时间过长有关，若神经干长时间受挤压，并造成缺血、缺氧，即可发生经干麻痹性损伤。处理的关键在于预防，掌握正确使用止血带的规则，气囊充气压力上肢高于收缩压30~50 mmHg，时间不超过1 h；下肢高于收缩压50~70 mmHg，时间为1.5 h。若需继续使用，放空5~15 min后再次充气。

止血带疼痛发生的原因与止血带麻痹相同，都可能与肌肉、血管、神经受压及细胞缺氧有关。在麻醉作用不够完善时，表现尤为明显。患者出现难以忍受的肢体疼痛，会烦躁不安，甚至出现血压升高，使用镇痛药或加深麻醉都难以缓解，放松止血带是最为有效的措施。必须继续使用止血带时，可考虑应用血管扩张药使其缓解。

止血带休克多发生在止血带放松后,因为血流动力学的急剧改变及循环失代偿,表现为局部酸性代谢产物及乳酸堆积。处理方法为严格限制止血带充气压力及时间,松止血带期间,适当加快输血补液速度,以增加患者血容量;双下肢如同时使用止血带,应分别放开,不可同时放松。若出现休克、酸中毒,则需对症处理。

(九) 神经损伤

主要原因可能包括以下几个方面。首先,上肢过度外展、外旋或托手臂支架较硬,长时间牵拉压迫神经,均可造成颈丛、臂丛或尺、桡神经的损伤,这种损伤大多是暂时的,经休息可恢复。颈椎手术时,麻醉操作或安置体位用力不当,也可造成颈髓损伤。其次可能是止血带引起,止血带使用超过 2 h,或压力过大会产生神经损害。第三个可能原因是麻醉操作引起,这也是区域阻滞的并发症之一,研究表明与麻醉相关的严重并发症发生率其实是很低的。还有一个需要考虑的原因是呼吸系统并发症,包括低氧血症,气管导管打折或脱出,喉头水肿及空气栓塞。

(十) 下肢深静脉血栓

1. 静脉血流滞缓

手术中脊髓麻醉或全身麻醉导致周围静脉扩张,静脉流速减慢,且由于麻醉作用致使下肢肌肉完全麻痹失去收缩功能,术后又因切口疼痛和其他原因,卧床休息时下肢肌肉处于松弛状态,致使血流滞缓诱发下肢静脉血栓形成。塞维特(Sevitt)从临床上观察证明,血栓常起自静脉瓣膜袋静脉连续处,以及比目鱼肌等处的静脉窦,比目鱼肌静脉窦内的血流依靠肌肉舒缩作用向心回流,因此它是血栓形成的易发部位。血栓也可发生于无瓣膜,可能因被前方的右髂总动脉压迫所致。约24%髂外静脉是有瓣膜的,在此瓣膜的近端,也有相当高的血栓发生率。

2. 静脉壁的损伤

(1)化学性损伤　静脉内注射各种刺激性溶液和高渗溶液,如各种抗生素、有机碘溶液、高渗葡萄糖溶液等,均能在不同程度刺激静脉内膜,导致静脉炎和静脉血栓形成。

(2)机械性损伤　静脉局部挫伤、撕裂伤或骨折碎片创伤,均可产生静脉血栓,形成股骨颈骨折损伤,股总静脉骨盆骨折,常能损伤髂总静脉,或其分支均可并发髂股静脉血栓。

(3)感染性损伤　化脓性血栓性静脉炎由静脉周围感染灶引起,较为少见,如感染性子宫内膜炎,可引起子宫静脉的脓毒性血栓性静脉炎。

3. 血液高凝状态

这是引起静脉血栓形成的基本因素之一。各种大型手术引起高凝状血小板黏聚能力增强,术后血清前纤维蛋白溶酶活化剂和纤维蛋白溶酶两者的抑制剂水平均有升高,从而使纤维蛋白溶解减少。脾切除术后,由于血小板骤然增加,可增加血液凝固性;烧伤或严重脱水使血液浓缩,也可增加血液凝固性。晚期癌症如肺癌、胰腺癌,其他如卵巢、前列腺、胃或结肠癌,癌细胞破坏组织时常释放许多物质,如黏蛋白凝血质等。某些酶的活性增高,也可使血液凝固。避孕药可降低抗凝血酶Ⅲ的水平,从而增加血液的凝固度。大剂量应用止血药物,也可使血液呈高凝状态。

4. 预防措施

（1）严密观察肢端皮色、皮温、感觉、活动及足背胫后动脉搏动，患肢肿胀程度及疼痛情况。告知患者禁忌吸烟，预防尼古丁刺激引起的血管收缩损伤血管内皮细胞而导致血栓形成。

（2）预防性用药，改善微循环，降低血液黏稠度，提高纤维蛋白溶解活性。值得注意的是，体内已有陈旧性血栓形成者，并不会像急性期患者出现血清标记物D-二聚体增高。

（3）协助患者穿弹力袜、加压弹力袜，穿着长度从足部到大腿根部。或者间歇使用外部加压器，足底静脉泵可迅速挤压足部静脉，增加血流速度。

（4）有静脉血栓形成史及肢体肿胀较甚者，术后第2天可行足部及小腿腓肠肌处湿毛巾热敷。静脉穿刺时尽量减少扎止血带的时间，争取一次成功，静脉输液时尽量避开患肢。

（十一）其他

（1）感染开放性骨折，特别是污染较重或伴有较严重的软组织损伤者，若清创不彻底，可导致化脓性骨髓炎。

（2）损伤性骨化多因关节扭伤、脱位或关节附近骨折，骨膜剥离形成骨膜下血肿，处理不当使关节附近软组织内广泛骨化。

（3）创伤性关节炎未能准确复位，关节面不平整，长期磨损易引起关节炎。

（4）关节僵硬是骨折和关节损伤最为常见的并发症。

（5）急性骨萎缩即损伤所致关节附近的痛性骨质疏松，也称反射性交感神经性骨营养不良。

（6）缺血性骨坏死是由骨折段的血液供应被破坏所致。

（7）徐志宏等收集了南京鼓楼医院2000～2007年1 582例膝关节镜患者的情况，统计围术期发生的各种意外及并发症共36例，其中关节内器械断裂2例，关节内正常组织损伤10例，关节镜周围血管神经损伤6例，冲洗液外渗3例，术后明确下肢深静脉血栓9例。关节内血肿3例，切口感染2例，小腿广泛皮下气肿1例。

总之，应对患者的全身和局部情况做充分的术前评估，围术期密切观察、及时处理。对引起骨折的损伤机制和骨折的类型、状态应有详尽细致的了解，对手术过程及操作乃至术后康复计划了然于胸，力争尽量减少并发症的发生。

（欧阳文　阎雪彬）

------------------------------------　参 考 文 献　------------------------------------

［1］郭曲练，欧阳文，李天佐，等. 日间手术麻醉专家共识［J］. 临床麻醉学杂志，2016，32（10）：1017-1022.

［2］比利时国际日间手术协会. 日间手术手册［M］. 中国日间手术合作联盟译. 北京：人民卫生出版社，2015.

［3］ Lauren M，Wier M P H, Claudia A, et al. Surgeries in hospital-owned outpatient facilities, 2012.

［4］ Lovald S T, Ong K L, Malkani A L, et al. Complications, mortality, and costs for outpatient and short-stay total knee arthroplasty patients in comparison to standard-stay patients［J］. Journal of Arthroplasty, 2014, 29(3): 510－515.

［5］ Wippey A, Kostandoff G, Paul L J, et al. Predictors of unanticipated admission following ambulatory surgery: a retrospective case — control study［J］. Can J Anaest, 2013, 60 (7): 675－683.

［6］ 邱娅茜，左建容，朱红彦. 骨科日间手术的安全管理［J］. 中国护理管理，2013，13（4）：111－112.

［7］ 梁仟，朱飞燕，王大平，等. 骨科日间手术的现状及进展［J］. 现代医院，2017，17（10）：1412－1416.

［8］ Klein G R, Posner J M, Levine H B, et al. Same day total hip arthroplasty performed at an ambulatory surgical center: 90－day complication rate on 549 patients［J］. J Arthro Plasty, 2017 Apr, 32(4): 1103－1106.

［9］ Wyke B. The neurology of joints: a review of general principles［J］. Ann R Coll Surg Engl, 1967, 41 (1): 25－50.

［10］ Chung F, Mezei G, Tong D. Pre-existing medical conditions as predictors of adverse events in day-case surgery［J］. Br J Anaesth, 1999 Aug, 83(2): 262－270.

［11］ 叶伟光，王天龙，张宁. 羟考酮和舒芬太尼用于胸腔镜肺叶切除术后患者自控静脉镇痛的比较［J］. 北京医学，2017，39（6）：562－565.

［12］ 田玉科. 超声定位神经阻滞图谱［M］. 北京：人民卫生出版社，2011：3－6.

［13］ 兰飞，王天龙. 0.5%罗哌卡因用于超声引导经臀下入路坐骨神经阻滞的半数有效剂量［J］. 首都医科大学学报，2013，34（5）：666－668.

［14］ Taboada M, Rodríguez J, Valiño C, et al. What is the minimum effective volume of local anesthetic required for sciatic nerve blockade? A prospective, randomized comparison between a popliteal and a subgluteal approach［J］. Anesthesia & Analgesia, 2006, 102 (2): 593－597

［16］ 顾晨桃，王爱忠，单宇，等. 超声引导下罗哌卡因臂丛神经阻滞的半数有效浓度［J］. 中华麻醉学杂志，2011，31（2）：217－219.

［17］ Hadzic A, Arliss J, Kerimoglu B, et al. A comparison of infraclavicular nerve block versus general anesthesia for hand and wrist day-case surgeries［J］. Anesthesiology, 2004 Jul, 101(1): 127－132.

［18］ Hustedt J W, Chung A, Bohl D D, et al. Comparison of postoperative complications associated with anesthetic choice for surgery of the hand, 2017 Jan, 42(1): 1－8.

［19］ 邓小明，曾因明. 米勒麻醉学：第8版［M］. 北京：北京大学医学出版社，2016：2382.

［20］ Vadivelu N, Kai A M, Maslin B, et al. Role of regional anesthesia in foot and ankle surgery［J］. Foot Ankle Spec, 2015 Jun, 8(3): 212－219.

［21］ Gable A, Burrier C, Stevens J, et al. Home peripheral nerve catheters: the first 24 months of experience at a children's hospital［J］. Journal of Pain Research , 2016 Nov 18, 9: 1067－1072.

第三十章
日间介入诊疗麻醉

介入治疗（interventional treatment）是介于外科、内科治疗之间的新兴治疗方法，是融医学影像学和临床医学于一体的边缘学科。而在日间开展介入手术，对医院和麻醉医师提出了更高的要求。目前在日间开展的介入治疗性手术包括血管内介入性手术、气管内介入性手术、胃肠道以及胆道介入性手术等，也有大型综合性医院例如上海交通大学医学院附属仁济医院探索了心脏冠脉造影的日间介入治疗等。

第一节　日间介入手术麻醉的一般问题

一、日间介入手术的分类

（一）按诊疗技术分类

（1）血管性介入　分动脉系统和静脉系统。包括选择性造影术、经导管栓塞术、药物灌注术、球囊扩张术、支架植入术、插管技术等。

（2）非血管性介入　穿刺技术、引流技术、消化道胆道的支架植入、射频消融术。

血管腔内手术已用于包括冠状动脉、颈内动脉和主动脉在内的全身各部位血管，其技术从简单的球囊扩张到带膜内支架、人造血管移植等。颈内动脉狭窄和腹主动脉瘤支架见图30-1和图30-2，腹主动脉瘤放支架后1年内的破裂和死亡危险＜2%。术后30天的死亡率血管内手术为1.4%，而进腹手术为4.6%，血管腔内手术具有创伤小，对心血管和其他脏器功能影响小，术后康复快等优点。腔内手术方式为短时间、多次阻断，一般每次阻断时间仅1～2 min，对血流动力学的干扰相对比较轻微，术中机体代谢及神经内分泌基本无变化。围术期的并发症较传统外科手术明显减少。主动脉支架型人工血管介入治疗或其他疾病的支架血管修复（如主动脉夹层、创伤性主动脉破裂等）前，需要通过造影检查对主动脉解剖进行细致研究，必须确定病变的长度和直径、重要分支的位置和远端固定部位的特征等。腔内支架型人工血管通常需要依据患者的主动脉解剖专门定做，每种支架人工血管的推送器具有独特的展开方式，有许多不同的技术可被采用。目前总的趋势是腔内修复术有更低的围术

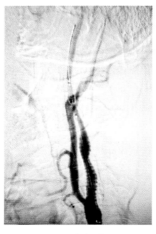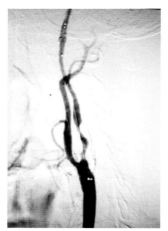

置入支架前　　　　　　　　　　置入支架后

图30-1　颈内动脉狭窄支架置入术

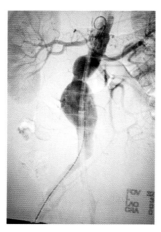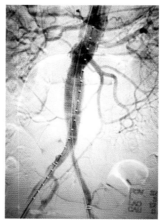

置入支架前　　　　　　　　　　置入支架后

图30-2　腹主动脉瘤支架置入术

期死亡率,并且血管内的方法使患者住院期缩短,恢复更快。虽然开放手术的效果更持久,但也与术后主要的并发症相关。因此,随着新型支架的发展,血管腔内微创手术最有可能成为解剖条件适合的主动脉瘤的首选修复方法。

（二）按目的分类

（1）诊断性介入即穿刺局部病灶,获取病理材料,取代传统手术切开及各种体液的监测、测压等。

（2）治疗性介入以消除病变或临床症状为目的。

（三）按专业分类

（1）心脏（含冠脉）介入。

（2）神经系统疾病介入　TACE、TAC及其他部位的肿瘤、肾动脉支架、肢体动脉支架、肝肾血管瘤栓塞等。

（3）引导下穿刺治疗　肿瘤局部注射无水酒精等。

（4）其他　心律失常的射频消融术等。

二、日间介入手术的环境特点

造成日间介入手术麻醉困难的因素很多，最常见的是设计时没有考虑到麻醉的需要，空间有限，使麻醉医师难以靠近患者，造成重大的安全隐患。操作间的大小和设计，以及放射源、摄影机、血管造影仪器、C臂透视仪、扫描仪及激光设备均可妨碍麻醉医师接近患者。麻醉期间要尽可能接近患者，常需要麻醉前做好相应的准备。其次是这些场所常远离手术室，与不熟悉麻醉的人员在一起工作，相互配合的机会少，万一发生紧急情况或麻醉仪器故障时不能得到适当的帮助。另外，放射学操作时放射线照射增加，若要留在患者身边应穿射线防护衣。血管造影、CT、MRI检查和放疗操作期间，麻醉医师甚至不能与患者同处一室，需要通过观察窗或闭路电视观察患者和麻醉监护设备；在暗室内操作，必须要求有适当的灯光观察患者皮肤颜色、呼吸运动、麻醉机和监护仪等情况。其他电器设备常给患者带来更多的风险，而且对监护仪的工作也造成了更多的干扰。

三、造影剂及不良反应

（一）造影剂

血管造影及其他放射学检查常使用造影剂作增强扫描，造影剂是由含碘的阴离子结合各种不同的阳离子而成的盐，造影剂的作用是提高组织的相对密度，碘由于其高密度低毒性，是大多数造影剂的基本成分。99%的碘迅速与组织中的阳离子结合，经肾小球滤过而无重吸收。多数造影剂是高渗性的，渗透压超过2 000 mOsm/L。较新的低渗性非离子造影剂，渗透压为600～700 mOsm/L，血管内注射严重并发症的发生率约为1/10万。

（二）造影剂的不良反应

除造影剂种类外，注射速度、剂量及造影部位等因素均可影响全身反应的发生，冠脉造影和脑血管造影时全身反应的发生率高，患者有特异反应史或对贝类和海产品有变态反应的可能更容易发生造影剂反应。

造影剂反应有轻、中、重度，轻度反应有恶心、呕吐，清醒患者还可以伴有焦虑等，但有超过1/5的轻度反应是危重反应的前驱症状，常见的中、重度反应是低血压、荨麻疹、支气管痉挛，高渗性造影剂影响血管内容量和渗透压，引起血流动力学变化，注入高渗性造影剂后首先出现短暂的高血压，伴随着血管内容量、CVP、PAP和CO增加，SVR降低，血浆渗透压增加，Hb和Hct降低。在造影检查时常引起渗透性利尿，低血容量和氮质血症的患者应适当补液，肾功能障碍患者应特别注意，留置气囊导尿管并观察1 h以上。注入造影剂后，当造影剂由肾脏排出，渗透压和血管内容量恢复正常，达到血管内和细胞外液体成分平衡，至少需要10 min。建议在注射造影剂后密切观察患者20 min。造影剂通过非增加血容量的机制可影响心血管系统，包括健康患者的心律失常和心肌缺血，钙离子水平降低产生负性肌力作用和影响传导功能,原有心脏疾患的患者发生率较高。不良反应还包括红细胞的浓缩和凝聚、与其他药物竞争蛋白结合位点、干扰补体和凝血系统,通过血脑屏障引起抽搐,引起肺水肿和心搏骤停,作用于下丘脑引起寒战、发热,以上均为造影剂的毒性反应。

最严重的特异反应包括低血压、心动过速或心律失常,可以是急性毒性反应的最早体征,过敏性休克和呼吸道水肿是严重的表现,可以在应用造影剂后即刻发生,也可以在操作完成几小时后出现,迅速发展为气道梗阻和支气管痉挛,影响氧合和通气,可致死亡。也有报道发生过成人呼吸窘迫综合征。造影剂反应引起的低血压可使患者意识丧失,有癫痫病史的患者发生惊厥,亦可发生腹泻和其他多种胃肠道反应。已经确证肾衰是造影剂的一种并发症,尤其是术前患有肾脏疾病的患者,或有糖尿病、黄疸、伴有肾脏血流减少的心血管疾病和多发性骨髓瘤的患者,应该避免使用造影剂。服用二甲双胍的患者宜停药48 h后再行造影检查。

(三) 不良反应的防治

既往有过敏和心血管疾病病史的患者,对造影剂反应较大,虽然过敏试验和预防性用药可以防止严重的反应,但不能杜绝不良反应的发生,因此应用造影剂时患者都有潜在的生命危险。患者以前对造影剂没有反应,再次应用不能保证一定不发生反应。因此,应配备良好的急救和复苏设备,在诊治造影剂反应时便于应用。

使用造影剂的患者有5%～8%出现全身反应,但全麻中造影剂反应极少报道。轻度反应的有效治疗方法是输液、观察及消除患者疑虑,低血压、支气管痉挛和过敏性休克需要更进一步的监测和治疗,监测血压、脉搏、ECG,开放静脉,供氧,根据病情选用肾上腺素能激动剂、阿托品、氨茶碱、抗组胺药和皮质醇。

有造影剂过敏病史的患者如果使用相同的造影剂,则再次发生严重反应的可能性更高。在手术前夜和术日晨分别应用泼尼龙50 mg,术前即刻静脉注射苯海拉明50 mg,发生率和严重程度都可能降低。低渗造影剂适用于血红蛋白病、休克或心衰所致的缺血性心脏病、肺动脉高压或对高渗造影剂过敏的患者。

四、麻醉指征

虽然大多数检查的操作都不痛,但可能相当不舒服,多数成人不用镇静药均可耐受影像检查,而治疗性操作则需要适当的镇静,特别是在操作中需要患者能够被唤醒并对指令有反应的神经学操作,在血管内插入导管时可用短时间的镇静。在幼儿常难以达到有效镇静,且镇静药的作用时间较难预料,不良反应发生的机会也相对多一些。全麻不仅可以使患者舒适地耐受操作,而且可以保证足够的检查时间。全麻多用于儿童、成人幽闭恐惧症、智力低下、难以交流和合作的患者;还可用于有不自主运动的患者以防止干扰扫描,或因疼痛不适不能耐受长时间静卧的患者;病情危重或严重损伤难以维持气道通畅的患者操作时需要严密监护;对造影剂有严重过敏反应的患者也需要麻醉医师参与处理。

五、麻醉前准备

麻醉前评估与一般手术患者相同,这些患者的评估和术前准备可与主管医师讨论,以合理安排麻醉前评估、麻醉同意书签字、制订麻醉计划和麻醉后恢复计划、防止不必要的延迟而影响患者检查的安排。对可能发生的意外要有充分的准备。

麻醉前还必须对相应的检查操作过程和可能出现的问题有清楚的了解，包括患者体位、是否需用造影剂、麻醉机的位置如何摆放、操作期间麻醉医师可否留在操作间、诊断或治疗仪器对麻醉监护仪的影响等。必须要有适当的灯光便于观察患者、麻醉机和监护仪，间断开灯是不够的，万一发生气道梗阻、环路脱开等情况常难以及时发现。

监护仪已成为麻醉管理的必要部分，在手术室外的麻醉过程中，经常要把患者和医师分开，监护仪就起到相当重大的作用，当监测的空间受限时，麻醉期间监护信号的重要性明显增加，麻醉操作前讨论确立一个可行的麻醉监测方案也很重要。手术室外麻醉的监测项目和麻醉仪器应该与手术室相同。仪器设备有助于提高安全性，需经常维护保养，确保能正常使用；必须有充分的术前或操作前准备，以确保仪器设备功能正常。仪器可以长期放置于这些地方，也可以在需要时再准备，一般根据使用频率安排决定。由于使用频率不高，通常习惯于在这些地方放置老型号的麻醉和监护仪器，所以在麻醉开始前，必须熟悉这些麻醉设备，确认麻醉机工作状态正常，其中吸入氧浓度监测较为重要。远离中心手术室，在紧急情况下最能提供有效帮助的可能是仪器设备，所以应常规准备吸引器、简易复苏器、除颤器、急救药品等。操作完毕患者复苏应与在手术室一样密切监护，必要时送PACU，转运前必须确保有充分有效的监护，以及氧气、能量供应、药物和复苏设备。

六、麻醉处理原则

（一）清醒镇静

在手术室外患者局麻操作时常用镇静和镇痛药，以提高患者的舒适度、缓解焦虑、使检查能在患者不动的状态下完成。镇静可分为清醒镇静和深度镇静。清醒镇静是患者轻度的意识抑制，对外界刺激能产生反应，维持气道通畅和保护性反射。深度镇静是可控性较深程度的抑制患者的神志，患者可能失去气道保护性反射，有时难以维持气道通畅，另外患者可能难以唤醒，也可能发生呼吸抑制或呼吸停止等生理变化，深度镇静更类似于全麻。一般认为静脉、肌肉或吸入镇静镇痛药引起患者保护性反射消失即为麻醉。专科医师可能在检查操作时给患者应用一定量的镇静药，需注意安全使用镇静药并监测镇静水平，如深度镇静则需麻醉医师完成。手术室内麻醉的基本监测标准适用于所有在手术室外用麻醉药或镇静药的患者。

麻醉前应了解病史和体格检查，镇静或镇痛方法的选择根据患者需要、医疗条件、特殊操作及医师的经验，没有一种药物或剂量适用于所有患者，单纯镇静可能只适用于一部分患者，而其他的患者则需加用阿片类镇痛药。对成人进行镇静的一线药物是苯二氮䓬类药物，或辅以芬太尼。有些药物特别是苯二氮䓬类（如咪达唑仑），患者的反应差异极大。丙泊酚在镇静治疗中应用，偶尔会发生呼吸道梗阻，导致动脉血氧饱和度下降，熟悉相关操作步骤有助于选择最佳用药时间和药物。

（二）全麻

常用麻醉性镇痛药、巴比妥类、抗胆碱能药、强安定药和苯二氮䓬类等药物联合应用，也有许多不良反应，并产生深度的镇静。汤普森（Thompson）等报道，肌内联合注射阿托品、哌替啶、异丙嗪和司可巴比妥，平均镇静时间为53 min，10%以上的小儿需要辅助镇静药，有12%的患者也不能满足扫描需要。巴克特（Burckart）等发现联合应用氯丙嗪、异丙嗪和哌替啶的小儿，扫描时有14%镇静不满意，而这些小儿镇静时间超过7 h。维纳（Vaner）等报道，肌注甲己炔巴比妥10 mg/kg睡眠时间为3.3 min，虽然在50例中有4例需要辅助用药，但没有并发症和严重疼痛，平均86 min完全清醒。

除肌注或静脉注射、直肠应用镇静药外，可用静脉或吸入麻醉药进行全麻，在保证患者操作期间不动也很有效。静脉给药或吸入麻醉较直肠或肌注容易控制、诱导时间缩短、成功率高、不良反应少且恢复迅速，麻醉维持可以用静脉丙泊酚或吸入药物，气道管理可选用面罩、喉罩或气管内插管，全麻并发症低于多数镇静方法，对扫描的人为干扰也少。

相对简单血管腔内介入手术，通常部位麻醉（局麻、神经阻滞或硬膜外阻滞）辅以镇静药即能满足手术要求。术前用抗凝药应选用全身麻醉，对术前心血管评估为高危患者、手术有一定难度、预计手术时间较长等，宜选择硬膜外阻滞复合全身麻醉或单纯全麻，虽概率很低（＜0.6%），但仍应有大量出血和急诊手术的准备。对于总体预后而言，保持围术期血流动力学稳定从而维持重要生命器官灌注和功能，比麻醉方式的选择更为重要。

七、监护仪器与监测项目

手术室外麻醉中和麻醉后的监测项目应以能保证患者安全为标准，一般应满足以下条件：① 在麻醉的全过程中，始终有一位合格的麻醉医师在场。② 在所有形式的麻醉过程中，对患者的氧合、通气、循环进行持续的监测和评估。无论全麻和镇静，是否用镇痛药，监测应与手术室相同。

麻醉仪器应与手术室一样方便使用。在某些情况下，如MRI和体外照射放疗期间一些基本的监测可能不能应用，但应努力保证患者在操作期间能得到适当的监护，包括对氧供、呼吸、循环的监测。患者氧合情况的监测需要适当的照明和接近患者，便于根据患者皮肤颜色进行判断，暗室对识别发绀有困难；通气是否适当可以根据胸廓运动、观察储气囊及听呼吸音进行判断；气管内插管控制呼吸时应确认导管的位置，呼吸环路内应连接压力、流量等报警装置。连续心电监护和SpO_2监测，每隔5 min测血压、心率，全麻时应连续监测$ETCO_2$，必要时行直接动脉压监测。CT和MRI操作室为了保护其设备而室内温度通常较低，患者会提前出现体温改变，小儿和危重患者应监测体温。

外照射放疗期间，所有工作人员都要离开放疗室，应该通过玻璃窗或闭路电视在放疗室外连续观察患者和监测仪，也可以用麦克风或电子听诊器监测镇静或麻醉患者的呼吸音。

所有主动脉腔内血管手术必须常规在桡动脉置管监测动脉血压。由于左侧可能经动脉置管行主动脉造影，一般选择右侧上肢动脉测压。CVP和肺动脉导管监测不作为常规，但由于存在急性主动脉破裂导致快速大量失血的可能性，建议放置大口径的外周静脉导管。需常规监测尿量。有必要采取积极的保暖措施，尤其在长时间手术操作时。

在人工血管张开的过程中，经常需要用药物行控制性降压，即用硝普钠或硝酸甘油使收缩压降低到100 mmHg以下。TEE监测在鉴别支架型人工血管的附着、夹层的出入口、真假腔和动脉瘤隔绝方面均有帮助。

八、麻醉后恢复与转运

麻醉或镇静后患者的管理与其他手术患者一样,患者应在麻醉后恢复室(PACU)复苏,不能在走廊简单进行观察。转送时患者的情况必须是稳定的。有时使患者在转送时处于镇静或麻醉状态更加合适,然后让这些患者在PACU或其他恢复室内恢复。距离PACU路程如较长,转运中应有适当的连续监护,推床等应配备监测仪、供氧设备、气道管理、静脉输液、复苏药物和设备。麻醉后甚至镇静后常见低氧血症,而且难以识别,无论成人或小儿运转中及术后吸氧是必要的。相对健康患者的监测用无创血压、ECG和SpO₂,对危重患者则应有连续动脉压监测,ECG监护可发现心率变化和心律失常,但缺血和ST-T改变难以发现。在手术后将患者转送到麻醉后恢复室的过程中,应该继续进行与麻醉或用药有关的适当的监测。出PACU的标准与一般门诊手术相同。

第二节　日间心脏介入手术的麻醉

一、心导管检查与治疗

经动脉或静脉放置导管到心脏或大血管可以检查心脏的解剖、心室的功能、瓣膜和肺血管的解剖,检查心室内的压力和血管的结构,注射造影剂还可以观察很多结构。右心导管检查主要用于诊断先天性心脏病,左心导管检查主要用于诊断后天性心脏病和大血管病变,多需要同时进行造影术。此外,在不同部位取血样分析氧饱和度可以判断分流的位置。尽管心脏超声检查可以了解很多情况,但对于诊断复杂的心脏解剖异常,心导管检查仍然是"金标准"。由于在检查中要进行多种测量和反复抽取血样,又不可能在同一时间内完成,为了保证对血流动力学和分流计算的准确性,在检查的过程中必须保持呼吸和心血管状态的相对稳定,动脉血氧分压和二氧化碳分压必须保持正常,所以要保持麻醉平稳和方法一致,使心脏科医师无须考虑不同麻醉方法对诊断数据的影响。这种一致性的要求使麻醉的处理较为困难。心导管造影检查、血管成形术、动脉粥样硬化斑切除、瓣膜成形术及危重患者多需要全身麻醉。

(一) 小儿心导管检查

为了保证诊断的准确性,必须维持呼吸循环在相对稳定的状态。氧饱和度不低于基础值,即可用空气行控制呼吸。避免氧分压过高引起动脉痉挛,必要时可用前列腺素E₁预防。儿童能够耐受创伤性操作时的镇静深度常发生呼吸抑制,控制呼吸可以避免PaCO₂升高,减少了对诊断准确性的影响。控制呼吸本身对心导管检查诊断的准确性无影响,每分通气量和呼吸频率可以根据动脉血气分析结果设定,然后根据ETCO₂进行调节。

术中镇痛、镇静或全麻的深浅必须恰当,既要预防心动过速、高血压和心功能改变,又要避免分流增大、高碳酸血症和低碳酸血症。过度心肌抑制、前后负荷改变、液体平衡或过度刺激均可致分流增大影响诊断的准确性。氯胺酮会增加全身氧耗，但不会影响诊断的准确性，婴儿较常使用。

除常规监测外，还应进行血气分析，监测代谢性酸中毒情况，对病情严重的患儿，即使是轻度的代谢性酸中毒也要进行处理，可能还需要使用正性肌力药物。小儿尤其在全身麻醉时常见低体温，操作间内需要加温，吸入的气体也应加温湿化，可使用保温毯或加温装置，监测直肠温度。新生儿可能会发生低钙血症和低血糖。小儿对失血的耐受性低于成人，应严密监测血细胞压积，对贫血进行适当的治疗。严重发绀的患儿红细胞增多，应充分补充液体，以减少造影剂造成血液高渗和微栓塞发生。

（二）成人的心导管检查

成人心导管检查常同时进行冠状动脉造影。右心导管经过静脉系统到达右心和肺循环；冠状动脉造影要经过动脉系统到达冠状动脉时也到达了左心即体循环。检查通常在局麻下进行，但适当镇静和镇痛对患者有益，为此常用药物有芬太尼和咪达唑仑，有时加用丙泊酚。

心导管检查中可以给氧，但检查肺循环血流动力学时，必须保持血气在正常范围。由于导管要放置到心腔内，在检查中经常发生室性或室上性心律失常，要监护并及时处理心肌缺血和心律失常。一般心律失常持续时间短，无血流动力学显著改变，而心肌缺血或应用造影剂后可能继发室性心律失常或室颤。需备用去颤器和复苏药物、供氧、硝酸甘油、血管加压药和变力药。

（三）心导管检查的常见并发症

心导管检查的并发症包括心律失常、血管穿刺部位出血、导管造成心腔或大血管穿孔、血管断裂或血肿形成以及栓塞。

心律失常是最常见的并发症，常与导管尖端的位置有关，撤回导管心律失常即可消失。偶尔需要静脉用药或电复律终止心律失常。也可见到Ⅱ到Ⅲ度房室传导阻滞，窦性心动过缓需用阿托品治疗，严重的心动过缓影响血流动力学者需安装临时起搏器。

心包填塞有特征性的血流动力学改变，透视下纵隔增宽、心脏运动减弱，心脏超声检查可以确诊，而且能指导心包穿刺。心包穿刺引流导管对心脏的机械刺激会引发室上性或室性心律失常，危重患者难以耐受，部分患者需要紧急进行外科手术。

二、冠状动脉造影术

注射造影剂使冠状动脉在放射条件下显影从而确定冠状动脉解剖关系和通畅程度，判断是否存在冠状动脉狭窄以及狭窄的位置，是否存在冠状动脉痉挛。术中可经静脉给予心血管药物和镇静镇痛药物，穿刺前区域阻滞可减少患者痛苦。鼻导管供氧，发生心肌缺血时，舌下含服或静脉给予硝酸甘油。进行标准监护，换能器可以直接接到动脉导管监测直接动脉压，严密观察患者，及时发现心绞痛或心衰。

三、冠状动脉介入手术

冠状动脉狭窄定位后，可使用不同方法直接改善冠状动脉的血供。经皮腔内冠状动成形术（PTCA）时，使用头部带有球囊的导管穿过冠状动脉的狭窄处，然后用球囊使狭窄部位扩张，冠状动脉开放。在球囊扩张时会发生短暂的冠状动脉阻塞，需要严密监测患者的血流动力学状态。这种短暂的心肌缺血限制了PTCA操作中治疗冠状动脉狭窄数目，一般一次只能治疗一到两支冠状动脉病变。还可以通过冠状动脉导管对粥样斑块进行切削或者使用激光切除粥样斑块。

室性心律失常可发生于缺血期或冠脉扩张后再灌注期间，室性期前收缩和阵发性室性心动过速影响血流动力学，应首选利多卡因，更严重的心律失常要在全麻下行心脏电复律；冠状动脉破裂可导致心包内出血和心包填塞，心包填塞需紧急行心包穿刺或手术止血。

冠状动脉闭塞是罕见的PTCA并发症，是由于冠状动脉撕裂、动脉内栓塞或内皮功能障碍引起冠状动脉痉挛所致，经冠状动脉注射硝酸甘油200 μg后常可减轻冠状动脉痉挛；多次操作后可能造成冠状动脉血栓形成，可预先使用肝素防止血栓形成，一旦血栓形成，在冠状动脉内注射溶栓药尿激酶可使血栓溶解，但溶栓治疗后可导致出血。

急诊手术患者可能有心绞痛和心律失常，需应用正性肌力药和气管内插管，主动脉内球囊反搏对患者有利，硝酸甘油增加冠状动脉侧支的血流和减少前负荷，导管若能通过狭窄部分，就可能在该部位放置灌注导管，使部分血流通过病变部位，在外科手术重建血供之前限制缺血区域的范围。

PTCA和冠状动脉粥样斑块切除术的早期效果是非常好的。但扩张后冠状动脉的再狭窄率高达30%～40%，部分原因是冠状动脉内皮功能紊乱。现在用冠脉内支架保持血管通畅越来越多，在PTCA或冠状动脉粥样斑块切除时将支架放在狭窄部位，术后保留在体内。麻醉的处理与PTCA时相同。

心肌梗死患者的溶栓治疗有效，也可在PTCA或放置支架后恢复心肌的血供。而治疗必须在心肌梗死后的6～12 h内进行，但循环很不稳定，有饱胃的可能，焦虑、疼痛或呼吸困难而不能耐受局麻手术者可选用全麻。

对于会导致严重心肌缺血的冠状动脉主干狭窄进行PTCA或支架治疗时，体外循环能保证血流动力学稳定。体外循环是在全麻和肝素化后，经股动脉和股静脉插管进行，监护与一般体外循环时相同，如病情允许应尽早拔除气管导管。麻醉方法的选择要保证血流动力学稳定和早期拔管。

四、球囊瓣膜成形术

用球囊导管扩张狭窄的心瓣膜或大血管的瓣膜，可用于先天性肺动脉瓣狭窄、肺动脉狭窄和主动脉缩窄，还用来改善三尖瓣、肺动脉瓣、主动脉瓣和二尖瓣狭窄。常用于外科手术危险性高的患者，球囊扩张时循环被阻断，会导致严重的低血压，由于患者比较衰弱，球囊放气后不能立即恢复，可能需要使用正性肌力药和抗心律失常药，并静脉输液改善前负荷。并发症与心导管检查相同，还可能发生瓣膜功能不全。

在扩张主动脉瓣时，需要两条静脉通路，其他瓣膜手术一条静脉通路即可。如果患者的血流动力学不稳定，球囊需立即放气。在球囊充气时，可能会导致对迷走神经的刺激，需用阿托品治疗。

五、心脏电生理检查和异常传导通路导管消融术

心脏电生理检查是将专用的多电极导管放置到心腔内,诊断异常心律的起源、通路等,并确定最合适的治疗方案。通常选用股动脉和股静脉进行血管穿刺放置导管,在颈内静脉放置另一根导管。使用标准的血管内导管,在右室或左室的顶部His束附近进行程序刺激,通过特殊的定时脉冲刺激,诱发心律失常,并使用导管电极和体表电极进行心电监测。再经过准确定位的导管对异位心律起搏点或附属旁路进行消融,也可将植入式除颤仪的电极准确放置到适当的位置。

麻醉中应注意使用抗心律失常药物可能影响对异位心律起搏点以及附属旁路的监测,所以检查前及术中不宜使用抗心律失常药。手术常要使用多种导管,持续时间长,为保证患者舒适,常需用镇静镇痛药。

消融时室上性心动过速若不能通过导管超速抑制终止,则需电复律,可用硫喷妥钠或丙泊酚做短时间的全麻。面罩控制呼吸时,应避免颈内静脉导管滑脱。静脉麻醉和吸入麻醉都可用于电生理检查。

六、置入起搏器或转复-除颤仪的手术

在心导管检查时越来越多地置入永久性心脏起搏器或转复-除颤仪。这两种手术都需要通过静脉将电极置入右心房和(或)右心室,然后将起搏器埋置在皮下。虽然局麻可以减少放置起搏器的不适,但全身麻醉气管内插管或喉罩控制通气时手术更便利。采用永久性转复-除颤仪进行测试时一般须对患者进行全身麻醉,有严重心室功能障碍的患者应该做直接动脉压监测。

第三节　日间神经系统介入手术的麻醉

神经介入治疗就是利用血管内导管操作技术,在计算机控制的数字减影血管造影(DSA)的支持下,对累及神经系统血管的异常进行纠正,对所造成的神经功能和器质性损害进行诊断与治疗,从而达到治疗疾病、恢复正常功能的效果。神经介入治疗具有微创、精准度高等优点,给很多高龄、多并发症、不能承受开颅手术打击、病变范围过广、手术切除风险过大的重症患者提供了治疗的机会,但同时对麻醉医师提出了更高的要求。

一、脑血管造影术的麻醉

脑血管造影是注射造影剂到颈内动脉以观察脑部解剖异常情况,动脉置管注射造影剂后,当造影剂通过血管网时可获得系列图像,脑血管病、肿瘤、动-静脉畸形、伴或不伴蛛网膜下隙出血的动脉瘤等是脑血管造影的指征,也用于颈动脉粥样硬化患者判断颅内颅外动

脉情况。脑血管造影的患者可有癫痫病史，造影过程中须注意防止癫痫大发作。既往有脑血管病、卒中、糖尿病、一过性缺血发作（TIA）者，脑血管造影并发症的危险性增加。

脑血管造影术的麻醉注意事项：① 脑血管造影：注射造影剂期间麻醉医师须离开造影室而不能接近患者，因此全麻下脑血管造影时患者需要气管内插管或喉罩，喉罩一般不用于需正压过度通气降低ICP患者。② 麻醉选择：应当考虑患者的病理情况，颅内压升高、蛛网膜下隙出血、脑动脉瘤或动-静脉畸形，麻醉应选择插管或操作时对颅内压和血压影响较小的方法，血压升高可增加颅内出血的危险，气管插管时也应避免血压升高。③ 气管插管：机械通气能提供可靠的气道管理并可以控制$PaCO_2$。许多颅内病变的患者脑血管造影可使颅内压升高，过度通气能使脑血管收缩，帮助降低脑血流和颅内压；在颅内压没有升高的患者，过度通气和脑血管收缩可减慢造影剂通过脑的时间，增加脑血管内造影剂的浓度，使异常血管显示更加清晰。达拉斯（Dallas）和莫克森（Moxon）报道，当$PaCO_2$维持于$30 \sim 35 \ mmHg$时能获取高质量的图像，$PaCO_2 < 20 \ mmHg$可致严重血管收缩和脑缺血，应予避免。由此可见脑血管造影期间CO_2监测很重要。④ 吸入全麻可引起脑血管扩张，可增加脑血流和ICP，而复合应用N_2O、麻醉性镇痛药、肌松药和过度通气的方法优于单纯吸入麻醉，丙泊酚由于其引起脑血流、脑代谢率和颅内压显著降低，也常被用于脑血管造影的麻醉，但丙泊酚诱导后的血流动力学变化能降低脑灌注压。

与脑血管造影相关的循环改变较常见，一项研究发现22%的脑血管造影患者可发生心动过速或心动过缓，颅内出血能引起ECG显著改变，包括T波倒置、T波宽大出现U波，同时伴心动过缓，注射造影剂能引起与低渗有关的循环改变，大的脑动静脉畸形的婴儿常伴有心衰或缺血性心肌损害，耐受造影剂所致的循环改变能力差，所以部分患者除标准监测外还需要连续动脉压监测。

脑血管造影后的神经并发症时有发生，可暂时存在或永久存在。神经并发症常见于老年患者和有卒中、脑缺血病史、高血压、糖尿病和肾功能不全的患者，操作时间长、造影剂用量大及应用较粗的动脉内导管也可增加神经并发症的发生，麻醉药物的选择应注意用短效药，便于术后患者很快唤醒，能迅速进行神经学检查。其他并发症还有粥样斑块脱落栓塞、出血、血栓形成或穿刺部位血肿等，总发生率为8%～14%。

二、神经介入性治疗的麻醉

（一）神经介入治疗的特殊问题

（1）神经介入治疗疾病的特点　神经系统血管病大致可分为出血性血管病和闭塞性血管病两大类。前者主要包括动脉瘤、动静脉畸形（AVM）、硬脑膜动静脉瘘、海绵状血管瘤等；后者主要包括椎动脉、基底动脉狭窄，大脑中动脉、颈动脉狭窄，急性脑梗死等。此分类决定了神经介入治疗的目的，即对出血性病灶进行封堵、栓塞，而对闭塞性病变做溶栓、疏通或血管成形。

（2）神经介入治疗的并发症　神经介入手术的并发症发生快而重，其中最严重的是脑梗死和SAH，其他包括造影剂反应、微粒栓塞、动脉瘤穿孔、颅内出血、局部并发症、心血管并发症等。在紧急情况下首先要辨别并发症是阻塞性还是出血性，以决定不同的治疗措施。麻醉医师此刻首先要保证气道安全，其次应对症处理、提供脑保护。

（二）麻醉前评估与准备

（1）麻醉前评估　麻醉医师术前应详细询问病情、仔细观察患者，综合分析患者、疾病及手术三方面因素，适时地与手术医师沟通，最终制订出最适宜的麻醉方案。

缺血性脑血管病变患者及大部分动脉瘤患者既往可能由于高血压、冠心病，血管弹性差、术中循环极易波动、难控制，术前应掌握基础血压情况、仔细评估心血管贮备、尽量优化循环状况。患者日常服用降压药、硝酸酯类药物、抗心律失常药等应持续用至术前。

认真评估凝血功能有助于围术期凝血及抗凝的管理。应详细追问患者既往过敏史，尤其是否有造影剂反应及鱼精蛋白、碘及贝壳类动物过敏史。术前应明确记录已存在的神经功能不全，以利于术中、术后的神经系统功能评估。

择期手术患者的状况通常较好，而急诊患者状况往往不稳定，可能存在高血压、心肌缺血、心律失常、电解质紊乱、肺水肿、神经功能损害及相应的气道保护性反射削弱等。更应充分做好术前评估及相应处理，并在适当的监测、管理下转运至手术室以确保生命安全。此外，应特别注意饱胃患者的处理。

（2）麻醉前用药　无明确的规定。可给予适当抗焦虑药；对于意识改变的患者应尽量避免镇静类药物；既往有过敏史的，可预防性应用激素和抗组胺药；对于SAH、肥胖和胃食管反流者，应使用H_2受体拮抗剂以降低误吸导致的风险。

三、血管栓塞治疗的麻醉

血管栓塞治疗是注入异物到血管内，刺激血管内血栓形成，常用的栓塞物有聚合塑料、硬化剂等，如N-氰丙烯酸盐或酒精。术中除基本监测外，还需密切观察其他血管床的血流情况。血管栓塞造影适用于无法夹闭的颅内动脉瘤，动脉瘤蛛网膜下隙出血后继发脑血管痉挛，对急性卒中进行超选择性栓塞治疗，中枢神经系统肿瘤的手术前减少血供。成功的动脉栓塞可能比开颅安全、出血少，麻醉管理与标准栓塞操作相同，麻醉方法的选择依据临床指征，由于栓塞可能疼痛，需用麻醉或镇痛剂，密切监测下使用清醒镇静方法有助于在颅内血管栓塞期间及时发现和避免神经系统并发症。

血管栓塞治疗的麻醉注意事项具体如下。

（1）进行脑动脉瘤介入消融手术一般不需要术中唤醒进行神经功能的评估，麻醉方法同神经外科手术，多为全麻。

（2）在动静脉畸形、动静脉瘘、血管瘤的栓堵治疗时经常需要在手术中进行神经功能评估，拟行术中清醒神经功能评估时，术前应对患者进行有目的的训练，并确保患者能在长时间内保持平卧。为了减少患者的焦虑、疼痛和不适感，需要进行镇静。有时为了进行及时的神经功能评估，还要对镇静药进行拮抗，如氟马西尼拮抗咪达唑仑或用纳洛酮拮抗芬太尼等。

（3）小儿和不能耐受镇静的成年患者需要进行全身麻醉，术中可以通过脑电图、诱发电位、经颅超声多普勒监测或脑血流监测对神经功能进行监测。

（4）一般采用常规监测，需要监测直接动脉压时，可将换能器连接动脉置入导管的侧孔，二氧化碳采样管连接于鼻氧管可监测呼吸频率。在动脉穿刺一侧的足趾放置脉搏氧饱和度监测探头可以早期预示远端血栓形成。

（5）由于栓塞操作过程中要不断造影观察栓塞结果，故造影剂用量大，应适当补液、留置导尿管。

（6）镇静患者常见恶心呕吐，可用甲氧氯普胺、雷尼替丁、氟哌利多或昂丹司琼，丙泊酚可能有止吐作用，可用于操作期间镇静。

（7）为了防止栓塞的并发症，给予肝素 60 U/kg，然后每半小时检查 ACT，追加肝素使ACT保持在基础值的 2～2.5 倍。

（8）有时在注射组织胶之前需要进行控制性降压以减少动静脉畸形病变的血供，便于栓塞物在局部血管存留，防止畸形远端形成栓塞。可选用艾司洛尔，必要时合用拉贝洛尔。在颈动脉球囊堵塞前应确定脑血管的储备。

（9）当患者发生血管堵塞导致脑缺血时，需要进行控制性升压，通过侧支血管短时间内增加缺血区的血供，去氧肾上腺素 1 μg/kg 静脉注射，然后持续静脉滴注可以使平均动脉压比基础值升高 30%～40%。治疗时应监测心电图，及时发现心肌缺血的征象。如果是出血，即刻使用鱼精蛋白拮抗肝素和进行控制性降压；血管的破裂和穿孔有时可以通过球囊、螺圈或组织胶来进行介入治疗。

第四节　气管内介入手术的麻醉

支气管镜操作分为两大类：以诊断为目的称为诊断性支气管镜，以治疗为目的称为治疗性支气管镜，有时可同时兼有两方面目的。诊断方面主要用于气管、支气管疾病的病因诊断，获取病理活检，或肺疾患需做肺泡灌洗检查者，或收集下呼吸道分泌物做细菌学检查者。治疗方面对有大量脓性分泌物而无力咳嗽或引起肺不张者可协助吸痰；支气管或肺内化脓性病变（如肺脓肿）者需行局部冲洗及注药；肺癌患者需行局部瘤体注药、激光照射、冷冻、加温等治疗；清除支气管内异物；或对咯血患者需行局部止血治疗。

支气管镜有硬质金属支气管镜和软质纤维支气管镜两种。虽然目前金属支气管镜检查已多为纤支镜所取代，但它仍然保留用于小儿气管内异物取出，插入气管扩张器以及气道内肿瘤切除等手术。

一、纤支镜检查的麻醉

纤支镜可经鼻腔或经口腔插入气道，大部分患者可在镇静和表面麻醉下进行，全麻主要用于小儿以及在清醒状态下不能忍受操作的成人。镇静常合用苯二氮䓬类和阿片类药，持续静滴丙泊酚也可安全用于镇静。经鼻做支气管镜检查时，鼻黏膜表面局麻药加血管收缩药，可减少黏膜损伤出血的危险。表面麻醉完成后，在插入纤支镜前，可于鼻腔内滴入3～5 ml液状石蜡，对减少黏膜出血和损伤有很大帮助，但液状石蜡应在表面麻醉后应用，既可保证麻醉效果，同时能减少滴入液状石蜡引起的不适或恶心；气管黏膜表面麻醉也可有效地通过气道、环甲膜穿刺来完成。黏膜对局麻药的吸收较为迅速，要注意局麻药过量导致的全身毒性反应。

在全麻的患者，纤支镜可以通过气管导管专用转角接头的密封圈插入气管内，机械通气仍可照常进行，只是气管导管内存在支气管镜，使通气腔隙减小，增加了流经气管导管气流的阻力，因此，气管插管时应选用尽可能粗的气管导管，麻醉的维持也仍可用吸入麻醉。纤支镜检查也常用肌松药控制呼吸，以减少气管黏膜刺激引起的呛咳反射。

在清醒镇静和麻醉的患者，喉罩气道（LMA）也可用作纤支镜插入的通路，虽然喉罩气道内腔比气管导管大，但当插入支气管镜后需控制呼吸时，仍需注意可能增加的气流阻力。

另一种纤支镜检查的方法可用于自主呼吸的患者，即通过连接于麻醉面罩的转角接头或经过改良面罩上的另一开孔（Patrisyracuse面罩）将支气管镜插入上呼吸道。这一方法可避免气管导管或喉罩气道通气间隙减小的问题，但因为面罩的密闭性能较差，在控制呼吸的患者应用受到限制。

二、金属支气管镜检查的麻醉

与纤支镜不同，金属支气管镜可产生剧烈的黏膜刺激，压迫周围软组织，并需要颈椎尽量向后伸展，因此常需在全麻下进行，在小儿尤其如此。

患者能通过纤支镜周围呼吸或可以通过其周围进行机械通气，而采用金属支气管镜，患者必须经支气管镜内腔呼吸或通过此腔进行机械通气。如果气管镜检查在全麻下进行，则需要麻醉医师与内镜操作医师共同负责保持患者气道的通畅。在检查过程中，必须维持足够的氧供及排出CO_2。

麻醉方法：金属支气管镜检查一般在全身麻醉与保留自主呼吸的条件下进行，吸入纯氧、间歇静脉注射依托咪酯、硫喷妥钠或丙泊酚等，并配合小剂量芬太尼均可达到目的。除短时间手术外，较为常用的方法是在单次注入丙泊酚和芬太尼后，继而持续静滴丙泊酚，可提供支气管镜检查满意的麻醉，患者术中不会觉醒，循环维持相对较平稳，术后恢复也很快。自主呼吸患者进行金属支气管镜检查，因麻醉不充分引起喉头痉挛或支气管痉挛的较多，麻醉过深可引起通气不足等并发症，因此可采用静脉麻醉药、肌松药及间歇肺通气的麻醉方法，逐渐加深吸入麻醉药如七氟烷或逐渐加大静脉麻醉药如丙泊酚维持麻醉。应用文氏效应通气的支气管镜最好在全凭静脉麻醉下进行，因为吸入麻醉药的利用率较低，麻醉维持较难稳定，且呼出气直接排入手术室，对手术室环境的污染较为严重。

在全麻下支气管镜检查前，先行气管内喷入局麻药，可以预防支气管镜拔出后的喉头痉挛。但也有报道支气管镜检查前用4%利多卡因进行喉头表面麻醉未见有好处，而且抑制咳嗽反射也并非必需，尤其是于支气管镜检查术后易发生出血或过多分泌物，更应保留有效的咳嗽反射。

金属支气管镜检查引起的血流动力学变化类似于直接喉镜及气管插管所引起的反应，只是程度上较强且持续时间较久。硫喷妥钠麻醉后，支气管镜检查会显著增加心率、收缩压和舒张压。加入小剂量阿片类药可部分控制其血流动力学反应。另有人用超短作用的β阻滞药艾司洛尔来消除支气管镜检查与支气管内插管的反应，有较好的预防和治疗循环亢进的作用。

婴幼儿做金属支气管镜检查时，比较以七氟烷加 N_2O 及以氟烷加 N_2O 行麻醉诱导和维持，发现七氟烷组诱导和恢复期均较短，并发症也较少，尤其是心律失常和喉痉挛少见。

用于金属支气管镜检查的肌松药有多种，其选择决定于预期操作时间的长短，短效非去极化肌松药美维库铵可以代替去极化肌松药琥珀胆碱在短时间操作选用。如预期支气管镜操作时间较长或决定继续进行剖胸手术时，可选用作用时间较长的非去极化肌松药。

麻醉与肌松的患者可用不同的方法维持气体交换：① 持续吹氧，暂停呼吸时通过插入气道深部的导管持续快速吹入氧气，可维持患者短时间的氧合，但可逐渐发展成高二氧化碳血症及呼吸性酸中毒。② 通过支气管镜通气，即通过支气管镜近端侧面的开口，与麻醉机或通气系统相连接，氧气和麻醉气体得以持续流入，也可以间断控制呼吸。支气管镜通气的主要缺点是操作过程中去除目镜可致通气中断，时间过长难免逐渐导致呼吸性酸中毒。③ 通过支气管镜的文氏效应通气，即利用压缩氧连接在支气管镜近端，通过一根置于腔内并与其长轴平行的细管将氧气吹入，周围空气同时被卷吸，进入支气管镜内产生足以吹张肺的空氧混合气，这一装置不用关闭支气管镜的开口端，不会干扰肉眼观察或经支气管镜插入所需器械，且可维持给氧，但也会产生二氧化碳蓄积。其近端必须保持开放，以便卷入外周空气和排出呼出气体，否则，将导致严重肺气压伤。④ 应用高频通气，连接于支气管镜的侧孔可进行持续通气，不但可保证足够的氧供，也不会发生二氧化碳蓄积。

三、术后处理

支气管镜检查术后除按照一般全麻后原则处理外，其特殊性在于气道内操作后发生术后气道梗阻的危险明显增加，气道内出血、分泌物潴留、气道黏膜损伤水肿均可导致梗阻。这些导致梗阻的因素在术后一段时间内可持续存在甚至逐步加重，所以必须继续监测和吸入纯氧，保证充足的氧供。必要时，直接喉镜下吸去上呼吸道分泌物和血液，除去支气管镜后，以面罩、咽喉通气道、喉罩或插入气管导管以保证通气满意。非去极化肌松药的残余作用应用抗胆碱酯酶药拮抗。活检后患者宜取病肺在下位，直至咳嗽反射完全恢复，以保护健侧肺不受污染。

支气管镜检查的并发症以金属硬质支气管镜后较为多见，其后果也较为严重。① 损伤：损伤牙齿或假牙和口腔软组织。对上、下气道的直接损伤可导致出血、水肿，危及气道通畅，黏膜穿破可致皮下气肿、纵隔气肿或张力性气胸，以上并发症尤多见于金属支气管镜检查或支气管镜活检，必要时，需紧急手术修补损伤组织。出血多由于活检后局部撕裂，术后痰中少量带血一般不予处理，出血多者可用1:2 000肾上腺素溶液2～4 ml经支气管镜注入局部止血，仍不能止血者，可给予静脉滴注垂体后叶素，必要时考虑手术。气胸主要由肺活检引起,发生率在1%～6%,少量气胸不需特殊处理,可自行吸收,量大压缩肺发生呼吸困难时可行抽气治疗,个别需闭式引流排气。② 生理干扰:支气管检查过程中,心律失常很常见,插入支气管镜引起迷走神经反射可产生心动过缓,可能需要静注抗胆碱药物,其他可由于手术刺激而产生儿茶酚胺释放,可导致心动过速。缺氧与高碳酸血症也可能引起心律失常,在给予抗心律失常药之前,应加强通气予以纠正。③ 喉、支气管痉挛:多发生在支气管镜插入声门时,因支气管哮喘患者的气道反应性增高,故喉、支气管痉挛的发生率高,声门及气管麻醉不良常为诱发的原因,故咽喉部充分麻醉,插入前先行环甲膜穿刺麻醉,可减少支气管痉挛的发生。出现支气管痉挛后应立即拔出支气管镜,停止检查,并充分清除呼吸道分泌物,用支气管扩张剂如沙丁胺醇气雾剂或静脉滴注氨茶碱、糖皮质激素,给予吸氧,必要时气管插管及人工通气。拔管后引起上呼吸道梗阻,最常见原因为喉痉挛或喉头水肿,也应分别予以处理。④ 局麻药反应:可由于局麻药过量或体质因素而发生过敏反应或中毒,以丁卡因多见,故目前多主张用利多卡因。出现局麻药反应后,应立即终止给药,并给予吸氧、保持呼吸道通畅、应用镇静安定类药物及其他对症处理。

第五节　胃肠道及胆道介入手术的麻醉

一、胃镜（详见第三十一章）

（一）术前准备

胃镜检查均使用纤维胃镜,刺激较轻,多数可在表面麻醉和适当镇静下进行,检查前的准备工作很重要,准备不充分可能导致检查失败。很多患者对胃镜检查心存疑虑,有恐惧感,故需耐心说明,术前做好必要的解释工作,一般可取得患者的良好配合。

胃镜检查也有一定的生理影响,严重心脏病如严重心律失常、心肌梗死活动期及重度心力衰竭等,严重肺部疾病如哮喘、呼吸衰竭不能平卧者,食管、胃、十二指肠穿孔的急性期,急性重症咽喉部疾患内镜不能插入者,腐蚀性食管胃损伤的急性期常被列为禁忌。此外明显的食管静脉曲张、高位食管癌、高度脊柱弯曲畸形者,有心脏、肺等重要脏器功能不全者,有出血倾向、高血压未被控制者应慎重考虑。

胃镜检查术前禁食至少6 h,在空腹时进行检查,否则胃内存有食物将影响观察。如患者有胃排空延迟或幽门梗阻,禁食时间应延长。

（二）麻醉处理

检查时患者左侧卧位于检查床上,以利于口腔分泌物引流和防止呕吐误吸。一般能够合作的患者,咽部表面麻醉即可,目的是减少咽部反应,使插镜顺利。咽部喷雾法或麻醉糊剂吞服法均比较简单,麻醉糊剂主要成分为丁卡因。检查前可使用镇静药以消除紧张,应用山莨菪碱或阿托品或丁溴山莨菪碱减少胃肠蠕动。

胃镜下治疗如息肉电切等,多选用静脉麻醉,以丙泊酚复合小剂量芬太尼最为常用,术后苏醒迅速。术中应持续吸氧,监测心率、血压、血氧饱和度。

胃镜检查经多年临床实践和应用,有较高的安全性,但也会发生一些并发症,严重者甚至死亡。严重并发症者占0.01%～0.1%,包括心肺意外、严重出血及穿孔等;一般并发症有下颌关节脱位、喉头痉挛、咽喉部感染或咽后脓肿及全身感染等。

（三）并发症

（1）心脏意外　胃镜检查发生心脏意外主要指心绞痛、心肌梗死、心律失常和心搏骤停。对受检者进行心电监测,有33%～35%的患者出现房性期前失缩、室性期前失缩、心房颤动等心律失常。原有心肌缺血、慢性肺疾病及检查时患者紧张、焦虑、憋气、挣扎都有可能诱发心脏问题。因为绝大多数内镜检查是安全的,故一般不行心电监护,但在特殊情况下有必要行心电监护,一旦发生严重并发症,应立即停止检查并给予急救。

（2）肺部并发症　胃镜检查时会出现低氧血症,一般多为轻度,原因为检查时内镜部分压迫呼吸道,引起通气障碍,或患者紧张屏气。必要时需应用利多卡因局麻或全身麻醉时使用肌肉松弛药。

（3）食管穿孔或胃穿孔　是胃镜检查的严重并发症之一,其后果严重,甚至可致死亡。胃镜检查时食管出现穿孔,最主要的症状是剧烈的胸背部疼痛、纵隔气肿和颈部皮下气肿,以后出现胸膜渗液和纵隔炎,X线检查可以确诊。胃和十二指肠发生穿孔会出现腹痛、腹胀、发热等继发气腹和腹膜炎表现,一旦出现穿孔宜行手术治疗。

（4）出血　胃镜检查活检,多数不会引起大量出血,下列情况有可能引起大出血:活检损伤黏膜内血管,原有食管胃底静脉曲张等病变,患者有出血性疾病,检查过程中患者出现剧烈呕吐动作。出血可经内镜给药,如去甲肾上腺素生理盐水、凝血酶等,亦可采用镜下激光、注射药物治疗。保守治疗无效需行手术止血。

二、结肠镜检查

结肠镜检查适用于原因不明的下消化道出血或长期大便潜血阳性而未能发现上消化道病变者,慢性腹泻或大便规律改变者,腹部发现包块,X线、B超、CT等怀疑结肠肿瘤者或转移性腺癌寻找原发病灶,低位肠梗阻原因未明者。结肠镜能发现结肠癌、回盲部结核等病因,对肠套叠及乙状结肠扭转可进行内镜下复位。纤维结肠镜可治疗息肉电切等。

结肠镜检查多选用静脉麻醉,以丙泊酚复合小剂量芬太尼最为常用,术后苏醒迅速。术中应持续吸氧,因检查时不会干扰到患者的呼吸道通畅,一般无须气管内插管。

三、纤维胆道镜检查（详见第三十一章）

胆道镜检查术常用于术中肝内、外胆道的检查,术中可以直观地看到肝内胆管和胆道黏膜,并且可以取病理组织做检查。如为结石,可通过取石网将肝内、外胆道结石取出。也可于术后经过T型管的窦道进入肝内外胆道以取残余结石,一般给予适当镇静即可。有报道术中胆道镜检查时心搏骤停,考虑为胆心反射所致,术前应用阿托品,术中持续检查心电图有助于预防和及时发现心血管的不良反应。

四、关节镜

关节镜检查和手术目前主要用于膝关节腔疾病的诊断和治疗，其麻醉与一般下肢手术相同，脊麻和硬膜外阻滞均可成功应用，由于手术期间要求较好的肌松，全麻需应用肌松药。

（怀晓蓉　陈杰）

-------------------------------------- 参 考 文 献 --------------------------------------

[1] 郭曲练, 欧阳文, 等. 日间手术麻醉专家共识[J]. 临床麻醉学杂志, 2016.

[2] 杭燕南, 俞卫锋, 于布为, 等. 当代麻醉手册: 第3版[M]. 上海: 世界图书出版公司, 2016.

[3] 刘望彭, 沈炳棣. 现代临床诊疗技术[M]. 郑州: 河南医科大学出版社, 2000: 1-90, 140-172.

[4] 米勒. 米勒麻醉学: 第8版[M]. 邓小明, 曾因明, 黄宇光, 主译. 北京: 北京大学医学出版社, 2016.

[5] 王天龙, 王国林, 等. 中国颅脑疾病介入治疗麻醉管理专家共识[J]. 中华医学杂志, 2016.

[6] Akers D L. Endovascular surgery[M]// Youngberg J A, Lake C L, Roizen M F, et al. Cardiac, vascular, and thoracic anesthesia. New York: Churchill Livingstone, 2000: 487.

[7] Araújo M R, Marques C, Freitas S. Marfan syndrome: new diagnostic criteria, same anesthesia care? Case report and review[J]. Rev Bras, 2014: 1-6.

[8] Barash P G, Cullen B F, Stoelting R K. Clinical Anesthesia. 3rd ed[M]. Philadelphia: Lippincott-Raven, 1997: 1237-1247.

[9] Bures E, Fusciardi J, Lanquetot H, et al. Ventilatory effects of laparoscopic cholecystectomy[J]. Acta Anaesthesiol Scand, 1996, 40: 566.

[10] Jaffe R A, Samuels S I. Anesthesiologist's mannual of surgical procedure. 3rd ed[M]. Philadelphia: Linppincott Willianms & Wilkins, 2004.

[11] Kaplan J A, Reich D L, Savino J S. Kaplan's Cardiac Anesthesia. 6th ed[M]. Philadelphia: Saunders, 2015.

[12] Lindholm E E, Aune E, Noien C B. The anesthesia in abdominal aortic surgery (absent) study: a prospective, randomized, controlled trial comparing troponin T release with fentanyl-sevoflurane and propofol-remifentanil anesthesia in major vascular surgery[J]. Anesthesiology, 2013, 119: 802-812.

[13] Loeys B L, Dietz H C, Braverman A C, et al. The revised Ghent nosology for the Marfan syndrome [J]. J Med Genet, 2010, 47(7): 476-485.

[14] Longnecher D E, Tinker J H, Morgan G E Jr. Principles and practice of anesthesiology. 2nd ed[M]. St. Louis: Mosby, 1998: 2287-2330.

[15] Lubarsky D A, Ossa J A. Abdominal aortic aneurysm repair and endovascular stenting: 60th annual refresher course lectures[R]. Park Ridge: American Society of Anesthesiologists, 2009, 120: 1-6.

[16] Mauricio J, Gaca J G, Swaminathan M. Thoracoabdominal aortc aneurysms//Yao & Artusio's anesthesiology. 7th ed[M]. Philadelphia: Lippincott Williams & Wilkins, 2011: 1-276.

［17］Miller R D. Anesthesia. 5th ed［M］. Philadelphia: Churchill Livingstone, 2000: 2241-2269.

［18］Pamnani A. Abdominal aortic aneurysm repair//Yao & Artusio's anesthesiology. 7th ed［M］. Philadelphia: Lippincott Williams & Wilkins, 2011: 277-307.

［19］Rock P. Regional versus general anesthesia for vascular surgery patients: 60th annual refresher course lectures［R］. Park Ridge: American Society of Anesthesiologists, 2009, 323: 1-8.

［20］Sato K, Kawamura T, Wakusawa R. Hepatic blood flow and function in eldely patients undergoing laparoscopic cholecystectomy［J］. Anesth Analg, 2000, 90: 1189.

［21］Sloan T B. Advancing the multidisciplinary approach to spinal cord injury risk reduction in thoracoabdominal aortic aneurysm repair［J］. Anesthesiology, 2008, 108: 555-556.

第三十一章
消化内镜诊疗的麻醉

消化内镜诊疗技术是目前诊治消化道疾病最常用和最可靠的方法，业已成为门诊广泛开展的临床操作之一。相对于外科手术而言，虽然消化内镜检查和治疗过程更加"微创"，但仍会给患者带来不同程度的痛苦及不适感。大部分患者对消化内镜操作怀有一定的焦虑、惧怕心理，加之检查过程中易发生呛咳、恶心呕吐、疼痛、腹胀等状况，常导致心率增快、血压升高，甚至诱发心律失常、心肌缺血、脑卒中或心搏骤停等严重并发症。少数患者可能无法耐受或配合完成消化内镜操作，从而妨碍了对疾病的明确诊治。在消化内镜诊疗过程中实施麻醉（或镇静）的目的是消除或减轻患者的焦虑和不适，增加患者对于内镜操作的耐受性和满意度，最大限度地降低其在操作过程中发生损伤和意外的风险，亦为消化内镜医师创造最佳的诊疗条件。

第一节　麻醉前评估和准备

一、麻醉前评估

（一）一般评估

同所有外科手术患者一样，在镇静或麻醉下接受内镜检查或治疗的患者，必须常规行麻醉前评估。通过病史询问和体格检查，可以对大多数患者的麻醉耐受性和安全性做出判断，而对于存在较多内科合并症的患者，常需补充必要的实验室检查（如心电图、超声心动图等）。

（二）特别需要关注的患者

包括：① ASA 分级 Ⅲ、Ⅳ 级患者（虽然在我国专家共识中包括 ASA Ⅳ 级患者，具体实施中应高度重视，充分做好麻醉前准备，加强术中监测，并应有高年资麻醉医师指导，随时做好应急抢救工作）。② 对麻醉药物有过敏史者。③ 有胃潴留、幽门梗阻和上消化道大出血的患者。④ 病态肥胖、阻塞性睡眠呼吸暂停综合征等困难气道高发人群患者。⑤ 有显著呼吸系统疾患，如控制不佳的哮喘、急性上呼吸道感染伴有明显发热、喘息、鼻塞和咳嗽症状的患者。⑥ 有未控制的高血压、心律失常和心力衰竭患者。对于有特殊用药史的患者(如抗凝剂、阿片类药物、精神类药物等)或特殊疾病史的患者(主要是心肺疾病,如近期急性心肌梗死等),麻醉医师须与内镜医师密切沟通,严格掌握适应证,并制订更为合理完善的治疗和麻醉方案,要求有经验的上级医师指导,在严密监护下实施麻醉。

二、麻醉前准备

(一) 患者准备

普通患者应在术前禁食至少 6 h,禁水至少 2 h;可按需服用少于 50 ml 的黏膜清洁剂。如患者存在胃排空功能障碍或胃潴留,应适当延长禁食和禁水时间,必要时选择气管内插管行全身麻醉以保护气道。口咽部表面麻醉可以增强患者耐受性、抑制咽反射,有利于在镇静条件下进行内镜操作。患者入室后即开放静脉通道,按需摆放好体位(一般为左侧卧位),连接监护设备,自主呼吸下予鼻导管吸氧,特殊患者可采用胃镜专业面罩供氧。

(二) 医务人员和仪器药物准备

手术室外存在麻醉空间限制、救助困难、麻醉设备不足和监护困难等,必须引起充分重视,因此,手术室外麻醉必须由 2 名以上医师参与,谨慎工作。同时,应有良好的通信设备,抢救患者时可紧急呼叫求助。

内镜中心的供氧、监护、复苏设备以及麻醉器械、急救药品的配备应按照手术室内要求配置。参与消化内镜麻醉的麻醉医师应对仪器、设备和药品进行充分的准备。

第二节　麻　醉　选　择

一、麻醉方案的选择

消化内镜诊疗麻醉方案的选择往往取决于患者和操作者两方面的因素。不同的患者耐受内镜诊疗操作所需的镇静/麻醉深度不同,也受诸多因素的影响,如患者年龄、健康状况、焦虑程度、正在使用的药物、内镜操作类别及操作者熟练程度等。中度镇静仅适用于体质良好、操作简单的内镜检查患者;深度镇静患者则需密切监护生命体征、管理气道,做好必要时气管插管的准备;而对于体位特殊、操作困难、合并症较多的患者或消化内镜诊疗过程可能明显影响呼吸时,气管插管下的全麻仍是最为安全有效的麻醉方案。

二、麻醉药物选择

多种静脉麻醉药已被成功用于消化内镜诊疗麻醉。尽管麻醉药物的选择与配伍具有多样性,但核心目的是使患者在镇静或麻醉中诱导迅速、平稳,并且恢复快。同时,需对患者进行全程的生命体征监护,予以面罩给氧、喉罩或气管插管控制气道辅助通气,维持呼吸和循环功能的稳定。

（一）丙泊酚

丙泊酚诱导和苏醒迅速的特点使之成为消化内镜镇静的首选。其分布半衰期为5 min左右，消除半衰期约2 h，无蓄积作用，尤其适合内镜检查治疗的麻醉。其主要缺点是注射部位疼痛和一过性呼吸循环抑制。对于镇痛要求不高的诊疗过程如诊断性胃肠镜检查，或胃肠镜下简单治疗如息肉摘除等，一般单用丙泊酚即可满足要求，即缓慢静脉注射负荷剂量1.5～2.5 mg/kg。待患者呼吸略缓慢但平稳、睫毛反射消失、全身肌肉松弛后可开始内镜操作。操作过程中严密监测患者呼吸和循环情况，确定是否需要气道支持（如托下颌、鼻咽通气管甚至辅助或控制呼吸）和循环药物支持（如麻黄碱、阿托品）。如果诊疗时间稍长或操作刺激较强，根据患者体征如呼吸加深、心率增快，甚至体动等，可每次静脉追加0.2～0.5 mg/kg，也可持续泵注 2～6 mg/(kg·h)。

（二）阿片类镇痛药

一般宜选用中、短效的阿片类镇痛药辅助镇静或麻醉。芬太尼用于消化内镜诊疗镇静时，成人初始剂量50～100 μg，一般不予追加；除芬太尼外，阿芬太尼、瑞芬太尼因其安全指数高、呼吸抑制作用较轻、血流动力学相对稳定，也可安全用于无痛肠镜检查或消化内镜下治疗。值得注意的是，联合应用镇静药与麻醉性镇痛药时，宜适当减少药物剂量，并密切观察有无呼吸循环抑制。

（三）氯胺酮

氯胺酮单一用药即可为内镜检查提供良好的镇静，尤其适用于1～5岁的小儿。但其常使分泌物增多，可诱发喉痉挛的发生，同时苏醒时间较难控制，因此限制了此药在日间手术中的广泛应用。

（四）咪达唑仑

咪达唑仑为水溶性苯二氮䓬类药物，与丙泊酚联合应用时能增强其中枢镇静效果，且具有"顺行性遗忘"作用（即患者对后续检查过程有所"知晓"，且可配合医师，但待完全清醒后对检查无记忆）。但此药对不良刺激的抑制程度较差，不能完全抑制胃镜经过咽腔时的强烈应激反应。单独使用咪达唑仑镇静时，成人初始负荷剂量为1～2 mg（或小于0.03 mg/kg），1～2 min内静脉给药。可每隔2 min重复给药1 mg（或 0.02～0. 03 mg/kg）直至滴定到理想的轻、中度镇静水平，但单独用此药苏醒时间可能较长。

（五）右美托咪定

右美托咪定是一种选择性 α_2 肾上腺素受体激动剂，为近年用于内镜镇静的药物，常与丙泊酚配伍使用。对于消化内镜诊疗时间长、内镜操作或体位不影响呼吸循环的患者，右美托咪定也是一个较好的选择，可使患者安静地处于睡眠状态，呼之能应，循环稳定且无明显呼吸抑制。单用右美托咪定镇静时，一般先泵注负荷剂量 0.2～1 μg/kg（10～15 min），后以 0.2～0.8 μg/(kg·h)维持，也可复合瑞芬太尼 0.1～0.2 μg/(kg·min)，以加强镇痛作用。

第三节　麻醉期间的监护和麻醉后苏醒

一、麻醉期间的监护

消化内镜诊疗麻醉中的重要环节之一是生命体征监测。常规监测应包括心电图、呼吸、血压和脉搏血氧饱和度,有条件者可监测呼气末二氧化碳分压。

(一) 心电图监测

消化内镜检查期间的心率和心律异常较为多见,若无连续动态的心电监护很难及时发现。因此,在麻醉期间必须严密监护心电图。

(二) 呼吸监测

麻醉期间应密切监测患者呼吸频率与呼吸幅度,并注意有无气道梗阻。呼吸变慢变浅,提示麻醉较深;反之,则提示麻醉较浅。如出现反常呼吸(用力腹式呼吸),往往提示有气道梗阻,最常见原因是舌后坠,其次是喉痉挛。

(三) 血压监测

一般患者选用无创动脉血压监测即可,对于特殊患者有时需行有创动脉压监测。一般患者血压水平变化超过基础水平的 ±30%,高危患者血压水平变化超过基础水平的 ±20%,即应给予血管活性药物干预并及时调整麻醉深度。

(四) 脉搏血氧饱和度监测

为防止严重低氧血症的发生,必须持续监测脉搏血氧饱和度至患者完全清醒后。但该项监测对于反映低通气早期不敏感,当数值开始下降时通气功能已明显受到抑制,因此需要严密观察患者呼吸状态。

(五) 呼气末二氧化碳分压监测

可利用面罩、鼻导管或经气管导管监测呼气末二氧化碳分压,并显示其图形的动态变化。该监测可在患者血氧饱和度下降前发现低通气状态,因此对于深度镇静或无法直接观察通气状态的患者宜考虑采用该方法。

二、麻醉后苏醒

同所有手术室内麻醉一样,在消化内镜诊疗过程中施以麻醉的患者必须接受麻醉后观察,在人员和场地得以保证的前提下(比如规模较大的消化内镜诊疗中心,由专业麻醉医护人员参与)应设立专门的麻醉后苏醒室。患者在麻醉苏醒期间应给予必要的血流动力学监测(心电图、血压);密切观察氧合及通气情况,发生气道梗阻时须及时加以解除。

对于麻醉后苏醒的患者,应在满足相应标准(由消化内镜诊疗人员、麻醉医师共同制订)后才能被准予下床活动、进食及离院。此外,还应关注患者有无恶心、呕吐以及明显的疼痛等需要处理的情况。在一些特殊情况下,比如在检查过程中发生严重反流误吸、怀疑消化道穿孔或难以控制的出血、并发急性胰腺炎等,则有必要将此类患者收治入院,以便提供进一步观察和治疗。

第四节　常见并发症及处理

在绝大多数医疗中心,消化内镜的诊疗单元通常远离常规手术室区域。因此,同所有在手术室外实施的麻醉一样,麻醉人员需在麻醉前预先做好应对镇静失败、气道失控、循环不稳定等突发状况的准备,以此保证患者的安全。

一、呼吸抑制

几乎所有镇静药物及麻醉性镇痛药均会引起不同程度的呼吸抑制。为避免发生严重的低氧血症,麻醉期间应确保气道通畅,并密切观察患者的呼吸频率、幅度和形态。对于舌后坠引起的气道梗阻,应采取托下颌手法,必要时放置口咽或鼻咽通气道加以纠正。通过给予适当刺激使患者加深呼吸,同时增加吸入氧气流量,大多数的呼吸抑制可以缓解,如上述措施均无效则应立即予以辅助通气或控制呼吸,必要时告知内镜医师立即退镜,改行气管插管或放置喉罩以控制气道。

二、反流和误吸

以胃镜检查或治疗过程中较为多见。胃镜检查过程中大量注气、注水使得胃肠道张力下降,且麻醉药物能进一步减弱胃肠道蠕动,如果患者伴有胃食管交界处解剖缺陷、口咽或胃内大量出血或幽门梗阻等情况,可明显增加反流误吸的风险。无论固体或液体误吸入气道,均可能造成气道梗阻、气道痉挛、吸入性肺不张及肺炎等不良后果。一旦发生误吸,应立即停止检查,退出内镜并沿途吸引;在清除口咽部异物后,使患者处于头低足高侧卧位以保证有效通气和引流,直到患者完全清醒;若并发严重低氧血症难以纠正,则需考虑气管内插管行机械通气支持,在纤维支气管镜下吸引误吸的液体或异物,并进行后续相关治疗。

三、低血压

麻醉药物的血管扩张作用、禁食时间过长、肠道准备及治疗过程中出血等均易引起麻醉用药后低血压,尤其在老年患者更为常见。可通过适当加快补液,同时给予去氧肾上腺素 $25 \sim 100\ \mu g$ 处理。低血压伴有明显窦性心动过缓的患者,可予以静注麻黄碱 $6 \sim 12\ mg$。

四、心律失常

内镜操作的刺激及麻醉药物的作用均可引起心律失常。窦性心动过速一般无须处理。若发生严重的窦性心动过缓(心率小于 50 次/min),可静注阿托品 $0.2 \sim 0.5\ mg$(允许重复给药),必要时需嘱消化内镜医师中断操作,待心率改善后再行操作。

五、其他并发症

内镜诊疗过程中,操作者由于操作暴力或者麻醉镇静效果不佳导致患者躁动,均可造成一定的并发症,轻者引起消化道黏膜擦伤或撕裂,重者可引起消化道穿孔。

第五节　常见消化内镜诊疗的麻醉

消化内镜诊疗的麻醉不仅涉及(食管)胃镜、小肠镜及结肠镜等门诊常规检查项目,也广泛应用于超声内镜(endoscopic ultrasound,EUS)、超声内镜引导下细针穿刺活检术(FNA)、内镜下逆行胰胆管造影(endoscopic retrograde cholangiography,ERCP)、食管扩张或支架术、上消化道出血内镜下治疗、内镜下空肠营养管放置、内镜下经皮胃造瘘术、内镜下黏膜切除术(endoscopic mucosal resection,EMR)、内镜下黏膜剥离术(endoscopic submucosal dissection,ESD)、经口内镜下肌切开术(peroral endoscopic myotomy,POEM)等高级内镜诊疗技术。由于各项具体内镜技术的操作不同,其对镇静及麻醉的要求也有所不同。

一、胃镜诊疗的麻醉

传统胃镜诊疗采用咽喉表面麻醉,患者常因胃镜刺激咽后壁导致恶心呕吐和呛咳,不仅影响检查的准确性,而且导致部分患者难以接受和惧怕再次诊疗。目前临床一般胃镜检查及简单活检与治疗采用单纯静脉注射丙泊酚即可满足要求,检查过程中消化道平滑肌松弛,可避免剧烈呕吐引起的贲门黏膜损伤,也避免平滑肌强烈收缩后与镜头碰触而导致的损伤。

二、结肠镜诊疗的麻醉

结肠镜诊疗技术现已广泛应用于结肠疾病的诊治。结肠镜检查所需时间相对长于胃镜,且在肠管注气及牵拉时可引起恶心、疼痛,甚至肠袢或肠痉挛等,会给患者带来不同程度的痛苦。由于操作过程不影响呼吸道,其麻醉安全性高于胃镜检查。临床上常用深度镇静或全麻方法,即静脉注射丙泊酚负荷剂量(1~2 mg/kg),诊疗中静脉间断注射或持续输注丙泊酚维持,直至开始退镜时停药。需注意的是,麻醉状态下患者的肠管松弛、疼痛反应消失,也使肠穿孔和出血的可能增加,因此麻醉下的结肠镜检查须由操作熟练的高年资内镜医师操作完成。

三、小肠镜的麻醉

小肠镜检查耗时较长(通常在30~60 min),除非患者有麻醉禁忌,否则无论经口或经肛途径的小肠镜检查都应在深度镇静或麻醉下实施,以避免患者痛苦并获得其配合。当采取经肛途径时,可单独使用丙泊酚镇静(间断推注或TCI输注),也可联合小剂量右美托咪定

0.4 μg/（kg·h）维持,后者可减少丙泊酚用量,无严重呼吸抑制现象,较为安全。如果患者合并有肠梗阻或胃内有大量液体潴留,则应采用气管内插管全身麻醉。若选择经口途径检查时,宜采用气管内插管全身麻醉,以有效保护呼吸道,避免检查过程中发生反流误吸。

四、超声内镜的麻醉

与普通胃镜相比,超声胃镜时间相对较长,且需在病变部位注入较多水,增加了麻醉患者呛咳、误吸的风险;细针穿刺活检时要求胃肠道蠕动减弱或消失,以便穿刺针定位,提高穿刺准确性与活检阳性率。故一般采用深度镇静或丙泊酚静脉麻醉技术,若病变部位位于食管中上段,则应实施气管内插管全身麻醉以策安全。检查期间需嘱咐内镜医师控制注水量,并及时吸除水,采取操作最少、时间最短的原则。

五、ERCP 的麻醉

接受 ERCP 的患者以中老年居多,常合并多种内科夹杂症。与一般消化内镜操作相比,ERCP 操作时间较长,刺激亦较强。由于在操作过程中需要患者侧俯卧或俯卧,其胸部与腹部受压,对呼吸产生明显影响,使得麻醉风险更大。可在常规气管内插管全身麻醉下实施ERCP。也可在非气管内插管下采用丙泊酚,或丙泊酚复合芬太尼或瑞芬太尼的方法。实施非气管内插管全身麻醉行 ERCP,宜使用鼻咽通气管,且要严密监测,尽可能在较短时间内完成。

六、食管胃底静脉曲张套扎的麻醉

内镜下食管静脉套扎是目前治疗肝硬化食管胃底曲张静脉的首选方法。由于操作时间较长,诊疗期间的咽部刺激致恶心呕吐诱发曲张静脉再出血的发生率高,常需在适度的镇静/麻醉下进行。该类患者一般情况较差,常伴有贫血、低蛋白血症等多种合并症,大量腹水者可影响呼吸;由于肝功能严重受损,经肝内生物转化的药物作用时间延长,应减少用量。

七、POEM 的麻醉

贲门失迟缓症是由食管与胃交界部神经肌肉功能障碍所致的功能性疾病,其主要特征为食管缺乏蠕动,食管下段括约肌压力增高和吞咽动作的松弛反应减弱,临床表现为吞咽困难,食管逐步扩张,食物与口腔分泌物易潴留于食管内。POEM 适用于大多数贲门失迟缓患者,由于手术部位的特殊性,在建立黏膜下隧道时需保证患者处于深度镇静状态,避免体动的发生。此外,手术对消化道内脏神经的刺激和牵拉可导致患者呛咳、恶心和呕吐等不适症状。而且一旦患者体位改变或者意识不清极易发生反流误吸。因此对于此类患者无论禁食与否,均应按饱胃处理并行快速序贯诱导气管内插管全身麻醉。术前评估患者是否存在与反流相关的肺部感染、支气管扩张等以及与长期营养不良相关的体重减轻或恶病质。麻醉前可行内镜检查以确保食管内无内容物潴留,为手术提供良好视野且减少麻醉诱导期反流误吸的发生。

八、其他消化内镜的麻醉

其他内镜下介入治疗主要包括消化道息肉与平滑肌瘤的摘除、上消化道内异物的取出等。这些治疗性内镜操作技术要求高、操作难度大且操作时间长，要求患者高度配合。患者感觉恶心、反复呕吐等不适使得胃肠道蠕动增加，操作者定位困难，均可延长操作时间，且有贲门撕裂的风险。因此这些治疗性内镜操作常需要在深度镇静/麻醉下进行，必要时实施气管内插管全身麻醉，以提高治疗成功率与患者满意度。

第六节　特殊人群消化内镜的麻醉

一、老年患者

由于老年患者的器官代偿功能存在生理性减退，且常合并多种疾病，使其对麻醉药物的耐受能力下降；对于高龄患者，其在内镜诊疗过程中所需的镇静、镇痛药物剂量均明显减少。老年患者应根据镇静评分、小剂量滴定法及复合用药以实现个体化麻醉和确保安全。当使用丙泊酚实施麻醉时，为避免循环、呼吸的显著抑制，给药速度宜慢，采取小剂量分次推注的方式，滴定至合适的镇静水平。此外，也可选择依托咪酯替代丙泊酚麻醉，有利于血流动力学稳定，但应预先静脉注射适量麻醉性镇痛药，以防止肌震颤。

二、儿童

检查前应注意儿童的牙齿有无松动、扁桃体有无肿大及有无先天性的心肺功能异常等。氯胺酮是目前儿童消化内镜麻醉期间最常用的麻醉药物之一，其缺点是增加口咽部分泌物、诱发喉痉挛，故应密切予以监测。丙泊酚、芬太尼也可用于儿童消化内镜诊疗。1～5岁的小儿消化内镜诊疗可选用氯胺酮，肌内注射3～4 mg/kg后开放静脉，待患儿入睡后进行检查；必要时可持续泵入氯胺酮2～3 mg/(kg·h)维持。如果患儿配合且有条件情况下，可以七氟烷吸入诱导后开放静脉，再以丙泊酚维持。

三、妊娠、哺乳期妇女

消化内镜操作对于妊娠妇女安全性的研究甚少，药物安全性数据多根据动物实验得出。胎儿对于母体缺氧及低血压尤其敏感，母体过度镇静导致的低血压、低通气可造成胎儿缺氧，甚至胎儿死亡。因此，除非有强烈指征，妊娠期妇女行消化内镜检查应尽可能推迟到孕中期，并且建议与产科协作管理，其中包括确定孕产妇和胎儿监护的程度。咪达唑仑为美国FDA分级D级药物，但无导致先天性异常的报道。丙泊酚为B级药物，目前对于孕早期妇女的使用安全性尚无定论。局麻药如利多卡因属于B级药物，可减少咽喉部的反射刺激，一项研究表明孕早期使用利多卡因的293名妊娠期妇女并未出现胎儿畸形。两项大型研究已经证实,哌替啶(B级)并不致畸,可更快速地透过胎儿血脑屏障。芬太尼(C级)并不会致畸,但在大鼠体内研究发现其不利于胚胎发育。虽然低剂量芬太尼用于内镜检查似乎是安全的,但对于妊娠期妇女,哌替啶优于芬太尼。

对于哺乳期妇女来说,其对镇静药物的敏感性及风险与正常成年人一样。咪达唑仑可通过母乳转移,基于目前的临床证据,建议在服用咪达唑仑后至少4 h内禁止哺乳婴儿。丙泊酚同样可通过母乳转移,峰浓度为给药后4~5 h。芬太尼也可通过母乳转移,由于浓度太低而不具有药理学意义,且在10 h内降至无法检测的水平,故不建议中断母乳喂养。

四、心脏病患者

麻醉前应详细询问患者病史,了解患者心脏病病史,包括心脏结构、收缩与舒张功能、心脏起搏与传导功能以及冠状血管有无异常。尽可能改善心脏功能和全身状况,提高心血管系统的代偿能力。镇静/麻醉下消化内镜诊疗有再次诱发或加重原有心脏疾病的风险。3个月内曾发生心肌梗死的患者应尽量避免行镇静/麻醉下消化内镜操作。对于此类患者的基本要求是保障心肌的氧供需平衡,包括充分的镇静镇痛、维持循环稳定及正常的血容量和适度通气。

(王之遥　凌晓敏　仓静)

------------------------------------- 参 考 文 献 -------------------------------------

［1］Obara K, Haruma K, Irisawa A, et al. Guidelines for sedation in gastroenterological endoscopy［J］. Dig Endos, 2015, 27(4): 435-449.

［2］Cohen L B, Delegge M H, Aisenberg J, et al. AGA Institute review of endoscopic sedation［J］. Gastroenterology, 2007, 133(2): 675-701.

［3］Early D S, Lightdale J R, Vargo N J, et al. Guidelines for sedation and anesthesia in GI endoscopy［J］. Gastrointest Endosc, 2018, 87(2): 327-337.

［4］Practice guidelines for preoperative fasting and the use of pharmacologic agents to reduce the risk of pulmonary aspiration: application to healthy patients undergoing elective procedures: an updated report by the American society of anesthesiologists task force on preoperative fasting and the use of pharmacologic agents to reduce the risk of pulmonary aspiration［J］. Anesthesiology, 2017, 126(3): 376-393.

［5］Ahmed S A, Selim A, Hawash N, et al. Randomized controlled study comparing use of propofol plus fentanyl versus midazolam plus fentanyl as sedation in diagnostic endoscopy in patients with advanced liver disease［J］. Int J Hepatol, 2017, 2017: 8462756.

［6］Toklu S, Iyilikci L, Gonen C, et al. Comparison of etomidate-remifentanil and propofol-remifentanil sedation in patients scheduled for colonoscopy［J］. Eur J Anaesthesiol, 2009, 26(5): 370-376.

［7］Ye L, Xiao X, Zhu L. The comparison of etomidate and propofol anesthesia in patients undergoing gastrointestinal endoscopy: a systematic review and meta-analysis［J］. Surg Laparosc Endosc Percutan Tech, 2017, 27(1): 1-7.

［ 8 ］ Nishizawa T, Suzuki H, Hosoe N, et al. Dexmedetomidine vs propofol for gastrointestinal endoscopy: a meta-analysis［J］. United European Gastroenterol J, 2017, 5(7): 1037−1045.

［ 9 ］ Shergill A K, BenMenachem T, Chandrasekhara V, et al. Guidelines for endoscopy in pregnant and lactating women［J］. Gastrointest Endosc, 2012, 76(1): 18−24.

［10］ 中华医学会麻醉学分会. 中国消化内镜诊疗镇静/麻醉的专家共识［J］. 国际麻醉学与复苏杂志,2014,30（9）: 920−927.

第三十二章
日间手术的术后镇痛

日间手术患者住院时间短、流动性大、周转快,术后疼痛是导致日间手术患者延迟出院的主要因素,有效的疼痛管理是促进患者尽早康复、尽快出院的重要措施。外科手术引起的组织损伤性疼痛占临床各类急性疼痛的44%,手术后疼痛(postoperative pain)是手术后即刻发生的急性伤害性疼痛(可持续7天),是临床最常见和最需紧急处理的急性疼痛。手术后疼痛往往影响患者术后的早期活动和早期恢复,可能导致循环系统和呼吸系统的并发症,增加应激反应使心肌氧耗增加,使机体免疫力下降且易出现术后感染等不良后果。若术后的急性疼痛没有在初始阶段充分控制,甚至有可能进一步发展为慢性疼痛,进而出现心理-精神上的改变。急、慢性疼痛均会损害患者的身心健康,应及时有效治疗。日间手术术后急性伤害性疼痛若没有得到良好的控制,就会影响患者术后康复,可能导致日间手术患者延迟出院;患者从日间病房出院后,疼痛也可能对居家康复过程造成不利影响。给予日间手术患者术后充分的镇痛,有助于预防循环系统和呼吸系统并发症的发生,促进患者术后早期康复,提高患者的满意度。因此,需要为患者提供良好的术后镇痛,才能充分发挥日间手术减少平均住院日、加快床位周转、提高医疗资源使用效率的优势。

第一节　术后疼痛的病理生理

一、术后疼痛的机制

不同于福尔马林或辣椒素注射诱发的炎性疼痛,以及神经损伤引起的神经病理性痛,术后疼痛是一类特殊类型的疼痛,具有相对独特的外周及中枢分子机制,可分为外周性疼痛和中枢性疼痛两种。术后急性疼痛是损伤部位的炎症反应降低局部神经末梢的阈值(即外周敏化)造成炎症性疼痛,神经的损伤会造成神经病理性疼痛,经过伤害性感知过程使患者术后能感知潜在损伤或伤害性刺激,加重伤害感受性疼痛。伤害性感知包括转导、传递、感知和调控。转导是将神经C纤维和Aδ纤维受到损伤、炎症等刺激的伤害信息传入脊髓。传递是将疼痛信号从脊髓上传至大脑皮层使其获得感知。大脑对疼痛进行调控,通过下行抑制系统增强脊髓背角抑制突触的传递，减轻疼痛。

（一）外周性疼痛

（1）组织损伤　手术导致组织创伤及机体受到伤害性刺激，组织细胞释放大量的炎性致痛物质，如缓激肽、组胺、白三烯、前列腺素、花生四烯酸神经肽、神经生长因子、去甲肾上腺素等，均可激活痛觉感受器产生痛觉。

（2）神经损伤　组织损伤可导致神经末梢的切断、压迫或牵拉、缝扎。

（3）外周敏化在组织损伤和炎症反应时释放多种炎症介质，伤害性刺激本身也可导致神经源性炎症反应，进一步促进炎症介质释放，Aδ和C纤维异常兴奋。初级传入纤维反应阈值降低、对阈上刺激反应幅度增加和自发活动的增加，疼痛阈下的刺激即可产生疼痛。外周敏化发生后临床可表现为静息疼痛或自发性疼痛、痛觉过敏和异常疼痛。实验表明外周伤害性感受器很容易对温度刺激产生敏化，外周敏化在术后疼痛的机械性痛觉过敏中可能不扮演主要角色。

（二）中枢性疼痛

组织损伤后，不仅受损伤区域对正常的无害性刺激反应增强，邻近部位未损伤区域对机械刺激的反应也增强。损伤和持续性刺激可诱发脊髓后角和中枢性痛觉传导通路内的神经细胞发生过敏反应，脊髓背角神经元的兴奋性持续升高，释放的兴奋性神经递质作用于Aδ和C纤维终止的神经元产生缓慢的突触后电位，使中枢神经系统对伤害性刺激的敏感性增强，痛阈降低，传入低阈值的刺激即可产生疼痛，称为中枢敏化。术中应用阿片类药物可诱导术后痛觉过敏，其机制与NMDA受体的激活相关。

二、术后疼痛对机体的影响

术后疼痛会引起机体产生一系列病理生理改变，对患者的术后恢复产生众多不良影响，造成术后延迟出院，甚至可能导致术后并发症和死亡率增加。

（一）心血管系统

儿茶酚胺升高，进而血压升高、心率增快、心肌氧耗增加，严重者导致心律失常甚至心肌缺血，高血压、高危患者可能发生心肌梗死或心衰。疼痛刺激引起交感神经末梢和肾上腺髓质释放儿茶酚胺（肾上腺素和去甲肾上腺素）兴奋α受体和β受体，产生交感神经兴奋的一系列的生理表现。伤害性刺激引起下丘脑视上核和室旁核神经元分泌血管升压素，经垂体后叶释放进入血液。血管升压素促进肾脏对水的重吸收，增加血容量。血管升压素可作用于血管平滑肌的血管升压素受体，引起血管平滑肌收缩。疼痛刺激激活肾素-血管紧张素-醛固酮系统，肾脏近球细胞释放肾素，使血管紧张素原水解为十肽血管紧张素Ⅰ，再在血管紧张素转化酶的作用下转化为血管紧张素Ⅱ和血管紧张素Ⅲ，与血管紧张素受体结合，产生相应的生理效应。肾上腺皮质和髓质肾上腺皮质激素和醛固酮的释放增多，引起肾脏保钠保水和排钾，导致细胞外液增加。

（二）呼吸系统

术后疼痛常导致患者呼吸功能减退，延缓术后呼吸功能的恢复。疼痛常常引起肌张力增加,患者的通气功能降低,肺顺应性下降,在腹部手术和胸腔手术的患者表现尤其明显。术后疼痛限制咳嗽能力,影响呼吸道清除能力,易出现低氧血症、肺部感染、肺不张、肺实变等术后肺部并发症。

(三) 胃肠系统

疼痛引起的交感神经系统兴奋反射性地抑制胃肠道功能,胃肠道功能出现紊乱,导致恶心、呕吐,抑制胃肠蠕动,胃排空延迟,腹胀,不利于胃肠功能恢复,甚至出现肠麻痹、胃肠道的细菌和毒素进入血液循环,诱发内毒素血症和败血症。

(四) 泌尿系统

疼痛引起尿道及膀胱平滑肌张力下降,排尿困难,导致术后尿潴留。

(五) 骨骼肌肉系统

术后疼痛使手术切口周围肌张力增加,肌肉痉挛,不利于患者术后早期下床活动,可能影响患者术后的恢复过程。

(六) 血液系统

白细胞增多,淋巴细胞减少,应激血小板黏附功能增强,术后呈高凝状态,若疼痛导致活动受限更易形成深静脉血栓。

(七) 中枢神经系统

术后急性疼痛对中枢神经系统产生兴奋或抑制,表现为精神紧张、烦躁不安、恐惧、失眠、焦虑、抑郁,严重者可发生虚脱、神志消失。疼痛对情绪的影响形成闭合环路。

(八) 其他远期影响

手术后疼痛控制不佳增加术后慢性疼痛的发生率,手术后长期疼痛(持续1年以上)是心理、精神改变的风险因素。对小于3岁的幼儿,未及时治疗的中重度疼痛可能导致患儿出现长期的行为学改变。

术后镇痛可以减轻或防止术后疼痛引起的不良影响,通过降低患者的心率、防止术后高血压,减少心肌作功和氧耗量;减少术后患者体内儿茶酚胺和其他应激性激素的释放;减少肺部感染、泌尿系统感染的发生率;有助于患者术后肺功能和肠道功能的恢复;利于患者早期下床功能锻炼,减少肌肉萎缩,增强肌力,增加关节活动;减少术后住院时间,促进日间手术患者及早康复。

第二节　日间手术术后疼痛评估

评估是疼痛处理关键的第一步,日间手术术后疼痛评估包括疼痛强度评估,疼痛原因评估、镇痛效果和不良反应的评估,患者满意度的评估等内容。疼痛评估不当可能影响术后疼痛的有效治疗。简便、准确、及时的疼痛评估是充分做好术后镇痛的重要前提。疼痛评估中最重要的内容是疼痛强度评估。应在患者静止状态和运动状态分别评估疼痛强度,在镇痛治疗前和治疗后进行疼痛评估,根据评估结果调整镇痛方案。

一、常用的日间手术术后疼痛强度评估方法

在术后急性疼痛中,疼痛强度是最重要的评估之一,常用的术后疼痛强度评估方法有以下几种。

(一) 视觉模拟评分法

视觉模拟评分法(visual analogue scales,VAS)(图32-1):基本的方法是使用一条标尺,患者面无任何标记,医师面为1～10 cm,一端标示"无痛",另一端标示"最剧烈的疼痛",患者根据疼痛的强度标定相应的位置,由医师确定其分值。0分表示无痛,10分代表难以忍受的最剧烈的疼痛,中间部分表示不同程度的疼痛。0分:无痛;3分以下:轻度疼痛;4～6分:中度疼痛;7～10分:重度疼痛。

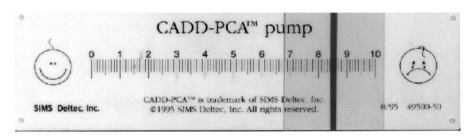

图32-1　视觉模拟评分法

(二) 数字等级评定量表

数字等级评定量表(numerical rating scale ,NRS)(图32-2):疼痛的程度用0至10共11个数字表示,0表示无痛,10代表最痛。

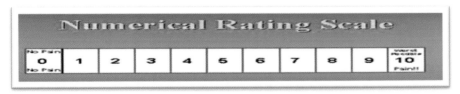

图32-2　数字等级评定量表

(三) 语言等级评定量表

语言等级评定量表(verbal rating scale,VRS)(图32-3):将描绘疼痛强度的词汇通过口述表达为无痛、轻度疼痛、中度疼痛、重度疼痛、剧烈疼痛、无法忍受,其程度与数字等级评定量表相当。

| 无痛 | 轻度疼痛:能忍受,能正常生活、睡眠 | 中度疼痛:一定程度影响睡眠,需止痛药 | 重度疼痛:影响睡眠,需用麻醉止痛药 | 剧烈疼痛:影响睡眠较重,伴有其他症状 | 无法忍受:严重影响睡眠,伴有其他症状 |

图32-3　语言等级评定量表

(四) Wong-Baker面部表情量表

Wong-Baker面部表情量表(Wong-Baker faces pain rating scale)(图32-4):由六张从微笑直至流泪的面部表情图组成,适用于交流有困难的患者如儿童(3～5岁)、老年人,或语言文字表达困难的患者。

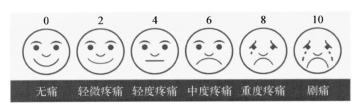

图32-4　Wong-Baker面部表情量表

二、日间手术术后疼痛治疗效果评估

应定期评价药物或治疗方法的疗效和不良反应,并据此做出相应调整。在疼痛治疗结束后应由患者评估满意度。评估包括评估静息和运动时的疼痛强度、评估每次药物和治疗方法干预后的效果、记录不良反应、疼痛处理满意度评估。强调要同时评估静息和运动时的疼痛强度,只有运动时疼痛减轻才能保证患者术后躯体功能的最大恢复。

第三节　日间手术术后疼痛管理

一、日间手术镇痛原则

日间手术患者术后早期回家,术后疼痛治疗是患者按照医护人员制订的镇痛方案在家完成,日间手术术后疼痛管理有其特殊性。日间手术镇痛应当遵循以下原则:① 在确保安全的前提下,达到有效的镇痛。② 无不良反应或不良反应发生率低且轻微,患者易于耐受。③ 镇痛不妨碍日常活动或功能锻炼的进行。④ 方法简单、实用。

二、日间手术疼痛管理策略

日间手术多为中小手术,推广日间手术的目的是为了减少平均住院日、加快床位周转、提高医疗资源使用效率。日间手术患者需要实施早期康复、早期出院策略,患者术后疼痛必须得到良好控制,良好的日间手术疼痛管理是保证日间手术平稳进行的必要条件。日间手术术后镇痛的方法应该具有以下特点:① 在确保安全的前提下实现有效镇痛,无镇痛空白期,提高患者满意度。② 方法便利,易于操作,不影响患者出院。③ 患者可耐受,感觉舒适,不良反应少。④ 患者安静清醒,或者处于易唤醒的镇静状态,减少出院后的顾虑。⑤ 镇痛应对生理功能的影响小,不影响术后功能锻炼和日常活动,尤其是对需要康复训练的患者,不仅安静时无痛,还要求做到运动时无痛。术后疼痛管理意识在提高,临床疼痛管理在进步,但术后疼痛治疗效果没有改善,因此日间手术疼痛管理需要做到预防性镇痛、术中镇痛和术后镇痛结合的全程镇痛。

(一) 术前宣教

良好的术前教育可告知患者术后疼痛的可能程度和持续时间,给予患者交流的机会和情绪的安抚,能帮助患者对手术创伤及术后疼痛做好充分的心理准备,尤其是术前就伴有疼痛和术前焦虑的患者;提高患者对疼痛的接受度,减少患者对疼痛的感知;有助于患者掌握术后急性疼痛评估方法,提高术后疼痛评分的准确性;让患者更好地理解术后镇痛的方法及注意事项,以积极的心态配合术后早期锻炼;甚至让患者参与讨论镇痛方案的制订。疼痛强度根据不同的手术类型而异,不同的患者对同类型手术术后疼痛的耐受程度也有很大差异。术前在麻醉科门诊早期识别术后疼痛可能难以控制的高风险的患者,避免此类患者进入日间手术流程。

(二) 早期制订镇痛方案

从麻醉前访视评估开始,与患者进行良好的沟通可以初步了解患者对疼痛的耐受程度,与患者对术后疼痛的可能程度和持续时间进行有效沟通,对患者术后疼痛程度有一个初步的预测,结合不同的疾病和手术类型、患者基本情况、患者主观要求以及麻醉方法的选择,早期制订个体化术后镇痛的策略。镇痛可以多方面考虑患者的生理状态、心理状态及社会功能等,以期获得更好的患者满意度。居家患者不宜采用静脉镇痛。

(三) 预防性镇痛

预防性镇痛(preventive analgesia)是指从术前一直延续到术后一段时期的镇痛治疗,其方法是采用持续的、多模式的镇痛方式,目的是消除手术应激创伤引起的疼痛,并防止和抑制中枢及外周的敏化。预防性镇痛注重整个围术期的持续、多模式预防性镇痛,减少术后镇痛药物的用量。推荐成人术前30～60 min口服塞来昔布(如无禁忌证)200～400 mg,降低术后疼痛评分,阿片类需求量未减少。

(四) 多模式镇痛

导致伤害性刺激和疼痛的发生机制是多因素的。没有一种单一的药物或给药方法能对所有导致疼痛的机制起作用,也没有一种药物或镇痛方法完全没有不良反应。即便某种单一的镇痛方法产生了一定的镇痛作用,也不能阻断伤害性刺激导致的所有不良影响。所以要针对导致伤害性刺激和疼痛发生的不同机制采用多模式联合镇痛。不同药物的镇痛作用可以协同起效,更好的实现镇痛效果;另一方面,也可降低每种单一药物的剂量以减轻药物带来的不良反应,使不良事件最小化。多模式镇痛(multimodal analgesia)是采用两种或两种以上不同作用机制的镇痛药物或镇痛方法,作用于疼痛感受器或传导的不同层面,减少单药用量,以达到镇痛相加,减少不良反应,提高患者生活质量和满意度的目的。日间手术多模式镇痛原则上以口服镇痛药和局部镇痛为主,包括切口局麻药浸润和区域阻滞,联合使用NSAIDs药物或其他口服镇痛药,中至重度疼痛患者可加用适量阿片类药物。尽量减少日间手术患者全身镇痛药物尤其是麻醉性镇痛药的应用,以避免或减轻全身用药的不良反应。多模式镇痛常用药物有局麻药、NSAIDs药物、NMDA受体拮抗剂、α_2受体拮抗剂等。多模式镇痛有助于加速康复外科的实施。

（五）个体化镇痛

因不同患者的生物学差异和手术差异,应提供个体化的镇痛方案,镇痛方法、用药方法、用药途径和治疗时间个体化,而不是同类手术就给予套餐式治疗方案。

（六）出院后随访

日间手术患者住院时间相对较短,短期的院内术后恢复阶段,可能对术后镇痛的效果难以全面评估和完整记录。也有研究表明即使给予了良好的术后镇痛,仍有近1/3的患者出院回家后有持续性的中到重度的疼痛感受。所以对出院后的患者进行密切随访,评估出院后患者的疼痛情况和镇痛效果也是日间手术术后镇痛的重要内容。给有需要的患者出院带药,开具适当剂量按需使用的术后口服止痛药,也是减少患者出院后疼痛的简单有效方法。另外因个体间生物学差异可能导致不同患者对镇痛需求有巨大差别,所以更需要在日间手术患者出院回家后定期随访,评估记录疼痛变化情况,随时指导患者使用口服镇痛药,在保障安全的前提下实现有效的镇痛。出院后随访的病历资料,也可以为麻醉医师再次明确、证实或改进镇痛方案提供重要信息。

疼痛管理需要贯穿整个围术期,术后急性疼痛若未得到有效控制,则可能增加术后慢性疼痛的发生率和非计划再次入院率。

三、日间手术术后镇痛的方法

（一）手术切口局麻药浸润

手术切口局麻药浸润是指沿手术切口分层注射局麻药,阻滞组织中的神经末梢。局麻药伤口浸润镇痛是一种简单、有效、价廉的术后镇痛方式,能够阻止外周伤害性刺激的传入,从而为许多手术操作提供良好的术后镇痛效果,同时无严重不良反应。无论全身麻醉或区域阻滞,都建议手术医师在切皮前给予手术切口处局麻药浸润。外科浅表手术时单次注射局麻药在短期内产生良好的麻醉效果。推荐使用作用时间较长的局麻药罗哌卡因(成人一次最大剂量 3 mg/kg)、左布比卡因(成人一次最大剂量 150 mg)或布比卡因(成人一次最大剂量 150 mg)。术中局麻药的有效时间可长达 6～12 h,术后也有较长的镇痛时间,同时有助于减少静脉镇痛药物的用量。对一些创伤小的或术后疼痛轻的手术,切口局麻药浸润基本上可以覆盖手术后疼痛。伤口浸润镇痛的不良反应相对较少,感染、局麻药中毒的发生率均非常低。对于不同手术采用伤口浸润镇痛的药物及其浓度、给药方法等还需要更多的临床试验进行研究。

（二）外周神经阻滞

外周神经阻滞日间手术的类型中,体表手术和骨科手术占有重要的组成部分,这类手术采用外周神经阻滞的麻醉方法有独特优势。即使是胸腹腔类手术,在全身麻醉的基础上复合外周神经阻滞,有助于减少全身麻醉药物的用量,提供有效的术后镇痛,减少患者术后恶心呕吐等不良反应的发生率,有利于患者快速康复、快速出院。超声可视化技术和神经刺激仪引导技术的应用提高了神经阻滞的准确性和成功率,外周神经阻滞在围术期应用重新受到重视。超声技术的迅速发展和局麻药物的研究进展，超声引导下的外周神经阻滞技术更是广泛地应用于四肢、躯干甚至内脏的手术。因此采用超声引导下精确定位行外周神经阻滞已成为日间手术的重要麻醉方式和镇痛方法。使用低浓度局麻药实现感觉运动分离阻滞，达到术后镇痛的目的，同时不影响患者的自主活动和功能锻炼。全面开展超声引导下外周神经阻滞技术也对麻醉医师超声技术的能力、超声设备的数量和品质以及麻醉科和外科团队的密切合作提出了更高的要求。需要注意不恰当的外周神经阻滞可造成神经损伤、局麻药中毒、局部或全身感染、出血等并发症。

1. 四肢外周神经阻滞

（1）上肢手术　采用不同入路的臂丛阻滞可以满足手术期间的镇痛，也可达到良好的术后镇痛效果。根据预期术后疼痛程度，可选择性地放置导管，以利于术后持续镇痛。如肩关节锁骨外侧或上臂近端的区域，可以采用前路或后路肌间沟阻滞，于肌间沟臂丛处置管。肱骨远端、尺桡骨、肘部或手区域，可以采用垂直锁骨下臂丛阻滞或腋路臂丛阻滞。

（2）下肢手术　因为涉及患者术后早期下床行功能锻炼，实施镇痛部位的选择更加复杂。坐骨神经阻滞（sciatic nerve block，SNB）、闭孔神经阻滞（obturator nerve block，ONB）和腰丛神经阻滞（lumbar plexus block，LNB）均可用于术后镇痛，但上述神经均含运动纤维，要警惕跌倒事件的发生。

髋关节远端腿部软组织的小手术，股神经阻滞一般就可以满足手术和术后的镇痛。全膝关节置换术可采用股神经置管镇痛，连续股神经阻滞的进针点越靠外，则导管在肌肉内的走行就越长，更不易脱出。膝关节手术也常用收肌管阻滞（adductor canal block，ACB），阻滞的主要是隐神经，隐神经只含有感觉纤维，理论上对下肢肌力的影响小。但注入的局麻药可沿收肌管扩散，阻滞范围难以精确控制，仍可能影响下肢肌张力，且膝后外侧的阻滞也可能不完全，最合适药物浓度和剂量仍有待进一步确定。

髋关节部位的复杂手术涉及的神经分布复杂，包括股神经（L2～L4）、闭孔神经（L2～L4）、股外侧皮神经（L2、L3）及T12神经，除T12神经外，腰丛基本上涵盖了所有上述神经的分布区域。腰丛阻滞方法不一，可参照手术部位、操作成功率、操作复杂程度加以选择。股神经加坐骨神经阻滞用于下肢手术，可优化镇痛效果，但术后肌张力减低是主要不足，可根据患者基本情况和手术类型考虑是否置管。

2. 躯体外周神经阻滞

常用的躯体外周神经阻滞主要有：腹横肌平面（transversusabdominis plane，TAP）阻滞、腰方肌阻滞（quadratus lumborum block）、椎旁神经阻滞（paravertebral block，PVB）、腹直肌鞘阻滞（rectus sheath block，RSB）、前锯肌平面（serratus anterior plane，SAP）阻滞、竖脊肌平面（erector spinae plane，ESP）阻滞、髂腹股沟神经阻滞（ilioinguinal nerves block）和髂腹下神经阻滞（iliohypogastric nerve block）等。

（1）TAP阻滞　用于腹前部T7～L1脊神经支配区域的手术，如开腹和腹腔镜下的各种有腹壁切口的手术，对躯体前腹壁皮肤、肌肉及壁腹膜的切口痛有镇痛效果。根据阻滞位置不同，可分为肋缘上TAP阻滞（主要覆盖T7、T8脊神经支配区），肋缘下TAP阻滞（主要覆盖T9、T10脊神经支配区），侧边肋缘下TAP阻滞（主要覆盖T11、T12脊神经支配区），髂腹股沟神经和髂腹下神经阻滞（主要覆盖T12～L1脊神经支配区，用于腹股沟斜疝术后镇痛）及Petit三角阻滞。TAP阻滞的镇痛范围取决于注射药物的部位和药物在体内的扩散方式。肋缘下和腋中线法药物向前扩散，后路法药物向后扩散。因此临床操作中，常常将肋缘下和后路法、腋中线和后路法联合，从而获得更为广泛的镇痛平面。TAP阻滞的并发症很少，镇痛效果确切，术前或术后都可以操作，有良好的术后镇痛效果。由于药物注射到的间隙宽且张力小，TAP阻滞常使用低浓度和高容量局麻药，如0.2%罗哌卡因（总量不超过3 mg/kg）或0.125%左布比卡因（总量不超过1.5 mg/kg），若放置导管或连续阻滞，可用持续剂量5～10 ml/h。TAP阻滞的并发症比较少见，包括脏器损伤、误入腹腔、运动神经阻滞及局麻药中毒反应、神经损伤、神经缺血、局麻药中毒和局部感染。TAP阻滞绝对禁忌证主要为：患者或监护人拒绝，腹部或皮肤软组织感染或进针部位畸形。

（2）腰方肌阻滞　2007年首次由布兰科（Blanco）提出腰方肌阻滞，主要用于T6～L1脊柱平面手术。与TAP阻滞相比，局麻药可以扩散至更多节段，腰方肌阻滞可以更好地向头端以及椎旁扩散，镇痛效果更佳。目前有三种注药位置，分别为腰方肌前外侧（QL1）、腰方肌表面（QL2）和腰方肌深面（QL3）。Ⅰ型阻滞将药物注于腰方肌外侧和腹横肌筋膜相连的平面；Ⅱ型阻滞将药物注于腰方肌与背阔肌之间；Ⅲ型阻滞将药物注于腰方肌前缘。

（3）椎旁神经阻滞　PVB是用穿刺针经椎板外侧缘刺到椎间孔外口，经穿刺针将局麻药注射到椎间孔外口，让局麻药充分作用在所阻滞的脊神经根的阻滞方法。超声引导下PVB可阻滞同侧的躯体神经和交感神经，局麻药对脊神经产生作用，向内扩散后局麻药可经椎间孔进入硬膜外腔产生作用，所产生的麻醉和镇痛效果类似于单侧硬膜外阻滞，主要用于颈部、胸部和腰部手术的麻醉、手术后镇痛、胸部外伤后疼痛、脊神经根炎性疼痛以及肿瘤引起的疼痛治疗。单次注药根据局麻药容量的增大，可阻滞到多个节段。如果想实现更长时间的镇痛，可通过放置导管持续泵注局麻药，效果类似于连续单侧胸段硬膜外阻滞。椎旁神经阻滞的并发症不常见，主要并发症是气胸，也可能发生全脊麻、局部血肿、感染、麻醉药中毒、椎旁肌肉疼痛，大约10%的患者会因穿刺出现副交感神经症状，从而出现低血压、心动过缓甚至晕厥。

（4）肋间神经阻滞　胸段肋间神经阻滞后可麻痹肋间肌、背阔肌、前锯肌和腹壁肌群，适用于胸外伤后疼痛、胸部或上腹部手术后镇痛和原发性肋间神经痛及继发性肋间神经痛。单独肋间神经阻滞并不能完成整个手术，还需其他的麻醉技术支持，但非常适合这类手术的术后镇痛，对改善呼吸功能也有帮助。应严格掌握进针深度，以防刺破胸膜发生气胸，同样需要警惕全脊麻的风险。

（5）腹直肌鞘阻滞　RSB是将局部麻醉药注入腹直肌与腹直肌后鞘之间，阻滞走行于两者之间的神经，为正中前腹壁切口的腹膜、肌肉、皮肤提供镇痛的技术。1899年施莱希（Schleich）首次将其应用于松弛成年人前腹壁，2006年Willschke首次提出在超声引导下行RSB。超声引导下的腹直肌鞘阻滞可用于腹部手术多模式镇痛、婴幼儿腹部手术和脐疝修补术的麻醉。进行穿刺时针的位置比较靠近腹膜和腹壁动脉，盲穿时有误穿腹膜和血管的危险。

（6）前锯肌平面阻滞　2013年布兰科提出SAP阻滞技术，SAP阻滞在背阔肌与前锯肌肌间隙注射局麻药物，对T2～T9肋间神经的外侧皮支进行有效的阻滞，可为前外侧胸壁提供良好的镇痛。研究证实乳腺手术和胸腔镜手术给予SAP阻滞术后疼痛评分、阿片类药物用量及术后恢复等方面与胸椎旁阻滞的效果很相似。

（7）竖脊肌平面阻滞 2016年毛里西奥（Mauricio）第一次报道该技术，是将局麻药注射到竖脊肌深面，用于T2～T9背部手术的术后镇痛。胸段脊神经在出椎间孔处分为背侧支和腹侧支，背侧支穿过肋横突孔行走于后方并向上支配竖脊肌，同时分出外侧支和中间支，中间支继续向上支配菱形肌和斜方肌，最终分出后侧皮支。ESP阻滞能完全覆盖胸段脊神经的背侧支和腹侧支。ESP阻滞操作简单安全、并发症少、镇痛效果确切，留置导管可延长镇痛时间，可广泛地应用于慢性神经病理性疼痛以及开胸术后急性或创伤性疼痛治疗。

术后镇痛常用局麻药为0.15%～0.25%罗哌卡因、0.125%～0.25%布比卡因或0.15%左布比卡因，常用的单次推注剂量不超过20～30 ml。若有持续镇痛的需求可以留置导管，导管固定可以贴在皮肤上或者埋入皮下。留置导管持续输注的注射模式是使用0.2%罗哌卡因或0.25%布比卡因，速度一般为5 ml/h，应根据不同的手术和神经阻滞方法调节局麻药的浓度和连续注射速度。需要特别警惕局麻药过量可能带来的药物毒性。使用外周神经阻滞的患者，在符合其他离院标准时，手术肢体可能仍有麻木，需要注意充分保护患肢避免损伤。也要注意外周神经阻滞后尤其是留置导管镇痛的患者，因术后疼痛较少，要警惕可能掩盖的神经损伤的并发症。

（三）全身镇痛

全身镇痛主要通过口服、肌内注射或静脉使用对乙酰氨基酚、NSAIDs和中枢性镇痛药（主要是阿片类药物）等药物来控制术后疼痛，日间手术患者原则上以口服为主。口服给药是简单、非侵入性、患者愿意接受和大多数场合有效的方法。除重度疼痛和有恶心呕吐、胃排空延迟、药物吸收不良等情况，口服禁忌证较少。采用口服镇痛药物需要掌握药物的吸收，药物剂型（片剂或控缓释）、生物利用度、药物起效和达到最大镇痛效果的时间等基本药代动力学和药效学特点。

口服或静脉全身给药既可单独也可联合其他类镇痛药用于日间手术镇痛，亦可作为局麻药伤口浸润或外周神经阻滞镇痛不足的补充。若镇痛效果不佳时再给予静脉注射药物。静脉注射镇痛原则上不用于居家治疗，要求住院期间在医护人员监护下用于术后镇痛。若是出院前给予了一剂长效静脉镇痛药物，就应在患者离院前观察足够的时间，待药效达峰值后无明显不良反应再行出院，始终强调在保证患者安全前提下的镇痛。肌内注射用药因注射痛和药物吸收变异度大，不推荐使用。

1. 非甾体抗炎药

非甾体抗炎药（NSAIDs）是指一类通过抑制前列腺素的合成，发挥其解热、镇痛、消炎作用的药物，在临床上广泛应用于骨关节炎、类风湿关节炎、多种发热和各种疼痛症状的缓解。NSAIDs是具有百年历史的老药，以阿司匹林为始祖，是目前临床上应用最为广泛的药物种类之一。NSAIDs通过抑制前列腺素的合成，阻止致痛物质的形成和释放，抑制感觉伤害性刺激，对伴有炎症反应的疼痛可产生中等程度的镇痛作用。可单独用于轻至中度的术后疼痛,是适用于日间手术镇痛的基本用药。NSAIDs药与曲马多、阿片类药物联合使用有镇痛的相加或协同作用,也可以作为合并药用于中重度术后疼痛,以减少强效镇痛药如阿片类药物的用量和不良反应。NSAIDs药通常蛋白结合率高(90%～95%),为避免竞争性与血浆蛋白结合,一般不主张同时使用两种或两种以上的NSAIDs,因为会导致不良反应的叠加。当一种无效时,更换另一种可能有效。

NSAIDs药根据环氧化酶(COX)分类方法可分为非特异性COX抑制剂和特异性COX-2抑制剂。非特异性COX抑制剂包括阿司匹林、对乙酰氨基酚、布洛芬、氯诺昔康、氟比洛芬等。对乙酰氨基酚从结构上并非NSAIDs药,是应用最广泛的外周作用的镇痛药,不良反应发生率较低,不刺激胃黏膜,对血小板功能、凝血机制和肾脏功能无明显不良影响,对大多数患者而言是相对安全的药物。因其安全、有效、低廉的特点,特别适用于轻、中度疼痛的治疗。轻度疼痛的患者,可单独使用对乙酰氨基酚治疗。对乙酰氨基酚严重的不良反应主要是剂量依赖性的肝功能损害,有肝功能损伤的患者要特别谨慎。对乙酰氨基酚的不良反应与其他NSAIDs药不重叠,血浆蛋白结合率不高,与其他药物很少发生相互作用,是多模式镇痛的重要组成药物。在国内常用固定配方的复方口服镇痛药物有氨酚羟考酮(对乙酰氨基酚375 mg + 羟考酮5 mg)、氨酚曲马多(对乙酰氨基酚375 mg + 曲马多50 mg)、氨酚可待因片(对乙酰氨基酚500 mg + 可待因8.4 mg)、氨酚双氢可待因(对乙酰氨基酚500 mg + 酒石酸双氢可待因10 mg)。特异性COX-2抑制剂可特异性地抑制COX-2活性,消化道反应和抑制凝血功能等不良反应较少较轻,如罗非昔布、塞来昔布、帕瑞昔布。常用非甾体抗炎药及其复方制剂见表32-1。

表32-1 常用非甾体抗炎药

药　物	剂　　量	给药途径
对乙酰氨基酚	40～50 mg/(kg·d)	口服/静脉
布洛芬	400～600 mg,2～3次/天	口服
双氯芬酸	25～50 mg,2～3次/天	口服
塞来昔布	100～200 mg,2次/天	口服
美洛昔康	7.5～15 mg,1次/天	口服
氯诺昔康	8 mg,2～3次/天	口服/静脉
氟比洛芬酯	50 mg,3～4次/天	静脉
帕瑞昔布	40 mg,2次/天	静脉
酮咯酸	30 mg,3～4次/天	静脉
氨酚羟考酮	1片,3～4次/天	口服
氨酚曲马多	1～2片,2～3次/天	口服

没有禁忌证的日间手术患者,可常规使用对乙酰氨基酚和NSAIDs药物用于术后镇痛。NSAIDs药物有天花板效应,用量超过常规剂量后不增加镇痛效果,反而可能导致不良反

应出现。而日间手术创伤相对较小，手术后的急性疼痛一般以轻、中度疼痛为主，术后恢复相对较快，NSAIDs服用采用最小的有效剂量、限制疗程、避免同时服用两种或两种以上的NSAIDs药物。应避免大剂量、长期使用NSAIDs药物。NSAIDs常见不良反应包括胃肠道（胃肠道损害、出血和溃疡）、肾脏（肾脏灌注和肾小球滤过率的下降）、肝脏（血清转氨酶水平升高、胆红素增多、凝血活酶时间延长）、中枢神经系统（嗜睡、神志恍惚、精神忧郁、头痛、卒中）、血液系统（减少血小板的黏附作用、出血）、心血管毒性和过敏反应等。对有活动性消化道溃疡和近期胃肠道出血的患者，阿司匹林或其他NSAIDs药过敏患者，肝肾功能不全患者，心肌缺血、心力衰竭或严重高血压患者，应慎用或禁用NSAIDs药物。

2. 中枢性镇痛药

中枢性镇痛药物典型代表是阿片类药物。阿片类药物通过作用于阿片受体，增加钾离子外流使突触后膜超极化，阻止突触前作用钙再摄取，抑制神经递质（P物质、乙酰胆碱、去甲肾上腺素、谷氨酸和5-羟色胺等）释放，主要作用就是镇痛镇静、中枢性镇咳、缩瞳、止吐、扩张血管、收缩平滑肌、抑制呼吸。阿片类药物的主要不良反应有呼吸抑制、恶心呕吐、嗜睡及过度镇静、眩晕、便秘、尿潴留、瘙痒、抑制免疫功能等。阿片类药物原则上不用于日间手术后的镇痛。激动拮抗类或部分激动类阿片类药物，如布托啡诺和纳布啡与NSAIDs药物合用实施多模式镇痛，明显降低阿片类药物的剂量和不良反应，可用于中度疼痛的日间手术后镇痛，仅限于院内使用。

曲马多是非阿片类中枢性镇痛药，通过μ受体弱激动和突触小体对去甲肾上腺素和5-羟色胺的重摄取产生镇痛作用，曲马多有口服药和注射剂型，可单独用于治疗轻中度疼痛，但曲马多的主要不良反应为恶心呕吐，可能造成患者延迟出院，所以其在日间手术的应用也受到限制。在NSAIDs药物和局麻药物配合使用基础上实施多模式镇痛，可明显减低阿片类药物的剂量和不良反应。常用中枢镇痛药见表32-2。

表32-2　常用中枢镇痛药

药　物	剂　量	给药途径
芬太尼	4～10 μg/kg	静脉
舒芬太尼	0.25～2 μg/kg	静脉
羟考酮	0.05～0.1 mg/kg	静脉
氢吗啡酮	0.5～2 mg	静脉
布托啡诺	0.5～1 mg	静脉
纳布啡	1～4 mg	静脉
曲马多	50～100 mg	口服/静脉

（四）椎管内阻滞

椎管内阻滞下的手术均可保留导管继续术后镇痛，可获得良好的临床效果，但鉴于日间手术要求患者术后尽快功能锻炼、早期出院,因此椎管内阻滞用于日间手术术后疼痛治疗受到限制。近年来对高危患者,手术后给予早期抗凝抗栓的治疗也限制了椎管内阻滞麻醉方法的应用。而且椎管内阻滞的单次注药维持时效往往不能满足可控的持续的镇痛效果,而是需要放置连续硬膜外导管持续硬膜外注药维持镇痛,这就有可能影响患者术后的排尿功能和下肢感觉运动功能,不利于日间手术患者早期出院,所以椎管内阻滞的术后镇痛方法一般不作为日间手术术后镇痛的首选。联合使用低浓度局麻药和高脂溶性的阿片类药物用于特殊日间手术的术后镇痛的安全性需要进一步研究。

(五) 局部用药

关节内镇痛一般用于膝关节镜检查、手术和肩关节镜检查。关节类手术可采用关节腔内注射药物镇痛的方法。1991年斯坦(Stein)首先报道膝关节镜术后关节内注射吗啡能有效镇痛,认为外周存在阿片受体,在有炎症反应时表达增多或功能增强,关节腔内注射小剂量的吗啡可能通过外周阿片受体产生有效镇痛作用。关节腔内注射糖皮质激素可抑制炎性反应从而减轻术后疼痛,但也有观点认为糖皮质激素会增加感染风险。关节腔注射低浓度局麻药(如0.5%罗哌卡因10 ml)和小剂量阿片类药物(如芬太尼10 μg/10 ml或舒芬太尼5 μg/10 ml)可以起到术后镇痛的作用,局麻药和阿片类药物既可单独使用也可复合使用。

(六) 非药物性镇痛方法

一些非药物镇痛方法也可用于日间手术后疼痛管理,非药物性镇痛方法简单、便捷、易操作、几乎无不良反应、成本低,也有助于优化患者整体疗效。常见的非药物性镇痛方法如下。

(1)催眠 催眠术是催眠师所运用的特殊的方法,使被催眠者进入并保持于催眠状态,并实现治疗疾患、开发潜能等预设目标。

(2)音乐疗法 有研究显示音乐疗法使手术患者在苏醒后10 min焦虑和疼痛水平明显下降,苏醒期到第一次使用镇痛药的时间显著延长。

(3)物理止痛 使用冷、热疗法可以减轻局部疼痛,如采用局部冷敷。局部受到冷刺激时,神经末梢的敏感性降低,可增强交感神经作用,使皮肤小动脉收缩,有助于控制出血、减轻局部充血水肿与疼痛。扁桃体摘除术后可采用冷敷治疗。

(4)抬高手术肢体 四肢手术后的患者,手术须抬高肢体。术后早期抬高有利于减轻肢体肿胀,减轻疼痛,利于早期康复功能锻炼。

(5)针刺疗法 不仅可以治疗疾病和缓解急慢性疼痛,对缓解急性术后疼痛也有一定效果。

(6)经皮电刺激疗法(transcutaneous electric nerve stimulation,TENS) TENS可能通过调节脊髓伤害性冲动、激动内源性脑啡肽与5-羟色胺的作用产生镇痛作用。TENS的优点是操作简便、无创和无全身不良反应。

(7)心理治疗 疼痛的感受与人的心理因素有关,认知行为和行为学治疗能有效缓解疼痛,对手术患者应贯彻心理治疗,安慰和鼓励患者,消除患者恐惧心理和焦虑情绪。焦虑往往能降低痛阈及耐痛阈,术前焦虑评分越高,术后焦虑评分越高,术后疼痛评分增高。因此患者术前、术后的焦虑情绪都应尽力解除。

（8）营造舒适环境　为患者营造整洁、有序、像家庭一样温馨舒适的住院环境，能帮助患者改善心情、调节情绪，有助于减少术后疼痛不适的主观感受。环境噪声是干扰睡眠的因素之一，使用耳塞有效减弱噪声干扰，调控灯光的昼夜变化，提高REM睡眠，改善患者术后睡眠，也可减轻焦虑，同时减轻术后疼痛。家人或父母的支持和陪伴更加重要，尤其是对老年患者和儿童患者而言，可帮助变换体位，减少压迫。

（9）其他　与家人交谈、深呼吸、放松、按摩等方法可减轻患者术后紧张的情绪，解除焦虑，改善患者的睡眠，减轻患者术后疼痛。

日间手术需要在确保患者安全的前提下开展术后镇痛，实施有效镇痛策略是保障术后镇痛安全和医疗质量的首要条件。日间手术的术后镇痛是日间手术快速康复的重要组成部分，理想的日间手术后疼痛治疗管理团队，需要由麻醉医师、外科医师、护理人员、药剂师以及患者本人和家属共同参与。积极采用预防性镇痛策略，提前考虑到患者手术后早期下床活动或出院回家后可能出现的情况，在术前、术中和术后采取全程镇痛措施。因患者手术方式不同和对镇痛药物存在显著的个体差异，需要采用个体化的镇痛方案。要尽可能减少镇痛治疗导致的不良反应，尤其是恶心呕吐、呼吸抑制等，以提高患者舒适度和满意度，促进患者术后早期康复。日间手术术后镇痛需要涵盖手术前患者宣教、预防性镇痛、术中镇痛、术后多模式镇痛方案、术后镇痛随访和记录。

（胡江　程智刚　郭曲练）

------------------------------------ 参 考 文 献 ------------------------------------

［1］王云,岳云.术后疼痛分子机理研究进展［J］.中国继续医学教育,2011,3(10):94-98,160.

［2］Prabhakar A, Cefalu J N, Rowe J S, et al. Techniques to optimizemultimodal analgesia in ambulatory surgery［J］. Curr Pain Headache Rep, 2017, 21(5): 24.

［3］中华医学会麻醉学分会.成人手术后疼痛处理专家共识［J］.临床麻醉学杂志,2017,33(09):911-917.

［4］Joshi G, Gandhi K, Shah N, et al. Peripheral nerve blocks inthe management of postoperative pain: challenges and opportunities［J］. J Clin Anesth, 2016, 35: 524-529.

［5］Dickerson D M. Acute pain management［J］. Anesthesiol Clin, 2014, 32(2): 495-504.

［6］Salinas F V, Joseph R S. Peripheral nerve blocks for ambulatory surgery［J］. Anesthesiol Clin, 2014, 32(2): 341-355.

［7］郭曲练,程智刚.研究和规范日间手术麻醉及围术期管理意义重大［J］.临床麻醉学杂志,2016,32(10):941-944.

［8］中华医学会麻醉学分会.日间手术麻醉专家共识［J］.临床麻醉学杂志,2016,10:1017-1022.

［9］中华医学会麻醉学分会.成人日间手术后镇痛专家共识（2017）［J］.临床麻醉学杂志,2017,33(8):812-815.

［10］Liodden I, Norheim A J. Acupuncture and related techniques in ambulatory anesthesia［J］. Curr Opin Anaesthesiol, 2013, 26(6): 661-668.

第三十三章
日间手术后恶心呕吐的防治

术后恶心呕吐（postoperative nausea and vomiting，PONV）是全身麻醉后常见的并发症，也是继术后疼痛的第二大并发症。尽管不断研究并出现了新型治疗药物，但术后24 h内PONV的发生率仍高达25%～30%。在一些高危患者，PONV的发生率甚至高达80%。PONV主要发生在手术后24～48 h内，少数患者可持续达3～5天，容易使患者对手术经历产生不愉快的记忆。由于日间手术患者住院时间短、流动性大、周转快，因此针对其PONV的防治对麻醉及围术期管理提出了更高的要求。

PONV可加重伤口疼痛、影响切口愈合和增加患者痛苦，继而延缓术后康复。对小儿及反射迟钝的老年患者，PONV甚至可引发误吸或窒息的危险，应予以充分重视。本章将重点对日间手术的PONV防治问题进行探讨。

第一节　病因机制及危险因素

一、病因机制

有多种途径可能通过作用于中枢或外周受体和神经通路而引起恶心呕吐，但具体机制目前仍不完全清楚。恶心可能通过前脑通路产生，而呕吐则可能与脑内的两个结构有关：呕吐中枢（vomiting center，VC）和化学感受器触发带（chemoreceptor trigger zone，CTZ）。呕吐中枢的具体位置尚不完全清楚，其接受大脑皮层（视觉、嗅觉、味觉）、咽喉、胃肠道和内耳前庭迷路、冠状动脉及化学触发带等通路传入的刺激。化学触发带则包括5-HT$_3$受体、5-HT$_4$受体、阿片受体、胆碱能受体、大麻受体、多巴胺受体等多种与恶心呕吐相关的部位。恶心呕吐的传出神经包括迷走神经、交感神经和膈神经等。

二、危险因素

围术期影响PONV的因素有很多，目前则主要归结于以下三个方面：患者因素、麻醉因素、外科因素。

（一）患者因素

手术后发生恶心、呕吐与患者的情况有关。统计表明,女性的发生率明显高于男性,可能与成年女性患者血浆内性激素及黄体酮水平升高有关,男、女儿童则无此差别。小儿较成人手术后更容易发生恶心、呕吐。70岁以上老年人的发生率显著低于年轻者,与老年人各种反射均不甚活跃有关。肥胖患者发生PONV则与吸入麻醉药物存积于脂肪内较多,面罩通气时间过长以及胃内残存物较多有关。

（二）麻醉用药与方法

（1）阿片类药物　是PONV的独立危险因素,尤其是在麻醉恢复室（PACU）后期和术后镇痛时使用。

（2）静脉麻醉药　目前所用的静脉麻醉药由于作用时间快而短,常用于诱导。依托咪酯可致PONV发生率明显增加。有人认为氯胺酮有较强的致吐作用,但目前仍缺乏有力证据。恶性呕吐高危人群（如小儿）使用丙泊酚诱导和维持,围术期恶心呕吐发生率明显下降,说明丙泊酚可能有抗呕吐作用。咪达唑仑对围术期恶心呕吐无明显影响。

（3）吸入麻醉药　目前常用的吸入麻醉药既可用于诱导,又可用于维持,但主要还是用于麻醉维持。患者暴露于吸入麻醉药时间越长,越易发生PONV。有关氧化亚氮对PONV发生率的影响仍有争议,但可肯定氧化亚氮麻醉与PONV有关,其机制可能是氧化亚氮作用于中枢阿片受体,改变中耳压力,兴奋交感神经,扩张肠道。

（4）局麻药及麻醉方式　普鲁卡因以及麻醉药添加剂去氧肾上腺素及肾上腺素均可增加术后呕吐发生率。硬膜外阻滞平面超过T5时,呕吐发生率增加3.9倍。基础心率超过60次/min,呕吐发生率增加2.3倍。低血压使呕吐发生率增加1.7倍。有研究表明,椎管内麻醉恶心呕吐的发生率为21.2%,而局部麻醉恶心呕吐的发生率仅为8.8%。

（5）气管插管及拔管　气管导管插入时,对咽喉部的机械刺激是不可避免的。这些刺激可引起呕吐反射,持续刺激可诱发干呕甚至呕吐。气管导管插好后,呕吐反射反而平息,这可能是对传入冲动的适应,清醒患者充分做好表面麻醉也可有效地预防插管时呕吐。拔管时恶心呕吐发生率也较高,这也是由于气管导管对咽喉刺激所致。有学者认为麻醉恢复期一旦自主呼吸恢复,无须完全清醒就应考虑尽早拔管,以减少拔管时引起的血压波动及恶心呕吐。

（三）手术部位、时间与方式

前庭、头颈部、上腹部手术及腹腔镜手术容易发生呕吐,宫颈扩张术后亦多见。手术后的因素如疼痛、应用阿片类药物、运动、低血压、大量饮水、胃肠减压刺激等也常引起呕吐。手术时麻醉时间越长,更易于发生恶心呕吐。麻醉时间持续30～90 min,PONV发生率为17%;若麻醉时间持续150～200 min,则PONV发生率增加至46%。其机制仍不清楚。

麻醉恢复过程中,容易引起呕吐或内容物反流的几种情况如下：① 胃膨胀：除了与术前进食有关外,麻醉前用药、麻醉和手术也将减弱胃肠道蠕动,致胃内存积大量的空气和胃液或内容物,胃肠道张力下降。② 用肌松药后：在气管插管前用面罩正压吹氧,不适当的高压气流使得环咽括约肌开放，胃快速胀气而促使其发生反流；同时喉镜对咽部组织的牵扯，又进一步使环咽括约肌功能丧失。肌松药本身并不影响PONV发生率。但肌松药拮抗剂新斯的明可增加胃肠收缩性，因而可能增加PONV发生率。若使用半衰期短的肌松药，如阿曲库铵及维库溴铵，术后不用新斯的明可减少PONV发生率。③ 患者咳嗽或用力挣扎，以及晚期妊娠的孕妇由于高水平的黄体酮也可影响到括约肌的功能。④ 应用带有套囊的气管内导管，如套囊上部蓄积大量的分泌物且未及时清除也易引起误吸。⑤ 药物对食管括约肌功能的影响。⑥ 体位移动：无论是主动的，还是被动的，均是PONV的触发因素，临床经验表明，将患者从恢复室移至病房时不可避免的剧烈移动常可导致恶心呕吐。常见的PONV诱因见表33-1。

表33-1 影响术后恶心呕吐的因素

诱 因	说 明
患者因素	
女性	PONV的独立危险因素。女性患者PONV发生率高，尤其是年轻女性
既往PONV或晕动病史	PONV的独立危险因素
不吸烟	PONV的独立危险因素
年龄	PONV的独立危险因素。＜50岁患者PONV发生率增加
麻醉因素	
吸入麻醉药	PONV的独立危险因素。在吸入麻醉药中暴露时间越长，PONV发生率越高
氧化亚氮	与PONV直接相关
麻醉时间	PONV的独立危险因素。大手术及长时间手术PONV发生率增加
阿片类药物	PONV的独立危险因素。特别是术后2～6 h应用，如用于麻醉恢复室后期和术后镇痛。阿片类药物对恶心呕吐的影响与药物种类无关，呈剂量依赖性作用：低剂量引起呕吐，高剂量抑制呕吐
全身麻醉	全身麻醉比区域麻醉PONV发生率相对较高
外科因素	
手术时间	手术时间长是PONV的一项独立危险因素。手术时间越长，PONV发生率越高，尤其是持续3 h以上的手术。有研究结果显示，手术时间延长30 min，PONV风险由10%上升至16%
特殊的手术类型	腹腔镜手术、妇产科手术、腹腔镜阑尾切除术、腹部手术、眼耳鼻喉手术等PONV发生率较高

根据美国日间手术麻醉学会最新更新的《恶心呕吐管理指南》，上述表格中列出的危险因素证据基本明确。还有一些存在争议的危险因素，如美国麻醉医师协会（ASA）分级、月

经周期、麻醉医师的经验、肌松拮抗剂新斯的明等。还有一些尚缺乏证据的危险因素，例如体重指数（BMI）、偏头痛史、焦虑、鼻胃管、辅助供氧、围术期空腹等，这些还有待更多的临床研究来验证。小儿PONV的高危因素主要包括以下四个方面：① 手术时间 ≥ 30 min。② 年龄 ≥ 3 岁。③ 斜视矫正术。④ 本人有PONV病史或者直系亲属有PONV病史。具备0、1、2、3、4个危险因素的患儿发生PONV的风险分别约9%、10%、30%、55%、70%。儿童期、少年期PONV发生率较高，原因可能是与PONV相关的自主神经反射随年龄增长而减弱。

　　成人门诊手术出院后恶心呕吐（post discharged nausea and vomiting, PDNV）的五个主要高危因素是：① 女性。② 有PONV史。③ 年龄50岁以下。④ 在PACU使用过阿片类药物。⑤ 在PACU有呕吐史。具备0、1、2、3、4、5个危险因素的患者，发生PONV的风险性分别约10%、20%、30%、50%、60%和80%。另外具备0～1个危险因素的患者定义为"低危患者"；具备2～3个危险因素的患者定义为"中危患者"；具备3个以上危险因素的患者则定义为"高危患者"。

　　此外，可采用视觉模拟评分法（VAS）对PONV的严重程度进行评分：以10 cm直尺作为标尺，一端为0，表示无恶心呕吐，另一端为10，表示难以忍受的最严重的恶心呕吐（1～4为轻度，5～6为中度，7～10为重度）。

第二节　术后恶心呕吐的预防

　　目前，大多数PONV相关的指南和专家共识均认为，预防性治疗并不适用于所有患者，具有中度或高度PONV风险的患者最有可能从预防性治疗中获益。因此，确认此类患者至关重要。制订PONV的管理和治疗方案时应综合考虑以下因素：患者PONV的风险水平，PONV的潜在并发症，各种止吐药物的疗效，止吐药物引起的不良反应，止吐治疗方案的费用，PONV导致的整体医疗费用的增加等。

一、预防PONV的原则

　　基本原则如下：① 识别患者PONV的风险因素并判断风险程度。② 围术期处理及用药尽量"理想化"，应尽量避免使用可能导致PONV风险增加的药物或手段。③ 对中、高危患者预防性使用止吐药物。④ 对于高危患者推荐采用多模式止吐疗法。⑤ 随时评估治疗效果，并采取进一步对策。

二、预防PONV的措施

（一）非药物措施

　　具体方法：① 减少患者移动。② 清醒患者避免过度的咽部刺激：咽部吸引最好在肌松作用恢复前进行，气管导管也应在患者自主恢复后尽早拔除，并尽量避免放置口咽通气道。③ 避免胃部过度膨胀：诱导期面罩加压给氧时，正确托下颌，保持呼吸道通畅，同时在胃部适当加压,有助于避免气体进入胃内,减少PONV发生率。④维持呼吸循环稳定:由于低氧血症、低血压也可致恶心呕吐,故在整个麻醉手术过程中,以及手术后应维持呼吸循环稳定,确保充分氧合。⑤适当镇痛:由于某些镇痛药如阿片类药物也可致恶心呕吐,因此要权衡利弊,选择适当的镇痛药、给药途径及给药剂量。

(二) 麻醉用药和方法改进

具体措施如下:① 酌情避免全身麻醉,采用区域麻醉。或采用全身麻醉复合区域麻醉,减少术中和术后阿片类药物的使用,最终降低PONV的发生率。② 麻醉诱导和维持使用丙泊酚。亚催眠剂量的丙泊酚与一种止吐药合用比单独使用一种止吐药能够显著降低PONV的发生率。③ 避免或以最小剂量使用氧化亚氮及挥发性麻醉药。④ 术中及术后以最小剂量使用阿片类药物。围术期使用NSAIDs类药物可相应减少阿片类药物的使用从而降低阿片类药物导致的PONV发生率。⑤ 给患者补充足够的液体量。充足的静脉液体输注能够降低PONV的风险基线,也可降低术后疼痛。在没有大量液体转移的手术中,输注等量晶体液和胶体液的效果无明显差异。⑥ 最小剂量或者避免使用新斯的明对降低PONV风险基线并无明确证据。⑦ 系统综述及随机对照研究表明辅助供氧对降低PONV的发生率也无明显作用。

(三) PONV预防用药

目前大力提倡的加速术后康复策略也要求术中加强PONV的预防,术后加强随访和多模式治疗。对于PONV中危患者建议使用1~2种预防措施,而对于PONV高风险患者,则建议预防性采用联合治疗(≥2种干预措施)和多模式治疗方案(multimodal therapy)。联合应用止吐药的新方案已有报道。这些方案包括:在诱导时给予咪达唑仑、地塞米松静脉注射,诱导后静注氟哌利多0.625~1.25 mg,手术结束时静注昂丹司琼4 mg,并在术后给予昂丹司琼口崩片8 mg。在NK-1受体拮抗剂中,对于预防神经外科患者术后48 h内的呕吐,阿瑞匹坦40 mg联合地塞米松10 mg的效果已被证实优于昂丹司琼4 mg联合地塞米松10 mg。联合应用卡索匹坦及昂丹司琼的疗效优于单独应用昂丹司琼。在降低基线风险上,推荐给予患者足够液体,避免或以最小剂量应用氧化亚氮、挥发性麻醉药及术后阿片类药物镇痛。

1. 对成年患者预防性使用止吐药物的剂量及时间(表33-2)

表33-2 对成年患者预防性使用止吐药物的剂量及时间

药 物	剂 量	证据等级	时 间	证据等级
阿瑞匹坦	40 mg,PO	A_2	诱导时	A_2
卡索匹坦	150 mg,PO	A_3	诱导时	
地塞米松	4~5 mg,IV	A_1	诱导时	A_1
苯海拉明	1 mg/kg,IV	A_1		
多拉司琼	12.5 mg,IV	A_2	手术结束,不影响效果时	A_2

（续表）

药　物	剂　量	证据等级	时　　间	证据等级
氟哌利多	0.625～1.25 mg,IV	A₁	手术结束时	A₁
麻黄碱	0.5 mg/kg,IM	A₂		
格拉司琼	0.35～3 mg,IV	A₁	手术结束时	A₁
氟哌啶醇	0.5～2 mg,IM/IV	A₁		
甲泼尼龙	40 mg,IV	A₂		
昂丹司琼	4 mg,IV；8 mg,ODT	A₁	手术结束时	A₁
帕洛诺司琼	0.075 mg,IV	A₂	诱导时	A₂
奋乃静	5 mg,IV	A₁		
异丙嗪	6.25～12.5 mg,IV	A₂		
雷莫司琼	0.3 mg,IV	A₂	手术结束时	A₂
罗拉匹坦	70～200 mg,PO	A₃	诱导时	
东莨菪碱	透皮贴剂	A₁	术前晚或术前2 h	A₁
托烷司琼	2 mg,IV	A₁	手术结束时	专家意见

IV：静脉注射；IM：肌内注射；PO：口服；ODT：口崩片
参考美国FDA"黑框警告"，这些建议为循证建议，并非所有药物均被FDA批准用于治疗PONV。A类证据指支持性证据，其中A₁指包含多项随机对照研究，并且所得到的结果经荟萃分析仍成立；A₂指包含多项随机对照研究，但是所得到的结果不足以进行荟萃分析；A₃指仅包含一项随机对照研究

2. 与风险相关的PONV预防策略（表33-3）

表33-3　与风险相关的PONV预防策略（低危患者不使用预防措施）

	低　危	中　危	高　危
预防措施	无（观察）	药物A+药物B或者TIVA	药物A+药物B+TIVA，根据具体情况决定下一步措施
治疗措施	1. 药物C 2. 药物D（1治疗无效时使用）	1. 药物C 2. 药物D（1治疗无效时使用）	1. 药物C 2. 药物D（1治疗无效时使用）

药物A=地塞米松成人4 mg，小儿0.15 mg/kg；药物B=昂丹司琼成人4 mg，小儿0.1 mg/kg；药物C=氟哌利多成人1 mg，小儿0.015 mg/kg；药物D=苯海拉明成人1 mg/kg，小儿0.5～1 mg/kg；TIVA=全凭静脉麻醉，即丙泊酚用于全身麻醉的诱导和维持，不使用吸入麻醉药，包括氧化亚氮
上述所列方案意在解释该策略如何应用，也许并非最佳治疗方案。治疗失败时应立即分析评估，并及时更换止吐药。多模式治疗方案有助于提高治疗成功率

3. 预防成人及小儿患者PONV的药物联合治疗建议（表33-4）

表33-4　预防成人及小儿患者PONV的药物联合治疗建议

成年患者

氟哌利多 + 地塞米松（A_1）

$5-HT_3$受体拮抗剂 + 地塞米松（A_1）

$5-HT_3$受体拮抗剂 + 氟哌利多（A_1）

$5-HT_3$受体拮抗剂 + 地塞米松 + 氟哌利多（A_2）

昂丹司琼 + 卡索匹坦或东莨菪碱透皮贴剂（A_1）

小儿患者

昂丹司琼0.05 mg/kg + 地塞米松0.15 mg/kg（A_1）

昂丹司琼0.1 mg/kg + 氟哌利多0.015 mg/kg（A_1）

托烷司琼0.1 mg/kg + 地塞米松0.15 mg/kg（A_1）

4. 儿童预防PONV的止吐药使用剂量（表33-5）

对于发生PONV可能性较高的儿童，可预防性应用止吐药，与成人一样，联合治疗的效果更佳。多项研究表明，对于PONV发生高风险的儿童，联合应用止吐药的效果更佳，并且大量研究显示，若无禁忌证，应对大多数患儿联合应用$5-HT_3$受体拮抗剂与类固醇皮质激素。由于多拉司琼可能导致心律失常，因此在美国不提倡应用该药。小儿PONV的发生率是成人的2倍，因此，在小儿更加需要进行预防。

表33-5　儿童预防PONV的止吐药使用剂量

药　物	剂　量	证　据
地塞米松	0.15 mg/kg，最大剂量5 mg	A_1
苯海拉明	0.5 mg/kg，最大剂量25 mg	A_1
多拉司琼	0.35 mg/kg，最大剂量12.5 mg	A_2
格拉司琼	0.04 mg/kg，最大剂量0.6 mg	A_2
氟哌利多[a]	0.01～0.015 mg/kg，最大剂量1.25 mg	A_1
昂丹司琼[b]	0.05～0.1 mg/kg，最大剂量4 mg	A_1
托烷司琼	0.1 mg/kg，最大剂量2 mg	A_1

a: 参考FDA"黑框警告"，推荐剂量为0.01～0.015 mg/kg；b: 被批准用于1月龄以上的患儿

第三节 术后恶心呕吐的治疗

一、抗恶心呕吐药

根据抗恶心呕吐药的作用部位可将其分为：① 作用在皮层：苯二氮䓬类。② 作用在化学触发带：吩噻嗪类（氯丙嗪、异丙嗪和丙氯拉嗪）、丁酰苯类（氟哌利多和氟哌啶醇）、5-HT₃受体拮抗药（昂丹司琼、格拉司琼、托烷司琼、阿扎司琼、多拉司琼和帕洛诺司琼）、NK-1受体拮抗药（阿瑞匹坦）、苯甲酰胺类、大麻类。③ 作用在呕吐中枢：抗组胺药（苯海拉明、赛克力嗪和羟嗪）、抗胆碱药（东莨菪碱）。④ 作用在内脏传入神经：5-HT₃受体拮抗药、苯甲酰胺类（甲氧氯普胺）。⑤ 其他：皮质激素类（地塞米松、甲泼尼龙）。

（一）抗胆碱药

作用机制是抑制毒蕈碱样胆碱能受体，并抑制乙酰胆碱释放。该类药物可阻滞前庭的冲动传入，主要用于治疗晕动病、眩晕、病毒性内耳炎、梅尼埃病和肿瘤所致的恶心呕吐。一般使用东莨菪碱贴剂防治PONV，但是必须在术前8 h使用，容易产生口干、嗜睡、视力模糊和神志模糊等不良反应，也不宜用于不能耐受心率增快的患者，因此限制了东莨菪碱贴剂在老年患者以及日间患者中的使用。

（二）抗组胺药

组胺受体可分为H₁、H₂和H₃三种类型。H₁受体与过敏、炎性反应相关，H₂受体与胃酸分泌相关，H₃受体与组胺释放有关。苯海拉明的推荐剂量是1 mg/kg静注，可用于PONV的预防和治疗，尤其在预防和治疗晕动病及接受中耳手术患者的PONV方面尤为有效，也能成功地减少斜视矫正术患者PONV的发生率。常见的不良反应是镇静、嗜睡、疲倦、乏力、眩晕、头痛、口干、视力模糊、便秘、排尿困难或尿潴留等。少数患者可出现精神兴奋、失眠、肌肉震颤、心律失常等。

（三）丁酰苯类

小剂量氟哌利多（0.625～1.25 mg）能有效预防和治疗PONV，与昂丹司琼4 mg效果相似。氟哌利多因可能导致QT间期延长和尖端扭转性室速而受到美国FDA的"黑框警告"，但不少学者和文献认为此类并发症是时间和剂量依赖的，主要见于抗精神病的几周或几个月连续使用，而小剂量应用于PONV是安全的，在成人使用低剂量的本品对QT间期的影响与昂丹司琼及安慰剂无差别，但也提示在防治PONV时应避免大剂量使用本品或与其他可延长QT间期的药物合用。增加剂量虽增强抗呕吐疗效，但也带来不良反应增加的危险，如镇静、锥体外系症状。锥体外系症状主要发生在较年长的儿童，剂量大于50～75 μg/kg。氟哌啶醇被推荐为氟哌利多的替代品，0.5～2 mg静注或肌注对PONV有较好的预防作用，可在诱导后或手术结束前给药。

（四）糖皮质激素类

地塞米松和甲泼尼龙的抗呕吐机制仍不清楚。由于地塞米松发挥作用需一段时间，应在手术开始时给药，主要需注意可能会增高糖尿病患者的血糖。地塞米松能够有效地抑制PONV，对于PONV风险大的患者，推荐在麻醉诱导后给予4～5 mg静注而不是在手术结束时给予。对于PONV的预防，地塞米松4 mg静注的效果类似于昂丹司琼4 mg静注和氟哌利多1.25 mg静注。最近，越来越多的研究表明，术前使用地塞米松8 mg除了减少PONV外，还能提高出院时的恢复质量。还有一些研究表明，地塞米松不仅能够减少PONV的发生，还能减少术后疼痛及阿片类药物的使用，提高术后恢复质量。围术期使用地塞米松的安全性尚无定论，对其术后易发生感染的不良反应依然存在争议。大量研究表明地塞米松在正常个体使用时能够使得术后6～12 h血糖显著升高。因此，考虑到风险-收益比，建议糖耐量异常患者、2型糖尿病患者以及肥胖患者接受手术时尽量避免使用。

（五）苯甲酰胺类

甲氧氯普胺（胃复安、灭吐灵）有中枢和外周多巴胺受体拮抗作用，也有抗血清素作用，可加速胃排空，抑制胃的松弛并抑制呕吐中枢化学感受器触发带，最常作为胃动力药和抗肿瘤化疗相关呕吐的辅助治疗用药，常规剂量10 mg并未被证明有预防PONV的作用。一组大样本研究表明，甲氧氯普胺25 mg或50 mg与地塞米松8 mg联合用药对PONV的预防效果优于单用地塞米松8 mg，而如此大剂量的甲氧氯普胺可明显增加锥体外系统的并发症。有研究认为，该药同时作用于多巴胺和$5-HT_3$受体，理论上应该兼有氟哌利多和昂丹司琼的抗呕吐作用，但术中应用常规剂量如10 mg，未出现相应的抗呕吐作用。

（六）$5-HT_3$受体拮抗药

$5-HT_3$受体90%存在于消化道（胃肠道黏膜下和肠嗜铬细胞），1%～2%存在于中枢化学感受器触发带。化疗和术后导致的呕吐与胃肠道黏膜下$5-HT_3$受体激活有关。用于PONV的预防，特别是高危患者的预防时，不推荐使用多次治疗剂量，如果无效应试用另一类药物。研究表明，所有该类药物治疗效果和安全性在PONV的预防时并无差别。也有研究表明，低剂量格拉司琼0.1 mg复合地塞米松8 mg和昂丹司琼4 mg复合地塞米松8 mg预防疝气手术PONV均可达到气管导管拔管后2 h内94%～97%和24 h内83%～87%的优良效果。

（1）昂丹司琼　抗呕吐作用强于抗恶心作用，被作为$5-HT_3$受体拮抗药与其他止吐药相比较的"金标准"。治疗PONV的推荐剂量是4 mg静注，作用相当于口服昂丹司琼8 mg口崩片，也相当于氟哌利多1 mg静注，且对QTc间期无影响。但是，昂丹司琼止吐作用弱于阿瑞匹坦，减少PONV发生的作用弱于帕诺洛司琼。其不良反应为头痛（5%～27%），腹泻（<1%～16%），便秘（<1%～9%），发热（<1%～8%），不适或疲乏（0%～13%），肝酶增高（1%～5%）。

（2）托烷司琼　主环最接近$5-HT_3$，更具特异性。用于PONV的预防剂量是2 mg静注，等效于昂丹司琼、格拉司琼、氟哌利多。作用效果强于甲氧氯普胺。半衰期长（8～12 h，昂丹司琼3 h，格拉司琼3.1～5.9 h），有口服制剂。与地塞米松合用时效果强于两者单独使用。

2011年，美国FDA警示托烷司琼用于QT间期延长的患者时需谨慎。

（3）帕洛诺司琼 第二代选择性5-HT$_3$受体拮抗剂，具有长达40 h的血浆半衰期和较高的受体亲和力。帕诺洛司琼一般用于手术开始时，推荐剂量是0.075 mg静脉注射，减少PONV发生的作用强于格拉司琼1 mg静脉注射和昂丹司琼4 mg静脉注射。其对以芬太尼为基础的患者自控镇痛（PCA）造成恶心呕吐的患者的疗效也优于昂丹司琼。帕洛诺司琼还有其独特的作用，即可促进5-HT$_3$受体长时间地内化，降低P物质和NK-1受体的活性。临床也可用于预防在实施中度或重度致呕吐性治疗方案时所引起的急性和迟发性呕吐。

（4）氟哌利多 由于其可引起QTc间期延长及尖端扭转型室性心动过速，因此在美国已经禁止将该药推向市场。然而，联合应用氟哌利多与5-HT$_3$受体拮抗剂如昂丹司琼，并不增加QTc间期延长的风险。

（七）NK-1受体拮抗药

有阿瑞匹坦、卡索匹坦及罗拉匹坦等。阿瑞匹坦半衰期为40 h。在两项大型随机对照试验中，分别用阿瑞匹坦40 mg和80 mg口服，在术后24 h产生的作用效果（减少恶心呕吐的发生以及补救性止吐药的作用）与昂丹司琼类似，但减少术后24 h和48 h呕吐和术后48 h恶心的严重程度的作用显著强于昂丹司琼。在开颅手术中，阿瑞匹坦40 mg口服复合地塞米松抑制PONV的作用比昂丹司琼复合地塞米松更好。然而，阿瑞匹坦的临床应用经验仍然不足，其在预防性用药中的作用还有待进一步研究。

（八）其他

包括丙泊酚、α$_2$受体激动剂、米氮平、加巴喷丁和咪达唑仑等。众所周知，丙泊酚是一种镇静催眠药，广泛用于麻醉的诱导和维持以及常规镇静。亚催眠剂量（中位血浆浓度为343 ng/ml）的丙泊酚具有止吐作用。丙泊酚用于麻醉诱导和维持能够降低PONV的风险基线，并且能够减少早期PONV的发生，丙泊酚用于TIVA能够使PONV的发生率减少大约25%。小剂量的丙泊酚单次静注用于治疗麻醉恢复室中恶心呕吐的作用类似于昂丹司琼。但是，小剂量丙泊酚其止吐作用的维持也很短暂。另外，荟萃分析显示，围术期应用α$_2$受体激动剂（右美托咪定和可乐定）具有明显的抑制恶心的作用，尽管作用微弱且维持时间短暂。低剂量的纳洛酮0.25 μg/（kg·h）能够减少恶心呕吐的发生以及有补救性止吐药的作用。

二、PONV的非药物治疗方法

众多文献报道针刺治疗对PONV有很好的疗效。内关穴行经皮电刺激能够显著减轻PONV，其作用效果类似于昂丹司琼、氟哌利多等止吐药。有多种刺激方式，包括电针、针刺与穴位按压结合、穴位生理盐水注射、经皮电刺激、激光刺激、辣椒素膏药贴等。但是，也有研究显示针刺内关可以减轻恶心，而抗呕吐作用较差。一般认为，在清醒状态下刺激内关穴确实能够更有效地防治PONV。有学者选择4～12岁在全麻下行牙齿矫正术的患儿，待麻醉诱导后，在内关穴和上脘穴（上腹部前正中线上，脐上5寸）行针刺，留针15 min后开始手术。结果显示，与对照组相比，针刺穴位患儿PONV的发生率显著降低，与昂丹司琼效果相似，且患儿父母的满意率显著提高。为了防治斜视矫正术的PONV，研究者（Chu等）选择了天柱穴（BL10）、大杼（BL11）、阳陵泉（GB34）等穴位，结果与对照组相比，针刺组PONV的发生率显著下降（24% vs 64%）；而另外两项同样是治疗斜视矫正术PONV的研究选用了内关穴，研究结果却显示刺激该穴位没有抗PONV的作用。天柱穴、大杼、阳陵泉均在足太阳膀胱经上，该经起于目内眦（睛明穴），可治疗与眼睛相关的疾病，而内关穴属于手厥阴心包经，该经起于胸中，出来归属于心包，贯穿横膈，联络上、中、下三焦。其分支从胸中分出，到达两肋部，在腋下三寸的部位向上至腋窝下，不经过眼睛。这些研究表明，如果不根据经络的特异性以及主治的相关疾病选择合适的穴位，可能无法发挥针灸的有效作用。

三、治疗PONV的措施

在实际临床工作中，若已对患者进行了PONV的预防，而患者术后依然出现恶心呕吐，处理程序如下：① 明确有无其他相关内外科因素导致患者出现恶心呕吐，如是否有脱水，是否存在肠梗阻、胃扩张等消化道因素，是否有脑水肿、颅内压增高，以及癌症患者是否接受了放疗及化疗药物等。② 若无相关内外科因素，应考虑PONV。有研究表明，在应用某种止吐药后6 h内再次应用该药往往无效，应更换药物，例如预防用药使用昂丹司琼，术后可更换为氟哌利多或其他止吐药物。③ 对于术后频繁恶心呕吐的患者应注意随访，警惕电解质紊乱。

由于日间手术的特殊性，手术时间短于普通住院患者，创伤性也相对较小，因此患者在PACU发生恶心呕吐的风险较低，但患者离院后很难再接受快速静脉注射止吐药物或者接受监护治疗。一项研究表明，患者离院后48 h内发生恶心呕吐的概率为37%。因此，针对这些患者PONV的问题重在预防性治疗。许多研究都重点探索如何减少离院后的PONV，即PDNV。这些研究表明PONV始终是一个很严重的问题。最新的一些研究也主要围绕在不同的时间点静脉注射复合口服不同的药物来减少PONV的发生，结果显示围术期不同的时间点静脉注射复合口服不同的止吐药物均能够减少PONV的发生。例如，一项研究发现麻醉诱导时静脉注射地塞米松8 mg，手术结束时静脉注射昂丹司琼4 mg并在术后服用昂丹司琼口崩片8 mg，比单纯在手术结束时静脉注射昂丹司琼4 mg更能够显著减少PDNV的发生。还有多项研究也在探讨其他联合用药的作用效果。

根据目前的研究结果，也有一些疗法被证实对预防治疗PONV无效甚至会加重PONV，例如音乐疗法，异丙醇吸入疗法，术中胃肠减压，质子泵抑制剂，对于不吸烟患者用尼古丁贴片，应用大麻酚类药物（大麻隆及四氢大麻酚）以及术中给氧等。

基于患者发生PONV的风险，可考虑应用预防性治疗。对于有发生PONV中高度风险的患者，可联合应用预防性治疗。对于无禁忌证、有发生PONV高风险的所有患儿，均可考虑联合应用5-HT₃受体拮抗剂与另一种药物。当需应用补救治疗时，应选用与预防性治疗所使用药物不同种类的止吐药。若PONV发生于术后6 h内，不应重复给予所使用的预防性止吐药。发生于术后6 h以后的恶心呕吐，可给予所使用的预防性止吐药，但地塞米松、透皮东莨菪碱制剂、阿瑞匹坦及帕洛诺司琼除外。

众多的临床指南和专家共识以及研究为临床医师处理PONV提供了全面的循证医学的建议。需要指出的是,由于并非所有患者均可从预防性止吐治疗中获益,因此针对PONV的风险评估有助于采取最有效的治疗,并取得最大的成本效益。

(潘艳 葛圣金)

参 考 文 献

[1] Bhandari P, Bingham S, Andrews P. The neuropharmacology of loperamide-induced emesis in the perret-the role of the area postrema, vagus, opiate and 5-HT$_3$ receptors[J]. Neuropharmacology, 1992, 31(8): 735-742.

[2] Sinclair D R, Chung F, Mezei G. Can postoperative nausea and vomiting be predicted?[J]. Anesthesiology, 1999, 91(1): 109-118.

[3] Apfel C C, Heidrich F M, Jukar-Rao S, et al. Evidence-based analysis of risk factors for postoperative nausea and vomiting[J]. British Journal of Anaesthesia, 2012, 109(5): 742-753.

[4] Graham C, McCracken, Montgomery J. Postoperative nausea and vomiting after unrestricted clear fluids before day surgery: a retrospective analysis[J]. European Journal of Anaesthesiology. Publish ahead of print, DEC 2017.

[5] Maharaj C H, Kallam S R, Malik A, et al. Preoperative intravenous fluid therapy decreases postoperative nausea and pain in high risk patients[J]. Anesth Analg, 2005, 100(3): 675-682.

[6] Feldheiser A, Aziz O, Baldini G, et al, Enhanced Recovery After Surgery (ERAS) for gastrointestinal surgery, part 2: consensus statement for anaesthesia practice[J]. Acta Anaesthesiol Scand, 2016 Mar, 60(3): 289-334.

[7] Stoltz R, Cyong J C, Shah A, et al. Pharmacokinetic and safety evaluation of palonosetron, a 5-hydroxytryptamine-3 receptor antagonist, in US and Japanese healthy subjects[J]. Journal of Clinical Pharmacology, 2004, 44(5): 520-531.

[8] Moon Y E, Joo J, Kim J E, et al. Anti-emetic effect of ondansetron and palonosetron in thyroidectomy: a prospective, randomized, double-blind study[J]. British Journal of Anaesthesia, 2012, 108(3): 417-422.

[9] Park S K, Cho E J, Kang S H, et al. A randomized, double-blind study to evaluate the efficacy of ramosetron and palonosetron for prevention of postoperative nausea and vomiting after gynecological laparoscopic surgery[J]. Korean journal of anesthesiology, 2013, 64(2): 133-137.

[10] Singh P M, Borle A, Gouda D, et al. Efficacy of palonosetron in postoperative nausea and vomiting (PONV)-a meta-analysis[J]. J Clin Anesth, 2016, 34: 459-482.

[11] Gan T J, Diemunsch P, Habib A S, et al. Consensus guidelines for the management of postoperative nausea and vomiting[J], Anesth Analg, 2014, 118(1): 85-113.

[12] 杭燕南,王祥瑞,薛张纲,等. 当代麻醉学:第2版[M].上海:上海科学技术出版社,2013.

第三十四章
日间手术麻醉后恢复与随访

　　根据国际日间手术协会（International Association For Ambulatory Surgery，IAAS）推荐的《日间手术手册》（*Ambulatory Surgery Handbook*）和中华医学会麻醉学分会在2016年发布的《日间手术麻醉专家共识》，日间手术患者的麻醉后恢复包括三个阶段。第一阶段称为Ⅰ期恢复（早期恢复），即从麻醉药物停止使用到保护性反射及运动功能恢复。第二阶段称为Ⅱ期恢复（中期恢复），由麻醉后恢复室（post-anesthesia care unit，PACU）转入日间手术病房（ambulatory surgery unit，ASU）或普通病房进行手术后康复，至达到离院标准时结束。此阶段应继续观察患者各项生理机能恢复情况及外科情况。第三阶段称为社区康复（后期恢复），患者离院后，回到社区或家中完全恢复。根据世界卫生组织对健康的新定义，能回归社会、适应社会，并胜任社会角色是最终从疾病完成康复，达到健康标准的最高层次。

第一节　Ⅰ期恢复

　　根据中华医学会麻醉学分会在2016年发布的《日间手术麻醉专家共识》，从麻醉药物停止使用到保护性反射及运动功能恢复的阶段定义为早期恢复阶段，即Ⅰ期恢复。此阶段通常在麻醉后恢复室（PACU）中进行。为保证患者安全，日间手术患者尤其是全身麻醉、椎管内麻醉以及只使用了镇静剂的日间手术患者，术后均应送至PACU进行Ⅰ期恢复。无特殊情况的局部麻醉和神经阻滞后的日间手术患者，可以绕过PACU直接进入Ⅱ期恢复。为了明确界定Ⅰ期恢复，本书中提到的Ⅰ期恢复是指从入PACU到出PACU这一期间。

一、总论

　　为了保证日间手术患者早期恢复阶段的安全，PACU需要配备齐全的设备和合适的人员。国际日间手术协会（IAAS）推荐的《日间手术手册》中强调，日间手术麻醉后恢复室的设置应与住院部手术室相同，转出标准也应相同。这一阶段恢复应确保日间手术后的患者麻醉苏醒后无疼痛、恶心、呕吐等症状，且具有反应迅速的定向能力。在确保医疗安全的前提下,尽量缩短患者在PACU内停留的时间。

(一) 环境与设施

PACU应该位于手术室内部或紧邻手术室,以便紧急情况下患者能马上返回手术室,同时也方便患者在Ⅰ期恢复期间迅速联系到手术医师,医师也可及时赶到床边。参照《米勒麻醉学》第八版、中华医学会麻醉学分会《麻醉科质量控制专家共识》2014年版及《麻醉后监测治疗专家共识》的要求,并结合本单位日间手术运行情况合理设置PACU。PACU的容量设定要足以满足预期的日间手术高峰负荷,PACU与手术室配比至少应达到1.5∶1。在很多医院,特别是没有设置独立日间手术中心的医疗机构,日间手术患者手术后是与其他非日间手术患者安排在同一个PACU中进行麻醉后早期阶段的恢复。由于日间手术周转快的特点,建议根据医院内日间手术的情况安排相对固定的日间手术PACU恢复床位。如果日间手术患者有单独的Ⅰ期恢复PACU,其恢复时间可以大为缩短。

PACU内不适合使用固定的床位,最好使用可以移动的手术室转运推车床,推车床应具备可升降功能以及满足麻醉后坐位恢复的要求。每床/手推车的空间应至少为$9 m^2$,必须保证麻醉医师容易接近患者的头部。PACU结构上应采取开放式的大房间结构,宽敞明亮,便于手术床的进出。床位的布局应集中在同一个房间,方便恢复室工作人员无阻拦的同时观察到数张恢复床位的患者情况。

每张PACU床位应配备如下设施:

(1) 两套氧气接口。

(2) 一套真空抽吸接口;配备有灭菌的吸痰管、导尿管、吸氧导管或面罩、口咽及鼻咽通气道等。

(3) 两至四套通用电源接口。

(4) 有合适的照明,同时配置合适的背景墙颜色,以利于观察皮肤颜色;同时应配备应急照明。

(5) 应配备呼吸机、监护仪和除颤器,呼吸机型号包括成人呼吸机和小儿呼吸机两种型号,应备有脉氧饱和度及呼气末二氧化碳分压、心电监测和无创血压监测仪器,各家医院可根据需要配备有创血压和肌松药监测仪等。

(6) 一定数量的静脉微量泵、输液泵。

(7) 保温设备。

(二) 人员

PACU主要由麻醉医师、专业护理人员、辅助人员及保洁人员组成。虽然麻醉医师是PACU的管理者,但是在麻醉恢复期间,患者的管理是在麻醉医师、外科医师、护士及其他专科医师全力合作下共同完成的。麻醉医师主要处理镇痛、气道、心肺功能以及代谢等相关问题,而外科医师处理其他与手术本身直接相关的问题。

负责PACU的麻醉医师应具有对患者在苏醒期间出现的一切异常情况做出迅速而有效诊治的能力。可以在PACU内配置轮训麻醉住院医师,轮训时间可根据各医院具体情况而定,建议2～3个月为宜。

PACU护士应具有麻醉学的基本知识,应该接受过针对护理成人和小儿麻醉苏醒患者的特殊训练,能够对麻醉苏醒期患者异常情况做出迅速的反应;具有相当全面的护理专业知识,不仅能够进行气道管理、心肺复苏技能和高级生命支持,而且能够处理手术患者经常遇到的诸如创伤护理、术后出血护理等问题。为保证在任何情况下都能完成相应的护理工作和保障患者安全,PACU护理人员的配备应满足基本配置要求。在美国,独立的日间手术PACU护士与患者的比例通常为1:3,低于住院手术患者PACU比例。如果儿科手术或者短小手术较多,则需要适当提高PACU护士配置比例。PACU应任命一名护士长进行日常管理并合理排班以随时确保最佳的护理质量和保障患者安全,并负责协调处理紧急情况或危重患者的护理问题。

(三) 基本要求

所有接受全身麻醉、区域性麻醉或麻醉性监护的日间手术患者术后都应接受适当的PACUⅠ期恢复处理。日间手术患者麻醉后PACU管理内容包括定期评价与监测呼吸功能、心血管功能、神经肌肉功能、意识状态、体温、疼痛、恶心呕吐、液体量、尿量、引流量以及出血量。

(1) 呼吸功能 对麻醉恢复早期患者应该定期评价和监测气道通畅程度、呼吸频率和脉搏血氧饱和度(SpO_2)。

(2) 心血管功能 麻醉恢复早期应常规监测脉搏、血压和ECG,这样可发现心血管并发症,从而减少不良后果。

(3) 神经肌肉功能 神经肌肉功能的评估主要靠体格检查,有时可以用神经肌肉监测。接受非去极化类神经肌肉阻滞药或伴有神经肌肉功能障碍的患者在麻醉恢复早期应评价神经肌肉功能,发现可能的并发症,减少不良后果的发生。特别是对于日间手术患者,麻醉后神经肌肉功能的监测非常重要,神经肌肉功能恢复延迟常常导致日间手术患者不能正常早期出院。

(4) 意识状态 麻醉恢复早期应定期评价患者意识状态,包括麻醉后谵妄的评估,麻醉后认知功能的评估等。

(5) 体温 麻醉恢复早期应常规监测患者体温,防止麻醉后寒战。

(6) 疼痛 术后疼痛是致使日间手术患者术后延迟出院、非计划再入院的最常见原因。美国每年大约有3 500万例日间手术,超过80%的患者术后会经历疼痛,有21%～40%的患者术后出现严重疼痛。为保障日间手术患者的顺利出院,必须建立良好的疼痛管理,疼痛治疗方案应在术前告知患者,需要应用新的多模式镇痛观念。疼痛管理团队需要手术医师、麻醉医师以及护理团队的共同参与。

(7) 恶心和呕吐 术后恶心呕吐是影响日间手术患者就医体验,引起术后延迟出院、出院后非计划再就诊和非计划再入院的另一常见术后并发症。阿普费尔(Apfel)等研究显示,接受日间手术的患者术后恶心呕吐的发生率为20%～30%,而合并多个危险因素的高危人群高达70%～80%。新的麻醉技术及药物,例如多模式麻醉镇痛技术、非阿片类镇痛药物及长效止吐药物等临床的应用,使得日间手术的术后恶心呕吐得到了良好控制。引起术后恶心呕吐的危险因素包括：女性、眩晕症、术后恶心呕吐病史、非吸烟人群和术后使用阿片类止痛药物等。因此，对日间手术患者的术后恶心呕吐需要积极地进行预防控制，尤其是高危人群要采取预防措施。

（8）液体量 围术期常规评估患者水化状态和加强液体管理可减少术后不良后果，并改善患者舒适度和满意度。

（9）尿量 麻醉恢复早期患者尿量的评价没有必要作为常规，而应该用于某些特殊的患者。

（10）引流量和出血量 一般情况下，因为日间手术出血量很少，术后很少放置引流管。但是对于特殊患者或加速康复外科手术后短期放置引流管的患者，麻醉恢复早期应特别注意评价和监测引流量和出血量，以便于早期判断和指导患者是否可以按照日间手术流程达到出院标准或需要转为普通住院。

二、常见问题及处理

即使在PACU内配备了齐全的设施和最有经验的工作人员，即使行日间手术的患者经过了严格的准入和术前准备，日间手术患者在PACU Ⅰ期恢复期间也会遇到种种问题。因此熟悉恢复期常见的并发症并熟练掌握其处理流程非常重要。

（一）呼吸系统并发症

在PACU麻醉苏醒早期，最常见的呼吸系统并发症是舌后坠和喉痉挛导致的急性上呼吸道梗阻。舌后坠处理的关键是迅速用手法将后坠的舌体抬离咽后壁或使用人工气道解除上呼吸道的梗阻。喉痉挛是由于在喉部局部或全身性的刺激作用下，使支配喉部的迷走神经张力增高，引起喉内肌群强烈收缩，导致真声带或真、假声带反射性关闭所致的急性上呼吸道梗阻。临床上多发生于麻醉较浅（麻醉过渡期）的状态下，此时迷走神经功能处于相对占优势的状态，使喉部迷走神经反射相对亢进，在局部或全身性刺激作用下即可诱发。因此，围术期喉痉挛的好发时间往往为全身麻醉诱导气管内插管时和全麻苏醒期拔管后的即刻，其中又以拔管后的喉痉挛更为多见。当患者存在缺氧和二氧化碳蓄积时，浅麻醉状态下更容易诱发喉痉挛。轻度喉痉挛患者在解除刺激后多可自行缓解，常仅以面罩高浓度吸氧或行适当的正压辅助通气即可，无须过多的特殊处理。中度喉痉挛患者应迅速行面罩正压通气，如梗阻或低氧血症不能迅速纠正，则应果断使用短效静脉麻醉药（多首选丙泊酚）加深麻醉。若仍不能纠正，即按重度喉痉挛处理，此时应立刻以短效静脉麻醉药加深麻醉，使用快速起效的肌松药以松弛声带，并行气管内插管。若插管困难，则需紧急行环甲膜穿刺喷射通气或气管切开术。

（二）循环系统并发症

循环系统并发症包括各种心律失常、低血压、高血压等，主要发生在患有心血管疾病的老年人中。急性术后高血压（acute postoperative hypertension，APH）是PACU常见的循环系统并发症之一，尤其在全身麻醉后早期发生，可能导致神经系统、心血管系统、肾脏和手术部位（如出血、血管吻合口破裂等）等发生严重并发症，需要迅速予以干预。有关APH的诊断阈值尚无定论，但根据美国预防、监测、评估和治疗高血压全国联合委员会第七次报告的高血压分类，APH通常是指收缩压＞160 mmHg、舒张压＞100 mmHg，也可将APH定义为收缩压较基础值升高20%或以上，舒张压或平均动脉压高于基础水平。无论诱因为何，APH的出现与交感神经系统的兴奋性绝对或相对增强最相关。临床上能诱发APH的原因较多，按患者人群分类，以原有高血压病史的患者发病率最高，主要与此类患者的交感神经系统活性较高有关。其他常见诱因包括疼痛、恶心呕吐、通气不足及其相关高碳酸血症、术后早期躁动、高龄、尿潴留及原有肾脏疾病等。一旦发生APH即应及时进行干预，治疗时应先设定一个目标血压值，在密切监护下逐步增加药物以达到目标值，避免急剧降压可能造成的更严重的后果。

（三）术后疼痛

术后疼痛是在PACU期间需要积极处理的并发症，因为疼痛可导致日间手术患者延迟出院。日间手术后患者必须在出院前达到疼痛控制良好。尽管强效速效阿片类镇痛药常用于治疗恢复早期的中、重度疼痛，但它们可增加术后恶心呕吐（post-operative nausea and vomiting, PONV）的发生率，导致日间手术患者出院延迟。非甾体抗炎药（NSAIDs，如双氯芬酸）的使用可有效减少日间手术后对口服阿片类镇痛药的需求，促进早日出院。由于COX-2抑制剂（如塞来昔布或伐地考昔）对血小板功能无潜在的负面影响，其使用也日益普遍。临床中，口服塞来昔布（400 mg）是改善术后疼痛、缩短日间手术后住院时间简单而有效的方法。多模式镇痛方式中常规使用局部麻醉药也是加快术后康复的关键措施。麻醉监护技术（MAC）中采用局麻药伤口周围浸润作为围术期镇痛或全身麻醉和区域阻滞的辅助，可为患者提供良好的镇痛。单纯的伤口浸润也可显著改善下腹部、肢体甚至腹腔镜操作后的术后疼痛，如可通过膈下给予局麻药来减轻腹腔镜手术后疼痛，关节镜下膝关节手术后在关节腔内注入局麻药可减少术后阿片类药物的需求，促进术后早期行走和早期离院。随着超声技术在区域麻醉中的不断发展，麻醉医师可以为更加复杂的日间手术提供良好的术后镇痛。

（四）术后恶心呕吐

术后恶心呕吐也是影响日间手术患者康复的关键因素，患者在PACU时也应该特别予以关注。预防和治疗PONV的药物包括5-HT$_3$受体拮抗剂、丁酰苯类、地塞米松、神经激肽-1受体拮抗剂等。女性、使用阿片类镇痛药、非吸烟者、有PONV史或晕动症是PONV发生的主要危险因素。2014年美国门诊麻醉学会（SAMBA）《术后恶心呕吐管理指南》新增了年龄（＜50岁）为重要的PONV预测因素。对PONV高危患者联合用药（如昂丹司琼、地塞米松及氟哌利多）比单药治疗（如单用昂丹司琼）更有效。同时，镇痛方案应尽量减少阿片类药物用量，以减少术后恶心呕吐的发生。

（五）术后躁动

患者未完全清醒前，疼痛经常导致患者术后躁动。另外，严重的系统功能障碍（如低氧血症、呼吸性或代谢性酸中毒、低血压）、尿潴留或者手术并发症（如腹腔内隐性出血）都可能造成术后躁动，应在鉴别诊断中予以考虑。PACU发生明显躁动时应对患者尤其是儿童的手臂和腿脚充分固定，以防患者自行损伤。儿童排除严重的生理紊乱后，护理人员或父母

（如允许进入PACU）对其抚抱及和蔼的言语安慰通常能使儿童患者安静下来。其他影响因素包括明显的术前焦虑和紧张，以及药物的不良反应（大剂量的中枢抗胆碱能药物、酚噻嗪类药物或氯胺酮等）。

（六）术后寒战

全身麻醉苏醒时或苏醒后常常会发生寒战，PACU中的术后寒战可能是由术中的低体温或麻醉药物作用所致。剧烈的寒战导致氧耗量、CO_2产量和心排出量急剧增加。低体温会导致发生心肌缺血、心律失常的概率增加，延长肌松作用。PACU中针对低体温和术后寒战都应积极处理，避免出现并发症和影响康复。

（七）几种常见的日间手术恢复期并发症及其处理

（1）声带息肉手术的术后复苏　声带息肉是临床常见的喉部良性疾病，目前声带息肉摘除术多在支撑喉镜下完成。由于支撑喉镜操作过程中对咽喉周围组织结构的多重刺激，在麻醉复苏期拔除气管导管后，易产生剧烈呛咳、咽痛及气道的阻塞，导致严重的不良反应。因此，全身麻醉支撑喉镜下声带息肉切除术后麻醉复苏期的管理十分重要。由于咽喉部手术部位的特殊性，全身麻醉术后早期气道梗阻的因素有：① 患者麻醉清醒不足，咽反射弱，主动排出分泌物能力降低，易导致气道分泌物阻塞或误吸。② 术中使用支撑喉镜造成咽部肌、舌肌、张口肌群的被动压迫或牵拉，特别是手术时间较长后，导致相关肌群疲劳，引起吞咽功能、排痰功能、张口伸舌能力下降。③ 术区出血、血凝块阻塞、血肿形成或术后黏膜水肿，气道容积减少。④ 对患者气道反应的术前评估不足。因此，对于声带息肉切除患者，不论手术大小，时间长短，麻醉复苏期间都应警惕急性上呼吸道梗阻的发生，特别是对于颈短肥胖者、伴打鼾者，主动防范胜过抢救治疗。

（2）甲状腺手术的术后复苏　甲状腺手术是临床上常见的手术类型，甲状腺因其独特的生理位置，具有其独特的手术术后恢复的特点。PACU中应严密监测生命体征、呼吸状况、动脉血气，伤口敷料是否干燥，各种引流管是否通畅及固定情况，引流物颜色、性质、量，颈部是否肿胀，口唇皮肤颜色等。由于出血、炎症、手术等诸因素，全身麻醉患者拔除气管导管后，可突发急性呼吸道梗阻。为预防此严重并发症，全身麻醉患者需等待其完全清醒，咽喉保护性反射已恢复后，方可考虑拔除气管导管。拔除气管导管后要继续观察是否出现呼吸道梗阻，一旦出现呼吸道梗阻，则应立即再施行气管插管术。如果双侧喉返神经损伤导致呼吸道梗阻，则应行紧急气管切开术。

（3）乳腺手术的术后复苏　由于乳腺疾病的发病率逐年增加，因此乳腺手术治疗也在不断增加。患者若无特殊病情，一般恢复较好，但护理人员不应放松警惕，必须全面了解患者病情，特别要重点观察切口情况，伤口敷料是否干燥，有无皮下积液，患侧上肢有无水肿，肢端血循环情况。做好评估与护理工作，及时处理好各种并发症，协助患者顺利度过麻醉恢复期。

三、转出标准

PACU麻醉医师应及时动态地评估患者的病情，依照患者的病情演变，纳入不同的流程。

（1）病情稳定、恢复良好且达到离室标准的患者可送回普通病房。目前一般根据 Aldrete评分（表34-1）或者Steward评分（表34-2）来判定患者是否可以离开PACU。采用 Aldrete评分时，离开PACU的患者评分至少要达到9分。

（2）日间手术患者离开PACU时需达到以下标准：① 神志清楚，定向能力恢复，平卧时 抬头＞10 s。② 能辨认时间地点，能完成指令性动作。③ 肌肉张力恢复正常，无急性麻醉 或手术并发症，如呼吸道水肿、神经损伤、恶心呕吐等。④ 血压、心率改变不超过术前静息 值20%，且维持稳定30 min以上；心电图正常，无明显的心律失常和ST-T改变。⑤ 呼吸道 通畅，保护性吞咽、咳嗽反射恢复，通气功能正常，呼吸频率在12～30 次/min，能自行咳嗽、 排除呼吸道分泌物，$PaCO_2$能保持在正常范围内。吸空气下SpO_2不低于95%。⑥ 电解质及 血细胞比容在正常范围内。⑦ 无术后疼痛、恶心呕吐，体温正常。⑧ 椎管内麻醉患者出现 感觉和运动阻滞消退的征象，且感觉阻滞平面不高于T10水平。⑨ 非腹部或者其他需要禁 食患者，嘱患者饮用少量清水且不出现呛咳反应。

（3）当出现下列情况时，日间手术患者需要转为普通住院继续治疗：① 病情不稳定且 有发生严重并发症的可能性。② 发生了严重并发症，经过及时救治后病情恢复稳定，但需 要继续监测的患者。③ 发生了严重并发症，经过救治后病情仍然不稳定，需要转入ICU继 续治疗。

表34-1　改良Aldrete评分标准

离 院 标 准		分 数
运　动	能够自主或根据指令移动四肢，肌力4级	2
	自主或根据指令移动两肢，肌力2级	1
	不能自主或根据指令移动肢体，肌力0级	0
呼　吸	可深呼吸和随意咳嗽	2
	呼吸窘迫或呼吸受限	1
	无呼吸	0
循　环	血压波动 ±20%以下	2
	血压波动 ±20%～49%	1
	血压波动 ±50%以上	0
意　识	完全清醒	2
	嗜睡但可被叫醒	1
	对刺激无反应	0
氧饱和度	吸空气SpO_2＞92%	2
	需吸氧才能维持SpO_2＞90%	1
	吸氧条件下SpO_2仍＜90%	0

注：总分为10分，9分以上可以离开PACU

表34-2 全身麻醉患者术后Steward评分

	离 院 标 准	分 数
清醒程度	完全清醒	2
	对刺激有反应	1
	对刺激无反应	0
呼吸道通畅程度	可按医师吩咐咳嗽	2
	不用支持可以维持呼吸道通畅	1
	呼吸道需要予以支持	0
肢体活动度	肢体能做有意识的活动	2
	肢体无意识活动	1
	肢体无活动	0

注: 综合评定 ≥ 4分的患者方可离开PACU

四、质量监控

(一) 医疗质量监控指标

质量安全评估指标是全面改进医疗服务和医疗效果的重要组成部分。在PACU中监测和评估手术和麻醉不良事件的发生率是反映日间手术医疗质量的重要指标,具体指标有: ① 需要紧急处理的术后出血。② 非计划输血。③ 心跳呼吸骤停。④ 无法控制的恶心呕吐。⑤ 无法控制的疼痛。⑥ 麻醉苏醒延迟。⑦ 重返手术。⑧ PACU离室时间。

(二) PACU医疗文书的质控

良好的医疗记录不仅是患者诊治过程的记载,也是医师的自我保护手段。一旦发生医疗方面的法律问题,医疗记录就是医师证明自己没有过失的法律手段。医疗记录不当将导致难以预料的后果。日间手术患者在医院内停留的时间短,为了保障日间手术患者的安全和正当权益,在离开PACU前,麻醉医师应填写有关患者麻醉恢复、所出现的麻醉并发症、术后即刻患者情况,以及患者去向的记录。对每一位日间手术患者离开PACU都应该有完善的评估和详细的记录。充分的记录可以为其他接诊这名患者的医师提供指导,也可以对医疗质量进行评价,并对预后进行风险调整。

第二节 II 期 恢 复

一、总论

II 期恢复是由PACU转入ASU或普通病房开始,至达到离院治疗标准结束。此阶段应继续观察患者各项生理机能恢复及外科情况。如果患者在手术结束及停止麻醉用药后,迅速达到改良Aldrete评分离开PACU的标准,可以直接进入II期恢复,即为快通道恢复。随着加速术后康复(ERAS)这一新理念的推广及其在胃肠外科、骨科、妇科、乳腺外科、泌尿外科等领域的应用不断获得成功,将ERAS应用于日间手术患者,通过外科、麻醉、护理等多学科的合作,改变传统理念,不断优化围术期的处理,可以促进日间手术患者的早期康复。特别是ERAS强调的术后早期下床活动,术后早期恢复经口进食、饮水,避免过多或过少的静脉输液等重要的措施,可以为Ⅱ期恢复期的日间手术患者提供理论指导。

(一) 环境与设施

目前国际上和国内最新的日间手术中心的Ⅱ期恢复区设计已不局限于传统病房的布局,更多的是集中的Ⅱ期恢复室(图34-1)。

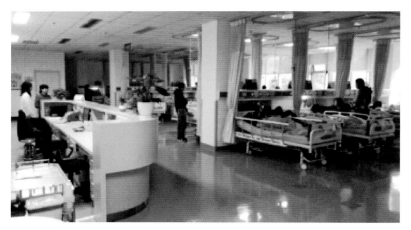

图34-1 华西医院新院区日间手术Ⅱ期恢复室

根据国际日间手术发展的最新理念,为了让进入Ⅱ期恢复的日间手术患者尽快达到出院标准,日间手术Ⅱ期恢复区不推荐使用病床,因为使用病床会强化患者、陪护人员甚至医护人员心目中的"患者角色",而使用转运推床则会让所有人感觉到这只是对医院的一次短暂访问。日间手术Ⅱ期恢复区需要同时备有足够数量的躺椅,可让患者过渡到半卧位,这也有利于患者准备出院。当然,日间手术Ⅱ期恢复区还是需要配备必要的住院病房以满足过夜或延期出院的日间手术患者的需求。同时日间手术Ⅱ期恢复病房还应该注意满足以下要求:① 足够的工作人员以便于患者监护和教育。② 安静舒适的氛围。③ 隐私保护。④ 足够的盥洗室/卫生间设施。⑤ 方便提供饮料和食物。

选择合适的食物和饮料方便患者在复苏过程中饮用,将有助于提升日间手术患者的早期康复成功率,并让患者感受到优异的服务质量。在孕妇产房工作的人都知道烤面包香味会对味蕾产生影响,这同样适合日间手术患者,值得纳入考虑范围。麻醉后患者通常会感到口干,医护人员需要推荐合适的口服营养制剂。进饮进食的先决条件是患者清醒且有食欲,有明显术后恶心呕吐者不考虑进食。每次先以少量饮水作为先导,观察患者反应再决定是否继续进食。进食食物的类型可以按照清水—温盐水(或糖水)—稀果汁、清饮料(例如术能)—稀粥、米糊—牛奶、稀饭、烂面、蒸蛋、菜泥—普食的顺序,按照由少及多、少食多餐的原则。

其他有用的提示：对术后的儿童采用注意力转移的方法是有效的，电视/录像、适合儿童的电影或卡通漫画可以让哭闹的儿童（他们可能感到困惑、不舒服或是疼痛）变得安静而温顺。

（二）基本要求

Ⅱ期恢复是日间手术流程中非常重要的一个阶段，此阶段对患者及其陪护人员的管理和教育对日间手术的成功至关重要。与其他任何时候相比，该阶段是否做好决定了能否提供高质量的手术后康复，而不仅仅是"流水线"或"传送带"的一个过程。而且，该阶段的成功能够显著提高日间手术患者的早期康复率并促进日间手术的周转。必须牢记，给患者充分的恢复时间，不要让患者感到被迫过早出院是非常重要的。

二、常见问题及处理

在日间手术Ⅱ期恢复期可能出现疼痛、恶心呕吐、头晕、伤口情况、椎管内麻醉后腰背痛、头痛等问题。

术后疼痛是导致延迟出院的主要因素，有效的疼痛管理是促进患者尽早康复的重要措施。虽然多模式镇痛已应用到日间手术的各个阶段，但是在Ⅱ期恢复期疼痛仍然是患者最常抱怨的问题。并且与在恢复早期的疼痛感受不同的是，随着患者在Ⅱ期恢复期的早期活动，如何控制活动后疼痛是需要考虑的重要情况。最常使用的是NSAIDs药物，必要时辅助小剂量的阿片类药物。可参照中华医学会麻醉学分会2014版《成人术后疼痛处理专家共识》。

术后恶心呕吐（PONV）是延长日间手术患者住院时间的第二大因素，仅次于术后疼痛。严重的PONV将影响患者进食、伤口愈合，延迟术后出院。基于患者发生PONV的风险，应重视预防性治疗，预防效果不佳时需积极补救治疗，具体可参见本书第三十三章和中华医学会麻醉学分会2014版《术后恶心呕吐防治专家共识》及2014年美国SAMBA《术后恶心呕吐管理指南》。

三、快通道恢复

随着短效药物应用的增加及技术的不断改进，特别是ERAS理念的引入和应用，使一部分日间手术患者术后无须进入PACU，直接从手术室转移至日间手术病房或普通病房。这部分患者术后在手术室的Aldrete评分即≥9分，患者术后疼痛、PONV等并发症得到良好控制。在快通道恢复的日间手术患者评估中，由于Aldrete评分量表没有记录术后疼痛、PONV等PACU常见的术后并发症，因此具有一定的局限性。1999年怀特（White）等对Aldrete评分量表的改进版加入了对术后疼痛、PONV的评估，满分为14分，全麻术后患者总评分≥12分，可以作为日间手术患者离开手术间直接转移到日间手术病房或普通病房的评估标准，也可以作为日间手术患者走快通道恢复的评估手段。日间手术患者术后在手术室使用White评分量表，若评分≥12分且每个单项评分≥1分则无须进入PACU而直接进入Ⅱ期恢复。

四、日间手术患者的出院标准和出院前评估

由于日间手术及麻醉的特殊性,应严格掌握日间手术及麻醉后的离院标准。一般认为日间手术患者需达到下列标准方可出院。

(一) 麻醉后离院评分标准

按照麻醉后离院评分标准(post-anesthesia discharge score,PADS)(表34-3)判定患者能否离院,总分为10分,≥9分者方可离院(建议评价患者早期恢复先用麻醉后恢复评分——改良Aldrete评分,当满足了改良Aldrete评分标准后,再采用改良PADS评分,评价患者是否达到离院标准)。

表34-3 麻醉后离院评分标准(PADS)

离 院 标 准	评分(分)
生命体征	
波动在术前值的20%之内	2
波动在术前值的20%～40%	1
波动大于术前值的40%	0
活动状态	
步态平稳而不感头晕,或达术前水平	2
需要搀扶才可行走	1
完全不能行走	0
恶心呕吐	
轻度:不需治疗	2
中度:药物治疗有效	1
重度:治疗无效	0
疼痛	
VAS 0～3分,离院前疼痛轻微或无疼痛	2
VAS 4～6分,中度疼痛	1
VAS 7～10分,重度疼痛	0
手术部位出血	
轻度:不需换药	2
中度:最多换2次药,无继续出血	1
重度:需换药3次以上,持续出血	0

注:总分为10分,≥9分方可出院

(二) 责任陪护

患者必须有能负责任的成人陪护,并有确切的联系电话。

(三) 共同评估

麻醉医师和手术医师共同评估患者是否可以出院,并告知术后回家期间注意事项,提供给患者日间手术中心联系电话以备急需。

(四) 椎管内麻醉离院标准

椎管内麻醉的患者离院前必须确保感觉、运动和交感神经阻滞已经完全消退,下肢的感觉、运动功能、本体觉和反射以及排便排尿功能恢复正常。判断的标准为肛周感觉、跖反射和大踇趾本体感觉均恢复。

若患者达不到离院标准,可考虑转入普通住院病房。

五、质量监控

(一) 日间手术病历质控要求

日间手术病历是医务人员在日间手术医疗活动过程中形成的文字、符号、图标、影像、切片等资料的总和。

(1) 基本要求　日间手术病历书写要求原则上依据原卫生部《住院病历书写规范》,为提高工作效率,可以由制式表单化病历代替完整病历。

(2) 病历内容　包括病案首页、日间手术出入院记录、授权委托书、知情同意书、手术安全核查表、手术风险评估表、手术记录、麻醉记录及评估表、出院评估表、实验室检查及特殊检查、医嘱单等。日间手术患者出院评估不符合出院标准,或有其他原因延迟出院者,于决定延长住院时起书写病程记录,将日间手术病历转为普通住院病历,并说明原因。

(二) 医疗质量监控

质量监控对于日间手术的成功极其重要。反之,没有设立标准并实施有效的监控、审查和质量管理将会给患者、医师以及日间手术医疗机构带来众多问题。随着医疗活动从住院部转移到日间手术中心,对这些医疗活动实施监控和审查,以确保患者和家庭医师所碰到的问题能够迅速发现并予以整改,这是非常重要的。向日间手术转型是医疗服务中最大的变革,必须实施有效的管理。一旦医疗质量受到损害,患者受到影响,不管程度如何,必须尽快识别并采取有效的应对措施。

第三节　出院与随访

无间断的离院后医疗照护是日间手术的主要安全保障之一。出院后来自社区或家庭的出院康复照护是日间手术医疗服务的重要环节。

一、出院前康复指导

根据华西医院马洪升教授编写的《日间手术》，出院前康复指导是日间手术流程中的重要一环。制订出院康复指导的内容应坚持科学的原则，以疾病为基础，保证教育内容的真实性、科学性、实用性。主要内容应包含提高自我护理能力、提高生活质量、加强社会适应能力、预防并发症，但内容不能冗长，对患者及家属确实有指导作用，语句通俗易懂，不能使用过多的或是患者无法理解的医学专业术语。

制订出院康复指导应保证医师、护士、麻醉医师统一认识，避免出现歧义，造成患者的误解，影响出院康复指导的效果。应重点针对出院后并发症的预防、饮食指导、康复活动、复诊时间、用药指导等健康教育内容进行指导。

（1）饮食指导　针对日间手术患者的病情制订个性化的出院后饮食计划，并以书面形式告知患者及其家属，方便在今后的随访中提高遵医率。

（2）伤口护理指导　指导日间手术患者及家属观察伤口的重要性及护理要点。教会患者及家属查看伤口情况，并告知当伤口存在感染或其他情况，应到附近社区或医院进行伤口处理。通过建立医院社区一体化医疗体系，社区医师及时反馈患者伤口信息到医院主刀医师，既能减少患者往返医院的奔波，也能保证伤口得到及时妥善的处理。

（3）用药指导　出院前护士要清楚地告诉患者出院所带药物的作用、服药方法、时间、剂量，使用药物的注意事项，药物不良反应的观察等，使患者能正确用药，充分发挥药物治疗的效果。

（4）日常活动指导　回家后的康复活动一定要遵循活动适量、循序渐进的原则，护士应根据个体情况为患者制订活动方式及运动量，鼓励患者早期活动，同时也要结合日间手术患者的手术类型、身体状况等因素，避免患者过度活动产生不良反应。如内镜下胃肠息肉切除术后，2周内禁忌跑跳运动等以预防手术部位出血；腹部手术后应早起下床活动，预防肠粘连和深静脉血栓。同时应告知患者及家属注意观察活动中和活动后的感觉，如出现头晕、面色苍白、呼吸困难等症状，应立即停止活动。

（5）复诊计划指导　指导日间手术患者做好手术后复诊的预约挂号，让患者了解手术后绿色就医流程，方便患者复诊，促进医患关系的和谐发展，提升患者满意度。

（6）心理康复指导　日间手术患者和家属对回家后病情的观察、照顾及护理往往缺乏信心，表现出焦虑、担忧与恐惧的情绪，心理护理在此时尤为重要。护士应用真诚和蔼的语言关心体贴患者及家属，倾听其陈述，疏导患者及家属的情绪，可以增加患者及家属对出院康复指导的认知，保证日间手术患者回家后护理的正确延续。

（7）家属教育指导　出院后的保健不仅要指导患者也要指导家属，出院后的康复需要家人和朋友创造一个健康、和谐的康复环境，特别是配偶和子女的积极参与、鼓励和支持，这样才能进一步提高日间手术患者的康复质量。

出院前康复指导的方式可以多种多样，除了口头教育、书面指导、培训指导等传统的模式外，充分利用互联网和新媒体的新型指导方式，建立日间手术中心的互联网和微信平台，不断强化和巩固患者及家属已经建立的健康行为。将出院后用药、饮食要求、复诊时间、并发症的观察等出院患者最关心的内容，以及特殊操作技术如伤口护理等的康复指导内容，制作为宣教视频和简单易懂的动画微视频，让患者和家属更容易接受，可以取得更好的效果。通过新媒体，可以做到同一信息反复加强的作用，加深患者及家属的记忆，更方便患者及家属查阅。

二、出院后管理

(一) 出院后随访

日间手术患者出院后，并不意味着就脱离医疗、护理观察，为了保证患者的安全，日间手术部门需制订一整套专门、严谨和完善的随访制度。通过电话随访或社区医务人员对患者进行定期了解病情变化和康复指导，让患者在家里或社区内还能继续享受到无间断的医疗、护理服务，既解除了患者的后顾之忧，又促进了医疗护理服务质量的持续改进和提高，同时提升了患者的满意度。

患者出院后24 h内应常规进行术后随访，以电话随访为主，24 h后如患者病情需要，应延长术后随访时间。电话随访的内容包括常规随访内容和专科随访内容，及时了解患者是否出现麻醉和手术相关的并发症(如伤口疼痛、出血、感染、意识改变、恶心呕吐、头晕，全麻后声嘶、呛咳，椎管内麻醉后腰背痛、头痛、尿潴留等)，并针对日间手术病种的不同，提供个性化的随访和简单处理意见，情况严重者建议尽快到医院就诊，以免延误病情。目前业内专家对电话随访频次有一个基本共识：出院后第1天务必随访，第1周内不少于2次，第2周内不少于1次，2周后根据患者情况确定。

随着互联网医疗和远程技术的发展，新的随访方式也日益开展起来。今后，随着医联体的逐步发展，患者出院后，将患者的相关资料通过信息系统发送到患者所在辖区的社区卫生服务中心，社区医师根据患者实际情况安排合适的时间对患者进行上门服务，是实现"手术在医院，康复在社区"分级诊疗的新模式。这就需要建立日间手术患者医院社区一体化服务模式。患者出院后的后续服务如果仅限于医院护士的随访电话，其服务内容局限、形式单一，无法满足患者回家后在镇痛护理、伤口护理等后续治疗方面的需要，一定程度上影响了日间手术的推广。因此，借助所在辖区共同建立区域卫生协作平台，创建日间手术医院社区一体化服务协作网，可以满足日间手术患者对连续性服务的要求，解除日间手术患者的后顾之忧，保障日间手术的医疗安全。建立医院与社区的连续性协调服务，将日间手术患者出院后的后续治疗护理包括维持治疗、康复指导等移交到社区，或者利用协作网内开通的绿色转诊通道，为有日间手术需求的患者提供快速预约服务，开展医院和社区双向转诊，实现医院和社区的无缝化链接。社区接收到来自日间手术中心的转诊患者，必须遵照日间手术中心制订的治疗方案及术后护理指导为患者提供治疗护理服务，并根据各种手术特点提供患者出院后的后续服务，例如伤口换药、拆线、复诊预约等，如果出现社区无法处理的疑难情况，社区可通过电话联系日间手术中心，在手术医师的指导下进行处理后转诊。

（二）出院后常见问题及其处理

日间手术后轻微的不良反应比较常见（86%）。嗜睡是最为常见的不良反应，可持续至离院后（62%）。疼痛和咽喉痛常见于气管插管患者（分别为47%和49%）。头痛（25%）和头晕（20%）也会发生，但离院后恶心、呕吐不常见（分别为17%和7%）。患者重新恢复正常活动需要2～3天。

术后疲乏是恢复期常见的症状。在早期恢复阶段就已出现，不过在离院后康复阶段更加受到人们的关注，因为离院后长期的疲乏状态是影响日间手术患者早期回归社会角色重要的因素。早期术后疲乏可能与细胞因子、阿片样物质导致的早期睡眠障碍有关，而持续长达数周的晚期恢复期疲乏可能取决于肌肉组织功能丧失以及对运动耐力的心肺功能减退，同时术前的疲乏程度也会影响到术后晚期康复。为了促进日间手术患者的尽早康复，除了加强出院前的康复指导、出院随访和社区康复计划外，研究表明，早期的干预可以影响到后期的康复。常见的出院后问题处理如下。

（1）一般问题 如伤口疼痛、饮食睡眠不好等，应仔细询问患者，了解清楚具体情况，排除其他原因后做好相应解释工作，安抚患者。

（2）伤口感染 在随访过程中如遇到有伤口感染的患者，应请患者尽快回到日间手术病房，并同时联系好手术医师为其检查伤口，手术医师应根据伤口情况为患者制订治疗方案，比如伤口门诊换药、静脉或口服抗生素等。

（3）伤口延迟愈合 手术医师应积极找出伤口不能愈合的原因，对患者进行康复指导或者将患者收入院再治疗，并向患者及家属做好解释工作。

（4）术后并发症 随访人员一旦发现患者有伤口出血、寒战高热、呼吸困难、严重的恶心呕吐、腹痛腹胀、器官的功能损害等，应立即将患者召回医院，待手术医师检查确诊后，将患者收入专科病房进一步治疗。

三、出院后质量评价与满意度调查

（一）质量评价

不同阶段的评估关注恢复的不同方面。评估短期的恢复，如2 h和7天，主要评估生理和早期功能恢复，如疼痛、恶心、胃肠功能恢复，这些对于出院评估是很重要的。手术恢复期前几周的恢复，如术后第28天和第60天，着重于痛觉、情绪、功能和认知恢复。晚期恢复期评估，如3个月，着重于量化持续性疼痛、恶心、功能恢复不良和认知能力下降。测量恢复的时间间隔很重要，因为早期恢复受到生理症状（疼痛、恶心、焦虑）、围术期药物（麻醉和镇痛）和共存谵妄的影响。

1. 评估麻醉后恢复的工具

雅各布孙（Jakobsson）等对麻醉后恢复的工具做了系统性回顾。1999年，迈尔斯（Myles）在麻醉与镇痛杂志上发表一项关于恢复质量评价的研究。他们着手开发一种患者评定的康复质量评分（QoR），可以作为评估围术期试验结果和临床审核的指标。他们首先对患者和工作人员进行了调查，以确定恢复的重要方面，然后开发了包含9项QoR评分，并与其他术后结果比较。该研究小组发现，在麻醉和手术后，QoR 评分是一项有用的康复措施。

2000 年，迈尔斯在英国麻醉杂志上发表了第二种更广泛的量表，基于与 9 项评分的比较。他们制订了一份 40 项调查问卷作为衡量康复质量的标准（QoR-40，最大分 200 分），他们认为 QoR-40 是一种很好的客观衡量麻醉和手术后恢复质量的指标。

2002 年，埃伯哈特（Eberhart）研究了 1999 年迈尔斯 QoR 评分的德语译本。他们发现，德语译本的 QoR 评分更适用于异种手术人群，因此可以作为一种有价值的方法来衡量麻醉的质量和患者的满意度。

2007 年，赫雷拉（Herrera）发表了关于恢复量表的评论。他们发现只有一个工具即 QoR-40 评分满足了所有八项准则，可以较好评估麻醉恢复质量。

2009 年，王家卫发表了《功能恢复指数》（*Functional Recovery Index*），以评估门诊手术患者的出院后功能恢复情况。问卷共有 14 项，分为三个因素。这三个因素包括疼痛和社会活动、下肢活动、一般体力活动。这些问题都是简单而实用的，例如，从第一个因素起，你的手术后是否经历过适度的运动，比如移动桌子或推动真空吸尘器等，每个项目的得分从 0 到 10，0 是没有难度，10 是极度困难。这三个因素累加为总成绩。完成问卷的时间为 250～275 s。

2010 年一个多国小组创建了一个新的术后质量恢复量表（PQRS），旨在追踪不同年龄、不同语言和不同文化背景下的患者从即时到长期的多个康复领域。PQRS 是一种评估恢复的工具，它可以客观地衡量多个领域的患者恢复状况，并与手术前获得的基线值进行比较。这些领域包括生理、痛觉、情绪、认知、日常生活活动和患者的总体观点，每个领域包含一系列的问题。

2. 影响恢复的因素

手术技术可以影响恢复，腹腔镜手术比开腹手术可以使患者尽早恢复基线水平。营养、高血糖、低血糖和胰岛素抵抗也与老年人全麻后延迟恢复有关。此外，不同年龄患者亚群之间的康复也不同，75 岁以上的患者恢复延迟。

认知恢复是整体恢复的一个不可分割的组成部分，具有可识别的风险因素，可以预测长期的并发症。一个星期的不完全认知恢复与年龄、麻醉时间、手术时间、术后感染和呼吸并发症有关。年龄增长、受教育程度降低、认知能力下降是 5 年认知恢复失败的风险因素。认知恢复和整体恢复也是相互关联的，在非认知领域的恢复受损，与术后认知功能障碍的风险增加有关。

3. 质量监控

日间手术质量安全评估指标就是一种规范、一种标准或其他直接用于确定医疗服务质或量的标准，它用于反映对患者或人群的医疗服务效果。这些指标应该是易于定义和分析、有效可靠，能定期测量并能够反映服务质量的方方面面。

适合监控的指标包括：① 因不适合做日间手术而当日取消的例数。② 过夜患者的比例。③ 1 周内再次入院患者的比例。④ 患者失约率。⑤ 每位外科医师日间手术室的使用时间。⑥ 日间手术与住院择期手术的比例。⑦ 出院后有问题而联系医院的例数。⑧ 出院后需要全科医师处理的例数。⑨ 手术当日患者取消手术的例数。

手术当日取消手术的例数可以明确提示术前评估的有效性，过夜患者比例早期警示我们需要关注的问题，收住过夜患者的所有原因都要仔细分析，是没有正确评估患者、还是在日间手术中心做了不合适的手术？同样，因手术并发症而再次入院的患者数量亦很重要，是外科医师选择的患者不合适吗？如有患者失约，就意味着丧失利用宝贵资源的机会，即为该患者预备的护理和医师时间；出院后有问题联系日间手术中心或者需要全科医师处理的病例数表明在患者选择、麻醉技术、外科技术、出院安排等方面存在问题。

这只是设立的部分监测指标，也可以根据需要对所在日间手术中心设定其他重要的监测指标。国际日间手术协会（IAAS）在欧洲启动了名为"日间手术数据计划"（Day surgery Data Proiect，DsDP）的项目。DsDP确定了日间手术效能的不同要素，比如患者特点、入院、过程、结果、效果、安全、满意度、投入产出比等（表34-4）。

表34-4 IAAS日间手术监测指标

项　目	具　体　指　标
入　院	所有日间手术和某个手术的平均等待时间
过　程	患者术前麻醉评估率
结　果	所有手术（非独立日间手术中心）和日间手术比例
效　果	术后30天内死亡率，以下原因造成的非计划过夜住院率：手术、麻醉、医疗、社会、管理，24 h内非计划再手术率，非计划再入院率或急诊就诊率（24 h内和7天内）
安　全	手术和麻醉不良事件的发生率（包括下列）： 术后24 h和24 h内需要处理的术后出血发生率 非计划输血发生率 心搏、呼吸骤停发生率 术后24 h和24 h内无法控制的恶心发生率 术后24 h和24 h内无法控制的疼痛发生率 手术侧、手术部位、手术患者、手术方式、植入物错误的发生率 手术切口感染率 术后败血症发生率 用药错误发生率
患者满意度	患者总体满意度比例
投入与产出	患者未通知（患者未到）情况下的停手术率 患者到达后计划手术的停手术率

4. 满意度调查

患者满意度是一个很难定义的标准，某种程度上取决于患者对治疗的期望值。虽然如此，日间手术后患者的满意度通常很高。对一个日间手术中心2013～2016年四年的数据分析发现各方面的满意度得分都非常高，有98%的患者表示满意（其中59.1%非常满意，38.9%满意），男性（$P = 0.000\ 3$）、知识分子（$P < 0.000\ 1$）和老年人（$P < 0.000\ 1$）表现为更加满意。

　　有多种因素可以影响到我们的满意度结果。比如患者术前的预期，患者接受的处理方式不同，患者获得的信息不同，与住院患者的区别对待，麻醉和外科手术的预后结果等。全身麻醉后导致的恶心呕吐、喉咙痛或嘶哑等一些围术期的投诉事件会降低满意度，区域性麻醉较全身麻醉有较高的满意度。术后超过两次以上的医师或护士访视会明显提高满意度，面对面的评估和电话随访也可以提高满意度。满意度的结果还受到调查时间点的影响。莱莫斯（Lemos）等调查发现，75%的出院患者完全满意，30天后降至62%。手术效果与后期的患者满意度密切相关。

　　虽然满意度调查数据可以反映整个服务流程中的问题，帮助持续改进医疗服务。但是也有研究结果表明，满意度指标不能很好地反映麻醉和手术后康复的质量。满意度毕竟只是主观评估，而不是客观测量。此外，满意度没有考虑手术前的一些指标。当与其他措施相结合时，满意度调查可以用来发现导致满意度不足的预测因子。

（欧阳文　阎雪彬）

-------------------------------- 参 考 文 献 --------------------------------

［1］比利时国际日间手术协会.日间手术手册［M］.中国日间手术合作联盟，译.北京：人民卫生出版社，2015.

［2］郭曲练，欧阳文，李天佐，等.日间手术麻醉专家共识［J］.临床麻醉学杂志，2016，32（10）：1017-1022.

［3］米勒.米勒麻醉学：第8版［M］.邓小明，曾因明，黄宇光，主译.北京：北京大学医学出版社，2016：2381-2383，2390.

［4］于布为，等.麻醉科质量控制专家共识（2014）//中国麻醉学指南与专家共识［M］.中华医学会麻醉学分会编.北京：人民卫生出版社，2014：1-6.

［5］朱涛，严敏，李天佐，等.麻醉后监测治疗专家共识（2014）//中国麻醉学指南与专家共识［M］.中华医学会麻醉学分会编.北京：人民卫生出版社，2014：187-192.

［6］Argoff C E. Recent management advances in acute postoperative pain［J］. Pain Practice, 2014 Jun, 14(5): 477-487.

［7］Apfel C C, Laara E, Koivuranta M, et al. A simplified risk score for predicting postoperative nausea and vomiting: conclusions from cross-validations between two centers［J］. Anesthesiology, 1999, 91(3): 693-700.

［8］SAMBA. Consensus guidelines for the management of postoperatiue nauses and vomiting［J］. Anesth Analg, 2014 Jan, 118(1): 85-113.

［9］丁正年，王祥瑞，邓小明，等.成人手术后处理专家共识（2014）//中国麻醉学指南与专家共识［M］.中华医学会麻醉学分会编.北京：人民卫生出版社，2014：294-304.

［10］王英伟等，术后恶心呕吐防止专家共识（2014）//中国麻醉学指南与专家共识［M］.中华医学会麻醉学分会编.北京：人民卫生出版社，2017：305-310.

［11］Song D, White P F. Remifentanil as an adjuvant during desflurane anesthesia facilitates early recovery after ambulatory surgery［J］. Journal of Clinical Anesthesia, 1999, 11: 364-367.

［12］马洪升. 日间手术［M］. 北京：人民卫生出版社,2016：129-138.

［13］Kehlet H, Dahl J B. Anaesthesia, surgery, and challenges in postoperative recovery［J］. Lancet, 2003 Dec 6, 362(9399): 1921-1928.

［14］Jakobsson J. Assessing recovery after ambulatory anaesthesia, measures of resumption of activities of daily living［J］. Current Opinion in Anaesthesiology, 2011, 24 (6), 601-604.

［15］Bowyer A, Jakobsson J, Ljungqvist O, et al. A review of the scope and measurement of postoperative quality of recovery［J］. Anaesthesia, 2014, 69 (11), 1266-1278.

［16］Teunkens A, Vanhaecht K, Vermeulen K, et al. Measuring satisfaction and anesthesia related outcomes in a surgical day care centre: a three-year single-centre observational study［J］. Journal of Clinical Anesthesia, 2017, 43: 15-27.

［17］Lemos P, Pinto A, Morais G, et al. Patient satisfaction following day surgery［J］. J Clin Anesth, 2009, 21: 200-205.

第三十五章
日间手术麻醉后谵妄和
认知功能障碍的防治

日间手术具有费用低、患者住院时间短的优点,近年来逐渐被国内患者接受,手术种类和麻醉数量均有较大的增长。然而,在日间手术出院后发生的手术并发症,可能因不能获得及时有效的诊断及治疗而影响患者安全和手术治疗效果,这成为影响患者满意度和日间手术推广普及的重要因素。

手术麻醉后精神障碍是术后中枢神经系统的重要并发症之一,临床分为两大综合征:术后谵妄(postoperative delirium,POD)和术后认知功能障碍(postoperative cognitive dysfunction,POCD)。POD以及POCD能增加围术期并发症风险,与住院时间延长、医疗费用增加,甚至术后死亡率增加相关,造成严重的家庭及社会负担。POD与POCD在各种类型的日间手术中均有可能发生,并且由于日间手术住院时间短的特点,POD与POCD的早期诊断与防治工作会更加困难。因此临床工作上在日间手术麻醉后应密切关注POD和POCD的识别及防治。

第一节 日间手术麻醉后谵妄

谵妄是一种以注意力与意识状态障碍为特征的急性且可逆的精神状态改变,症状常波动,伴有意识清晰度下降或觉醒程度降低。术后谵妄(POD)是指患者在经历外科手术后出现的谵妄,其发生具有明显的时间特点,通常发生于患者麻醉苏醒期至手术后第5天,一般2~3天内可自愈,很少持续至第7天。部分患者在麻醉后极早期到达苏醒室时或之前即可发生谵妄,称为"苏醒期谵妄(emergence delirium)"。儿童苏醒期谵妄可表现为无目的的激惹或踢腿,与监护者及父母无目光交流(表现为凝视或转移),不能被安抚以及对周围环境缺乏意识。欧洲麻醉学会(European Society of Anaesthesiology,ESA)2017版《术后谵妄循证共识指南》中指出,术后谵妄不仅与围术期并发症(包括认知功能障碍)的发生相关,更与住院时间延长、医疗费用增加,甚至术后死亡率增加相关,是临床上亟待解决的重要问题。

一、日间手术后谵妄的发生率

不同研究报道的术后谵妄的发生率范围非常大，这与目标人群与谵妄筛选方法的不同以及医疗处理的差异有关。谵妄的发生率也与手术类型有关，国外荟萃分析报道一般择期手术的发生率为3.6%～28.3%。另外，术后谵妄发生率在有创手术中高于介入手术，输血越多或手术时间越长，术后谵妄的发生率相应越高。

由于患者一般情况较好，手术创伤应激反应小等因素，虽然文献报道的发生率范围也差异较大，但普遍来讲，日间手术和快通道手术后谵妄的发生率较同类型一般择期手术低。莫纳塞利（Monacelli）等报道快通道手术后POD发生率为12.3%；贾（Jia）和库尔别戈维奇（Kurbegovic）等分别报道快通道结直肠手术术后谵妄发生率为3.4%和2.9%；克伦克（Krenk）等跟踪随访了220例快通道髋关节或膝关节置换术患者，未见发生POD。

二、日间手术后谵妄的病因学

（一）危险因素

（1）人口统计学　资料显示高龄是术后谵妄的易感因素，65岁以上患者谵妄发生率明显增加，并且随着年龄增加而增加。男性也是术后谵妄的危险因素之一。

（2）基础疾病　① 认知功能储备减少：术前存在认知功能改变（如痴呆、认知功能损害、抑郁等）的患者易于发生术后谵妄。术前对认知功能状况进行筛查有助于发现术后谵妄的高危患者。② 生理储备功能降低：术前存在自主活动受限、活动耐量降低或存在视觉、听觉损害的老年患者，术后易发生谵妄。③ 代谢紊乱：围术期禁饮食及脱水、低钠血症或高钠血症等与谵妄的发生有关。④ 并存疾病：术前伴随疾病评分高，如ASA-PS分级、CCI分级、CIAS分级，均可导致术后谵妄风险增加。

（3）药物　术前长期应用抗胆碱能药物、影响精神活动的药物均可增加术后谵妄风险。术前应用药物品种过多，预示发生术后谵妄的风险增加。

（4）生活方式　吸烟、酗酒均可增加术后谵妄的发生率，睡眠不足也与谵妄的发生有关。

（5）遗传因素　*ApoE8-4*等位基因可使术后谵妄的发生率增加。其他与谵妄相关遗传因素仍在研究中。

（二）促发因素

1. 术中因素

（1）手术方式　术后谵妄在心血管外科和骨科手术后较为多见，而在小手术后发生率较低。长时间体外循环可增加术后谵妄的发生。

（2）手术复杂性　手术时程长，术中低血压、心律失常、心输出量减少，急诊手术，术中体温控制差，输血等因素都能增加术后谵妄的发生。

（3）围术期用药　苯二氮䓬类药物（如劳拉西泮、地西泮、咪达唑仑等）的使用；抗胆碱能药物（如格隆溴铵、阿托品、东莨菪碱、戊乙奎醚等）的使用。围术期使用抗胆碱能药物时应尽可能选择透过血脑屏障少的药物,如格隆溴铵和阿托品。

2. 术后因素

（1）早期　术后并发低血细胞比容、心源性休克、低血压、长时间带管、镇静、疼痛控制差等因素。

（2）晚期　术后并发低白蛋白血症,电解质异常,医源性并发症,术后慢性疼痛,感染,器官衰竭,睡眠障碍等因素。

（3）酒精戒断反应。

三、日间手术后谵妄的分型和诊断

（一）分型

谵妄可分三型：① 兴奋型（hyperactive）,又称情绪活跃型,特点是警觉性增高、对周围环境高度警惕以及明显的激越躁动不安。② 抑制型（hypoactive）,又称情绪低沉型,主要表现为不易唤醒、嗜睡和软弱无力,因为无破坏性,通常症状不易被早期察觉,该类患者往往预后更差,占45%～64%。③ 混合型（mixed delirium）,可同时存在上述两种谵妄特点,在兴奋和抑制之间变化,占术后谵妄患者的6%～55%。

情感稳定性在谵妄患者中亦有改变,如出现愤怒、烦躁不安、淡漠和意志要求减退等表现,也可以出现精神病性症状,如交替出现的幻觉、妄想等,同时还可以有思维形式障碍。如果没有自主功能的紊乱或感知觉的改变,通常又可称为"急性混沌状态"。

（二）诊断

早期诊断是术后谵妄有效治疗的关键,然而以往对于术后谵妄诊断存在很多争议,选择不同的评分量表也是发病率范围很广的原因之一。2017版ESA指南推荐所有患者进入苏醒室后即开始进行术后谵妄的筛查直至术后第5天,同时推荐使用精神状态诊断分析手册第五版（DSM-V）或国际疾病分类（ICD-10）评分用于诊断术后谵妄,早期快速筛查术后谵妄可以使用护理谵妄筛选评分（Nu-DESC）和意识状态评估量表或ICU意识状态评估量表（CAM, CAM-ICU）评分。根据DSM-V,谵妄的诊断需要符合：① 注意力及意识状态障碍。② 认知功能改变（包括记忆力减退、定向力障碍、语言障碍）,或存在知觉障碍和痴呆综合征。③ 病情在短期内发展迅速,且症状在一天内存在波动。④ 病史、体格检查及实验室结果表明,由于躯体状况、中毒或药物不良反应所导致的紊乱。⑤ 上述①、②点不能用已有的神经认知紊乱所解释。

由于DSM-IV和ICD-10标准不能量化评分,目前临床常用的评估方法大多是基于DSM的量化表。有一些量化评估方法需要专业精神科医师操作执行,并不适合推广。因此临床上常使用护理谵妄筛选评分（Nu-DESC）（表35-1）进行围术期谵妄筛选,利用与患者简单交流得到的信息就能完成评估,适用于护理人员日常评估,但敏感性和特异性略低。每个症状依据其严重程度记为0～2分,最高分10分,总评分≥2分即可诊断为谵妄。Nu-DESC由于其便捷性和易用性,尤其适用于日间手术患者术后谵妄的早期诊断。除此之外,临床上也常用ICU意识状态评估量表（CAM-ICU）和加强治疗谵妄筛选检查表（ICDSC）筛选术后谵妄，这两种方法敏感性和特异性较高，且标准可靠有效，是美国危重病医学会推荐的ICU筛选诊断谵妄的常用方法，也可用于日间手术患者术后谵妄的评估。

表35-1　护理谵妄筛选评分（Nu-DESC）

特　征　与　描　述
Ⅰ 定向障碍
语言或行为表现为分不清时间、地点或周围其他人的身份
Ⅱ 行为异常
患者行为与其所处场合和（或）本人身份不相称，如试图拽拉导管或衣服；企图下床或相似行为
Ⅲ 交流障碍
患者言语交流与其所处场合和（或）本人身份不相称，如语无伦次、胡言乱语、缄默或不能交流
Ⅳ 幻觉或错觉
看到或听到根本不存在的事物；所视事物变形
Ⅴ 精神运动迟缓
反应迟钝，无或少有自发活动或言语；如当轻推患者时，反应延迟或不能唤醒

注：Ⅰ～Ⅴ项每项根据严重程度评0～2分

（三）鉴别诊断

术后谵妄常需要与下列临床症状与疾病相鉴别。

（1）痴呆　痴呆是指慢性（通常是隐匿的）的认知功能下降，它是谵妄的首要危险因素，痴呆患者中超过2/3会发生谵妄。但两者的区别主要在于，谵妄可出现病情的流动变化，即时好时坏；而痴呆则为持续的认知功能障碍，甚至可逐渐加重。

（2）苏醒期躁动　术后躁动发生于麻醉手术后苏醒时，患者因麻醉未完全清醒、疼痛或其他不适（如导尿管或气管导管等刺激）而出现运动、言语不配合，给予有效的镇痛治疗，待全身麻醉苏醒后症状多可缓解。而术后谵妄多发生于术后24～72 h内，症状可出现反复波动。

（3）其他　术后谵妄需要与其他一些中枢器质性疾病相区别，如韦尼克脑病、脑卒中、恶性肿瘤脑转移等。一般根据病史、体格检查、脑部MRI或CT检查等多可鉴别。

四、日间手术后谵妄的防治

（一）术后谵妄的预防

由于无可靠证据表明单用药物或联合非药物的预防策略可以减少成年患者谵妄的发生率和持续时间，术后谵妄的预防以非药物预防为主。

术后谵妄通常是由多种易感因素和促发因素共同作用的结果，预防谵妄也应针对多种危险因素进行干预。因此,应详细了解患者的现病史、并存疾病、药物和手术治疗情况,识别危险因素。表35-2列出了术后谵妄常用的预防措施。

表35-2　术后谵妄的预防措施

模　块	术　后　干　预
认知刺激	定向(时钟、日历、定向板) 避免有认知活性的药物
提高感官输入	眼镜 助听器/放大器
运动	尽早运动和康复
避免使用精神类药物	除去不必要的药物治疗 疼痛的管理方案
液体和营养	液体管理 电解质监测和补充 足够的营养方案
避免医源性并发症	早期拔出导尿管 保证肠道营养方案 中枢神经系统足够的氧供,包括补充氧气 适当抗凝治疗 加强术后谵妄监测

(二) 术后谵妄的治疗

谵妄治疗的目标是快速缓解临床症状和争取最好的长期预后。主要治疗措施包括非药物与药物治疗方法,通常首先考虑非药物治疗,药物治疗适用于兴奋型谵妄患者。治疗的重要一步是发现、确定和管理患者谵妄的促发因素,如疼痛、睡眠剥夺或睡眠节律破坏、营养不良、感官障碍或感染等。一般建议,若患者的谵妄症状对环境的改善没有任何反应,可短期给予临床有效的小剂量抗精神病药物。

1. 非药物治疗

检查患者当前用药情况,筛选可能导致谵妄症状发作的药物,停止使用或给予替代药物。给予患者支持对症处理,全身情况好转的情况下,谵妄可自愈。谵妄治疗需要改变环境和行为支持。不直接对症处理妄想或幻觉而使患者恢复可能更有益。回到相对熟悉的环境,由熟悉的护理人员或家庭成员护理是最好的选择。

其他非药物治疗包括音乐治疗、按摩等。对有危险行为的患者可适当给予行动限制或使用约束带,防止其危及自身或医护人员。但注意适时评估患者的认知功能,尽早解除约束,同时与患者家属交流限制患者行动的必要性。

2. 药物治疗

(1) 右美托咪定(dexmedetomidine)　是特异性α_2肾上腺素受体激动剂,作用于脑干蓝斑核,同时具有抗焦虑、镇痛和对抗谵妄的作用,促进自然的睡眠模式,镇静过程容易被唤醒,无呼吸抑制和药物蓄积作用,可以减少阿片类药物的使用剂量,可用于预防与治疗长期使用阿片类药物或酒精成瘾引起的撤药综合征。对于术后合并认知功能障碍的老年患者(70~90岁)用低剂量右美托咪定镇静是安全有效的,美国FDA已于1999年批准该药用于ICU机械通气患者最初24 h的镇静。大量的临床研究已表明,与传统的镇静药物(如咪达唑仑、丙泊酚等)相比,该药不仅可产生相似的镇静深度,而且患者可以在较深的镇静状态中被唤醒,有利于产生更好的合作性,便于手术及各项操作的进行。同时该药还能减少麻醉药和镇痛药物的用量,减轻围术期心血管的应激反应。右美托咪定镇静剂量为:先以0.2~0.7 μg/kg静脉输注给药(>10 min),然后以0.2~0.5 μg/(kg·h)维持,一般不超过72 h。

近期国内临床研究表明,右美托咪定能有效预防和治疗术后谵妄。然而同期的国外研究否定了右美托咪定的治疗效果,这可能与人种、用药方式、医疗环境、评估方式等方面的差异有关,右美托咪定对于术后谵妄的预防和治疗效果仍有争议,仍需要大型临床试验以证明其疗效。

(2)氟哌啶醇(haloperidol) 氟哌啶醇注射是处理谵妄时兴奋躁动状态的主要措施,并且也是美国精神病学会(APA)推荐用药,但事实上氟哌啶醇注射并没有获得美国食品和药物管理局(FDA)批准治疗谵妄。在氟哌啶醇现有的黑框警告中提醒:可能会导致致命的室性心律失常,包括尖端扭转。当处方静脉注射氟哌啶醇时,需要心电监护,并考虑药物使用的风险收益比。氟哌啶醇因其对多巴胺D_2受体强大的亲和力,因此对兴奋躁动有效,而这是非典型抗精神病药物所无法比拟的。它有抗胆碱能及其他一些活性代谢产物的不良反应,与苯二氮䓬类药物和其他抗精神病药比较,氟哌啶醇对血压、肺动脉压、心率、呼吸的影响均较温和,镇静作用较小。另外,氟哌啶醇静脉注射比肌内注射或口服更少产生锥体外系症状。静脉注射氟哌啶醇平均分布时间是11 min,虽然在危重病患者和年老患者中持续时间可能会长一些,但大多患者在15~20 min后便会平静下来。氟哌啶醇平均半衰期是21~24 h。轻度激越躁动氟哌啶醇一般使用2~2.5 mg/次静脉注射,中度激越躁动为每次5 mg,一般剂量不超过5 mg,不良反应较少。需要注意的是,对老年人谵妄的治疗,药物使用剂量应约为正常成人的1/3。

(3)其他药物 芬太尼和吗啡类镇静止痛药对严重的术后谵妄状态也会有所帮助,特别是药物不能起到有效镇静作用时,需要使用镇静药物丙泊酚或右美托咪定,但要在机械通气下使用。丙泊酚是深度镇静的药物,可用于短期治疗;在使用的过程中患者可以从焦躁到镇静,再到催眠,然后再到麻醉状态,丙泊酚不宜长期使用,当使用超过2周,患者就会出现耐药且停药比较困难。亦有文献报道,奥氮平、利培酮、喹硫平、利凡斯的格明也可用于预防和治疗术后谵妄,但缺少大型多中心临床试验证实。

第二节　日间手术麻醉后认知功能障碍

术后认知功能障碍(POCD)是麻醉手术后出现的一种中枢神经系统并发症,表现为学习记忆力、精神注意力及言语理解力等多方面认知功能受损,严重者还会伴有人格改变以及社交能力下降等。常持续数天或数周,少数可发展为不可逆的认知功能障碍。术后认知功能障碍与术后谵妄所不同的是,POCD不表现为认知功能损伤程度的反复性或波动性,并且持续时间长,通常持续到术后1~2周,部分维持3个月,少数患者可迁延术后1年以上。

术后认知功能障碍相关的研究历史最早可以追溯到1949年,贝德福德(Bedford)等发现10%的患者在麻醉和手术后出现了行为学异常,其中有2%的患者有极端的痴呆表现。此后,1986年肖(Shaw)等第一次应用神经功能量表评价体外循环下心脏手术后患者的认知功能改变,发现体外循环术后认知功能降低的发生率为80%。随后的研究更发现了POCD能够增加患者的住院时间,芒克(Monk)等的研究进一步证明了POCD能够增加术后一年的死亡率,这直接影响了患者的术后转归。同时POCD持续时间较长,并可能慢性迁延化,患者长期丧失工作能力和生活自理能力,将产生巨大的家庭压力和社会负担。而卡内(Canet)等的研究更证明了即便是日间手术等小型手术,术后依旧有POCD发生,并且由于日间手术的特殊性,患者POCD发生后往往不能得到及时的识别与治疗,同时日间手术患者普遍术前状况较良好,术后出现神经并发症将对其日常生活和社会能力造成更加严重的损害。因此,日间手术后认知功能障碍已成为临床亟待解决的重要问题。

一、日间手术后认知功能障碍的发病率

由于术后认知功能障碍的诊断标准、患者状况及术后随访时间等差异,文献报道的POCD的发病率范围差异很大。代表性的文献中报道的发病率如下:摩勒(Moller)等的研究显示在8个国家13个医疗中心的1 218例非心脏手术患者中,术后1周POCD的发病率为25.8%,术后3个月的发病率为9.9%。纽曼(Newman)等的研究显示冠脉搭桥术(CABG)的患者出院前发病率为53%,术后6周为36%,术后6个月为24%,术后5年仍然为42%。另外的研究发现,膝关节或髋关节置换术的患者,出院时POCD的发生率为75%,术后3个月为45%。综合临床研究的文献,在心脏手术、骨科手术和老年患者的手术中POCD的发病率比较高。

日间手术因患者全身状况好、手术创伤小及手术时程短等特点,其POCD的发生率较低。卡内(Canet)等研究综合多种手术类型后得出日间手术患者术后3个月POCD发生率为4.5%,希尔伯特(Silbert)等研究报道全麻下行体外冲击波碎石术(ESWL)后7天POCD的发生率为4.1%,术后3个月为6.8%;克伦克(Krenk)等报道快通道髋关节或膝关节置换术后1周POCD发生率为9.1%,术后3个月发病率为8%。然而考虑到日间手术的手术类型在不断丰富,同时老年患者在日间手术中所占比例呈增长趋势,这些无疑增加了日间手术后POCD发生的风险。此外,尽管医疗技术水平的提高使围术期病死率大大降低,但近年来POCD的发病率却未见改善。因此,POCD仍然是日间手术患者围术期一个不可忽视的问题。

二、日间手术后认知功能障碍的病因学

(一)危险因素

大量研究表明,术后认知功能障碍的发生是多种因素共同作用的结果。导致POCD的

危险因素主要来自三个方面：患者自身因素的影响、麻醉的影响和手术对机体内环境的影响（表35-3）。

表35-3 发生术后认知功能障碍的危险因素

危险因素	描　述
患者因素	高龄（65岁以上）；低教育水平；酗酒史；合并糖尿病、高血压；术前脑部疾病、心血管疾病；术前轻度认知功能障碍（MCI）、抑郁；长期服用抗胆碱能药物史
麻醉因素	长效麻醉药；严重的内环境紊乱；低氧和血流灌注过少引起的器官缺血；术中或术后出现麻醉相关并发症
手术因素	手术创伤大；手术时程长；多次手术；术中或术后并发症；严重的应激反应；术后营养不足；睡眠障碍

其中，年龄的增长是导致POCD发生率增加的最主要原因。数据表明，POCD可发生于各个年龄阶段，但65岁以上患者发生率为年轻患者的10倍，且症状更严重，持续时间更久，对日常生活影响更大。随着年龄的增加，机体生理功能逐渐减退，脑细胞逐渐凋亡，脑组织代谢下降，脑血管弹性降低，存在潜在的轻微脑缺血，这些可能是老年患者更容易发生POCD的原因。

患者术前状态同样影响POCD的发生。术前合并有糖尿病、高血压的老年患者发病率显著升高。有心脑血管病变、心肌梗死和脑卒中史的老年患者POCD发病率更高。术前即存在认知功能减退、抑郁能增加POCD的风险，而认知储备是POCD的保护因素。严格控制日间手术的准入标准，将高风险患者转入住院病房密切观察尤为重要。

麻醉过程不仅可以影响患者的中枢神经系统，还可以改变机体内环境稳态，如血压、体温的波动。严重的内环境紊乱、低氧和血流灌注过少引起的器官缺血都影响POCD的发生。但麻醉类型与POCD的发病率之间的关系尚存在争议，目前尚无研究明确麻醉方法对于POCD的发生发展是否有影响。

手术因素是POCD病因学的新发展成果。研究表明即使不应用全麻药，在局部麻醉下手术仍然可以造成POCD，提示手术本身在POCD的发生中起到重要作用。外科手术本身特点，如手术部位、创伤大小及持续时间等都是影响POCD发病率的因素。日间手术一般创伤较小，患者恢复较快，手术因素在日间手术后认知功能损伤中所占比重稍弱。此外，术中及术后的应激反应、炎症反应、微血管栓塞及低血压等并发症也可显著影响POCD的发生率。

（二）术后认知功能障碍机制的研究

对于POCD发病机制的研究已经持续了数十年，然而其具体的机制仍然十分不清楚。目前比较公认的理论有神经炎性反应学说、神经递质或受体异常学说、淀粉样蛋白沉积学说、血脑屏障损伤学说、基因学说。

1. 神经炎性反应学说

手术创伤和应激反应可激活外周及中枢神经系统炎症反应。近年来，越来越多的研究指出，中枢神经系统炎症反应在POCD的发生中发挥了重要作用，其具体机制虽然没有被阐明，但已得到了普遍认同。生理状态下，脑内存在少量的IL-1β、TNF-α等炎症因子，这种微量的炎性环境可促进长时程增强（long-term potentiation，LTP）的形成，促进记忆和认知功能的产生。然而在病理状态下，中枢炎症因子水平异常升高，并可通过多种下游信号通路抑制LTP的形成，从而造成认知功能损害。切利（Celli）等在动物研究中发现手术可致外周血中促炎细胞因子IL-1β与IL-6升高，并且这种外周的炎症与海马相关的记忆受损有关。随后的大量研究发现，外周炎性因子可通过迷走神经传入纤维或跨越血脑屏障进入中枢神经系统，激活神经胶质细胞。其他学者的研究进一步表明在病变或衰老大脑中，小胶质细胞处于"敏化"状态，当存在外周炎症的刺激的时候，这些"敏化"的小胶质细胞可以诱发严重的中枢炎症反应。小胶质细胞是常驻于中枢神经系统中的免疫效应细胞，其活化后可释放大量炎症细胞因子，使IL-1β、IL-6和S-100β等促炎因子在脑内水平升高。在海马区的炎症反应则干扰神经活动，影响突触功能，并进一步引起认知功能减退。

2. 神经递质或受体异常学说

神经元之间通过神经递质与其受体的结合进行细胞间的信息传递。这些神经递质或受体功能异常，可导致不同程度的认知功能障碍。研究表明，手术后胆碱能神经系统、谷氨酸能神经系统和儿茶酚胺能神经系统中递质和受体的异常均可能参与了POCD的发生。

（1）胆碱能神经系统　中枢胆碱能神经系统对于学习和记忆以及对抗中枢伤害性反应均有重要作用。其随着年龄的变化非常明显，正常个体在40岁之前，中枢胆碱能系统活性不断增强，但是40岁以后直到生命结束之前则逐渐退化。研究表明，麻醉药可通过抑制中枢神经系统内乙酰胆碱转运及乙酰胆碱受体的表达，从而对认知功能产生影响。吸入麻醉药如异氟烷和氟烷均可显著抑制胆碱能神经元释放乙酰胆碱。而相关研究表明老年小鼠接受异氟烷麻醉前，首先给予胆碱酯酶抑制剂多奈哌齐提高胆碱能神经系统的活性，则能够预防由于异氟烷麻醉造成的老年小鼠学习和记忆能力下降。此外，许多关于阿尔茨海默病的研究表明胆碱能神经系统损伤与β淀粉样蛋白沉积互为因果，构成恶性循环，在麻醉、手术等强烈的外界刺激下，神经系统损伤与β淀粉样蛋白沉积相互作用，加剧认知功能的改变及神经退行性变的进展。

（2）谷氨酸能神经系统　谷氨酸是中枢神经系统中重要的兴奋性神经递质，作用于N-甲基-D-天冬氨酸（N-methyl-D-aspartic acid，NMDA）受体和非NMDA受体。NMDA受体参与神经元突触可塑性的形成，构成了学习和记忆功能的基础。年龄增长使海马和脑皮质的氧化还原状态改变，导致NMDA受体功能下降，神经突触功能减弱，可导致认知功能下降。Zhang等研究表明手术后中部前额叶皮质内的NMDA受体2B亚基减少，并通过影响突触功能参与POCD的发生。

（3）儿茶酚胺能神经系统　中枢神经系统儿茶酚胺水平对认知功能也有很大的影响。大量研究表明，中枢神经系统内的去甲肾上腺素、多巴胺、5-羟色胺及其受体均参与了学习记忆的过程。多巴胺可直接作用于海马CA1区或间接作用于内嗅皮质区，对调节行为决策、注意力调控与学习记忆功能发挥重要作用；去甲肾上腺素通过α1、α2和β受体发挥作用。一般认为，α2受体活性参与维持正常的认知功能，而α1受体持续、过度激活可导致认知损伤。

研究表明，衰老的脑组织内去甲肾上腺素缺乏，LTP产生受到抑制，更容易出现空间记忆以及认知障碍；另外，应激状态下去甲肾上腺素大量释放，也可引起认知功能下降和意识障碍。此外，5-羟色胺与情感认知和学习记忆等神经功能也有很大关系。

3. 淀粉样蛋白沉积学说

β淀粉样蛋白（amyloid beta，Aβ）来源于类淀粉样肽前体蛋白（amyloid precursor protein，APP）。在病理情况下，各种致病因子促使APP在β-分泌酶和γ-分泌酶作用下的裂解位点发生变异产生Aβ，而大量产生的Aβ可在脑内发生聚集，形成不溶性的纤维斑块，后者可诱发神经元凋亡，具有神经毒性作用。临床研究发现，体外循环下心脏手术可以使脑脊液中的Aβ1-42蛋白明显增加；老年患者脑内Aβ水平越高，手术治疗后越容易出现POCD，而患者脑脊液中的Aβ42与tau蛋白的比例同样与POCD的发生有显著的相关性。动物实验研究发现，AD Tg转基因小鼠和老年、成年野生型小鼠同时在麻醉下行腹部手术后，AD Tg转基因小鼠和老年野生型小鼠大脑内出现Aβ沉积并发生认知障碍，而成年野生型小鼠没有发生类似的改变，表明POCD的年龄相关性可能与Aβ沉积有关。也有研究报道异氟烷、七氟烷以及手术中低氧、低碳酸血症均可能影响Aβ的代谢，增加脑内Aβ的产生和聚集，增强其对细胞的毒性作用，促使POCD的发生。

4. 血脑屏障损伤学说

血脑屏障（blood brain barrier，BBB）由大脑微血管内皮细胞、基底膜、周细胞以及星形胶质细胞足突共同组成，其存在是中枢神经系统与血液之间进行选择性物质交换的基础，保证了神经元正常功能，维持着中枢神经系统微环境的稳定。大量研究表明，外周手术和吸入麻醉药能够引起BBB结构和功能异常，引起脑灌注改变、中枢炎症反应等病变。国外研究者在动物实验中观察到手术后BBB渗透性增强，伴随着中枢炎症反应、NF-KB信号通路的激活；同时，术前小剂量RAS抑制剂预处理可以减轻手术引起的BBB功能异常，并减轻神经炎症，改善术后认知功能。Zhang等的研究表明中枢肥大细胞通过加重血脑屏障损伤参与了POCD的发生；而近期Yang等研究发现手术和麻醉后BBB损伤参与了术后认知功能障碍的发生，并且BBB的破坏程度与中枢炎症水平和实验动物年龄密切相关。

5. 基因学说

载脂蛋白E（apolipoprotein E，ApoE），一种多态性蛋白，与神经系统正常生长及损伤修复有关。apoE基因位于19号染色体长臂，有3个常见的等位基因（ε2、ε3、ε4）。其ε4等位基因的存在可增加AD的风险，且其表达的产物可加速认知功能的下降和正常老化的进程。有临床研究发现POCD与AD存在相关性，POCD可向AD转化。故有学者认为ε4等位基因可增加POCD的发病率。但最近的研究发现，在非心脏手术中，ε4等位基因非携带者与携带者相比，其POCD发病率以及血清神经元特异性烯醇化酶（NSE）、CRP等反应脑损伤的生化标志物均无显著的差异；而Cao等的荟萃分析结果表明，apoEε4等位基因能显著增加术后1周POCD的发生风险，而与术后1～3个月及术后1年POCD的发生无明确相关性。因此基因apoEε4对POCD的影响目前存在较多争议，临床中能否通过apoEε4等位基因预测POCD的发生值得进一步研究。

三、日间手术后认知功能障碍的诊断与预测方法

目前临床上用于诊断和预测POCD的方法较多,目前尚无统一的诊断标准,因此各研究中所用的诊断方法与得出的POCD的发病率报道不一,即使在同一研究中采用不同的评价方法得出的发病率亦相差甚远。因此,需要选择公认且可靠的诊断方法对POCD进行评价。其中,最常用最可靠的诊断方法是通过神经心理学测试对患者术前、术后的认知功能进行重复检测来诊断POCD。

(一) 神经心理学测试

神经心理学测试通过术前、术后患者认知功能的变化来诊断POCD,具有很大的变异性,与测试者的操作方法及受试者的自身状态密切相关。患者的自身状态、对问题的理解程度、情绪、早期疼痛以及药物的不良反应等均可影响测试的结果。因此,应由受过专业培训的医师对患者进行测试。

目前神经心理学测试并没有统一,在选择量表时应遵守的原则包括以下几点:① 检测时间控制在1 h内,最好为30 min。② 量表不受文化因素的影响。③ 量表的敏感度比较高。④ 国际公认。⑤ 检测认知的三个方面,即听觉记忆、视觉记忆、信息处理速度和执行功能。值得一提的是,常用量表之一的迷你精神状态量表(MMSE)是临床上用来检测阿尔茨海默病的量表,在文献中也有学者用来评判POCD。由于MMSE的敏感度较低,因此一般来说MMSE适合POCD的术前筛查,不适合POCD的鉴定。以下介绍临床常用的神经心理学测试量表。

(1)数字连线试验A(number connection test A,NCT-A)　在1张随机印有25个带圈的阿拉伯数字(1~25)的纸片上,要求按数字顺序快速用直线将25个数字连接起来,一旦发现错误需立即纠正,并要求被测试者从错误处继续连接,记录正确连接完毕需要的时间(包括纠错时间)。

(2)数字符号试验(digit symbol test,DST)　9个阿拉伯数字(1~9)分别对应9种简单的符号,要求测试者在90 s内尽快将随机排列的9个数字对应的符号填入下方的空格内,记录填对的个数,填对1个计1分,错误者不计分,结果以n表示。

(3)迷你精神状态量表(mini mental state examination,MMSE)　一种筛选试验,定量地评价患者的认知功能,其问题包含时间和空间的定向等方面,任务旨在检测患者的记忆力、注意力、常识性及维持度是否受影响,并同时评估患者书写及语言能力。

(4)综合性医院焦虑抑郁量表(hospital anxiety and depression scale,HADS)　测量患者的情感状态。

(5)Rivermead行为记忆测验(Rivermeadbehavioural memory test,RBMT)　对日常生活记忆状况和记忆变化进行测定。

(6)Rey听觉词语学习测试(Rey auditory verbal learning Test,RAVLT)　一类词语学习能力测试。

(7)认知障碍问卷(cognitive failure questionnaire,CFQ)　是一种可以自我评测的问卷,

存在25类不同的项目以供患者日常生活中检测认知情况。

如何通过量表评分反应POCD，不同的文献有不同的方法，归纳起来包括以下几种方案：① 至少有一个量表的评分下降至一个标准差。② 至少两个或两个以上的量表评分下降至一个标准差。③ 降低20%。④ 计算Z值，Z值＞1.96。其中第四种方法Z值的计算目前被认为是最为科学的一种判断方法。

(二) P300认知性诱发电位 (P300 cognitive evoked potentials)

P300电位为神经电生理手段在脑高级生理和心理活动总的反映，当人对某客观物体进行认知加工，如注意、记忆及分析等，引起大脑的神经电生理改变，通过平均叠加，从颅脑表面记录而获得一类特殊类型的电位。其中P300与记忆和认知有关，可以通过特定的感觉形式引出。目前P300诱发电位已应用于各种精神疾病及神经系统疾病的研究，提示该诱发电位可以作为一种有效的工具，提示患者的大脑功能状态。有研究表明，P300潜伏期的时间及波幅有助于发现早期POCD。

(三) 功能磁共振成像 (functional magnetic resonance imaging, fMRI)

fMRI可以探测神经活动时大脑局部脑血流量和氧含量水平的变化，从而间接提供大脑活动的映像，且fMRI还可以通过不同的刺激方案，对大脑的神经活动进行准确的定位，探测手术患者运动、语言、情绪、认知和记忆等相关的皮层结构在手术后的功能变化，评估术后神经缺陷的风险。fMRI评价术后认知功能障碍还处于起步阶段，尚缺乏完善的认知功能改变相关脑区功能异常的模型以及精确的刺激模式。但随着技术的进步及研究的深入，fMRI对于诊断和预测POCD的发生有着十分广阔的前景。

(四) 生物学标志物 (biologic markers)

目前IL-6、S-100β蛋白、*ApoE*等是研究较多的与POCD发生发展密切相关的生物学标志物，测量血浆中上述生物标志物的含量，一定程度上可以预测POCD的发生情况。另外，神经元特异性烯醇化酶（NSE）反应神经细胞受损情况，正常情况下血清中NSE水平较低，一旦脑损伤，神经细胞受损破裂，NSE从细胞内释放，血脑屏障的破坏使NSE进入脑脊液和血液循环中。因此，脑脊液及血清中NSE的水平可以反映脑组织损伤情况。Aβ沉积与认知功能改变密切相关，近期的研究表明脑脊液Aβ42与tau蛋白的比例与POCD的发生率有显著的相关性，Aβ/tau可以作为POCD的预测指标。

四、POCD的防治

由于POCD的影响因素比较复杂，同时目前POCD的发病机制还不清楚，目前尚没有公认的治疗方法，临床上主要是加强预防和对症处理。

1. 患者的选择与术前准备

日间手术必须强调安全，患者的选择必须严格。术前应详细了解患者的病史和手术治疗情况，对于高龄、合并症较多、身体状况稍差甚至较差的患者，术前要权衡手术及其不良反应，再决定是否进行手术以及是否应住院治疗。有必要进行神经系统检查和术前认知问卷检测。重视患者术前心理状态，必要时给予相关治疗，保持情绪稳定及睡眠充足。

2. 术中防治措施

对于外科医师,术中操作应尽量轻柔,减少组织损伤及出血,尽量避免二次手术。应尽量控制手术时长,手术和麻醉时长是影响术后并发症和出院时间的关键因素。

对于麻醉医师,应尽量使用短效麻醉剂。临床上经常使用的镇静药,如咪达唑仑,可影响记忆功能,该类镇静剂的使用需要慎重。保证氧气供应充足,避免因血氧不足而引起的中枢神经系统损伤。注意保持术中患者水、电解质及酸碱平衡等。

3. 术后处理

完善术后管理,积极控制术后疼痛,密切观察生命体征及精神状态,针对术后反应及时给予改善认知功能的药物辅助治疗。严格控制离院标准,做好术后随访工作,对术后认知功能改变应早期发现、早期干预。

4. 围术期药物防治

目前临床上尚无可靠证据明确药物治疗对于POCD的预防和治疗效果。目前研究发现一些药物可能对POCD有预防作用。多项研究表明右美托咪定能够减少POCD的发生率,一项研究右美托咪定神经保护作用的荟萃分析纳入了18例随机化临床试验,围术期开始予以右美托咪定处理,术后认知功能存在明显改善。部分研究表明昂丹司琼能够减少POCD的发生。研究者(Papado等)针对昂丹司琼对老年骨科手术患者术后认知功能进行研究,结果显示昂丹司琼组术后30天认知功能明显优于安慰剂组,而且术后认知功能障碍发生率也低于安慰剂组。米诺环素是第二代半合成四环素类抗生素,能够通过血脑屏障,抑制中枢神经系统炎性反应和神经元细胞凋亡,在神经退行性疾病治疗中发挥作用。在动物模型试验中,米诺环素对术后认知功能的保护作用已得到证实,然而仍缺乏大型临床试验支持其治疗效果。

(田为天　苏殿三)

--------------------------------- 参 考 文 献 ---------------------------------

[1] 宛泉龙,李林根,史东平. 老年患者日间手术后认知功能障碍的临床研究[J]. 中国临床实用医学,2009,8:33-34.

[2] 张雯,解康杰,方军. 术后认知功能障碍诊断方法进展[J]. 国际麻醉学与复苏杂志,2016,11:1023-1027.

[3] Aldecoa C, Bettelli G, Bilotta F, et al. European Society of Anaesthesiology evidence-based and consensus-based guideline on postoperative delirium[J]. Eur J Anaesthesiol, 2017, 34(4): 192-214.

[4] Androsova G, Krause R, Winterer G, et al. Biomarkers of postoperative delirium and cognitive dysfunction[J]. Front Aging Neurosci, 2015, 7: 112.

[5] Arora S S, Gooch J L, Garcia P S. Postoperative cognitive dysfunction, Alzheimer's disease, and anesthesia[J]. Int J Neurosci, 2014, 124(4): 236-242.

[6] Canet J, Raeder J, Rasmussen L S, et al. Cognitive dysfunction after minor surgery in the elderly

[J]. Acta Anaesthesiol Scand, 2003, 47: 1204-1210.

[7] Davis N, Lee M, Lin AY, et al. Postoperative cognitive function folowing general versus regional anesthesia: a systematic review[J]. J Neurosurg Anesthesiol, 2014, 26(4): 369-376.

[8] Deiner S, Luo X, Lin H M, et al. Intraoperative Infusion of dexmedetomidine for prevention of postoperative delirium and cognitive dysfunction in elderly patients undergoing major elective noncardiac surgery: a randomized clinical trial[J]. JAMA Surg, 2017, 152(8): e171505.

[9] Goswami U, Babbar S, Tiwari S. Comparative evaluation of the effects of propofol and sevoflurane on cognitive function and memory in patients undergoing laparoscopic cholecystectomy: a randomised prospective study[J]. Indian J Anaesth, 2015, 59: 150-155.

[10] Jia Y, Jin G, Guo S, et al. Fast-track surgery decreases the incidence of postoperative delirium and other complications in elderly patients with colorectal carcinoma[J]. Langenbecks Arch Surg, 2014, 399(1): 77-84.

[11] Krenk L, Kehlet H, Hansen B, et al. Cognitive dysfunction after fast-track hip and knee replacement [J]. Anesth Analg, 2014, 118: 1034-1040.

[12] Krenk L, Rasmussen L S, Hansen T B, et al. Delirium after fast-track hip and knee arthroplasty[J]. Br J Anaesth, 2012, 108(4): 607-611.

[13] Kurbegovic S, Andersen J, Krenk L, et al. Delirium in fast-track colonic surgery[J]. Langenbecks Arch Surg, 2015, 400(4): 513-516.

[14] Man Y, Guo Z, Cao J, et al. Efficacy of perioperative dexmedetomidine in postoperative neurocognitive function: a meta-analysis[J]. Clin Exp Pharmacol Physiol, 2015, 42(8): 837-842.

[15] Meybohm P, Renner J, Broch O, et al. Postoperative neurocognitive dysfunction in patients undergoing cardiac surgery after remote ischemic preconditioning: a double-blind randomized controled pilot study[J]. PLos One, 2013, 8(5): e64743.

[16] Moller J T, Cluitmans P, Rasmussen L S, et al. Long-term postoperative cognitive dysfunction in the elderly ISPOCD1 study. ISPOCD investigators. International Study of Post-Operative Cognitive Dysfunction[J]. Lancet, 1998, 351(9106): 857-861.

[17] Monacelli F, Signori A, Prefumo M, et al. Delirium, frailty, and fast-track surgery in oncogeriatrics: is there a link?[J]. Dement Geriatr Cogn Dis Extra, 2018, 8(1): 33-41.

[18] Monk T G, Weldon B C, Garvan C W, et al. Predictors of cognitive dysfunction after major noncardiacsurgery[J]. Anesthesiology, 2008, 108(1): 18-30.

[19] Newman M F, Kirchner J L, Phillips B, et al. Longitudinal assessment of neurocognitive function after coronary-artery bypass surgery[J]. N Engl J Med, 2001, 344(6): 395-402.

[20] Ottens T H, Dieleman J M, Sauer A M, et al. Effects ofdexamethasone on cognitive decline after cardiac surgery: a randomized clinical trial[J]. Anesthesiology, 2014, 121(3): 492-500.

[21] Papadopoulos G, Pouangare M, Papathanakos G. The effect of ondansetron on postoperative delirium and cognitive function in aged orthopedic patients[J]. Minerva Anestesiol, 2014, 80(4): 444-451.

[22] Parida S, Badhe A S. Comparison of cognitive, ambulatory, and psychomotor recovery profiles after day care anesthesia with propofol and sevoflurane[J]. J Anesth, 2014, 28: 833-838.

[23] Rasmussen L S, Steinmetz J. Ambulatory anaesthesia and cognitive dysfunction[J]. Curr Opin Anaesthesiol, 2015, 28(6): 631-635.

[24] Rundshagen I. Postoperative cognitive dysfunction[J]. Dtsch Arztebl Int, 2014, 111(8): 119-125.

[25] Royse C F, Williams Z, Ye G, et al. Knee surgery recovery: postoperativequality of recovery scale

comparison of age and complexity of surgery[J]. Acta Anaesthesiol Scand, 2014, 58: 660−667.

[26] Shaw P J, Bates D, Cartlidge N E, et al. Early intellectual dysfunction folowing coronary bypas surgery[J]. Q J Med, 1986, 58(225): 59−68.

[27] Silbert B S, Evered L A, Scott D A. Incidence of postoperative cognitive dysfunction after general or spinal anaesthesia for extracorporeal shock wave lithotripsy[J]. Br J Anaesth, 2014, 113(5): 784−791.

[28] Steinmetz J, Christensen K B, Lund T, et al. Long-term consequences of postoperative cognitive dysfunction[J]. Anesthesiology, 2009, 110(3): 548−555.

[29] Steinmetz J, Siersma V, Kessing L V, et al. Is postoperative cognitive dysfunction a risk factor for dementia? A cohort follow-up study[J]. Br J Anaesth, 2013, 110 (Suppl 1): i92 − i97.

[30] Su X, Meng Z T, Wu X H, et al. Dexmedetomidine for prevention of delirium in elderly patients after non-cardiac surgery: a randomised, double-blind, placebo-controlled trial[J]. Lancet, 2016, 388(10054): 1893−1902.

[31] Tan C B, Ng J, Jeganathan R, et al. Cognitive changes after surgery in the elderly: does minimally invasive surgery influence the incidence of postoperative cognitive changes compared to open colon surgery?[J]. Dement Geriatr Cogn Disord, 2015, 39(3−4): 125−131.

[32] Tzabar Y, Asbury A J, Millar K. Cognitive failures after general anaesthesia for day-case surgery [J]. Br J Anaesth, 1996, 76(2): 194−197.

[33] Tzabazis A, Miller C, Dobrow M F, et al. Delayed emergence after anesthesia[J]. J Clin Anesth, 2015, 27: 353 − 360.

[34] Wang W, Wang Y, Wu H, et al. Postoperative cognitive dysfunction: current developments in mechanism and prevention[J]. Med Sci Monit, 2014, 20: 1908−1912.

[35] Xie Z, McAuliffe S, Swain C A, et al. Cerebrospinal fluid aβ to tau ratio and postoperative cognitive change[J]. Ann Surg, 2013, 258(2): 364−369.

[36] Yang S, Gu C, Mandeville E T, et al. Anesthesia and surgery impair blood-brain barrier and cognitive function in mice[J]. Front Immunol, 2017, 8: 902.

[37] Zhang S, Dong H, Zhang X, et al. Cerebral mast cells contribute to postoperative cognitive dysfunction by promoting blood brain barrier disruption[J]. Behav Brain Res, 2016, 298(Pt B): 158−166.

第三十六章
加速术后康复的营养管理

加速术后康复外科（ERAS）是一系列的围术期干预措施，旨在减轻患者对手术过程的应激反应，促进体内的生理代谢和器官功能尽可能维持在平衡状态，促进术后功能恢复，达到早日康复。一项科克兰随机对照研究的荟萃分析显示，在结直肠手术患者中ERAS可以减少30%～50%的并发症率以及缩短2～3天的住院天数。

2005年首次发表了ERAS结直肠手术中的共识指南，目前ERAS已经逐渐推广到其他领域的手术中，该方法适用于大多数临床手术患者。ERAS理念获益主要体现在：提高治疗效果；减少术后并发症；加速患者康复；缩短住院天数；降低医疗费用；减轻社会及家庭负担。营养管理是ERAS的一个重要组成部分，患者的营养状况可直接影响外科手术的结果。对外科患者进行正确的营养状况评估，选择合理的营养支持，可稳定机体的内环境和代谢平衡，避免或减少并发症的发生。

第一节　代谢与营养管理原则

营养不良是引起术后并发症的风险因素之一。在损伤或者手术等应激状态下的饥饿状态不同于正常生理情况下的禁食。手术本身可以引起炎症反应和代谢应激反应，这与手术的大小范围有关。为了促进术后机体功能恢复，营养治疗是必需的，尤其是在营养不良或者应激反应严重的患者。对于危重症手术患者来说，长期的热能或者蛋白质缺损会引起不良的预后。外科手术的成功不仅仅取决于手术技能，更需要整体代谢调节平衡。患者对于代谢负荷的耐受能力以及合理的营养支持也必须考虑在内。癌症患者中，围术期的管理对于长期预后来说更是至关重要的部分。

外科手术与损伤相似，都可以引发一系列的应激激素和炎症介质的改变，如细胞因子等。细胞因子对感染和损伤的反应，也称为"全身炎症反应综合征（systemic inflammatory response syndrome，SIRS）"，对体内代谢产生巨大影响。SIRS引起糖类、脂肪和蛋白质的分解代谢，在循环中释放葡萄糖、游离脂肪酸和氨基酸，从而影响肌肉等外周蛋白组织的合成，影响愈合。为了节省蛋白质储备,脂肪分解、脂肪氧化以及葡萄糖氧化减少都是重要的代谢途径。营养治疗可以为促进愈合和康复提供能量,但是在术后即刻应用却几乎无法抵消肌肉的消耗。面对手术创伤和可能的感染因素,机体必须充分应对,以促进外周蛋白质质量的恢复。营养支持治疗/摄入和体能锻炼是重建外周蛋白质和体细胞质量的先决条件。

经历外科手术的患者处于慢性低度炎症反应状态,正如同罹患癌症、糖尿病、肾功能或肝功能损伤一样。其他一些非营养代谢因子也会干扰机体的免疫反应,应尽可能在术前纠正或改善。这些因素可以降低心肺功能,引起贫血、急性和慢性中毒(比如酒精和毒品),削弱抗炎和细胞毒药物的治疗效果。

外科医师必须根据患者的营养状况、炎症反应活动度和预期的机体反应以决定手术的范围。一些原先就存在的炎症反应和败血症不仅影响愈合(伤口、吻合口、免疫功能等),也降低了营养治疗的疗效。重度营养不良的患者可出现严重的脓毒血症表现,如低体温、白细胞减少、嗜睡、伤口愈合不良、化脓,导致疾病恶化甚至死亡。在这种情况下,营养支持治疗并不用于维持或者增加肌肉量,而是用于恢复机体对于压力的反应,促进机体康复。对炎症应激反应功能受损的认识意味着可以限制外科手术创伤的范围,促进伤口顺利愈合。

严重营养不良的患者应该延长围术期营养治疗的时间,如果不得不立即接受外科治疗,应尽量避免外科手术,首选微创介入治疗,以减轻感染或者局部缺血。轻度营养不良患者建议使用7～10天的营养支持。重度营养不良患者营养治疗时间需要延长,同时加上抗阻练习。一旦确诊感染的患者应该立即处理败血症(源控制),避免立即进行大手术(比如有风险的吻合术、大范围的解剖等),待败血症完全控制以后再实施外科手术。

在择期手术中,在整个手术期间采用一些措施可以降低手术的应激反应,减轻分解代谢,促进合成代谢,使患者能恢复的更快更好。这一系列的程序最早称之为快速通道外科(fast track surgery, FTS),现在发展为ERAS。一系列措施用于最大程度降低应激反应、促进功能恢复,包括术前准备、药物使用、体液平衡、麻醉和术后镇痛、术前术后营养支持治疗以及活动。ERAS程序目前在许多国家已成为跨越多个外科专业的围术期管理标准。ERAS最早源于结肠手术中,目前已推广至多数大手术。ERAS程序已经成功地在胃切除术、胰腺切除术、盆腔手术、子宫切除术、妇科肿瘤等手术后促进快速功能恢复。在有限的医疗经济时代下,ERAS为节约医疗资源做出了贡献。ERAS措施对于老年患者也是安全有益的。研究报道在结直肠外科手术中,严格执行ERAS程序有益于改善癌症患者的5年生存率。作为ERAS的关键组成部分,营养管理是一个跨学科专业的挑战。ERAS程序也包含代谢的策略以减轻围术期的应激反应、促进康复。经口喂养是营养的首选方式,经历大手术之后的围术期阶段,要避免营养不良的发生。要谨记营养状况是围术期并发症的风险因子,尤其是对于那些已经具有营养风险或者是经历上消化道手术的患者来说。因此,ERAS指南推荐在术前以及术后自由选择口服补充剂。同样,ERAS推荐早期经口摄入促进肠功能恢复。从代谢和营养观点来看,围术期管理的主要方面包括:① 将营养融合到患者的整体管理中。② 避免术前长时间的禁食。③ 术后尽早恢复经口喂养。④ 一旦出现营养风险,尽早进行营养治疗。⑤ 代谢调理,比如调整糖代谢和脂代谢紊乱等。⑥ 减少应激反应相关的分解代谢或消化道功能受损。⑦ 术后缩短呼吸机使用时间和麻醉药物剂量。⑧ 早期动员,促进蛋白质合成和肌肉功能恢复。

第二节 营养治疗的意义

营养治疗指通过提供营养或者营养素,包括口服途径(普通饮食、治疗饮食如强化饮食、口服营养补充剂)、肠内营养途径(enteral nutrition, EN)或者肠外营养途径(parenteral nutrition, PN),预防或者治疗营养不良。医学营养治疗包括口服营养补充、肠内管饲喂养(肠内营养)和肠外营养。肠内营养和肠外营养是人工营养支持。营养治疗是个体化的,通过饮食和医学营养方法进行营养管理。饮食建议和营养咨询也是营养治疗的一部分。

在外科患者中,营养治疗的适应证是预防和治疗分解代谢和营养不良。主要通过改善围术期的营养状况,预防并发症的发生。一旦具有营养风险,应立即进行营养治疗。治疗成功的衡量准则包括死亡率、并发症率、住院天数和经济费用。在术后的恢复期,营养状态的改善、机体功能的恢复、生活质量的改善都是最重要的营养目标。

在一些目前并没有出现营养不良但预期在围术期可能长时间无法进食的患者,也需要营养治疗。在这种情况下,营养治疗需要立即进行,不能耽搁。总而言之,营养治疗不应该在严重的营养不良发生后才开始,而是一旦发现具有营养风险后,及早进行营养治疗。

外科患者营养管理准则必须包括以下几点:① 一份详细的营养和医学病史,包含身体成分分析。② 一份营养干预计划。③ 适当情况下,还需要营养干预计划的修正案。④ 清晰准确的评估营养和临床结局。⑤ 尽可能地进行抗阻练习。

第三节 ERAS各阶段的营养管理

一、术前

严重的营养不良可以影响外科手术结果。而目前认为肥胖其实也是一种营养不良。外科手术患者的营养不良患病率与手术的类型以及患者人群有关。老年患者、体重丢失、缺乏营养支持者发生营养不良的风险更大。术前一旦出现营养不良的患者如果继续进行手术,则更容易出现术后并发症、住院天数延长、肠道功能恢复延迟、再入院的风险增高以及更高的术后死亡率。因此,围术期营养越来越受到重视。各学术组织也提出过一些共识指南来解决这个问题。ERAS学术组织就提出过择期结肠、直肠或盆腔手术的指南。

营养不良通常被认为与饥饿和缺乏食物有关。目前西方社会越来越多的肥胖患者,人们却对之不甚了解。疾病相关营养不良(disease related malnutrition, DRM)这个概念的提出比世界卫生组织(WHO)定义的体重指数BMI < 18.5 kg/m² 为营养不良更为精准。在超重

患者中,疾病相关的体重丢失并不一定会呈现低BMI的状态。这种体重的丢失往往会引起身体成分的改变,主要为去脂体重的丢失,容易引起代谢风险,这种情况在大手术的患者中,尤其是一些癌症手术中需要引起重视。此外,慢性低度炎症反应也是营养不良的一部分。ERAS组织早期的指南主要关注结直肠手术。这些人群的营养不良和体重丢失很常见,一方面由于肿瘤本身引起的恶病质,另一方面由于胃肠道机械性梗阻导致口服进食减少。营养不良是一种预测外科手术预后不良的依据。

ESPEN最近定义了营养不良诊断标准的两种选择:① BMI < 18.5 kg/m^2 直接诊断为营养不良。② 体重在任意时间内较平时减轻 > 10% 或者在过去3个月内下降 > 5%,且这种非意向性体重下降(必须)至少符合BMI下降或者去脂体重指数(fat free mass index, FFMI)下降两者之一。BMI下降是指70岁以下者 < 20 kg/m^2 或70岁以上者 < 22 kg/m^2;低FFMI是指女性 < 15 kg/m^2,男性 < 17 kg/m^2。

DRM通常容易被忽视,因而在大手术中这些代谢因素对并发症和手术结果的影响通常也就不会被考虑在内。在传统外科治疗中,许多回顾性和前瞻性的研究明确展示了营养状况对并发症和死亡率等预后的影响。一项综合了10项研究的系统综述提出了营养工具用于可以预测接受手术的胃肠道恶性肿瘤患者的住院天数。DRM也与器官移植的临床结果相关。欧洲“营养日”在15 000名患者中的研究发现“代谢风险”是住院死亡率的重要因素,尤其是在老年患者中。

根据多中心、前瞻性的研究发现,具有代谢风险的患者主要在住院部的外科、肿瘤科、老年科和重症监护室。单因素分析发现对医院并发症率有显著影响的因素,包括疾病严重度、年龄 > 70岁、外科手术和癌症。随着社会老龄化的发展,外科医师将不得不面临一个问题,越来越多的老年癌症手术患者也将带来越来越高的并发症发生率。

DRM带来的代谢风险可以通过“营养风险筛查”(nutritional risk screening, NRS)来评估。营养风险筛查是患者在入院时候的基本要求。虽然营养风险筛查工具有很多种,但是目前尚不清楚哪种筛查系统最适合于预测营养相关并发症。传统营养评估指标包括体重、血清营养因子水平(如低人血白蛋白、前白蛋白、甲状腺素运载蛋白等)、皮褶厚度以及肌力测定,这些方法因其在术前确定实际营养风险的价值有限而逐渐不受欢迎。更多元化的测量方法被纳入主观评定系统,包括主观营养评价量表(subjective global assessment, SGA),NRS 2002,营养风险指数(the Nutritional Risk Indicator, NRI)评分系统。联合使用客观和主观营养评价的效果更好。

目前应用较广泛的NRS 2002主要由以下几条组成:BMI < 20.5 kg/m^2,3个月内体重减少 > 5%,进食减少,以及疾病的严重程度。在老年患者中需使用老年营养评估,且包括NRS。这项工具目前在外科患者研究中也得到验证。

最近一项研究提出,入院前出现摄食减少是比NRS更好的风险预测因子。一项综合1998—2008年的老年普外科患者(> 65岁)的15项研究系统综述显示,体重减轻和人血白蛋白含量是预测术后结果的参考因素。这在最近的一项胃肠道外科手术患者的队列研究中被证实。

一旦患者被诊断为具有营养风险，需给予口服营养补充剂，营养师也应该参与到患者的营养管理中。虽然目前对于营养补充的持续时间还缺乏共识，5～7天是目前最普遍的建议。如果患者具有严重营养风险（如近6个月体重丢失＞10%～15%，BMI＜18.5 kg/m^2，SGA 评级C，人血白蛋白＜30g/L），可以考虑适当推迟手术，直到营养不良得到纠正或者部分纠正。

临床中这些因素需要重视：营养不良的筛选（比如，入院时进行营养风险筛查）；观察和记录经口进食量；常规监测体重和BMI；营养咨询。为了促进口服进食，饮食记录是必需的，如果需要应该给予营养咨询。万一经口饮食摄入不足，口服营养补充（oral nutritional supplements, ONS）、肠内营养（管饲）以及肠外营养可以帮助促进营养物质的吸收。

术前人血白蛋白水平是术后并发症的预测因子，与营养不良有关。因此，对于具有严重营养风险的外科患者（至少符合以下条件中的一条），需要考虑测定白蛋白水平：① 最近6个月体重减轻＞10%～15%。② BMI＜18.5 kg/m^2。③ 主观营养评价（SGA）C级或者NRS＞5。④ 术前人血白蛋白＜30 g/L（没有肝肾功能损伤）。

对于高危患者，术前调节是一种在择期手术前优化患者状态的传统方法。在手术早期遇到的感染性并发症，至少需要6周或者更久时间来调整，以恢复患者的代谢或者营养状况，接受再次手术。严重代谢风险者，给予10～14天的营养支持可能有效，但是一般不会出现身体成分或者人血白蛋白的变化。术前的体质准备还包括戒烟戒酒（术前4周）以及体能锻炼。"术前康复训练"是最近提出的一个跨学科的多式联动方法，而这个概念中的重点是EN或者PN支持。包括营养和体育锻炼的多式联动术前康复训练的前提是取决于他们的协同作用。关于术前康复训练，最近的两项荟萃分析总结了术前锻炼疗法可以降低术后并发症发生率、缩短心脏和腹部手术患者的住院天数。吸气肌功能锻炼有助于降低术后肺部并发症。

ERAS的主要目标之一就是优化患者术前营养状态，制订策略预防患者围术期发生营养不良导致负氮平衡。可通过添加营养补充剂、避免空腹过夜等措施，也可降低术后胰岛素抵抗风险。

二、术中

腹部手术后肠梗阻影响或阻碍早期经口进食。实验结果表明，肠道动力障碍的发生与手术操作以及炎症反应有关。因此，腹腔镜这类微创手术以及温和的手术技术有利于减少创伤的发生。

传统上，许多接受胃肠道大手术的患者会在术后接受大量静脉晶体补液。过量的液体输入会导致体重增加数公斤甚至水肿。这是导致术后肠梗阻、胃排空延迟和并发症的一个主要原因。补液量需要平衡血管内容量、血压和尿量（适度），才有助于尽快恢复胃排空，尽早恢复经口饮食和肠蠕动，并达到一个正平衡。在术中和术后3天内总共需要8～10 L补液量。

如果外科医师预计术后会有相当长一段时间无法正常摄食，则可在手术中放置鼻腔肠管或进行针刺导管空肠造口术（needle catheter jejunostomy, NCJ），以便在术后进行肠内营养。

三、术后

（一）避免胰岛素抵抗和术后高血糖

胰岛素抵抗是一种饥饿反应机制，主要由葡萄糖氧化抑制引起。这是一种节约蛋白质的进化生存机制。所有的手术后都会出现不同程度的胰岛素抵抗，但是其严重程度与手术的大小及以及并发症的发生有关。

许多外科手术会导致胰岛素敏感性一过性降低，促进葡萄糖产生，组织摄取葡萄糖减少，抑制糖原合成，引起血糖升高。高血糖不仅会增加并发症的风险，术后积极的高血糖治疗也可能会引起低血糖，伴有相关不良后遗症。

术前应用葡萄糖可以有效减少术后胰岛素抵抗的发生。改善胰岛素敏感度的方法主要包括术前口服葡萄糖液，使用微创手术，选用硬膜外麻醉，以及避免术前营养不良。传统的观点认为需要从术前午夜开始禁食至第二天手术前，这种观点已经被加速术后康复的指南摒弃，因为大量证据显示在麻醉诱导反应前 2 h 给予口服清流质可以促进胰岛素反应功能。术前口服葡萄糖可以模拟正常情况下吃早饭的代谢反应，刺激内源性胰岛素释放，改变空腹过夜的饥饿状态，减少外科手术应激反应引起的外周胰岛素抵抗。因此，在 ERAS 的处理中，术前不建议禁食过夜，午夜后建议增加口服补充 800 ml 的 12.5% 葡萄糖液，防止术后胰岛素抵抗的现象。术前 2 h 再加饮 12.5% 的葡萄糖液 400 ml，以减轻口渴、焦虑、饥饿和低血糖的发生。

市场上已经开发出一些用于术前补充葡萄糖的配方口服溶液，但是在美国，只有一种被批准使用（Clearfast）。Clearfast 每 12 oz 中含有 21 g 单糖，38 g 多糖，230 cal 热量。另一种比 Clearfast 稍微便宜点的是 Gatorade，也可补充单糖（80 g/12 oz）和热量（80 kcal/oz），但不含多糖。Gatorade 的另一种配方 Gastorade prime 可提供更强的营养支持，每 12 oz 含有 69 g 单糖，6 g 多糖，300 cal 热量，为 ERAS 过程中预算有限的患者提供一个新的选择。

（二）全肠外营养和外周肠外营养

如果肠道有功能，尽量使用肠内营养。因为肠内营养可以增加胃肠道血液供应，刺激内脏神经对消化道的支配，促进消化道激素分泌和门脉循环，维持肠道黏膜的屏障功能和免疫功能。ERAS 要求术后早期（6 h）即进食，虽然给予量是需要量的 1/4～1/3，但其作用不在于给机体提供营养素，而是对肠道黏膜起滋养作用。但如果肠道功能异常，则慎用肠内营养。可选择用肠外营养替代部分肠内营养的联合应用方案。全肠外营养（total parenteral nutrition, TPN）是一种常用的营养支持方案，用以弥补肠内营养的不足。

TPN 溶液中含有脂肪乳剂、维生素和微量元素，可提供全面的营养支持。但 TPN 的使用也有一定的风险，比如气胸、血胸、电解质紊乱、再喂养综合征和中心静脉导管感染等。围术期的 TPN 支持通常建议持续 7～10 天。

外周肠外营养（peripheral parenteral nutrition, PPN）相对于 TPN 来说较为方便，无须行中心静脉置管也可以使用。但是，PPN 溶液的渗透压较低，通常无法提供足够的能量和营养素。改良过的 PPN 为二合一配方（葡萄糖＋氨基酸），有时含有脂肪乳剂，目前也在试用中。

但在这些配方中,常常缺乏多种维生素和微量元素。

(三) 免疫营养

最近的研究表明,不论患者的营养状况如何,术前补充具有特殊免疫调节功能的口服营养配方,如谷氨酰胺、精氨酸和ω-3脂肪酸,可改善手术结果。ω-3长链多不饱和脂肪酸具有促进合成代谢和免疫调节功能,围术期使用较为有益。

谷氨酰胺是一种重要免疫营养素,它不仅可以作为一种重要的能量底物,而且在保护小肠功能中起着至关重要的作用。此外,在大手术中,谷氨酰胺有助于保护T细胞的免疫反应。精氨酸是一种非必需氨基酸,也可以刺激T细胞功能,通过形成一氧化氮来促进微循环功能。

在早期的动物研究中,研究者并没有发现免疫营养素具有有益效果。但最近的综述和荟萃分析总结发现,围术期应用免疫营养素具有改善手术疗效的效果。然而,对于何时使用(术前、术中还是术后)以及何种剂量为佳,目前尚不清楚。

(陆丽萍　万燕萍)

-------------------------------- 参 考 文 献 --------------------------------

[1] Bakker N, Cakir H, Doodeman H J, et al. Eight years of experience with Enhanced Recovery After Surgery in patients with colon cancer: impact of measures to improve adherence[J]. Surgery, 2015, 157: 1130-1136.

[2] Cederholm T, Bosaeus I, Barazzoni R, et al. Diagnostic criteria for malnutrition — an ESPEN consensus statement[J]. Clin Nutr, 2015, 34: 335-340.

[3] Fearon K C, Ljungqvist O, Meyenfeldt, et al. Enhanced recovery after surgery: a consensus review of clinical care for patients undergoing colonic resection[J]. Clin Nutr, 2005, 24: 466-477.

[4] Gillis C, Carli F. Promoting perioperative metabolic and nutritional care[J]. Anesthesiology, 2015, 123：1455-1472.

[5] Greco M, Capretti G, Beretta L, et al. Enhanced recovery program in colorectal surgery: a meta-analysis of randomized controlled trials[J]. World J Surg, 2014, 38: 1531-1541.

[6] Gupta D, Vashi P G, Lammersfeld C A, et al. Role of nutritional status in predicting the length of stay in cancer: a systematic review of the epidemiological literature[J]. Ann Nutr Metab, 2011, 59: 96-106.

[7] Gupta R, Gan T J. Preoperative nutrition and prehabilitation[J]. Anesthesiol Clin, 2016, 34: 143-153.

[8] Gustafsson U O, Scott M J, Schwenk W, et al. Guidelines for perioperative care in elective colonic surgery: Enhanced Recovery After Surgery (ERAS) Society recommendations[J]. Clin Nutr, 2012, 31: 783-800.

[9] Matsuda H, Yoshimura N, Murachi T, et al. Decreased food intake is a risk factor for mortality in hospitalised patients: the Nutrition Day survey 2006[J]. Clin Nutr, 2009, 28: 484-491.

[10] Kehlet H. Multimodal approach to control postoperative pathophysiology and rehabilitation[J]. Br

J Anaesth, 1997, 78: 606-617.

［11］Lassen K, Soop M, Nygren J, et al. Consensus review of optimal perioperative care in colorectal surgery: Enhanced Recovery After Surgery (ERAS) Group recommendations［J］. Arch Surg, 2009, 144: 961-969.

［12］Ljungqvist O. ERAS — enhanced recovery after surgery: moving evidence-based perioperative care to practice［J］. JPEN J Parenter Enteral Nutr, 2014, 38: 559-566.

［13］Mcclave S A, Kozar R, Martindale R G, et al. Summary points and consensus recommendations from the North American Surgical Nutrition Summit［J］. JPEN J Parenter Enteral Nutr, 2013, 37: 99S-105S.

［14］Miller T E, Thacker J K, White W D, et al. Reduced length of hospital stay in colorectal surgery after implementation of an enhanced recovery protocol［J］. Anesth Analg, 2014, 118: 1052-1061.

［15］Sorensen J, Kondrup J, Prokopowicz J, et al. EuroOOPS: an international, multicentre study to implement nutritional risk screening and evaluate clinical outcome［J］. Clin Nutr, 2008, 27: 340-349.

［16］Spanjersberg W R, Reurings J, Keus F, et al. Fast track surgery versus conventional recovery strategies for colorectal surgery［J］. Cochrane Database Syst Rev, 2011: CD007635.

［17］van Stijn M F, Korkic-Halilovic I, Bakker M S, et al. Preoperative nutrition status and postoperative outcome in elderly general surgery patients: a systematic review［J］. JPEN J Parenter Enteral Nutr, 2013, 37: 37-43.

［18］Varadhan K K, Keith R, et al. The enhanced recovery after surgery (ERAS) pathway for patients undergoing major elective open colorectal surgery: a meta-analysis of randomized controlled trials ［J］. Clin Nutr, 2010, 29: 434-440.

［19］Weimann A, Braga M, Carli F, et al. ESPEN guideline: clinical nutrition in surgery［J］. Clin Nutr, 2017, 36: 623-650.

［20］蔡威,邵玉芬.现代营养学［M］.上海：复旦大学出版社,2011：624-625.

［21］黎介寿.营养支持治疗与加速康复外科［J］.肠外与肠内营养,2015,22：65-67.

［22］中华医学会肠外肠内营养学分会加速康复外科协作组.结直肠手术应用加速康复外科中国专家共识（2015版）［J］.中华胃肠外科杂志,2015,18：785-787.

附 欧洲肠外肠内营养学会 2017 年 指南推荐意见

表1 营养管理常用词缩写及释义

缩 写	全 称	释 义
BM	biomedical endpoints	生物医学终点
GPP	good practice points	良好实践要点。根据指南制订小组临床经验推荐的最佳实践方法
HE	health care economy endpoint	医疗卫生经济终点
IE	integration of classical and patient-reported endpoints	整合传统终点与患者报告终点
QL	quality of life	生活质量
TF	tube feeding	管饲

术前必须空腹吗?

推荐意见1:

大多数患者不需要术前从午夜禁食。评估为没有误吸风险的患者,在麻醉前2 h应饮用清流质,麻醉6 h前允许固体食物摄入(BM、IE、QL)。

推荐等级A——高度共识(97%同意)

择期患者的术前代谢准备用碳水化合物治疗有效吗?

推荐意见2:

为了减轻围术期的不适症状,包括焦虑,术前夜和术前2 h应该给予口服碳水化合物(而不是空腹过夜)(B)(QL)。为改善术后胰岛素抵抗和缩短住院时间,接受大手术的患者可考虑采用术前补充碳水化合物(0)(BM、HE)。

推荐等级:A/B——高度共识(100%同意)——在工作组完成过程中根据最新的荟萃分析结果下调等级(工作组成员100%同意)

手术后有必要中断经口营养摄入吗？

推荐意见3：

一般来说，术后不应中断经口营养摄入（BM、IE）。

　推荐等级：A——高度共识（90%同意）

推荐意见4：

根据个体耐受情况以及手术类型来调整经口摄入营养方案，尤其要关注老年患者。

　推荐等级：GPP——高度共识（100%同意）

推荐意见5：

大多数患者应在术后数小时内就开始经口进食清流质。

　推荐等级：A——高度共识（100%同意）

何时对手术患者进行营养评估和治疗？

推荐意见6：

推荐在大手术术前和术后评估营养状况。

　推荐等级：GPP——高度共识（100%同意）

推荐意见7：

对营养不良和具有营养风险的患者有指征进行围术期的营养治疗。预计患者在围术期无法进食超过5天，或者进食量很少，无法达到推荐摄入量的50%超过7天者，应给予围术期营养治疗。在这些情况下，应立即进行营养治疗（首选肠内营养–ONS或者TF）。

　推荐等级：GPP——高度共识（92%同意）

推荐意见8：

如果经口摄入或者肠内途径摄入不能满足能量和营养需求（低于能量需求的50%）超过7天，推荐联合使用肠内和肠外营养（GPP）。具有营养支持指征者，若对肠内营养有禁忌，如肠梗阻，则应尽快给予肠外营养支持（A）（BM）。

　推荐等级：GPP/A——高度共识（100%同意）

推荐意见9：

肠外营养应首选全合一（三腔袋或药房配制），而非多瓶输注系统（BM、HE）。

　推荐等级：B——高度共识（100%同意）

推荐意见10：

推荐营养支持标准化操作流程（standardized operating procedures，SOP），有助于确保有效的营养支持治疗。

　推荐等级：GPP——高度共识（100%同意）

推荐意见11：

对于肠内喂养不足的患者需要额外补充肠外营养，可以考虑通过肠外营养补充谷氨酰胺（0）（BM、HE）。

　推荐等级：B——共识（76%同意）

有口服补充谷氨酰胺的指征吗？

目前为止,对口服补充谷氨酰胺尚无明确的推荐意见(0)。

有单独补充精氨酸的指征吗(静脉或肠内)？

目前为止,对于静脉或者肠内单独补充精氨酸尚无明确的指征(0)。单独使用精氨酸的依据不足。

有静脉补充 ω-3 脂肪酸的指证吗？

推荐意见 12:

仅对于肠内营养喂养不足需要用肠外营养支持的患者才考虑术后使用含有 ω-3 脂肪酸的肠外营养(BM,HE)。

推荐等级:B——多数同意(76%同意)

有富含免疫营养素的特殊口服/肠内配方应用指征吗？

推荐意见 13:

癌症手术的营养不良患者可以在围术期或至少是术后阶段使用含有免疫营养素(精氨酸、ω-3脂肪酸、核苷酸)的特殊配方(B)(BM,HE)。

目前没有明确证据显示仅仅在术前阶段使用富含免疫营养素的特殊配方与使用标准口服营养补充剂的差异(0)。

推荐等级:B/0——共识(89%同意)

哪些患者可以从术前营养治疗中获益？

推荐意见 14:

具有严重营养风险的患者即使导致手术延迟,也应在大手术前就接受营养治疗,包括癌症手术(BM)。通常营养支持7～14天比较适宜(0)。

推荐等级:A/0——高度共识(95%同意)

推荐意见 15:

只要可行,首选口服/肠内途径(A)(BM、HE、QL)。

推荐等级:A——高度共识(100%同意)

何时进行术前口服营养补充或者肠内营养？

推荐意见 16:

当患者从普通食物的摄入中无法满足机体能量需求,则建议在术前补充口服营养补充剂,无论是否存在营养不良。

推荐等级:GPP——共识(86%同意)

推荐意见 17:

术前阶段应该对所有营养不良的癌症患者以及准备接受腹部大手术的高风险患者进行口服营养补充(BM、HE)。患有肌少症的老年患者是特殊的高风险患者。

推荐等级：A——高度共识（97% 同意）

推荐意见 18：

首选富含精氨酸、ω-3 脂肪酸和核苷酸的免疫调节口服营养补充剂（0）（BM、HE），术前应用 5～7 天（GPP）。

推荐等级：0/GPP——多数同意（64% 同意）

推荐意见 19：

术前肠内营养 / 口服营养补充剂最好应在住院前就开始使用，以降低院内感染风险，避免住院天数延长。

推荐等级：GPP——高度共识（91% 同意）

什么时候进行术前肠外营养？

推荐意见 20：

只有在通过肠内营养无法满足能量需求的营养不良或具有高度营养风险的患者，应该使用术前肠外营养（A）（BM）。推荐使用期是 7～14 天（0）。

推荐等级：A/0——高度共识（100% 同意）

术后营养

哪些患者可以从早期术后比管饲喂养中获益？

推荐意见 21：

对于无法在术后早期经口摄入营养以及预计口服摄入不足（<50%）超过 7 天的患者，应在 24 h 以内开始管饲喂养。特殊高风险人群包括头颈部或胃肠癌症大手术患者（A）（BM），严重创伤患者包括颅脑损伤者（A）（BM），在手术期间具有明显营养不良的患者（A）（BM）（GPP）。

推荐等级：A/GPP——高度共识（97% 同意）

应使用哪种配方？

推荐意见 22：

标准整蛋白配方适用于大多数患者。

一般情况下并不推荐使用厨房制备的匀浆膳，因为具有堵管和感染风险。

推荐等级：GPP——高度共识（94% 同意）

术后患者该如何进行管饲喂养？

推荐意见 23：

对于上消化道和胰腺大手术的所有准备行管饲喂养的患者，尤其是营养不良者，应考虑留置 NJ 或者 NCJ（BM）。

推荐等级：B——高度共识（95% 同意）

推荐意见 24：

如果管饲喂养有指证，应该在术后 24 h 内开始（BM）。

推荐意见25：

建议管饲喂养开始时减慢输注速度（如10～20 ml/h）。由于肠道耐受性有限，增加输注速度时要谨慎、个体化。达到目标摄入量的时间因人而异，可能需要5～7天。

推荐等级：GPP——共识（85%同意）

推荐意见26：

如果需要长期管饲喂养（＞4周），如严重颅脑损伤，推荐经皮置管（如经皮内镜下胃造口术——PEG）。

推荐等级：GPP——高度共识（94%同意）

出院后哪些患者适宜用EN？

推荐意见27：

对于围术期接受营养治疗且仍不能通过口服途径满足能量需求的患者，在住院期间定期评估营养状况，如有必要，出院后继续进行营养治疗，包括合理的膳食营养指导。

推荐等级：GPP——高度共识（97%同意）

器官移植

在实质脏器器官移植前何时需要肠内营养？

推荐意见28：

营养不良是影响移植结果的重要因素，因此建议监测营养状况。营养不良者，建议另外补充口服营养补充剂甚至应用TF。

推荐等级：GPP——高度共识（100%同意）

推荐意见29：

对于等待移植的患者，要求定期评定营养状况并予合理膳食指导。

推荐等级：GPP——高度共识（100%同意）

推荐意见30：

对于活体供者和受者的推荐意见同腹部大手术患者。

推荐等级：GPP——高度共识（97%同意）

实体器官移植术后合适进行营养治疗？

推荐意见31：

心、肺、肝、胰腺和肾移植术后，建议24 h以内尽早摄食或者进行肠内营养。

推荐等级：GPP——高度共识（100%同意）

推荐意见32：

即使小肠移植后，也可尽早使用肠内营养，但在第1周内谨慎加量。

推荐等级：GPP——高度共识（93%同意）

推荐意见33：

必要时应联合使用肠内营养和肠外阴阳。建议对所有移植患者均应进行长期的营养监测和合理的膳食指导。

推荐等级：GPP——高度共识（100%同意）

减肥手术

减肥手术患者何时进行围术期营养治疗？

推荐意见34：

减肥手术后应建议早期经口进食。

推荐等级：0——高度共识（100%同意）

推荐意见35：

简单的减肥手术不需要使用肠外营养。

推荐等级：0——高度共识（100%同意）

推荐意见36：

万一出现较大并发症或是需要再次手术者，可考虑留置鼻腔肠管或进行针刺导管空场造口术（0）。

推荐等级：0——共识（87%同意）

推荐意见37：

更多推荐意见同腹部大手术患者的推荐意见（0）。

推荐等级：0——高度共识（94%同意）

表2　2002营养不良危险因素筛查表（NRS 2002）-A

第一步：预筛查	是	否
1. BMI＜20.5？		
2. 患者在最近3个月内是否有体重减轻？		
3. 患者在最近1周内是否有膳食摄入减少？		
4. 患者的病情是否严重？（如正在进行）		

注：患者如有1个问题的回答为"是"，则进行第二步筛查；如每个问题的回答都为"否"，则以后每周进行一次预筛查

表3　2002营养不良危险因素筛查表（NRS 2002）-B

第二步：正式筛查		
	营养状况	疾病状况（营养素需要量变化）
0分	营养状况正常	营养素需要量与正常人一样
1分	3个月体重减轻＞5% 或在上周膳食摄入量减少25%～50%	髋部骨折* 合并急性并发症的慢性疾病，如肝硬化*、慢性阻塞性肺疾病*、**血液透析、糖尿病、肿瘤**

（续表）

第二步：正式筛查		
	营养状况	疾病状况（营养素需要量变化）
2分	2个月内体重减轻＞5% 或体重指数（BMI）为18.5～20.5 或上周膳食摄入为正常摄入量的25%～50%	胃部外科大手术* 脑卒中* **严重肺炎，恶性贫血**
3分	1个月内体重减轻＞5%（3个月内体重减轻＞15%） 或BMI＜18.5 或上周膳食摄入为正常摄入量的0%～25%	头部损伤* 骨髓移植* 重症监护患者（APACHE＞10）
得分		＋得分＝总分
年龄：如果年龄≥70岁，总分加1 总分≥3：患者有营养不良的风险，应进行营养干预 总分＜3：患者每周进行一次上述营养筛查（如患者准备进行大手术，应进行预防性营养干预计划，这样可以降低营养不良的风险）		

*表明确诊的患者直接归为此类；黑体字标注的病例按照以下标准归类

疾病严重程度标准：

1分：患者患有慢性疾病并因并发症而住院，患者身体虚弱但可以定时下床活动。患者对蛋白质的需求量增加，但大多数病例通过正常膳食或口服营养素补充剂就可以满足需求

2分：患者卧床休息，如胃部外科大手术。患者对蛋白质的需求量大大增加，一些患者必须通过人工喂养才能满足需求

3分：重症监护患者，如使用呼吸机的患者。患者对蛋白质的需求量增加，并且通过人工喂养也不能满足需求。蛋白质分解和氮丢失显著减少

第三十七章
日间手术室护理与管理

日间手术室是日间患者实施手术的地方,具有手术患者多、周转快、人员进出频繁的特点,这给管理带来一定难度。目前国内医院的日间手术室一般有两种规划方案:第一种是日间手术与住院手术共用同一手术室,或从手术部划出几间手术室,供全院统一安排日间手术;第二种是医院内设立独立的日间手术室,仅对日间手术患者开放。本章主要介绍独立的日间手术室护理管理。

第一节　日间手术室建筑布局与设施

日间手术室是为患者集中进行手术治疗、诊断的重要场所。手术室工作质量直接影响着医疗效果和患者的预后,甚至关系到患者的生命安危。在设计和功能上,日间手术室的复杂程度与住院部的手术室是不一样的。日间手术室建筑设计应注重前瞻性,作为日间手术中心的重要部门,也要考虑日间管理中心和日间病房的建筑设计,不同医院应根据医院的实际情况和规模,预期的手术总量及准备开展的手术种类,确定手术室的建筑布局和区域划分。

一、日间手术室建筑设计要求

日间手术中心的设计对其功能及经济上的成功都是至关重要的。日间手术中心的设计有两种最基本的模式,即"跑道"模式和"无跑道"模式。"跑道"模式中,患者有一条单一方向运动的路线,依次通过入口、术前区域、手术室、术后康复区域,最后离开日间手术中心。该设计的优点是术前、术后的患者不会混合,患者便捷;缺点是需要较大的空间和更多的护理人员。在"无跑道"模式中,术前、术后的患者会混在一起,护士往往需要同时护理多名患者。各家医院要根据自身的情况选择日间手术中心的建筑设计模式。总之,日间手术室、麻醉恢复室、日间手术病房宜建立在统一平面或上下楼层,以便提高手术室的手术效率;麻醉恢复室的床位数宜与手术间相同,满足周转要求并保证患者安全。

手术室的设置应充分体现人员及物品流程的科学性和感染预防的可控性。手术室要求分区明确、洁污分流。日间手术室应为洁净手术室，其洁净度级别应符合所开展手术的质控要求。新建手术室应避开污染源，不宜设在首层和高层建筑的顶层，并宜与密切关系的手术科室、病理科、消毒供应中心、放射科等邻近设置。应设专用电梯2部以上，洁污分开，供运送手术物资、患者及手术室工作人员等，电梯空间宜大，能够容纳2辆转运推床较佳。建设日间手术室时，应根据医院规模及发展需要、预期的手术总量、准备开展手术的专科特点、日间病房床位数等设置手术间数和房间的净化级别，考虑开展骨科手术等需拍片的日间手术室必须设置X线防护房间，并按照放射防护标准设计、施工与验收，手术间功能要满足不同病种手术的需求。普通手术间的数量与病床一般按1:（20～25）的比例计算，日间手术节奏较快，手术间与日间病床的比例建议为1:（10～15）。手术间的面积要根据手术间的级别、相适应的手术范围所需要的设备、人员数量来确定，理想面积应为40 m²，未来的手术室可能需要更大的空间，以便容纳机器人或半自动机器人设备，但对于局麻手术和无须大型设备的中小手术，30 m²的空间面积即可。手术间净高不宜低于2.7 m，有设备层时，层内设备、管道的安装与操作空间不应影响人员活动、操作和通行，梁下净高不宜低于2.2 m，手术间净宽不宜小于1.4 m。

二、日间手术室内部布局和设施

手术室的布局类型比较多，如单通道、双通道以及多通道等形式，应用较多的是双通道型，内部流程、布局可依据2014版《洁净手术部建筑技术规范》。手术室组成包括卫生通过区（换鞋处、更衣室、淋浴间等）、手术区（无菌手术室、层流净化手术室等）、手术辅助区（洗手区、麻醉准备室、手术耗材室、外用药室、标本室、仪器室、复苏室等）、消毒敷料区（消毒室、器械室、敷料室等）、办公生活区（医护办公室、示教室、用餐区等）和非手术区（患者家属等候区、家属谈话室）；应严格划分限制区、半限制区和非限制区，不同区域之间采取有效的隔离措施，并建立相应制度，限制人流、物流的相互干扰和影响；并拥有完全隔离的工作人员出入、患者出入、辅料器械循环供应3条路线。

手术间需配备吊式无影灯、电动手术床、麻醉机、监护仪、高频电刀、X线观片灯、器械桌、托盘、操作台、升降圆凳、脚踏凳、分类垃圾桶等必需的基本设施和开展各专科手术所必需配备的仪器设备。手术间可配置可独立播放的音响系统，营造轻松的工作环境。有条件的医院要安装计算机系统，实现手术室的信息化管理，并配置现代电子办公设备，每间手术间内至少配2台移动式电子工作站，供麻醉科医师和手术室护士使用。有教学任务的医院考虑设电视教学装置。

日间手术室配备的患者转运工具，宜手推轮椅车和转运床数量各半，接患者入室及运送清醒的患者可采用手推轮椅车，以加快患者的转运速度。国外有部分医院直接使用手术推床转运患者，其结合了转运床的便利和手术床的所有特性：可以向两边倾斜，也可以升高和降低，并装有固定板等附件，方便被放射线通透，而且牢固耐用。患者可以直接躺在上面接受麻醉、手术直到术后康复，减少了手术室工作人员对患者的搬动，而且节省时间，值得借鉴。

第二节　日间手术室的人员管理

日间手术室管理的核心是人员的管理,只有合理地建立日间手术室的组织结构,明确日间手术室护士的职责和要求,注重不同层次护士的培养,才有利于日间手术室的长远发展。护理业务技术管理是护理管理工作的重要组成部分,基础教学与专科培养相结合,以促进日间手术室护理人员向高度专业化方向发展。另外,日间手术室的人员管理也不可忽视工勤人员管理,以确保护理质量与手术安全。

一、护理人力资源的管理

日间手术室的护士要具备的素质能力要求包括:① 具备良好的医德和奉献精神,热爱护理事业,对患者有高度的责任感和同情心,有崇高的慎独精神。② 良好的身体素质和较强的心理调节能力,保持身心健康。③ 较强的学习能力,具备较完整的知识结构,过硬的操作技能,能全面并熟练地配合各个专科的手术。④ 良好的沟通能力和与人协作精神。⑤ 较强的应变能力,能处理手术突发事件。⑥ 教学及科研能力,善于发现问题,提升工作质量。

日间手术室的护理人员应当相对固定,可安排部分高年资护士专职日间手术室工作,在确保安全的情况下,部分护士短期轮转(1～3个月轮换),不宜频繁调动护理人员。人员数量应根据手术房间的数量、手术类型、手术室开放时间等配备,房间数量与护理人员的比例可参照1:2,在医院对日间手术的发展过程中,应不断评估护理人力资源情况并做调整。护士的结构比例应合理,主管护师、护师和护士的比例为1:3:6。护理岗位分护士长、洗手护士、巡回护士、器械物品管理员四类岗位(手术室规模大,可以分开设岗)。应明确各级护理人员的岗位职责,建立岗位责任制。日间手术室有独特的管理要求,必须设置护士长岗位,护士长负责整个手术室的运行管理,统筹协调各部门工作,要有扎实的手术室专科理论及技能水平,要有丰富的临床经验,要善于发现问题、分析问题、解决问题,要有很强的沟通组织能力;洗手护士负责协助术前准备、术中手术台上的护理配合及术后器械处理;巡回护士负责术前用物准备、术中台下的护理配合、术后患者管理、标本处置及手术计费等,另外还要负责房间管理,手术间按专科设置,责任人相对固定,一般需安排高年资护士;器械物品管理岗位负责手术器械、敷料及手术耗材的发放及管理,确保每台手术物资的供应。另外,日间手术室需聘任客服人员1名(没有条件的医院也可安排护士),负责手术信息调整和发布、电话联系、手术统计及各类报表、手术费用核查等工作。护理人员排班采取弹性工作制,根据手术室的开放时间合理安排不同班次,一般分早班、晚班和中班,要注意的是必须确保日间手术患者在夜间可能发生的紧急手术情况,建议护理人员的排班采取在医院备班制,或依托中心手术室的护理人力资源,以确保患者安全。

二、护理人员的教学管理

手术室专科护士是手术室护士的培养方向,现各大医院正在进行护士的能级分层管理,但日间手术室受到专科手术类型的限制,无法在本科室完成护士综合业务能力的培训,故日间手术室的护士只能相对固定,且需制订长期的培养计划,到中心手术室接受高、精、尖手术的培训,或低年资护士执行轮训制,以确保护士个人的发展。日间手术室也要针对本科室的工作特点,完善教学管理构架,制订带教方案,严把师资力量关,加强教学质量控制,拟定培训计划,如每日的晨间提问、每周的操作演示、每月的专科业务学习、每季度的理论与操作考核等。为确保培训的质量与效果,培训时间放在晨间较合适,即安排护士提前上班,根据培训内容定时间,一般7:00~8:00。培训形式除了集体授课,可以使用微课堂等灵活多样的新型教学方式。护士的教学更应注重业务能力培养,日间手术的开展涉及各个专科,专科化的定人配合是护理人员安排原则,各个专科都应设有带教老师,工作年限在5年以上,经培训考核后使用,专职配合该专科手术及带教。低年资护士根据各专科手术的特点及个人的工作能力,相对固定专科,按一专多能培养。在教学内容方面,新技术新业务的开展,可先聘请专科主任授课,详细讲解手术目的、解剖及具体的手术步骤和配合要求,继而安排专科护士在手术配合的理论及操作方面对全科护士进行培训,增加医护配合的联动性,如果有新的设备需邀请工程师来进行设备培训。护士长要定期整理已开展的日间手术的护理培训资料,要求图文并茂并打印成册,或电子档储存在电脑里方便护士学习,并要不断更新及完善。

三、工勤管理

工人是日间手术室内一个重要的特殊群体,主要负责患者接送、保洁、术后的垃圾及敷料处理、标本送检、物资领运等工作,与手术室的服务质量和医疗安全密切相关。日间手术室的工人人力配备不得低于普通手术室,为确保日间手术的高效运行,应适当放宽人力,手术间与工人的比例为1:2。大多数医院工人都是使用外包服务,手术室工人由公司和医院共同管理,各家医院应根据自身的人力情况特点设置工人岗位,如工人组长、门口接待员、运送、保洁、麻醉准备室、复苏室、外勤、生活员等,需建立一整套日间手术室工人的岗位职责、工作流程、规范作业标准、培训考核制度、奖惩制度、新进工人带教培训制度、考勤制度等制度流程。日间手术室的保洁,按区域划分,采取包干责任制,并在包干区公示责任人。规范培训是工人管理的重点内容:① 需制订试岗人员培训计划,按计划培训与考核,合格者录用。② 根据岗位职责进行岗位培训,安排专职工勤带教,考核合格后才能独立上岗。③ 制订在岗工人月培训计划,按计划执行。④ 每季度按岗位进行一次理论和操作考试。⑤ 每月进行一次工作质量分析会,对存在的问题制订整改措施,加强培训和考核。⑥ 可培训专职器械工人,负责处理术后器械及运送,节约护理人力的支出。

建议采用工人工作的量化管理模式,即在病员进出口通道的缓冲区设调度站,设内线呼叫电话、办公电脑、座椅、工作登记表单,并播放轻音乐舒缓工人工作的紧张疲劳感。工作量细分为接患者(需注明来回时间,超过平均时间必须注明原因)、送患者回病房、送患者进恢复室、送冰冻标本、外出杂务等。设计保洁工作量表,工作量分为连台手术保洁、手术房间终末保洁。工人组长负责监管与协调,运送工人在调度站待命,保洁工人集中在手术房间后门的污通道待命。手术室内护士有工人需求时通过内线电话与调度站联系,告知房间号与工作内容,工人自主接听电话并主动完成工作,需要保洁工人时,调度站通过对讲机联系保洁工人,每项工作完成后要求工人在工作量登记表上记录工作时间和内容。各项工作根据劳动的平均时间、技术难度等给予不同的赋分(如接患者和送患者进恢复室1分,送患者回病房1.5分,送冰冻标本2分),组长每天统计运送及保洁工人的工作量并公示大家的劳动分值,提醒分值较低人员,平衡工作量,月底把工作量统计及质量考核上报给护士长,给予相应的奖惩。工人工作量化的管理模式营造了手术室安静、有序的工作环境,也体现公平、公正、公开的原则,充分调动了工人的工作积极性,有利于手术室管理工作的开展。

第三节　日间手术室常用物品和设备管理

日间手术室的物资主要分为以下六大类:器械、手术耗材、外用药、仪器设备、其他固定资产(如家具)和非固定资产(如办公文具),各类物资由专职责任人分管,护士长总管。应建立物品管理制度与流程,包括高值物品管理制度、低值物品管理制度、外用药管理制度、器械管理制度、仪器设备管理制度等。物品管理流程包括高值物品发放管理流程、低值物品发放管理流程、外用药发放管理流程、手术器械发放管理流程等。物品管理员要严格执行物品管理制度,按工作流程操作,并不断总结经验,改进流程,完善制度。

一、常用器械管理

手术器械是手术操作的基本工具,日间手术室要确保手术器械包的周转供应,常规手术与器械包的比例为1:(2~3),并要保证所有器械的良好功能及完整性,要安排专职护士管理器械,建立器械管理相关制度。器械清洗、消毒、灭菌及监测须符合《医院消毒供应中心WS310-2016》行业标准。

（一）器械管理制度

（1）手术室一般器械由本院供应室或外包公司负责清洁保养,由专人负责核对打包,特殊器械由各科组长负责清洁保养。

（2）供应室护士或外包公司根据器械清点回执单整理包装器械,包装前应认真检查器械的完整性,确保手术器械完好。

（3）洗手护士在手术前和手术结束后根据器械清点单清点,如物品有不符时,应及时通知供应室,防止器械遗失。

（4）术中出现器械损坏情况,由洗手护士及时作上标记,手术完毕及时给予调换。

（5）洗手护士在手术后发现器械遗失现象,必须负责寻找追回,无法追回者上报护士长,护士长组织相关人员进行讨论分析,查找原因,酌情做出处理决定。

（6）手术室器械一律不得外借，如有特殊情况（手术医师外出抢救患者或帮助外院手术）须由医务部开具证明，经护士长同意后方可外借，并需登记。

（7）灭菌器械必须存放在恒温、恒湿的无菌室内。每日晨检查无菌包的有效期，保证无过期包，保持无菌室清洁整齐，无菌包按有效期的先后顺序排列，分类放置。

（8）手术科室出资购置的器械，不得由医师自带，需交由手术室统一管理，登记造册，损耗均由手术科室自行负责。

（9）器械管理员根据手术通知单提前一天做好器械、敷料的发放工作，如果不够于次日晨再次补充发放，确保准确无误。器械库房设登记本，做好入库及损耗记录。

（10）护士长督查各类精密器械的保养管理工作，并做相应记录。

（11）外来手术器械的清洗、消毒、灭菌、监测应符合WS310的规定，并建立完整的信息追溯管理体系，确保外来手术器械的处理和使用信息完整、可追溯。

二、腔镜器械管理

微创外科技术已经在腹部外科、泌尿科、妇产科、骨科、耳鼻喉科等广泛开展日间手术，手术室应根据手术量及专科的发展，配备足够的腔镜设备及器械。腔镜器械较为复杂、价格昂贵且精密，应妥善保管，正确使用。腔镜器械应有专门的存储柜，各类镜头及器械按专科分类放置，标识清楚。现手术室内已取消戊二醛浸泡灭菌方法，各类镜头采用低温等离子灭菌效果较好，但灭菌周期较长，故应该按日均使用量配置备用数量。镜头不得单独存放，要购置相配套的存放盒，每次使用前及术后必须检查镜头的清晰度，是否有裂痕，镜身要有编号，每次使用要做好登记，输尿管电子软镜等特殊贵重镜头要由专科护士管理，根据科室规定限定医师的使用权限。器械包要配置专用的篮筐，每把器械要悬空放置，不得受压，防止变形。腔镜器械零包需在包外注明器械名称，与普通器械分开放置，方便取用。洗手护士要仔细检查器械的完整性，发现密封帽、螺丝等配件缺少及器械绝缘部分损坏应及时更换；术前检查操作钳的旋转功能、闭合功能及带锁器械功能，发现功能不佳应及时更换；术中妥善管理各类器械，可制作保护袋，防止器械意外掉落；术后应将腔镜器械拆卸至最小化，防止遗失小零件，在手术室预处理后，送供应室集中按规范清洗与灭菌。

三、手术耗材管理

一次性使用无菌医疗器械是指无菌、无热源、经检验合格，在有效期内一次性直接使用的医疗器械。中华人民共和国国务院令第680号《国务院关于修改〈医疗器械监督管理条例〉的决定》："第三十二条　医疗器械使用单位购进医疗器械，应当查验供货者的资质和医疗器械的合格证明文件，建立进货查验记录制度。并按照国务院食品药品监督管理部门规定的期限予以保存。国家鼓励采用先进技术手段进行记录。第三十三条　运输、贮存医疗器械，应当符合医疗器械说明书和标签标示的要求：对温度、湿度等环境条件有特殊要求的，应当采取相应措施，保证医疗器械的安全、有效。第三十四条　医疗器械使用单位应当有与在用医疗器械品种、数量相适应的贮存场所和条件。医疗器械使用单位应当加强对工作人员的技术培训,按照产品说明书、技术操作规范等要求使用医疗器械。"

日间手术室的手术耗材种类繁多,按价格高低可分为高值耗材及低值耗材(各家医院无统一的价格划分标准),应根据国家规定及医院特点建立耗材管理制度,如手术耗材申领制度、手术耗材试用制度、手术耗材质量不良事件上报制度等。手术室必须设置专职耗材管理员,做好出入库管理,确保物资供应。高值耗材必须严格管理,有条件的医院可采用信息化管理手段,将医院信息管理系统(HIS)与物流系统进行有机整合,建立耗材产品信息库,使用医用高值耗材存储柜,实现高值耗材全程可追溯管理。为降低医院耗材成本,高值物资可要求供货商备货,型号较多的耗材备常用规格,特殊型号临时送货;备货量必须征询临床科室的意见,参照每日、每周、每月使用量备货。订货量根据备货量和次日手术需求量,要求供货商必须保证每日有物流配送物资,有同类新进耗材,原则上先用完原库存。高值耗材中的不可收费物资(如超声刀刀头),需要建立临床科室的使用登记本,以便医院核算科室成本。专职管理员根据手术通知单,准备次日手术所需高值耗材,特殊规格及物资要求医师标注在手术通知单上;手术日晨,房间巡回护士和管理员双人核对及发放高值耗材并作登记;术中洗手护士和巡回护士双人核对,根据医师需求提供高值耗材;术后,巡回护士和洗手护士双人核对高值耗材名称及数量,完成收费;手术结束后,巡回护士返还剩余高值耗材,与管理员双人核对,管理员完成高值耗材的核账,如有问题及时处理。低值耗材(如刀片、缝线、手套等)大部分都不能收费,也是手术室管控手术成本的重要内容,设专职或兼职低值耗材管理员。低值耗材管理方法如下:① 手术房间低值耗材按专科进行设置,设定基数(除手套备用1周)。② 每日房间的低值耗材按基数及次日手术需求提交申请。③ 专职工人协同护士发放及库房管理。④ 专职物管和低值管理员协同进货及入库。⑤ 每日生成报表,动态反映库房及物资使用情况。⑥ 根据低值物资的房间用量、使用总量等报表核算手术低值耗材成本。每个月末盘点库房各种物品的余量,统计出入量。

另外,专职管理员应将领回的物品与领物单核对,如有疑问,及时与医院仓库联系,做入库登记工作。定位放置各类物资,保持库房耗材处于备用状态。每个月5号前上交各类物资使用情况报表,有异常情况及时向护士长反应。

四、常用设备管理

随着微创外科的发展,医院对手术设备的投入不断增加,日间手术室的设备越来越多,而且越来越精密及贵重。日间手术室作为公共平台科室,所有新购设备建议由日间手术室申请,便于统一调配资源,而且应根据手术量及发展需求逐步添置,所有贵重设备应每年做效益分析工作,最大限度发挥设备用途、资源共享,降低成本避免其闲置造成浪费。日间手术室应建立规范的设备管理制度,护士应掌握不同仪器设备的工作原理及适用范围,正确操作并妥善保养。设备管理基本要求包括:① 手术室和医院设备科共同对所有设备建立账册、存档备案,含设备的名称、型号、数量、出厂日期、生产厂家、价值、销售商、联系电话、附件名称及数量、设备编号等相关资料,并且在设备的醒目位置粘贴该设备的身份编号(二维码或条形码为宜),无身份编号的设备不得使用,需向设备科报备,试用设备需走医院流程,在试用期内使用,设备科负责定期(每年1～2次)盘查手术室内所有设备情况并做记录。② 手术室内应设有专职设备管理员,专科设备可由专科责任护士负责,承担对设备的使用、维护及保养的职责,每日需做表面的清洁,注意选择正确的清洁工具,防止划伤设备表面。③ 新购设备使用前必须由工程师在科室进行全员关于设备原理、适用范围、注意事项等相关理论知识讲解,对实践操作进行演示、培训,需灭菌使用的配件要公司提供使用说明书,注明消毒方法方可灭菌,一次性使用的配件不得反复使用。每台设备需配备操作流程图及常见故障解决方法图谱资料。④ 手术前应检查设备是否处于良好备用状态;术时要注意各类报警信息并及时处理,各功能键调节应从小到大逐渐增加功率,确保设备使用安全;术后应将所有的功能键都归零,及时关闭电源、气源开关。⑤ 设备使用后需登记,信息包括科别、主刀、使用时间、设备状况等内容,有条件的医院可以将设备管理系统和手麻信息系统绑定,便于护士操作和统计。⑥ 设备发生故障需及时向设备科保修,由专职工程师负责检修,应建立设备定期保养制度,每月1次巡检较合适,并要做记录。腹腔镜冷光源线、冷光源灯泡、显微镜灯泡等常用设备耗材,手术室需有备货,以免影响设备使用。

第四节　麻醉与护理配合

　　日间手术室必须配备各类常规麻醉与围术期管理用药及抢救药品,以及成熟的抢救流程。麻醉方式的选择需考虑手术和患者两方面因素,应选择既能满足手术需求,又有利于患者术后快速恢复的麻醉方式。腰麻和硬膜外麻醉都可能引起尿潴留,患者需下肢感觉运动功能完全恢复后方能回家,椎管内感染及出血等并发症可能在术后数日内才发生,故日间手术一般不优先选用这两种麻醉方式。全身麻醉是日间手术应用最广泛的麻醉方法。超声引导下神经阻滞技术的不断完善,为日间手术神经阻滞的开展提供了保障,建议尽可能采用。以下主要介绍这两种麻醉方式的护理配合。

一、全身麻醉的护理配合

　　手术前,应帮助患者了解全身麻醉这一麻醉方式,给予心理支持;麻醉前完成手术医师、手术室护士和麻醉医师的三方核查;备好急救药品和器材,检查负压吸引装置使其呈完好备用状态,以便吸除呼吸道分泌物;检查手术患者约束保护是否松紧适宜,以免影响肢体血液循环;麻醉诱导时,及时传递必要的用品,协助麻醉医师操作。术中,手术室护士要及时反馈患者的手术情况,如牵拉脏器、上止血带、出血等,观察患者尿量、末梢循环及体温,为麻醉医师用药提供信息。术后,患者苏醒期易发生躁动,要做好患者的制动工作,正确使用约束带,妥善固定各类导管,正确搬运患者。

二、阻滞麻醉的护理配合

　　采用局部浸润和区域阻滞麻醉,可减少全麻术后常见的不良反应(如恶心、呕吐、眩晕、乏力等），用稀释的局麻药在手术部位局部浸润是减少术中阿片类镇痛药剂量和减轻术后疼痛最简便、安全的方法，有利于日间手术患者术后早期出院。手术室护士需遵医嘱准备麻醉药，并与实施阻滞麻醉的麻醉医师进行双人核对，核对无误后方可使用。上麻醉时，护士需协助麻醉医师放置麻醉体位，安抚患者情绪，做好解释工作。提醒操作者每次注药前均要回抽，确定不在血管内方可注射，以防局麻药注入血管内。注意麻醉药物用量的计算，防止超量。局麻药物有可能引起过敏反应、循环系统抵制、呼吸系统抵制、中枢神经系统抑制及中毒，手术进行过程中必须加强患者的巡视和监测。术中，巡回护士还需关注患者的主诉及疼痛情况，如有必要配合静脉用药。术后，需根据麻醉医师的医嘱，送患者至恢复室观察或直接送至病房。

第五节　日间手术室的运行效率管理

日间手术室的运行涉及科室、人员、设备等诸多因素，通过加强各科室之间的沟通以及时间管理，是提高手术间利用率和手术室工作效率的重要保证。合理的手术室工作流程可以提高手术室工作效率，避免护理安全隐患。

一、日间手术排程管理

手术排程是日间手术流程中重要的一个环节，日间手术的有序开展与手术排程管理直接相关，科学合理的手术排程可以减少手术科室人力物力资源的浪费，提升手术科室工作效率，提高手术医护人员满意度。

（一）手术排班相关制度

手术排班相关制度主要包括：① 明确规定各专科手术日，由日间手术室负责安排相应的手术房间和台次。② 每个手术科室都应安排专职医师总负责日间手术的协调工作。③ 手术医师在提交日间手术申请时必须注明手术日、手术室、手术时间、术前诊断、拟施手术名称、左右侧、是否感染伤口（感染菌种）、特殊要求（如单孔胆囊腹腔镜）、主刀医师、麻醉方式、联系方式等相关手术信息。④ 日间手术申请截止于手术前一个工作日的11时。⑤ 手术排班后原则上不予增加手术，一般按手术台次进行手术，可根据房间使用情况临时调整。⑥ 手术申请更改与撤销：日间管理中心若未提交手术申请，则由日间管理中心更改与撤销手术，若已提交成功，则由手术室撤销手术申请，并录入停刀原因，纳入手术科室的日间手术考核指标。

（二）手术排班方式

主要采用信息化手术排班方式。手术排班管理软件由医院信息科和软件开发公司共同研制，与麻醉系统为同一系统。主要功能有：① 从 HIS 导入手术申请。② 根据手术房间、手术类型、手术医师、科室代码等自动排序。③ 自动生成并导出手术排班表。④ 打印手术排班表。⑤ 将手术排班表自动发送至日间管理中心和麻醉排班系统，并在手术室的显示大屏滚动显示当日的手术排班。⑥ 通过各手术房间的局域网络功能,在家属等候区的显示大屏动态显示手术的状态(入室、麻醉开始、手术开始、麻醉结束、手术结束、入复苏室、患者出室)。⑦ 统计功能(包括手术量、护理人员绩效工作量等)。

(三) 手术排班流程

日间手术排班流程:手术医师提交日间预约手术申请→日间管理中心确认手术并于手术前一个工作日11时前提交电子手术申请→日间手术室综合排班→系统自动发送排班至日间管理中心→日间管理中心联系医师和患者。

日间手术室的手术排班主要由专职文员完成,护士长负责进行整体调整和确认。日间手术室需备有详尽的手术医师联系手册,确定台次前,要求和医师电话确定手术的台次和时间,便于手术当日房间的整体协调。日间手术排班原则:一般优先安排高龄或有特殊病情的患者;先安排需要麻醉的手术,集中安排局麻手术;主刀医师有时间需求的手术;需做冰冻切片的手术;需安排洗手护士的手术;各方面应综合考虑,统筹兼顾。

二、日间手术首台开台时间管理

影响日间首台开台的因素主要为患者未入院、医嘱未开和停刀换患者。日间手术的对象是某些特定的较轻疾病患者,故会因为天气或者患者主观原因导致患者晚入院现象;医嘱未开是因为医师查房、交班、处理病房事物等未到达日间病区;患者未按要求禁食禁饮、停用药物,女性患者来月经等是停刀换患者的主要原因。为确保日间手术首台准时开台,建议医院设有专用日间患者收费窗口,患者执行分时间段办理入院,保证错峰工作;管理中心需在术前一天电话联系患者,确认手术并做好宣教工作;病房为首台手术患者开放绿色通道,各项工作可优先,提前做好术前准备;手术室提前联系病房了解患者的术前准备情况,并且电话通知主刀医师,根据情况适当调整台次,以避免等候患者及医师的情况;手术室需协助医务部加强对首台开台时间的督查和奖惩。

三、日间手术接台时间管理

影响日间接台效率的因素主要为:手术医师业务技术熟练程度不一,相同手术不同医师施行手术时间不一;等待手术医师,手术医师忙于病区事务、在其他手术室内手术或会议等,无法及时赶来;术前准备未完成或转运问题,等待患者入室;复苏室床位的周转困难;周转器械困难,等待器械等。日间手术需强调日间手术医师资质的核查,医务部要有手术考评机制;加强对医师个人原因导致延迟接台时间的督查和惩罚;手术室需加强与病区的沟通,了解患者的术前准备情况,如有必要调整台次;设2部手术室专用电梯,专人操作;基建时需考虑复苏室的床位周转及人力资源配置,保证有效运转;手术室需增加特殊器械的配备,如关节镜器械、输尿管镜等,缩短周转时间。另外,手术室需设专科护士,确保手术配合质量;设房间专管护士,手术房间按专科安排手术,设备及各类一次性耗材根据专科需求配备;做好手术物资的及时供给,强调接患者前,房间所有的手术物资必须到位,避免等待物资;提高运送及连台保洁的工作质量和效率。充分利用医院信息系统,如从"手术麻醉信息系统"实时获取手术操作每个步骤的开始时间,为医务部门及时介入进行手术延迟原因分析奠定客观基础,有针对性地敦促相关科室及时整改,可取得较好的管控效果。

第六节 日间手术室的安全管理

随着我国公共卫生体系的快速发展,患者对医疗护理质量的要求及法律观念的不断增强,护理安全成为衡量护理服务的重要指标,也是患者就医选择的最直接、最重要指标之一。日间手术室是对日间手术患者实施手术、治疗的重要场所,手术中患者会面临各种风险因素,尤其是经过麻醉后,很多隐性疾病都会显现出来,引发术中很多不确定因素,而此时护理行为的偏差会直接影响手术患者的生命安危。

一、日间手术室常见安全问题及防范

在2017年美国手术室护理协会发布的围术期护理实践的标准中,重点强调了"正确手术部位核对方案、转运安全、药物治疗不当、物品遗留、控制感染、疼痛管理、术中体温控制、电解质平衡"等方面安全问题。日间手术室的工作具有节奏快、手术时间短、手术量多、人员流动性大、劳动强度大、工作持续时间长等特点,因此日间手术室常见安全问题有错误手术患者、手术部位及术式,手术仪器设备安全,手术病理标本安全,手术室内感染安全等问题。

(一)手术患者、手术部位及术式错误

1. 简述

由于日间手术患者均是当天入院、当天手术,医患及护患之间交流时间缺乏,应加强各个环节的交接,严格执行患者交接制度,杜绝手术患者、手术部位及术式错误发生。并且日间手术患者多、手术时间短、周转快,手术室护士无法进行术前访视,因此在手术前,手术护士、麻醉医师、手术医师三者应仔细查对患者的相关信息,确认全身麻醉及椎管内麻醉患者术前禁饮禁食情况、术前准备、手术部位及手术部位标识等。

2. 安全防范措施

(1)患者交接 ① 制订运送患者制度,规范各个环节的交接,杜绝隐患发生。手术前,手术室巡回护士与病房护士电话联系,核对准备入室手术患者的姓名、床号、术前准备是否完成。手术室工勤抵达病房后,出示"接手术患者通知单"和"手术房号牌",与病房护士至手术患者床前,凭借病历、手术患者的身份识别腕带共同核对手术患者基本信息及带入手术室的用品,检查患者全身皮肤和手术部位备皮等情况后,在"手术交接转运单"签名。患者入室后,巡回护士根据转运交接单完成核对并签字。术后,手术室巡回护士检查患者全身皮肤情况及带回病房用品,正确填写转运交接单,与复苏室护士交接,局麻患者与病房护士交接并签字。② 各个环节的交接人员必须规范填写手术患者转运交接单,护士长加强巡视和督查。③ 特殊患者(如压疮)重点交接,提高护理人员的重视程度,杜绝隐患发生。

（2）制订手术安全核查制度　依据《中华人民共和国职业医师法》《医疗事故处理条例》《医疗机构管理条例》《护士条例》，制订手术安全核查制度。各级各类手术，其他有创操作均需按规定执行。

（3）实施手术安全核查制度　手术安全核查由手术室护士主持，三方共同执行并逐项填写《手术安全核查表》。① 麻醉实施前，手术医师、麻醉医师和手术室护士三方按《手术安全核查表》依次核对患者身份（姓名、性别、年龄、住院号）、手术方式、知情同意情况、手术部位与标识、麻醉安全检查、皮肤是否完整、术野皮肤准备、静脉通道建立情况、患者过敏史、抗菌药物皮试结果、术前备皮情况、假体、体内植入物、影像学资料等内容。② 手术开始前，三方共同核查患者身份（姓名、性别、年龄）、手术方式、手术部位与标识，并确认风险预警。手术医师陈述预计手术时间、预计失血量、手术关注点及其他情况。麻醉医师陈述麻醉关注点及其他情况。手术室护士陈述手术物品准备情况，向手术医师和麻醉医师报告。手术物品准备情况的核查由手术室护士执行并向手术医师和麻醉医师报告，核对后三方签名。③ 患者离开手术室前，三方共同核查患者身份（姓名、性别、年龄）、实际手术方式，术中用药、输血的核查，清点手术用物，确认手术标本，检查皮肤完整性、动静脉通路、引流管，确认患者去向等内容，核对后三方签名。④ 手术安全核查必须按照上述步骤依次进行，每一项核查无误后方可进行下一步操作，不得提前填写表格。

（二）手术仪器设备安全

1. 影响手术仪器设备安全的原因

医疗仪器设备是现代医疗的重要组成部分，广泛应用于各种疾病的临床诊断、治疗、保健和护理中。应用于医疗活动中的医疗仪器设备包括保温箱、除颤仪、心电监护仪、电刀工作站、呼吸机、输液泵、多普勒彩色超声仪等，但受到技术准入资格不严格、工作人员安全意识差等因素的影响，护理人员使用医疗仪器设备时存在较多的护理安全隐患。另外，也存在医护工作人员为了工作便利而违规操作，导致医疗仪器设备不能正常发挥功能。

2. 安全防范措施

（1）完善医疗仪器设备操作流程　由专业技术人员为每一件医疗仪器和设备制订操作流程和注意事项卡片，并悬挂于仪器设备上，便于手术医师和护理人员查看。

（2）医疗仪器设备评估　使用医疗仪器设备前，使用者必须对仪器设备性能进行评估，对相关参数进行调整，仪器设备使用完毕后及时将其整理归位，并记录使用情况。

（3）相关技能培训　不断加强护理人员的职业技能培训，提高护理人员的安全隐患防范意识。提高医疗单位医疗仪器设备管理工作质量，医院相关管理工作人员应定期组织医疗仪器设备管理中心人员进行职业技能培训。

（4）医疗仪器设备管理制度　① 由专业人员进行维护，确保医疗设备始终保持良好的备用状态，建立贵重、应急医疗仪器设备管理档案和维修、维护记录本。② 不断完善医疗仪器设备配置，严格执行报废更新制度。在确保临床相关检测数据准确性的前提下，使用单位可以尽其所能的延长医疗仪器设备的使用寿命。③ 对于严重磨损、老化的医疗仪器设备，上报相关部门，及时将其淘汰，以消除护理安全隐患。

(三) 手术病理标本安全

1. 影响手术病理标本安全的原因

手术病理标本是确定疾病性质及对患者实施下一步有针对性治疗措施的依据,在疾病诊断与治疗过程中具有十分重要的意义。日间手术室的工作具有短、频、快等特点,因此日间手术患者停留手术室时间短,标本发生意外风险率较高。影响日间手术病理标本安全的常见问题:① 标本名称混淆:同一手术中切取多个病理标本,未及时妥善保存,造成标本混淆。② 标本遗失:医护之间、护护之间有效交流不够等原因造成标本丢失。③ 标本变质:固定标本防腐处理不当,固定液所需浓度不正确或固定液未加至标准量导致标本腐败。标本袋漏、标本袋未封口放在标本柜内,打翻导致固定液的量不足也会造成标本变质情况的发生。④ 标本资料填写不完整、不及时:标本病理申请单、标本登记本和标本袋标签经常存在填写不及时、不完整的现象。标本病理申请单忽略手术医师的核对签名。

2. 安全防范措施

手术病理标本具有无可替代性与无可重复性的特点,保存和送检每个环节都不能忽视。依据《上海市综合性医院管理评估标准》《手术室护理实践指南2017版》,制订手术室标本管理制度,使得手术室病理标本规范化、流程化。手术病理标本安全管理的原则:即刻核对、即刻记录、及时处理。

(1) 手术病理标本正确管理　① 术前根据拟定手术名称,准备适用的标本容器。② 术中切下的标本,及时由洗手护士及时交接给巡回护士。③ 术中需临时冰冻切片化验的标本,不可浸入10%福尔马林溶液中。巡回护士应及时通知专职运送人员将标本直接送至病理科,并在冰冻标本登记簿上正确填写病区、床号、姓名、住院号、标本名称与已填全信息的病理申请单核对签名。

(2) 正确填写信息,防止手术病理标本错误　① 正确填写"标本标签"信息:姓名、病区、床号、住院号、标本名称。如标本名称分左、右侧,填写格式为:中文 + 首字母缩写(左 L 或右 R)。患者为血液传染者时需表明某病原体阳性。② 巡回护士先填写标本标签,必须再向洗手护士、主刀医师复述一遍填写的信息,无误后方能将标签贴在标本容器上。标本放入容器后,再放置手术房内固定位置。③ 手术结束后,手术医师负责填写病理申请单,并与巡回护士、洗手护士共同逐一核对病区、床号、姓名、住院号、标本名称和数量后双方签名确认,并在病理申请单左上角签上房间号及巡回、洗手姓名。标本确认无误后由两人共同放入标本专用柜内上锁。④ 标本放入专用柜内后,在标本登记册上规范填写(姓名、病区、床号、住院号、标本名称、手术医师、洗手护士、巡回护士)。

(3) 标本送检流程规范,防止手术病理标本遗失　① 每日定时送检标本,任何人不得将手术标本随意取走。② 手术医师取用标本与家属谈话,必须及时交回巡回护士,并进行交接确认。③ 手术医师须将手术标本带离手术室,必须由主刀医师在标本登记本上签名确认,并写明去向。④ 手术中取下的组织如用于科研研究等用途,必须征得主刀医师同意,并在"特殊组织签收本"上详细记录、签名。如为"课题研究",事先应填写申请单,由医务部、科研部部长、病理科主任统一签名,手术室做好登记备案,每次进入手术室留取标本,在门口管理人员处做好进出记录。

（四）日间手术室内感染安全

日间手术室是外科治疗的重要场所,控制日间手术室的感染问题直接关系到患者的手术安全和术后康复。

1. 感染高危因素

（1）手术室环境　由于日间手术节奏快、周转快,病种繁多,会发生个别手术人员随意在手术间内走动或者互串,并且如果术后手术室的环境未按标准处理等原因,都易破坏手术室内环境清洁。

（2）医护无菌操作　例如参加手术的人员外科洗手操作不规范,时间不充足,没有严格按照要求进行,导致二次污染。参加手术工作人员缺乏专业的培训,缺乏消毒和隔离意识,例如进入洁净区时,没有严格按照要求佩戴口罩和帽子,使手术间的洁净度下降。

（3）手术中器械、植入物等物品也是日间手术室的感染高危因素。

2. 安全防范措施

加强日间手术室的感染防控工作是保障日间手术患者安全、提高医疗质量的重要环节。日间手术室建立一整套健全、科学性强的管理体制,对于预防日间手术患者感染具有重要的意义。

（1）建立院感质控小组　发挥院感质控小组的领导作用,定期开展管理效果评估,建立手术室管理指标的记录模式。定期进行汇报和分析,定期对手术室的空气、物体表面、医护人员手、消毒剂、无菌器械等消毒合格率进行抽查和总结,及时发现问题并持续改进,降低手术室医源性感染率、手术器械污染率等。

（2）手术室环境的感控管理　定期对手术室进行全方位的消毒清洗,任何人员进入手术室后必须更衣,并且穿戴手术室专用衣裤、鞋帽和口罩。空气污染是手术中外源性细菌种植的主要来源。日间手术室工作量大,患者多为预约手术,连台手术多,应充分考虑到空气污染的可能,依照《医院洁净手术部建筑技术规范》(GB 50333-2013)要求进行空气层流净化消毒。定期安排专门的工作人员对手机室的空气消毒净化设备进行维护和清洁。

（3）手术无菌物品管理　① 应分类、分架存放:一次性使用无菌物品应去除外包装后进入无菌物品存放区,物品放置应固定位置,设置标识。物品存放架或柜应距地面高度≥20 cm,距离墙≥5 cm,距离天花板≥50 cm。接触无菌物品前应洗手或手消毒。② 具体存放要求:无菌物品存放区环境的温度、湿度达到WS310.1的规定时,使用普通棉布材料包装的无菌物品有效期宜为14天,未达环境标准时有效期不应超过7天。医用一次性纸袋包装的无菌物品,有效期为30天。使用一次性医用皱纹纸、医用无纺布包装的无菌物品,有效期宜为180天。使用一次性纸塑包装的无菌物品,有效期为180天。使用硬质容器包装的无菌物品,有效期宜为180天。

（4）手术室院感知识培训　相关医护人员开展手术室感控知识培训,及时将手术室医院感控管理的新知识和新观念灌输给医护人员,通过培训来提高医护人员对医院感染控制工作的认知水平。

（5）合理使用抗生素　预防性使用抗菌药物必须遵循已发表的权威临床实践指南,并应选择合理的给药时机保证切皮时血清和组织中的抗菌药物达到杀菌浓度。例如日间植入物的手术,在术前30 min经静脉给予首次有效剂量抗菌药物。对于清洁切口和清洁-污染切口手术,追加的预防用抗菌药物不应于切口缝合后给药,并且手术切口不应局部使用抗生素。

二、日间手术室的应急预案

日间手术和普通择期手术一样存在诸多的不可预知的因素和风险,例如心脏停搏、计划外再次手术、火灾、停电等紧急突发和意外事件发生。突发和意外事件发生不但会影响手术的进程,更可能危及患者的生命,因此必须避免这些意外情况的发生,而一旦发生意外情况,手术室护士也必须具备处理突发事件的能力,沉着、冷静、积极配合抢救,挽救患者生命。

(一) 心脏停搏

1. 术中手术患者发生心脏停搏的原因

各种心脏病:如心肌梗死、心肌病、心肌炎等疾病。麻醉意外:气管插管引起迷走神经兴奋性增高。药物中毒或过敏:局麻药如利多卡因中毒,术前使用抗生素过敏。血压骤降:如快速大量失血、失液,过量应用扩血管药物(如硝普钠),可使血压骤降至零,心搏骤停。

2. 启动紧急措施心肺复苏

评估手术患者的反应及快速的判断手术患者发生心脏停搏的原因。如果非气管插管手术患者没有呼吸或者没有正常呼吸(即只有喘息),10 s内无法触摸颈动脉搏动,必须启动心肺复苏。采用气管插管控制呼吸,气管内插入导管后可连接麻醉机、呼吸机或简易人工呼吸器。气管插管是最确切、最可靠的呼吸复苏方法,因此麻醉医师应尽快实施气管内插管进行有效的机械辅助呼吸。同时采用快速电除颤转复心室颤动,以及尽早使用血管活性药物来重新恢复自主循环的急救技术。

(二) 计划外再手术

1. 计划外再手术的原因

外科出血、术中发生特殊情况需要延长观察时间等情况是计划外再手术的主要原因。研究者(Vaghadia等)发现出血观察关键期为日间术后30~45 min,妇科(人工流产)和泌尿外科经尿道前列腺切除术的患者,发生出血比例最高达86%。

2. 计划外再手术的手术室应急预案与流程

(1)日间手术室工作时间段内　由计划外再手术患者所在科室的科主任与日间手术室护士长,双方共同协商调整手术顺序及手术房间。特殊紧急情况下,请示医务处介入开启绿色通道协调处理。

(2)非日间手术室工作时间段内　非日间手术室工作时间段定义为日间手术室已关闭非开放时间段。非日间手术室工作时间段内发生的计划外再手术,通常情况下不安排在日间手术室,需转运到综合手术室实施手术。但在特殊情况下,考虑患者转运过程中存在风险,需要紧急开放日间手术室,必须符合各科主任与医务处商定的紧急手术情况方能启动应急预案和流程(图37-1)。

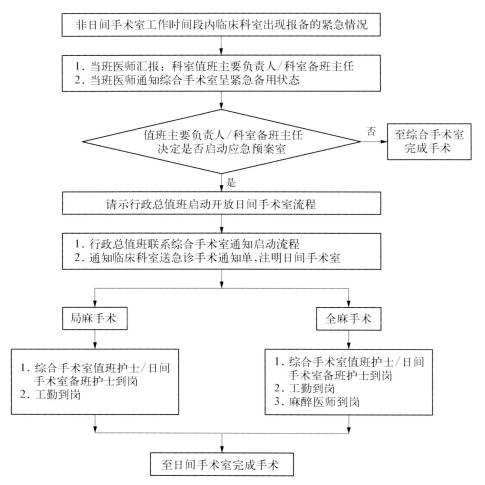

图37-1　非日间手术室工作时间段内启用的应急预案和流程

（三）火灾

1. 手术室发生火灾的危险因素

（1）设备因素　手术室内各种仪器设备使用不当,如电刀、激光、光纤灯源、无影灯、电脑、消毒器等均可成为火灾的导火索。

（2）环境因素　手术室相对封闭的空间,如果通风不良、湿度过低,特别是在秋冬季,物体间相互摩擦极易产生静电,遇可燃物或助燃剂即可能导致火灾。

（3）助燃气体　氧气是最常见的助燃气体。由于患者手术过程中持续吸氧,故可造成手术室中局部高氧环境,特别在患者头部。当面罩吸氧时,由于密闭不严,这样手术环境中的氧可达到较高的浓度,可燃物蓄积在此环境中很容易诱发燃烧。

（4）易燃物　手术室内可燃物种类很多,如酒精、碘酊、无菌巾、纱布、棉球、胶布等,尤以酒精燃烧最常见,特别是酒精挥发和氧气浓度增大可造成一种极易燃烧的混合度,只要一有火源就能燃烧,严重者可引起爆炸。

2.火灾时遵循的原则及步骤

（1）原则　早发现、早报警、早扑救，及时疏散人员，抢救物资，各方合作，迅速扑灭火灾。如果火势可控，立即用灭火器材灭火；如果火势过猛，无法扑灭，按疏散计划，及时让患者和其他人员撤离现场。禁止使用电梯。

（2）火灾四步骤（按照国际通用的灭火程序RACE）

1）救援（rescue）：组织患者及工作人员及时离开火灾现场；对于不能行走的患者，采用抬、背、抱等方式转移。

2）报警（alarm）：利用就近电话迅速向医院火灾应急部门及119报警，有条件者按响消防报警按钮，迅速向火灾监控中心报警；在向119报警时讲清单位、楼层/部门、起火部位、火势大小、燃烧物质和报警人姓名，并通知邻近部门关上门窗、熟悉灭火计划和随时准备接收患者；与此同时，即刻向保卫科、院办、主管副院长汇报，并派人在医院门口接应和引导消防车进入火灾现场。

3）限制（confine）：关上火灾区域的门窗、分区防火门，防止火势蔓延。

4）灭火或疏散（extinguish or evacuate）：①疏散的原则和方法：火场疏散先从着火房间开始，再从着火层以上各层开始疏散救人；本着患者优先的原则，先将未上麻醉的清醒患者护送离开火灾现场，其次是全麻复苏的患者，最后护送正在进行手术的全麻患者；医护人员有责任引导人群向安全的地方疏散。②疏散通道被烟雾所阻时，应用湿毛巾或口罩捂住口鼻，身体尽量贴近地面，匍匐前进，向消防门转移，离开火场；对火灾中造成的受伤人员，抢救人员应采用担架、轮椅等形式，及时将伤员撤离出危险区域。③禁止使用电梯，防止突然停电造成人员被困在电梯里；疏散通道口必须设立哨位指明方向，保持通道畅通无阻；最大程度分散分流，避免大量人员涌向一个出口，因拥挤造成伤亡事故。

（3）手术室火灾紧急疏散预案及处理流程（图37-2）。

（四）意外停电

手术室应建立两套供电系统，当其中一路发生故障时，自动切换至备用系统，保障手术室供电。这样既可维持短时间供电，为抢修赢得时间，也为患者的安全提供了保障。

1.手术室发生意外停电的原因

包括由人为原因和意外情况引起的停电。人为原因常为大型电路检修，需要切换电源，应事先告知手术室，做好停电准备，保证手术安全。意外情况引起停电为突遇恶劣天气、火灾、电路短路等，虽无法事先预料，但要提高警惕，一旦发生即刻启动应急预案。

2.预防手术室突发意外停电的措施

（1）加强电源安全管理　每个手术间配备有足够的电插座，术中用电尽量使用吊塔与墙上的电源插座，少用接线板，避免地面拉线太多；电插座应加盖密封，防止进水，避免电路发生故障；每个手术间有独立的配电箱，带保险管电源插座，以防一个手术间故障影响整个手术室运作。设备科相关人员必须定期对手术室的电器设备进行检测和维护。

（2）加强用电安全知识培训　定期组织学习用电常识、规范使用电器设备、术中意外停电应急预案及流程等知识。

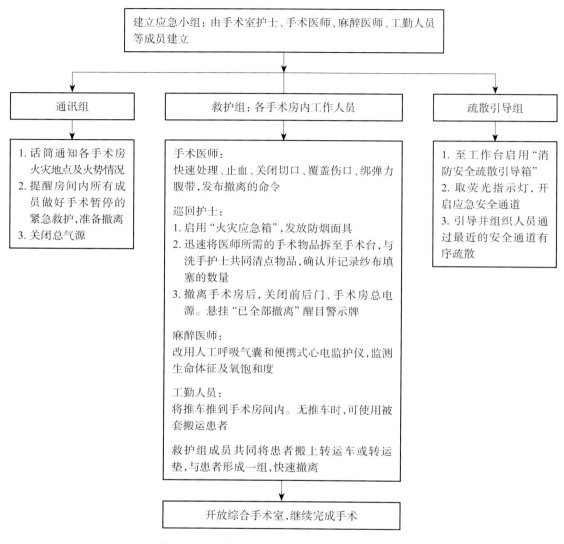

图 37-2　手术室火灾紧急疏散预案及处理流程

注："消防安全疏散引导箱"含荧光指示灯、毛巾、矿泉水、安全门钥匙、各职责标示牌；"火灾应急箱"含应急灯、小毛巾或防烟面具、巡回职责及流程、麻醉职责及流程、"已全部撤离"指示牌等

3. 手术室突发意外停电应急预案和流程

（1）突发意外停电应急预案　①手术室人员立即报告科主任、护士长，电话报告医院相关部门。②巡回护士使用应急灯照明，保证手术进行，清醒患者做好安抚工作。③断电后尽量使用手动装置替代动力装置，如呼吸机改手控呼吸，监测仪蓄电池失灵无法正常工作，应手动测量血压、脉搏和呼吸，以及时判断患者的生命体征，保证患者呼吸循环支持。④防止手术野的出血，维持患者生命体征稳定，如为一间手术间的停电可以先将电刀、超声刀等仪器接房间外电源，如为整个手术室的停电应立即启动应急电源。⑤关闭所有用电设备开关（除接房外电源的仪器），由专业人员查明断电原因，排除后恢复供电。⑥做好停电记录，

包括时间及过程。⑦ 问题解除后恢复供电。

（2）突发意外停电应急流程（图37-2）。

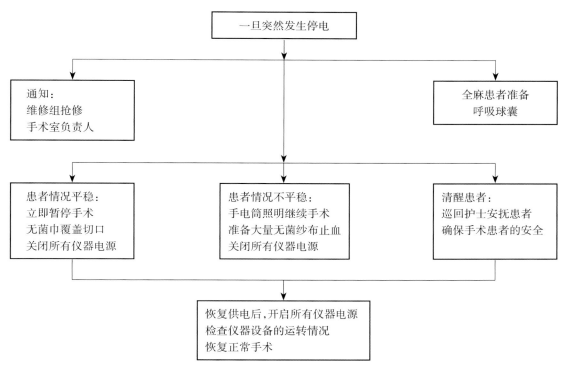

图37-3　日间手术室突发意外停电应急流程

三、日间手术护理文书记录

日间手术室是一个特殊的科室，手术流转速度快，书写文书的时间短，记录内容多且复杂，在保证患者安全前提下，应尽量减少文字工作占用时间，简化护理文书，避免重复书写劳动，缩短手术室护士书写护理文书的时间，使护士有更多的时间用于患者的直接护理，从而提高护理质量。

（一）日间手术护理文书记录的重要性

手术护理文书是手术过程中相关护理内容的记录，能客观反映手术患者接受的专科护理治疗的事实。手术护理文书作为医疗文书的一部分进入病历档案，是处理医疗纠纷和事故的重要法律文书。根据卫生部2010年3月1日印发的《病历书写规范》要求，规范的手术护理文书记录，在预防手术护理安全有相当重要的地位。

（二）日间手术护理文书记录的主要内容

目前归入病历档案的日间手术护理文书包括围术期手术患者交接单、手术安全核查表、术中专科护理表单、手术物品清点单等。

1. 围术期手术患者交接单

术前《手术患者转运交接记录单》记录出病室日期、时间、拟定手术名称、手术患者神志、皮肤情况评估、导管情况、带入手术室物品（包括药物、病历、影像资料、饰物等）、病区护士与手术室巡回护士核对后签名确认。术后《手术患者转运交接记录单》记录出手术室日期、时间，实施的手术名称、手术患者精神状态、皮肤描述、导管数量及名称、带出手术室物品，复苏室护士、病区护士与手术室巡回护士等各交接环节护士核对后签名确认。

2. 手术安全核查表

《手术安全核查表》包括麻醉实施前、手术切皮前和患者离开手术室前三个关键时间段。表单包括手术患者的身份确认、手术部位确认、术前常规准备的情况、手术及麻醉器械设备状况、风险评估等核查内容。核查步骤必须按三个关键时间段进行，每核对一项内容并确保正确无误后，巡回护士在相应内容处打钩确认通过。核对过程中任何团队人员提出质疑，必须中断所有医疗操作，重新核对通过方可进行下一步医疗操作。核对完毕无误后，团队人员在《手术安全核查表》上签名确认。实施手术暂停核查必须逐项核对、确认，不得提前填写或签名。

3. 术中专科护理

《日间手术室护理记录单》是记录术中专科护理的表单。记录内容主要包括手术患者基本信息、手术体位、体位固定方式、手术区域皮肤消毒剂、手术仪器设备名称及功率、手术器械名称、术前后皮肤评估描述、手术标本、术中用药情况、植入物使用等情况。

4. 手术物品清点

《手术室物品清点单》是手术室护士记录手术中所使用的缝针、纱布、器械等手术用品名称和数目。手术过程中客观、动态、及时记录手术物品的变化，杜绝手术物品遗留在手术患者的体腔内。手术结束后，巡回护士和洗手护士应在表单上签名确认。

（三）日间手术护理文书记录的书写要求

日间手术护理文书记录的方式主要有电子化方式和传统的纸张记录的方式。

1. 电子化护理文书记录

信息科技改革使医疗文件电子化成为趋势，手术护理记录电子化已运用于临床。电子化护理记录使记录便捷化，可以提高日间护理人员的工作效率，也便于进行护理数据收集。使用电子化护理文书记录时，注意保护手术患者的隐私权。作为有法律效应的护理记录单，电子登录应设有密码，电子打印单必须有手写签名确认为准。

2. 传统的纸张记录

根据卫生部2010年3月1日印发的《病历书写规范》要求填写日间手术护理文书，应符合以下要求。

（1）使用蓝黑墨水填写各种记录单，要求各栏目齐全、卷面整洁，符合要求，使用中文和医学术语，时间应具体到分钟，采用24小时制计时。

（2）书写应当文字工整、字迹清晰、表述准确、语句通顺、标点正确；出现错字时用双画线，不得采用刮、粘、涂等方法掩盖或去除原来的字迹。

（3）内容应客观、真实、准确、及时、完整，重点突出，简明扼要，并由注册护理人员签名；实习医务人员、试用期医务人员书写的病历应当经过本医疗机构合法执业的医务人员审阅、修改并签名。

（4）护士长、高年资护士有审查修改下级护士书写的护理文件的责任。修改时，应当使用同色笔，必须注明修改日期、签名，并保持原记录清楚、可辨。

（5）抢救患者必须在抢救结束后 6 h 内据实补记，并加以注明。

（徐燕　陈哲颖　杨艳）

------------------------------------ 参 考 文 献 ------------------------------------

［1］中国日间手术合作联盟.日间手术手册［M］.北京：人民卫生出版社,2015.

［2］中国日间手术合作联盟.日间手术发展与实践［M］.北京：人民卫生出版社,2016.

［3］中华人民共和国建设部,中华人民共和国质量监督检验检疫总局.医院洁净手术部建筑技术规范（GB 50333-2013）［M］.北京：中国计划出版社,2013.

［4］宋瑾,黄如春.医院日间手术室建设与运行管理的几点思考［J］.中国医院建筑与装备,2016（7）：27-29.

［5］赵同民,丁峰.日间手术室医院感染控制与管理［J］.中华医院感染学杂志,2012,22（2）：385.

［6］中华人民共和国卫生部.医院消毒供应中心　第1部分：管理规范［M］.北京：中国标准出版社,2016.

［7］中华人民共和国卫生部.医院消毒供应中心　第2部分：清洗消毒及灭菌技术操作规范［M］.北京：中国标准出版社,2016.

［8］赵爱平,周嫣,胡文娟.手术室护理［M］.北京：人民卫生出版社,2012.

［9］钱倩健,周嫣.实用手术室护理［M］.上海：上海科学技术出版社,2005.

［10］朱丹,周力.手术室护理学［M］.北京：人民卫生出版社,2011.

［11］仲辉.现代化手术室设备管理探讨［J］.中国医学装备,2014,11（3）：78-79.

［12］彭玉兰,谢丽叶,蔡琼珠,等.影响手术室工作效率调查分析［J］.现代医院,2013,13（1）：105-106.

［13］杜娟,白晓霞,包安竹.优化手术室工作流程提高手术患者及医师满意度［J］.护理实践与研究,2013,10（22）：68-70.

［14］陈汝雪,欧阳晶,谢倩,等.综合干预对首台手术开台时间管理成效分析［J］.中国医院管理,2015,35（5）：33-34.

［15］张健,谭君梅.基于精益管理的手术排程系统优化［J］.护理学杂志,2014,29（10）：45-47.

［16］中华医学会麻醉学分会.日间手术麻醉专家共识［J］.临床麻醉学杂志,2016,32（10）：1017-1022.

［17］彭南海,杜益平.手术室护理理念、内涵和进展［J］.实用护理杂志,2002,18（1）：5-6.

［18］蒋俊青.浅析手术室手术护理的安全隐患以及对策［J］.现代护理,2011,21：150-151.

［19］孙晓敏,姚英.安全核查在围手术期患者护理中的实践与效果［J］.中华现代护理杂志,2010,16

（9）：1082-1084.

［20］陈素兰,陈丽嫒,李瑞刚,等.应用系统论构建手术室患者安全管理体系的策略与实践［J］.解放军护理杂志,2011,7（7B）：66-67.

［21］叶林书,张杰.围术期风险管理与患者安全研究及其临床实践［J］.中外医学研究,2011,9（26）：156-158.

［22］AORN. Perioperative Standards and Recommended Practices［EB/OL］. http: //www.aom.org/Practice-Resources/AORN Standards And Recommended Practices［2012-1-10］.

第三十八章
中西医结合加速术后康复

加速术后康复（ERAS）的理念打破了以往"术前长时间禁食""术后卧床制动"等"金科玉律"。中医理论中的"整体观念"与ERAS理念恰好契合，从人的整体出发，不仅看"病"，更是看"病人"。中医在解决一些现代医学尚无良好干预措施的具体问题上也颇有建树，如围术期的中药调理、针灸推拿的干预，可极大改善患者的就诊体验，消除手术所带来的恐惧并显著提升医疗满意度。中西医结合医学是综合运用中、西医药学理论和方法，以及在中、西医药学互相交叉、综合运用中产生的新理论、新方法，研究人体系统结构与功能、人体系统与环境系统（自然与社会）关系等，探索并解决人类健康、疾病及生命问题的科学。中西医结合医学强调在已有的现代医学先进诊疗手段基础上，结合使用中医学诊疗的优势领域，互补互进，增强治疗效果。经过长期的临床经验总结和讨论，我们认为应该提出中西医结合加速术后康复（integrated traditional Chinese and Western medicine in enhanced recovery after surgery，ITCWM-ERAS）的概念，区别于传统中医或中西结合康复学，其研究着眼于围术期的调控，运用中西医结合康复的技术，减少患者应激和并发症，加速患者安全度过围术期中的不稳定状态。

第一节　中西医结合加速术后康复的理论基础

加速术后康复注重团队建设，核心强调两个"M"，一个是"multidisciplinary team"，也即是多学科整合团队，其中考虑的也是多学科互补，打破原有的壁垒和界限，与中医基础理论中的"整体观念"相契合；另一个是"multimodal approach"，意为多模式，注重个体差异性，对于临床实际问题需考虑其真实复杂性，采取个体化原则以应对个体之间的差异，恰好与中医基础理论的另一方面"辨证论治"不谋而合。加速康复还有一个特点是"超前干预"，也就是中医理论中"治未病"的思想，未病先防，减少应激和损伤。

一、整体观念

中医学孕育于中国源远流长的传统文化之中，在中医学独特的理论体系和思维模式中也蕴含着浓厚的朴素哲学文化思想。《黄帝内经·灵枢·岁露》记载:"人与天地相参也,与日月相应也",此即为最初的"天人合一"整体观念。整体观念包含两个层次:① 人体是一个有机的整体。人体以五脏为中心,通过经络、血脉系统联系六腑、形体官窍及四肢百骸,而精、气、血、津液游走于各脏腑,形成一个拥有机能活动的完整个体。人体各组成部分在结构上不可分割,在生理上相互联系和制约,在病理上亦相互影响,如此体现整体的统一性。② 人体与外界环境的统一性。人体中不但内部环境协调互补,与外界环境更应和谐统一。自然界的运动均可直接或间接的影响人体的病理生理变化,人体需主动适应自然,因时因地制宜,方能健康长寿。《黄帝内经·素问·上古天真论》记载:"上古之人,其知道者,法于阴阳,和于术数,食饮有节,起居有常,不妄作劳,故能形与神俱,而尽终其天年,度百岁乃去。"说的就是摄生之道需与自然协调统一。

中医理论中的五脏六腑基于朴素唯物主义,对应于现代医学可称其为具有时空观念的结构功能模型。其中中医所言的某个脏腑的功能,可能包容着解剖结构上多个器官或系统的功能,而解剖结构中某个脏器的功能也可能分散在多个中医脏腑之中,究其本质是一个以系统功能为主体的多元化实体结构。在认识上,重功能而轻形态,重宏观思辨而轻微观研究。

现代医学在发展过程中也出现了专业过度细化、专科过度细分和医学知识碎片化等问题,靶点治疗注重局部却忽略了整体,同时忽略了器官之间的联系和疾病的发展和转归。对于中西医结合加速术后康复来说,外科领域疾病的专科诊治绝不仅仅依靠单一学科完成,疾病医学中心模式的设立和多学科参与是大势所趋。由第四军医大学樊代明院士提出的"整合医学",也是为了跨越学科之间的鸿沟,强调多学科合作并交互渗透,最终整合为一,还原人体统一性的本质。

二、辨证论治

辨证论治是中医诊治疾病的基本原则之一,也是中医学对疾病的研究和处理方法,分为辨证和论治两个过程。证特指疾病发展过程中某一具体病理表现的概括,包括此时病因、病位、病性及邪正关系等,辨证的过程即是运用四诊获得的资料综合分析、判断目前疾病处于何种状态。论治则是针对不同证型施以相应的治疗干预措施。辨证论治对于疾病是个性化的,将辨病与辨证相结合,了解机体的整体状况才能分清主次,将无规律的症状体征联系起来,从而掌握疾病进展脉络,施以"精准"治疗,而非"头痛医头,脚痛医脚"。辨证论治是中医的基本原则,更是特点和优势,深入认识疾病的本源可更好地指导临床诊疗;辨证论治也是中医在思辨过程中动态观念的具体体现。

当代医学由疾病医学转向健康医学,随着3P医学模式(prediction,prevention,personalization)的提出,医学模式更加注重疾病的可预测、可预防以及个体化治疗,这种模式被誉为21世纪医学的最终发展目标。2015年,美国JAMA杂志刊登了美国总统奥巴马提出的"精准医疗"(precision medicine,PM)设想,并得到广大医护工作者的赞同。精准医疗的核心在"精准"而非治疗,中医辨证论治、三因制宜等思想均反映出其"个体化"思想。中医学伴随着现代医学技术的革新同样在发展,从经典的"宏观辨证"逐步结合免疫学、细胞生物学、分子生物学等前沿学科的技术,在此基础上提出"微观辨证"概念,是为探寻"证"的微观物质基础。如从血清中寻找某种疾病的相关分子标记物来揭示"证型"差异的物质基础,有研究表明,不同证型的类风湿关节炎患者血清中miRNA水平存在差异,表明其发病过程存在分子机制的不同,而这类分子标记可作为微观辨证的潜在依据。

实施加速术后康复的临床路径也应依据个体化原则,如在围术期,中西结合干预措施往往能对既有的加速术后康复流程形成补充和替代。如在关节外科中,创造条件使患者早期下地行走训练是必要的,但对于严重的类风湿性关节炎患者,因骨质疏松、肌力差、心肺功能代偿能力低等原因,早期下地则可能出现跌倒、骨折的风险。在临床决策过程中,均应评估其风险和获益,个性化处理不同的患者,才能获得更好的疗效。

第二节　中西医结合加速术后康复的临床应用

因理念契合,注重全身调理的中医干预措施在围术期的临床应用十分广泛。中西结合加速术后康复流程与现行的外科各领域ERAS流程基本一致,包括术前、术中和术后三个方面的具体措施。需要强调的是,实现"疾病治疗到健康管理"的转变,需要多模式和多学科的相互协作。

一、术前措施

(一) 术前教育

术前患者教育是所有ERAS指南或专家共识都推荐的术前干预之一,大量研究表明,通过宣教和沟通可以缓解患者术前紧张、焦虑的情绪,并能有效避免患者抑郁症的发生,以起到缩短住院时间、降低手术并发症的作用。

1. 术前教育常规流程

术前教育包括以下几个方面:① 向患者及家属介绍手术方案和加速康复的具体流程,获得患者及家属的信任和配合。② 向患者介绍术后康复方案并强调主动功能锻炼的重要性。③ 鼓励患者咳嗽、吹气球或行走锻炼,提升心肺功能。通过有效沟通能发现患者的主要焦虑点,临床总结焦虑因素多分为两部分:手术安全和疼痛。手术安全涉及患者的疾病转归和预后,是患者最关注的部分,往往带着极大的期待,术前谈话应避免告知患者本人过多的低概率严重并发症,同时循序渐进地讲解手术过程。疼痛对于患者的手术体验影响最大,也是影响其术后康复积极性的关键因素,应强调中西医结合加速术后康复的"无痛"理念,避免患者产生术前焦虑。

2. 术前焦虑中西医结合治疗

术前焦虑和抑郁的心理在中医学中,多归于"郁证""心悸""怔忡"的范畴,属中医情志病,而情志致病有几个特点:伤神、伤脏、伤气。结合致病特点可为辨证提供依据,如肝胆手术患者多表现为肝郁气滞型同时可能伴有血瘀的特点，而骨科手术患者则多为气滞血瘀型或痰瘀交阻型。术前焦虑的治疗可分为药物疗法和非药物疗法。

（1）药物治疗　纵观近年关于术前焦虑的中药治疗研究并不多，但从为数不多的报道中，可以看到中药有较好的疗效，潜在的研究价值极高。邢雪梅等报道了74例行开胸手术患者，术前应用由石菖蒲、豆蔻、藿香、夜交藤、玫瑰花、肉桂、红花、合欢花组成的中药香袋以改善焦虑状态，研究显示可显著降低焦虑评分，并稳定血压和心率。刘莉通过研究对比中药（酸枣仁汤加减）和口服地西泮治疗卵巢切除患者术前焦虑，结果显示中药干预组在焦虑评分下降更为显著。在药物治疗上，仍需辨证论治，遵循个体化干预的原则，详细回顾病史和体格检查，采取最高效率的医疗决策。

（2）非药物治疗　非药物疗法是中西结合医学的特色，其中包括针灸治疗、情志治疗及其他辅助治疗方法，操作简便而且疗效显著，可作为镇静药治疗的补充，亦可减少精神类药物的滥用和患者依赖。① 针灸治疗：在治疗功能性疾病上有其独特的优势，而在术前焦虑治疗领域也占有重要的地位。传统针刺治疗是通过毫针直接刺入穴位，施以"提、插、捻、转"等手法刺激穴位引发治疗效应。辨证主要区分病性的虚实，治疗则对应予以补泻即可，如心血虚者则施以针刺补法。常用的穴位组方包括百会、神门、内关、通里、四神聪等穴配以合谷、丰隆、足三里、肺俞等穴。针刺结合微量低脉冲电流即是电针治疗，取穴与传统毫针针刺相同，但通过线性规律的脉冲电流刺激，可以显著增加针刺的疗效，同样可以运用经皮电刺激的方式取穴，疗效亦佳。黄淑俊等分析了92例乳腺癌手术患者，通过对比经皮电刺激印堂、合谷穴和空白对照，研究发现患者治疗10 min后能显著减轻术前焦虑紧张情绪。改良的耳穴贴压疗法是使用王不留行籽贴压耳穴，同样应用广泛，疗效良好。② 情志疗法：以中医情志学说为理论基础，主要包括移情疗法、顺意疗法、行为干预疗法等。移情疗法是通过转移患者的关注点，调整其紊乱的气机从而恢复正常的健康心态，减轻焦虑。在手术前可以将其关注点放在术后康复和将来的美好愿景上，正如《理瀹骈文》中所述"七情之病者，看书解闷听曲消愁，有胜于服药者"。顺意疗法主要是通过满足患者的心理要求，使患者心情顺畅，在术前准备时对于患者的合理要求尽量满足，使其以良好的心态接受手术。行为干预疗法即是通过中医导引、功法的方式，引导患者集中精神，宁心静志；借助导引中特有的呼吸吐纳，平复节律，可明显改善患者的恐惧、烦躁、焦虑等情况。情志疗法在术前焦虑领域已获得广泛应用，亦作为经皮冠状动脉介入治疗术前焦虑的推荐方案。

3. 术前饮食和肠道准备

（1）精确术前禁食时间　术前饮食计划的调整是加速康复外科的一大特点，打破了原有的术前长时间禁食禁水的"金科玉律"。传统的术前禁食原则要求手术前夜即开始禁食禁水，以防止麻醉后误吸，在较大的医学中心里，手术靠后的患者甚至一天都无法饮食。长时间的禁食水通常以补液来代偿，容易形成患者胰岛素抵抗、脱水或水和电解质的紊乱，术后患者将处于负氮平衡，不利于术后康复。对于消化系统之外的手术，麻醉学界早已开始探索尝试按需禁食方式，即术前6 h内禁食固体食物，术前4 h内不再禁食流质，术前2 h内不饮用清亮液体，根据胃肠消化规律来制订的禁食方式被证明并不增加误吸和呕吐的风险。张馨予等通过缩短腰椎间盘突出症微创手术患者的禁食时间发现,患者术后饥饿、口渴症状明显改善,同时术后恶心呕吐、腹胀等并发症及患者住院时长与常规禁食无明显差异。柴泽英等研究发现妇科腹腔镜手术患者缩短禁食时间,同时联合术后服用中药汤剂可有效控制术前术中胃液量,同时利于缓解患者焦虑抑郁情绪及饥饿、口渴程度。

(2)中西结合在术前肠道准备的应用 胃肠道手术前肠道清洁在过去曾使用过硫酸镁、甘露醇以及番泻叶泡水等方式,但因增加腹痛、易被酵解产气、效果不稳定等原因而放弃。目前临床常使用复方聚乙二醇电解质散剂进行术前肠道准备,但需要获得温和的腹泻作用,患者常需服用3 000～4 000 ml液体,大多数高龄患者饮用500～1 000 ml后就无法继续饮用。左燕妮等在使用中药芒硝作为术前肠道准备用药,对比复方聚乙二醇电解质散剂,在肠道清洁效果及服药耐药性无明显差别,但饮水量明显降低,仅需服用400 ml溶液,并不增加其他不良反应。芒硝作为经方"大承气汤"的主药,软坚泻下、峻下热结功效卓越,现代药理研究认为,其可在肠内溶解后形成高渗盐溶液,吸收周围水分,从而使肠内容物稀薄,刺激肠道黏膜,促进肠蠕动增强而致泻。陈佳慧等自拟"通腑洁肠汤"(组成:党参、黄芪、枳壳、厚朴、白术、莪术、木香、莱菔子、鸡内金、生大黄、黄连、芒硝、甘草)对老年不全性肠梗阻结直肠癌术前肠道准备较复方聚乙二醇电解质散剂疗效和并发症发生比例均无差异。中药汤剂可理气通肠,促进胃肠蠕动和排空,使用上简便易行,在结合传统用药基础上可改善患者手术体验。

二、术后措施

(一)中西医结合多模式镇痛

1. 背景

世界卫生组织(WHO)和国际疼痛研究协会(IASP)将疼痛定义为:组织损伤或潜在组织损伤引起的不愉快感觉和情感体验。疼痛也被称为第五大生命体征,也是手术患者最原始的恐惧。疼痛是影响患者加速康复的重要因素之一,伴有术后患肢明显肿胀和疼痛患者的康复速度明显慢于患肢轻度肿胀和疼痛的患者,并发现越肿胀越疼痛。因此,目前认为如何最大限度地控制肿胀和疼痛,成为早期康复的重要环节。同时,疼痛和情绪互为因果,疼痛势必影响患者睡眠,引起焦虑和睡眠障碍,而睡眠障碍往往也会加重疼痛。围术期疼痛管理主张多模式镇痛,而在重大手术后的多模式镇痛环节中,镇痛药物往往不能起到我们所期待的效果,阿片类及非甾体抗炎药(NSAIDs)作用机制有限,如对于患者焦虑情绪引起的疼痛,镇痛药物无法处理。在现行的多模式镇痛管理中,仍以镇痛药物阶梯治疗为主,疼痛初期予以NSAIDs或弱阿片类药物口服,疼痛难以忍受则使用强阿片类药物或麻醉性镇痛药,如吗啡、哌替啶等。

非药物疗法在多模式镇痛中易被忽视,如针灸、推拿等方式,由于需要一定的操作技巧,手术科室的医师掌握起来需要一段学习时间。ITCWM-ERAS同样强调多学科协作,早期术后康复阶段也应有针灸治疗师、康复治疗师的参与。

2. 多模式镇痛流程

(1)疼痛管理原则 ① 健康宣教:向患者介绍手术和镇痛方案,打消患者焦虑和恐惧情绪,获得患者的积极配合。② 合理的疼痛评估:依据 VAS 评分评估患者疼痛程度,从而开展多模式镇痛。③ 预防性镇痛:又称超前镇痛,在疼痛尚未发生之前予以镇痛药物治疗,提供疼痛阈值,抑制中枢敏化,从而打断疼痛链。④ 个体化镇痛:由于体质差异和疼痛敏感程度的不同,对于所有患者应按时评估疼痛,予以适当的镇痛方案,个体化镇痛的目的是应用小剂量的镇痛药物达到最佳镇痛效果。

(2) 常用镇痛药物的局限性 按作用机制主要可分为三类药物,即 NSAIDs 类药物、阿片类镇痛药、镇静抗焦虑药。① NSAIDs 类药物:主要作用机制为抑制环氧化酶(COX)的活性,阻断前列腺素 E2 的生成,从而发挥镇痛的效果。COX 分为两种亚型,其中 COX-1 作为生理性酶具有保护胃黏膜、激活血小板及维持肾功能的作用,并参与巨噬细胞分化。而 COX-2 除在诱导下作为病理性酶引起炎症、疼痛、发热和异常调节外,还参与组织修复,维持生殖系统、脑、肾、心、肺等器官的生理功能以及肾发育;另外,在梗死的内皮细胞中可以检测到 COX-2 的表达增加。传统的 NSAIDs 为非选择性 COX 抑制剂,代表药物为布洛芬和双氯芬酸,非选择抑制 COX-1 和 COX-2,发挥镇痛效果的同时也会对胃肠黏膜造成破坏,长期服药患者发生消化道溃疡、出血的风险显著增加。新型的 NSAIDs 为倾向性 COX-2 抑制剂和特异性 COX-2 抑制剂,代表药物为美洛昔康和塞来昔布,这两类药物均可显著降低胃肠道黏膜损伤,但却潜在提升了心血管事件发生的概率。② 阿片类镇痛药:可作用于中枢和外周的阿片样受体,阻断痛觉冲动的传导从而发挥镇痛效应。代表药物为曲马多、羟考酮、吗啡、哌替啶、芬太尼等,阿片类药物疗效确切,镇痛效果显著,给药途径除了口服和肌内注射,还可通过患者自控镇痛泵(patient controlled analgesia, PCA)或透皮贴剂连续释放。但其不良反应同样显而易见,主要包括恶心呕吐、过度镇静和呼吸抑制等,除此之外,阿片类药物滥用也易形成药物依赖反应。近期的基础和临床研究亦得出一个关于阿片类药物消耗和疼痛缓解之间的矛盾关系,阿片类药物使得患者痛觉过敏而非镇痛作用。因此,阿片类药物通常作为多模式镇痛的第二梯队药物。③ 镇静抗焦虑药:不直接发挥镇痛效应,但结合手术患者病情特点,此类药物可作为镇痛药物的补充,起到缓解焦虑、帮助睡眠、降低肌肉张力等作用。临床常用的两类药物为 5-羟色胺再摄取抑制剂(SSRIs)和苯二氮䓬类药物,代表药物分别是度洛西汀和艾司唑仑。处理好患者的睡眠障碍,有助于患者术后加速康复的进展。镇静抗焦虑药具有一定专业性,需要联合心身医学科使用。

3. 非药物疗法的应用

(1) 针灸治疗 目前已有不少关于针灸、激光、热疗在关节术后康复中的应用报道,一定程度上可促进术后加速康复、提高患者生活质量。特德斯科(Tedesco)等近期对非药物疗法镇痛的荟萃分析显示,中等质量的证据表明电疗可以减少阿片类药物的使用,针灸可以延缓阿片类药物的使用。针灸有显著的镇痛作用,几乎可以治疗各种疼痛,人体存在着内源性镇痛系统,使用镇痛药物或针刺特定穴位均可激活此系统起到镇痛作用,所不同的是针刺还具有整体调整作用。研究发现,针刺及低频电疗能较快缓解全髋关节置换术后患者的疼痛,且无明显不良反应,与药物治疗对照组比较,其镇痛效应快,且时间长,有效避免患者对长期服药的不适及止痛药物可能对胃肠道产生的损害。

从中医理论探讨,手术治疗过程中,由于关节局部筋膜受损,津液不得正常输布,血运不畅,经络瘀闭,水液停滞而为肿胀。正如《素问·阴阳应象大论》云:"气伤痛,形伤肿。"损伤日久,水肿不消,经脉受阻,气滞血瘀,营卫不和,发为肿痛。中医学认为手术损伤后所致的肿胀是筋伤、脉损、气血瘀滞诸多因素加重了肢体血脉不和,瘀阻不通,则出现肿胀症状。术后肿痛症状虽在局部,却与脏腑经络、气血津液等有密切的关系,是人体阴阳、脏腑、气血失调的一种局部表现。针灸止痛强调针对疼痛病机的虚实寒热,按"盛则泻之,虚则补之,热则疾之,寒则留之,陷则灸之,不盛不虚,以经取之"治疗原则。

取穴上,足三里是最常用的穴位之一。《灵枢·四时气》载:"著痹不去,久寒不已,卒取其三里。"此外,选穴阳明,取"治痿独取阳明"之意,兼顾到关节术后肌肉萎缩的治疗。韩晶等研究表明针刺足三里穴后局部腺苷含量升高,痛阈增加,说明针刺作用机制是可通过释放腺苷并作用于A1受体而发挥镇痛作用。针刺镇痛机制复杂,靶点较多,涉及通路广泛,包括阿片类物质、孤啡肽、内源性大麻素CB2受体(CB2R)、CCK-8、去甲肾上腺素(NA)、5-羟色胺(5-HT)、谷氨酸及其受体(NMDA)等。

(2)推拿治疗　推拿手法与针灸治疗一样,以其简便易行,效果显著收到广大临床医师的青睐。推拿手法可以应对包括组织损伤、脊柱退变、神经病变、癌症等引起的各种疼痛。随着镇痛药物滥用受到公众和卫生决策部门的警示,同时从卫生经济学考虑,非药物疗法也有助于政府降低医疗保障开支预算,替代医疗和非药物疗法的应用前景将更加开阔。

从中医理论探讨,疼痛的发生多责之于"不通"和"不荣",手术亦为创伤,术后疼痛两者可互为因果,交替出现。推拿镇痛也即是针对"不通"和"不荣"进行辨证论治,选取适当的穴位,使用按、推、揉、摩等手法,行气活血、去瘀生新、通络止痛。推拿手法属机械刺激,在实施过程中能产生热效应,如《素问·举痛论》所述:"按之则热气至,热气至则痛止矣。"术后早期患者通常夹杂气滞血瘀和气血亏虚两类主证,又如《医宗金鉴》所述:"气血瘀滞,以肿为痛,宜按摩法。按其经络,以通郁闭之气,摩其壅聚,以散瘀结之肿,其患可愈。"

现代医学机制研究中,推拿涉及外周、脊髓、脊髓上中枢三个水平的调节作用。外周水平,推拿有双向调节神经递质的作用,如兴奋性神经递质5-HT、乙酰胆碱等和抑制性神经递质β-内啡肽和γ-氨基丁酸。林彩霞等的研究显示,推拿能双向调节软组织损伤家兔外周血中β-内啡肽和5-HT至正常水平。脊髓水平,脊髓为低级神经中枢,可传导伤害和疼痛信息上升至大脑皮层,另一方面传出神经信号至肌肉、腺体等组织产生效应。从"闸门"学说阐述,推拿可兴奋脊髓中A类神经纤维,使其传入信息抑制A、C类神经纤维共同投射的感觉传递纤维,关闭痛觉传递的闸门,于脊髓水平上抑制疼痛信号的传递,从而发挥镇痛作用。中枢水平,推拿镇痛的机制与杏仁核密切相关,比导水管周围灰质(periaqueductal gray,PAG)更为重要。李征宇等通过fMRI观测按揉左侧委中穴的腰突症患者脑功能区的活动情况,既可以引起同侧杏仁核、伏隔核和双侧下丘脑信号升高,也可以引起同侧前扣带回信号降低,结果表明按揉委中穴能同时通过疼痛、愉悦两条途径发挥效应。贝切拉(Becerra)等通过fMRI研究显示疼痛和愉悦信息总是刺激大脑的同一区域,有研究者提出疼痛和愉悦刺激存在交叉神经体系的假说。

4.上海市光华医院经验

针刺治疗：术后急性疼痛一般在PCA使用结束时尤为明显，患者因疼痛容易影响其功能锻炼的积极性。对于全膝关节置换术后患者，术后1~4天予以电针治疗，选取双侧伏兔、足三里、阳陵泉和阴陵泉穴，1次/d。大部分患者于术后5天疼痛已逐渐趋于稳定，针刺治疗可按需给予，同时患者仅需口服一种NSAIDs药物，尽量不使用阿片类镇痛。配合前述推拿治疗，可明显减轻患者疼痛。

（二）预防深静脉血栓

1.流行病学

下肢深静脉血栓（deep vein thrombosis，DVT）形成是指在下肢深静脉管腔内不正常血块的形成，引起静脉回流障碍，是外科手术常见并发症之一，尤以骨科手术发生居多。不采取任何有效预防措施的情况下，DVT发生率将大大增加，约为71%。目前关节置换术后采取预防措施后亚洲发生率为1.4%。我国关节置换术后DVT的发生率为1.8%~2.9%，DVT的预防和及时治疗尤为重要。目前临床上对DVT高危患者采取多种模式联合预防，但仍然不能达到预期效果，寻找替代药物仍是目前面临的问题。

2.发病机制

对于DVT形成机制，大多数学者认为是由19世纪中叶以来斐尔科（Virchow）提出的三种因素，即静脉内膜损伤、静脉壁损伤、血液高凝状态，这些因素包括静脉壁炎症反应经常是引起血栓形成的原因。从现代医学角度考虑，DVT的发生主要与以下几个因素有关：① 下肢静脉瓣膜功能减退，小腿和大腿的肌肉收缩难以使深静脉血液回到心脏，导致下肢血流减慢而形成缓滞状态。② 术中频繁搬动、牵拉、止血带的使用可引起血管壁内膜损伤，胶原蛋白暴露，凝血因子Ⅻ被内皮下胶原激活为Ⅻa，进一步引发体内凝血因子的活化，启动内源性凝血途径，并且会进一步引发血小板的黏附和聚集，使血小板聚合物不断增大，最终形成稳定性纤维蛋白多聚体。③ 手术过程中应激反应又能使血小板的黏附性增强，并且因术中失血、脱水导致血液浓缩，造成血液呈高凝状态。④ 再者因患者术后制动或疼痛不敢活动等因素，使患肢位于被动体位，因缺少肌肉收缩泵的动力而使深静脉血液流动速度缓慢，造成血液淤滞。以上诸多因素导致血液淤滞、静脉壁内膜损伤和高凝状态，从而引起深静脉血栓的形成。

从中医学的角度考虑，下肢深静脉血栓属"股肿""脉痹""瘀血""肿胀"的范畴。本病由于疼痛、高龄等因素，以致久卧则伤气。《素问·阴阳应象大论》载："气伤痛、形伤肿""气为血之帅"；气伤则血行不畅，气不畅则血行缓慢，以致瘀血阻于脉中；手术等原因造成肢体受伤，津血丢失，血溢脉外，离经之血积聚成瘀，气虚血少无以鼓脉，瘀血阻滞，不通则痛，故见患肢水肿、疼痛。故气血亏虚，血瘀阻络为本病之病机，益气活血化瘀为治疗本病总纲。

3.中西医结合防治下肢深静脉血栓

（1）单味 中药经大量基础实验研究，单味中药提取物或中药单体在抗凝、抗纤溶方面有显著效果，临床中应用广泛的药物有以下几类。

水蛭：在中药抗凝研究中，水蛭无疑是最受关注的。水蛭有破血、逐瘀、通经之功效。

水蛭中含有水蛭素、失稳酶、血小板活化因子拮抗剂（PAFA）和鸟氨酸富肽等化学成分。水蛭素是最有效的凝血酶抑制剂，由于其对凝血酶有较高的亲和力，几乎能抑制所有的凝血酶，是一种有效的抗凝替代剂。杨光唯等研究表明水蛭素能有效缓解水肿程度，降低全血和血浆黏度，延长凝血时间并减少血栓形成。刘（Liu）等采用免疫比浊法对体外抗血小板聚集活性的肽序列进行测定并在动静脉旁路血栓形成的小鼠体外观察疗效，结果显示一种新型抗血栓肽序列一致，从炮制的水蛭分离，命名为WP-30，WP-30具有选择性抑制凝血酶诱导的体外抗血小板聚集作用，可有效减轻大鼠体内血栓形成。

地鳖虫：又称土鳖虫，《本经》称地鳖，其具有逐瘀、破积、通络、理伤的功效。于燕等发现地鳖虫对血管内皮细胞有保护作用，从而具有抗凝作用。冯光军等发现地鳖虫的乙酸乙酯部位显著地延长凝血系列指标，包括凝血酶原时间（PT）、凝血酶时间（TT）等，从而证明土鳖虫具有抗凝作用。

僵蚕：始载于《神农本草经》，味辛、平，中品。功效：息风止痉，祛风止痛，化痰散结。研究证实僵蚕的提取液有较强的抗凝作用。有学者研究发现阿司匹林（ASA）与僵蚕抗凝物质能明显降低血小板凝聚率，并呈剂量依赖关系。

丹参：为唇形科植物丹参的根。功效：活血调经，祛瘀止痛，凉血消痈，除烦安神。丹参其主要成分是丹参素，一种二羟基苯基乳酸，研究表明丹参素能显著降低血栓模型中血栓的质量，丹参素也明显降低全血黏度、血浆黏度、红细胞比容水平。此外，丹参素对静脉血栓形成有明显的抑制作用，其诱导表达环氧合酶-2（COX-2）而不是环氧合酶-1（COX-1）在静脉壁，下调血栓素B2（TXB2）和上调6-酮前列腺素F1α（6-keto-PGF1α），调整TXB2/6-keto-PGF1α的比值，并且丹参素不引起胃黏膜病变。Hong Cao等将30只家兔随机分为丹参组、模型组和对照组，比较两组血液流变学、抗氧化对内皮细胞的影响，结果显示丹参可影响血液流变学及抗氧化，对内皮细胞具有保护效果，从而证实丹参具有预防深静脉血栓的作用。

川芎：见于《神农本草经》，"味辛性温"。功效：活血化瘀、行气止痛。川芎的有效成分之一是川芎嗪，主要作用有抗血小板聚集、抑制血小板活化、保护内皮细胞等抗凝方面。赵铁禅等认为川芎嗪通过抑制内皮细胞促凝活性（PCA）和组织因子（TF）mRNA达到保护血管内皮细胞及调节PGI$_2$和TXA$_2$之间的平衡而抑制血小板的聚集。郑春松等通过利用分子和生物网络技术揭示其功效作用，结果显示川芎中存在多靶点、多成分的特点，行气止痛可能是和其他药物组合起作用。

桃仁：为蔷薇科植物桃或山桃的成熟种子，功效是活血祛瘀，润肠通便，平喘止咳。以敏等利用瘀热互结证大鼠模型研究表明桃仁提取物能降低血黏度，抑制微血栓形成；抗血栓的作用可能使CD31表达降低，促进NF-κB及其抑制物IκB的基因转录和翻译。

红花：红花之名始载于《本草图经》。具有活血通经、祛瘀止痛的功效。红花中的主要有效成分红花黄色素，它可抑制血小板黏附、血小板内游离Ca^{2+}浓度升高及5-羟色胺释放，明显改善凝血功能，并能抗血栓形成。张彦丽等研究证明红花在一定程度上协同华法林的抗凝血，但对华法林的吸收、消除无影响。

赤芍：为川赤芍或毛茛科植物芍药的干燥根，具有活血化瘀、散瘀止痛、清热凉血的功效。赤芍可提高血小板内NO的浓度，可能分别激活P2Y1下游的Gq/PLC/IP3和PI3K/Akt/eNOS通路发挥抗血小板聚集作用。章丽等学者从内、外源性凝血系统，血小板系统，血液流变学及血清中TXB2、6-keto-PGF1α的量变化的角度证实赤芍有一定程度的活血化瘀的功效。

（2）中药复方　临床中，多首经典方剂都可起到活血化瘀、通络止痛的作用，基础研究亦显示其具有抗凝血、改善血液流变学及溶栓，抗血小板黏附、活化、聚集等作用。临床中常用的复方有以下几类。

补阳还五汤：由黄芪、当归、川芎、赤芍、地龙等组成，具有补气、通络、活血的作用，可用于各种气虚血瘀型的病症。王荣茂等认为补阳还五汤具有以下作用：① 扩张血管，改善循环。② 改善血液流变学，使血液黏滞性降低。③ 降血脂。④ 抗血小板聚集。⑤ 溶解血栓或预防血栓形成等作用。杨桦等研究表明它可减低血黏度，抑制血小板活化因子，抗栓，减小血栓体积，减轻脑缺血后的再灌注损伤，保护脑微血管细胞，对免疫系统也有提高作用。

血府逐瘀汤：由桃红四物汤、四逆散加牛膝、桔梗组成。高冬等研究表明在没有缺氧条件下血府逐瘀汤通过上调bFGF的表达，发挥促进血管新生作用。陈慧等研究发现血府逐瘀汤抗凝机制可能通过与抗凝血酶-Ⅲ结合而灭活凝血因子，促进蛋白C对凝血因子的灭活，从而产生抗凝作用。

桃红四物汤：此方可养血活血、化瘀止痛，特点是养血，又活血，并可攻补兼施。李俊辉研究发现桃红四物汤能明显改善骨科术后患者血液高凝状态，又可降低术后血浆D-二聚体水平，从而降低术后DVT发生的风险，且服药后未见明显不适，相对安全。有研究发现桃红四物汤具有抗血栓作用，其抗血栓作用的重要环节为抑制血小板活化，抑制TXA2生成，调节TXA2-PGI2之间的平衡，抑制血小板释放的负反馈作用有关。

（3）针灸治疗　针灸预防术后DVT被证明同样有效，基础研究表明通过检测凝血指标实验可证实电针及艾灸能明显改变t-PA含量、GMP-140和两疗法之间无显著差异。还有学者将人工关节置换术后的患者分成针灸加常规西药治疗及常规西药治疗，结果显示，针药组与对照组相比，血小板计数、DVT形成有明显的差异。另有研究者通过用加味补阳还五汤联合手法按摩预防老龄人工髋关节置换术后下肢DVT形成，结果显示手法推拿有助于预防深静脉血栓，内服中药配合手法按摩患肢预防DVT的效果与标准的西医措施相当。

（4）推拿治疗　推拿手法是术后康复常用的治疗方式之一，结合持续被动运动训练可以显著促进康复进展。术后摆脱长期卧床，实现早期功能锻炼在骨科领域尤为关键。如全膝关节置换术后患者术后第一天就应开始主被动功能训练，持续被动膝关节屈伸训练中，患者主要以屈膝为主，伸膝肌力难以得到锻炼。推拿手法可以通过按摩、理筋、穴位按压等方式缓解肌肉张力，协调关节周围核心肌群收缩，稳定关节的同时增加活动范围。随着肌肉的舒张，可促进局部血液循环，并降低外周血D-二聚体水平，预防术后DVT的发生。吕茨勒（Lützner）等的研究表明，推拿治疗还可减轻滑膜、关节囊、关节周围韧带及血管的压迫和刺激，从而发挥镇痛效应。

4. 上海市光华医院经验

（1）中药治疗 光华中西医结合医院根据收治病种特点，并联合名老中医施杞教授继承发扬石氏伤科"以气为主，以血为先"的理论精髓，其认为伤科的理论基础主要建立在"气血并重"之上，不能专主血或专主气而有所偏，最后确立了活血化瘀为主、益气补血为辅的治疗原则，自拟加味血府逐瘀汤，由生地黄、当归、赤芍、桃仁、红花、川芎、柴胡、牛膝、黄芪、防己、水蛭、三七、桂枝、鸡血藤、甘草十五味药组成。本方在血府逐瘀汤的基础之上，去上行之桔梗、破七之枳壳，加黄芪，暗合圣愈汤之意，起到补气养血作用，气旺则血自生，血旺则气有所附；另加防己，又有防己黄芪汤之意，既遵循了活血化瘀之本义，兼备补气养血、利尿消肿功效。加味血府逐瘀汤除瘀通络效果显著，基础研究亦显示，其有降低组织因子的作用，从而阻断外源性凝血途径，加味血府逐瘀汤现已作为光华医院关节外科术后快速康复临床路径之一。

（2）推拿治疗 ① 术后1～7天：保持患肢中立位，由远心端向近心端，脚背、脚底、小腿腓肠肌部用轻柔的推法治疗，轻柔点按涌泉、太冲、解溪、昆仑、照海、三阴交、承山、足三里、阳陵泉、阴陵泉、委中、委阳、阴谷穴，时间10 min，2次/d；对患者行小范围（15°左右）膝关节手法屈、伸活动，时间15 min，2次/d。② 术后7～14天：综合运用推法、按揉在上述部位治疗，重点是腓肠肌和股四头肌，手法力量宜轻柔；并增加点按伏兔、阴市、血海穴；避开伤口，左右推揉髌骨、推擦髌骨内外侧韧带，治疗时间15 min，1次/d。

（三）预防术后恶心呕吐

1. 流行病学

术后恶心呕吐（PONV）是指患者术后出现的痛苦的临床症状，恶心和呕吐可并存发生，可使患者恢复期满意度下降。持续发生的PONV可进一步引起误吸性肺炎、水和电解质紊乱，严重者可能出现切口迸裂、食管破裂等严重并发症。据统计，发生术后呕吐的概率约为30%，而恶心的发生率约为50%，对于高危因素患者，两者的发生率可高达80%。在新型镇吐药物的运用下，仍有20%～30%术后恶心呕吐无法解决，加之新药的不良反应，包括可能延长QT间期等并发症，采用中西结合防治恶心呕吐的理念应运而生。

2. 发病机制

（1）危险因素 术后恶心呕吐尽管普遍存在，发病率较高，但其内在机制尚未阐明，但从防治PONV的国内外指南或专家共识中，均提出了可能引起PONV的高危因素。① 已被证实的危险因素，包括性别、年龄、PONV及晕动病病史、麻醉方式和麻醉剂（吸入性麻醉药及 NO_2）、麻醉持续时间、术后镇痛药物（阿片类药物）及手术类型（腹部及妇科手术）。② 仍存争议的危险因素，包括美国麻醉医师协会（ASA）分级、月经周期、肌松剂的使用及麻醉医师的经验。③ 其他因素，如体重指数（BMI）、焦虑、偏头痛、围术期空腹及鼻部供氧或辅助供氧等，尚缺乏临床证据。

（2）中枢机制 呕吐中枢位于脑干，包括参与和控制呕吐的神经核团，主要包括极后区（area postrema，AP）、孤束核（solitary tract nucleus，NTS）、迷走神经背核（dorsal motor nucleus of the vagus，DMNX），以及从孤束核到腹外侧区的弓状结构在内。AP、NTS、DMNX 三个核团亦被统称为背侧迷走符合体（dorsal vagal complex，DVC），作为控制恶心呕吐的主要功能单位。麻醉性药物并非直接刺激呕吐中枢，而是由化学感受器受体检测血液中的催吐剂，并从极后区传递至孤束核。膈下迷走神经和内脏神经传入纤维同样可以传递来自胃肠道黏膜收到的催吐剂刺激，投射至孤束核。孤束核的神经元然后投射到一个中心模式发生器，该发生器除了直接投射到腹侧延髓和下丘脑中的神经元外，还协调呕吐行为中涉及的各种动作，从而可以达到更高的大脑区域。许多研究表明，大脑皮层也参与了恶心呕吐信号传递的通路，最近在健康成年人中使用功能性磁共振成像技术（fMRI）的研究表明，内侧前额叶皮质和前扣带回（anterior cingulate cortex，ACC）前部皮层，涉及高级认知功能和情绪的大脑区域与恶心期间心率增加呈正相关，这表明认知和情绪中心在调节与恶心相关的交感神经转变的副交感神经中的重要性。已知许多涉及恶心呕吐的信号通路包含涉及急性以及慢性疼痛刺激的核团，特别是ACC皮层，岛叶皮质（insular cortex，IC），伏隔核（accumbens nucleus，AN）和杏仁核的这些区域。此外，内侧前额叶皮层为参与慢性疼痛的区域之一，也被认为是恶心呕吐信号通路的一部分。大脑通过相似的途径感知外周伤害性刺激，这在某些情况下会导致慢性疼痛，同时也可能导致慢性恶心，了解恶心的中枢机制，尤其是慢性不明原因的恶心，对于慢性恶心治疗方法的发展非常重要。

（3）外周机制　自主神经系统接受来自迷走神经的传入信号，介导呕吐前发生的特征性生理变化（出汗，脸色苍白，流涎，血压升高，心动过速，皮肤血管收缩，胃肠动力下降），反应外界的机械和化学刺激。中枢系统可调节恶心时自主神经系统的传出信号，如岛叶可以调节自主神经的反应，但仍存在对恶心自主反应的不同中心控制。自主神经系统的信号传出和控制它的中枢神经网络可能是整体恶心强度的决定因素。

胃肠节律失常也是造成术后恶心呕吐的一个重要原因，有许多研究表明恶心呕吐与晕动病、孕期女性、药物引起的恶心和轻度胃瘫患者胃肠节律失常的发生有关。在经历了感觉引起的恶心的个体中，在数分钟之前发生过胃动过速，表明胃节律失常与恶心之间存在关系。另一项研究显示，促进胃肌电活动和恢复胃节律正常的药物和干预降低了恶心，相反，降低正常肌电活动和促进胃节律失常的刺激也促进了恶心的感觉。目前的研究显示，胃肠节律失常与恶心呕吐相关，但并未阐明其中的因果联系。

3. 中西结合防治术后恶心呕吐

（1）现代医学防治　目前临床常用的镇吐药物可分为7类：① 抗胆碱类药：代表药物为东莨菪碱贴剂，其作用机制为竞争性抑制M胆碱能受体，并抑制乙酰胆碱的释放，阻止前庭的冲动传入，多用于晕动病、梅尼埃病、病毒性内耳炎所致恶心呕吐，预防术后恶心呕吐时一般应用于术前2 h或手术前夜，不良反应为口干和视力模糊。② 抗组胺类药：代表药物为苯海拉明，具有抗组胺作用，可抑制血管渗出，减轻组织水肿，并有镇静和镇吐作用，推荐剂量为1 mg/kg，不良反应为镇静作用，现不作为临床一线用药。③ 丁酰苯类药：代表药物为氟哌利多，有较强的拮抗多巴胺受体的作用，并可促进脑内多巴胺的转化。其不良反应为可能导致QT间期延长和尖端扭转性室速，并因此受到美国FDA的黑框警告。氟哌啶醇被作为氟哌利多的替代品在麻醉诱导后或术后应用，推荐剂量为0.5～2 mg。④ 苯甲酰胺类：

代表药物为甲氧氯普胺，作用机制为拮抗中枢和外周多巴胺受体 D2，也有拮抗 5-HT₃ 作用，加速胃排空，抑制胃的松弛并抑制呕吐中枢化学感受器触发带，主要不良反应为镇静作用。⑤ 糖皮质激素：常用的有地塞米松和甲强龙，麻醉诱导时给药，术后亦可补充一定剂量，作为预防 PONV 推荐用药。⑥ 5-HT₃ 受体拮抗剂：代表药物为昂丹司琼，特异性拮抗 5-HT₃ 受体，阻断恶心呕吐的中枢和外周通路。于术后使用预防 PONV，安全性较高，为 FDA 推荐的一线用药，但由于潜在的 QT 间期延长作用，可致化疗相关呕吐，昂丹司琼单次使用量不超过 16 mg。⑦ NK-1 受体拮抗剂：代表药物为阿瑞吡坦，阻断 P 物质与 NK-1 受体结合，阻断恶心呕吐的中枢和外周通路，术后 24 h 疗效与昂丹司琼类似，但术后 24～48 h 优于后者。药物耐受性良好，主要不良反应为呃逆和食欲减退，但由于是最新研发药物，价格相对昂贵，为指南推荐使用的一线用药。对于 PONV 的高危患者建议使用联合（≥2 种）预防措施或多模式预防方案。

（2）针灸预防　针灸用于预防术后恶心呕吐已有大量的临床基础，针灸以其安全有效、经济便捷的特点受到广大临床医师和患者的青睐。对于顽固性恶心呕吐，使用常规剂量镇吐药物联用仍无法解决的情况下，考虑镇吐药物的毒副作用，往往会使临床医师苦恼。针灸疗法因其治疗效应发挥的靶点多，可通过不同的通路来针对性解决顽固性呕吐。同时，针灸作为非药物疗法，侵入性小、实施简单，也被美国围麻醉护理学会《手术后恶心、呕吐防治的临床实践指南》引用为 A 级证据（内关穴刺激）和 C 级证据（手术前后自我内关穴按压）。在手术过程中适当地使用针灸，在预防和治疗 PONV 方面显现出良好的效果。关于针灸介入预防 PONV 发生的时间，目前的研究尚未有统一的结论，国内外研究中发现，术前和术中刺激可明显减少开颅手术、胃镜检查等 24 h 内 PONV 的发生率，产生类似止呕药物的作用。

针灸防治 PONV 的内在机制还不明确，目前研究显示，针灸主要通过影响体内阿片类物质的释放、5-羟色胺的传递以及调整消化系统的自主神经功能来防治术后恶心呕吐，临床上用于防治术后恶心呕吐的针刺疗法主要有经皮穴位电刺激、穴位按压、毫针针刺、针刺结合穴位按压、电针、穴位注射、激光穴位刺激和耳穴刺激、辣椒碱等的应用。然而最佳刺激方法仍没有确定。侵入性方法刺激较强，往往较容易达到理想的效果。非侵入性方法更易为患者接受，但效果也较差一些。

选穴上最主要的是内关穴，位于前臂掌侧，当曲泽与大陵的连线上，腕横纹上 2 寸，掌长肌腱与桡侧腕屈肌腱之间。内关穴属于手厥阴心包经，为络穴，又通阴维脉，八脉交会穴之一，可交通于任脉，功擅宁心镇静、宽胸和胃、降逆止呕。《标幽赋》记载："胸满腹痛刺内关。"《循经素穴编》也提到："内关……主翻胃嗝气，中满痞胀，脾胃不和，脏腑胸胁一切疾病。"临床上常用于治疗恶心、呕吐等症。有研究指出针刺内关可以直接影响肠内平滑肌，同时电针刺激内关可减少胃电图的间期主功率，可抑制由后叶加压素诱导呕吐的蠕动性收缩。针刺内关穴对胃功能的调节作用以促进胃运动为主，增加胃内压，该作用可能是通过激活延髓内与内脏传入信息相关的中枢核团神经元而实现的。从文献回顾和数据挖掘分析中可以看出，治疗恶心呕吐最常用的穴位还有足三里、中脘和公孙穴等。同时也有确凿证据支持穴位刺激和药物预防止吐药物组合运用可达到预防 PONV 的效果。

4. 上海市光华医院经验

光华医院采用的远近配穴的方法,选取内关、公孙两穴预防术后恶心呕吐,干预时间分别是术前麻醉诱导时和术后2～4 h。从临床观察来看,术后患者在2～4 h开始逐渐复苏至清醒,护理小组开始为患者进行"呛咳试验",若患者可以忍受饮用一小口水不发生呛咳,则可以对患者进行缓慢喂食流质,而PONV多发于饮食阶段。按恶心评分对患者进行定量评估,分别是零度(无恶心)、轻度(不影响进食)、中度(影响进食)、重度(由于恶心而卧床)。对于轻度呕吐患者,仅需针刺治疗即可缓解,中度及重度患者则采用阶梯镇吐方案,联用地塞米松＋昂丹司琼,同时辅助使用促进胃排空药物枸橼酸莫沙必利来缓解PONV。

四、展望

加速术后康复进展迅速,在临床实践中已被证明行之有效,并积累了很多新的临床证据。遗憾的是,目前成熟的方案仅仅覆盖于骨外科、普外科、妇科等领域,而且纳入规范的推荐条目也只涵盖西医的方法和技术,尚无中西医结合加速术后康复的指导性指南或专家共识。目前,中西医结合外科各个领域已有很多围绕加速术后康复相关的研究仍在探索,并为临床诊疗提供新的循证医学证据。我们相信在不久的将来,中西结合加速术后康复会得到长足的进展,更好地服务广大人民群众。

第三节　构建中西医结合加速术后康复体系

虽然在中西医结合外科领域,ERAS理念同样被广泛应用,但目前尚无一个成熟和公认的中西医结合ERAS的诊疗方案或临床路径。根据循证医学的模式,构建中西医结合加速术后康复体系需要通过临床获得令人信服的证据。临床证据的获得需要设计完备的临床试验方案和投入大量的经费。体系的建立除了需要临床证据,还需紧密结合新兴科学的发展。

一、完善中西医结合加速术后康复的临床证据

在前一节中,很多被提及的中西结合加速术后康复方案仅在少数中心实施,并未进行大范围的推广。大多数诊疗方案是在继承中发展,从临床观察中得到思考并进一步验证诊疗方案的有效性。从过去的研究可以看出,中西医结合医学的临床研究多为小样本病例报道,或是回顾性研究,而大样本多中心的临床研究较为少见,这也是国内医学发展的弊病。不过这种情况正在逐渐改观,2017年,国内针刺临床研究首次发表在国际顶级期刊《美国医学会杂志》(*The Journal of the American Medical Association*,JAMA)(IF=44.405)上,这也是国际医学界对中医学的认可。同时提示我们,按照国际通用的标准制订研究方案,得出的结论才会被视为严谨可靠。中医是一个伟大的宝库,需要我们继续发掘,中西医结合加速术后康复应用前景广阔,而构建新体系的任务任重道远。

二、形成中西医结合加速术后康复的诊疗方案和临床路径

围绕加速术后康复的16项内容，结合中药、针灸、推拿等中医技术在单中心形成临床证据，各级科研经费应鼓励中西医结合加速术后康复进行多中心、大样本临床实验，取得具有循证医学证据的临床证据，诊疗方案和临床路径可以进行多中心的验证，最终形成专家共识和具有中国原创性的临床指南。

三、结合新兴科学技术发展中西医结合加速术后康复

随着新兴科学和材料的进步越来越多，过去仅存于科幻小说中的技术逐渐实现，开始进入我们的日常生活中，影响并改变人们的生活习惯。例如传感器的迅速发展以及人工智能的完善，自动化已经深入我们的生活中，美国著名的企业特斯拉便是汽车自动驾驶技术的开创者之一。传感器的应用使得自动驾驶的事故发生率要远远低于人类驾驶，这也是人类科技史上的一大突破。传感器运用在可穿戴设备上也是近年的热点概念，以此为基础使"移动医疗"的概念更加具体化。随着日间手术的开展，可穿戴化设备使日间手术变得更加安全。智能可穿戴医疗健康设备有三大优势：① 实时监测：可穿戴设备作为饰品佩戴，通过传感器将身体的各项健康数据实时监测并记录，对突发威胁生命安全的情况可自动发出警报并拨打急救电话，通过设备内的GPS定位系统，急救团队可立即锁定患者的位置及相关信息，同时可以通过内置通信系统向患者及周边的家属或其他协助者提供简易急救方法，指导急救。② 降低治疗成本：可穿戴设备及互联网系统可以更加合理的组织并分配医疗资源，能更加便捷地提供医疗服务，更好地实现分级诊疗，节约宝贵的医疗资源。医师能通过健康数据的反馈，安排随访周期和进行远程会诊。对于医患双方都可以降低人力物力成本。③ 医疗大数据：随着可穿戴设备的数据收集和互联网整合，逐渐形成医疗大数据的底层支持，医疗大数据的实现可减少很大一部分医疗卫生部门投入，通过大数据的分析可以很快掌握一些流行病学资料，对于疾病的病因、诊断、治疗、预后都有深远的意义。同时大数据的建立可以对国家卫生决策提供可靠的数据支持。传感器、智能可穿戴医疗设备、人工智能在医疗的加速发展均可以为中西医结合加速术后康复提供新技术和新方法。

（肖涟波　钟声）

------------------------------------ 参 考 文 献 ------------------------------------

［1］杨尹默.加速康复外科临床实践中应重视的几个问题［J］.中国实用外科杂志,2018,38（1）:34.

［2］樊代明.整合医学初探［J］.医学争鸣,2012,（2）:3-12.

［3］樊代明.整合医学纵论［J］.医学争鸣,2014,（5）:1-13.

［4］樊代明.整合医学的内涵及外延［J］.医学与哲学（A）,2017,（1）:7-13.

［5］樊星,杨志平,樊代明.整合医学再探［J］.医学与哲学（A）,2013,（3）:6-11,27.

［ 6 ］ Morabia A, Costanza M C. What is this thing called preventive medicine (II)?［J］. Prev Med (Baltim), 2008 Jul, 47(1): 1−2.

［ 7 ］ Obama B. United States health care reform: progress to date and next steps［J］. JAMA, 2016(316): 525−532.

［ 8 ］ 郭振球. 微观辨证学的研究现状与发展趋势［J］. 中医药学刊, 2003（5）: 645−646.

［ 9 ］ 冯知涛, 李娟, 任洁. 类风湿关节炎患者外周血 miR-146a、miR-16 的表达水平及临床指标与中医证型的关系探讨［J］. 热带医学杂志, 2011（11）: 1226−1229.

［10］ Jordan R W, Smith N A, Chahal G S, et al. Enhanced education and physiotherapy before knee replacement; is it worth it? A systematic review［J］. Physiotherapy, 2014 Dec, 100(4): 305−312.

［11］ 周宗科, 翁习生, 曲铁兵, 等. 中国髋、膝关节置换术加速康复——围术期管理策略专家共识［J］. 中华骨与关节外科杂志, 2016（1）: 1−9.

［12］ 卫勇平, 张静喆. 中医药疗法在术前焦虑治疗中的应用评价［J］. 上海中医药杂志, 2012（6）: 3−5.

［13］ 马月香. 中医情志理论源流探析［J］. 中华中医药学刊, 2010（9）: 1838−1840.

［14］ 邢雪梅, 张云云, 李航. 中药香袋对胸部手术患者术前焦虑情绪的影响［J］. 中华护理杂志, 2011（1）: 78−79.

［15］ 黄淑俊, 司俊丽. 经皮穴位电刺激法对乳腺癌患者术前焦虑的护理干预［J］. 广东医学, 2009（8）: 1206−1207.

［16］ 王显, 秦竹, 赵志付. 经皮冠状动脉介入治疗（PCI）手术前后抑郁和（或）焦虑中医诊疗专家共识［J］. 中医杂志, 2015, 56（4）: 357−360.

［17］ Smith M D, McCall J, Plank L, et al. Preoperative carbohydrate treatment for enhancing recovery after elective surgery［J］. Cochrane database Syst Rev, 2014 Aug 14, (8): CD009161.

［18］ Scott M J, Baldini G, Fearon K C H, et al. Enhanced Recovery After Surgery (ERAS) for gastrointestinal surgery, part 1: pathophysiological considerations［J］. Acta Anaesthesiol Scand, 2015 Nov, 59(10): 1212−1231.

［19］ American Society of Anesthesiologists Committee. Practice guidelines for preoperative fasting and the use of pharmacologic agents to reduce the risk of pulmonary aspiration: application to healthy patients undergoing elective procedures: an updated report by the American Society of Anesthesiologists Com［J］. Anesthesiology, 2011 Mar, 114(3): 495−511.

［20］ 张馨予, 宁宁, 李佩芳, 等. 缩短术前禁食禁饮时间对腰椎间盘突出症微创手术患者的影响［J］. 华西医学, 2017, 10（9）: 1320−1323.

［21］ 柴泽英, 钟宝英, 张丹. 中药汤剂减少妇科腹腔镜手术患者术前禁食禁水时间及不良反应的调查分析［J］. 中华中医药学刊, 2014（6）: 1427−1429.

［22］ 陈佳慧, 王城, 肖江卫, 等. 中药"通腑洁肠汤"对老年不全性肠梗阻结直肠癌术前肠道准备的效果观察［J］. 结直肠肛门外科, 2012, 18（4）: 213−216.

［23］ 沈彬, 翁习生, 廖刃, 等. 中国髋、膝关节置换术加速康复——围术期疼痛与睡眠管理专家共识［J］. 中华骨与关节外科杂志, 2016, 9（2）: 91−97.

［24］ 万斌, 吕征, 吕天润. 人工膝关节置换术后早期主动伸屈膝关节对康复速度的影响［J］. 实用老年医学, 2007, 21（5）: 323−325.

［25］ 王松平, 茭卫东, 李建生. 超前镇痛在术后镇痛中的应用进展［J］. 实用肝脏病杂志, 2014（4）: 433−436.

［26］ Kehlet H. Fast-track hip and knee arthroplasty［J］. Lancet, 2013, 381(9878): 1600−1602.

［27］ Tedesco D, Gori D, Desai K R, et al. Drug-free interventions to reduce pain or opioid consumption after total knee arthroplasty: a systematic review and meta-analysis［J］. JAMA Surg, 2017 Oct 18, 152(10): e172872.

［28］刘丽华,黄国付. 联合针刺及低频电治疗全髋置换术后的疼痛［J］. 中国康复. 2011,26(2): 125-126.

［29］Zhang R, Lao L, Ren K, et al. Mechanisms of acupuncture-electroacupuncture on persistent pain ［J］. Anesthesiology, 2014 (120): 482-503.

［30］林彩霞,孙阿娟,赵艳玲,等. 推拿对软组织损伤兔β-EP、5-HT含量及组织形态学的影响［J］. 中国中医骨伤科杂志,2009(1): 20-22.

［31］张磊,李征宇,岳旭迎,等. 推拿镇痛临床及机理研究进展［J］. 辽宁中医药大学学报,2014(1): 115-118.

［32］李征宇,孙兮文,张效初,等. 推拿镇痛的脑功能核磁共振研究［J］. 国际中医中药杂志,2007,29 (6): 329-332.

［33］Leizorovicz A, SMART Venography Study Steering Committee. Epidemiology of post-operative venous thromboembolism in Asian patients. Results of the SMART venography study［J］. Haematologica, 2007 Sep, 92(9): 1194-1200.

［34］Cha S I, Lee S Y, Kim C H, et al. Venous thromboembolism in Korean patients undergoing major orthopedic surgery: a prospective observational study using computed tomographic (CT) pulmonary angiography and indirect CT venography［J］. J Korean Med Sci, 2010 Jan, 25(1): 28-34.

［35］陆慧杰,庄汝杰,陈之青. 利伐沙班对比依诺肝素预防骨科大手术后深静脉血栓形成的疗效与安全性评价［J］. 中国临床药理学杂志,2015, (9): 693-695.

［36］Wakefield T W, Myers D D, Henke P K. Mechanisms of venous thrombosis and resolution［J］. Arterioscler Thromb Vasc Biol, 2008 Mar, 28(3): 387-391.

［37］杨光唯,来集富,卢惟钦,等. 水蛭素治疗深静脉血栓形成后综合征的临床研究［J］. 中药材, 2016,39(3): 663-665.

［38］Liu X, Wang C, Ding X, et al. A novel selective inhibitor to thrombin-induced platelet aggregation purified from the leech Whitmania pigra［J］. Biochem Biophys Res Commun, 2016 Apr 22, 473(1): 349-354.

［39］冯光军,张正龙,舒杰,等. 土鳖虫提取物体外抗凝血活性研究［J］. 中国民族民间医药,2011,20 (1): 50-51.

［40］彭延古,李露丹,雷田香,等. 僵蚕抗凝成分对血小板聚集的抑制效应［J］. 血栓与止血学,2007, 13(2): 78-79.

［41］Yu C, Qi D, Lian W, et al. Effects of danshensu on platelet aggregation and thrombosis: in vivo arteriovenous shunt and venous thrombosis models in rats［J］. PLoS One, 2014, 9(11): e110124.

［42］赵铁禅,严春琳,朱彦. 动态血栓模型在活血化瘀类中药作用机制解析中的应用［J］. 天津中医药,2015,32(1): 60-64.

［43］郑春松,徐筱杰,叶蕻芝,等. 川芎活血化瘀和行气止痛作用的计算机模拟研究［J］. 中华中医药杂志,2015(5): 1432-1436.

［44］以敏,徐君毅,郝二伟,等. 桃仁提取物抗血瘀证大鼠血栓形成的机制［J］. 中国实验方剂学杂志. 2016(1): 125-128.

［45］臧宝霞,金鸣,李金荣. 羟基红花黄色素A抗凝作用的研究［J］. 中草药,2007,38(5): 741-743.

［46］张彦丽,张硕峰,华国栋,等. 红花对华法林抗凝作用的影响［J］. 中医药信息,2016,33(1): 32-35.

［47］王潇毅, 田晓轩, 张砚, 等. 基于活性筛选和靶标网络预测的蒲黄和赤芍选择性抑制血小板聚集作用［J］. 中国实验方剂学杂志, 2017(1): 120-126.

［48］章丽, 赵冰洁, 袁嘉瑞, 等. 牡丹皮、赤芍与白芍对急性血瘀模型大鼠活血功效的比较研究［J］. 中草药, 2016, 47(15): 2676-2683.

［49］周胜元, 刘玥, 付滨, 等. 中药复方制剂抗血栓作用机制的研究进展［J］. 辽宁中医杂志, 2015 (4): 893-896.

［50］王荣茂, 郭元兵, 石树培, 等. 加味补阳还五汤预防膝关节置换术后深静脉血栓的研究［J］. 中国中医骨伤科杂志, 2010, 11(8): 16-18.

［51］杨桦, 刁志光, 冯鑫. 补阳还五汤对脑梗塞恢复期血液流变学及血脂的影响［J］. 中医临床研究, 2011, 3(7): 12-13.

［52］高冬, 张静思, 胡雅琼, 等. 非缺氧条件下血府逐瘀汤促内皮细胞血管形成中bFGF作用的实验研究［J］. 中国中西医结合杂志, 2013, 33(5): 623-626.

［53］陈慧, 张文将, 唐标, 等. 血府逐瘀汤对动脉血栓模型大鼠抗凝系统的影响［J］. 湖南中医药大学学报, 2016, 36(2): 29-32.

［54］李俊辉, 徐林, 俞兴, 等. 加味桃红四物汤对腰椎术后血液高凝状态影响的临床研究［J］. 中医学报, 2014, 29(3): 427-429.

［55］韩岚, 彭代银, 许钒, 等. 桃红四物汤抗血小板活化作用及机制研究［J］. 中国中药杂志, 2010, 35 (19): 2609-2612.

［56］Niu X L, Zhou Y, Lin Q, et al. Experimental study on effect of pre-acupuncture and moxibustion on molecular markers in pre-thrombosis state of rats［J］. Zhongguo Zhen Jiu, 2010 Oct, 30(10): 845-847.

［57］卢小健, 陈和平. 手法推拿预防老年髋部手术后下肢深静脉血栓形成效果观察［J］. 国际医药卫生导报, 2013, 19(10): 1459-1461.

［58］陈如见, 陈经勇, 张鹏, 等. 加味补阳还五汤配合手法按摩伤肢预防老龄人工髋关节置换术后下肢深静脉血栓形成的研究［J］. 中国中医骨伤科杂志, 2010(1): 29-31.

［59］赵炜. 推拿对膝关节置换术后患者康复以及D-二聚体水平的影响观察［J］. 云南中医中药杂志, 2015, 36(7): 47-48.

［60］吴志远, 贾杰, 欧阳桂林, 等. 推拿手法对全膝关节置换术后患者康复及D-二聚体水平的影响［J］. 成都医学院学报, 2012, 7(4): 536-539.

［61］Lützner J, Günther K P, Kirschner S. Functional outcome after computer-assisted versus conventional total knee arthroplasty: a randomized controlled study［J］. Knee Surg Sports Traumatol Arthrosc, 2010 Oct, 18(10): 1339-1344.

［62］Kowalski A, Rapps N, Enck P. Functional cortical imaging of nausea and vomiting: a possible approach［J］. Auton Neurosci, 2006 Oct 30, 129(1-2): 28-35.

［63］Napadow V, Sheehan J D, Kim J, et al. The brain circuitry underlying the temporal evolution of nausea in humans［J］. Cereb Cortex, 2013 Apr, 23(4): 806-813.

［64］Gan T J, Diemunsch P, Habib A S, et al. Consensus guidelines for the management of postoperative nausea and vomiting［J］. Anesth Analg, 2014, 118(1): 85-113.

［65］Kim J, Napadow V, Kuo B, et al. A combined HRV-fMRI approach to assess cortical control of cardiovagal modulation by motion sickness［J］. Conf Proc IEEE Eng Med Biol Soc, 2011 (4): 2825-2828.

［66］Doan L, Manders T, Wang J. Neuroplasticity underlying the comorbidity of pain and depression［J］. Neural Plast, 2015, 2015 (2): 504691.

［67］ Borsook D, Sava S, Becerra L. The pain imaging revolution: advancing pain into the 21st century ［J］. Neuroscientist, 2010 Apr, 16(2): 171−185.

［68］ Hashmi J A, Baliki M N, Huang L, et al. Shape shifting pain: chronification of back pain shifts brain representation from nociceptive to emotional circuits［J］. Brain, 2013 Sep, 136(Pt 9): 2751−2768.

［69］ Baliki M N, Chialvo D R, Geha P Y, et al. Chronic pain and the emotional brain: specific brain activity associated with spontaneous fluctuations of intensity of chronic back pain［J］. J Neurosci, 2006 Nov 22, 26(47): 12165−12173.

［70］ Horn C C. The medical implications of gastrointestinal vagal afferent pathways in nausea and vomiting［J］. Curr Pharm Des, 2014, 20(16): 2703−2712.

［71］ Horn C C. Why is the neurobiology of nausea and vomiting so important?［J］. Appetite, 2008, 50(2−3): 430−434.

［72］ Sclocco R, Kim J, Garcia R G, et al. Brain circuitry supporting multi-organ autonomic outflow in response to nausea［J］. Cereb Cortex, 2016 Feb, 26(2): 485−497.

［73］ Koch K L. Gastric dysrhythmias: a potential objective measure of nausea［J］. Exp brain Res, 2014 Aug, 232(8): 2553−2561.

［74］ Coleski R, Hasler W L. Coupling and propagation of normal and dysrhythmic gastric slow waves during acute hyperglycaemia in healthy humans［J］. Neurogastroenterol Motil, 2009 May, 21(5): 492−499, e1−2.

［75］ Gan T J, Apfel C C, Kovac A, et al. A randomized, double-blind comparison of the NK1 antagonist, aprepitant, versus ondansetron for the prevention of postoperative nausea and vomiting［J］. Anesth Analg, 2007 May, 104(5): 1082−1089.

［76］ Diemunsch P, Gan T J, Philip B K, et al. Single-dose aprepitant vs ondansetron for the prevention of postoperative nausea and vomiting: a randomized, double-blind phase III trial in patients undergoing open abdominal surgery［J］. Br J Anaesth, 2007 Aug, 99(2): 202−211.

［77］ American Society of PeriAnesthesia Nurses PONV/PDNV Strategic Work Team. ASPAN's evidence-based clinical practice guideline for the prevention and/or management of PONV/PDNV［J］. J Peri anesthesia Nurses, 2006 Aug, 21(4): 230−250.

［78］ 陈敏, 李胜涛, 郑晖. 针灸治疗术后恶心呕吐的国外研究进展［J］. 中国组织工程研究, 2006, 10 (47): 112−114.

［79］ 马巧玲, 林雪, 崔晓光. 针刺疗法防治术后恶心呕吐的研究进展［J］. 针灸临床杂志, 2017, 33 (1): 72−75.

［80］ 路强, 丁路, 韩正飞, 等. 针刺内关穴预防全麻术后恶心呕吐疗效观察［J］. 中医药临床杂志, 2014(8): 836−837.

［81］ 金玮, 吕雅, 陈双懂, 等. 内关穴经皮穴位电刺激防治甲状腺肿瘤术后恶心呕吐疗效的临床观察 ［J］. 中国中西医结合杂志, 2013, 33(9): 1199−1202.

［82］ 朱丹, 吕黄伟. P6刺激对术后恶心呕吐有效性的Meta分析［J］. 中国循证医学杂志, 2010, 10 (8): 923−931.

［83］ Yang X Y, Xiao J, Chen Y H, et al. Dexamethasone alone vs in combination with transcutaneous electrical acupoint stimulation or tropisetron for prevention of postoperative nausea and vomiting in gynaecological patients undergoing laparoscopic surgery［J］. Br J Anaesth, 2015 Dec, 115(6): 883−889.

［84］ Liu Z, Liu Y, Xu H, et al. Effect of electroacupuncture on urinary leakage among women with stress urinary incontinence. JAMA, 2017, 317(24): 2493.

附录一
常用实验室检查的正常参考值

一、血液

(一) 血液一般检查

血液自动分析仪常用临床检测项目

WBC	白细胞计数	$(4.0\sim10.0)\times10^9/L$
RBC	红细胞计数	$(3.8\sim5.5)\times10^{12}/L$
Hgb	血红蛋白量	$110\sim170$ g/L
Hct	血细胞比容	$36\%\sim50\%$
MCV	红细胞平均体积	$80\sim100$ fL
MCHC	红细胞平均血红蛋白浓度	$310\sim370$ g/L
MCH	红细胞平均血红蛋白量	$26\sim34$ pg
RDW	红细胞分布宽度	11.6%
Plt	血小板计数	$(150\sim450)\times10^9/L$
MPV	血小板平均体积	$6.5\sim12$ fL
LY	淋巴细胞百分率	$20\%\sim40\%$
MO	单核细胞百分率	$2\%\sim10\%$
GR	粒细胞百分率	$40\%\sim80\%$
LY	淋巴细胞绝对值	$(0.8\sim4)\times10^9/L$
MO	单核细胞绝对值	$(0.08\sim1)\times10^9/L$
GR	粒细胞绝对值	$(1.6\sim8)\times10^9/L$

（二）出凝血功能

出血时间（BT）-Duke法	1～3 min	凝血酶时间（TT）	16～18 s（超过正常3 s为延长）
凝血酶原时间（PT）Quick一期法	11～13 s（超过正常对照3 s为延长）	活化部分凝血酶时间（APTT）-白陶土法	31～45 s（超过正常对照10 s以上为延长）
血浆复钙时间（RT）	2.2～3.8 min	优球蛋白溶解时间（ELT）-加钙法	＞120 min
纤维蛋白（Fbg）-比缩脲法	2～4 g/L	纤维酶原（PLG）免疫扩散法	PLG：A 230～340 mg/L
组织纤溶酶原激活物（t-PA）发色底物法	TPA：A1.2～2.6 u/ml	纤溶酶（PL）发色底物法	PL：A 58%～112%
纤维蛋白降解产物（FDP）ELISA法	12～62 μg/ml	血小板计数（Plt）	（10～30）×10^{10}/L
简易法	1:（16～64）	血小板聚集试验	0.627±0.161
凝血时间（CT）-试管法	5～10 min	血小板黏附试验 男	0.349±0.059 5
活化凝血时间（ACT）	72～126 s	女	0.394±0.051 9

（三）电解质

氯（Cl^-）	98～106 mmol/L	镁（Mg^{2+}）	0.1～1.1 mmol/L
钾（K^+）	3.5～5.5 mmol/L	磷（P^{3+}）	1.0～1.6 mmol/L
钠（Na^+）	135～145 mmol/L	铁（Fe^{3+}）　男	11～30 μmol/L
钙（Ca^{2+}）	2.1～2.6 mmol/L	女	9～27 μmol/L
血清游离钙	1.12～1.23 mmol/L（约占总钙量的5%）	血清铁总结合力（TIBC）	50～77 μmol/L
		铜（Cu^{2+}）　男	11～22 μmol/L
阴离子差值（AG）$Na^+-(Cl^-+HCO_3^-)$	7～14 mmol/L	女	12.6～24.4 μmol/L
$Na^++K^+-(Cl^-+HCO_3^-)$	10～18 mmol/L	锌（Zu^{2+}）	7.7～23 μmol/L
		硒	1.27～4.32 μmol/L

（四）生化检查

1. 糖及代谢产物

血葡萄糖-葡萄糖氧化酶法	3.92～6.16 mmol/L	血乳酸（LA）	
		动脉血	0.44～0.8 mmol/L
		静脉血	0.45～1.3 mmol/L
丙酮酸（PA）	45～139 μmol/L	血清透明质酸（HA）	9～12 μg/L

2. 蛋白质及氨基酸类检查

血清总蛋白（TP）	68～80 g/L	血清蛋白电泳	
白蛋白（A）	35～55 g/L	白蛋白	55%～74%
球蛋白（G）	20～30 g/L	α₁球蛋白	0.8%～3.2%
白/球蛋白比值（A/G）	（1.5～2.5）:1	α₂球蛋白	4.5%～9.0%
前白蛋白（p-Alb）	0.1～0.4 g/L	β球蛋白	5.8%～12%
血红素结合蛋白（Hpx）	0.5～1.15 g/L	γ球蛋白	10%～19%

血清蛋白电泳
- 白蛋白 55%～74%
- α_1球蛋白 0.8%～3.2%
- α_2球蛋白 4.5%～9.0%
- β球蛋白 5.8%～12%
- γ球蛋白 10%～19%

血清总蛋白（TP）	68～80 g/L
白蛋白（A）	35～55 g/L
球蛋白（G）	20～30 g/L
白/球蛋白比值（A/G）	（1.5～2.5）:1
前白蛋白（p-Alb）	0.1～0.4 g/L
血红素结合蛋白（Hpx）	0.5～1.15 g/L
铜蓝蛋白（Cp）	0.18～0.45 g/L
转铁蛋（Tf）	2.2～4.0 g/L
铁蛋白	15～200 µg/L
肌钙蛋白 T（TnT）	＜0.2 µg/L
糖化血清蛋白	
以吗啉果糖计	（1.9 ± 0.25）mmol/L
α_1微球蛋白	（19 ± 4）mg/L
糖化血红蛋白（HbA1c）	
温控微柱法	4.5%～8.5%
电泳法	5.0%～7.6%
血清氨基酸氮（AAN）	
DNFB法　　成人	（2.6～5.0）mmol/L
小儿	（2.6～3.7）mmol/L
萘醌磺酸钠法　成人	（2.86～4.30）mmol/L
血氨（奈氏显色法）	（5.88～35.3）µmol/L

血浆纤维蛋白原	2.0～4.0 g/L
血清黏蛋白	
以蛋白计	7.1～8.7 g/L
以酪氨酸计	（33.8 ± 2.7）mg/L
高铁血红蛋白（MetHb）	0.005～0.2 mmol/L
游离血红蛋白	
邻联甲苯胺法	20～70 mg/L
联苯胺法	0～40 mg/L
溶血性贫血	60～250 mg/L
输血反应后	150 mg/L 至数千
血肌酐（Cr）	80～150 µmol/L
血肌酸	15～46 µmol/L
尿素氮	（4.28 ± 1.21）mmol/L
非蛋白氮　全血	（14.3～25.0）mmol/L
血浆	（14.3～21.4）mmol/L

3. 脂类及代谢产物

血清三酰甘油（Tg）	0.56～1.70 mmol/L
血清总胆固醇（Tc）	3.1～5.7 mmol/L（胆固醇酯70%～75%）
血清高密度脂蛋白胆固醇（HDL-C）及亚组	
HDL-C	1.73 ± 0.25 mmol/L
HDL_2-C	0.87 ± 0.33 mmol/L
HDL_3-C	0.67 ± 0.22 mmol/L
血清低密度脂蛋白胆固醇（LDL-C）	1.68～4.53 mmol/L
血酮体（以丙酮计）	0.05～0.34 mmol/L

血清游离脂肪酸（FFA）	176～586 µmol/L
血清磷脂（PL）	1.68～3.23 mmol/L
血清过氧化脂质（LPO）血清荧光法	1.1～5.4 nmol/L
血清脂蛋白a（Lpa）	（146 ± 109）mg/L
血清载脂蛋白 A₁	
火箭电泳法	（1.14 ± 0.12）g/L
免疫比浊法	（1.16 ± 0.15）g/L
血清载脂蛋白B	
火箭电泳法	（0.88 ± 0.16）g/L
免疫比浊法	（0.75 ± 0.15）g/L
血清脂蛋白X（LP-X）	阴性

4. 临床酶学

谷氨酸氨基转移酶（SGPT）		醛缩酶	1.0～7.5 u/L
酶速率法	0～30 u/L	谷氨酸脱氢酶(GDH)	<7.5 u/L
天冬氨酸氨基转移酶（SGOT）		γ-谷氨酰转肽酶（γ-GT）	
酶速率法	10～30 u/L	男	9～50 u/L
磷酸肌酸激酶（CK）		女	8～40 u/L
酶速率法	15～105 u/L	血清碱性磷酸酶（ALP）	
乳酸脱氢酶（LDH）	35～88 u/L	β甘油磷酸法	25～65 鲍氏单位/L
乳酸脱氢酶同工酶		磷酸苯二钠法	30～130 金氏单位/L
LDH$_1$	24%～34%	磷酸麝香草酚酞法	2.4～17.8u/L
LDH$_2$	35%～44%	磷酸对硝基酚法	25～100 u/L
LDH$_3$	19%～27%	血清酸性磷酸酶(ACP)	
LDH$_4$	0～5%	β甘油磷酸法	0～11 鲍氏单位/L
LDH$_5$	0～2%	磷酸苯二钠法	0～40 金氏单位/L
血清脂肪酶-滴定法	0～240 u/L	磷酸麝香草酚酞法	0.02～0.49 u/L
血清胆碱酯酶-比色法	40～80 u	血清单胺氧化酶（MAO）	220～660 u/L
假性胆碱酯酶	5～15 mg/L	血清谷胱甘肽S转移	0～6 u/L
肌酸磷酸激酶同工酶		血清淀粉酶	
CK-MM	90%～95%	染色淀粉法	70～300 u/L
CK-MB	0～6%	寡糖底物法	23～85 u/L
CK-BB	0～1%	胆碱酯酶活性	80%～100%

5. 肝、肾功能

血清胆红素		血清总胆汁酸（TBA）	1～8 μmol/L
总胆红素	3.4～17 μmol/L	靛氰绿滞留试验（ICG）（0.5 mg/kg 静注 15 min）	滞留量＜10%
直接胆红素	0～3.4 μmol/L		
间接胆红素	1.7～14 μmol/L	磺溴酞钠试验（BSP）	＜5%
酚红排泄试验（PSP）		内生肌酐清除试验（CCr）	
15 min	25%～50%	男	97～137 ml/(min·1.73 m^2)
30 min	40%～60%	女	88～128 ml/(min·1.73 m^2)
60 min	50%～75%	尿素清除试验	40～65 ml/(min·1.73 m^2)
120 min	55%～85%	对氨马尿酸清除试验	500～700 ml/(min·1.73 m^2)
肾小球滤过分数（FF）	18%～22%	肾小管葡萄糖最大重吸收量（TmG）	260～380 mg/min
肾有效血流量（碘司物清除率）		稀释试验（水试验）	4 h排出饮水量 80%～90% 尿比重≤1.003
肾血流量	1 200～1 400 ml/min		
肾血浆流量	600～800 ml/min		

(五) 血液激素

促甲状腺素激素释放激素（TRH）	5～60 ng/L	促肾上腺皮质激素（ACTH）		
生长激素释放因子（GRF）	10～60 ng/L	上午10时	2.2～17.6 pmol/L	
生长激素（GH）		晚10时	＜2.2 pmol/L	
新生儿	15～40 μg/L	促卵泡激素（FSH）　男	6～18 u/L	
小儿	＜20 μg/L	女	5～50 u/L	
成人	2～3 μg/L	促黄体激素（LH）　男	6～23 u/L	
催乳素（PRL）	5～27 μg/L	女	3～29 u/L	
血清促甲状腺素（TSH）	0～10 mu/L	游离甲状腺激素（FT_4）	10.3～25.7 pmol/L	
甲状腺素		总三碘甲状腺原氨酸（TT_3）	1.1～3.53 nmol/L	
血清丁醇抽提法	21～65 μg/L	反三碘甲状腺原氨酸（rT_3）	0.54～1.46 nmol/L	
T_4 竞争性蛋白结合法	60～167 nmol/L	甲状腺球蛋白（TG）	（17.2±3.5）mg/L	
T_3 活性炭吸附试验	0.99±0.074	降钙素	＜90 ng/L	
T_3 放免法	1.77～2.47 nmol/L	甲状旁腺素（PTH）	＜10.5 pmol/L	
胰岛素	1～28 mu/L	血清皮质醇		
血C肽	（0.4±0.2）pmol/L	荧光法	203～296 nmol/L	
胰高血糖素	30～210 ng/L	放免法	210～342 nmol/L	
肾上腺素（荧光法）	＜480 pmol/L	血清皮质酮		
去甲肾上腺素（荧光法）	0.62～3.24 nmol/L	上午8时	（25.39±8.37）nmol/L	
血醛固酮	0.22～0.34 nmol/L	下午4时	（17.02±4.26）nmol/L	
血浆肾素活性		血浆黄体酮		
仰卧位	（1.6±1.5）μg/L·h	黄体增生期	0.48～0.89 nmol/L	
立位（4 h）	（4.5±2.9）μg/L·h	黄体高峰期	15.9～47.8 nmol/L	
血管紧张素Ⅱ		月经期	＜10.5 nmol/L	
仰卧位	（26±11）ng/L	绒毛膜促性腺激素（HCG）	＜3.0 u/L	
立位	（46±22）ng/L	血浆游离睾酮　男	（274±80）pmol/L	
血浆睾酮　男	15.8～23.8 nmol/L	女	（10.8±2.4）pmol/L	
女	1.81～2.29 nmol/L			
血去氢异雄酮（DHA）	3.2～11.7 μmol/L	血清抗利尿激素（ADH）	1.0～1.5 ng/L	

二、尿液

(一) 一般检查

pH	4.5～8.0	尿蛋白		
尿量　成人	1.5～2.0 L/24 h	定性	阴性	
＞60岁	0.25～2.4 L/24 h	定量　成人	20～80 mg/L	
比重　一般	1.015～1.025	小儿	＜40 mg/24 h	
晨尿	1.020			
最大范围	1.002～1.032	$β_2$ 微球蛋白（$β_2$-mG）	0.03～0.14 mg/L	

尿渗量			葡萄糖	
一般	600～1 000 mmol/L		定性	阴性
最大范围	40～1 400 mmol/L		定量　小儿	＜0.28 mmol/L
			成人	0.56～5.0 mmol/L
血浆渗量	300 mmol/L		尿乳糖、果糖、戊糖	阴性
尿/血浆渗量比值	（3～4.5）：1		尿含水量铁血黄素	阴性
尿本-周蛋白（BJP）	阴性		尿酮体	阴性或＜0.05 mmol/L
尿肌红蛋白	阴性		尿胆素	阴性
			尿胆红素	阴性
尿沉渣检验			尿胆原	阴性或0.8～6.7μmol/d
红细胞	0～3/HP		尿胆原定量	0～5.92μmol/24 h
白细胞	0～5/HP		尿乳糜	阴性
上皮细胞	0～少量			
管型	无或偶见透明管型		尿沉渣计数（Addis计数）	
			红细胞	＜50万个/12 h
			白细胞及上皮细胞	＜100万个/12 h
			管型	＜5 000个/12 h
			尿妊娠试验	阴性

尿液自动分析仪常用临床检测项目

测定项目	数量单位	正常范围	异　常　结　果
LEU（白细胞）	$\times 10^6$/L	NEG	25　100　500
NIT（亚硝酸盐）		NEG	POS
pH（酸碱度）			5　6　7　8　9
PRO（蛋白）	mg/L	NEG	300　600　1 000　3 000　＞5 000
GLU（糖）	mg/L	NORMAL	500　1 000　2 000　＞3 000
KET（酮体）	mg/L	NEG	100　500　1 500
UBG（尿胆原）	mg/L	NORMAL	10　40　80　160
BIL（胆红素）	mg/L	NEG	5　10　15　30　60　＞120
ERY（红细胞）	$\times 10^6$/L	NEG	50　150　＞250

NEG：阴性；POS：阳性；NORMAL：正常

尿液自动分析仪尚不能完全代替显微镜细胞检查

（二）尿生化检查

肌酐	8.8～13.2 mmol/24 h	尿C肽	（81±36）μg/24 h
肌酸	＜1.54 mmol/24 h	尿儿茶酚胺	88.5～118 nmol/24 h
尿总氮	714～1 071 mmol/24 h	尿香草扁桃酸（VMA）	
尿素氮	357～535 mmol/24 h	铁氰化钾氧化法	11～33μmol/24 h
		偏高碘钠氧化法	9.9～39μmol/24 h
尿酸	1.48～4.46 mmol/24 h	尿皮质类固醇	
尿淀粉酶		17-羟类固醇　　男	（10.08±2.46）mg/24 h
Somogyi法	35～260 u/h	女	（8.68±1.65）mg/24 h
Winslow法	8～32 u	17-生酮类固醇　男	12～20 mg/24 h
		女	5～15 mg/24 h
尿钾	25～100 mmol/24 h		
尿钠	130～260 mmol/24 h	尿醛固酮	8～36 nmol/24 h
尿氯	100～250 mmol/24 h	尿17-酮类固醇　男	28.5～47.2μmol/24 h
		女	20.8～34.7μmol/24 h
尿钙	2.5～7.5 mmol/24 h		
尿磷	16～42 mmol/24 h	尿去氢异雄酮（DHA）	＜2 mg/24 h
尿镁	3～5 mmol/24 h		
尿铜	0.24～0.79μmol/24 h		

三、脑脊液

外观	无色透明、无凝块薄膜	碳酸氢盐	22.9 mmol/L
pH	7.35～7.40	葡萄糖　成人	2.5～4.5 mmol/L
比重	1.006～1.008	小儿	2.8～4.4 mmol/L
压力（侧卧位）		细胞计数　成人	（0～5）×10^6/L
成人	70～180 mmH$_2$O	小儿	（0～15）×10^6/L
	（0.69～1.76 kPa）	淋巴：单核细胞	7：3
小儿	70～200 mmH$_2$O	钾	2.5～3.2 mmol/L
	（0.69～1.96 kPa）		
成人（坐位）	200～300 mmH$_2$O	氯	10～130 mmol/L
	（1.45～2.94 kPa）	钙	1.12～1.37 mmol/L
蛋白定性	阴性	铁	4.1～9.3 μmol/L
蛋白定量（腰穿）		钠	138～150 mmol/L
成人	0.15～0.45 g/L		
小儿	0.20～0.40 g/L	锌	0.153～0.734 mmol/L
脑脊液乳酸	＜2.8 mmol/L	脑脊液CO$_2$分压	44～50 mmHg
乳酸盐	0.2～0.4 mmol/L		（5.86～6.65 kPa）

四、血气分析

pH 动脉血	7.35～7.45	动脉血二氧化碳分压	35～45 mmHg
静脉血	7.31～7.42	（PCO₂）	（4.6～6.0 kPa）

氧饱和度（SaO₂）	
动脉血	90%～100%
静脉血	60%～80%

二氧化碳总量（TCO₂）
　成人　24～32 mmol/L

氧分压（PaO₂）
　动脉血　成人　80～100 mmHg
　　　　　　　（10.6～13.3 kPa）
　静脉血　30～50 mmHg
　　　　　（4～6.8 kPa）

二氧化碳结合力（CO₂-CP）
　成人　23～31 mmol/L
　小儿　18～27 mmol/L

动脉血 P₅₀　25～29 mmHg
　　　　　（3.3～3.9 kPa）

实际碳酸氢盐（AB）　21～28 mmol/L

标准碳酸氢盐（SB）
　成人　21～25 mmol/L
　小儿　25±3 mmol/L

氧含量（CaO₂）　动脉血　150～220 ml/L
　　　　　　　静脉血　100～160 ml/L

剩余碱（BE）或碱差（BD）
　成人　±3 mmol/L
　小儿　-4～2 mmol/L

肺泡-动脉血氧分压差　（10±5）mmHg
（A-aDO₂）　［（1.33±0.67）kPa］

缓冲碱（BB）　血浆　41～42 mmol/L
　　　　　　全血　47～48 mmol/L

混合静脉血氧分压（PvO₂）　40 mmHg（5.3 kPa）

五、肺功能（正常平均值）

潮气量（V_T）		功能余气量（FRC）	
小儿	0.20 L	男	2.33 L
成人　男	0.603 L	女	1.58 L
女	0.487 L	肺总量（TLC）	
补吸气量（IRV）		男	5.02 L
男	2.16 L	女	3.46 L
女	1.40 L	无效腔量（V_D）	
补呼气量（ERV）		小儿	0.70 L
男	0.91 L	成人　男	0.128 L
女	0.56 L	女	0.119 L
余气量（RV）		余气量/肺总量（RV/TLC）	
男	1.53 L	男	0.307 L
女	1.02 L	女	0.290 L
深吸气量（IC）		无效腔量/潮气量（V_D/V_T）	＜0.30 L
男	2.66 L	时间肺活量（TVC）	
女	1.90 L	（用力呼气量FEV，	
肺活量（VC）		率FEV%）	
男	3.47 L	第一秒	2.83 L（83%）
女	2.44 L	第二秒	3.30 L（96%）
		第三秒	3.40 L（99%）

（续表）

呼吸频率（RR）			最大呼气中期流速（MMEF）	
小儿	20～30/min		男	3.36 L/s
成人	12～20/min		女	2.88 L/s
静息通气量			通气储备百分比	93%
男	（111±3）ml/s		气体分布测定	
女	（70±3）ml/s		7分钟氧冲洗法	＜25%
每分钟肺泡静息通气量	平均数4.2 L		一次呼气测定法	＜1.5%
男	（1.7±0.04）L/s		分流率（QS/QT）	＜0.7%
女	（1.38±0.04）L/s		摄氧量（标准状态）	250～300 ml/min
最大通气量（MVV）			CO_2排出量（标准状态）	200～240 ml/min
男	（1.74±0.04）L/s		肺泡动脉氧分压差（A-aDO$_2$）	
女	（1.38±0.04）L/s		空气	10±5 mmHg
重复呼吸试验				（1.33±0.67 kPa）
氧容积百分比	8.62%		纯氧	45±19 mmHg
CO_2容积百分比	8.33%			（5.98±2.53 kPa）
一氧化碳弥散量	3.3～4.1 ml/kPa/s		呼吸功（静息）	0.246 kg/(m·min)
气流速度			气道阻力	
静息吸气	29 L/min		吸气	1.23 cmH$_2$O
静息呼气	23 L/min		呼气	1.27 cmH$_2$O
通气血流比（V/Q）	0.8		肺顺应性	0.23 L/cmH$_2$O

六、循环功能

血压（BP）				心每搏量（SV）	
新生儿	收缩压	80±16 mmHg		男	95.5±5.6 ml
		（10.7±2.1 kPa）		女	76.9±4.1 ml
	舒张压	40±16 mmHg		每搏指数（SI）	40～60 ml/m^2
		（6.1±2.1 kPa）		心排血量（CO）	
4～6岁	收缩压	80～90 mmHg		男	6.44±0.32 L/min
		（10.7～12 kPa）		女	5.49±0.29 L/min
	舒张压	55～59 mmHg		心脏指数（CI）	
		（7.33～7.86 kPa）		男	4.0±0.5 L/(m^2·min)
7～14岁	收缩压	90～100 mmHg		女	3.7±0.5 L/(m^2·min)
		（12.0～13.3 kPa）			
	舒张压	59～61 mmHg		射血分数（EF）	40%～80%
		（7.86～8.13 kPa）		静脉压（VP）	2.2～10.7 mmHg
成人	收缩压	120～140 mmHg			（0.296～1.42 kPa）
		（16.0～18.7 kPa）		中心静脉压（CVP）	6～10 cmH$_2$O
	舒张压	70～80 mmHg			（0.588～0.981 kPa）
		（9.33～10.7 kPa）			

（续表）

心率（HR）		右房压（RAP）	0～5 mmHg
新生儿	130～160/min		（0～0.667 kPa）
6～12月	120～130/min	右室压（RVP）	
1～3岁	100～120/min	收缩压	15～30 mmHg
4～6岁	80～100/min		（2.0～4.0 kPa）
7～14岁	60～100/min	舒张压	0～5.0 mmHg
成人	60～80/min		（0～0.667 kPa）
外周血管阻力	100～130 kPa·S·L^{-1}	平均压	12～16 mmHg
（TPR，SVR）			（1.6～2.13 kPa）
外周血管阻力	150～200 kPa·S·L^{-1}	肺动脉压（PAP）	
指数（SVRI）		收缩压	15～30 mmHg
肺血管总阻力	15～23 kPa·S·L^{-1}		（2.0～2.4 kPa）
肺血管阻力指数	23～37 kPa·S·L^{-1}	舒张压	6～12 mmHg
			（0.8～1.6 kPa）
左室每搏作功	80～110 g·m	平均压	10～18 mmHg
量（LVSW）			（1.3～2.4 kPa）
左室每搏作功	50～70 g·m/m^2	肺毛细血管楔入压	6～12 mmHg
指数（LVSWI）		（PCWP）	（0.79～1.59 kPa）
右室每搏作功量	10～15 g·m	左房压（LAP）	4～8 mmHg
（RVSW）			（0.533～1.07 kPa）
右室每搏作功	6～11 g·m/m^2	左室压（LVP）	
指数（RVSWI）		收缩压	90～140 mmHg
			（12～18.7 kPa）
臂-舌循环时间	9～16 s	舒张压	4～8 mmHg
			（0.533～1.07 kPa）
		臂-肺循环时间	4～8 s

七、心脏超声检查

主动脉根部内径		20～37 mm
左室舒张末期内径		35～56 mm
左室收缩末期内径	左房内径	19～40 mm
	室间隔厚度	6～11 mm
	左室后壁厚度	6～11 mm
	左室内径缩短分数	28%～40%

（周仁龙）

附录二
围术期常用药物剂量与用法

局部麻醉药

药品名称	用 法 和 剂 量			不良反应和注意事项
利多卡因 Lidocaine	用法 成人： 表面麻醉 局部浸润 神经阻滞 硬膜外麻醉 （常与丁卡因或罗哌卡因合用） 小儿： 神经阻滞 硬膜外	浓度（%） 2～4 0.5～1 1～1.5 1～2 0.25～0.5 0.7～1.5	一次最大量（mg） 200 400 400 400 8～10 mg/kg 8～10 mg/kg	0.5%浓度的毒性与普鲁卡因相似，1%浓度的毒性比普鲁卡因大40%，2%浓度比普鲁卡因大1倍。过敏反应极少。肝肾功能不全患者慎用，心衰患者减量。注意事项：① 熟悉使用浓度和极量，避免注入血管。② 术前用巴比妥类、安定等药预防毒性反应。③ 加入肾上腺素。④ 一旦中毒，立即停药，并对症治疗。⑤ 与肌松药合用，增强肌松作用。⑥ 曝光、久贮或受热（高压灭菌），可渐变黄，药效降低。
布比卡因 Bupivacaine	用法 脊髓麻醉 硬膜外阻滞 上腹部、下腰段	浓度（%） 0.5～0.75 0.5～0.7	一次最大量 10～15 mg 2 mg/kg	逾量或误入血管内可发生严重毒性反应，症状与其他局麻药相似。但出现心脏毒性症状较早，往往循环虚脱与惊厥同时发生，且易引起严重的室性心律失常，一旦心跳停止，复苏较困难。除一般局麻药中毒反应注意事项外，强调高浓度（0.75%）应慎用，并尽可能与其他毒性较低的局麻药合用。 心血管毒性反应时，可立即静注20%脂肪乳剂1.5 ml/kg，随后给予0.25 ml/（kg·min）静脉输注，有助于提高复苏成功率。
左布比卡因 Levobupivacaine	神经阻滞或浸润麻醉，一次最大量150 mg 硬膜外阻滞：0.5%～0.75% 10～20 ml			不良反应：低血压、恶心、术后疼痛、发热、呕吐、贫血、瘙痒、疼痛、头痛、便秘、眩晕、胎儿窘迫等。

（续表）

药品名称	用 法 和 剂 量	不良反应和注意事项
左布比卡因 Levobupivacaine		注意事项：① 使用过量可导致低血压、抽搐、心博骤停、呼吸抑制及惊厥。② 出现肌肉震颤、痉挛可给予巴比妥类药。③ 患者出现下列症状可能是中毒迹象：躁动不安、焦虑、语无伦次、口唇麻木与麻刺感、金属异味、耳鸣、头晕、视力模糊、肌肉震颤、抑郁或嗜睡。应及时处理。④ 酰胺类局部麻醉药由肝脏代谢，对有肝脏疾病患者须谨慎。

罗哌卡因 Ropivacaine

用法	浓度（%）	一次最大量（mg）
神经阻滞	0.5～1.0	175～250
硬膜外阻滞	0.5～1.0	75～200
脊麻	0.5～0.75	15～22.5
分娩镇痛	0.15	初量 20～40 维持 12～28 mg/h
术后镇痛	0.15	8～12 mg/h

不良反应和注意事项与其他局麻药相同。本品是新酰胺类局麻药，其最大特点是感觉和运动神经阻滞分离。

吸入全麻药

药品名称	用 法 和 用 量	不良反应和注意事项

氧化亚氮（笑气）Nitrous Oxide，N_2O

用法 成人：	N_2O（%）	O_2（%）	
麻醉诱导	70	30	< 5 min 调至
	50～70	30～50	
麻醉维持	40～50	50～60	
小儿：			
麻醉诱导	50	50	
麻醉维持	50	50	

通常与其他吸入或静脉麻醉药合用。

不良反应：弥散性缺氧、鼻旁窦性头痛、耳病、出血、气栓形成、骨髓抑制，有一定的致畸作用。
注意事项：① 避免吸入高浓度（>70%）。② 吸入前须去氮。③ 血氧饱和度监测。④ 不宜用于肠梗阻、气胸、坐位脑手术等，以防气栓形成。⑤ 停吸本药 5～10 min，在自主呼吸下宜继续吸入高浓度氧40%，预防低氧血症发生。

异氟烷（异氟醚）Isoflurane

成人：通常静脉全麻药诱导后用本品维持，浓度0.2%～2.5%。用半紧闭法、小流量或紧闭法维持麻醉。控制性降压时，吸入浓度可适当增加。
小儿：先静脉全麻诱导后，用半开放或半紧闭法维持，浓度0.2%～2%。控制性降压时浓度适当增加。

不良反应：较少，诱导期可有咳嗽、屏气、呼吸道分泌物增多。麻醉过深可抑制呼吸和循环。使子宫肌张力和收缩力减弱。
注意事项：避免长时间吸入高浓度（>2%），因增加子宫出血，不宜用于产科麻醉。

（续表）

药品名称	用法和用量	不良反应和注意事项
七氟烷 （七氟醚） Sevoflurane	成人：通常静脉麻醉诱导后，吸入0.5%～3%维持。 小儿：通常采用各种小儿通气回路系统，经面罩吸入本品，诱导期2%～8%，维持0.5%～3%。6个月以上小儿可同时吸入氧（50%）/氧化亚氮（50%）。	不良反应：较少，有屏气、咳嗽、心动过速或心动过缓、寒战等。 注意事项：① 本品与碱石灰相互作用，产生复合物A等，故应避免紧闭法，氧流量＞2 L/min，对肝肾功能低下者尤应注意。② 加强呼吸、循环监测。③ 术毕停用后苏醒快，应避免各种刺激，预防患者骚动、不合作。
地氟烷 （地氟醚） Desflurane	成人：通常先静脉全麻诱导，经气管插管吸入本品维持，浓度3%～12%。选择低流量、小流量，半紧闭或紧闭法。 小儿：通常静脉全麻诱导后，经面罩或气管导管吸入本品维持，浓度3%～12%。	不良反应：刺激性较强，引起屏气、咳嗽、喉痉挛，氧合血红蛋白亚饱和（SpO_2＜90%）、分泌物增多、头痛、心动过缓或心动过速、血压升高或下降等。 注意事项：① 加强呼吸、循环和药物浓度监测。② 吸入浓度应逐渐加大，浓度达6%～7%时，常引起刺激性咳嗽屏气等。③ 术毕清醒快，注意预防患者躁动不安。④ 小儿不宜用作诱导。

静脉全麻药

药品名称	用法和用量	不良反应和注意事项
氯胺酮 Ketamine	成人：静注：1～2 mg/kg，追加为首量的1/2至全量，可重复2～3次，总量＜6 mg/kg。 静滴：0.1%溶液，以每分钟10～30 μg/kg维持。可用于单独或复合麻醉。 小儿：基础麻醉：4～6 mg/kg肌注。单独或复合麻醉用法和剂量与成人相同。	不良反应：① 神经精神症状，如噩梦、幻觉、谵忘、狂躁等。② 心率加快、血压升高。③ 过量或静注过快，呼吸抑制甚至停止。④ 颅内压和眼压升高。 注意事项：① 高血压、子痫、癫痫、颅高压、眼高压、甲亢、精神病、心功能不全患者禁用。② 在用抗高血压药或中枢抑制药后，用本品宜减量、静注慢，否则可发生低血压、呼吸抑制。
依托咪酯 Etomidate	成人：麻醉诱导以0.2～0.3 mg/kg静注，注速15 s左右。可单次追加0.1～0.2 mg/kg。 小儿：与成人相同。	不良反应：① 注射部位疼痛、静脉炎。② 肌阵挛、咳嗽和呃逆。③ 呼吸抑制甚至暂停。④ 抑制肾上腺皮质功能。 注意事项：① 用前，先静注小量安定或咪达唑仑等，预防肌阵挛。② 选择较大静脉，注速慢（15 s）。③ 癫痫、子痫患者禁用。④ 因抑制肾上腺皮质功能，不宜长期使用。

（续表）

药品名称	用法和用量	不良反应和注意事项
丙泊酚 （异丙酚） Propofol	成人：麻醉诱导：1～2.5 mg/kg（20 mg/s）。维持：每小时4～12 mg/kg。部位麻醉辅助：0.5 mg/kg静注后，以每小时1～4 mg/kg维持。ICU辅助：静注5～10 μg/kg，接着每分钟5～10 μg/kg。 小儿：诱导：2～2.5 mg/kg。维持：每小时6～12 mg/kg。辅助用量比成人稍大，用法与成人相同。	不良反应：① 静注部位疼痛，皮疹。② 抑制呼吸循环。③ 抑制ACTH和皮质醇分泌。 注意事项：① 加强呼吸循环监测。② 缓慢静注，剂量个体差异大，尤其是老年、心肺功能低下、血容量不足患者，应减量。③ 3岁以下小儿慎用。④ 静滴本品稀释浓度不小于2 mg/ml。⑤ 要用5%葡萄糖或生理盐水稀释，不宜与其他药物伍用。
咪达唑仑 （咪唑安定） Midazolam	成人：术前用药：5～10 mg术前一日晚口服。术前半小时肌注0.05～0.075 mg/kg，或术前10 min静注0.02～0.05 mg/kg。全麻诱导：0.1～0.15 mg/kg。复合麻醉：每小时0.03～0.1 mg/kg。ICU、部位麻醉辅助用药：0.02～0.05 mg/kg缓慢静注，维持每小时0.01～0.03 mg/kg。心律转复和内镜检查：2～3 mg缓慢静注。 小儿：用法与成人相同，剂量适当增加。	不良反应：① 静注部位灼感或疼痛。② 头痛、恶心呕吐。③ 呛咳、通气量下降或呼吸暂停、心动过缓或心动过速、血压下降。 注意事项：① 加强呼吸、循环监测。② 分次缓慢静注，预防呼吸循环抑制，尤其用作辅助用药时更应注意。③ 本品含有苯乙醇，不宜用作蛛网膜下隙和硬膜外腔注射。④ 与其他镇静药物等伍用有协同作用，宜减量。⑤ 对老年、呼吸循环功能低下、血容量不足等患者，宜减量。

麻醉性镇痛药及其拮抗药

药品名称	用法和用量	不良反应和注意事项
吗啡 Morphine	成人：肌注5～10 mg/次，每4～6小时可重复一次，一日极量60 mg。癌症用量宜按病情需要，总量不受限制。急症手术前用药，静注2.5～5 mg/次。术后镇痛1～2 mg溶于生理盐水5～10 ml中，硬膜外腔注射。 小儿：5岁以上小儿2.5～3 mg肌注。	不良反应：① 头晕、困倦、烦躁不安、情绪改变。② 恶心呕吐、口干。③ 尿少尿闭、便秘、上腹不适。④ 呼吸抑制、体位性低血压、心动过缓。⑤ 瘙痒、成瘾等。 注意事项：① 诊断不明的疼痛，不用本品。② 临产和哺乳妇女、支气管哮喘、肺气肿、慢性肺源性心衰、呼吸衰竭、颅高压和颅脑损伤者禁用。③ 多痰咳嗽、过度肥胖、严重肝功能障碍、消化道及泌尿道阻塞或感染性疾病及嗜铬细胞瘤患者慎用。④ 吗啡过量可用纳洛酮拮抗。⑤ 应注意吗啡成瘾，对癌症镇痛治疗应按病情放宽使用。

（续表）

药品名称	用 法 和 用 量	不良反应和注意事项
哌替啶（杜冷丁）Meperidine	成人：麻醉前给药：麻醉前0.5～1h肌注1mg/kg，或麻醉前10～15min静注0.5～1mg/kg。部位麻醉辅助用药：20～30mg静注，总量不超过100 mg. 小儿：术前用药或术后镇痛0.5～1mg/kg	不良反应：① 头昏、恶心呕吐、口干、出汗。② 便秘、尿潴留。③ 肌强直、震颤甚至惊厥。④ 低血压、心动过速、呼吸抑制。 注意事项：① 老年、儿童、心功能低下、血容量不足、呼吸抑制者适当减量或不用。② 分娩前4～6h内产妇禁用。③ 与吗啡相似的禁忌证。④ 易引起依赖性，宜及时调整剂量并停用。
芬太尼Fentanyl	成人：全麻诱导：2～5 μg/kg，大手术5～10 μg/kg。全麻维持：每小时1～2 μg/kg。神经安定镇痛：与氟哌利多1∶50混合应用。 小儿：主要用于全麻诱导和维持，静注2～5 μg/kg，维持每小时1～2 μg/kg。	不良反应：① 眩晕、恶心呕吐。② 抑制呼吸，尤其是延迟性呼吸抑制。③ 心动过缓。④ 胸壁和腹壁肌肉僵硬及喉和支气管痉挛。 注意事项：① 单次静注0.05 mg以上，SpO₂可出现下降，宜吸氧。② 单次静注0.1 mg以上，可出现肌强直，诱导时宜先注肌肉松弛药，再注本品。③ 禁忌证和其他注意事项同吗啡。
舒芬太尼Sufentanil	成人：全麻诱导：0.5～0.8 μg/kg，维持5～10 μg静注。 辅助用药：0.1～0.2 μg/kg。	不良反应和注意事项与芬太尼相似。
阿芬太尼Alfentanil	成人：全麻诱导：20～50 μg/kg（根据手术时间长短）。维持：每小时静注25～50 μg/kg，或25～50 μg/kg静滴。辅助用药：静注7～12 μg/kg，需要时追加3～5 μg/kg。 小儿：诱导：10 μg/kg静注。维持：5 μg/kg静注	恶心呕吐较多、呼吸抑制和暂停、低血压、心动过缓、肌肉强直、成瘾等。术前应给阿托品。静注慢（通常0.1 mg/min），注意呼吸变化，同时吸氧。本品作用时间短暂，一般无须拮抗。
瑞芬太尼Remifentanil	成人：全麻诱导以每分钟1 μg/kg，维持每分钟0.25～0.5 μg/kg，也可分次静注0.5 μg/kg，缝皮时改为0.15 μg/kg	不良反应和注意事项与芬太尼相似。其显著优点是呼吸抑制作用较轻，反复静注或长时间静滴无蓄积。
曲马多（曲马朵）Tramadol	成人：50～100 mg静注，术后镇痛每小时10～20 mg	不良反应和注意事项与吗啡相似，但其不良反应发生率、依赖性较吗啡为低，为非麻醉性中枢性镇痛药。

（续表）

药品名称	用 法 和 用 量	不良反应和注意事项
喷他佐辛 （镇痛新） Pentazocine	主要用于慢性剧痛和麻醉前给药。 成人：30 mg/次肌内或皮下注射，或10～20 mg/次静注。口服50 mg/次，间隔＞4 h。	不良反应：① 眩晕、恶心呕吐、出汗。② 呼吸抑制较强、易通过胎盘。 注意事项：① 孕妇和新生儿禁用。② 心肌梗死、肝肾功能不全、颅高压、哮喘和癫痫患者慎用或禁用。
纳洛酮 Naloxone	先静注0.2～0.4 mg或5 μg/kg，15 min后再静注0.4 mg，或继之以5 μg/(kg·h)静滴。	不良反应：① 少数患者出现血压升高、肺水肿、心律失常，甚至室颤或心搏骤停。② 时效短，单次用药后易使患者再昏睡和呼吸再抑制。

肌肉松弛药及拮抗药

药品名称	用 法 和 用 量	不良反应和注意事项
琥珀胆碱 （司可林） Succinylcholine	全麻诱导气管插管：成人1～2 mg/kg（不超100 mg），小儿1.5～2 mg/kg静注。维持：0.08～0.1%或以每分钟20～40 μg/kg静滴。需短时肌松：0.5～1 mg/kg静注（紧急情况下还可以气管内或舌下给药）。	不良反应：① 肌痛、肌球蛋白尿。② 高血钾。③ 眼压、胃内压和颅内压升高。④ 心动过缓，偶发心脏停搏。⑤ 偶发恶性高热和脱敏感阻滞。 注意事项：① 严重创伤后3～6周，上或下神经元病变，脊髓病变引起截瘫、腹内严重感染1周以上等患者，使用本品易产生高血钾，应禁用。② 严重肝病、饥饿、妊娠末期及产后、慢性肾衰、长期用抗胆碱酯酶药等使其肌松作用延长。③ 持续静滴或反复用药，不宜超过500 mg，以免发生脱敏感阻滞。④ 本品与非去极化类肌松药作用彼此相互拮抗。
维库溴铵 Vecuronium	成人和小儿：气管内全身麻醉：静注首量0.08～0.15 mg/kg，30 min后追加0.03～0.05 mg/kg，或以每分钟1～2 ug/kg静滴。ICU中机械通气支持：静注首量0.08～0.1 mg/kg，后以每小时0.03～0.06 mg/kg。	无明显不良反应。肝肾功能减退者本品作用时间延长应减量或不用。本品剂量大小与作用起效呈负相关，与持续时间呈正相关。与吸入麻醉药、有些抗生素等有协同作用。过量可致长时间呼吸停止。
罗库溴铵 Rocuronium	成人和小儿：气管插管0.9～1.2 mg/kg。气管内全身麻醉首剂量0.45～0.6 mg/kg，维持以每分钟9～12 μg/kg。	肝功能不全时时效延长。与吸入麻醉药、抗生素等有协同作用，宜适当减量。本品尤其适用于禁用琥珀胆碱的气管插管。

（续表）

药品名称	用　法　和　用　量	不良反应和注意事项
阿曲库铵 Atracurium	成人和小儿：气管内全麻首量0.5～0.6 mg/kg静注，30～40 min追加0.1～0.2 mg/kg，或每分钟7～9 μg/kg静滴。ICU维持机械通气，静注首剂0.3～0.6 mg/kg，后以每分钟4～8 μg/kg静滴。	不良反应：有一定组胺释放作用致皮肤潮红、轻度暂时性低血压或支气管痉挛，极少数有严重过敏或类过敏反应。注意事项：① 剂量不宜大于0.6 mg/kg。② 经霍夫曼消除降解和酯解，不蓄积，肝肾功能不全或假性胆碱酯酶异常患者可使用。③ 吸入麻醉、非去极化类肌松药增强其作用。④ 应在2～8℃避光保存。在30℃的环境中一个月将降低8%的药效。
顺阿曲库铵 Cisatracurium	成人和小儿：气管插管0.1～0.2 mg/kg，30～40 min后追加半量。ICU机械通气首剂静注0.1 mg/kg，后以每分钟2.6 μg/kg连续输注。	与阿曲库铵比的显著优点是无组胺释放，其作用及注意事项与阿曲库铵类似。
舒更葡糖钠 （布瑞亭） Sugammadex	神经肌肉阻滞自发恢复到T2重现时给予2 mg/kg；恢复到1～2个强直刺激后计数时给予4 mg/kg。首剂后出现神经肌肉阻滞重现时，可再次给予4 mg/kg。	对患者必须提供通气支持并进行监测，直至其恢复自主呼吸。肌酐清除率＜30 ml/min者不推荐使用本品。严重肝功能损害或肝功能损害伴凝血障碍者、哺乳期妇女慎用。不推荐用于足月新生儿和婴幼儿。

拟胆碱药（抗胆碱酯酶药）

药品名称	用　法　和　用　量	不良反应和注意事项
新斯的明 Neostigmine	麻醉中主要用于拮抗非去极化类肌松药的作用。 成人和小儿：缓慢静注（1 min左右）0.04～0.06 mg/kg，总量不超过3～5 mg 。可用于治疗重症肌无力、室上性心动过速、术后腹胀和尿潴留。常皮下或肌注0.5～1 mg，每日1～2次。	不良反应：流涎、恶心呕吐、腹痛、腹泻、心动过缓和低血压等。过量可致胆碱危象主要表现为出汗、瞳孔缩小、心动过缓或心律失常、低血压。注意事项：① 先静注阿托品0.5～1 mg，心率增快后再用本品。② 总量一般不超过3 mg，尤其对重症肌无力患者，应预防胆碱危象的发生。③ 心绞痛、机械性肠梗阻和尿路梗阻患者禁用，支气管哮喘和肠吻合术后患者慎用。
依酚氯胺 （腾喜龙） Edrophonuim	成人和小儿：拮抗肌肉松弛药作用：5～10 mg静注，需要时5～10 min/次，总量不超过40 mg。重症肌无力诊断或判断胆碱危象是否存在：2～5 mg静注。	不良反应与新斯的明相似但较轻，注意事项、禁忌证与新斯的明相同。

抗胆碱药

药品名称	用法和用量	不良反应和注意事项
阿托品 Atropine	麻醉前用药：成人0.5 mg术前30 min肌注或0.2～0.5 mg麻醉诱导前静注。小儿：0.01～0.03 mg/kg（<0.4 mg）肌内或静脉注射。治疗心动过缓：成人0.3～1 mg/次静注。拮抗肌肉松弛引起心动过缓：用新斯的明前0.02 mg/kg静注。	不良反应：口干、瞳孔散大、眼压升高、调节麻痹、视力模糊、心率加快、皮肤潮红和体温升高等，大剂量可引起中枢神经症状甚至昏迷呼吸衰竭。 注意事项：① 青光眼、前列腺肥大及器质性幽门梗阻。② 甲状腺功能亢进、心功能不全或预激综合征、房扑、房颤等伴有明显心动过速、高热者慎用或禁用。
东莨菪碱 Scopolamine	麻醉前用药：成人：0.3～0.5 mg，小儿0.01～0.015 mg/kg肌内注射。	与阿托品略相同。对心脏作用较弱，故心脏病患者不宜用阿托品时可用本品。本品有较强的中枢抑制作用，老年人易引起烦躁、兴奋。
格隆溴铵 （胃长宁） Glycopyrrolate Bromide	麻醉前用药：4～8 μg/kg肌内注射。与新斯的明合用（0.2 mg与新斯的明1 mg）拮抗非去极化类肌肉松弛药。	外周抗胆碱作用强，为阿托品的5～6倍，因很难通过血脑屏障而无明显中枢作用。其他参见阿托品。

拟肾上腺素药

药品名称	用法和用量	不良反应和注意事项
肾上腺素 Adrenaline	① 与局麻药合用：浓度为1/20万～1/40万（或5 μg/ml）；② 心肺复苏：成人0.5～1 mg生理盐水稀释至10 ml静注或1～2 mg稀释后气管内给药，最大剂量可用0.2 mg/kg。小儿0.01 mg/kg静注或气管内给药。③ 过敏性休克：0.5～1 mg皮下或肌内注射，或0.1～0.5 mg稀释后缓慢静注。④ 心脏术后低心排：1 mg加入5%葡萄糖或生理盐水250 ml静滴2～8 μg/min。⑤ 支气管哮喘：0.25～0.5 mg皮下注射，或肌内注射。	不良反应：① 可出现面色苍白、头痛、震颤、不安。剂量过大或快速静注可致血压骤升、心律失常甚至室颤。② 与氟烷、胍乙啶等药合用易引起室性心律失常。 注意事项：① 根据用药目的，严格控制用量。② 器质性心脏病、高血压、甲状腺功能亢进和糖尿病患者禁用。③ 用于阻滞末梢血管供应区，如手指、阴茎的局麻药禁止加用肾上腺素。
去甲肾上腺素 Noradrenaline	用于嗜铬细胞瘤切除即刻，以维持血压稳定，或各种原因所致休克低血压状态。2～10 mg（以去甲肾上腺素计算）加入5%葡萄糖250～500 ml内静滴，根据效应调节滴速，2～8 μg/min。	静滴时间过长、浓度过高或漏出血管外等可引起局部组织缺血坏死，一旦发生即局部浸润酚妥拉明或局麻药。

（续表）

药品名称	用 法 和 用 量	不良反应和注意事项
异丙肾上腺素 Isoprenaline	用于心动过缓、房室传导阻滞等：每次3～5 μg静注，必要时可气管内给药或将0.5～1 mg加入5%葡萄糖500 ml内静滴，需心电图监护，一般每分钟0.05～0.1 μg/kg。	不良反应：心悸、头晕。静滴浓度过高或过快，可引起室性期前收缩，心动过速甚至室颤。 注意事项：① 心率达140次/min或出现心律失常应停用。② 心绞痛、心肌梗死、心动过速、甲状腺功能亢进患者禁用。③ 禁忌与氟烷合用，与碱性药物伍用。
多巴胺 Dopamine	各种休克、低血压、心脏手术后等：10～100 mg加入生理盐水或葡萄糖液250～500 ml内静滴。每分钟用量：2～5 μg/kg兴奋多巴胺受体，扩张血管；5～10 μg/kg兴奋β受体，增强心肌收缩力；＞10 μg/kg兴奋α受体，周围血管收缩；根据效应调节。	不良反应：可有恶心、心悸、心动过速、心律失常、心绞痛、头痛等，停药后可消失。药液外渗可致局部组织坏死。小剂量可致低血压、大剂量可致高血压。 注意事项：① 根据不同用药目的调节用药量。② 避免外渗。③ 心动过速和嗜铬细胞瘤患者禁用。
间羟胺 Metaraminol	适用于各种休克和术中低血压：成人每次5～10 mg肌注，0.3～1 mg静注；小儿每次0.04～0.2 mg/kg肌注。20～100 mg加入葡萄糖或生理盐水250～500 ml内静滴，根据效应调节滴速。	不良反应：与去甲肾上腺素类似，但较轻。持续用药可因快速而受性而失效。 注意事项：① 甲状腺功能亢进、高血压、慢性心衰及糖尿病患者慎用。② 血容量补足的基础上从小剂量开始使用。③ 与氟烷同时使用易引起心律失常。④ 不能与碱性药物、青霉素、苯妥英钠、二性霉素配伍。
麻黄碱 （麻黄素） Ephedrine	治疗椎管内麻醉引起的低血压：成人15～30 mg肌注、10～15 mg静注，小儿0.5～1 mg/kg肌注。	不良反应：头痛、心动过速等。 注意事项：① 高血压、动脉硬化、甲状腺功能亢进、冠心病，以及老年人慎用或禁用。② 椎管内麻醉用药时须同时补足血容量，短期限反复用药易出现耐受性。
甲氧明 Methoxamine	用于椎管内麻醉时低血压、室上性心动过速及心脏复苏：5～10 mg肌注，2.5～10 mg静注，或者20 mg加入葡萄糖液中静滴。 小儿：每次0.25 mg/kg肌注。	不良反应：可引起血管收缩，大剂量可使血压持续升高伴有头痛、心动过速、恶心、呕吐。 注意事项：甲状腺功能亢进、高血压、心动过缓、急性心肌梗死等严重心脏病、动脉硬化和糖尿病患者慎用或禁用。不宜反复应用。
去氧肾上腺素 （新福林） Neosynephrine	适用于椎管内麻醉或其他原因引起的低血压、室上性心动过速：成人皮下或肌内注射5～10 mg，静注0.3～0.5 mg/次（需严密监护）。静滴：2～20 mg加入5%葡萄糖溶液250～500 ml内，根据血压调节滴速，但不得超过100 μg/min。	不良反应：① 可致高血压、头痛、呕吐、心悸、反射性心动过缓、心律失常、用药局部刺激不适。② 药液外漏可引起局部组织坏死。 注意事项：① 甲亢、高血压、动脉硬化、室速、糖尿病、孕妇禁用。② 不宜用于应用单胺氧化酶抑制剂患者，不能与三环类抗抑郁药合用，不能与碱性药配伍。

（续表）

药品名称	用 法 和 用 量	不良反应和注意事项
右美托咪定（艾贝宁）Dexmedetomidine	主要用于术中及ICU的镇静。配成4 μg/ml浓度以1 μg/kg剂量缓慢静注，输注时间应超过10 min。	需要特别关注输注过程中发生低血压、心动过缓和窦性停搏，也有暂时性高血压的发生。减少输注速度可以减少发生率和严重程度，但不一定能避免发生，需要严密观察，有严重肝肾功能障碍患者应慎重使用。

肾上腺素受体阻滞药

药品名称	用 法 和 用 量	不良反应和注意事项
酚妥拉明（立其丁）Phentolamine	① 嗜铬细胞瘤切除围术期的高血压：术前口服5～20 mg/次，2～3次/d。术中3～5 mg静注，或再继以2～5 mg加入5%葡萄糖液100 ml静滴。② 去甲肾上腺素等血管收缩药、硫喷妥钠外漏：5～10 mg加入生理盐水或1%普鲁卡因20 ml皮下浸润。	不良反应：体位性低血压、心动过速、诱发心绞痛，可出现恶心、呕吐、腹痛、腹泻和诱发溃疡病。注意事项：低血压、严重动脉硬化、器质性心脏病、肾功能减退及溃疡病患者禁用。
酚苄明Phenoxybenzamine	嗜铬细胞瘤术前准备和外周血管痉挛：10 mg/次，2～4次/d。	不良反应：体位性低血压、心动过速、鼻塞和中枢抑制、恶心呕吐、局部刺激。注意事项：肾功能不全、冠心病及脑血管疾病患者禁用。
普萘洛尔（心得安）Propranolol	嗜铬细胞瘤或甲亢术前准备：10～20 mg口服，每日3次。	不良反应：可有皮疹、紫癜、恶心、呕吐、腹泻、低血压、心动过缓、晕厥等。注意事项：① 窦性心动过缓、心力衰竭、心脏传导阻滞、支气管哮喘、糖尿病患者、孕妇、过敏性鼻炎等禁用。② 已洋地黄化、心脏极度扩大、心率不稳患者禁用。③ 心绞痛或冠心患者、术前准备用药过程中不应突然停药。④ 加重麻醉药的心脏抑制作用，术中加强循环监测。
艾司洛尔Esmolol	① 室上性心动过速、房颤：每分钟300～500 μg/kg用1 min负荷，继之每分钟50 μg/kg维持，根据疗效增量。② 预防气管插管或拔管心血管反应：0.5～1 mg/kg静注，或以每分钟200～300 μg/kg静滴。③ 控制术中高血压及心动过速：每分钟500 μg/kg用4 min负荷，继之100～300 μg/kg静滴。	不良反应：心动过缓、低血压、诱发哮喘、静注部位红肿。注意事项：① 明显心动过缓、病窦综合征、Ⅱ度以上房室传导阻、显性预激综合征等禁用。② 哮喘、慢性阻塞性支气管肺疾病、血容量不足、老年患者等慎用。③ 华法林、吗啡可使本品血浓度提高，不宜伍用。④ 本品可使地高辛血浓度提高，慎用。

（续表）

药品名称	用 法 和 用 量	不良反应和注意事项
拉贝洛尔 Labetalol	① 肾性高血压：100 mg口服，2～3次/d。 ② 心动过速及高血压：5～10 mg静注。	不良反应：直立性低血压、眩晕，偶有疲乏、轻度便秘、头痛、恶心、梦幻、精神抑郁。 注意事项：儿童、孕妇、哮喘及脑溢血患者禁用。

正性肌力药

药品名称	用 法 和 用 量	不良反应和注意事项
地高辛 Digoxin	治疗急慢性心力衰竭、室上性心律失常：成人：口服0.125～0.25 mg，1～2次/d。 小儿：洋地黄化0.03～0.05 mg/kg，总量不超过2 mg，现多用维持量法8～10 μg/kg，每日分两次口服。 静注：首次0.5 mg，2 h后可重复0.25～0.5 mg，小儿：0.02～0.03 mg/kg。	不良反应和中毒表现：① 消化道症状：食欲不振、恶心、呕吐、腹泻等。② 乏力、黄视、复视、意识障碍或烦躁。③ 心脏症状：可有各种心律失常。④ 心力衰竭症状加重。 注意事项：① 个体差异，如老年人易中毒。② 肾功能障碍及电解质紊乱如低血钾、低血镁易产生洋地黄过量。③ 心功能越差对洋地黄的耐受性越差。④ 对阵发性室性心动过速、房室传导阻滞及梗阻性心肌病者禁用。
毛花苷C Cedilanid	急性心功能不全或慢性心功能不全急性发作，某些室上性快速心律失常。首量0.4 mg，10 min后可追加0.2～0.4 mg，总量可达1.2～1.6 mg。 小儿0.02～0.04 mg/kg缓慢注射。	参见地高辛。
多巴酚丁胺 Dobutamine	成人：加入葡萄糖液中静滴或微泵输注，每分钟2.5～10 μg/kg。 小儿：静滴每分钟2～5 μg/kg，渐增至10～15 μg/kg。	如剂量过大可致心动过速及心律失常。肥厚型梗阻型心肌病患者禁用。不宜与β受体阻滞剂合用。重度主动脉瓣狭窄者慎用。
米力农 Milrinone	作用较氨力农强10～40倍。 成人：静注2.5～7.5 μg/kg。静滴0.25～1 μg/kg。 小儿：静注0.01～0.05 μg/kg，以0.1～1 μg/kg维持。	不良反应：① 血小板减少。② 胃肠道症状如恶心呕吐、腹痛等。③ 心律失常、低血压。④ 肝功能异常。⑤ 过敏、发热、注射部位灼热感等。 注意事项：① 应用期间注意观察血小板计数和肝、肾功能。② 重度肝、肾功能损害者禁用。③ 急性心肌梗死及心律失常慎用。④ 本药不能用葡萄糖液稀释，呋塞米不应在滴注本药的管道中给予。

抗高血压及控制性降压药

药品名称	用 法 和 用 量	不良反应和注意事项
乌拉地尔 （压宁定、利喜定） Urapidil	主要用于高血压危象和围术期高血压。静注10～25 mg/次，必要时可重复1次。静滴250 mg，加入到5%～10%葡萄糖液500 ml，开始2 mg/min，以后根据血压调节。	不良反应：心悸、心律失常、体位性低血压等。 注意事项：对本药过敏者慎用。
尼卡地平 （佩尔地平） Nicardipine	静注：10～30 µg/kg。 静滴：以生理盐水或5%葡萄糖配成0.01%～0.02%，开始为0.5～0.6 µg/kg，后根据血压调节。	不良反应：较少，偶有心悸、面部潮红、恶心、头痛、肝功能轻度损害。 注意事项：颅内出血、颅内压增高及对本药过敏者禁用。
硝普钠 Sodium nitropruide	用控制性降血压、高血压危象、心功能不全、低心排综合征。 静注：10～20 µg/kg。 静滴：25～50 mg溶入5%葡萄糖500 ml中，每分钟0.25～8 µg/kg静滴，根据血压水平调节滴速。	不良反应：① 氰化物中毒。② 反射性心动过速、反跳性高血压，颅内压增高、凝血异常。③ 高铁血红蛋白血症。④ 通气/灌流比例失调。 注意事项：① 应用时间一般不超过24～48 h，血中硫氰酸盐不能超过100 µg/ml。② 现用现配、放置不能超过4 h，避光，药液内不能加其他药物。③ 明显肝肾功能不全、甲状腺功能减退以及主动脉缩窄和动静脉瘘引起的代偿性高血压禁用。
硝酸甘油 Nitroglycerin	用于心绞痛、急性心肌梗死和急慢性心力衰竭以及控制性降血压。 控制性降压：0.01%药液静滴，开始每分钟1 µg/kg，增加到3～6 µg/kg。心功能不全、心肌梗死者可用上述药液根据需要调节滴速。心绞痛用法略。	不良反应：① 头痛、面部潮红、眩晕心悸等。② 长时间应用可出现耐药性。③ 过量致高铁血红蛋白血症。④ 增加肺内分流、抑制血小板聚集，增加颅内压和眼内压。 注意事项：① 严重贫血、急性循环衰竭、脑出血、颅内压增高、肥厚梗阻性心肌病、青光眼、缩窄性心包炎禁用。严重肝硬化肾功能不全慎用。② 发生低血压时，如需用升压药可用去氧肾上腺素，但不能用肾上腺素。

抗心律失常药

药品名称	用 法 和 用 量	不良反应和注意事项
利多卡因 Lidocaine	室性心律失常首选药。 静注：1～2 mg/kg以葡萄糖液稀释至40 ml缓慢静注，需要时5～10 min后再注射0.5～1 mg/kg，总量不超过250 mg。静滴：0.1%～0.2%（5%葡萄糖稀释），1～4 mg/min。	不良反应及注意事项见局麻醉药条目。此外本品与奎尼丁、普鲁卡因、普萘洛尔、美西律合用可增强其毒性，甚至引起停搏。与西咪替丁合用可增加利多卡因的血药浓度。

（续表）

药品名称	用法和用量	不良反应和注意事项
利多卡因 Lidocaine	给药不方便时200 mg肌注，或复苏时气管内给药1～2 mg/kg。儿童：静注1 mg/kg，10～20 min/次，总量不超过5 mg/kg，维持20～50 mg/kg静滴。	
美西律（慢心律）Mexileline	治疗室性心律失常。静注：0.1～0.15 g/次，缓慢注射，总量不超过0.35～0.4 g。静滴：静注后静滴1.5～2 mg/min，3～4 h后减至0.75～1 mg/min维持。	不良反应：① 胃肠道反应。② 神经系统症状或感觉异常、反应迟钝、惊厥等。③ 偶可加重心衰或传导阻滞。注意事项：① 传导阻滞、窦缓者禁用。② 对本品过敏、肺动脉高压、高血压、肝肾功能不全、心力衰竭者慎用。
普罗帕酮（心律平）Propafenone	用于室性期前收缩、室性或室上性心动过速、预激综合征等。0.5～1 mg/kg缓慢静注，继之20～40 mg/h静滴。	不良反应：心动过缓、传导阻滞、低血压等。注意事项：① 严重心力衰竭、心源性休克、传导阻滞、明显窦缓严重阻塞性肺部疾病禁用。② 与麻醉药或抑制心肌收缩力气药物合用可增强本品的作用。
维拉帕米（异搏定）Verapamil	用于室上性或交界性室性心动过速、房颤伴快速室率、特发性尖端扭转型室速。每次2～5 mg稀释后缓慢静注，隔30 min可重复。	不良反应：低血压、窦缓、窦性停搏、传导阻滞。注意事项：① 低血压、重度心衰、心源性休克、Ⅱ～Ⅲ度传导阻滞、病窦综合征、预激综合征合并心房颤动、心房扑动者禁用。② 支气管哮喘、肝功能全者慎用。③ 注射宜慢并注意血压、心率变化，如心动过缓可用阿托品或肾上腺素，低血压用升压药。
盐酸胺碘酮（可达龙）Amiodarone	用于严重的心律失常，特别是房性心律失常伴快速室性心律，W-P-W综合征的心动过速，严重室性心律失常，心搏骤停心肺复苏的心律紊乱。负荷剂量150 mg（15 min），后以360 mg（6 h）维持，当天可再有540 mg（18 h）。	不良反应：一过性低血压、过敏反应、甲减、肺炎、锥体外系体征。注意事项：无起搏治疗的心动过缓，高度房室传导阻滞，窦房结病变，碘过敏或甲亢，妊娠或哺乳期妇女禁用。

中枢兴奋药

药品名称	用法和用量	不良反应和注意事项
氟马西尼（安易醒）Flumazenil Anexate	苯二氮䓬类药物特异性拮抗药，用于相应的催醒。静注：首次0.2 mg，后每分钟0.1 mg，直到总量为0.5～1 mg。	不良反应：可有恶心、呕吐、焦虑、潮红、恐惧、心悸等反应。注意事项：肝病患者及孕妇慎用，过敏者禁用。

（续表）

药品名称	用 法 和 用 量	不良反应和注意事项
氨茶碱 Aminophyline	平喘：成人：口服0.1～0.2 g/次，3次/d。静注0.25 g/次，稀释后缓注（不少于10 min）。静滴0.25～0.5 g/次，每日不超过2 g。儿童：口服2～3 mg/kg，3次/d。静注或静滴每次2 mg/kg。	不良反应：① 恶心、呕吐、胃部不适。② 静脉用量大或过快可致头晕、心悸、心律失常、惊厥血压剧降等，甚至心搏骤停、气促和呼吸停止。③ 皮疹、蛋白尿。注意事项：① 严重心血管病、高血压、心肌梗死、严重肺心病、消化性溃疡、肝功能障碍和甲亢患者禁用或慎用。② 儿童对本品敏感易惊厥，应慎用。③ 静注时不可与维生素C、氯丙嗪、胰岛素、去甲肾上腺素等配伍。

激素类药物

药品名称	用 法 和 用 量	不良反应和注意事项
氢化可的松 （皮质醇） Hydrocortison	静注或静滴：一般疗法100～200 mg/次，1～2次/d。大剂量突击疗法首剂200～300 mg，每日可大于1 g。儿童：静滴每日4 mg/kg。	不良反应：① 静脉大量给药偶有过敏反应。② 长期应用可引起医源性柯兴面容和体态。③ 可出现精神症状：欣快感、激动不安、谵妄、定向力障碍，也可表现为抑制。④ 并发或加重感染。⑤ 丘脑-垂体-肾上腺轴受抑制。注意事项：① 严重精神病史、活动性胃、十二指肠溃疡、明显糖尿病、严重高血压、未能用抗生素控制的感染者等不宜用本品。② 长期用药者应逐渐停药，并注意限钠补钾。③ 妊娠早期可致畸胎。
地塞米松 Dexamethasone	成人：静注或静滴2～20 mg/次，2～6 h可重复。 儿童：肌注、静注或静滴1～2.5 mg/次，1～2次/d。 新生儿：0.5～1 mg/次，1～2次/d。	不良反应：参见可的松条目。但对水盐代谢影响极微，较大剂量服用易引起糖尿和类库兴综合征。注意事项：① 大剂量连续给药一般不超过72 h。② 静脉滴注时用5%葡萄糖液稀释。
胰岛素 Insulin	抢救急性代谢紊乱（静脉输注）： 成人：一般用量0.1 u/kg，溶于生理盐水静滴。 儿童：参照成人按体重计算。 糖尿病患者术中：按胰岛素至少1 u与葡萄糖2.5～6 g之比酌情给予。	不良反应：① 低血糖反应，严重时可昏迷死亡。② 少数过敏反应，荨麻疹、血管神经性水肿，甚至过敏性休克。③ 注射部位硬结、红肿。④ 长期用药有耐受性。注意事项：① 一旦发生低血糖，应立即进食或静注高渗葡萄糖。② 肾上腺素、糖皮质激素、甲状腺素等可拮抗其降糖作用。胍乙啶、β受体阻滞剂等可增强其降糖作用。

止血药和抗凝血药

药品名称	用 法 和 用 量	不良反应和注意事项
氨基己酸 Aminocaproic acid, EACA	成人：静滴：首剂4～6 g溶于生理盐水或5%葡萄糖液，10～15 min滴完，维持1～1.25 g/h，直至出血停止，24 h总量不超过20 g。 儿童：静滴：首剂0.08～0.12 g/kg，继之每小时0.033 g/kg。 局部：0.5%溶液冲洗膀胱。拔牙后10%溶液漱口和蘸药液的棉球填塞伤口。	不良反应：①恶心、呕吐和腹泻。②眩晕、头痛、耳鸣、全身不适、皮疹等。③快速静注可出现低血压、心动过缓、心律失常、少数可发生惊厥，心脏和肝脏损害大。④大剂量或疗程超过四周可出现肌痛、软弱、肌红蛋白尿甚至肾功能衰竭。⑤血栓形成。 注意事项：泌尿道术后的血尿患者、孕妇、有血栓形成倾向或过去有血栓栓塞史者慎用。
氨甲苯酸 Aminomethylben-zoic acid, PAMBA	静注或静滴：0.1～0.3 g/次缓慢静注，葡萄糖或生理盐水稀释静滴，2～3次/d，每日总量不超过0.6～0.8 g。	不良反应：毒性较氨基己酸、氨甲环酸均低，不易形成血栓。有腹泻、头晕、恶心、皮疹等。 注意事项：① 静注过快可致低血压、心动过缓。② 过量可形成血栓或诱发心肌梗死。③ 肾功能不全者慎用，有血栓形成倾向或血栓栓塞史者禁用。
氨甲环酸 Tranexamic acid, AMCHA	静注：0.25～0.5 g/次，稀释至20 ml慢注，1～2次/d。 静滴：每日总量可达2 g，生理盐水或葡萄糖液稀释至200 ml。 局部：可止鼻出血，前列腺或膀胱术后前洗	不良反应：较氨基己酸少，可出现头痛、头晕、恶心、呕吐、胸闷及嗜睡等，快速静注可产生低血压，偶有药物过量致颅内血栓形成。 注意事项：① 有显著血栓形成倾向、阻塞性血管疾病史、蛛网膜下隙出血的患者禁用或慎用。② 肾功能不全或手术后血尿者慎用。
酚磺乙胺 （止血敏） Etamsylate	预防手术出血：术前口服0.5 g/次，4次/d，术前30 min静注或肌注0.25～0.5 g。 一般出血治疗：静注或肌注0.25～0.75 g/次，2～3次/d。新生儿每次12.5 mg/kg，1次/6 h。 口服：成人0.5～1.0 g/次，儿童每次10 mg/kg，3次/d。	不良反应：恶心、头痛、皮疹、低血压等，静注可发生休克。 注意事项：① 本品不宜与其他药品或碱性药液配伍。② 右旋糖酐拮抗本品的凝血作用。③ 不可与氨基己酸混合注射，以免中毒。
垂体后叶素 Posterior pituiary	一般应用：5～10 u肌注。急救治疗：10 u加入25%葡萄糖液20 ml慢注，或10～20 u加入10%葡萄糖500 ml静滴，必要时6～8 h重复1次，极量20 u/次。	不良反应：①恶心、腹痛、便意、面色苍白、出汗、心悸、胸闷等。②少数可发生血管神经性水肿、荨麻疹、支气管哮喘等过敏反应。 注意事项：高血压、冠心病、妊娠高血压综合征、动脉硬化、心力衰竭及过敏体质者等禁用。

（续表）

药品名称	用 法 和 用 量	不良反应和注意事项
维生素 K₁ Vitamine K₁	每次10～20 mg肌注或缓慢静注。小儿量同成人,新生儿2.5～5 mg/次。	不良反应:毒性低,静注过速可有面部潮红、出汗、血压下降甚至虚脱。 注意事项:需缓慢静注。
维生素 K₃ Menadione sodium	止血:4 mg/次,2～3次/d。防止新儿出血:产妇产前1周肌注2～4 mg/d。 胃肠道及胆道绞痛:8～16 mg/次。	不良反应:胃肠道反应。大剂量对新生儿、早产儿可引起溶血性贫血、高胆红素血症黄疸。 注意事项:① 红细胞缺乏葡萄糖-6-磷酸脱氢酶者可诱发急性溶血性贫血。② 肝功能不良者慎用,可选用维生素K₁。
鱼精蛋白 Protamine	体外循环后拮抗肝素:按(1～1.5):1的比例用药,或2 mg/kg,以后根据ACT结果追加用药。 抗肝素过量:用量与末次肝素用量相当,但不超过50 mg/次。	不良反应:浓度过高、注射过快,可发生低血压、心动过缓、呼吸困难、面红等。 注意事项:须缓慢注射,注本品前先注射氯化钙0.3～0.4 g。
肝素 Heparin	血栓栓塞性疾病、弥漫性血管内凝血: 皮下注射:1～1.2万 u/次,1次/8 h。静注:首剂5 000 u/次,后5 000～10 000 u/次,1次/(4～6)h。静滴:首剂5 000 u静注,后(2万～4万)u/24 h静滴。 小儿:静注每次25 u/kg,1次/6 h。静滴:先50 u/kg静注,后每4 h以100 u/kg静滴。 体外循环全身肝素化:3～4 mg/kg,维持ACT在480 s以上。 体外抗凝或配肝素冲洗液:每毫升血液或生理盐水含肝素2～4 u。	不良反应:主要是出血。此外可引起血小板减少症、呕吐、流泪、头、瘙痒、发热、过敏反应、肌痛、骨痛,长期用可有脱发、骨质疏松等。 注意事项:① 监测凝血时间,如用过量或出血,用鱼精蛋白1 mg拮抗可中和肝素1 mg。② 有出血倾向、亚急性细菌性心内膜炎、肝肾功能不全、严重高血压、过敏性疾病、孕妇、用其他抗凝或抗血小板药物者慎用或禁用。

利尿、脱水药

药品名称	用 法 和 用 量	不良反应和注意事项
呋塞米 （速尿） Furosemide	严重或急性水肿:20～40 mg/次,小儿每次1～2 mg/kg,可酌情加量。	不良反应:① 恶心、呕吐。② 电解质紊乱,尤其是低血钾。③ 大量或迅速利尿后,少数患者尤其是老年、瘦小者可出现低血容量,低血压甚至休克。④ 大剂量静注可致急性听神经损害。 注意事项:① 本品不宜与氨基糖甙类抗生素联合应用。② 大剂量静注时,注时不少于5 min。③ 妊娠和哺乳期妇女、低血钾、洋地黄中毒、肝昏迷先兆者等禁用。

（续表）

药品名称	用 法 和 用 量	不良反应和注意事项
托拉塞米 Torasemide	充血性心力衰竭所致的水肿、肝硬化腹水：初始剂量5～10 mg，每日1次，静注或静滴；每日最大剂量40 mg，疗程不超过1周。 肾脏疾病所致的水肿：初始剂量20 mg，每日1次，根据需要逐渐增加剂量，每日最大剂量100 mg，疗程不超过1周。 高血压患者：5 mg/d一次口服，4周未达到疗效，可增加至10 mg/d，效果不佳时加用其他药物。	不良反应：头痛、眩晕、疲乏、食欲减退、肌肉痉挛、恶心呕吐、高血糖、高尿酸血症、便秘和腹泻；长期大量使用可能发生水和电解质平衡失调。 注意事项：① 治疗初期和年龄较大的患者常发生多尿。② 由于血液浓缩可引起低血压、精神紊乱、血栓性并发症及心或脑缺血等。③ 低钾饮食、呕吐、腹泻、过多使用泻药和肝功能异常的患者易发生低血钾。④ 个别患者可出现皮肤过敏，偶见瘙痒、皮疹、光敏反应，罕见口干、肢体感觉异常、视觉障碍。⑤ 本品与醛固酮拮抗剂或与保钾药物一起使用可防止低钾血症和代谢性碱中毒。
甘露醇 Mannitol	治疗脑水肿：每日1～2 g/kg，一般每次125～250 ml，4～6 h次，或与其他脱水药交替使用。 用于肾功能衰竭：先3～5 min内静注20%甘露醇50 ml，如每小时尿量超过40 ml可继续使用，每次50～100 g，每日最大量200 g。小儿：1～2 g/kg。	不良反应：① 注射过速或剂量过大可引起脑脱水或水、电解质紊乱，出现呕吐、发热、头痛、眩晕、抽搐等神经症状。② 可使血浆渗透压增高、血容量增加，加重循环负荷。③ 久用损伤肾小管。 注意事项：① 肺充血、肺水肿、心功能不全者慎用。② 活动性脑出血，除非开颅手术，应慎用或少量用。③ 不宜与血液、钠、氯化钾等无机盐配伍，不可漏出血管外。

（周仁龙）